基因遗传性心血管疾病

邢启崇　邢姗姗　主编

山东科学技术出版社
·济南·

图书在版编目（CIP）数据

基因遗传性心血管疾病／邢启崇，邢姗姗主编.
--济南:山东科学技术出版社，2023.5
ISBN 978-7-5723-1448-3

Ⅰ.①基… Ⅱ.①邢… ②邢… Ⅲ.①遗传病
-心脏血管疾病-诊疗 Ⅳ.①R54

中国版本图书馆 CIP 数据核字(2022)第 210892 号

基因遗传性心血管疾病
JIYIN YICHUANXING XINXUEGUAN JIBING

责任编辑：冯 悦 范晨曦
装帧设计：李晨溪

主管单位：山东出版传媒股份有限公司
出 版 者：山东科学技术出版社
　　　　　地址：济南市市中区舜耕路 517 号
　　　　　邮编：250003 电话：(0531) 82098088
　　　　　网址：www.lkj.com.cn
　　　　　电子邮件：sdkj@sdcbcm.com
发 行 者：山东科学技术出版社
　　　　　地址：济南市市中区舜耕路 517 号
　　　　　邮编：250003 电话：(0531) 82098067
印 刷 者：山东联志智能印刷有限公司
　　　　　地址：山东省济南市历城区郭店街道相公庄村
　　　　　文化产业园 2 号厂房
　　　　　邮编：250100 电话：(0531) 88812798

规格：16 开(210 mm×285 mm)
印张：43.25 字数：1 024 千
版次：2023 年 5 月第 1 版 印次：2023 年 5 月第 1 次印刷
定价：180.00 元

主　编　邢启崇　邢姗姗

副主编　薛　梅　贾延莹　杨　军　陈明友　闫素华　钟　明

编　者　(以姓氏笔画为序)

于　剑　山东第一医科大学第一附属医院主治医师

王　晔　山东第一医科大学第一附属医院副主任医师

邢姗姗　山东中医药大学副教授

邢启崇　山东第一医科大学第一附属医院主任医师、二级教授

李国华　山东第一医科大学第一附属医院主任医师

闫素华　山东第一医科大学第一附属医院主任医师、二级教授

李欣然　山东第一医科大学第一附属医院主治医师

杨　军　烟台毓璜顶医院主任医师、二级教授

张明明　山东第一医科大学第一附属医院主管护师

陈明友　山东第一医科大学第一附属医院主任医师

钟　明　山东大学齐鲁医院主任医师、教授

胡和生　山东第一医科大学第一附属医院主任医师

贾延莹　山东第一医科大学第一附属医院副主任技师

穆　伟　山东第一医科大学第一附属医院主任医师

薛　梅　山东第一医科大学第一附属医院主任医师

内容提要
NEIRONG TIYAO

近年由于分子生物学、细胞遗传学及分子克隆技术的进步,心血管疾病已发展为从细胞水平、分子水平及基因水平研究其致病病因、发病机制,阐明基因遗传性心血管疾病的临床症状、体征、诊断、风险分层、治疗及预防等,从而形成基因组医学应用学科。

基因遗传性心血管疾病是一类复杂的临床疾病,涉及多种基因型—表型。目前遗传性心血管疾病可通过基因测序检测出相关致病基因突变位点,对其突变位点及其编码的生物分子或蛋白结构和功能进行研究,以期在疾病发生前进行干预、防治,从而预防或减少此类疾病的发生,提高我国人口素质。

基因遗传性心血管疾病在人群中发病率较低,属于少见病或罕见病,但由于我国人口基数庞大,疾病的种类较多,总患病人数并不少。更为迫切的是,基因遗传性心血管疾病中的大多数疾病至今尚无公认统一的诊断标准,在临床上易误诊和漏诊,延误早期防治,将给患者、亲属和整个社会造成较大的精神负担和经济压力。为此我们决定编写一部能确切反映近年来国内外遗传方式和基因变异的心脏离子通道病、遗传性心肌病、家族性血脂异常病、遗传性血压异常病、遗传性血管病及遗传性易栓症的研究新观点、新成就、新技术及新进展的专著,力求本书具有指导性、可读性及临床实用性,希望能对基因遗传性心血管疾病的诊断、治疗及预防等方面有所裨益。本书在编写过程中参阅了国内外专家学者的大量参考文献、相关书籍和经验,在此表示衷心感谢。由于撰者才疏学浅,难免错漏重叠,敬祈同行斧正,以备修订和补充。

本书分七章,共 72 种基因遗传性心血管疾病,每种疾病均较详细介绍其概述、病因、分子遗传学、发病机制、临床表现、辅助检查、诊断、鉴别诊断、治疗及遗传咨询等,并附有参考文献。

邢启崇　邢姗姗
2022 年 10 月

目录

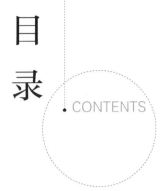

CONTENTS

第一章　总论

第二章　心脏离子通道病

第一节　概述 / 18

第二节　长 QT 间期综合征 / 26

第三节　短 QT 综合征 / 49

第四节　Brugada 综合征 / 60

第五节　多形性室性心动过速 / 79

第六节　进行性心脏传导障碍 / 91

第七节　早复极综合征 / 101

第八节　家族性病态窦房结综合征 / 113

第九节　家族性心房颤动 / 121

第十节　家族性预激综合征 / 138

第十一节　家族性房室结折返性心动
　　　　　过速 / 151

第十二节　特发性心室颤动 / 159

第三章　遗传性心肌病

第一节　概述 / 171

第二节　家族扩张型心肌病 / 180

第三节　致心律失常性右心室心肌病 / 198

第四节　致心律失常性左心室心肌病 / 215

第五节　家族性肥厚型心肌病 / 221

第六节　心尖肥厚型心肌病 / 241

第七节　右心室肥厚型心肌病 / 250

第八节　左心室中部肥厚型梗阻性
　　　　心肌病 / 257

第九节　家族性限制型心肌病 / 265

第十节　心肌致密化不全 / 277

第十一节　法布里病 / 289

第十二节　PRKAG2 心脏综合征 / 298

第十三节　Danon 病 / 304

第十四节　心脏淀粉样变 / 309

第十五节　心房性心肌病 / 320

第四章　家族性血脂异常病

第一节　概述 / 326

第二节　家族性高胆固醇血症 / 344

第三节　家族性高甘油三酯血症 / 365

第四节　家族性混合型高脂蛋白血症 / 376

第五节　家族性载脂蛋白 B_{100} 缺陷症／384

第六节　家族性高乳糜微粒血症／390

第七节　家族性胆固醇酯转运蛋白
　　　　缺陷症／401

第八节　家族性卵磷脂胆固醇酰基转移酶
　　　　缺陷症／407

第九节　家族性异常 β-脂蛋白血症／414

第十节　家族性低 β-脂蛋白血症／420

第十一节　家族性高密度脂蛋白缺乏症／426

第十二节　家族性高 α-脂蛋白血症／433

第十三节　家族性高脂蛋白(a)血症／438

第十四节　家族性植物固醇血症／445

第十五节　多基因性高胆固醇血症／452

第十六节　家族性部分脂肪代谢障碍／457

第十七节　家族性脂质异常性高血压／463

第十八节　脑腱黄瘤病／470

第十九节　溶酶体酸性脂肪酶缺乏症／474

第二十节　胆固醇 7α-羟化酶缺乏症／479

第五章　遗传性血压异常病

第一节　概述／483

第二节　家族性高钾性高血压／490

第三节　家族性假性醛固酮增多症／496

第四节　表征性盐皮质激素增多症／502

第五节　妊娠加重型高血压／506

第六节　家族性醛固酮增多症／510

第七节　11β-羟化酶缺乏症／519

第八节　17α-羟化酶缺乏症／524

第九节　家族性糖皮质激素抵抗综合征／530

第十节　家族性嗜铬细胞瘤／535

第十一节　多巴胺 β-羟化酶缺乏症／550

第六章　遗传性血管病

第一节　概述／554

第二节　家族性主动脉瘤／559

第三节　Loeys-Dietz 综合征／569

第四节　血管型 Ehlers-Danlos 综合征／575

第五节　马方综合征／580

第六节　遗传出血性毛细血管扩张症／593

第七节　遗传性血管性水肿／600

第八节　家族性肺动脉高压／605

第九节　家族性心脏黏液瘤／620

第七章　遗传性易栓症

第一节　概述／626

第二节　遗传性蛋白 C 缺乏症／636

第三节　遗传性蛋白 S 缺乏症／641

第四节　活化蛋白 C 抵抗症／646

第五节　遗传性异常纤维蛋白原血症／651

第六节　遗传性抗凝血酶-Ⅲ缺乏症／657

第七节　凝血酶原基因 G20210A 突变／662

第八节　遗传性高同型半胱氨酸血症／667

第九节　血栓调节蛋白缺陷症／672

第十节　遗传性富组氨酸糖蛋白增多症／677

第十一节　遗传性异常纤溶酶原缺陷症／680

第一章

总　论

医学遗传学（medical genetics）是研究人类病理性状遗传规律及物质基础，通过研究人类疾病发生发展与遗传因素的关系，为诊断、治疗及预防遗传性疾病提供理论依据和干预靶点，从而提高及改善人类健康素质的一门学科。

人们很早就观察到心血管疾病与遗传之间有着密切的关系，早在 1745 年意大利著名医师 Lancisi 推测"心脏病变可由父母传递给子女，心脏缺陷可在转瞬之间由父母打上深深的烙印，并传给下一代"。早期对遗传和心血管疾病的研究主要是发现和收集心血管疾病的家族性病例，从不同角度分别报道了不同心血管疾病的家族发病现象，并探讨其遗传因素，尤其是遗传学奠基人孟德尔（Mendel）于 1866 年发表了《植物杂交试验》论文，提出"遗传因子"假说，揭示了生物遗传性状的分离和自由组合两大定律，从而为遗传学的诞生和近代颗粒遗传理论的形成和发展奠定了科学基础。1910 年摩尔根（Morgan）等在动物试验研究中发现了遗传学上的第三定律即连锁交换律，提出染色体遗传学说，并证实基因位于染色体上呈线性排列，发表在他的名著《基因论》一书中，并于 1933 年获得诺贝尔生理学或医学奖。生物遗传三大定律奠定了现代遗传学的基因论学说，从遗传学上为人们提供了研究心血管疾病的理论基础，从此临床医师应用孟德尔遗传规律和基因论来研究和解释心血管疾病的家族发病倾向。

1953 年 Watson 和 Crick 研究 DNA 的分子结构，提出了 DNA 双螺旋结构，使人们认识了遗传物质的化学本质。20 世纪 70 年代限制性内切酶（restriction enzyme）的应用使人们第一次能够对 DNA 进行可控性操作，80 年代聚合酶链式反应法（polymerase chain reaction, PCR）技术能在体外实现 DNA 分子的扩增，从而使 DNA 测定成为临床实验室常规检测项目。

1985 年 Dulbecco 首先提出人类基因组计划（human genome project, HGP），即基因组是一个生命体遗传信息的总和。HGP 旨在阐明人类 24 对染色体中所包含的 30 多亿个碱基对（base pair, bp）组成的核苷酸序列，从而绘制人类基因组图谱，并辨识其载有的基因及序列，达到破译人类遗传信息的最终目的，与曼哈顿工程（美国的原子弹计划）和阿波罗工程（美国的登月计划）并称为 20 世纪自然科学史上三大科学计划，具有重大的科学意义、经济效益和社会效益等。HGP 的主要研究内容是完成遗传图谱（genetic map）、物理图谱（physical map）、序列图谱（sequence map）、转录图谱（transcriptional map）等对人类基因组的结构分析。HGP 于 1990 年 10 月正式启动，美国、英国、日本、法国、德国及我国科学家共同参与，2004 年 10 月 21 日 HGP 的测序工作完成，该序列覆盖了约 99% 的常染色质区域，准确率达 99.999%。HGP 是人类科学史上伟大的生命科学工程，为今后生物医学的研究奠定了基础。

随着人类基因图构成的完成，进一步计划是研究功能基因组学（functional genomics），功能基因组学是利用结构基因组所提供的信息和产物，发展和应用新的实验手段,从基因整体水平上对基因的活动规律进行研究,其研究内容主要为基因的表达、蛋白质产物的功能、基因组多样性的研究、基因组功能的注释等。人类基因组研究的目的是对生命进行系统的科学解码,从而达到从根本上认识生命起源、种间、个体间差异的原因;疾病的病因、发病机制及长寿、衰老等生命现象。

遗传性心血管疾病病种较多,但目前尚无公认的分类方法。遗传性心血管疾病的分类可按已知遗传方式分为单基因病、多基因病、染色体病、线粒体病及体细胞遗传病等。

1.染色体病 染色体病是由于染色体数目和结构的异常引起的疾病,多以综合征的形式出现,其特点是大多数患者有不同程度的智力障碍,其病变可累及多个系统、多个组织器官,临床常为散发病例,不一定代代下传,染色体检查可见明显的染色体数目或结构异常。

2.线粒体病 线粒体病是由遗传缺损引起线粒体代谢酶缺陷,致使三磷酸腺苷(adenosine triphophate,ATP)合成障碍、能量来源不足等导致的一组异质性病变。线粒体是与能量代谢密切相关的细胞器,无论是细胞的成活(氧化磷酸化)和细胞死亡(凋亡)均与线粒体功能有关,特别是呼吸链的氧化磷酸化异常与许多人类疾病有关,线粒体基因突变引起的线粒体病通常为母系遗传,可由卵子传递。

3.体细胞遗传病 体细胞遗传病是由于体细胞中遗传物质改变而引起的疾病,体细胞遗传病的DNA异常仅发生于特定的体细胞,因此一般不发生上下代垂直传递。

近年由于分子遗传学理论和研究技术的进展,临床心血管疾病诊断方法、新仪器技术的开发和应用,对遗传性心血管疾病的病因、发病机制的研究取得了显著进步,使心血管疾病的诊断和治疗从临床水平进展到代谢水平、酶水平、基因水平,因此也发现许多遗传心血管疾病是由单基因或多基因异常所致,并具有明显的家族聚集现象。

本书著述为近年心血管疾病致病基因异常、发病机制及基因型—表型等方面取得显著进展的疾病,共分7章78节72种基因遗传性心血管疾病。

一、单基因遗传病

单基因病是指由1对等位基因控制的疾病或病理性状,单基因遗传是核基因遗传,其遗传方式遵循孟德尔遗传规律,故也称孟德尔遗传病。研究表明,单基因遗传性心血管疾病虽然发病率较低,但其病种较多,其中以心血管损害为唯一表型或伴有明显心血管损害的遗传疾病,数量逾百种,其中2/3已找到相关致病基因,基因检测发现相关致病基因的概率为20%~100%。对于致病基因明确的心血管疾病,基因诊断可视为金标准。通过基因检测找出致病基因不仅可以阐明发病机制、明确诊断、进行风险分层、靶向治疗及生育阻断,还有助于研制新的诊断技术及药物等。单基因遗传性心血管疾病虽然少见,但是由于我国人口基数大,又具有明显的家族聚集性,所以在我国单基因遗传性心血管疾病发病总数并不少,对我国人民的健康构成了较大的威胁。

由于基因是位于染色体上,而染色体有常染色体和性染色体之分,基因也有显性基因与隐性基因之别,故位于不同染色体上的致病基因,其遗传方式是不同的,因此单基因疾病中又可分出常染色体显性遗传、常染色体隐性遗传、X连锁显性遗传、X连锁隐性遗传、Y连锁遗传等。

(一)常染色体显性遗传

1.常染色体显性遗传方式 常染色体显性遗传是由常染色体上的显性基因所决定的,常染色体显性遗传疾病的显性等位基因(AA)为致病基因,而隐性等位基因(aa)则为正常基因。由于人群中致病基因的频率很低,所以常染色体显性遗传方式的遗传病患者为纯合子型（AA）很少见，而患者为杂合子型（Aa）较多见。

2. 常染色体显性遗传病的特征　①由于致病基因位于常染色体上，因而致病基因的遗传与性别无关，即男女均可发病；②患者的双亲中必有一个为患者，但绝大多数为杂合子型，患者同胞和子女的发病风险为1/2，如双亲都是患者，其子女有3/4的可能发病，若患者为致病基因的纯合体，子女全部发病；③系谱中可见本病的连续传递，即通常连续几代都可出现患者，但有时因内外环境的改变，致病基因的作用不一定表现（外显不全），一些本应发病的患者可以成为临床表型正常的致病基因携带者，而他们的子女仍有1/2的可能发病，出现隔代遗传；④双亲无病时，子女一般不会患病（除非发生新的基因突变）。

3. 显性基因外显方式　基因的表达受很多因素的影响，其中显性基因所控制性状的外显方式可呈现如下类型：①完全显性（complete dominance）：致病基因杂合子型（Aa）时表现与纯合子型（AA）显性表型完全相同，称为完全显性；②不完全显性（incomplete dominance）：其特征为杂合子型（Aa）患者的表型介入正常人（aa）之间，临床表现不典型或很轻微，而显性纯合子型（AA）患者临床症状典型，病情危重，患儿多夭折；③共显性（codominance）：一对常染色体上的等位基因，彼此间没有显性和隐性的区别，在杂合状态时，两种基因都能表达，分别独立地产生基因产物，这种遗传方式称为共显性遗传。④不规则显性（irregular dominance）：其特征为杂合子型状态的显性基因在不同的条件下，可能是因受遗传背景或修饰基因的影响，不同个体可呈现不同的外显率，有的表现为显性性状，有的表现为隐性性状，或虽然表现为显性性状，但表现程度不同，而修饰基因是指本身没有表型效应，可是能对主基因发生影响，使主基因表型成完全或能削弱主基因的作用，从而出现各种

表现度和不完全的外显率；⑤延迟显性（delayed dominance）：年龄是修饰因子，特征为一些常染色体显性遗传的杂合子型，致病基因在早期不表达，只有达到一定的年龄后才发挥作用；⑥从性显性（sexinfluenced dominance）：性别是修饰因子，其特征为遗传受性别的影响，杂合子型呈现出男性女性分布比例或表现程度的差别。

4. 常染色体显性遗传病　本书著述的常染色体显性遗传心血管疾病有：长QT间期综合征（long QT syndrome，LQTS）、短QT综合征（short QT syndrome，SQTS）、Brugada综合征（Brugada syndrome，BrS）、进行性心脏传导障碍（progressive cardiac conduction defect，PCCD）、早复极综合征（early repolarization syndrome，ERS）、家族性心房颤动（familial atrial fibrillation，FAF）、家族性预激综合征（familial preaxctation syndrome）、家族性房室结折返性心动过速（familial atrioventricular nodal reentrant tachycardia，FAVNRT）、家族扩张型心肌病（familial dilated cardiomyopathy，FDCM）、致心律失常性右心室心肌病（arrhythmogenic right ventricular cardiomyopathy，ARVC）、致心律失常性左心室心肌病（arrhythmogenic left ventricular cardiomyopathy，ALVC）、家族性肥厚型心肌病（familial hypertrophic cardiomyopathy，FHCM）、心尖肥厚型心肌病（apical hypertrophic cardiomyopathy，AHCM）、右心室肥厚型心肌病（right ventricular hypertrophic cardiomyopathy，RVHCM）、家族性限制型心肌病（familial restrictive cardiomyopathy，FRCM）、心脏淀粉样变（cardiac amyloidosis，CA）、家族性高胆固醇血症（familial hyper cholesterolemia，FH）、家族性高甘油三酯血症（familial hypertriglyceridemia，FHTG）、家族性载脂蛋白B$_{100}$缺陷症（familial defective apolipoproteinB$_{100}$，FDB）、家族性低β-脂蛋白血症（familial hypobeta lipoproteinemia，FHBL）、家族性高α-脂蛋白血症（familial hyper alpha lipoproteinemia，FHALP）、家族

性高脂蛋白(a)血症[familial hyper lipoproteinemia (a),FHLp(a)]、家族性部分脂肪代谢障碍(familial partial lipodystrophy,FPL)、家族性高钾性高血压(familial hyperkalemic hypertension,FHH)、家族性假性醛固酮增多症(Familial pseudo aldosteronism,FPHA)、家族性醛固酮增多症(familial hyper aldosteronism,FHA)、妊娠加重型高血压(pregnancy-aggravated hypertension,PAH)、家族性嗜铬细胞瘤(familial pheochromocytoma,FPCC)、家族性主动脉瘤(familial aortic aneurysm,FAA)、Loeys-Dietz 综合征(Loeys-Dietz syndrome,LDS)、马方综合征(marfan syndrome,MFS)、遗传出血性毛细血管扩张症(hereditary hemorrhagic telangiectasia,HHT)、遗传性血管性水肿(hereditary angioedema,HAE)、家族性肺动脉高压(familial pulmonary arterial hypertension,FPAH)、遗传性蛋白 C 缺乏症(hereditary protein C deficiency,HPCD)、遗传性蛋白 S 缺乏症(hereditary protein S deficiency,HPSD)、活化蛋白 C 抵抗症(activated protein C resistance,APCR)、遗传性异常纤维蛋白原血症(congenital dysfibrinogenemia,CD)、遗传性抗凝血酶-Ⅲ缺乏症(hereditary antithrombin Ⅲ deficiency)、凝血酶原基因 20210A(prothrombin factor ⅡG 20210A,FⅡG20210A)突变、血栓调节蛋白陷症(thrombomodulin deficiency,TMD)、遗传性富组氨酸糖蛋白增多症(hereditary histidine-rich glycoprotein hyperemia)、遗传性异常纤溶酶原缺陷症(hereditary abnormal plasminogen deficiency)等。

(二)常染色体隐性遗传

1.常染色体隐性遗传方式　常染色体隐性遗传是由于位于常染色体上的隐性基因所控制的遗传方式。常染色体隐性遗传疾病的基因型为隐性致病基因的纯合子(aa),其杂合子型(Aa)由于有正常的显性基因(A)的存在,隐性致病基因(a)的作用不能得到表现,故而不发病。但可将此隐性致病基因向后代传递,即携带致病基因的杂合子,称为携带者。

携带者一般为正常个体,但通常会有一些与疾病相关的特异性形态、生化或功能改变的表型,这些变化可作为疾病初步诊断或遗传筛查的指标。当双亲均为携带者时,虽然外表正常,但二者婚配(Aa×Aa)后,他们每生一个孩子均有 1/4 的机会为患儿(aa),有 3/4 的机会为正常个体,其中 1/4 为正常的显性纯合子(AA),2/4 为携带者(Aa)。

2.常染色体隐性遗传病的特征　①由于基因位于常染色体上,所以它的发生与性别无关,男女发病机会相等;②系谱中患者的分布往往是散发的,通常看不到连续传递现象,甚至有时整个系谱只有一个患者;③患者的双亲表型往往正常,但都是同一隐性致病基因的携带者(Aa、Aa),此时出生患儿的可能性占 1/4;在无病子女中,1/3 是真正的正常个体,有 2/3 的可能性为携带者;④近亲婚配时,子女中隐性遗传病发病率明显升高。

在群体发病率较高的常染色体隐性遗传病中,临床上尚可见到携带者(Aa)与患者(aa)婚配的情况,在其所生的子女中,有 1/2 是携带者,1/2 是患者。在极个别情况下,如果同一遗传病为常染色体隐性遗传患者间婚配,则所生子女都是患者。

3.常染色体隐性遗传病　本书著述的常染色体隐性遗传心血管疾病有:多形性室性心动过速(polymorphic ventricular tachycardia,PVT)、家族性卵磷脂胆固醇酰基转移酶缺陷症(familial lecithin：cholesterol acyl transferase deficiency,FLD)、家族性异常 β-脂蛋白血症(familial dysbetalipoproteinemia,FD)、家族性高密度脂蛋白缺乏症(familial high disenty lipoprotein deficiency,FHD)、家族性植物固醇血症(familial phytosterolemia,FP)、家族性高乳糜微粒血症(familial chylomicronemia syndrome,FCS)、脑腱黄瘤病(cerebrotendinous xanthomatosis,CTX)、溶酶体酸性脂肪酶缺乏症(lysosomal acid lipase deficiency,LALD)、表征性盐皮质激素增多症(apparent mineralocorticoid excess,AME)、17α-羟化

酶缺陷症（17α-hydroxylase deficiency，17-OHD）、11β-羟化酶缺乏症（11β-hydroxylase deficiency，11β-OHD）、家族性糖皮质激素抵抗综合征（familial glucocorticoid resistance，FGR）、多巴胺β-羟化酶缺乏症（dopamine-β-hydroxylase deficiency，DBHD）、遗传性高同型半胱氨酸血症（hereditary hyperhomocysteinemia，HHcy）等。

（三）X 连锁显性遗传

1. X 连锁显性遗传方式　X 连锁显性遗传病是由于女性有两条 X 染色体，其中任何一条有致病基因（X^AX^a）或 X^aX^A 的杂合子（X^AX^a）和纯合子（X^AX^A）都是患者；而男性只有 1 条 X 染色体，因此 X 染色体上具有致病基因即发病。男性患者为半合子（X^aY），发病率与致病基因频率相等，故人群中女性患者约为男性患者的 1 倍，但通常女性常为杂合子发病（X^AX^a），故病情较男性的轻。但女性带有的正常基因（X^A），如果发生 X 染色体失活时，其病情则较重。此外由于男性的 X 染色体来自母亲，将来他只能将此 X 染色体传给自己的女儿，而不能传给自己的儿子。

2. X 连锁显性遗传病的特征　①人群中女性患者比男性患者约多 1 倍，前者病情常较轻；②患者的双亲中必有 1 名是该患者；③男性患者的女儿全部都是患者，儿子全部为正常；④女性患者（杂合子）的子女中各有 50% 的可能性是该病的患者；⑤系谱中常可看到连续传递现象，这点与常染色体显性遗传一致。

3. X 连锁显性遗传病　本书著述的 X 连锁显性遗传心血管疾病有：法布里病（Fabry disease，FD）、Danon 病（Danon disease，DD）、家族性心脏黏液瘤（family cardiac myxoma，FCM）等。

（四）X 连锁隐性遗传

1. X 连锁隐性遗传方式　X 连锁隐性遗传致病基因为隐性基因，因为男性只有 1 条 X 染色体，此类疾病的基因携带者只限于女性（X^AX^a），患者一般为男性（X^aY），男性患者一般不能生育或婚配机会少，女性只有纯合子（X^aX^a）时才发病，杂合子（X^AX^a，X^aX^A）不发病而是携带者；女性纯合子患者非常罕见。

2. X 连锁隐性遗传病的特征　①患病的男子明显多于女子，甚至在有些病中很难发现女患者，这是因为 2 条带有隐性致病基因的染色体碰在一起的机会很少；②患病的男子与正常的女子结婚，一般不会再生有此病的子女，但女儿都是致病基因的携带者；患病的男子若与一个致病基因携带者女子结婚，可生出半数患有此病的儿子和女儿；患病的女子与正常的男子结婚，所生儿子全有病，女儿为致病基因携带者；③患病的男子双亲都无病时，其致病基因肯定是从携带者的母亲遗传而来的，若女子患此病时，其父亲肯定是有病的，其母亲可有病也可无病；④患病女子在近亲结婚的后代中比非近亲结婚的后代中要多。

3. X 连锁隐性遗传病　本书著述的 X 连锁隐性遗传心血管疾病有：家族性病态窦房结综合征（familial sick sinus syndrome，FSSS）、左心室中部肥厚型梗阻性心肌病（midventricular hypertrophic obstructive cardiomyopathy，MVHOCM）、心肌致密化不全（noncompaction ventricular myocardium，NVM）、血管型 Ehlers-Danlos 综合征（vessel Ehlers-Danlos syndrome，vEDS）、PRKAG2 心脏综合征（PRKAG2 heart syndrome，PCS）等。

（五）Y 连锁遗传

1. Y 连锁遗传方式　Y 连锁遗传疾病没有显性遗传和隐性遗传之分。Y 连锁遗传致病基因位于 Y 染色体上，其遗传规律比较简单，只要 Y 染色体上有致病基因的男子就会发病。

2. Y 连锁遗传病的特征　具有 Y 连锁基因者均为男性，这些基因随 Y 染色体进行传递。Y 连锁遗传只能由父亲传给儿子，儿子再传给孙子，如此世代相传，因此称为全男性遗传或限雄遗传，不传给女儿。

3. Y 连锁遗传病 Y 连锁遗传疾病极为少见，迄今报道 Y 连锁遗传病及异常性状仅 10 余种疾病，且目前尚无 Y 连锁遗传心血管疾病的报道。

某一种遗传性心血管病的相关致病基因可呈常染色体显性遗传，也可为常染色体隐性遗传、X 连锁遗传、母系遗传病或线粒体遗传。

（六）影响单基因遗传病分析的因素

1. 表现度差异（performance difference） 同一基因型的心血管病患者临床病情的程度，可在不同环境因素和遗传背景的影响下表现轻重明显不同。

2. 基因多效性（gene pleiotropism） 某一致病基因可决定或影响多个性状。

3. 遗传异质性（genetic heterogeneity） 不同的基因型可以引起相同的表型或相同的临床症状和体征，遗传异质性可分为两种类型：①等位基因异质性：同一基因座上发生的不同突变，使同一种疾病的不同家系带有不同类型的突变；②基因（座）异质性：发生在不同基因（座）上的突变均引起相同或相似的表型或临床症状、体征；遗传异质性几乎成为遗传的普遍现象。

4. 拟表型（phenocopy） 由于环境因素的作用，使一个表型恰好与某一基因所产生的表型相同或相似的现象。

5. 遗传早现（anticipation） 某种性状或某种遗传病在患者家系中，出现症状一代比一代严重，且发病时间一代比一代早的现象。

6. 从性遗传（sex-conditioned inheritance） 位于常染色体上、由多基因决定的性状，在男性、女性中却有不同表型的遗传现象。

7. 限性遗传（sex-limited inheritance） 某一特定表型只限于在一种性别（男性或女性）中表现的遗传现象。

8. 遗传印迹（genetic imprinting） 遗传印迹又称基因组印记，遗传印迹一般发生在哺乳动物的配子形成期，并且是可逆的；它不是一种突变，也不是永久性的变化，而是特异性对源于父亲或母亲的等位基因做一个印迹，使其只表达父源或母源的等位基因，使之在子代中产生不同表型。印迹会持续存在一个个体的一生中，而在下一代配子形成时，旧的印迹可以消除并发生新的印迹。

9. X 染色体失活（X chromosome inactiveation） X 染色体失活假说认为在胚胎发育早期，女性两条 X 染色体中的一条 X 染色体的遗传性状的表达随机失活，在间期核中形成异固缩的染色质，不能进行转录；此时，她的 X 染色体的基因产物也和只有一条 X 染色体的正常男性一样，称为剂量补偿（dosage compensation）。

10. 同一基因可产生不同突变（the same gene can produce different mutations） 同一基因的不同突变可引起显性遗传病或隐性遗传病。

二、多基因遗传病

一种性状由两对或两对以上的多基因遗传因素与环境因素协同决定，而非单一基因的作用，因而呈现数量变化的特征。多基因疾病的遗传方式不遵循孟德尔遗传规律。经大系列分析阐明，多基因中遗传因素增加了心血管疾病风险。

（一）多基因遗传性心血管疾病的特征

1. 遗传度（heritability） 在多基因疾病中，遗传因素所起的作用大小称遗传度，用百分数表示。多基因遗传心血管疾病具有家族聚集现象，不同病种的遗传度不同，其特点为：①与患者血缘关系越近，患病率越高；②随着亲属关系的级别变远，其发病风险下降；③亲属发病率与家族中已有的患者人数和患者病变的程度有关，家族中病例数越多，病情越严重，亲属发病率就越高；④患者所患多基因病的发病率有性别差异时，表明不同性别的发病阈值高低不同，即发病率高的性别其阈值低，一旦发病，其子女的发病风险降低；相反，发病率低的性别其阈值高,一旦发病,其子女的发病风险高,原因是他(她)携带的致病基因多才发病,因此其子女发病风险增高,尤其是与其性别相反的子女。

2.微效基因(minor gene)　在多基因遗传性状中,每一对控制基因的作用是微小的,其贡献率较低,故称为微效基因。但不同微效基因又称为累加基因(additive gene),这些微效基因没有显性和隐性之分,是共显性,多个微效基因可相互累积产生累加效应而引起临床明显的表型,并且较多地受环境因素的影响。临床研究发现,多基因遗传心血管疾病的发病中,除微效基因外,也有一些主基因参与。这些主基因在某些遗传心血管疾病的发病过程中,除了微效基因和环境因素的作用,其外显率极高,并对易患性有直接的影响。

3.易感性　微效基因决定发生某种多基因疾病的风险,易感性决定多基因疾病风险的高低。

4.易患性　易患性由遗传因素和环境因素共同决定一个个体患某种多基因疾病的可能性,属于群体概念。

(二)多基因遗传性心血管疾病

1.发病率　多基因遗传心血管疾病的发病率与该病的群体发病率有关,多基因遗传心血管疾病发病率是普通人群的数倍至数十倍,但明显低于单基因遗传心血管疾病。

2.多基因遗传　多基因遗传性心血管疾病的病种不多,目前临床研究仅发现数十种,但某一种多基因引起的遗传性心血管病受累人群的总数较多,如血脂异常合并高血压的患者。本书著述的多基因遗传性心血管疾病有:家族性预激综合征(familial preaxctation syndrome)、家族性混合型高脂蛋白血症(familial combined hyperlipidemia,FCHL)、多基因性高胆固醇血症(polygenic hypercholesterolemia)、家族性高脂蛋白(a)血症[familial hyperlipoproteinemia(a),FHLp(a)]、家族性脂质异常性高血压(familial dyslipidemic hypertension,FDH)、特发性心室颤动(idiopathic ventricular fibrillation,IVF)等。

(三)基因遗传疾病传递规律

多基因遗传病的易患性属于数量性状(quantitative character),它们之间的变异是连续的;单基因遗传性状属于质量性状(qujalitatie character),它们之间的变异是不连续的。多基因遗传疾病与单基因遗传疾病在传递规律上不同:

1.多基因遗传疾病在群体发病率为0.1%~1.0%,但不同病种的遗传率有显著的差异,如其遗传率为70%~80%的病种,患者一级亲属的发病率近似群体发病率的平方根,即$RF=\sqrt{PF}$(RF:患者一级亲属发病率,PF:群体发病率);而单基因遗传疾病中,无论发病率为多少,其一级亲属的复发风险均为50%或25%。

2.多基因遗传疾病在一个家庭中有两个以上患者时,患者一级亲属的发病风险也相应增高,因为家庭中患者人数越多,说明夫妇二人所带的易患性基因越多,易患性越接近阈值,所以再次生育时,复发风险越高;而单基因遗传疾病则不同,无论有几名患者,再发风险仍是50%或25%。

3.多基因遗传疾病中病情严重的患者其一级亲属的发病风险增高;而单基因遗传疾病则不同,无论病情轻重都是表现度的差异,不会影响再发风险。

4.多基因遗传疾病中在发病率有性别差异时,发病率低的性别阈值高,其一级亲属的发病风险将增高;发病率高的性别阈值低,其一级亲属的发病风险将降低,这是由于不同性别易患性的阈值不同所致。而单基因遗传疾病则不同,发病率性别的差异是由致病基因X连锁遗传所致。

三、辅助检查

(一)实验室检测

1.样本收集　样本可以是任何有核细胞,包括:①外周血液、血白细胞、口腔黏膜细胞等;②活检病理组织标本、石蜡包埋的组织块;③沉淀细胞(唾液、痰液、尿液);④羊水细胞、绒毛细胞、进入母体循环的胎儿细胞(应用 PCR,样本可微量化到一个细胞)等。

2.生化检测　生化指标检测是相关酶、蛋白质或物质是否存在致病基因突变引起的代谢、内分泌及性器官发育等异常,有助于对各种基因遗传性心血管疾病的病因、发病机制、病理、诊断及亚型分类等的确定。①心肌酶活性:肌酸激酶(creative kinase,CK)、肌酸激酶同工酶-MB(CK isoenzyme-MB,CK-MB)、丙氨酸氨基转移酶(alanine aminotransferase,ALT)、天门冬氨酸氨基转移酶(aspartate aminotransferase,AST)等检测;②心肌蛋白含量:心肌肌钙蛋白(cardiac troponin,cTn)I、cTnT、CK-MBmass、肌红蛋白(myoglobin,Mb)、B型利钠肽(B-type natriuretic peptide,BNP)、N末端B型利钠肽原(N-terminal proBNP,NT-proBNP);③血管活性物质:内皮素(enodothelin,ET)、降钙素基因相关肽(calcitionin gene realted petide,CGRP)、肾素—血管紧张素系统(renin-angiotensin system,RAS)等;④凝血指标:全血激活凝固时间(activated clotting time of whole blood,ACT)、凝血酶原时间(prothrombin time,PT)、活化部分凝血活酶时间(activated partial thromboplastin time,aPTT)、纤维蛋白原(fibrinogen,FIB)、凝血指标国际标准化比值(international normalized ratio,INR)等;⑤靶器官功能:根据待诊心血管疾病的需要,对心脏、血管、肝脏、肾脏、内分泌等相关生化指标检测;⑥血脂指标:总胆固醇(total cholesterol,TC)、甘油三酯(triglyceide,TG)、低密度脂蛋白(low density lipoprotein-cholesterol,LDL-C)、高密度脂蛋白(high density lipoprotein-cholesterol,HDL-C)、乳糜微粒(chylomicron,CM)、极低密度脂蛋白(very low density lipoprotein,VLDL)、载脂蛋白(apolipoprotein,

Apo)、脂蛋白(a)[lipoprotein(a),Lp(a)]等;⑦电解质及激素等。

3.基因检测　基因检测是继细胞学检测、酶学检测、免疫学检测之后第四代实验室生物学检测技术,与前三代实验室检测技术不同,基因检测可在遗传性心血管疾病的临床症状未发生之前提供早期诊断、靶向治疗及预测预后等依据。基因检测是临床基因诊断的初步环节,基因检测出海量的数据,临床医师应像解读心电图、全血细胞计数及血液生化等指标一样,知道如何解读、分析基因检测数据、基因型—临床表型等,所以解读才是基因检测的关键。另外,实验室检验师应与临床医生密切合作、相互交流,以获得临床信息资料,从而更好地理解基因型是如何影响临床表型的,并解决不同实验室对遗传变异解读存在差异的问题。

(1)基因检测分类:基因检测是通过基因芯片等方法对细胞中的 DNA 分子进行检测,并分析被检测者所含致病基因、疾病易感性基因等情况,是诊断遗传性心血管疾病的金指标。基因检测可分为:①基因筛检:主要是针对特定团体或全体人群进行检测,大多数通过产前或新生儿的基因检测以达到筛检的目的;②生殖性基因检测:在进行体外人工授精阶段可运用,筛检出胚胎是否带有基因变异,避免胎儿患有遗传性疾病;③诊断性检测:用来明确诊断、风险分层、指导用药及预后判断等;④基因携带检测:基因携带者如果与某些特殊基因相结合,可能会导致下一代患基因疾病,通过基因携带者的检测可筛检出此种可能,作为基因携带者婚前检查、生育时的参考;⑤症状出现前的检测:检测目的是了解目前健康良好者是否带有某种突变基因,而此基因与特定疾病的发生有着密切的联系。

(2)染色体分析:染色体分析是直接检测染色体数目及结构的异常,而不是检查某条染色体上某个基因的突变或异常。染色体分析通常用来诊断胎儿的异常,常见的染色体异常是多一条染色体,检测用的细胞来自血液样本,如妊娠早期或中期则通过羊膜穿刺或绒毛膜绒毛取样获得细胞,将之染色,让染色体凸显出来,然后用高倍显微镜检查其是否有异常。

(3)DNA 分析:DNA 分析主要用于识别单个基因异常引发的遗传性疾病,DNA 分析的细胞来自血液或胎儿细胞。胎儿细胞检测是在妊娠早期或中期羊水穿刺、绒毛膜活检、脐血穿刺等,获得样本进行核型分析、检查染色体或直接提取 DNA 进行后续基因分析,从而作出明确诊断,但妊娠穿刺为有创性检查方法。

(4)家族成员检测:先证者发现明确的致病基因突变时,应对其所有一级亲属进行该基因突变的级联基因检测,并进行相应的临床检查及评估,以明确亲属的致病基因突变携带情况及患病风险。如果没有一级亲属或一级亲属不同意进行基因检测,则应对二级亲属进行该基因突变检测和相应的临床检查,直至该家族中所有存在遗传风险的个体均明确是否携带该基因突变。

(5)致病基因检测:鉴于需要对庞大的致病基因区域进行快速检测,二代测序技术(next-generation sequencing,NGS)是进行基因诊断的首选方法,而目标基因的靶向测序是较为常用的技术。NGS 检测出的致病、可能致病或意义不明的变异,此时应该采用 Sanger 测序进行验证。NGS 未检测出致病基因突变或检测出的致病基因突变不足以解释患者表型或家系遗传规律时,应根据病情采用多重连接探针扩增(multiplex ligation-dependent probe amplification,MLPA)技术或基因芯片检测是否存在大片段的改变。

(6)连锁分析(linkage analysis):遗传分析方法很多,各种分析方法的应用对象和目的有很大区别。根据重组率来计算两基因之间的染色体图距称为连锁分析,连锁分析常用于单基因疾病的病因研究;而多基因疾病一般根据遗传性状首先找到连锁区域,计算检测限(limit of detection,LOD)值,然后根据 LOD 值的大小进行判断。连锁分析主要包括:①家系连锁分析(family linkage analysis):家系连锁分析可以提供标记位点与疾病之间距离的信息,经典的连锁分析只适用于单基因遗传性高血压。对高血压病必须在假定的遗传方式下,通过观察遗传标记基因型与临床表型的遗传方式,确定标记位点是否与高血压病相连锁。随着限制性片段长度多态性(restriction fragment length polymorphism,RFLP)、数量可变串联重复序列(variable number of tandem repeats,VNTR)、遗传信息量更为丰富的微卫星 DNA 及单核苷酸序列多态性(single nucleotide polymorphism,SNP)等遗传标记的相继出现,为高血压病的相关基因研究提供了精准技术方法学,家系选择是该方法的关键所在。②受累同胞对分析(affectedsib pairanalysis,ASP):ASP 是目前较为流行的非参数分析法,为连锁分析的一种特殊形式,属于等位基因共享(alelle sharing)范畴。通过比较对子之间是否非随机地共享了某一位点相同的等位基因,推测出疾病的易感基因是否与该位点连锁。如果共享的这一相同的等位基因来源于该家系的同一祖先,称为血缘一致(identical by descent,IBD);如果只知道共享了某一多态位点的一个等位基因,则称为状态一致(identical by state,IBS)。ASP 的优点在于不受遗传方式的影响。

(7)全基因组关联分析(genome wide association study,GWAS):GWAS 是基于群体中无血缘关系的病例组与表型正常的对照组在某个遗传标记位点上会出现不同的频率而设计的分析方法。通过计算频率的不同,推测所研究的遗传标记与某个遗传病易感位点之间是否存在因果关系或连锁不平衡(linkage disequilibrium)。GWAS 优点在于不仅可以检测主效基因,还可以分析微效基因,后者正是连锁分析的缺陷所在。但由于该方法对遗传标记与相关基因位点距离的增加过于敏感,使其更适用于候选基因策略而非全基因组扫描,严格选择对照是该方法的关键所在。

(8)分子解剖(molecular autopsy):又称死后基因检测(postmortem gentic tesiting),是借助于分子生物学的方法检测死者基因有无异常,临床研究表明,分子解剖可使35%的病例获得明确诊断。猝死患者尸体解剖、病理组织学(包括心脏传导系统)检查、免疫组织化学、死后生物化学检测、细菌学、病毒学及毒物分析等技术手段检测仍不能确定其死因,且高度怀疑为心血管突发事件时,应用全外显子测序(whole-exome sequencing,WES)为基础的分子解剖技术进行筛查。分子解剖技术还可对死者的家属、易感人群进行检测,找到那些发生症状前的患者及无症状基因突变携带者,从而达到早期诊断、及早制定防治措施,以防止或降低恶性心血管突发事件发生的目的。

(二)心电检查

1. 体表心电检查　体表心电检查有常规心电图、动态心电图、信号平均心电图、心电图运动负荷试验、心电图药物负荷试验等。体表心电检查可对心脏结构、形态及功能等作出定性诊断;对心室腔形态、心肌组织病变、心脏传导系统异常及各种心律失常等作出定性、定量的诊断。

2. 体表三维标测技术　体表三维标测技术在临床上可应用于:①诊断心律失常起源部位;②确定激动传导的方向、顺序和特征;③诊断源于心外膜的心律失常;④逐跳完成标测,尤其对偶发的心律失常更有诊断意义;⑤与有创标测的诊断符合率高。体表三维标测技术是一项无创性检查方法,对心律失常的发病机制、定位诊断及经导管射频消融术(radio-frequency catheter ablation,RFCA)等具有指导作用,可提供比体表心电图更准确、丰富的诊断和治疗信息。

3. 食管心电图(esophageal electrocardiogram,ESO)　是利用在食管内放置的电极导管记录的心电图,ESO以高大P波为特征,已成为心律失常中不可缺少的辅助诊断技术之一,可用于复杂性心律失常、宽QRS波群及窄QRS波群心律失常的鉴别诊断。

4. 腔内三维标测技术　各种心律失常在三维心电标测过程中,腔内标测电极可以广泛采集心内膜心电信号,构建三维电解剖模型,完成腔内三维标测图。腔内三维标测技术在临床上可应用:①揭示心室内激动顺序;②确定心律失常的局灶性发病机制;③确定心动过速的大折返发病机制;④确定局部折返性房性心动过速的发病机制;⑤确定特殊的心律失常类型;⑥揭示器质性心脏病心电功能的病理改变,最终对心律失常做出直视而精确的立体三维诊断,并指导临床RFCA,但腔内三维标测技术为微创性检查方法,且检查所需仪器较为昂贵,术中标测电极导管为一次性,耗材使用费用较高。

5. 植入式心电记录器(implantable loop recorder,ILR)　ILR自1998年开始应用于临床,是目前诊断不明原因晕厥或心律失常相关性晕厥的金标准。ILR为埋入人体左胸皮下从而长期监测心电信号的仪器,可通过患者手动触发或系统自动激活进行记录,已成为高效、安全、长时间监测短暂阵发性晕厥、复杂性心律失常的发作连续记录心电信息,为明确其病因、发病机制、早期诊断、判断治疗措施及预测预后等提供准确可靠的资料。但ILR为微创性检查方法,并需指导病人或家属正确使用体外预警器,以及预防某些电磁干扰ILR的功能等。

(三)心血管超声检查

超声心动图成像可对心脏的结构、功能及血流动力学等进行实时评价,为患者的诊断、治疗及预后等提供从定性到定量的影像学信息,是一项敏感而特异性指标,且对胎儿和母体均为无创性检查技术。

1. 经胸超声心动图(transthoracic echocardiography,

TTE) TTE仪器及技术进展快速,在临床应用M型超声心动图、二维及三维超声成像、弹性超声成像、超声增强造影及导航融合超声等技术,可对胎儿、婴幼儿、儿童及成人的心脏、血管等组织器官进行多方位扫描,清晰显示心脏、血管的立体结构及空间关系,并据此分析其功能及血流的特征等,从而获得心脏、血管的解剖、生理、病理、症状及体征等诊断资料。

2. 多普勒超声心动图(doppler echocardiography) 多普勒超声心动图和斑点追踪等定量技术可显示血流的速度、方向和血流性质。其中多普勒超声心动图又分为脉冲多普勒超声心动图(pulsed doppler echocardiography)、连续波多普勒超声心动图(continuous wave doppler echocardiography)、彩色多普勒超声心动图(color doppler echocardiography),在临床应用最多的是脉冲多普勒超声心动图检查,它可在二维图像监视定位的情况下,描记出心脏各腔室内任何一点血流动力的实时多普勒频谱图。斑点追踪成像有助于评价心脏局部和整体功能的异常,可早期发现亚临床阶段的心脏功能异常。

3. 血管超声(vascular ultrasound) 血管超声可对体表动脉及静脉系统的形态、结构、功能及血流动力学进行定性、定量检查,有助于判断体表血管畸形、血管粥样硬化、狭窄、血栓形成的性质、分布、程度,可明确诊断、判断病情变化倾向、指导制定治疗措施及预后危险分层等。其中颈动脉(包括颈总动脉、颈内动脉、颈外动脉)粥样硬化及斑块作为全身动脉粥样硬化的一个表现,常被用来反映全身动脉粥样硬化的病变情况。血管超声检查正常颈动脉的内膜中层厚度<1.0mm,如1.0~1.2mm为增厚,1.2~1.4mm为斑块形成,若>1.4mm为狭窄。研究表明,颈动脉内膜中层厚度每增加0.1mm,心肌梗死的危险性增加10%~15%,卒中的危险性增加13%~18%,尤其颈动脉检查显示低回声则为不稳定性易损斑块,提示为高危患者。

4. 经食管超声心动图(transesophageal echocardiography,TEE) TEE检查从食管插入超声探头,可避免了胸壁、肋间和肺气体等因素的干扰,主要用于TTE检查不能或难以显示的心脏结构异常和进行三维重建,其中动态三维TEE可动态观察跳动的心脏,获得所需的任意平面的二维图像,可早期诊断心脏各腔室的血栓、肿瘤、感染性心内膜炎、先天性心脏病及心脏瓣膜病等,是一项敏感而特异的无创性定量指标。近年临床应用经食管血流动力学超声心动图(transesophageal hemodynamic echocardiography)、经食管心外膜超声心动图(transesophageal epicardial echocardiography)等使图像更为清晰,可简捷、快速及准确地动态分析心脏功能、容积及对药物治疗反应等,促进了心脏外科、血管外科的手术方式变革。

5. 超声增强显影(ultrasound enhanced development) 曾称超声声学造影或对比增强显影,为避免与介入技术所使用的碘对比剂相区分,现已更名为超声增强显影。超声增强显影可以评估局部室壁运动异常、冠状动脉血流储备及微循环状态等,可发现直径为100~200μm的微小动脉功能障碍,有助于判定心肌组织的存活、再灌注及心室重构等病理改变。

6. 血管内超声(intravenous ultrasound,IVUS) IVUS检查是利用导管将一高频微型超声探头导入血管腔内进行探测,再经电子成像系统来显示心血管组织结构和几何形态的微细解剖信息。IVUS可清晰显示:①血管横断面,精确测量血管腔内径、截面积及判断血管狭窄的程度;②可早期发现血管粥样硬化斑块,并根据斑块声学特征进行组织学分型;③指导和评定血管内介入的治疗措施。IVUS是目前检查冠状动脉钙化最有效的方法,敏感性约为90%,特异性可达100%。IVUS通常将斑块内的回声与血管周围代表外膜或外膜周围组织的回声进行比较,来确定动脉粥样硬化的斑块"软硬"程度,据此可分为低回声斑块、等回声斑块或高回声斑块,其中易损性粥样斑块为脂核大而纤维帽薄的病变。薄的纤维帽粥样斑块定义为富含脂质且纤维帽厚度 $<65\mu m$,是突发不良心血管事件的重要预测指标。

7. 心腔内超声(intracardiac echocardiography, ICE) ICE 检查是一项与心导管检查相结合的超声诊断技术,即在特制的心导管顶端安装微型超声换能器,经血管插入心腔内进行心脏解剖结构和生理功能检查的超声显像方法,可用于指导房间隔穿刺、评估导管位置、探测心脏形态学改变及识别某些心脏、血管的并发症等。

(四)影像学检查

1. 心脏磁共振成像(cardiac magnetic resonance, CMR) CMR 检查无骨性伪影,可多方向(横断面、冠状面、矢状面、斜面或任何角度)切层,是测量心脏左、右心室容量、质量及射血分数等指标敏感且特异性高的方法。CMR 平扫与钆造影剂延迟增强(late gadolinium enhancement, LGE)成像时可清晰识别心肌组织学特征,对心脏的结构、功能;心肌纤维化、疤痕组织等病变作出定量诊断,也可用于对患者病情风险分层的评估、预测预后等。

2. 计算机断层扫描血管成像(computed tomography angiography, CTA) CTA 检查具有良好的时间及空间分辨率,可准确测量心脏室壁的厚度及质量等,同时是对冠状动脉病变的性质、范围及程度等进行定性分析的主要无创性方法学,其中对冠状动脉粥样硬化定量诊断主要依据 Agatston 积分、体积积分及质量积分等指标。但 CTA 检查时有极少数患者可发生造影剂过敏反应、肾脏毒性及电离辐射性损害等,其中为预防肾脏毒性,临床多应用等渗盐水或碳酸溶液扩容,以减少对肾脏的毒性作用。

3. 心脏电生理检查(electrophysiologic study, EPS) EPS 可用于对心律失常的病因、发病机制、形态特征、诱发与终止条件、心律失常起源病灶精确定位,以及对明确诊断、选择治疗方式和预后评估等均有重要的临床意义。

4. 核素心肌显像(myocardial imaging) 核素心肌显像包括核素心肌灌注显像和核素心肌代谢显像,其中核素心肌灌注显像方法包括心肌灌注断层显像、门控心肌灌注断层显像,前者仅获得心肌血流灌注信息,而后者通过心电 R 波触发采集若干心动周期收缩至舒张的系列心肌灌注图像,重建后可同时获得心肌血流灌注、室壁运动、左心室功能和左心室机械收缩同步性等多方面信息。核素心肌灌注显像根据显像设备的不同,可分为心肌灌注单光子发射型计算机断层显像(single photon emission computed tomography, SPECT)、心肌灌注正电子发射型计算机断层显像(photon emission computed tomography, PET),常用显像剂为 ^{99} 锝^m-甲氧基异丁基异腈(^{99}Tc^m-methoxy isobutyl isonitrile, ^{99}Tc^m-MIBI)、铊-201(Thallium-201, ^{201}TI)、^{99}锝^m-焦磷酸盐(technetium^{99m}-pyrophosphate, ^{99}Tc^m-PYP)、^{18}F-脱氧葡萄糖(^{18}F-fluorodeoxy glucose, ^{18}F-FDG)等。核素心肌灌注显像可准确显示心肌组织、血管结构的代谢及功能状态,是一项敏感且特异反映心肌、血管病变的部位、范围和程度等的无创性指标,有助于临床早期诊断、判断病情变化倾向、制定治疗措施、评估风险分层及预测预后等。

5. 冠状动脉造影(coronary arteriography, CAG) CAG 检查是判断冠状动脉病变的性质、范围及程度的金标准,有助于准确评估:①冠状动脉粥样硬化狭窄形态的特征,有无痉挛、溃疡、夹层、血栓及气栓等;②冠状动脉侧支循环形成的方式、分级等;③对冠状动脉瘤样扩张及畸形等作出量化分析;④心肌肌桥压迫现象等。

四、诊断

(一)初步诊断

1.临床表现 基因遗传性心血管疾病通常的

临床表现为:①具有特征性症状、体征;②有明显家族聚集性,亲属成员中有同样疾病的患者;③人群中不同年龄均可发病;④患病时间较长、久治不愈及预后不良等。

2. 先证者　详细询问个人病史、发病年龄、症状,进行全面详细体格检查、实验室检测、心电图及影像学检查等,有助于对遗传性心血管疾病作出初步诊断。

3. 亲属成员　基因遗传性心血管疾病需要对亲属三代以上各成员身体情况进行全面调查,资料要详细、真实及完整,尤其对亲属成员患有疾病的症状、体征、病情进展、治疗措施、疗效、病亡的病因,以及意外死亡的原因(猝死、自杀、淹溺、车祸等)有关的遗传信息资料了解越多越好;对女性亲属成员要详细了解其怀孕史、流产史、生育史及是否为近亲婚配等,这有助于亲属成员基因遗传性心血管疾病的初步诊断,并对确定其遗传方式、再发风险等有重要临床意义。

4. 致病基因　致病基因突变的确定需要:①收集血样以进行 DNA 分析;②用大量散布于基因组的染色体座位,已知的 DNA 标记进行基因组扫描;③用计算机软件进行遗传连锁分析,以确定哪个(些)标记与致病基因位点紧密相连;④进一步筛选包含致病基因的染色体区域两侧的标记,将此区域缩小在 100~200 万个 bp(1~2cm)以内;⑤通过候选基因的策略或必要时对包含致病基因区域的 DNA 进行分离和克隆,确定致病基因;⑥确定致病基因及其特异突变;⑦证实基因突变仅发生于受累个体而不发生于正常个体;⑧证实缺陷蛋白和疾病之间的因果关系;⑨建立筛选致病基因突变的便利方法;⑩临床评估、准确诊断正常、受累及不确定个体;⑪收集疾病的家系资料,构建家系系谱。

5. 家系系谱分析　首先从先证者开始,作家系分析研究,调查家族成员的发病情况,以便对来自同一祖先的变异抑或基因突变提供鉴定诊断的依据,家系

系谱分析按照下列方式和符号进行绘制,见图1.1。

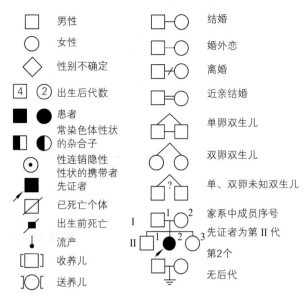

图 1.1　家系系谱分析常用的符号

(二)明确诊断

1. 基因突变　基因遗传性心血管疾病的发病过程常表现为隐匿性、临床表型高度异质性且有不同程度的重合,因此仅靠临床症状、体征及实验室检测往往难以早期明确诊断。但相关致病基因突变的检测,可在患者症状完全表现之前做出明确诊断,具有无可比拟的优势,所以是诊断基因遗传性心血管疾病的重要指标,且对于患者病情变化倾向的判断、治疗措施的选择及预后风险的分层等也具有一定的指导作用。

2. 组织学检查　组织学检查是诊断疾病的金标准,其他检查项目无法取代,应详细向患者解释组织学检查的重要性,在知情同意下自愿进行检查。但活体组织检查是一项微创或有创的方法,尤其心肌组织学检查有可能发生并发症的风险,且受标本取材的局域性影响,患者难以接受等,故目前尚难以在各级医院作为临床诊断的常规检查项目。

五、鉴别诊断

(一)家族性与散发性遗传病

一个亲属几代都出现同样疾病患者,称为该疾

病有家族聚集性,从理论上讲,遗传病都有家族性。但由于基因新的突变,或基因传递机会,使遗传病在一个家系中仅出现一个患者,为散发性遗传病。

(二)遗传病与先天性疾病

先天性心血管疾病是指婴儿出生时即表现疾病症状,但有些先天性心血管疾病不是遗传因素引起的,而是孕期有害的环境因素引起,孕妇接触有毒化学物质、服用药物不当等引起胎儿发育异常,不是遗传病。

(三)迟发性遗传病与后天获得性疾病

有些心血管疾病是遗传因素引起的,但出生时不表现,发育到一定年龄才表现出来,这些心血管遗传病称为迟发性心血管遗传病;另外由于病原体感染、外伤或其他外界因素引起的疾病称为获得性疾病。

(四)遗传性综合征与先天畸形

遗传性心血管综合征是指由遗传因素引起的胎儿出现多种组织器官畸形,多种组织器官畸形的症状、体征为畸形综合征,由遗传因素引起称为遗传性综合征,是遗传病;先天畸形是指出生后身体某些系统或组织器官具有解剖学异常,不包括显微镜下形态异常或代谢缺陷,为非遗传因素引起。

六、治疗

目前临床上基因遗传性心血管疾病的治疗主要措施有治疗性生活方式改变(therapeutic lifestyle change,TLC)、药物治疗、非药物治疗及精准医疗等方法。

(一)TLC

1. TLC 是在药物、非药物等治疗前采取的措施,如戒烟戒酒、合理膳食、控制氯化钠摄入量、降低体重及适量运动等,尤其是伴有血脂异常、高血压、冠心病及糖尿病等疾病的患者。

2. 消除潜在的诱发高危因素,提高防范意识及加强预防措施等,如及时纠正电解质紊乱、避免过度劳累、不参加竞技运动、预防不良的精神刺激及防止情绪剧烈波动等。

(二)药物治疗

根据基因遗传性心血管疾病的相关致病基因突变、分子遗传学及发病机制等,采取针对病因治疗、对症治疗、急性期治疗、慢性期治疗及并发症治疗等。

(三)非药物治疗

1. 微创性治疗 微创性治疗方法有 RFCA、导管介入治疗术(catheter interventional therapy)、临时性心脏起搏器植入术等。

2. 有创性治疗 有创性治疗措施有植入式心律转复除颤器(implantable cardioverter defibrillator,ICD)、左侧心脏交感神经切除术(left cardiac sympathetic denervation,LCSD)、永久性心脏起搏器植入术等。

3. 器官移植 患者处于难治性或器官衰竭终末期时,可以考虑选择器官移植治疗,但往往受病情危重的紧迫性、供体的可用性及医疗费用等诸多因素的限制。

(四)精准医疗

规律成簇间隔短回文重复(clustered regularly interspaced short palindromic repeats,CRISPR)及其相关核酸内切酶(CRISPR-associated,Cas)是近年来发现和兴起的一种基因编辑技术,以其高效性、简便性被广泛应用于不同物种细胞基因编辑、动物模型构建和致病基因治疗等方面,极大地促进了生物学和医学研究的发展,利用基因治疗人类遗传疾病是近年来医学生物领域的重点与热点的课题。

精准医疗是以个人基因组信息为基础,结合蛋白质组学、代谢组学、转录组学及表观基因组学等相关生物信息,分析患者的基因型—临床表型,以及其疾病的病理生理关系,为患者制定个体化治疗措施,以期达到治疗效果的最大化和不良反应的最小化。随着云计算、系统生物学、可穿戴式医疗设备等技术在心血管领域的研究、开发应用,目前临床上有些基因遗传性心血管疾病已经可以通过相关致病基因的检测进行早期诊断、制定针对性精准治疗措施及风险分层,也可对致病基因突变携带者及其亲属成员进行遗传筛查等。

1. 基因治疗　1989 年美国开展人类第一个基因治疗临床试验,我国基因治疗基础研究和临床试验研究基本上与世界同步。基因治疗是指将目的基因导入靶细胞以后与宿主细胞内的基因发生重组,成为宿主细胞的一部分,从而可以稳定地传递下去,并达到对疾病治疗或预防的最终目的,是治疗基因遗传性心血管疾病最有效的措施。①基因置换:用正常的基因整个替代突变基因,使突变基因永久地得到更正;②基因修正:突变基因的突变碱基序列用正常的序列加以纠正,而其余未突变的正常部分予以保留;③基因修饰:将目的基因导入宿主细胞,利用目的基因的表达产物来改变宿主细胞的功能,或使原有的功能得到加强;④基因失活:利用反义技术来封闭某些基因的表达,以达到抑制有害基因表达的目的。虽然基因治疗的研究已经取得了较显著进展,但还存在有效性、安全性及伦理问题等,有待进一步深入研究和发展。

目前基因治疗首选的是单基因缺陷性疾病,选择的基本条件常包括:①遗传基础比较明确,目的基因能在体外克隆;②基因表达不需精细调节,而且经常开放,产物生理水平不高者更佳;③具有一定发病率,危害较大,尚缺乏其他有效治疗措施者。

2. 药物基因组学(pharmacogenomics,PGx)PGx 是药理学或基因组学的一个分支,是研究基因组或遗传变异对药物在人体内吸收、代谢、疗效及不良反应产生影响的现象及其机制,从而指导新药的研发、药物靶点的发现和合理用药的一门新学科,其目的为提高药物疗效、减少不良反应,是精准医疗的重要组成部分。基于精准心脏病学的基因、表观遗传、转录、蛋白及代谢组学的研究,可以发现

指向性研究难以发现的靶点。由于个体遗传背景的差异,药物在很大比例的人群中存在药效不佳或严重的不良反应,药物治疗不仅疗效存在异质性,不良反应也存在异质性。心血管疾病常用药物的剂量会显著受到患者个体遗传背景差异的影响,PGx 研究个体中与遗传背景相关的药物反应差异,结合基因或基因组学技术,研究者能够评估不同个体的用药风险。

在 PGx 的指导下,可以筛查寻找出那些药物不良反应严重的亚组人群,挑选对药物反应良好的受试者参加临床试验,这样可减少临床观察人数,节约开发费用等,增加药物Ⅲ期临床试验的可控性和可预测性,为药物找到靶向人群。

七、预防

为了提高我国人口素质,必须预防基因遗传性心血管疾病在人群中的流行。基因遗传性心血管疾病由于具有家族聚集性、终身性及代代相传等医学遗传学特点,有些心血管疾病对整个亲属成员影响较大。

预防遗传性心血管疾病主要措施是在婚前、孕前、植入前、产前,出生后症状发生前、疾病早期和疾病期等这些过程中,实现对疾病易感相关致病基因的筛查、危险因素的干预、遗传辅助诊断、基于遗传的诊断及针对遗传突变的治疗等。其中目前临床研究较深的是植入前遗传学诊断(preimplantation genetic diagnosis,PGD),PGD 是指在胚胎植入前,通过辅助生殖技术对体外培养的胚胎进行活检取材、遗传诊断分析等,帮助有生育已知遗传病患儿风险的夫妻挑选出不患该遗传疾病的胚胎,避免带有遗传缺陷患儿出生,从根本上阻断遗传性疾病在家系中的传递,同时规避了终止妊娠或反复流产的风险。

近年由于 NGS 的飞速发展,已广泛应用于产前诊断或 PGD,使 PGD 更加全面、准确,适用范围

更加广泛，成本也不断降低，与连锁分析相结合，基于NGS的PGD不仅可以针对有先证者或已知致病基因突变位点的单基因疾病进行诊断，对于新发致病基因突变、无先证者的情况同样适用。

对于患有或携带单基因遗传性心血管疾病致病基因突变的育龄夫妻，如有生育健康后代的需求，应先在心血管专科就诊，通过亲属成员筛查明确致病基因突变，然后进行医学遗传咨询。对于女性患者，还需心血管专科和产科的医师联合会诊以评估妊娠的风险，适合妊娠者进一步由生殖医学医师评估女性生殖力，最后需根据夫妻双方年龄、全身状况等给予产前诊断或胚胎PGD的精准医疗指导。

八、遗传咨询

患者或其亲属成员向临床医生或医学遗传学家询问所患遗传病的病因、发病机制、治疗、诊断及预后等情况，以及患者的同胞、子女或其他有关亲属患病的风险、预防等问题时，希望得到简明、易懂的答复及指导。因此从事遗传咨询的临床医师应具备遗传学的专业知识，并接受过医学遗传的专业培训，深谙咨询及交流的技巧。遗传医学咨询应遵循自愿的原则，尊重患者的个人隐私保护及保密的规定。根据患者的病史、症状、体征、家系调查、系谱分析、实验室检测及影像学检查等资料作出初步诊断；依据相关致病基因异常作出明确诊断，并对患者及亲属成员作出针对性的解释。

（一）咨询的目的

遗传咨询的最终目的是防止遗传病的发生和遗传病患儿的出生，提高我国人口素质，因此进行遗传咨询时应从患者、患者亲属成员和社会三个方面考虑。

1.患者本人 ①防止遗传病的发生和遗传病患儿的出生要注意五个环节，即婚前、孕前、孕期、分娩期和新生儿期的遗传咨询；②减轻患者身体病痛、精神痛苦及内心不安；③对发病的患者提供可靠的治疗、风险分层评估及预后指导等。

2.患者亲属成员 ①提供科学的婚育计划，对子女有发病风险的夫妇提出婚育意见；②对患者父母进行有关遗传病的知识教育，鼓励他们勇于作出决定；③根据其风险大小，对患者父母、亲属进行婚育的优生指导，在知情同意下告知其婚育的原则，使咨询者明智、自愿地选择可行措施；④对亲属成员中与患者有血缘关系的成员提出定期检查、长期随访的意见。

3.社会 ①降低心血管遗传疾病的发生率和出生率；②减轻人群心血管遗传疾病负荷，降低致病基因突变频率；③宣传心血管疾病的科普遗传知识，提高人们对心血管遗传疾病的危害认识，将预防心血管遗传疾病变成群众的自觉行动。

（二）咨询的任务及对象

1.任务 ①简单准确地解答咨询者提出的问题，告知遗传性心血管疾病诊断金指标为基因检测，因此应在基因检测前征求患者及家属的意见并获得知情同意，告知其检测的机构、检测的项目、目的、意义及费用等；②仔细认真进行临床检查，结合心理评估，识别患者及其亲属在情感、社会、教育及文化等方面的理解能力和接受情况；③分析和确定遗传方式、评估疾病或症状的发生和再发风险，以及提供婚育方面的建议；④告知基因检测阳性结果、阴性结果和临床意义不明结果的可能性及其含义，告知检测结果对亲属成员的潜在影响，并对结果进行针对性的解释和临床判读；⑤解释相关心血管遗传疾病的病因、发病机制、自然病史、临床表现、治疗措施及预后等情况；⑥为患者及其家属成员提供有效的医学、教育、经济及心理等社会资源，引导其参与科学研究。

2.对象 ①已明确诊断为遗传性心血管疾病的患者及其亲属成员；②连续发生原因不明心血管疾病的亲属成员；③不明原因反复流产的妇女及其

丈夫;④原发性闭经的妇女和不育夫妇;⑤性器官发育异常者等。

3.遗传咨询的依据　①收集和分析患者的临床资料;②详细了解家族病史,获取详细的三代临床资料,将血统史信息记录在谱系中及进行系谱分析;③实验室检测、影像学检查及病理组织学检查的结果;④国内外研究成果文献资料等。

参考文献

1.陈伟伟,高润霖,刘力生,等.中国心血管病报告 2016 概要.中国循环杂志,2017,32(6):521-530.

2.施冰,李俊峡.精准医疗在心血管疾病的临床应用.中国临床保健杂志,2018,21(3):416-419.

3.张开滋,肖传实,邢福泰,等.临床遗传性心血管病学.北京:科学技术文献出版社,2011.

4.郑炜平,陈海峰,陈锋,等.心脏性猝死相关疾病基因检测与心电学.实用心电学杂志,2015,24(6):398-402.

5.ASHLEY E A,HERSHBERGER R E,CALESHU C,et al. Genetics and cardiovascular disease:a policy statement from the American Heart Association. Circulation,2012, 126(1):142-157.

6. BISIGNANI A, DE BONIS S, MANCUSO L, et al. Implantable loop recorder in clinical practice. Journal of arrhythmia,2019,35(1):25-32.

7.权欣,王浩.超声心动图发展概要.中华心血管病杂志,2020,48(3):186-188.

8.经食管超声心动图临床应用中国专家共识专家组.经食管超声心动图临床应用中国专家共识.中国循环杂志,2018,33(1):11-23.

9.血管内超声在冠状动脉疾病中应用的中国专家共识专家组.血管内超声在冠状动脉疾病中应用的中国专家共识(2018).中华心血管病杂志,2018,46(5):344-351.

10.朱少义,管丽红,林俊堂,等.CRISPR-Cas9 系统在疾病模型中的应用.中国生物工程杂志,2016,36(1):79-85.

11. NATIONAL SOCIETY of GENETIC COUNSELORS' DEFINITION TASK FORCE, RESTA R, BIESECKER B B, et al. A new definition of Genetic Couneling: National Society of Genetic Counselors' Task Force report. J Genet Couns,2006,15(2):77-83.

12. KALIA S S, ADELMAN K, BALE S J, et al. Recommendations for reporting of secondary findings in clinical exome and genome sequencing, 2016 update (ACMG SF v2.0):a policy statement of the American College of Medical Genetics and Genomics. Genet Med, 2017,19(2):249-255.

第二章

心脏离子通道病

第一节　概述

一、心脏离子通道

离子通道是细胞膜上的一种特殊整合蛋白,在脂质双分子层膜上构成具有高度选择性的亲水性孔道,允许适当大小和电荷的离子以被动转运的方式通过,因此离子通道具有三个重要性质:即通透性、选择性和门控机制。离子通道是以该通道允许通透的主要离子命名的,离子通道的开放和关闭称为门控,门控机制则调节该离子的流动过程。根据离子通道的选择性分为钠通道、钾通道、钙通道和氯通道,而不同的离子通道又进一步分为若干亚型。

细胞膜离子通道根据门控机制又可分为:①电压门控性:又称电压依赖性或电压敏感性离子通道,因膜电位变化而开启和关闭,钠通道、钾通道、钙通道及氯通道均为电压门控性通道;②配体门控性:又称化学门控性离子通道,由各种递质与通道上受体的结合状态而开启和关闭,以递质受体命名,如乙酰胆碱受体通道、谷氨酸受体通道、门冬氨酸受体通道等;③机械门控性:又称机械敏感性离子通道,是一类感受细胞膜表面应张力变化控制通道的开放和关闭的状态。

(一)钠通道

根据国际药理学家协会对钠通道命名法的规定,钠通道由其通透离子的化学符号(Na)和生理调节要素—电压(voltage,V)表示,后面第1个数字代表该通道的基因亚家族,小数点后数字表示该通道的 α 亚基的亚型,如 Nav1.1。

1. 钠通道亚单位　心脏钠通道由一个 α-亚单位和 β-亚单位的异二聚体复合物构成。

(1) α-亚单位:钠通道 α-亚单位基因定位于第3号染色体短臂21区到24区(3p21~24),编码2016个氨基酸残基,相对分子质量约为260kD。

α-亚单位大部分包含4个结构域,在每个结构域中有连接在一起的6个跨膜片段(S1~S6),在 S5 与 S6 之间还有一个膜片段,其构成离子通道的孔道。目前已发现 11 种编码钠通道 α-亚单位的基因,依次命名为 SCN1A~SCN11A。每一种 α-亚单位至少由 20 个外显子所编码,研究显示,所有钠通道基因可分为4组,每组的成员均定位于同一染色体片段,这4组含有钠通道 α-亚单位基因的染色体片段是形似的,每组均含有 Hox 基因族,参与控制发育模式的转录因子。

(2) β-亚单位:钠通道 β-亚单位有 β_1、β_2 和 β_3 三种亚型,其中 β_1-亚单位基因位于第 19 号染色体长臂 13 区 1 带(19q13.1),编码 218 个氨基酸,相对分子质量约为 38kD;β_2-亚单位和 β_3-亚单位基因位于第 11 号染色体长臂 22 区到 23 区

（11q22～23）。

2.功能 在人心肌细胞上钠通道的密度最大，其分布可达100万个以上，钠通道密度分布对形成动作电位的快速除极（0期）有重要意义，钠通道密度的数量减少或活动降低时，可导致心律失常的发生发展。心肌细胞钠通道的主要功能：①产生足够强大的内向电流，使相邻心肌细胞除极并达到阈电位，引起心脏兴奋快速扩布；②使其他电压门控性通道开放，如钙通道和钾通道开放；③钠通道是Ⅰ类抗心律失常药物作用的靶点。

（二）钙通道

心肌细胞钙通道主要分为电压门控性钙通道和钙释放通道。

1.电压门控性钙通道 电压门控性钙通道种类较多，但与心肌有关的电压门控性钙通道有三种类型，即L-型钙通道、T-型钙通道和P/Q-型钙通道。

（1）L-型钙通道：L-型钙通道广泛存在于心肌细胞，细胞膜除极引起L-型钙通道开放，Ca^{2+}内流，并触发肌浆网释放Ca^{2+}，为心肌细胞兴奋—收缩耦联中调节心肌收缩力的一个关键环节，受肾上腺素能神经的调节，L-型钙通道是动作电位平台期的主要内向电流，增加L-型钙通道可延长动作电位时程（action potential duration，APD）并提高平台期电位水平，L-型钙通道受交感神经、副交感神经的调节，以及低氧状态等因素的影响。

（2）T-型钙通道：T-型钙通道主要分布在心脏特殊传导系统，如窦房结、房室结及浦肯野纤维，其密度为窦房结>浦肯野纤维>心房，成人心室肌细胞没有T-型钙通道。T-型钙通道的主要生理功能是形成自律细胞的起搏电流，参与心肌细胞的兴奋传递和介质的释放。

（3）P/Q-型钙通道：存在于心肌和窦房结自律细胞中，开放时间短暂，参与起搏细胞的自律性、肌浆网Ca^{2+}释放及心脏的发育。

2.钙释放通道 肌浆网是心肌细胞的主要钙池，心肌细胞肌浆网膜上有两种钙释放通道，即雷诺定受体（ryanodine receptor，RyR）通道和三磷酸肌醇受体（inositol 1,4,5-triphate receptor，IP3R）通道，RyR和IP3R在结构、功能上有较多相似性，因此推测它们由共同的祖先进化而来，RyR在心肌细胞的密度显著高于IP3R，所以RyR在调节心脏兴奋—收缩耦联起着关键作用。

（1）RyR通道：RyR定位于第19号染色体长臂13区1带（19q13.1），由105个外显子和104个内含子组成，相对分子质量约为2400kD。

RyR有RyR1、RyR2和RyR3三种亚型，其中RyR1主要存在于骨骼肌细胞；RyR2主要分布于心肌细胞；RyR3在多种组织中呈低水平表达。RyR可迅速将肌浆网或内质网内的Ca^{2+}释放入胞浆，调节胞浆内游离Ca^{2+}的浓度和平衡。

RyR2基因突变引起RyR2通道过度开放，导致舒张期肌浆网内Ca^{2+}漏到细胞内，细胞浆内Ca^{2+}浓度增加，诱发延迟后除极和触发活动增强，可导致多形性室性心动过速。

（2）IP3R通道：IP3R定位于第3号染色体短臂25区到26区（3p25～26），相对分子质量约为323kD。

IP3R为蛋白四联体，每一个IP3R亚单位含六个跨膜区段，IP3R有IP3R1、IP3R2、IP3R3三种亚型，由四个相同的亚单位组成，其中IP3R1主要存在于心脏，对Ca^{2+}释放和三磷酸腺苷（adenosine triphosphate，ATP）的敏感性为低浓度激活，高浓度抑制。

3.钙通道的结构 钙通道由α_1-亚单位、α_2/d-亚单位复合体、β-亚单位、γ-亚单位及钙调蛋白5种亚单位组成，其中α_1-亚单位是主要功能单位。

（1）α_1-亚单位：人心脏α_1-亚单位定位于第12号染色体上，编码2179个氨基酸，相对分子质量为180～230kD。α_1-亚单位由四组基本相似的跨膜区域(D1～D4)组成,每一跨膜区域又含六个跨膜区段(S1～S6),其中S4含5个带正电的氨基酸,为电压感受器,S5与S6构成离子孔道的内衬面。

(2)α_2/d-亚单位复合体:α_2/d-亚单位复合体均定位于第7号染色体上,相对分子质量约为180kD,其中α_2-亚单位编码934个氨基酸,相对分子质量约为150kD;d-亚单位编码146个氨基酸,相对分子质量约为30kD。α_2-亚单位为膜外蛋白,d-亚单位为单一跨膜蛋白,二者为二硫键连接的蛋白复合物,该复合物影响电流密度和L-型钙通道上药物受体位点的数量,疏水性d-亚单位横跨细胞膜,并经二硫共价固定于细胞外α_2-亚单位。

(3)β-亚单位:β-亚单位为胞浆蛋白,编码524个氨基酸,相对分子质量约为55kD,β-亚单位现已发现8种亚型,即β_{1a}、β_{1b}、β_{2a}、β_{2b}、β_{2c}、β_{2d}、β_3、β_4,其中β_{2c}主要在心脏表达,基因位于第10号染色体短臂12区(10p12)。β-亚单位通过加速激活,使激活阈值向更负膜电位偏移,可明显地增加Ca^{2+}通道密度改变离子通道的动力学。

(4)γ-亚单位:γ-亚单位为单一跨膜蛋白,编码222个氨基酸,相对分子质量约为33kD,γ-亚单位有8种亚型,即γ_1～γ_8,其中γ_6主要存在于心肌。

(5)钙调蛋白:钙调蛋白由148个氨基酸组成单条多肽,相对分子质量约为16.7kD,钙调蛋白的外形似哑铃,有两个球形的末端,中间被一个长而富有弹性的螺旋结构相连,每个末端有两个Ca^{2+}结构域,每个结构域可以结合一个Ca^{2+},这样一个钙调蛋白可以结合4个Ca^{2+},钙调蛋白与Ca^{2+}结合后的构型相当稳定。

(三)钾通道

根据钾通道在细胞膜上构象特点,可分为三大类基因家族。

1. 第Ⅰ类电压门控型钾通道(voltage-gated K channels,Kv) 心肌细胞上的Ⅰ类钾通道包括:瞬时外向K^+电流(transient outward potassium current,I_{to})、延迟整流K^+通道(delayed rectifying potassium current,I_K)、钙激活K^+电流(Ca^{2+} activated potassium current,I_{KCa})。

(1)I_{to}:I_{to}是参与心脏动作电位复极的主要膜电流,通道开放表现为瞬时净外向电流,随之关闭,形成动作电位的1期,对APD和形态有较大影响,许多激素和/或旁分泌系统参与调节I_{to}的表达和电流幅度大小。

(2)I_K:I_K是复极3期主要外向离子流,根据激活与失活的动力学及对阻滞剂敏感性的不同,可分为3类:①快激活延迟整流钾电流(rapidly activating delayed rectifier potassium current,I_{Kr}):I_{Kr}与心肌细胞APD和有效不应期密切相关,主要存在于心房细胞和心室细胞,是Ⅲ类抗心律失常药物的靶位点;②慢激活延迟整流钾电流(slowly activating delayed rectifier potassium current,I_{Ks}):I_{Ks}在动作电位持续期引起心房肌和心室肌的复极,是APD缩短引起心率改变的决定因素;③超快激活延迟整流钾电流(ultrarapidly activating delayed rectifier patassium current,I_{Kur}):I_{Kur}是心房复极的主要延迟整流电流,可为抗心律失常药物的潜在靶位点。

(3)I_{KCa}:I_{KCa}通道随细胞内Ca^{2+}升高而开放,在调控兴奋细胞和非兴奋细胞钙信号和膜电位中起重要作用。

2. 第Ⅱ类内向整流型K^+通道(inwardly rectifying K channel,Kir) 心肌细胞上的Ⅱ类钾通道包括:内向整流钾电流(inwardy rectifying potassium current,I_{K1})、ATP敏感性K^+电流(sensitive potassium current,I_{KATP})、乙酰胆碱敏感性K^+电流(acetylcholine sensitive K^+ currents,I_{KACh})、钠激活K^+电流(Na^+ activated potassium current,I_{KNa})、非选择性阳离子通道(non-selective cation channels,NSCC)。

(1)I_{K1}:I_{K1}心脏中的内向整流钾通道主要分

布在心房肌和心室肌,主要功能是维持细胞膜静息电位,同时也是复极 3 期的主要电流。

(2)I_{KATP}:I_{KATP} 是由 4 个向内整流 K^+ 通道亚基(Kir6.2)和磺酰脲受体 1(sulfonylurea receptor1, SUR1)组成的多聚复合物,均定位于第 11 号染色体短臂 15 区 1 带(11p15.1),其中 Kir6.2 编码 390 个氨基酸,SUR1 编码 1582 个氨基酸。

Kir6.2 有两个跨膜片段,SUR1 属 ATP 结合类大家族,其家族包括囊性纤维化跨膜转导体(cystic fibrosis transmembrane conductance regulator,CFTR)、P-糖蛋白;SUR1 含有两个核苷酸结合结构域,其结构域能结合磺酰脲格列苯脲。

心肌细胞 I_{KATP} 受心脏代谢状况的调节,正常生理情况下,这些离子通道不起作用,因为 ATP 阻断通道,细胞内 ATP 处于高水平(3.0~4.0mmol/L),缺血时细胞内 ATP 水平可下降,下降到一定程度时 I_{KATP} 被激活,此时出现较短平台期、早期复极及 APD 明显衰减。研究显示,心室肌每个细胞内 I_{KATP} 通道约为 45000,而 I_{K1} 通道约为 2500,I_K 通道约为 3000,I_{KATP} 通道较 I_{K1} 通道和 I_K 通道明显多。I_{KATP} 的调节也依赖细胞内二磷酸腺苷(adenosine diphosphate,ADP)、ATP 及其他物质,但其确切机制尚不清楚,I_{KATP} 的激活缩短了心肌电和机械收缩,或许还能减少活性 ATP 储备丢失。此外,APD 的缩短引起不应期缩短,可能促进折返而产生心律失常。

(3)I_{KACh}:I_{KACh} 是心房、窦房结和房室结兴奋性的关键调节蛋白,激活 I_{KACh} 使窦房结和房室结起搏细胞过极化,从而减慢心率,I_{KACh} 是室上性心动过速的一个治疗靶点。I_{KACh} 是由 2 个内向整流性钾通道亚基组成的异多聚体,2 个亚单位为 G 蛋白门控内向整流钾通道(G-protein-activated K1 channel,GIRK1)[Kir3.1] 和 CIR[Kir3.4],其中 GIRK1 定位于第 2 号染色体长臂 24 区 1 带(2q24.1),编码 501 个氨基酸残基,相对分子质量

约为 56kD;CIR 编码 419 个氨基酸残基。

(4)I_{KNa}:在动作电位的 0 相除极时,可有瞬时的 Na^+ 浓度突然升高,细胞内 Na^+ 浓度升高达到负荷,膜电位 >+20mV 时才被激活。I_{KNa} 与 I_{KATP}、I_{KACh} 等电流相似,也有很强的内向整流性,细胞内 Mg^{2+} 和 Na^+ 是形成这种特征的主要因素。洋地黄中毒时,由于 Na^+/K^+ 泵受到抑制,细胞内 Na^+ 增加,细胞内 Na^+ 异常升高时致使细胞上一种特殊的 K^+ 通道开放,即形成 I_{KNa} 电流。

(5)NSCC:由配体作用于相应受体而开放,同时允许 Na^+、Ca^{2+} 或 K^+ 通过。

3. 第Ⅲ类弱整流型漏 K^+ 通道　弱整流型漏 K^+ 通道(potassium channel,subfamily K,KCNK)家族是由 2 个亚单位组成的双聚体结构,每个亚单位含有 4 个跨膜区(trans membrane,TM),其中 TM1 与 TM2、TM3 与 TM4 之间形成 2 个孔道(P1 和 P2)组成 4TMS/2P 结构。

(四)氯通道(calcium-dependent chlorine current,I_{to2})

在生理状态下,心肌细胞 Cl^- 的平衡电位为 -65~-45mV,Cl^- 通道与其他阳离子通道比较,具有双重的功能,即在一个心肌细胞动作电位周期中,既可参与外向电流(复极),又可参与内向电流(除极)的形成。目前已发现在心肌细胞中有 4 种氯通道的表达,分别为 CFTR、容量调节性氯通道(volume regulated chloride channels,VRCC)、钙激活氯通道(Calcium-activated chloride channels,CaCC)及电压依赖性氯通道(voltage-dependent Cl channels,ClC)。

1. CFTR　CFTR 基因定位于第 7 号染色体长臂 31 区到 32 区(7q31~32),长约 230kb,由 27 个外显子和 26 个内含子组成,编码 1480 个氨基酸残基,分子量为 168173。CFTR 为电压非依赖性通道,由于跨膜 Cl^- 的非称梯度,CFTR 的激活会产生外向整流电流,这种电流可以缩短 APD,调节其自

律性。

2. VRCC　VRCC 的激活产生外向整流电流，可以缩短 APD，促进折返性心律失常的发生，这可能是心肌缺血再灌注性心律失常发生的重要因素。VRCC 持续激活可以限制 APD 的延长，并且 APD 缩短在房性快速性心律失常和心房颤动中也发挥着重要的作用。

3. CaCC　CaCC 电流为外向整流，主要受瞬间 Ca^{2+} 的影响，在动作电位快速除极时激活钙通道，引起肌浆网 Ca^{2+} 的释放形成外向复极电流，参与心房和心室动作电位 1 相的复极化。在细胞 Ca^{2+} 超载的情况下，自发性 Ca^{2+} 细胞内释放，这种释放存在于动作电位 4 相，形成 CaCC 为内向除极电流，导致延迟后除极而引起心律失常。

4. ClC　ClC 通道是迄今唯一的电压门控氯离子通道，目前在哺乳动物细胞中已克隆出 9 种不同种类的 ClC 通道蛋白，即 ClC-0～ClC-7、ClC-K，其中 ClC-1 是哺乳动物骨骼肌细胞的主要氯离子通道，ClC-2 可能参与细胞容积及细胞内 Cl^- 浓度的调节。

另外，离子通道还存在细胞器离子通道和细胞间离子通道，其中细胞器离子通道在心肌兴奋—收缩耦联中发挥重要的作用，而细胞间离子通道在心肌传导细胞间的电活动起着重要作用。

除了离子通道外还有离子泵、受体、细胞浆内第二信使可影响细胞膜的电生理特性，细胞膜离子通道结构复杂，种类繁多，与心电密切相关的主要为 Na^+ 通道、K^+ 通道、Ca^{2+} 通道等。

二、离子通道的研究方法

研究离子通道功能的最直接方法是用膜片钳技术直接测定通过离子通道的电流或测量细胞膜电位的变化。膜片钳技术是利用一个玻璃微吸管电极完成膜片或全细胞电位的监测、钳制和膜电流的记录，通过检测膜电流的变化来分析通道个体或

群体的分子活动，探讨离子通道特性。分子生物学技术为离子通道的分子结构分析、基因克隆、功能表达研究提供了有力工具，对于编码离子通道亚单位的基因结构可采用基因定位克隆确定其在染色体上的定位，用逆转录 - 聚合酶链反应（reverse transcription-polymerase chain reaction，RT-PCR）、Northern 印迹杂交等技术明确其在器官组织中的分布，用 Western 杂交检测基因表达产物等。荧光探针钙图像分析技术为检测细胞内游离 Ca^{2+} 浓度提供了有效手段，常用的荧光探针有 Fura-2/AM、Indo-1/AM、Fluo-3/AM、Calcium Green 等，常用的检测仪器有双波长显微荧光光度计、激光扫描共聚焦显微镜等。目前国外已生产了测定细胞内游离 Ca^{2+} 的显微荧光装置，国内自行研制的活细胞 Ca^{2+} 浓度荧光显微检测系统也已问世。将离子浓度图像记录和膜片钳记录相结合，同时进行光电联合检测，从离子产生的离子浓度、图像变化和电信号变化等多个方面研究离子通道，将获得更多的离子通道功能信息。

三、致病基因

心脏离子通道疾病存在着相关致病基因突变，但是各个基因致病性的证据强弱不一。先证者发现致病基因突变，家系直系亲属应通过 Sanger 测序进行同一基因突变检测，如果致病基因突变在家系中与疾病不连锁，应采用目标基因靶向测序、全外显子测序（whole exome sequencing，WES）等二代测序技术（next-generation sequencing，NGS）对不连锁患者重新进行基因筛查，检测是否存在其他致病基因突变。先证者发现携带意义未明的基因变异时，应通过家系筛查以确定其变异的致病性。

对发现致病基因突变先证者的家系成员进行已知相关致病基因筛查，有助于发现新的患者和致病基因突变携带者；对于未发病和/或无症状的基因突变携带者，应进行长期追踪观察，并根据病情

进行早期精准干预,以预防心律失常或心脏性猝死的发生。

四、发病机制

离子通道疾病的心律失常为从分子、基因的水平进行研究提供了大量的线索,但要明确每种离子通道疾病的心律失常发生机制,不仅需要全面综合的思维,而且需要更多的相关致病基因突变和基因多态性的信息。

离子通道疾病多具有显著的遗传异质性和临床异质性,遗传异质性的存在不同遗传变异外显率的差异,在环境因素、基因修饰因子等多重因素的共同作用,使得离子通道疾病的诊断、治疗及预防等研究之路艰难而漫长。但是由于我国人口众多,发病人群总数庞大,病例资源丰富,蕴涵着广泛的具有遗传背景的心律失常家系和人群。

基因突变包括错义突变、无义突变、移码突变、码内插入/缺失、剪接位点突变等类型,其中错义突变、无义突变及移码突变约占所有突变的90%以上。单核苷酸多态性(single nucleotide polymorphism, SNP)所表现的多态性只涉及单个碱基的变异,这种变异主要由单个碱基的转换或颠换所引起,也可由碱基的插入或缺失所致。从广义上而言,基因突变可看作基因多态性的一种,与SNP相比,基因突变在人群中的发生频率则低得多。突变基因的分子缺陷可能发生在以下环节:通道蛋白的合成阶段(转录和翻译)、转运阶段、通道异常门控特性、异常通透性及无义突变介导的mRNA降解。基因突变改变通道功能的机制有:①负显性效应(dominant negative):突变蛋白抑制野生型蛋白,使其具有功能的通道数不足50%;②转运缺陷(trafficking defect):突变体阻滞在细胞内某个部位,不能到达细胞膜;③单倍体不足(haploinsufficiency):突变体蛋白与野生型蛋白质之间不发生相互作用,从而使有功能的通道数目减半;④通道动力学改变(abnormal kinetics):突变体电

流激活及失活等特性改变;⑤内含子突变导致拼接异常(abnormal splicing):内含子突变导致拼接异常改变了随后的氨基酸序列或者形成终止密码,基因突变直接或者间接地改变了所编码的离子通道蛋白的功能,使心脏除极或复极的离子流产生异常,最终均通过功能增强(gain-of-function)或功能下降(loss-of-function)的机制导致心律失常的发生发展。

五、精准治疗

单基因遗传性心血管疾病通过实验室检测相关致病基因突变,是诊断心脏离子通道疾病的金指标;多基因遗传性心血管疾病是目前精准诊断、治疗及预防最薄弱的环节。基因遗传性心血管疾病特点为发病率较低,发病人群多为中青年甚至儿童,具有显著的家族聚集性,临床症状及体征常不典型或无症状,但也有患者首发症状即为恶性心律失常或心脏性猝死,预后严重不良。目前临床医生对心脏离子通道疾病的认识尚不足,限制了其在临床精准医疗的合理应用,是最需要加大力度研究的领域。

(一)药物基因组学(pharmacogenomics, PGx)

PGx是研究基因组或遗传变异对药物在人体内吸收、代谢、疗效及不良反应产生影响的现象及其机制,从而指导新药的研发、药物靶点的发现和合理用药的一门新学科,其目的为临床用药进行优化剂量、增强疗效、降低不良反应及指导药物研发,实现个性化用药,同时减少不合理的医疗费用支出等。

(二)基因编辑(genome editing)

基因编辑技术是对基因组完成精确修饰的一种技术,可完成对基因缺失、突变、敲入、小片段删失等的修复。目前基因组编辑有规律成簇间隔短回文重复(clustered regularly interspaced short palindromic repeats, CRISPR)及其相关核酸内切酶(CRISPR-associated, Cas)、类转录激活因子效应物

核酸酶（transcription activatorikeeffector nuclease，TALEN）和锌指核酸酶（zincfingernucleases，ZFN）等技术，可对基因组进行高效靶向修饰，因而基因编辑技术将成为基因治疗领域研究的有用工具。

六、家族性离子通道病

离子通道病是指离子通道的结构或功能异常所引起的疾病，具体表现在编码离子通道亚单位的基因发生突变或表达异常，或体内出现针对通道的病理性内源性物质时，离子通道的功能发生不同程度的减弱或增强，导致机体整体生理功能紊乱而引起疾病。离子通道疾病包括遗传性离子通道病和获得性离子通道病，根据其对动作电位的影响，离子通道疾病又可分为由复极异常或除极异常引起的，复极异常或除极异常均可导致心肌复极稳定性不均一、动作电位异常等而诱发各种心律失常，甚至心脏性猝死。

1995年首次发现编码心脏钠离子通道α亚单位（voltage-gated sodium channel type V，SCN5A）基因突变是引起遗传性长QT综合征（long QT syndrome，LQTS）3型的致病基因，迄今为止，研究比较清楚的心脏离子通道病主要涉及钾通道、钠通道、钙通道、氯通道等领域。

2007年美国国立心肺与血管研究所和罕见疾病办公室在Circulation上发表了关于基因突变影响离子通道功能所致原发性心肌病的诊断、临床表现、分子机制和治疗的专家共识报告。

2011年中华医学会心血管病学分会和中华心血管病杂志编辑委员会发布了遗传性心脏离子通道病与心肌病基因检测中国专家共识。

2013年美国心律学会（Heart Rhythm Society，HRS）、欧洲心律学会（European Heart Rhythm Association，EHRA）、亚太心律学会（Asia Pacific Heart Rhythm Society，APHRS）制定发布首个遗传性心律失常综合征患者诊断和治疗专家共识，该共

识为遗传性心律失常综合征的诊断、危险分层和治疗等提供了依据。

2014年中华医学会心血管病学分会和中华心血管病杂志编辑委员会专家组根据国内外研究进展发布了《遗传性心律失常的基因检测》，重点阐述了基因检测在遗传性心律失常中的价值，评估了基因检测结果对不同种类的遗传性心律失常的诊断、预后、治疗和预防的影响，为我国遗传性心律失常基因检测提供了指导性意见。

2015年中华心血管病杂志编辑委员会和中国心律学会组织国内专家，制定发布了国内首个遗传性原发性心律失常综合征诊断与治疗中国专家共识。

2019年欧洲心脏病学会（European Society of Cardiology，ESC）和欧洲心血管病理协会（European Association of Cardiovascular Pathology，AECVP）发布了《2019欧洲建议：将基因检测纳入心脏性猝死的多学科管理》。该建议提出对于心脏性猝死患者家庭成员，应根据病理结果、家族史和心脏筛查结果考虑进行相关致病基因检测，如果存在致病或可能致病基因突变，则亲属也应该进行相关致病基因检测。

目前在临床上致病基因明确的心脏离子通道疾病有：LQTS、短QT综合征（short QT syndrome，SQTS）、Brugada综合征（Brugada syndrome，BrS）、多形性室性心动过速（polymorphic ventricular tachycardia，PVT）、进行性心脏传导障碍（progressive cardiac conduction defect，PCCD）、早复极综合征（early repolarization syndrome，ERS）、家族性病态窦房结综合征（familial sick sinus syndrome，FSSS）、家族性心房颤动（familial atrialfibrillation，FAF）、家族性预激综合征（familial preaxctation syndrome）、家族性房室结折返性心动过速（familialatrioventricular nodal reentrant tachycardia，FAVNRT）、特发性心室颤动（idiopathic ventricular fibrillation,IVF)等。

参考文献

1. 刘刚,郭继鸿.心脏钠离子通道疾病研究进展.临床心血管病杂志,2009,25(3):166-169.

2. 高元丰,刘文玲,胡大一,等.钠通道相关遗传性心律失常的SCN5A基因筛查.中国心脏起搏与心电生理杂志,2013,27(2):107-110.

3. 黄燕,黄从新.钙离子通道与心房颤动关系的研究进展.医学综述,2015,21(13):2353-2356.

4. 刘维琴,杨娟,牟霞.心房颤动与Kv1.5钾离子通道研究进展.贵州医药,2013,37(1):89-91.

5. 王擎,张贤钦,任翔.心律失常的分子遗传学进展:从基因到疾病的诊断和治疗.中华心律失常学杂志,2004,8(6):350-359.

6. 黄壹萍,郭继鸿,王新康,等.原发性心脏离子通道病与心脏性猝死.实用心电学杂志,2021,30(5):364-370.

7. GAO X,TAO Y,LAMAS V,et al. Treatment of autosomal dominant hearing loss by in vivo delivery of genome editing agents. Nature,2018,53(7687):217-221.

8. 任云晓,肖茹丹,娄晓敏,等.基因编辑技术及其在基因治疗中的应用.遗传,2019,41(1):18-28.

9. 尹永强,李欣,吴艳娜,等.基因组学与心律失常的研究进展.中国药理学通报,2009,25(2):144-146.

10. LEHNART S E,ACKERMAN M J,BENSON D W,et al. Inherited arrhythmias:a National Heart,Lung,and Blood Institute and Office of Rare Diseases workshop consensus report about the diagnosis, phenotyping, molecular mechanisms, and therapeutic approaches for primary cardio-myopathies of gene mutations affecting ion channel function[J]. Circulation,2007,116(20):2325-2345.

11. 中华医学会心血管病学分会,中华心血管病杂志编辑委员会.遗传性心脏离子通道病与心肌病基因检测中专家共识.中华心血管病杂志,2011,39(12):1073-1082.

12. PRIORI S G, WILDE A A, HORIE M, et al. HRS/EHRA/APHRS expert consensus statement on the diagnosis and management of patients with inherited primary arrhythmia syndromes. Heart Rhythm, 2013, 10(12):1932-1963.

13. 浦介麟.遗传性心律失常基因检测.心血管病学进展,2014,35(6):630-634.

14. 中华心血管病杂志编辑委员会,中国心律学会.2015遗传性原发性心律失常综合征诊断与治疗中国专家共识.中华心血管病杂志,2015,43(1):5-21.

15. FELLMANN F, VAN EL C G, CHARRON P, et al. European recommendations integrating genetic testing into multidisciplinary management of sudden cardiac death. Eur J Hum Genet,2019,27(12):1763-1773.

第二节 长 QT 间期综合征

长 QT 间期综合征(long QT syndrome, LQTS)又称复极延迟综合征(delay repolarization syndrome),是由于编码、调节心脏钠通道、钾通道或钙通道的基因突变,引起心肌细胞复极过程中外向离子流减弱和/或内向离子流增强,心肌复极时间延长和不均一性增加等。患者主要表现为心电图 QT 间期明显延长、发作性晕厥、恶性室性心动过速、心室颤动等,是儿童和年轻人心脏性猝死高危因素之一;治疗依据病情分预防性治疗、急性发作治疗、药物治疗、非药物治疗及精准治疗等。

一、概述

1957 年 Jervell 和 Lange-Nielsen 首先报道了 1 个 LQTS 家系,该家系中有 6 个孩子,其中有 4 个孩子心电图 QT 间期延长和发作性晕厥,并伴有耳聋,3 个孩子发生猝死,故被称 Jervell-Lange-Nielsen 综合征(Jervell-Lange-Nielsen syndrome, JLNS)。

1963 年 Romano 及 1964 年 Ward 等分别报道了同样具有家族倾向的心电图 QT 间期延长、室性心律失常及发作性晕厥,但不伴耳聋,被称 Romano-Ward 综合征(Romano-Ward syndrome, RWS)。

1985 年将本症正式统一命名为 LQTS。

1991 年在 LQTS 患者的家系中,利用 DNA 探针技术,将 LQTS 致病基因定位于第 11 号染色体上,发现了 LQTS 第 1 个致病基因突变位点,首次提出 QT 间期延长引起的致死性心律失常是一种遗传性疾病,并与基因突变联系起来,成为 LQTS 遗传学研究的开端。

1993 年《循环》杂志发表了 LQTS 的诊断标准:最新进展。

1995 年首次发现编码心脏钠离子通道 α 亚单位(voltage-gated sodium channel type V, SCN5A)基因突变是引起遗传性 LQTS3 型以来,迄今为止,已发现了编码心肌细胞复极期缓慢激活延迟整流钾通道电流(slow activating delayed rectifier potassium current, I_{Ks})、快速激活延迟整流钾通道电流(rapidly activting delayed rectifier potassium current, I_{Kr})等基因突变与 LQTS 有关。

2013 年美国心律学会(Heart Rhythm Society, HRS)、欧洲心律学会(European Heart Rhythm Association, EHRA)、亚太心律学会(Asia Pacific Heart Rhythm Society, APHRS)制定发布首个遗传性心律失常综合征患者诊断和治疗专家共识,该共识为遗传性心律失常综合征的诊断、危险分层和治疗等提供依据。

2014 年中华医学会心血管病学分会和中华心血管病杂志编辑委员会专家组,根据国内外研究进展发布了遗传性心律失常的基因检测中国专家共识,重点阐述了基因检测在遗传性心律失常中的价值,评估了基因检测结果对不同种类的遗传性心律失常的早期诊断、判断病情变化倾向、制定治疗措施、预测预后及精准干预的意义,为我国遗传性心律失常基因检测提供了指导性意见。

2015 年中华心血管病杂志编辑委员会心律失常循证工作组,发布了遗传性原发性心律失常综合征诊断与治疗中国专家共识。

2019 年欧洲心脏病学会(European Society of Cardiology, ESC)和欧洲心血管病理协会(European Association of Cardiovascular Pathology, AECVP)发布了 2019 年欧洲建议:将基因检测纳入心脏性猝死的多学科管理。

2020 年中华医学会医学遗传学分会遗传病临床实践指南撰写组,发布了 LQTS 的临床实践指南,该指南参考了国内外 LQTS 基础、临床研究的新进展,以及相关指南和共识,对 LQTS 的临床表现、遗传学机制、诊断标准、治疗与预后、遗传咨询等方面进行总结,以促进和规范临床医师的诊疗实践。

二、病因

LQTS 为常染色体显性遗传病或常染色体隐性遗传病,经基因组筛选定位,已确定电压门控性钾通道 Q 亚家族成员(voltage-gated potassium channel,subfamily Q,member,KCNQ)1 基因、电压门控性钾通道 H 亚家族成员 2(potassium voltagegated channel subfamily H member2,KCNH2)基因、SCN5A 基因、锚定蛋白 B(ankyrin-B,ANK2)基因、电压门控性钾通道 E 亚家族成员(voltage-gated potassium channel iksrelated family,member,KCNE)1 基因、KCNE2 基因、内向整流钾通道 J 亚家族成员 2(potassium inwardlyrectifying channel,subfamily J,member2,KCNJ2)基因、L-型钙离子通道 α_1C 亚单位(calciumchannel,voltage-dependent,L-type,alpha1 csubunit,CACNA1C)基因、陷窝蛋白(caveolin,CAV)3 基因、钠通道 β_4 亚单位(sodium voltage-gated channel beta subunit4,SCN4B)基因、锚蛋白激酶 9(anchor protein kinase,AKAP9)基因、互生蛋白 α_1(syntrophin1,SNTA1)基因、内向整流型钾通道 J 家族成员 5(potassium inwardlyrectifying channel,subfamily J,member 5,KCNJ5)基因的突变。

以上基因为编码或调节心脏钠通道、钾通道和钙通道的基因,其突变引起 LQTS 的发生发展,依据 LQTS 基因突变的不同可将其分为 15 种类型 LQTS。

三、分子遗传学

(一)KCNQ1 基因

KCNQ1 基因又称 KVLQT1 基因,为 LQTS1 型致病基因。

1.结构　KCNQ1 基因定位于第 11 号染色体短臂 15 区 5 带(11p15.5),长约 400kb,由 17 个外显子和 16 个内含子组成,编码 676 个氨基酸残基。

KCNQ 基因有 5 个成员,即 KCNQ1~KCNQ5。KCNQ1 基因外显子的大小差异显著,其中第 14 外显子为 47bp,而第 16 外显子为 1122bp。KCNQ1 基因编码 I_{Ks} 的 α-亚单位具有 6 个跨膜结构域(S1~S6)和 1 个具有离子选择性的 P 环,P 环具有钾通道特异的序列结构 TXXTXGYG,在进化上高度保守,严格决定了通道对钾离子高度的选择性。4 个相同 KCNQ1 的 P 环组成 1 个离子滤过性孔道,第 4 跨膜区(S4)上含有 4 个带正电荷的精氨酸残基,是电压感受器,能感受膜电位的变化,调节孔道的开放与关闭。

2.功能　KCNQ1 基因在心肌细胞和内皮细胞大量表达,在胎盘、肺脏、脾脏、结肠、胸腺、睾丸及子宫等组织器官中少量表达,但在骨骼肌、肝脏和脑组织中不表达。KCNQ1 基因编码的 α-亚单位与 KCNE 基因家族(KCNE1~KCNE5)编码的 β-亚单位共同组装成多种钾通道,其中与 KCNE1 编码的 β-亚单位共同组装成缓慢激活延迟整流钾通道 KCNQ1~KCNE1,形成 I_{Ks},在心肌细胞动作电位 3 相复极过程中起主要作用;与 KCNE2 或 KCNE3 编码的 β-亚单位共同组装成的背景钾通道 KCNQ1~KCNE2 或 KCNQ1~KCNE3,在心肌动作电位复极过程中也可能起一定的作用。

由于缓慢激活延迟整流钾通道是肾上腺素能敏感性钾电流,故 LQTS1 患者中的心脏事件往往由体力应激诱发,尤其是潜水或游泳,另外运动可加重 QT 间期延长。

3.突变　KCNQ1 基因突变类型有错义突变、无义突变、剪接突变、氨基酸缺失及移码突变等,大多数突变是单个核苷酸的改变,导致通道蛋白中的单个氨基酸替换。突变位点有第 140 位丝氨酸

(Ser)被甘氨酸(Gly)所置换(Ser140→Gly)、第147位谷氨酰胺(Gln)被精氨酸(Arg)所置换(Gln147→Arg)、第231位精氨酸(Arg)被组氨酸(His)所置换(Arg231→His)、第231位丙氨酸(Ala)被组氨酸(His)所置换(Ala231→His)、第589位甘氨酸(Gly)被天冬氨酸(Asp)所置换(Gly589→Asp)。

研究表明,KCNQ1基因不同氨基酸突变对整体蛋白功能的影响大小不一。当KCNQ1基因突变时,肾上腺素能受体刺激使得Kv7.1通道发生蛋白激酶A依赖的磷酸化障碍,引起I_{ks}外流减少,最终导致心肌细胞动作电位时程(action potential duration,APD)发生延迟。生理条件下,I_{ks}和L型钙电流(L-type calcium current,I_{CaL})均可因肾上腺素刺激而相应增强,I_{ks}外流可拮抗I_{CaL}内流增加,引起APD过度延长或早期后除极(early after depolarization,EAD),然而当KCNQ1基因突变导致通道功能障碍时,I_{ks}外流减少,其拮抗作用减弱进而引起APD延长。因此LQTS1患者常在运动状态下(体内儿茶酚胺增加)时诱发晕厥甚至猝死等。男性易发生LQTS1型可能是由于体力活动较强,而并非由于原发性肾上腺素能敏感性增高所致。

(二)KCNH2基因

KCNH2为LQTS2型致病基因。

1.结构 KCNH2基因定位于第7号染色体长臂35区到36区(7q35~36),长约55kb,由16个外显子和15个内含子组成,外显子大小为100~553bp,编码1159个氨基酸的快速激活延迟整流钾通道的α-亚单位。

2.功能 快速激活延迟整流钾通道的α-亚单位包括6个跨膜α-螺旋(S1~S6)、1个选择性滤过孔区、N端和C端。KCNH2即人ether-a-go-go(hERG)相关基因。KCNH2在心脏、脑、肝脏、脾脏等组织中表达,但以心肌组织中表达最多。KCNH2基因编码I_{Kr}的α-亚单位,是人类心肌细胞动作电位3相快速复极期的主要复极电流。KCNH2基因突变编码的I_{Kr}表达明显增加,引起心室肌细胞动作电位3相钾离子迅速外流,APD和不应期不均一性为折返性心律失常的发生提供了电生理基质。

3.突变 KCNH2基因常见突变位点有第176位精氨酸(Arg)被色氨酸(Trp)所置换(Arg176→Trp)、第552位亮氨酸(Leu)被丝氨酸(Ser)所置换(Leu552→Ser)等。

国内研究发现,KCNH2基因突变占LQTS基因突变比例较高。KCNH2基因突变导致LQTS2型发病机制为蛋白质转运异常,基因突变引起快速激活延迟整流钾通道显著减少或丧失。不同的突变位点是通过不同的机制导致通道功能障碍,这些机制分别为干扰Kv11.1通道的合成、运输、门控、离子通透,以及通过无义介导的mRNA降解作用使包含提前终止密码子的mRNA降解,其中干扰Kv11.1通道运输导致到达细胞膜的通道蛋白减少是引起hERG功能障碍中最常见的机制。

(三)SCN5A基因

SCN5A为LQTS3型致病基因。

1.结构 SCN5A基因定位于第3号染色体短臂21区到24区(3p21~24),长101610bp,由28个外显子和27个内含子组成,编码2016个氨基酸,相对分子质量约为227kD。

SCN5A基因外显子大小差异明显,其中第24外显子为53bp,而第28外显子为3257bp。心脏电压门控钠通道α-亚单位(Nav1.5α)由4个同源结构域(DⅠ~DⅣ)组成,每个结构域包含6个α-螺旋跨膜片段(S1~S6),S5与S6间形成P环(P-loop),决定通道对离子流的通透性。4个结构域的S1~S4组成电压感受器,为激活闸门,S5和S6片段及连接两片段之间的P环组成了离子通道孔,决定钠通道的选择特性,也是药物及毒素结合的位点。连接DⅢ-S6和DⅣ-S1的胞内肽环构成铰链盖,在膜电位发生改变时可旋转并与钠通道孔结合,为失活闸门。

2.功能　目前研究发现,负责编码电压门控钠通道 α-亚单位的基因,依次命名为 SCN1A ~ SCN11A。钠通道由 α-亚单位和 β-亚单位组成,α-亚单位是钠通道的基本功能单位,具有电压敏感和离子选择功能,可引起心肌细胞动作电位的快速上升,同时使冲动在心肌组织间快速传导。这种钠通道在正常心律的启动、传播及维持中起重要作用,同时还可产生动作电位晚期的去极化电流,从而延长了 APD,产生这种晚钠电流的原因是钠通道不能保持其失活状态,发放了一个不该产生的显著内向电流。

3.突变　SCN5A 基因突变可引起通道功能增强和/或功能降低,导致晚钠电流异常,从而引发不同的遗传性心律失常表型。常见突变位点有第 216 位丝氨酸(Ser)被亮氨酸(Leu)所置换(Ser216→Leu)、第 340 位精氨酸(Arg)被谷氨酰胺(Gln)所置换(Arg340→Gln)、第 411 位缬氨酸(Val)被甲硫氨酸(Met)所置换(Val411→Met)、第 1304 位苏氨酸(Thr)被谷氨酰胺(Gln)所置换(Thr1304→Gln)、第 1819 位天冬氨酸(Asp)被天冬酰胺(Asn)所置换(Asp1819→Asn)等。

(四)ANK2 基因

ANK2 为 LQTS4 型致病基因。

1.结构　ANK2 基因定位于第 4 号染色体长臂 25 区到 27 区(4q25 ~ 27),由 46 个外显子和 45 个内含子组成,编码 3957 个氨基酸,相对分子质量约为 215kD。

ANK 有 ANK1、ANK2、ANK3 三种亚型,其中 ANK1 基因定位于第 8 号染色体短臂 11 区(8p11);ANK3 基因定位于第 10 号染色体长臂 21 区(10q21)。

2.功能　ANK2 基因即 AnkyrinB(ANKB)基因,是编码一种膜协调蛋白,该蛋白可与多种离子通道蛋白连接在一起,如 Cl^-/HCO_3^- 交换器、$Na^+/$ K^+-ATP 酶、电压敏感性钠通道、Na^+/Ca^{2+} 交换器及钙释放通道等,将蛋白锚定在细胞膜的特定区域。ANK2 的功能是在心肌细胞横管和肌质网中将 Na^+/Ca^{2+} 交换器、Na^+/K^+-ATP 酶和三磷酸肌糖受体有机地组合在一起,维持正常心肌细胞收缩功能和 Ca^{2+} 信号转导功能。

3.突变　ANK2 基因常见突变位点为第 1425 位谷氨酸(Glu)被甘氨酸(Gly)所置换(Glu1425→Gly)时可干扰了离子通道的正常功能,从而影响 Na^+/Ca^{2+} 交换,Ca^{2+} 在细胞内蓄积,引起复极延迟,以及 Ca^{2+} 在细胞内的转导。

(五)KCNE1 基因

KCNE1 又称 MinK,为 LQTS5 型致病基因。

1.结构　KCNE1 基因定位于第 21 号染色体长臂 22 区 1 带到 22 区 2 带(21q22.1 ~ 22.2),长约 40kb,由 3 个外显子和 2 个内含子组成,编码 129 个氨基酸残基的多肽链。

2.功能　KCNE 基因家族成员编码钾离子通道 β-亚单位,由 N 端胞外区、一个跨膜区及 C 端胞浆区三部分构成。KCNE 家族有 5 个成员,依次命名为 KCNE1、KCNE2、KCNE3、KCNE4、KCNE5,分别编码蛋白 MinK 和 MiRP1 ~ 4(MiinK 相关多肽 1~4),其中 KCNE1、KCNE2 在心脏及肌肉中高度表达。KCNE1 是一个调节基因,其编码的 β-亚单位与 KCNQ1 基因编码的 α-亚单位共同组装成缓慢激活延迟整流钾离子通道 KCNQ1-KCNE1,形成 I_{Ks},在心肌细胞动作电位 3 相复极过程中起着重要作用。

3.突变　KCNE1 基因常见突变位点为第 52 位甘氨酸(Gly)被精氨酸(Arg)所置换(Gly52→Arg)。

(六)KCNE2 基因

KCNE2 为 LQTS6 型致病基因。

1.结构　KCNE2 基因定位于第 21 号染色体长臂 22 区 1 带到 22 区 2 带(21q22.1 ~ 22.2),长约

79kb,由 3 个外显子和 2 个内含子组成,编码 130 个氨基酸残基。

KCNE2 基因的 2 个内含子位于 5′-UTR,内含子的供体和受体剪接位点均有 GT 和 AG。KCNE 家族有 5 个成员,依次命名为 KCNE1、KCNE2、KCNE3、KCNE4、KCNE5,分别编码蛋白 MinK 和 MiRP1~4(MiinK 相关多肽 1~4)。KCNE2 基因分布广泛,在心脏、骨骼肌、肾脏、胰腺、脑、胎盘等组织器官中均有表达,但在心脏及骨骼肌中高表达。

2.功能　KCNE2 基因编码的 β-亚单位 MiRP1,与 KCNH2 基因编码的 α-亚单位 HERG,组装成快速激活延迟整流钾离子通道 KCNH2-KCNE2,形成 I_{Kr},在心肌动作电位 3 相复极过程中起着重要作用。KCNE2 使电压依赖性 KCNQ1 电流转变为电压非依赖性,并使通道永久性开放,KCNE2 与 KCNQ1 相互作用,可降低 KCNQ1 通道激活速率,增加电流幅度,产生背景电流,调控静息膜电位,影响折返周期及动作电位的发放频率。

3.突变　KCNE2 基因常见突变位点有第 8 位苏氨酸(Thr)被丙氨酸(Ala)所置换(Thr8→Ala)、第 9 位谷氨酰胺(Gln)被谷氨酸(Glu)所置换(Gln9→Glu)、第 54 位甲硫氨酸(Met)被苏氨酸(Thr)所置换(Met54→Thr)、第 57 位异亮氨酸(Ile)被苏氨酸(Thr)所置换(Ile57→Thr)、第 65 位缬氨酸(Val)被甲硫氨酸(Met)所置换(Val65→Met)、第 116 位丙氨酸(Ala)被缬氨酸(Val)所置换(Ala116→Val)。

KCNE2 基因突变为终止密码子突变,其终止密码子由 TGA 变为 CGA,而 CGA 为精氨酸密码子,这将导致翻译不能及时终止,氨基酸链延长,蛋白质相应的空间结构发生改变,进而影响其生物活性,对 K⁺ 通道的结构产生影响。

(七)KCNJ2 基因

KCNJ2 为 LQTS7 型致病基因。

1.结构　KCNJ2 基因定位于第 17 号染色体长臂 23 区 1 带到 24 区 2 带(17q23.1~24.2),长 5397bp,由 2 个外显子和 1 个内含子组成,编码 427 个氨基酸。

KCNJ2 基因编码内向整流钾电流(inward rectifier K⁺ current,I_{K1})的 α-亚单位,每个 α-亚单位包括两个跨膜结构域,即 M1 和 M2,M1 和 M2 由一个约 30 个氨基酸的孔区环襻相连,环襻中央有孔区,孔区位于膜的细胞外侧,这一区域含有 K⁺ 的识别序列甘氨酸-酪氨酸-甘氨酸(G-Y-G),正是由于识别序列 G-Y-G 的存在决定了钾通道的特异离子选择性。

2.功能　KCNJ2 在心房及心室表达,而在窦房结、房室结或传导系统中不表达。I_{K1} 维持心肌细胞的静息电位,参与动作电位的后期复极过程,抑制心室肌细胞的 I_{K1},使心室肌细胞自发地产生动作电位,恢复自律性而成为起搏细胞。

3.突变　KCNJ2 基因常见突变位点有第 67 位精氨酸(Arg)被色氨酸(Trp)所置换(Arg67→Trp)、第 75 位苏氨酸(Thr)被甲硫氨酸(Met)所置换(Thr75→Met)、第 82 位精氨酸(Arg)被谷氨酰胺(Gln)所置换(Arg82→Gln)、第 218 位精氨酸(Arg)被色氨酸(Trp)所置换(Arg218→Trp)、第 300 位甘氨酸(Gly)被缬氨酸(Val)所置换(Gly300→Val)等。

(八)CACNA1C 基因

CACNA1C 为 LQTS8 型致病基因。

1.结构　CACNA1C 基因定位于第 12 号染色体短臂 13 区 3 带(12p13.3),长约 644.7kb,由 50 个外显子和 49 个内含子组成,编码 2138 个氨基酸。

2.功能　CACNA1C 包括 4 个功能域和 6 个跨膜片段。CACNA1C 基因编码心脏电压依赖性 L-型钙通道 α-亚单位,是产生缓慢内向钙离子流(Cav1.2)的物质基础,维持除极化形成平台期,以及与兴奋—收缩耦联有关。

3. 突变 CACNA1C 基因第 875 位脯氨酸（Pro）被精氨酸（Arg）所置换（Pro875→Arg）时可引起钙通道的电压依赖性失活功能丧失，导致 Ca^{2+} 持续内流，延长动作电位的平台期；第 406 位甘氨酸（Gly）被精氨酸（Arg）所置换（Gly406→Arg）时减缓通道失活而延长了 APD；第 402 位甘氨酸（Gly）被丝氨酸（Ser）所置换（Gly402→Ser）时引起通道失活减少产生了持续去极化的 I_{CaL}。

（九）CAV3 基因

CAV3 为 LQTS9 型致病基因。

1. 结构 CAV3 基因定位于第 3 号染色体短臂 25 区 3 带（3p25.3），由 2 个外显子和 1 个内含子组成，编码 151 个氨基酸，相对分子质量约为 25kD。

2. 功能 CAV 有 CAV1、CAV2、CAV3 三个成员，其中 CAV3 在内皮细胞、平滑肌细胞、巨噬细胞、心肌细胞及成纤维细胞等表达。CAV3 基因编码细胞膜上的陷窝蛋白，陷窝在心血管系统的细胞中较为丰富。CAV 在细胞表面为 50～100nm 大小的凹陷，参与细胞的胞吞胞饮、胆固醇转运及信号转导的作用，是细胞信号处理的中心，具有广泛抑制信号转导的功能，富含各种信号分子和离子通道等。

3. 突变 CAV3 基因突变可改变快钠内流（fast sodium inward current, I_{Na}），常见突变位点有第 97 位苯丙氨酸（Phe）被半胱氨酸（Cys）置换（Phe97→Cys）、第 141 位丝氨酸（Ser）被精氨酸（Arg）置换（Ser141→Arg）等。

（十）SCN4B 基因

SCN4B 为 LQTS10 型致病基因。

1. 结构 SCN4B 基因定位于第 11 号染色体长臂 23 区 3 带（11q23.3），由 5 个外显子和 4 个内含子组成，编码 228 个氨基酸残基。

目前研究已发现，钠离子通道 β-亚单位有 SCN1B、SCN2B、SCN3B 和 SCN4B，而且 SCN1B、SCN2B、SCN3B 及 SCN4B 均在心肌组织中表达。

2. 功能 SCN4B 基因编码电压门控钠离子通道（Nav1.5）的 β-亚单位与细胞黏附、信号转导、膜离子通道表达及通道门控的电压依赖性等有关，β-亚单位通过与 α-亚单位相互作用来改变钠通道的动力学特性，此跨膜蛋白通过链间二硫键与 SCN5A 相连。

3. 突变 SCN4B 基因常见突变位点为第 179 位亮氨酸（Leu）被苯丙氨酸（Phe）所置换（Leu179→Phe）。

（十一）AKAP9 基因

AKAP9 为 LQTS11 型致病基因。

1. 结构 AKAP9 基因定位于第 7 号染色体长臂 21 区到 22 区（7q21～22），长约 169.81kb，由 55 个外显子和 54 个内含子组成，编码 1642 个氨基酸残基。

2. 功能 AKAP 是蛋白激酶 A 信号转导通路的上游调节因子，调控蛋白激酶 A 等激酶在信号转导通路中酶的磷酸化和去磷酸化，在心脏中 AKAP 介导的大分子复合物，而影响 3 个关键的离子通道蛋白，即雷尼丁受体（ryanodine receptors, RyRs）、L-型钙通道及缓慢激活延迟整流钾离子通道。根据 RyRs 的分布和生物特性的不同，哺乳类动物 RyRs 可分为 RyR1、RyR2、RyR3，其中 RyR2 主要在心肌细胞中表达，心肌收缩的强弱取决于 RyR2 释放 Ca^{2+} 的多少。

3. 突变 AKAP9 基因常见突变位点为第 1570 位丝氨酸（Ser）被亮氨酸（Leu）所置换（Ser1570→Leu）。

（十二）SNTA1 基因

SNTA1 为 LQTS12 型致病基因。

1. 结构 SNTA1 基因定位于第 20 号染色体长臂 11 区 2 带（20q11.2），由 8 个外显子和 7 个内含子组成，相对分子质量约为 59kD。

2. 功能 SNTA1 基因编码 SNTA1，SNTA1 属于抗肌萎缩蛋白相关的蛋白家族，是互生蛋白在骨骼肌和心肌细胞中的主要亚型。作为适配体,SNTA1可与神经型一氧化氮合酶、细胞膜 Ca^{2+}-ATP酶(plasma membrane Ca^{2+}/calmodulin-dependent ATP ase,PMCA4b)相互结合构成复合体。在此复合体中PMCA4b可抑制神经型一氧化氮合酶的功能,减少一氧化氮的合成。SNTA1还可直接通过PDZ结构域的结合序列直接与电压门控性钠离子通道C端的最后3个氨基酸残基,即丝氨酸—异亮氨酸—缬氨酸(serine-isoleucine-valine)相互作用,从而调节钠离子通道的功能。

3.突变 SNTA1基因常见突变位点为第390位丙氨酸(Ala)被缬氨酸(Val)所置换(Ala390→Val)。

(十三)KCNJ5基因

KCNJ5为LQTS13型致病基因。

1.结构 KCNJ5基因定位于第11号染色体长臂24区3带(11q24.3),长2912bp,由5个外显子和4个内含子组成,编码419个氨基酸。

KCNJ基因家族有15个成员,其中KCNJ5也被称作内向整流钾离子通道(inwardly rectifier potassium channel,Kir3.4)。

2.功能 KCNJ基因编码G蛋白耦联的内向整流型钾通道(G protein gated inward rectifier K^+ channel,GIRK4)蛋白,属于Kir家族,由两部分组成:孔道构成蛋白GIRK亚基和G蛋白耦联受体。GIRK蛋白存在5种不同亚单位,分别为GIRK1~GIRK5(或Kir3.1~Kir3.5)。GIRK通道各亚单位分布于哺乳动物心脏、脑、肾脏、肾上腺、脾脏、睾丸、卵巢、脂肪等组织器官,且不同组织器官的表达也不尽相同。GIRK亚基由M1、M2两个疏水片段组成,二者之间的肽段形成P区,P区和M2片段对 K^+ 的选择性起重要作用。

3.突变 KCNJ5基因常见突变位点为第387位甘氨酸(Gly)被精氨酸(Arg)所置换(Gly387→Arg)。

(十四)JLNS基因

JLNS可被分为JLNS1和JLNS2两种亚型,其中JLNS1致病基因是KCNQ1;JLNS2致病基因是KCNE1。

1.功能 KCNQ1编码缓慢激活延迟整流钾通道的α-亚单位,KCNE1编码缓慢激活延迟整流钾通道的β-亚单位,KCNQ1或KCNE1与内耳膜迷路的发育有关。

2.突变 KCNQ1基因突变与JLNS之间联系已经确定,并在耳蜗的血管纹细胞发现KCNQ1和KCNE1的mRNA,KCNQ1基因还被证实分布在内耳细胞中。与鼓阶外淋巴液相比,蜗管内淋巴液的 K^+ 浓度高,而 Na^+ 浓度低。在一次听觉刺激中,K^+ 从淋巴液进入鼓阶和蜗管交界处的基底膜毛细胞中,引起毛细胞去极化,产生感受器电位;随后 K^+ 再经血管纹的回收回到蜗管内淋巴液。在负责这种 K^+ 循环的离子通道蛋白中包括KCNQ1/KCNE1蛋白,因此KCNQ1基因或KCNE1基因的突变都可能引起耳聋,分别称JLNS1型和JLNS2型。

四、发病机制

(一)致病病因

LQTS可分为先天性、获得性和特发性,其中大多数先天性患者有明显家族聚集性,少数患者是新发基因突变引起的。

临床研究表明,KCNQ1基因、KCNH2基因、SCN5A基因的突变是引起LQTS的主要致病病因,KCNQ1基因、KCNH2基因、SCN5A基因突变致病占LQTS基因突变的60%~75%,其中KCNQ1基因突变致病占LQTS基因突变的30%~35%;KCNH2基因突变致病占LQTS基因突变的25%~30%;SCN5A基因突变致病占LQTS基因突变的5.0%~10.0%。其他10种基因突变占LQTS基因突变的比例较少,但临床上仍有15.0%~20.0%的LQTS患者无法用已知的致病基因突变来解释,表明可能还存在没有被发现的致病基因突变。

目前研究还发现,约有 6.0% 的正常人隐藏着 KCNQ1 基因、KCNH2 基因及 SCN5A 基因的错义突变,这部分正常人没有晕厥发作史和猝死的家族史,但全外显子测序(whole - exome sequencing, WES)后意外发现有致病基因突变,因此这部分患者在临床难以早期诊断,极易漏诊或者误诊。

LQTS 基因突变主要导致各离子通道 α-亚单位异常,很少为 β-亚单位异常。研究发现,有极少一部分 LQTS 是与编码 ANKB 蛋白的 ANK2 基因突变有关,此种蛋白参与运输 Na^+ 与 Ca^{2+} 到细胞膜上,这是首次发现累及离子通道功能的非离子通道疾病。

(二)遗传学机制

LQTS 是第一个被肯定的由基因缺陷引起复极化异常的心脏离子通道疾病,也是第一个从分子水平解释心律失常发生机制的疾病。LQTS 基因突变导致心肌细胞膜离子通道功能障碍,使 K^+ 外向复极电流减弱,引起 Ca^{2+} 或 Na^+ 内向除极电流增加,从而产生后除极,但其发病机制尚未完全阐明,其中下列三种学说较为公认。

1. 复极离散学说 实验研究发现,不同部位的心肌处于不同复极阶段时易于发生折返性心律失常。当在心室不同部位给予较强刺激时,激动首先沿着复极后的心肌扩布,而未完全复极的心肌传导延缓或阻滞,当这些未完全复极的心肌最终复极完毕后,激动又折回这些心肌,结果形成多部位、不稳定的折返通道,产生多形性室性心动过速和心室颤动。研究认为,不同部位心肌的相对不应期明显不一致时易诱发心律失常。临床研究显示,心电图 QT 间期延长及 T-U 波可能反映了某些部位心室肌细胞动作电位的复极时间明显延迟。正常心肌复极离散度的时间为 31~81ms,而 LQTS 患者心肌复极离散度的时间为 100~270ms,尤其在缓慢心律

时心肌复极离散度的时间延长更为明显。临床研究发现,LQTS 患者在下列因素时也可诱发恶性心律失常,佐证了复极离散度学说:①心电图长 R-R 间期之后室性期前收缩落在前一个搏动的 T 波上(R/Tphenomenon,R on T)引发,并可被快速心律所抑制;②低血钾时延长了心室肌相对不应期,所以增加了复极离散度的时间;③奎尼丁、普鲁卡因胺等药物可延长心室肌复极的时间。

2. 心脏交感神经支配不平衡学说 实验研究显示,刺激左侧星状神经节或切除右侧星状神经节,心电图出现 QT 间期延长和巨大 T 波电交替(T wave alternation,TWA)。给大鼠注入神经生长因子可产生异常的交感神经支配,也能引起 QT 间期延长。临床研究发现,LQTS 患者常有窦性心律减慢,与右侧星状神经节活动减弱有关。本病采用左侧心脏交感神经切除术(left cardiac sympathetic denervation,LCSD)治疗后,心室颤动阈值显著升高,患者心律失常的发生率明显减少。实验及临床研究表明,LQTS 的发生可能与左侧心脏交感神经传出纤维活动过度,而右侧功能减退有关。

3. 后除极学说 后除极是指在动作电位的峰电位之后,膜电位并不立即恢复到静息状态,而是继续表现一些幅度较低、持续较长时间的电位波动,根据出现的时间早晚不同,后除极可分为早期后除极(early after depolarization,EAD)和晚期后除极(delay after depolarization,DAD)。

(1)EAD:EAD 是发生心肌动作电位在 0 相上升之后,尚未完全复极之时,即在 2 相或 3 相膜电位振荡达到阈电位,触发另一动作电位。在心动过缓时该电位的振幅可增大,其发生机制尚未完全清楚,可能与 K^+ 外向电流变小,或 Na^+、Ca^{2+} 内向电流增强有关,以上因素均可引起复极过程变慢、APD 延长。

LQTS 患者研究发现,阻滞 Na^+ 通道及增加 Ca^{2+} 内流可诱发 EAD 的发生,从而延长心肌复极

时间,引起触发活动及室性心律失常。应用常规双极电极技术在 JLNS 患者的右心室肌记录到 EAD,并发现在左侧星状神经节阻断后,其振幅明显降低,并且应用 β-受体阻滞剂后 EAD 消失。根据基因突变结果,Harlleg ras1 基因产生导致 G 蛋白的功能发生改变,细胞膜 K^+ 通道和 β-肾上腺素能受体受损,引起 EAD 及心律失常。

(2)DAD:DAD 发生在动作电位 3 相复极完成之后,其最大舒张期电位恢复接近正常值,是一种膜电位的振荡,当振幅达到阈电位时则产生动作电位,即所谓触发活动,如膜电位振荡达不到阈电位时表现为阈下后除极,触发活动便终止。在心率增快时该电位的振幅增加,其发生机制是细胞内 Ca^{2+} 异常增加,由瞬时内向电流(transient inward current, I_{Ti})诱发振荡性后电位所致。

4. 尖端扭转型室性心动过速(torsades des pointes,TdP)发病机制 TdP 是 1966 年由法国学者 Dessertenne 根据心电图特征而首先提出并命名的一种特殊类型的多形性室性心动过速。研究发现心肌内膜下有一种特殊心肌细胞,称作 M 细胞,由于各层心肌细胞之间的离子通道表达不一致,各层心肌细胞的 APD 也各不一致,尤其是 M 细胞由于表达了更多的晚钠电流,而 I_{Ks} 的密度较小,其 APD 最长,从而产生了跨室壁复极离散度(transmural dispersion of repolarization,TDR),构成了折返的基质。当某些表达离子通道发生突变时,这种效应会被放大,导致 TDR 增加,引起各层心肌的不应期离散度也增加,为折返的形成提供了条件。而 M 细胞的 APD 过度增加导致各种触发活动,特别是 EAD,从而形成 R on T 的室性期前收缩,诱发 TdP。另有研究表明,除了 TDR 增加外,跨间隔离散度在 LQTS 患者 TdP 的触发和维持中同样起一定的作用。

(1)EAD 和触发活动:TdP 发生机制可能与 EAD 和触发活动有关,LQTS 患者的主要临床表现和致死原因是 TdP 引起的,并且 TdP 不能被程序期前刺激诱发和终止,表明 TdP 不是由折返性机制引起的。研究表明,LQTS2 型和 LQTS3 型的患者 APD 延长,产生 EAD 及触发活动,而诱发 TdP,TdP 持续可能是因为反复的 EAD、触发活动及折返激动共同参与,但是因 I_{Ks} 减低而产生 EAD,并诱发 TdP 的实验及临床证据尚不充分。LQTS1 型动物模型及 TdP 发生机制尚未完全清楚,应用 LQTS1 型动物模型研究显示,单独阻断 I_{Ks} 或给予 β-肾上腺素能刺激并不能诱发 EAD,但 I_{Ks} 阻断同时给予 β-肾上腺素能刺激引起 DAD,可增加 APD 离散度,故 LQTS1 型患者 TdP 的发生机制有待于进一步研究。

(2)动作电位延长:离子通道病理生理改变,动作电位平台期内向电流和外向电流大致平衡,故膜电位保持平台状,由于该期膜电阻较高,任何离子成分的微小变化均有可能引起动作电位平台期时限和形态的显著改变。形成该相的内向电流中有一部分是通过没有完全失活的电压依赖性的 Na^+ 通道、Ca^{2+} 通道,被称为窗电流,另外还有 Na^+/Ca^{2+} 交换性电流(Na$^+$/Ca^{2+} exchanger current, $I_{Na^+/Ca^{2+}}$)等。在缺乏 β-肾上腺素能刺激时,平台期外向电流主要是通过 K^+ 通道,包括延迟整流钾电流(delayed rectifier K^+ current, I_K)和 I_{K1}。I_K 为电压依从性电流,包括 I_{Ks} 和 I_{Kr},在除极到 -50mV 左右激活,电流逐渐增强,I_K 是形成平台期的主要外向电流,也是 III 类抗心律失常药的主要作用部位,同时又是 LQTS1 型、LQTS2 型、LQTS5 型和 JLNS 型的 LQTS 主要病变部位。

5. 耳聋发病机制 由于在内耳血管纹状细胞上,钾离子通道亚单位 KCNQ1 与 Mink 形成复合体,在耳蜗纹脉管边缘细胞的表面,也有 KCNQ1 和 KCNE1 的 mRNA。敲除 KCNE1 基因的小鼠出现耳聋和内耳疾病,与 JLNS 相似。KCNQ1 基因或 KCNE1 基因的突变编码产生结构功能异常的亚单位,引起内淋巴生成及分泌障碍,耳蜗中室塌陷,毛细胞变性等导致耳聋。KCNQ1 在内耳 K^+ 再循环中起着重要作用,内淋巴存在离子阶差,即离子成分很像细胞内介质,内淋巴中 K^+ 浓度高、Na^+ 浓度低,电压为 +80mV,当出现听觉刺激时,K^+ 从内淋巴移向毛细胞,然后从毛细胞基底部移出,进入支持细胞,通过纹脉管使 K^+ 再循环回内淋巴,维持正常的听觉功能。

6.性别差异的机制 研究显示,不同个体内雌二醇、黄体酮及睾酮等性激素的水平高低导致电生理机制存在一定的差异,从而引起 LQTS 发生率的性别差异。

(1)雌二醇:在体内和体外的研究中发现雌二醇有致心律失常的效应,这可能与 QT 间期延长有关。进一步研究发现,雌二醇可导致 I_{Kr} 功能下降,而 I_{CaL} 内流增加、Na^+/Ca^{2+} 交换体(sodium-calcium exchanger,NCX)的表达和活性增强、RyR2 通道 Ca^{2+} 渗漏增多、Ca^{2+} 瞬变幅度增高,同时 α_1 和 β_2 肾上腺素能受体敏感性增加。

(2)黄体酮:黄体酮能通过缩短 QT 间期降低交感神经敏感性而发挥抗心律失常的作用,其机制可能为黄体酮使 I_{Ks} 电流的密度增加,心肌细胞肌浆网 Ca^{2+}-ATP 酶活性增加,并且在交感神经刺激时使 Ca^{2+} 电流密度降低、Ca^{2+} 振荡减弱等。雌二醇和黄体酮的不同生理作用可能与女性在不同时期 LQTS 发病或心血管事件风险的变化有关。

(3)睾酮:睾酮同样也可通过缩短 QT 间期降低交感神经敏感性而发挥抗心律失常的作用,其机制可能是由于睾酮促使 I_{Kr}、I_{Ks} 和 I_{K1} 等电流密度增加、心肌细胞肌浆网 Ca^{2+}-ATP 酶活性升高及 Ca^{2+} 瞬变持续时间缩短。此外相较于男性,LQTS 女性患者的心室复极化时间延长和复极化储备减少,这可能是女性患者发生 TdP 风险增高的原因之一。

五、病理

(一)心脏

心脏组织学病理检查多无特征性改变,但也有

的患者心脏神经系统有退行性变,或者窦房结及房室结的动脉有异常病变。

(二)内耳

耳聋患者的病理改变可有内耳螺旋器与前庭囊斑退行性变;耳蜗与前庭可见高碘酸—希夫(periocIic acicl schiff,PAS)染色阳性透明结节。

六、临床表现

(一)症状

1.患病率 研究认为,LQTS 在一般人群患病率为 1/2500~1/7000;美国报道 LQTS 基因突变率约为 1/5000。经对白人婴儿心电图筛查,其中以 QTc 间期延长为诊断标准时,LQTS 患病率约为 1/2000,但不包括相当数量的隐匿性致病基因突变携带者。目前我国尚无确切的流行病学资料,但由于我国人口基数大,因此 LQTS 患者并非罕见。

JLNS 患者在临床上较为少见,发病率为 1.6~6.0/1000000,其中在临床上耳聋儿童中 JLNS 发病率约为 10%。RWS 患者在临床上较为常见,发病率为 1~2/10000,且其后代患病概率可达 50%。

2.年龄 LQTS1 型和 LQTS2 型患者 2~3 岁开始发病,LQTS 在日本 6 岁及 12 岁儿童中的诊断率分别约为 0.03% 和 0.093%。

3.性别 ①在所有先天性 LQTS 患者中,女性患病率较男性更高,男女比例约为 3:7。②LQTS 患病率在不同年龄阶段也存在性别差异,如青春期前男性 LQTS 发病率(尤其 LQTS1 型)明显高于女性,而青春期后则女性显著高于男性,其原因可能是由于基因突变致使女性更具症状。人类白细胞抗原(human leukocyte antigen,HLA)单倍体基因分析表明,HLA-DR2 对 LQTS 患者(尤其男性)具有保护效应,而 HLA-DR7 则增加 LQTS 发病危险性,因此 LQTS 可能受第 6 号染色体和第 11 号染色体上 HLA-DR 基因的影响而产生性别差异。③男性 LQTS 患者首发心血管不良事件,如发生晕厥的年

龄更早;而女性患者的一级亲属更易发生心血管不良事件。④女性40岁以上的患者,如 QTc 间期延长易发生心脏性猝死,而男性 QTc 间期长短与预后无关。不同年龄、性别的 QT 间期正常值与异常值,见表2.1。

表 2.1　不同年龄、性别的 QT 间期值(ms)

分级	1~15 岁	成年男性	成年女性
正常值	＜440	＜430	＜450
临界值	440~460	430~450	450~470
延长值	＞460	＞450	＞470

4.异质性　LQTS 具有显著的遗传异质性和临床异质性,不同的家系通常由不同的致病基因突变所致,其临床表现呈多样性,可以终生无症状或者在婴儿期就发生心脏性猝死,因此 LQTS 患病率可能被低估。

5.外显延迟性　LQTS 有外显延迟性,致病基因突变携带者发病时间明显不同,早至宫内尚未分娩时即可检测到 QTc 间期延长;也有携带者晚年才发病。

6.家族史　①在临床上无法解释的发作性晕厥或心脏性猝死的患者,尤其发生于儿童或年轻人时,应对其家族级联筛查,获取完整的三代家族史,这对于亲属成员中是否有 QT 间期延长有重要的意义;②由于大部分 LQTS 是通过遗传获得的,且猝死中50%的患者为首发症状,因此一旦某患者确诊为 LQTS 时,强烈推荐应对其一级亲属进行筛查;③在临床疑似 LQTS 患者时,多因发作性晕厥、心搏骤停幸存或亲人猝死而就医,就诊时应详细问询其直系和远亲中有无未成年死亡、猝死及耳聋的患者,并绘制家系系谱进行分析。

(二)体征

1.心脏听诊　①心律不规则,可闻及期前收缩;②第一、第二心音分裂,如发生完全性房室分离时,第一心音强度经常变化;③收缩期血压可随心搏而变化。

2.颈静脉　当心室搏动逆传并持续夺获心房,心房与心室几乎同时发生收缩时,颈静脉呈规律而巨大的 a 波。

3.耳聋　LQTS 患者中杂合子型除耳聋外多无其他明显症状及体征;而纯合子型则自幼双侧为严重高频性耳聋,以及与耳聋相关的症状及体征。

(三)基因型—临床分型

在临床上致病基因突变引起 LQTS 患者多为 LQTS1 型、LQTS2 型和 LQTS3 型,而 LQTS4 ~ LQTS13 型比较少见。基因型与临床分型之间关系研究表明,LQTS 患者病情的严重程度受致病基因的突变类型、突变位点、离子通道生物物理特性等因素影响。

1.LQTS1 型　LQTS1 型患者在欧美国家较为常见,发作性晕厥、心脏性猝死最常见诱因是游泳、惊吓,分别约占99%、85%。

2.LQTS2 型　①LQTS2 型患者在中国较为多见,如 hERG 基因错义突变位于跨膜孔区(s5-loop-s6)或 N-末端时,发生晕厥或心搏骤停的风险较高,其风险比(hazard ratio,HR)分别为2.87、1.86;②基因错义突变位于跨膜非孔区,发生晕厥或心搏骤停的风险较低;③在携带 C-末端突变的 LQTS2 型患者中,同样位置上的非错义突变明显比错义突变的风险高;④基因突变位于 α-螺旋比位于 β-折叠更易使携带者发生心脏突发事件。

在 LQTS2 型患者的心脏突发事件中,仅13%发生在运动时,大部分是由情绪激动、熟睡或唤醒而诱发,其中以惊吓为诱因约占67%。

3.LQTS3 型　LQTS3 型患者早期可无明显临床症状、体征,而在第一次发病即发生心脏性猝死。

4.LQTS4 型　LQTS4 型可因运动而诱发室性心律失常、晕厥甚至心脏性猝死。

5.LQTS5 型　KCNE1 基因 Gly52→Arg 突变时可能改变离子通道的电压依赖性,导致了 I_{Ks} 功能丧失,减少了外向钾电流而引起复极延迟,患者发生晕厥、室性心律失常多在运动和情绪激动时。

6. LQTS6型　LQTS6型患者出现心室动作电位延长，发生恶性室性心律失常的风险明显升高。

7. LQTS7型　LQTS7型又称Andersen-Tawil综合征(ATS1)，为常染色体显性遗传病。KCNJ2基因突变通过负显性机制影响了Kir2.1通道的正常功能，引起Kir2.1电流减少产生DAD而诱发室性心律失常。LQTS7型患者可合并其他心脏以外的畸形，如双眼距离过大、矮小体形，合并指(趾)弯曲、腭裂、脊柱侧突，以及低血钾或周期性瘫痪等。

8. LQTS8型　LQTS8型可发生恶性室性心动过速，患者预后不良；也可合并先天性心脏病、指(趾)畸形、免疫功能缺陷、间歇性低血糖、认知异常和孤独症等。

9. LQTS9型　CAV3基因Ser141→Arg突变时可引起钠通道持续开放，晚钠电流增加，增加APD而引发LQTS。

10. LQTS10型　SCN4B基因Leu179→Phe变时增加钠窗电流和晚钠电流，导致动作电位复极化异常而引起QT间期延长。

11. LQTS11型　AKAP9基因Ser1570→Leu突变时可致使Yotiao蛋白表达减少，导致I_{Ks}电流减小而引起QT间期延长。

12. LQTS12型　SNTA1基因Ala390→Val变时通过PMCA4b释放了抑制一氧化氮合成酶，从而使心脏钠通道亚硝基化，导致钠离子流峰值增加和后移，晚钠电流增加，致钠通道的生物物理学功能障碍。

13. LQTS13型　KCNJ5基因Gly387→Arg突变时对钾离子通道的功能具有显著影响。

14. JLNS型　JLNS可能是一种常染色体隐性遗传和显性遗传相结合的新型遗传类型，JLNS是由来自父母双方KCNQ1基因的相同(纯合子)或不同(复合杂合子)的突变而引起，在临床上JLNS1和JLNS2的发生率均<0.5%，但临床表现严重且伴有耳聋。

(四)基因型—心电图表型

LQTS患者心电图ST-T形态具有特征性改变，表现为T波宽大、低平、双峰、切迹及起始较晚等，这些改变与基因突变类型、突变位点等有关。

1. LQTS1型　LQTS1型心电图表型可分为婴儿型ST-T波形、宽大T波、晚发正常T波、正常T波4种图形：①婴儿型ST-T波形：ST段缩短，与T波上升支融合，后者呈直斜线状，T波呈双峰多见，在肢体和左胸前导联上第二峰常构成T波的顶端，一般T波基部较宽，顶部尖锐，T波的下降支陡立，呈非对称状，以上心电图波形改变常见于出生后2个月至2岁的婴儿期，少数患儿见于幼儿期，患儿常有心率较快，QTc间期可为临界值或延长；②宽大T波：T波呈单峰状，基部宽大，上升及下降支光滑，QTc间期可正常或延长；③晚发正常T波：ST段延长，T波形态正常，QTc间期明显延长；④正常T波：T波形态正常，QTc间期可正常或明显延长。

2. LQTS2型　LQTS2型心电图表现可分T波双峰明显型、T波双峰表浅型、T波在下降支上、T波双峰呈低钾型4种图形：①T波双峰明显型：T波两峰分明，第二峰常位于T波下降支的早期；②T波双峰表浅型：T波表浅呈双峰，第二峰位于T波顶部，由于双峰表浅，有时T波顶部可呈平台状；③T波在下降支上：T波表浅呈双峰，第二峰位于T波下降支上；④T波双峰低钾型：T波低平，两峰间距较宽，第二峰常与U波融合，类似于低钾血症时心电图改变。

3. LQTS3型　LQTS3型心电图表现可分为晚发尖锐/双相T波、非对称高尖T波2种图形：①晚发尖锐/双相T波，ST段平直或斜型延长、波尖锐，起始和终止分明，双相T波常见，QTc间期显著延长；②非对称高尖T波，T波高尖，下降支陡立，呈非对称型，QTc间期正常或延长。

4. LQTS4 型　LQTS4 型心电图可表现 T 波改变、U 波异常、窦性心动过缓、阵发性心房颤动等，但大部分患者 QT 间期延长不明显。

5. LQTS7 型　LQTS7 型 QTc 间期延长不明显，而 U 波及 Q-U 间期延长明显，可出现频发性室性期前收缩、非持续性多形性室性心动过速、双向性室性心动过速，甚至诱发 TdP 等。

6. LQTS8 型　LQTS8 型 ST 段改变明显，QTc 间期延长显著，容易诱发 TdP 甚至心室颤动。

（五）并发症

1. 晕厥　LQTS 患者晕厥呈发作性，也可表现为胸痛、胸闷、心悸、头晕及黑矇症状等。通常发作性晕厥可无任何先兆，一般持续时间为 1~2min。发生晕厥平均年龄约为 21 岁，也有新生儿和儿童时期发生。发作频数与持续时间不等，大多数患者晕厥发作与应激、剧烈活动有关，如强烈的情绪刺激（焦虑、恐惧、愤怒、噩梦及精神紧张）、体力负荷（运动、劳累及排便）、突然响声（闹钟、电话铃或雷鸣）等。晕厥发作为突然，轻者表现短暂黑矇，严重者则意识丧失。发作后意识迅速恢复，反复发作持续时间长者可有发作后倦怠或短时的定向障碍。妇女月经期及产褥期时晕厥发作的次数可增加，尤其容易在产后发生致死性室性心动过速，少数患者晕厥可发生在休息或睡眠状态。因此临床上应密切监测女性患者，特别是在其相关激素水平发生变化的时期。

2. 心房颤动　LQTS 患者心房颤动的发生率约为 1.7%，显著高于孤立性心房颤动患者的发生率。

七、辅助检查

（一）心电检查

1. 心电图　QT 间期必须经过心率矫正，矫正的 QT 间期称为 QTc 间期。

（1）QTc 间期：用 Bazett 公式计算 QTc 间期

$$QTc(ms) = QT/\sqrt{RR}$$

式中 QT 是测量的 QT 间期；$\sqrt{RR}$ 是 RR 间期的平方根。QT 间期的测量选择 T 波起止明显的导联，测量连续 3 个窦性心律周期的 QT 间期和 RR 间期，计算其平均值。

LQTS 先证者静息心电图表现多为 QTc 间期延长，但也有 10%~40% 患者表现为正常，称为 QTc 间期正常或隐匿型 LQTS。①QTc 间期正常值上限为 440ms，但在 440~470ms 区间内正常人与 LQTS 患者有较大重叠；当男性 QTc 间期＞470ms，女性 QTc 间期＞480ms，对 LQTS 诊断的阳性预测价值可达 100%，无论是否伴有家族史或其他症状，均可诊断为 LQTS；②QTc 间期＞440ms 则高度可疑；③研究表明，LQTS1 型和 LQTS2 型 QTc 间期正常者相对较多见，而 LQTS3 型 QTc 间期正常者较少，表明 QTc 间期正常者不能除外 LQTS。

（2）TWA：TWA 是 LQTS 第二个心电图特征性表现。TWA 特征性表现为起源于同一节律点的搏动在同一导联中，T 波的形态、振幅和极性出现逐搏交替性变化，T 波交替幅度≥1.9μV，交替比例≥3.0，持续时间＞1.0min，即可确定为 TWA。TWA 可同时伴有 QRS 波群电交替、ST 段电交替及 U 波电交替等，TWA 是诱发 TdP 发作的一种少见高危前兆心电图表现。

（3）TdP：LQTS 心电图特征性表现为 TdP，TdP 心电图改变为在心律失常之前最后 1 次心跳出现 QT 间期明显延长，QRS 波的主波可以从正向波为主逐渐转变为以负向波为主，中间可以有过渡 QRS 波，呈现出一种周期性的波形和振幅变化，在典型患者中，其振幅可类似正弦曲线，这种周期性变化常发生在 10~12 次心率（150~180 次/分）发生 180 度扭转，QRS 波群振幅在每 1 个波动周期中均可发生变化。TdP 出现常常由于长间期引起心肌电活动的停顿所致，诱因往往为心动过缓或期前收缩。大多数病例中 TdP 维持时间较短，可自行终止，因此可能没有及时明确诊断，然而它有反复发作的特征。TdP转变成心室颤动是猝死的主要原因,但其转变的机制仍不清楚。TdP具有两个现象:①温醒现象,最初的数个异位搏动频率略慢,以后频率逐渐加快直至固定,这种现象称为温醒现象;②冷却现象,异位心律终止前,最后的数个异位搏动频率逐渐减慢,直至异位心律消失,这种现象称为冷却现象。TdP的发作具有自限性,但有时TdP也会进展为心室颤动而导致猝死,或者诱发持续单形性室性心动过速。

(4)T波形态异常:LQTS患者QT间期延长常伴T波形态异常,T波形态异常可表现为双向、双峰或切迹,T波宽大呈正弦波。T波切迹与T-U波融合的鉴别可以根据T波双峰的间期时间,其中T波双峰间期<150ms为T波切迹,若>150ms则为T-U波融合。

(5)碎裂QRS波(fragmented QRS complexes, fQRS):fQRS系指在12导联心电图中同一冠状动脉供血区内,≥2个相邻导联QRS波群显现多向(>3向)波、特定的不同形态QRS波、多个R(S)波切迹或尖峰样波等图形。LQTS患者具有fQRS易于发生室性心律失常,且fQRS越多发生室性心律失常的风险越高,是TdP预警性心电图改变。

(6)窦性静止:心电图突然发生>1200ms窦性静止,提示为LQTS。

2.动态心电图 由于QT间期与T波形态可能会有变化,因此动态心电图对发现临界值QT间期延长有帮助,动态心电图检查可使典型T波或有价值的QT间期变化发现概率增加。因此对于可疑的LQTS患者应进行动态心电图检查,尤其是发作性晕厥及室性期前收缩后QT延长的患者对诊断更具有临床意义。

3.运动负荷试验 LQTS患者QTc间期可表现为正常,其中LQTS1型约占12.0%,LQTS2型约占17.0%,LQTS3型约占5.0%。运动负荷试验可将静息心电图正常或临界值的QTc间期显示出异常,同时QT间期随运动的变化有助于LQTS分型,其中:①LQTS1型患者运动负荷试验时可使QTc间期延长更加明显,以及诱发一过性双峰T波改变;②LQTS2型患者常在运动负荷试验前有多导联双峰T波,运动过程中双峰T波可消失,运动后复现,但QT间期延长不明显;③LQTS3型患者运动负荷试验后QT间期没有变化甚至缩短;④运动负荷试验可应用于评价药物疗效。运动负荷试验对于LQTS的诊断和随访,具有安全准确、简便易行及重复性好等优点。

4.药物负荷试验 在临床疑及LQTS时可进行心电图药物负荷试验,常用药物负荷试验有Mayo方案和Shimizu方案。

(1)Mayo方案:试验在电生理实验室进行,首先将血压、心率等自动监测仪与患者连接,QT间期和R-R间期可通过Cardiolab Pruka系统自动获得,走纸速度设为50mm/s,在Ⅱ导联和V5导联平均进行4次测量,患者休息5min后在静息状态下测得的数据作为基线值。Mayo方案肾上腺素的起始剂量为0.025μg/kg/min,其后2倍递增,即0.05μg/kg/min、0.1μg/kg/min、0.2μg/kg/min。第1剂量梯度在给药10min后开始测量各项数据,其后的浓度梯度均在给药5min后开始测量,分别在每个给药阶段结束时、停止给药后的恢复期第5min和第10min进行测量,整个试验持续45~60min。临床应用表明,这种肾上腺素QT间期应激方案安全、简便,但患者在给予较高浓度肾上腺素时可出现心率增快、心脏收缩力增强等反应,少数患者可发生室性心律失常等。

(2)Shimizu方案:Shimizu方案肾上腺素起始剂量为0.1μg/kg/min,其后以0.1μg/kg/min的速度点滴,在基础状态给药5min和给药停止5min持续记录12导联心电图,一般在第2~3min达到稳定状态,采取第3~5min记录到数据进行分析。

(3)意义:肾上腺素诱发试验可发现和诊断隐

匿型 LQTS,尤其对 LQTS1 型、LQTS2 型及 LQTS3 型有特征性反应:①LQTS1 型,肾上腺素由小量逐渐增加时,如患者 QT 间期明显异常或逐渐出现 QTu 间期进行性延长、U 波增大或频发室性期前收缩,甚至出现 TdP 发作,可明确诊断为 LQTS1 型;②LQTS2 型,应用肾上腺素时患者 QT 间期及 TDR 出现一过性的延长,为 LQTS2 型的特征性表现;③LQTS3 型,使用肾上腺素时患者 QT 间期及 TDR 无明显影响,则为 LQTS3 型的特征性表现。

5. 植入式心电记录器(implantable loop recorder,ILR) ILR 检查为埋入人体左胸皮下从而长期监测心电信号的仪器,通过患者手动触发或系统自动激活进行记录,可高效、安全、长时间监测连续记录心电信息,有助于明确心律失常性质、发作性晕厥、心脏停搏与 QT 间期延长有无相关性,进而为 LQTS 的病因诊断、发病机制的研究、基因型—临床表型、危险分层及预后判断等提供可靠的资料,是目前诊断 LQTS 敏感而特异性的指标,但 ILR 为微创性检查方法。

(二)实验室检测

1. 血液生化 血清 Na^+、K^+、Ca^{2+}、Mg^{2+} 的水平;肌酸激酶(creative kinase,CK)、丙氨酸氨基转移酶(alanine aminotransferase,ALT)、天门冬氨酸氨基转移酶(aspartate aminotransferase,AST)的活性值。

2. 心脏标志物 ①血清 B 型利钠肽(B-type natriuretic peptide,BNP);②血清心肌肌钙蛋白(cardiac troponin,cTn)I、cTnT 的水平。

3. DNA 分析 孕妇产前诊断 LQTS 对于早期防治具有重要的临床意义,LQTS 在孕妇最早的表现可能是胎儿心动过缓。因此对 LQTS 患者家庭成员中的孕妇应常规检查胎儿心率,如发现胎儿心动过缓应提取其家族成员外周静脉血白细胞中的 DNA,并通过羊膜腔穿刺提取孕妇的羊水细胞,进行培养后提取胎儿 DNA,将得到的 DNA 进行 PCR 扩增、杂合子分析和 DNA 直接测序等。

4. 基因检测 ①致病基因检测有助于对 LQTS 明确病因、确定诊断、判断病情变化倾向、发现新的致病基因及评估风险分层等,而且由于基因突变位置、类型及突变所致功能障碍的程度与临床表型相关,对于建立基因特异性的流行病学、制定精准治疗方案等均具有重要临床价值;②对于其亲属成员进行相关致病基因检测有助于鉴别诊断,以免进行一些不必要的检查项目;③临床初步诊断本病时应常规检测 LQTS1 型、LQTS2 型、LQTS3 型、LQTS5 型及 LQTS6 型的基因,其余的 LQTS 致病基因由于在临床发病率较为少见,可以不作为常规检测项目;④由于 LQTS 患者 QTc 间期变异较大,甚至在正常范围,而且正常人 QTc 间期也可延长,因此对于 QTc 间期处于临界值的患者和遗传性 LQST 亲属成员的明确诊断主要依据基因的筛查;⑤基因筛查结果与性别、首次发病年龄、静息 QTc 间期值、晕厥史等是独立的危险预测指标;⑥所有一级亲属(父母、兄弟姊妹、子女)均应进行相关致病基因的检测,其中出生 2~4 周的婴儿 QTc 间期 $\geq$470ms、青春期前儿童 QTc 间期 $\geq$480ms 或者成人 QTc 间期 $\geq$500ms 者,即使没有临床症状也应进行相关致病基因检测;⑦携带相关致病基因突变,但静息 QTc 间期值正常的患者,猝死风险比不携带致病基因突变且临床无 LQTS 表现的正常人高 10 倍以上,基因检测可以准确地找到此类患者,从而弥补心电图诊断的不足。

5. 专家共识 2011 年我国发布了《遗传性心脏离子通道病与心肌病基因检测中国专家共识》。

(1)患者具有以下情况推荐进行 KCNQ1 基因、KCNH2 基因、SCN5A 基因的检测:①根据病史、家族史及心电图表现(静息 12 导联心电图、负荷心电图试验)高度怀疑 LQTS 的患者;②无症状的特发性 QT 间期延长者,其中青春前期 QTc 间期 $\geq$480ms、成人 QTc 间期 $\geq$500ms;③排除继发性 QT

间期延长因素,如电解质紊乱、药物因素、心肌肥厚及束支传导阻滞等(Ⅰ类推荐)。

(2)已在先证者发现 LQTS 致病基因突变者,推荐根据先证者的基因检测结果,对其家族成员及相关亲属进行特定位点检测(Ⅰ类推荐)。

(3)以下情况可以考虑进行 KCNQ1 基因、KCNH2 基因、SCN5A 基因的检测:无症状特发性 QT 间期延长者,其中青春前期 QTc 间期≥460ms,成人 QTc 间期≥480ms(Ⅱb 类推荐)。

(4)对药物负荷试验诱发 TdP 的先证者应考虑进行基因检测(Ⅱb 类推荐)。

(5)如果 KCNQ1 基因、KCNH2 基因、SCN5A 基因的检测为阴性,但有 QTc 间期延长,应考虑对基因再评价,包括重复基因检测或者进行其他更多相关致病基因的检测(Ⅱb 类推荐)。

2019 年 ESC 和 AECVP 将年轻的心脏性猝死患者中遗传性心脏离子通道疾病基因检测推荐为金标准。

6. 分子解剖(molecular autopsy) 又称死后基因检测,是借助于分子生物学的方法检测死者基因有无异常。临床病理研究表明,经尸检心脏、血管无异常的猝死患者,分子解剖研究发现,其中 KCNQ1 基因、KCNH2 基因及 SCN5A 基因的突变占青年人猝死的 20%~30%。

八、诊断

(一)1985 年诊断标准

1985 年制定首个 LQTS 的诊断标准,由于该标准简明扼要,目前仍然将其用于对可疑 LQTS 患者的初步诊断指标。

1. 主要诊断指标 ① QTc 间期延长(>440ms);②劳力性晕厥;③家族成员中有 LQTS 患者。

2. 次要诊断指标 ①先天性耳聋;②T 波改变;③心率缓慢(儿童);④心室复极异常。

以上凡具有 2 项主要诊断指标或 1 项主要诊断指标+2 项次要诊断指标的患者,即可诊断为 LQTS。

(二)1993 年诊断标准

1993 年国际 LQTS 协作组制定了临床诊断标准,依据心电图、临床表现及家族史进行评分,见表 2.2。

表 2.2 1993 年 LQTS 评分诊断标准

项目	指标	评分
心电图	QTc 间期>480ms	3.0
	QTc 间期 460~470ms	2.0
	QTc 间期>450ms(男)	1.0
	TdP	2.0
	TWA	1.0
	T 波切迹(>3 个导联)	1.0
	静息心率低于正常 2 个百分位数	0.5
临床表现	晕厥:紧张引起	2.0
	非紧张引起	1.0
	先天性耳聋	0.5
家族史	家庭成员中有确诊的 LQTS	1.0
	直系亲属中有<30 岁的心脏性猝死	0.5

注:LQTS 诊断标准:评分≥4.0 为高度可能;评分 1.5~3.0 为中等可能;评分≤1.0 可能性低。

临床研究发现,有的 LQTS 患者 QTc 间期正常或者临界值,这类沉默基因突变携带者,其中 LQTS1 型约占 36%;LQTS2 型约占 19%;LQTS3 型约占 10%。1993 年评分诊断标准不能准确评价沉默基因突变携带者,为了提高这部分患者早期诊断的准确性和危险分层,2011 年修订了评分诊断标准,见表 2.3。

表2.3　2011年LQTS评分诊断标准

项目	指标	评分
心电图	QTc间期＞480ms	3.0
	QTc间期460~479ms	2.0
	QTc间期450~459ms(男)	1.0
	运动负荷试验终止4min后	
	QTc间期≥480ms	1.0
	TWA	1.0
	T波切迹(＞3个导联)	1.0
	静息心率低于同龄人20%	0.5
	TdP	2.0
临床表现	晕厥:紧张引起	2.0
	非紧张引起	1.0
	先天性耳聋	0.5
家族史	家庭成员中有确诊的LQTS	1.0
	直系亲属中有＜30岁的心脏性猝死	0.5

注:LQTS诊断标准:评分≥4.0确诊;评分2.0~3.0为疑似诊断;评分≤1.0排除诊断。

(三)2013年诊断标准

2013年HRS/EHRA/APHRS联合颁布的遗传性心律失常诊断与治疗专家共识,将"在未服用可致QT间期延长药物的情况下,QTc间期＞500ms"作为确诊先天性LQTS的特异性指标。

QTc间期是诊断LQTS的重要指标,但由于QTc间期值在患者和正常人之间具有一定的交叉重叠,临床诊断还需依据详细症状问询、全面身体检查、相关实验室检测及影像学检查、个人史及家族史的资料收集等,并进行综合分析研判,才能作出初步诊断,明确诊断需要进行相关致病基因检测。

九、鉴别诊断

1. 早复极综合征(early repolarization syndrome, ERS)　ERS心电图表现为至少连续两个导联的J点抬高≥1.0mm,且QRS波与ST段之间的锐利转折消失,而代之为平滑移行曲线或一个直立J波。近年研究证实,极少数早复极改变的患者具有发生恶性室性心律失常、心脏性猝死等潜在的风险。

2. Brugada综合征(Brugada syndrome, BrS)　BrS患者多发生于中青年男性,经无创和有创的心脏检查无器质性心脏病表现,心电图特征性表现为右胸导联(V_1~V_3)ST段呈下斜型或马鞍型抬高,T波倒置,伴或不伴右束支传导阻滞,临床上常因室性心律失常或心室颤动引起反复晕厥,甚至心脏性猝死。

3. 获得性LQTS　获得性LQTS与先天性LQTS的患者在临床症状、体征及心电图改变等方面均相似,但二者病因、诱发因素等有助于鉴别诊断。其中获得性LQTS患者的病因有:①药物:Ⅰa、Ⅰc、Ⅲ类抗心律失常药、抗抑郁剂、丙泊酚、抗组织胺类、血管扩张剂、红霉素、砷剂、有机磷中毒等;②电解质紊乱:低钾、低镁、低钙等;③心律失常:病态窦房结综合征、房室传导阻滞、心动过速发作终止或期前收缩后长间歇等;④有关疾病:心肌炎、甲状腺功能亢进、嗜铬细胞瘤、高醛固酮血症、脑血管病等。

4. 血管迷走性晕厥(vasovagal syncope, VVS)　VVS通常有先兆症状,如出现头晕、视物模糊或黑矇等,临床可表现为血压下降、心率减慢并伴有意识丧失等,常见于非器质性心血管疾病。VVS常见的诱发因素有情绪因素、不愉快心情、剧烈疼痛、恐惧、高温、药物作用、站立过久及运动时等。

5. 癫痫(epileptic)　癫痫是大脑突然强烈电活动导致意识丧失,脑电图检查可发现特征性改变有助于鉴别诊断,但临床研究发现LQTS2型患者也可发生癫痫,其原因为相关基因突变的通道蛋白不仅表达于心脏,也可表达于脑而引起癫痫样发作。

十、风险分层

(一)风险筛查

1. LQTS患者的亲属成员进行临床和遗传检查

的目标是筛查出与其患相同疾病或表型正常,但携带相同致病基因突变的高危亲属成员。

2.对原因不明的猝死者一旦发现相关致病基因突变,建议对其亲属成员进行该致病基因检测,猝死患者一级亲属、致病基因突变携带者及有症状的亲属成员均应接受心血管相关检查:①完整的病史采集;②全面的身体检查;③常规心电图及含 QT 间期自动分析功能的动态心电图检查;④运动负荷试验;⑤超声心动图检查;⑥肾上腺素诱发试验;⑦直立倾斜试验等。

(二)风险识别

1.极高危患者　QTc 间期>600ms。

2.高危患者　①QTc 间期>500ms 伴有 2 个明确致病基因突变或者 JNLS 患者纯合子突变;②经规范化治疗后心电图仍有明显的 T 波形态异常提示心电不稳定;③婴幼儿期有发作性晕厥史或心搏骤停史;④在 T 波直立时心肌 TDR 可间接反映在心电图上 T 波顶点与终点的距离,心肌 TDR 增大提示心脏异质性增大,发生非同步复极风险增高而容易诱发心律失常;⑤LQTS1 型胞质环的突变;⑥有负显性效应的 LQTS1 型突变;⑦LQTS2 型孔区突变;⑧LQTS8 型患者。

3.低风险患者　①隐匿性突变阳性患者;②对于经基因检测确诊的无症状患者;③男性 LQTS1 型患者年轻时无症状,但女性(尤其 LQTS2 型)无症状患者 40 岁后仍有心律失常发生的风险。

十一、治疗

(一)预防性治疗

1.避免诱发因素　①LQTS1 型患者要避免过度劳累和强体力活动,可以预防性使用 β-受体阻滞剂美托洛尔;②LQTS2 型患者要避免声音刺激和情绪激动,保持血钾正常水平,可用 β-受体阻滞剂预防心脏突发事件的发生;③LQTS3 型患者的心脏突发事件多发生在夜间,因此在夜间应有家人陪

护,不能单独居住,但不限制其活动;④纠正低血钾及心功能不全;⑤应用抗心律失常药后监测 QTc 间期的变化,出现预警性心电图变化时应及时停药。

2.补钾治疗　体内钾离子缺乏可使心肌复极延缓,由于钾离子主要在细胞内,机体缺钾时血清钾浓度不一定过低,但可引起 TdP,因此 LQTS 患者应及时补充钾。①方法:将 10%氯化钾注射液 10~15mL,加入 5%葡萄糖注射液 500mL 中静脉滴注;②作用:临床研究表明,LQTS2 型患者长期口服钾制剂可使心室肌复极不均一性得到改善,QTc 间期缩短、T 波切迹变浅及心律失常发生减少;③注意事项:氯化钾注射液禁忌直接静脉滴注和静脉推注给药,必须用葡萄糖注射液稀释后才能静脉应用;静脉补钾时应监测血钾浓度,并严密监护心率、心律、血压及血氧饱和度等。

3.镁制剂　由于体内的镁离子仅有 1.0%存在于血液中,在临床上即使缺镁时,血镁浓度仍可在正常水平,但可引起明显的病理生理作用,因此 LQTS 患者无论血清镁水平是否降低,应静脉给予镁制剂。①方法:硫酸镁 1.0~2.0g 用 5%葡萄糖稀释至 10mL,静脉 20min 内泵入,然后 2~4mg/min 静脉点滴,应用 5~7 天,根据膝腱反射、呼吸次数、尿量及血镁浓度监测及时调整用量;②作用:硫酸镁可缩短 QTc 间期,提高心房颤动、心房扑动转复的成功率,降低 TdP 的发生率;③注意事项:肾功能不全、老年人慎用,用药过程中突然出现胸闷、胸痛、呼吸急促,应警惕急性肺水肿的发生。

4.无症状的治疗　在临床上 LQTS 患者具有下列情况的任何一项,即使无临床症状也需要治疗:①伴有先天性耳聋者;②1 岁以内的婴幼儿;③父母一方因 LQTS 发生猝死;④QTc 间期>600ms;⑤TWA 现象。

(二)TdP 发作时治疗

绝大多数患者 TdP 发生为短暂、非持续性,常在几秒钟内自行终止,但有少数患者 TdP 发作持续

时间较长或者有可能变为心室颤动,因此 TdP 发作时需紧急处理。

1. 停药 首先立即停止所有明确或者有可能诱发 TdP 发生的药物,并进行连续心电监护,监测 QTc 间期动态变化。

2. 除颤 立即进行体外直流电除颤,其中对于 TdP 发作时频率较快、QRS 波群严重畸形的患者进行同步电复律难以有效时,可采用心室颤动的复律方法。

3. 异丙基肾上腺素 ①异丙基肾上腺素 0.5~1.0mg 加入 5% 葡萄糖液 200mL 稀释后缓慢静脉泵入,泵入速度为 0.5~2.0μg/min,并根据心率、血压、心电图等变化及时调整速度;②应用异丙基肾上腺素药物适用于由于心脏停搏或心动过缓而诱发 TdP 的患者,是在安置临时心脏起搏器之前的紧急措施之一。

4. 临时心脏起搏器 安置临时心脏起搏器起搏心率为 100 次/分左右,是短期有效预防 TdP 再次发作的方法之一,尤其在给予钾、镁制剂后仍然不能有效地防止 TdP 再次发作的患者。临时心脏起搏器是通过提高心率,使 QTc 间期缩短,防止心搏骤停或心动过缓的重要临时治疗措施。

(三)药物治疗

1. β-受体阻滞剂 β-受体阻滞剂是治疗 LQTS 一线药物,对不同年龄、性别的患者均有降低心血管突发事件风险的效应,但 β-受体阻滞剂的理想剂量尚未统一,并且有一定的复发率。有效治疗的指标为症状缓解、发作次数明显减少或不发生,QT 间期缩短及 T 波改善等。

(1)作用机制:①通过阻断心脏 β-肾上腺素受体,从而降低心脏的应激性;②抑制异位节律点,减慢房室结传导;③延长其不应期,抑制部分除极心肌的慢反应电活动,消除折返激动,从而抑制心律失常的发作。

(2)禁忌证:①明显心动过缓,尤其与窦房结功能障碍相关;②哮喘;③对 β-受体阻滞剂不能耐受;④β-受体阻滞剂治疗后仍有症状等。

(3)药物:首选盐酸普萘洛尔,对于不能耐受或不能坚持每日多次服药的,可考虑长效制剂。近年推荐使用根据年龄和体质量调整后的最大耐受剂量,密切随访并及时调整药物治疗方案,禁忌突然停药,临床研究发现自行停药和漏服药物是心脏事件复发的重要原因,常用 β-受体阻滞剂,见表 2.4。

表 2.4 口服 β-受体阻滞剂治疗 LQTS 的用药剂量

药物	成人初始剂量	儿童初始剂量	每日目标剂量
盐酸普萘洛尔片	10mg/次,3 次/天	0.25mg/kg/d	0.5~1.0mg/kg
纳多洛尔片	50mg/次,1 次/天		1.0~2.0mg/kg
酒石酸美托洛尔缓释片	50mg/次,1 次/天	儿童无经验	1.25~2.5mg/kg
富马酸比索洛尔片	5mg/次,1 次/天	儿童不宜用	0.125~0.25mg/kg

2. 钠通道阻滞剂 钠通道阻滞剂可抑制晚钠电流、缩短 APD 和 QTc 间期,具有抗室性心律失常作用。钠通道阻滞剂有:①盐酸利多卡因注射液加入 5% 葡萄糖液配成 0.5~2.0mg/mL 药液静脉泵入;②盐酸美西律片 50~200mg/次,3 次/天;③氟卡尼 100mg/次,2 次/天,然后每隔 4 天,每次增加 50mg,最大剂量 200mg/次,2 次/天;④苯妥英钠 300~600mg/次,1 次/天,苯妥英钠可终止 LQTS 所诱发的 TdP。

3. 钾通道剂 口服:尼可地尔片 5mg/次,3 次/天;静脉:尼可地尔注射液溶于 5% 葡萄糖注射液制成 0.01%~0.03% 的溶液,静脉滴注。尼可地尔具有开放三磷酸腺苷敏感性钾通道作用,可以改善 LQTS 患者的复极异常,加用普萘洛尔可增强尼可地尔作用。电生理研究显示,LQTS 患者口服尼可地尔可使 QTc 间期缩短,有效不应期延长;静脉用尼可地尔可减少 TdP 发作风险。

（四）介入治疗

1. 永久性心脏起搏器 永久性心脏起搏器推荐 DDD 为最佳方式,适应证:①应用 β-受体阻滞剂或 LCSD 难以控制的患者;②有自发或药物引起的心动过缓、窦性停搏的患者;③有猝死家族史的后天性 LQTS 患者;④多次心肺复苏的患者。

2. 植入式心律转复除颤器（implantable cardioverter defibrillator, ICD） ICD 是防止 LQTS 患者发生心脏性猝死最有效的治疗措施,是首选的治疗方法。目前有经静脉 ICD、无导线 ICD、皮下 ICD 及可穿戴 ICD 等多种技术给患者提供了更多选择。由于 ICD 可自动感知致命性心律失常,并立即对心脏进行电治疗或发放挽救生命的电击,对终止心律失常引起的猝死十分有效。

（1）适应证:①基因检测出携带 ≥2 个致病基因突变;②先天性耳聋的 JLNS 患者;③规范药物治疗无效或无法接受药物的不良反应;④有复发性晕厥或有过心搏骤停而幸存的患者;⑤LQTS 恶性程度高、有症状的患者等。

（2）机制:①采用 ICD 预防和治疗心率缓慢依赖性的多形性室性心动过速和/或心室颤动;②室性心动过速时利用超速起搏可以终止室性心动过速;③心室颤动时可采用低能量、高能量的电复律或电除颤。

（3）LQTS 患者 ICD 设置注意事项:①不宜设置太多抗心动过速起搏,抗心动过速起搏对 TdP 无效;②电击诊断时间适当延长,让多数 TdP 自行终止,减少 ICD 的不适当治疗;③LQTS3 型患者 T 波延迟出现、LQTS1 型的 T 波振幅高大,这种特点使 T 波容易在起搏器设定的心室后感知不应期之后出现,从而发生过度感知,导致 ICD 双重计数,针对这种状况调整心室感知后的感知延迟衰减或调整

感知灵敏度及不应期,以规避 ICD 的 T 波过感知。

（五）手术治疗

1. LCSD 临床研究表明,即使应用 β-受体阻滞剂可耐受最大剂量的患者,LQTS 仍有 6.0% 的病死率。LCSD 可缩短 QT 间期,提高心室颤动的阈值,防止诱发 TdP。

（1）适应证:①β-受体阻滞剂治疗无效、有禁忌证、无法耐受或者仍有晕厥发作者;②先天性 LQTS 为青少年,长期大剂量用药依从性较差,如置入 ICD 一生中需多次更换,会带来过高的医疗费用负担。

（2）机制:①左侧交感神经占优势或右侧副交感神经占优势,LCSD 除去其对心脏的控制优势;②左侧颈胸交感神经主要分布在心室肌,右侧颈胸交感神经则主要分布在心房肌、窦房结和房室结等;③LCSD 可以减少局部肾上腺素的释放。

（3）手术方法:目前多采用左侧颈交感神经和高位胸交感神经联合切除术,切除范围包括左星状神经节下半部及 T2~T4 或 T2~T5 交感神经节。手术是通过胸腔镜微创手术切除,无须开胸,同时保留左侧星状神经节的头侧部分,这样既可达到治疗目的,又可有效防止术后 Horner 综合征（颈交感神经麻痹综合征）的发生。Horner 综合征表现为瞳孔缩小、眼裂变小、眼球轻度内陷、面部少汗或无汗等症状。

2. 心脏自体移植 心脏自体移植术的目的是完全去除心脏神经支配从而解除内因,但目前进行心脏自体移植治疗的病例数尚少,其疗效有待于积累大宗病例数进行评价。

（六）精准治疗

随着基因筛查技术的发展和普及,针对基因型—临床表型的精准治疗已成为可能,依据遗传背景、致病基因突变类型及突变位点制定个体化治疗方案,目前临床主要是针对 LQTS1 型、LQTS2 型及 LQTS3 型患者进行研究。

1. LQTS1 型　由于发作时主要与情绪及应激有关，其心脏突变事件的发生呈交感神经依赖性，β-受体阻滞剂盐酸普萘洛尔片是首选，疗效较好。研究表明，KCNQ1 基因突变的类型和位点也可影响 β-受体阻滞剂的疗效，如 β-受体阻滞剂对具有 C-loop 区错义突变的 LQTS1 型患者的疗效，比其他类型或位点突变的患者较好。

2. LQTS2 型　临床应用显示，β-受体阻滞剂纳多洛尔片能够防治 LQTS2 型患者由于噪声所诱发的致命性心律失常的发生（Ⅰ类推荐）。

3. LQTS3 型　由于 LQTS3 型多在安静时发作，与心率减慢有关，β-受体阻滞剂可诱发心动过缓，可能进一步延长 LQTS3 型患者 QT 间期，诱发恶性心律失常的发生发展，甚至发生猝死，因此应用 β-受体阻滞剂时需特别注意。

LQTS3 型患者的晚钠电流增大是 QT 间期延长和恶性室性心律失常的基础，抑制晚钠电流药物有：

（1）盐酸美西律：盐酸美西律是Ⅰc类局部麻醉类型的抗心律失常药物，临床应用表明盐酸美西律是治疗 LQTS3 型较为有效的药物，盐酸美西律 200~400mg/次，2 次/天。

（2）醋酸氟卡尼：醋酸氟卡尼也是Ⅰc类局部麻醉类型的抗心律失常药物，醋酸氟卡尼 100mg/次，2 次/天，然后每隔 4 天，每次增加 50mg，最大剂量 200mg/次，2 次/天。

（3）盐酸普萘洛尔、卡维地洛：盐酸普萘洛尔和卡维地洛可以阻滞内向晚钠电流，从而缩短 QT 间期。盐酸普萘洛尔片 10mg/次，3 次/天；卡维地洛片 12.5~25mg/次，1~2 次/天。

（4）盐酸雷诺嗪缓释片：LQTS3 型患者合并 Brugada 综合征时可试用雷诺嗪，盐酸雷诺嗪缓释片是一种治疗冠心病心绞痛的药物，可减少晚钠电流。盐酸雷诺嗪缓释片 30mg/次，3 次/天。

（5）LQTS3 型出生后应用 β-受体阻滞剂的婴幼儿，在 1 年内没有发生心脏突变事件，提示 β-受体阻滞剂可能有效；如 β-受体阻滞剂无效时需要考虑植入 ICD。

（6）LQTS3 型患者发生猝死前往往没有症状，是青少年心脏性猝死主要高风险因素之一，如明确致病基因为 SCN5A 突变时应首选植入 ICD。

4. 其他类型 LQTS　由于临床上 LQTS1 型、LQTS2 型和 LQTS3 型患者较为常见，研究报道较多，其他类型仅有 LQTS5 型、LQTS6 型、LQTS11 型应用 β-受体阻滞剂的研究报道，但临床研究病例数量尚少，其疗效有待于循证医学研究。

十二、预后

对于 LQTS 患者健康宣传教育十分重要，必须使患者详细了解自己的病情特点，尤其是发生心血管突发事件的诱发因素，以及改变生活方式和不良生活习惯的重要性。

由于不同基因突变引起的 LQTS，在 QT 间期延长、T 波形态、心脏突发事件触发因素及预后等有所不同，故据此可对 LQTS 进行危险分层。大样本分析结果显示，无症状患者中 LQTS2 型、LQTS3 型较 LQTS1 型预后不良。

1. 猝死　①LQTS 患者 QTc 间期 > 440ms 时心脏性猝死的危险性要比 QTc 间期 < 440ms 的患者高 2~3 倍；②携带致病基因突变静息状态 QTc 间期正常的患者猝死风险，较不携带致病基因突变的正常人高 10 倍；③临床上首次发生晕厥后 1 年内病死率约为 20%，10 年内病死率约为 50%。

2. 晕厥　①LQTS1 型和 LQTS2 型患者发生晕厥的频率较高，其中 LQTS1 型患者运动中突发心脏事件的风险高，尤其是游泳；②LQTS2 型患者对声响刺激非常敏感，特别在睡眠或休息时被惊醒；③LQTS3 型是恶性程度最高的类型，而且对 β-受体阻滞剂疗效差或者无效，而钠通道晚电流阻滞剂可能有效。

3. 年龄

（1）LQTS 患者发生心脏性猝死的预测指标：①0~12 岁患者 QTc 间期＞500ms 伴有晕厥史，是男性的独立预测指标，而女性只有晕厥史是预测指标；②＜40 岁 LQTS1 型和 LQTS2 型患者发生心脏突发事件比 LQTS3 型患者高，但 LQTS3 型患者一旦发生心脏突发事件往往是致命的；③40 岁以上患者基因检测阳性发生心脏突发事件比基因检测阴性患者高 4 倍，而 LQTS3 型患者基因检测阳性较基因检测阴性患者高 5 倍。

（2）诱发心脏突发事件危险因素：①＜20 岁患者运动、精神刺激及声音（肾上腺素能介导）等是主要触发因素；②20~39 岁患者运动、精神刺激、声音，以及静息睡眠（迷走神经介导）均可触发；③＞40 岁患者则主要由继发性因素导致，其中 LQTS1 型患者低血钾时易于诱发；LQTS2 型患者药物、房室传导阻滞时易触发。

3. LQTS 类型　①在 LQTS1 型、LQTS2 型及 LQTS3 型中儿童时期（＞7 岁）、青春期和年轻人为高危患者，其中 13 岁以前男性危险性大于女性；②LQTS1 型、LQTS2 型和 LQTS3 型年龄＞40 岁患者发生心脏突发事件的危险性小于年轻患者，家族中先者通常比携带基因突变的其他成员症状严重；③LQTS1 型、LQTS2 型及 LQTS3 型患者从出生到 40 岁，其发生心搏骤停或猝死的累积概率为 5.0%~8.0%，研究发现先证者多为女性，发病年龄平均为 21 岁，50% 先证者在 12 岁以前发病，52% 先证者的 QTc 间期＞500ms，比其他有症状的患者更容易发生室性心律失常，病死率也高于其他患者，而且死亡多发生在 50 岁以前。

参考文献

1. SCHWARTZ P J, MOSS A J, VINCENT G M, et al. Diagnostic criteria for the long QT syndrome：an update. Circulation, 1993, 88（2）：782-784.

2. PRIORI S G, WILDE A A, HORIE M, et al. HRS/EHRA/APHRS expert consensus statement on the diagnosis and management of patients with inherited primary arrhythmia syndromes. Heart Rhythm, 2013, 10（12）：1932-1963.

3. 浦介麟. 遗传性心律失常的基因检测. 心血管病学进展, 2014, 35（6）：630-634.

4. 中华心血管病杂志编辑委员会心律失常循证工作组. 遗传性原发性心律失常综合征诊断与治疗中国专家共识. 中华心血管病杂志, 2015, 43（1）：5-19.

5. FELLMANN F, VAN EL C G, CHARRON P, et al. European recommendations integrating genetic testing into multidisciplinary management of sudden cardiac death. Eur J Hum Genet. 2019, 27（12）：1763-1773.

6. 中华医学会医学遗传学分会遗传病临床实践指南撰写组, 韩帅, 胡金柱, 等. 长 Q-T 间期综合征的临床实践指南. 中华医学遗传学杂志, 2020, 37（3）：289-294.

7. BARTOS D C, ANDERSON J B, BASTIAENEN R, et al. A KCNQ1 mutation causes a high penetrance for familial atrial fibrillation. J Cardiovasc Electrophysiol, 2013, 24（5）：562-569.

8. OLESEN M S, YUAN L, LIANG B, et al. High prevalence of long QT syndrome-associated SCN5A variants in patients with early-onset lone atrial fibrillation. Circ Cardiovasc Genet, 2012, 5（4）：450-459.

9. 惠汝太, 宋雷, 胡盛寿. 心血管疾病的精准医疗时代已经到来？中华心血管病杂志, 2017, 45（6）：471-475.

10. 王丹颖, 张艳敏. 长 QT 综合征的遗传学研究进展. 中国妇幼健康研究, 2021, 32（1）：135-141.

11. ANTZELEVICH C. Heterogeneity and cardiac arrhythmias：an overview. Heart Rhythm, 2007, 4（7）：964-972.

12. 禹子清, 樊冰. 长 QT 间期综合征的基因易感性和主要发病机制. 中国临床医学, 2015, 22（3）：442-446.

13. 刘华龙, 洪葵. 遗传性室性心律失常性别差异的研究进展. 中华心血管病杂志, 2018, 46（8）：658-661.

14. 李锟, 余飞, 杨靖, 等. 38 例症状性长 QT 综合征患者心脏事件复发诱因分析. 中华心血管病杂志, 2021, 49（2）：165-169.

15. ZHANG L, TIMOTHY K W, VINCENT G M, et al. Spectrum of ST-T wave patterns and repolarization

parameters in congenital long – QT syndrome：ECG findings identify genotypes. Circulation，2000，102（23）：2849－2855.

16. 中华医学会心血管病学分会，中华心血管病杂志编辑委员会. 遗传性心脏离子通道病与心肌病基因检测中国专家共识. 中华心血管病杂志，2011，39（12）：1073－1082.

17. BOS J M，CROTTI L，ROHATGI R K，et a1. Mexiletine shortens the QT interval in patients with potassium channel – mediated type 2 long QT syndrome. Circ Arrhythm Electrophysiol，2019，12（5）：e007280.

第三节　短 QT 综合征

短 QT 综合征(short QT syndrome, SQTS)是一种遗传性心脏电紊乱性疾病,在临床上特征性表现为心电图 QT 间期明显缩短,胸导联 T 波高尖,伴有或不伴有恶性心律失常,但心脏结构、形态及功能等检查均无异常。患者临床症状呈多样性,多数患者症状不明显或仅有心悸、头晕等,少数患者可有反复发作性晕厥、心房颤动、室性心动过速、心室颤动,家族中多代成员中有较高的心脏性猝死发生率。终止心律失常的常用药物有奎尼丁、索他洛尔等,植入式心律转复除颤器(implantable cardioverter defibrillator, ICD)是防治心脏性猝死的首选措施。

一、概述

心电图 QT 间期缩短的危害,最早是动物学家在澳大利亚袋鼠中发现的。20 世纪 80 年代,动物学家在对袋鼠长期生活习性的研究中观察到某些种类的袋鼠,如澳大利亚东部灰色袋鼠的猝死发生率很高,为了寻找其病因,动物学家对澳大利亚东部灰色袋鼠进行心电图检查,研究发现东部灰色袋鼠心电图 QT 间期明显短于其他地区的袋鼠,但心电图 QT 间期明显缩短导致猝死的发生机制,当时并不清楚,也没有引起临床医师对人类心电图 QT 间期缩短的研究。

(一)国外研究

1990 年 Kontny 等首先报道 1 例临床上反复发作心室颤动伴晕厥的患者,心室颤动自行终止后即刻的心电图表现为 QT 间期明显缩短,40 年后患者死亡经尸检未发现器质性心脏病。

1993 年 Algra 等对 6693 例动态心电图资料进行回顾性分析,将 QT 间期<400ms 定义为缩短,QT 间期>440ms 定义为延长。与 QT 间期 400~440ms

相比,QT 间期缩短的猝死发生危险度为 2.4 倍,QT 间期延长的猝死发生危险度为 2.3 倍,由此提出 QT 间期缩短与心脏性猝死有关,但此研究并未引起心血管医师的关注。

1999 年 1 例 17 岁女孩在行腹腔镜胆囊切除术时,突发快速心房颤动,心电图 QT 间期为 280ms(心率 69 次/分),经心脏详细检查及询问病史后,排除器质性心脏病及引起 QT 间期缩短的继发因素。对其亲属成员进行心电图检查发现,母亲 QT 间期为 260ms(心率 74 次/分);兄长 QT 间期为 272ms(心率 58 次/分),亲属成员有慢性心房颤动病史。

2000 年 Gussak 在《心脏病学》杂志发表的"特发性短 QT 间期是否为新的临床综合征"一文,首次提出了 SQTS 的命名,将 QT 间期缩短定义为一种新的综合征,并阐述了其与心脏性猝死的关系,QT 间期缩短开始引起临床医师的重视。

2003 年 Gaita 等报道两个 SQTS 家系,其中一个家系的 5 代 16 名亲属成员,4 个世代中有 6 例发生猝死者;另一个家系包括 5 代 23 名亲属成员,3 个世代中各有 1 例发生猝死者。两个家系有 2 例发生猝死年龄不足 1 岁,而最大年龄为 62 岁,猝死患者经尸检均未发现器质性心脏病。两个家系中存活 6 例患者的心电图均显示持续 QT 间期缩短,且 QT 间期没有随心率、劳作等而改变,多次静息心电图、动态心电图、信号平均心电图、超声心动图、心脏磁共振成像(cardiac magnetic resonance, CMR)等检查均未发现有器质性心脏病。对 4 例患者进行心脏电生理检查心室有效不应期均极短(≤150ms),其中 3 例易诱发单形性室性心动过速或心室颤动,在心房程序刺激时有自发性心律失常病史患者可诱发心房颤动。家系成员有心悸、头晕、晕厥等临床症状，这种特发性、持续性及非频率依赖性的 QT 间期缩短可发生在各个世代中，男女均有，故将其定义为常染色体显性遗传方式，并正式命名为 SQTS。

2006 年美国心脏病协会（American Heart Association，AHA）将 SQTS 收录在心脏性猝死防治指南中。

2013 年美国心律学会（Heart Rate Society，HRS）、欧洲心律学会（European Heart Rhythm Association，EHRA）和亚太心律学会（Asia Pacific Heart Rhythm Society，APHRS）发布遗传性心律失常综合征诊治专家共识，推荐 SQTS 诊断标准。

2015 年欧洲心脏病学会（European Society of Cardiology，ESC）发布 SQTS 诊断标准指南。

（二）国内研究

1994 年傅勇等报道 1 例 24 岁女性患者，无器质性心脏病史，心电图 QT 间期极短，QTc 间期为 270～300ms；在劳作或情绪激动时发作晕厥、抽搐、呼吸停止 3～5min，可自行缓解，晕厥发作时心电图表现为尖端扭转型室性心动过速（torsades des pointes，TdP）、心室颤动等恶性心律失常。

1997 年张绍良等报道 1 例 QT 间期缩短伴有多形性室性心动过速的家系，3 代 41 人男女均有，其中 11 人诊断为 QT 间期缩短，9 人发生猝死，猝死前均发生室性心动过速，猝死年龄为 17～34 岁。

2004 年洪葵研究确定了 SQTS 第一个致病基因为电压门控性钾通道 H 亚家族成员 2（potassium voltage－gated channel subfamily H member2，KCNH2）。

2005 年报道 1 例 SQTS 患者因发作性室性心动过速、心室颤动采用导管射频消融术（radio frequeney catheter ablation，RFCA）治疗成功的临床经验。

2015 年中华心血管病杂志编辑委员会心律失常循证工作组，发布"2015 遗传性原发性心律失常综合征诊断与治疗中国专家共识"。

二、病因

研究认为，SQTS 是一种遗传性心脏电紊乱性疾病，呈常染色体显性遗传，并具有家族聚集性。经基因组筛选定位，已确定 KCNH2 基因、电压门控性钾通道 Q 亚家族成员（voltagegated potassium channel，subfamilyQ，member，KCNQ）1 基因、内向整流钾通道 J 亚家族成员 2（potassium inwardly rectifying channel，subfamilyJ，member2，KCNJ2）基因、L－型钙通道 α_1C 亚单位（calcium channel，voltage－dependent，L type，alpha1C subunit，CACNA1C）基因、L－型钙通道辅助亚单位 β_2（L－calcium channel auxioiary gene β_2，CACNB2）基因、心脏钙通道 $\alpha_2\delta_1$ 亚单位（cardiac calcium channel alpha 2 delta subunit1，CACNA2D1）基因、心脏钠离子通道 α 亚单位（voltage-gated sodium channel type V，SCN5A）基因的突变。

按照基因突变发现的先后顺序可分为 7 型，其中 SQTS1 型～3 型是由编码不同钾通道的基因突变而引起的钾通道功能的获得；SQTS4 型～7 型则是编码 L 型通道的基因突变引起的钙通道功能的丧失，它们最终均可导致 QT 间期明显缩短。

三、分子遗传学

（一）KCNH2 基因

KCNH2 为 SQTS1 型致病基因。

1. 结构　KCNH2 基因定位于第 7 号染色体长臂 35 区到 36 区（7q35～36），长约 55kb，由 16 个外显子和 15 个内含子组成，外显子的大小为 100～553bp，编码 1159 个氨基酸的快速激活延迟整流钾通道的 α－亚单位。

2. 功能　快速激活延迟整流钾通道的 α－亚单位包括 6 个跨膜 α－螺旋（S1～S6）、1 个选择性滤过孔区、N 端和 C 端。KCNH2 基因在心脏、脑、肝脏、脾脏等组织中表达,但以心肌组织表达最多。KCNH2 基因编码快速激活延迟整流钾通道电流(rapidly activating delayed rectifier potassium current,I_{Kr})的 α-亚单位,参与心肌动作电位 3 相复极。

3. 突变　KCNH2 基因常见突变位点为第 588 位天冬酰胺(Asn)被赖氨酸(Lys)所置换(Asn588→Lys)、第 618 位苏氨酸(Thr)被异亮氨酸(Ile)所置换(Thr618→Ile)等。

(二)KCNQ1 基因

KCNQ1 为 SQTS2 型致病基因。

1. 结构　KCNQ1 基因定位于第 11 号染色体短臂 15 区 5 带(11p15.5),长约 400kb,由 17 个外显子和 16 个内含子组成,编码 676 个氨基酸残基。

KCNQ 基因有 5 个成员,即 KCNQ1 ~ KCNQ5。KCNQ1 基因外显子的大小差异显著,其中第 14 外显子为 47bp,而第 16 外显子为 1122bp。KCNQ1 基因编码缓慢激活延迟整流钾通道电流(slow activating delayed rectifier potassium current,I_{Ks})的 α-亚单位具有 6 个跨膜结构域(S1 ~ S6)和 1 个具有离子选择性的 P 环,其中 P 环具有钾通道的特征序列 TXXTXGYG,在进化上高度保守,严格决定了通道对钾离子的高度选择性;4 个相同 KCNQ1 的 P 环组成 1 个离子滤过性孔道,第 4 跨膜区(S4)上含有 4 个带正电荷的精氨酸残基,是电压感受器,能感受膜电位的变化,调节孔道的开放和关闭。

2. 功能　KCNQ1 基因在心肌细胞大量表达,在胎盘、肺脏、脾脏、结肠、胸腺、睾丸及子宫等组织有少量表达,而骨骼肌、肝脏和脑的组织不表达。KCNQ1 基因编码的 α-亚单位与 KCNE 基因家族(KCNE1 ~ KCNE5)编码的 β-亚单位共同组装成多种钾通道,其中与 KCNE1 编码的 β-亚单位共同组装成缓慢激活延迟整流钾通道 KCNQ1 ~ KCNE1,形成 I_{Ks},在心肌细胞动作电位 3 期复极过程中起主要作用;与 KCNE2 或 KCNE3 编码的 β-亚单位共

同组装成的背景钾通道 KCNQ1 ~ KCNE2 或 KCNQ1 ~ KCNE3,在心肌动作电位复极过程中也可能起一定的作用。

3. 突变　KCNQ1 基因常见突变位点为第 141 位缬氨酸(Val)被甲硫氨酸(Met)所置换(Val141→Met)、第 259 位精氨酸(Arg)被组氨酸(His)所置换(Arg259→His)、第 307 位缬氨酸(Val)被亮氨酸(Leu)所置换(Val307→Leu)等。

(三)KCNJ2 基因

KCNJ2 为 SQTS3 型致病基因。

1. 结构　KCNJ2 基因定位于第 17 号染色体长臂 23 区 1 带到 24 区 2 带(17q23.1 ~ 24.2),长 5397bp,由 2 个外显子和 1 个内含子组成,编码 427 个氨基酸。

KCNJ2 基因编码内向整流钾电流(inward rectifier K^+ current,I_{K1})的 α-亚单位,每个 α-亚单位包括两个跨膜结构域,即 M1、M2,M1 和 M2 由一个约 30 个氨基酸的孔区环襻相连,环襻中央有孔区,孔区位于膜的细胞外侧,这一区域含有钾离子的识别序列甘氨酸—酪氨酸—甘氨酸(G-Y-G),正是由于识别序列 G-Y-G 的存在决定了钾通道的特异性离子选择性。

2. 功能　KCNJ2 基因作用于心脏动作电位静息期(4 相),引起钾离子外流,I_{K1} 维持心肌细胞的静息电位,参与动作电位的后期复极过程,抑制心室肌细胞的 I_{K1},使心室肌细胞自发的产生动作电位,恢复自律性而成为起搏细胞。

3. 突变　KCNJ2 基因常见突变位点为第 172 位天冬氨酸(Asp)被天冬酰胺(Asn)所置换(Asp172→Asn)、第 299 位谷氨酸(Glu)被缬氨酸(Val)所置换(Glu299→Val)、第 301 位甲硫氨酸(Met)被赖氨酸(Lys)所置换(Met301→Lys)等。

(四)CACNA1C 基因

CACNA1C 为 SQTS4 型致病基因。

1. 结构　CACNA1C 基因定位于第 12 号染色

体短臂 13 区 3 带（12p13.3），长约 644.7kb，由 50 个外显子和 49 个内含子组成，编码 2138 个氨基酸。

2. 功能　CACNA1C 包括 4 个功能域、6 个跨膜片段。CACNA1C 基因编码心脏电压依赖性 L-型钙离子通道 α-亚单位，是产生缓慢内向钙离子流（Cav1.2）的物质基础，功能上是维持除极化形成平台期，与兴奋—收缩耦联有关。

3. 突变　CACNA1C 基因常见突变位点为第 39 位丙氨酸（Ala）被缬氨酸（Val）所置换（Ala39→Val）、第 490 位甘氨酸（Gly）被精氨酸（Arg）所置换（Gly490→Arg）等。

（五）CACNB2 基因

CACNB2 为 SQTS5 型致病基因。

1. 结构　CACNB2 基因定位于第 10 号染色体短臂 12 区 31 带到 12 区 33 带（10p12.31~12.33），长约 421kb，由 14 个外显子和 13 个内含子组成，编码 660 个氨基酸。

2. 功能　L-型钙通道 β-亚单位有 4 种亚型，只有 $β_2$ 亚单位在心肌组织中高表达，$β_2$ 亚单位是 $α_1$ 亚单位的一种伴侣蛋白，保证 $α_1$ 亚单位能够定位于细胞膜上。

3. 突变　CACNB2 基因常见突变位点为第 481 位丝氨酸（Ser）被亮氨酸（Leu）所置换（Ser481→Leu）。

（六）CACNA2D1 基因

CACNA2D1 为 SQTS6 型致病基因。

1. 结构　CACNA2D1 基因定位于第 7 号染色体长臂 21 区到 22 区（7q21~22），长 493614bp，由 39 个外显子和 38 个内含子组成，编码 1091 个氨基酸。

CACNA2D1 基因外显子长度为 23~159bp，其中仅第 10 外显子为 159bp。心脏 L-型钙通道由一个成孔亚单位 $α_1$、两个辅助亚单位 $α_2δ$ 和 β 组成。

2. 功能　CACNA2D1 编码 L-型 Ca^{2+} 通道的 $α_2δ_1$ 亚单位，$α_2δ_1$ 亚单位在骨骼肌、心肌、血管平滑肌及大脑中均有较高水平的表达，心脏 L-型 Ca^{2+} 通道 $α_2δ_1$ 亚单位离子通道的功能改变，使心肌细胞复极外向电流增加或内向电流减少，从而引起心肌细胞复极加速和 APD 缩短。

3. 突变　CACNA2D1 基因常见突变位点为第 755 位丝氨酸（Ser）被酪氨酸（Tyr）所置换（Ser755→Tyr）。

（七）SCN5A 基因

SCN5A 为 SQTS7 型致病基因。

1. 结构　SCN5A 基因定位于第 3 号染色体短臂 21 区到 24 区（3p21~24），长 101610bp，由 28 个外显子和 27 个内含子组成，编码 2016 个氨基酸，相对分子质量约为 227kD。

SCN5A 基因外显子大小差异较大，其中第 24 外显子为 53bp，而第 28 外显子为 3257bp。心脏电压门控钠通道 α-亚单位（Nav1.5α）由 4 个同源结构域（DⅠ~DⅣ）组成，每个结构域包含 6 个 α-螺旋跨膜片段（S1~S6），S5 与 S6 间形成 P 环（P-loop），决定通道对离子流的通透性。4 个结构域的 S1~S4 组成电压感受器，为激活闸门，S5 和 S6 片段及连接两片段之间的 P 环组成了离子通道孔，决定钠通道的选择特性，也是药物及毒素结合的位点。连接 DⅢ-S6 和 DⅣ-S1 的胞内肽环构成铰链盖，在膜电位发生改变时可旋转并与钠通道孔结合，为失活闸门。

2. 功能　目前研究发现，负责编码电压门控钠通道 α-亚单位的基因，依次命名为 SCN1A~SCN11A。钠通道由 α-亚单位和 β-亚单位组成，α-亚单位是钠通道的基本功能单位，具有电压敏感和离子选择功能，可引起心肌细胞动作电位的快速上升，同时使冲动在心肌组织间快速传导。这种钠通道在正常心律的启动、传播及维持中起重要作用，同时还可产生动作电位晚期的去极化电流，从而延长了 APD，产生这种晚钠电流的原因是钠通道不能保持其失活状态,发放了一个不该产生的显著内向电流。

3. 突变 SCN5A 基因常见突变位点为第 689 位精氨酸(Arg)被组氨酸(His)所置换(Arg689→His)。

四、发病机制

(一)致病病因

研究表明,SQTS 主要致病病因为 KCNH2 基因、KCNQ1 基因、KCNJ2 基因的功能获得性突变,其中 KCNH2 基因突变致病占 SQTS 基因突变的 18%~33%。全细胞膜片钳实验研究显示,KCNH2 基因突变可编码 I_{Kr} 表达明显增加,引起心室肌细胞动作电位 3 相 K^+ 迅速外流,APD 缩短和不应期不均一性可能为折返性心律失常的发生提供了电生理基质。

SQTS 患者基因突变导致了心肌细胞离子通道蛋白结构改变和/或功能异常,引起心肌细胞复极不同阶段电流增强,APD 变短,不应期缩短,在体表心电图上表现为 QT 间期明显缩短和 T 波高尖。APD 变短和不应期缩短使跨室壁复极离散度(transmural dispersion of repolarization,TDR)增加,可能通过折返机制导致心律失常。引起 APD 变短和不应期缩短因素较多,有以下几类:瞬间外向钾电位(transient outward potassium current,I_{to})的失活、再激活的动力学发生变化;I_{kr}、I_{Ks}、ATP 敏感性钾电流(ATP sensitive potassium current,I_{KATP})及乙酰胆碱敏感性钾电流(acetylcholine sensitive K^+ currents,I_{K-Ach})的密度增加,或者因其激活、失活的动力学改变,而钠电流(fast sodium inward current,I_{Na})或者钙电流(calcium current,I_{Ca})的密度降低。

(二)遗传学机制

目前 SQTS 发病机制尚未完全清楚,研究认为与膜离子通道功能有关,可能是基因突变引起心肌细胞离子通道结构及功能异常,而诱发恶性心律失

常。心电图 QT 间期是指体表心电图 QRS 波起点至 T 波终点的总时限,代表心室肌除极和复极的总时间,是电兴奋在心室传导的反映,其中由于心室除极过程一般较快,故 QT 间期的长短多取决于心室复极的时间。心室复极过程中是由内向钠电流、内向钙电流及外向钾电流之间保持动态平衡所决定,当 Na^+、Ca^{2+} 内流减少和/或 K^+ 外流增加时,则可导致细胞复极加速,引起 QT 间期缩短。

心室肌中存在三层细胞分别为心内膜、心外膜和 M 细胞,三层细胞的复极程度不一致,其中 M 细胞约占左心室心肌的 70%,且 APD 最长,复极结束时间最晚,与心电图 T 波终点一致;心外膜 APD 最短,复极结束的时间最早,与心电图 T 波顶点一致。

QT 间期缩短表明心室有效不应期缩短,心室易损性增加,而有效不应期缩短则易发生室性心律失常,如室性心动过速、心室颤动等。另外 QT 间期缩短也可诱发房性心律失常,如室上性心动过速、心房颤动等,是由于心房肌与心室肌一样,心肌细胞的有效不应期明显缩短所致。动物模型研究显示,心电图 T 波最高点至 T 波终点(T peak-T end interval,Tp-Te)间期通常代表心内膜与心外膜细胞复极时间的差异,胸导联 Tp-Te 间期是反映 TDR 的标志。人心肌细胞心内膜和心外膜复极时间的差异,已被证实对应于体表心电图的 Tp-Te 间期,因此 Tp-Te 间期延长是 TDR 增大的心电图表现,可能是 SQTS 患者心律失常发生的机制之一。

五、临床表现

(一)症状

SQTS 患者的临床表现各种各样,有的患者仅有 QT 间期缩短而无临床症状,有的患者以各种心律失常或心脏性猝死为首发表现,甚至同一个家族的不同成员中,SQTS 患者的临床病程均存在明显差异。表明 SQTS 具有基因突变的不完全外显和临床表型的异质性,从无症状到猝死之间,SQTS 也可

能代表了一个较宽的临床病谱。

1. 发病率 临床研究显示,SQTS 患者小于 21 岁的人群中 QTc 间期 ≤ 340ms 的发生率约为 5/100000。

2. 年龄 SQTS 患者发病年龄差别较大,从出生后 3 个月到 84 岁,平均年龄为 38 岁。

3. 异质性 患者有显著的外显延迟性,发病年龄明显不一,有的患者亦可终生携带致病基因而不发病。

4. 性别 男性多见,男女比例约为 4.6∶1.0,且男性首发症状多见于心脏性猝死、心搏骤停。

5. 呼吸困难 患者自觉症状只是劳力性呼吸困难,其呼吸困难是由于活动时心率不能随之加快所致。

6. 晕厥 本症患者晕厥的发生率较高,但与 SQTS 的关系目前尚难以确定。

(二)体征

1. 心脏听诊 少数患者可在心尖部听诊区闻及收缩期杂音。

2. 心律失常 SQTS 患者如有期前收缩、阵发性心动过速时可闻及心率增快、不齐;心房颤动时可闻及心律绝对不全、心音强弱不一等。

(三)基因型—心电图表型

1. SQTS1 型 心电图 QT 间期明显缩短,ST 段几乎消失,胸导联 T 波呈高尖对称或不对称,T 波也可直立或倒置。

2. SQTS2 型 心电图 QTc 间期显著缩短,其中在 200～290ms 之间时临床表现为心动过缓、持续性心房颤动等。

3. SQTS3 型 心电图 QT 间期缩短,Tp-Te 间期延长,不对称 T 波呈现缓慢上升支和快速下降支,有的患者 ST 段短缩甚至缺失,T 波直接起始于 QRS 波群的 S 波。

4. SQTS4 型 心电图 QT 间期 < 360ms 时 V₁～V₃ 导联 ST 段呈下斜型或马鞍型抬高,伴有或不伴

有右束支传导阻滞,表现为 Brugada 样波形。

5. SQTS5 型 心电图 QT 间期为 330～360ms 时 V₁～V₃ 导联 ST 段呈下斜型或马鞍型抬高,伴有或不伴有右束支传导阻滞,表现为 Brugada 样波形。

6. SQTS6 型 心电图 QT 间期缩短,V₁、V₂ 导联可有典型的 ST 段抬高及 T 波改变。

(四)基因型—临床表型

在已知的 SQTS 基因型中具有不同基因的 SQTS 患者,T 波的形态不同,这种表现与长 QT 间期综合征相似,即基因型与临床表型之间具有一定的相关性,从而提示 SQTS 的基因型和临床表型之间也可能存在着相关性。

1. SQTS1 型 ①KCNH2 基因 Asn588→Lys 突变时可导致电压平台期正常整流功能丧失,动作电位平台期 I_Kr 外向电流显著增加,动作电位复极第 2 期和第 3 期明显缩短,临床表现为心房颤动。②KCNH2 基因 Thr618→Ile 突变时使 I_Kr 功能加大,动作电位时程(action potential duration,APD)缩短和不应期不均一性,减少了通道对 I_Kr 阻断剂的敏感性,临床表现为高负荷短耦联间期的室性期前收缩,室性期前收缩来源于右心室流出道。

2. SQTS2 型 KCNQ1 基因 Val307→Leu、Val141→Met、Arg259→His 突变时可导致 I_Ks 功能增强,缩短心房肌和心室肌的动作电位,引起复极时程明显缩短。

3. SQTS3 型 ①KCNJ2 基因 Asp172→Asn 突变时可使 I_K1 外向成分显著增加,导致心肌细胞复极末期加速,引起 APD 缩短;② KCNJ2 基因 Met301→Lys 或 Glu299→Val 突变时可引起 Kir2.1 通道的功能增强和 I_K1 增强。临床表现为短暂发作性晕厥、心房颤动、恶性心律失常等。

4. SQTS4 型 CACNA1C 基因突变时可导致 L-型钙电流(L-type calcium current,I_CaL)表达减少,通过功能下降机制引起 SQTS 发生,其中

Ala39→Val、Gly490→Arg 突变时心肌细胞内转运缺陷。

5. SQTS5 型　CACNB2 基因突变可导致 I_{CaL} 的转运功能缺失及通道失能，引起内向钙电流峰值降低和 APD 缩短，其中 Ser481→Leu 突变时致使 I_{CaL} 表达减少，通过功能下降机制引发 SQTS。

6. SQTS6 型　CACNA2D1 基因 Ser755→Tyr 突变时导致离子通道的功能丧失，I_{CaL} 明显减弱。

7. SQTS7 型　SCN5A 基因 Arg689→His 为杂合子错义突变时可导致蛋白功能丧失，引起 QT 间期缩短合并 Brugada 样心电图的重叠表型。

（五）并发症

1. 心房颤动　SQTS 患者心房颤动发生率约为 70%，可见于不同年龄阶段，有的患者心房颤动为首发症状，尤其年轻人孤立性心房颤动，应引起高度警惕。对于患有心房颤动及心动过缓的新生儿，或患有心房颤动的儿童应高度怀疑是否为 SQTS。

2. 心室颤动　SQTS 患者 QT 间期（180 ~ 300ms）显著缩短，发生 TdP 多由室性期前收缩引起，并极易引发心室颤动，应引起高度重视。

3. 心脏性猝死　家族中多代成员患有 SQTS，则具有较高的猝死发生率。

六、辅助检查

（一）心电检查

1. 心电图　心电图 QT 间期缩短是诊断 SQTS 的首要线索，但 QT 间期受心率影响明显，其中心率快时 QT 间期短，心率慢时 QT 间期长，因此临床发现心电图 QT 间期明显缩短时，首先是复查心电图。

（1）QTc 间期测量：评估在不同心率下 QT 间期和 T 波的形态，临床常用 Bazett 法校正心率对 QT 间期的影响。

Bazett 公式计算 QTc 间期公式：

$$QTc(ms) = QT/\sqrt{RR}$$

式中 QT 是测量的 QT 间期；$\sqrt{RR}$ 是 RR 间期的平方根。QT 间期的测量选择 T 波起止明显的导联，测量连续 3 个窦性心律周期的 QT 间期和 RR 间期，计算平均值。

（2）QT 间期预测值（QT interval prediction value，QTp）：QTp 值测量从 QRS 波起始到 T 波顶峰。临床研究表明，QT 间期 < QTp [QTp = 656/（1+心率/100）] 的 88% 为短 QT 间期，QTp 值计算公式：

$$QTp(ms) = 656/(1+心率/100)$$

（3）QT 间期缩短：QT 间期是指体表心电图从 QRS 波群起点至 T 波终点（心室除极和复极）的时间，SQTS 患者心电图 QT 间期明显缩短、ST 段消失，胸导联上 T 波高尖、对称或不对称。

（4）QT 间期缩短的类型：SQTS 根据心电图可表现为两种类型，即非频率依赖性短 QT 间期型和慢频率依赖性短 QT 间期型。①非频率依赖性短 QT 间期型：主要表现为特发性 QT 间期缩短持续存在，与 R-R 间期的变化无关，甚至在心房颤动时短 QT 间期与心率变化或运动时也无明显相关，可能是先天性疾病如心脏离子通道的功能异常等因素所致，T 波直立，Tp-Te 间期并未延长，复极时间缩短为心室壁上三种心肌细胞动作电位的均匀缩短，心室壁离散度未增大，在所有的病例中，APD 缩短应伴有不应期的成比例缩短，不应期越短，越容易发生波峰通过较短的折返途径，而诱发房性或室性心律失常；②慢频率依赖性短 QT 间期型：主要特征性变化为心率缓慢时 QT 间期反而缩短。

（5）Tp-Te 间期：①T 波顶峰确定，正向 T 波的峰点或负向 T 波的谷点，如 T 波为双峰取最高峰为顶点；②T 波终点确定，若 T 波下降支与基线的交点清楚，则以此点为准，如不清楚则以 T 波远侧支的切线与基线的交点为准；③若有 u 波，则取 T 波与 u 波的切迹。Tp-Te 间期正常值为 80 ~ 100ms，Tp-Te 间期 > 100ms 为复极离散度增加，易于诱发室性心律失常甚至心室颤动。

（6）心电图其他改变：①Tp-Te 间期离散度（TP te interval dispersion，TP-TED），TP-TED 是指同步记录的 12 导联心电图中 Tp-Te 间期最长值与最短值的差值，正常值为 15~45ms；②PQ 间期压低（PQ depression，PQD），PQD 在 SQTS 患者发生率较高，心电图 Ⅱ、aVF 和 V$_3$ 导联易于发现 PQD；③Tp-Te/QT 比值增大，正常人 Tp-Te/QT 比值为 0.17~0.23，且不受体重的影响；④J 点至 T 波最高点（J point-to-T peak interval，JP-TP）时间缩短；⑤QT 间期离散度（QT interval dispersion，QTd）正常或延长（>60ms）；⑥J 点抬高；⑦早复极现象；⑧窄 QRS 波群有切迹等。

2. 动态心电图　动态心电图可判断 QT 间期缩短是否随心率变化而改变，可以发现各种心律失常，并对心律失常进行定性、定量诊断，尤其有助于明确诊断发作性晕厥是否为阵发性心房颤动、TdP 等引起。

（二）实验室检测

1. 心功能不全标志物　血清 B 型利钠肽（B-type natriuretic peptide，BNP）或 N 末端 B 型利钠肽原（N-terminal pro-BNP，NT-proBNP）可用于心功能不全的诊断、鉴别诊断，以及病情严重程度、治疗措施的判断，危险分层及预后的评估等。

2. 基因突变　本病致病基因已发现有 KCNH2 基因、KCNQ1 基因、KCNJ2 基因、CACNA1C 基因、CACNB2 基因、CACNA2D1 基因、SCN5A 基因等，其阳性率仅为 18%~40%，但外显率为 100%。由于年轻人孤立性心房颤动多为基因突变所致，因此临床发现年轻人孤立性心房颤动应进行相关基因筛查，这对于早期发现 SQTS 患者非常重要。对于已发现或高度疑似 SQTS 基因突变的患者，应对其亲属成员进行该基因突变的级联基因筛查，并根据家族史、临床病史及体格检查等综合分析，这样可以发现沉默基因的携带者，有利于对其进行临床追踪

随访。

3. 分子解剖（molecular autopsy）　又称死后基因检测，是借助于分子生物学的方法检测死者基因有无异常。在临床上发现猝死患者，尤其生前有 QTc 间期缩短、家族史阳性应进行分子解剖分析，并对其家庭成员进行相关基因检测。

（三）心脏超声检查

经胸超声心动图、多普勒超声心动图及斑点追踪超声等检查有助于早期发现 SQTS 患者细微的左心室射血分数降低、机械弥散量增加等，其中左心室 17 个节段长轴收缩期整体应变峰值、达峰时间，是评价左心室收缩功能的定量指标，可以早期发现整体纵向应变较低、室壁运动不同步等。

（四）影像学检查

1. 胸部 X 线　胸片多数显示无明显异常，少数患者可发现肺动脉圆锥增大。

2. 心脏电生理检查（electrophysiologic study，EPS）　在临床怀疑 SQTS 患者时应进行 EPS，但 EPS 可诱导出心室颤动的敏感性仅为 50%，因此 EPS 没有诱发出心室颤动时，不能排除将来发生心脏性猝死的风险。SQTS 患者 EPS 可发现：①心房和心室有效不应期明显缩短：程序电刺激（S$_1$S$_2$S$_3$）期间，在不同的位点和不同的基础刺激周长下，受检查患者心室有效不应期可缩短，其中心室有效不应期为 130~180ms，心房有效不应期为 120~180ms；②易诱发出快速性室性心律失常：EPS 诱发出的多为室性心动过速、心室颤动等，其原因可能为 QT 间期缩短导致心房肌、心室肌的复极离散度增加。

七、诊断

（一）排除诊断

在诊断 SQTS 前首先排除引起 QT 间期缩短的继发性因素，如高热、高钾血症、高钙血症、酸中毒、甲状腺功能亢进、洋地黄类药中毒及交感神经兴奋

等因素。

（二）诊断标准

1. Gollob 评分诊断标准　2011 年 Gollob 等首先提出诊断 SQTS 评分指标，见表2.5。

表2.5　Gollob 诊断 SQTS 评分指标

项目	指标	评分
心电图	QTc 间期＜370ms	1
	QTc 间期＜350ms	2
	QTc 间期＜330ms	3
	JP-TP 时间＜120ms	1
病史	心搏骤停史	2
	多形性室性心动过速/心室颤动发作史	2
	不明原因的晕厥	1
	心房颤动	1
家族史	一级或二级亲属为 SQTS 高度可疑人群	2
	一级或二级亲属有心脏性猝死，但尸检阴性	1
	婴儿猝死综合征	1
遗传学证据	基因型阳性	2
	可疑基因中的新突变型	1

1. 诊断标准评分：①≥4.0 高度可疑；②3.0 中度可疑；③≤2.0 低度可疑。

2. 注意事项：①心电图至少得 1 分，才能继续对病史等进行评分；②JP-TP 测量需选择胸导联中 T 波幅度最大的导联；③病史需排除其他器质性心脏病；④家族史的三项中只能记 1 次分。

2. Gollob 改良评分诊断标准　2013 年 Villafane 等将 Gollob 评分指标进行修改简化，其中去掉病史评分指标，称为 Gollob 改良评分指标，见表2.6。

3. 2013 年 HRS、EHRA 和 APHRS 共同发布的专家共识，推荐 SQTS 诊断标准：① QTc 间期＜330ms 者可以诊断为 SQTS；②QTc 间期＜360ms 且满足以下条件中任 1 项者可考虑诊断 SQTS：①致病性基因突变；②SQTS 家族史；③家族中有≤

40 岁发生心脏性猝死者；④室性心动过速/心室颤动幸存者，且无其他结构性心脏病的证据。

表2.6　Gollob 诊断 SQTS 改良评分指标

项目	指标	评分
心电图	QTc 间期＜370ms	1
	QTc 间期＜350ms	2
	QTc 间期＜330ms	3
	JP-TP 时间＜120ms	1
家族史	一级或二级亲属为 SQTS 高度可疑人群	2
	一级或二级亲属有心脏性猝死，但尸检阴性	1
	婴儿猝死综合征	1
遗传学证据	基因型阳性	2
	可疑基因中的新突变型	1

4. 2015 年 ESC 专家指南推荐的诊断标准

（1）QTc 间期≤340ms，即使无症状也可诊断为 SQTS。

（2）如 QTc 间期≤360ms，合并以下 1 项临床情况即可诊断为 SQTS：①存在致病性基因突变；②SQTS 家族史；③有 40 岁以下家庭成员发生猝死或室性心动过速/心室颤动，且无心脏病史。

5. 2015 年遗传性原发性心律失常综合征诊断与治疗中国专家共识

临床诊断：（1）QTc 间期≤330ms 可诊断为 SQTS。

（2）QTc 间期＜360ms，且具有下述 1 项或多项即可诊断 SQTS：①致病性基因突变；②家族史阳性；③年龄＜40 岁发生心脏性猝死的家族史；④无器质性心脏病发生过室性心动过速/心室颤动的幸存者。

八、鉴别诊断

1. 减速依赖性 QT 间期缩短（deceleration-dependent shortening of QT interval，DDSQTI）　DDSQTI 是一种反常心电图现象，较强的副交感神

经刺激可导致心动过缓,同时激活心肌乙酰胆碱敏感性钾通道,在这种情况下,QT 间期随心率的减慢反常性缩短,而不是延长,这种 QT 间期缩短可能是暂时的,可随副交感神经张力的降低而消失。

2. QT 间期正常变异 如仅有 QT 间期短于正常,不足以明确诊断为 SQTS,实际上可能是代表一种 QT 间期正常变异。临床研究发现,在一般人群中 QT 间期≤360ms 发生率约为 2.0%,因此确诊为 SQTS 时应排除 QT 间期正常变异。

3. 获得性 QT 间期缩短(acquired QT interval shortening) 继发性因素也可引起 QT 间期缩短,如高钾血症、酸中毒、高钙血症、过热、洋地黄类药物、乙酰胆碱、儿茶酚胺等疾病或药物。

九、治疗

(一)药物治疗

1. 硫酸奎尼丁

(1)用法:第 1 天硫酸奎尼丁片 200mg/次,1 次/2h,连续 5 次;如无效时又无明显毒性反应,第 2 天增至 300mg/次,第 3 天 400mg/次,1 次/2h,连续 5 次,每日总量一般不宜超过 2000mg。恢复正常心律后,改给予维持量 200~400mg/d,若连服 3~4 日无效或有毒性反应者,应停药。

(2)作用机制:硫酸奎尼丁片是一类具有多种作用靶点(I_{Na}、I_{Kr}、I_{to} 和其他钾通道等)Ⅰ A 类抗心律失常药,可显著延长 APD。

2. 醋酸氟尼卡 成人开始时 100mg/次,2 次/天,以后每隔 4 日,每次增加 50mg,最大剂量 200mg/次,2 次/天;儿童 50~100mg/次,2 次/天。临床研究表明,醋酸氟尼卡可轻度延长 QT 间期。

3. 盐酸普罗帕酮

(1)口服:盐酸普罗帕酮片 100~200mg/次,3 次/天,宜在饭后与饮料或食物同时吞服,不得嚼碎。

(2)静脉:盐酸普罗帕酮注射液 70mg 加入 5% 葡萄糖液稀释后 10~20min 泵入,必要时 10~20min 后重复 1 次,静脉泵入起效后改为静脉点滴,滴速为 0.5~1.0mg/min。

(3)注意事项:在静脉用药时需心电、血压及血氧饱和度等指标监测,注意心脏有效不应期及心率与 QT 间期的适应性(RR/QT 的相关性),因为有的抗心律失常药物在心率缓慢时 QT 间期可延长,而在心率快时 QT 间期不延长。

(二)介入治疗

1. 置入 ICD 置入 ICD 被公认为是目前对 SQTS 患者唯一有效的治疗和预防心脏性猝死发生的首选治疗措施,尤其是发生过晕厥及猝死生还的患者。SQTS 患者伴有下列症状时应建议置入 ICD:①心搏骤停的幸存者和/或有自发持续性室性心动过速的证据,伴有或不伴有晕厥;②无症状 SQTS 患者,但有心脏性猝死的家族史。

置入 ICD 需要注意 SQTS 患者体表心电图 T 波高尖时,可能造成 ICD 的误感知,导致窦性心律时不适当地放电,引起相关并发症。其防治办法是调整 ICD 心室感知状态,但如果局部心肌感知到的 T 波振幅高于 R 波振幅,则调整感知灵敏度不能解决问题,需变换植入电极的位置,因此医生在给 SQTS 患者置入 ICD 电极后需描记心内电图,测量 T 波振幅及 T/R 振幅比值等。

2. RFCA 经导管局灶消融可消除多频率室性心动过速、心房颤动及心室颤动等,RFCA 治疗可在左心室乳头肌和室间隔相交处,窦性心律下于心室波前、后标记到高频电位信号,而室性心动过速发作时该电位总在心室波之前,消融使多个高频电位逐一传出阻滞直到消失,心脏电生理检查不能再诱发出室性心动过速和心室颤动,可验证其疗效。RFCA 治疗可能为患者带来满意的疗效,以及提高生活质量,但其远期疗效有待于进一步研究。

(三)精准治疗

SQTS 根治可望。DNA 制图技术能够识别其遗传基质,寻找 SQTS 可疑突变基因及突变位点,然后针对靶基因进行治疗,这是根本的治疗措施。但关于 SQTS 精准治疗病例非常有限,目前精准治疗主要来自 SQTS1 型患者的研究。

1.硫酸奎尼丁治疗 对于 SQTS1 型患者的治疗目前专家推荐应用奎尼丁药物,研究表明,KCNH2 基因 Asn588→Lys 突变时位于 HERG 通道蛋白的 S_5-P,在 HERG 通道孔及其周围的一些作用位点的结构特点对药物的作用极其重要。许多抗心律失常药物,如硫酸奎尼丁的结合点位于通道孔内段,该内段的疏水基团利于药物和通道蛋白结合,但 I_{Kr} 阻滞剂和 HERG 蛋白结合时与通道的状态有关,后者决定药物和通道蛋白的亲和力。Asn588→Lys 突变时导致离子通道的空间结构改变,丧失了正常生理调节机制,原本在正常通道有效的药物因而失去效果,但硫酸奎尼丁可与变异的离子通道结合。

2.神经酰胺激活 神经酰胺在调节内皮细胞的完整性及内分泌功能过程中起着非常重要的作用。研究发现,神经酰胺激活对 KCNH2 基因突变具有一定的修复作用,这一发现是 SQTS 治疗在基因水平上的重大突破,有望实现 SQIS 的精准治疗。

参考文献

1. GUSSAK I, BRUGADA P, BRUGADA J, et al. Idiopathic short QT interval: a new clinical syndrome? Cardiology, 2000, 94: 99-102.

2. GAITA F, GIUSTETTO C, BIANCHI F, et al. Short QT syndrome: a familial cause of sudden death. Circulation, 2003, 108: 965-970.

3. ZILPES D P, CAMM A J, BORGGREFE M, et al. ACC/AHA/ESC 2006 Guidelines for Management of Patients with ventricular arrhythmias and the prevention of sudden cardiac death: a report of the American college of cardiology/American heart association task force and the European society of cardiology committee for practice guidelines. Circulation, 2006, 114: e385-e484.

4. PRIORI S G, WILDE A A, HORIE M, et al. HRS/EHRA/APHRS expert consensus statement on the diagnosis and management of patients with inherited primary arrhythmia syndromes: document endorsed by HRS, EHRA, and APHRS in May 2013 and by ACCF, AHA, PACES, and AEPC in June 2013[J]. Heart Rhythm, 2013, 10(12): 1932-1963.

5. 2015 ESC Guidelines for the management of patients with ventricular arrhythmias and the prevention of sudden cardiac death: the Task Force for the Management of Patients with Ventricular Arrhythmias and the Prevention of Sudden Cardiac Death of the European Society of Cardiology(ESC). Endorsed by: Association for European Paediatric and Congenital Cardiology (AEPC) [J]. Eur Heart J, 2015, 36(41): 2793-2867.

6. 洪葵. 我如何发现短 QT 综合征第一个致病基因的. 临床心电学杂志, 2006, 15(4): 242.

7. 中华心血管病杂志编辑委员会心律失常循证工作组. 2015 遗传性原发性心律失常综合征诊断与治疗中国专家共识. 中华心血管病杂志, 2015, 43(1): 5-21.

8. PRIORI S C, PANDIT S V, RIVOLTA I, et al. A novel form of short QT syndrome(SQT3) is caused by a mutation in the KCNJ2 gene[J]. Circ Res, 2005, 96(7): 800-807.

9. 沈童童, 耿洁, 袁斌斌, 等. Brugada 综合征室性心律失常事件相关危险因素分析. 中华心血管病杂志, 2018, 46(11): 862-867.

10. 石少波, HECTOR B-M, 胡丹. 遗传性短 QT 综合征的研究进展. 中华心血管病杂志, 2019, 47(5): 413-416.

11. 黄蕾, 宋艳丽. Tp-Te 间期临床意义的研究进展. 临床医学进展, 2017, 7(1): 11-15.

12. GOLLOB M H, REDPATH C J, ROBERTS J D. The short QT syndrome: proposed diagnostic criteria. J Am Coll Cardiol, 2011, 57: 802-12.

13. VILLAFANE J, ATALLAH J, GOLLOB M H, et al. Long-term follow-up of a pediatric cohort with short QT syndrome. J Am Coll Cardiol, 2013, 61(11): 1183-1191.

14. MAZZANTI A, MARAGNA R, VACANTI G, et al. Hydroquinidine Prevents Life-Threatening Arrhythmic Events in Patients With Short QT Syndrome. J Am Coll Cardiol, 2017, 70(24): 3010-3015.

第四节　Brugada 综合征

Brugada 综合征（Brugada syndrome, BrS）是由于编码心脏钠离子通道、钙离子通道或钾离子通道的基因突变，致使内向钠电流或钙电流的降低，外向钾电流的增加，引起心电图右胸导联（$V_1 \sim V_3$）ST 段呈下斜型或马鞍型抬高，T 波倒置，伴或不伴右束支传导阻滞；在临床上患者常因室性心律失常或心室颤动引起反复发作性晕厥，甚至心脏性猝死。近年来 BrS 在分子遗传学、细胞电生理、临床早期诊断、危险分层及治疗等领域均取得显著的进展。

一、概述

1917 年，菲律宾的医学杂志报道类似 BrS 患者睡眠猝死时尖叫，在泰国东北部称为睡眠之死，在日本称为夜间意外猝死，以上的称谓均表示患者在晚上或睡眠时不明原因死亡。

1976 ~ 1977 年，美国疾病预防与控制中心（Centers for Disease Control and Prevention, CDC）研究发现，在东南亚移民中（老挝、柬埔寨、越南等），年轻男性的猝死率明显高于正常水平，CDC 将此定义为难以解释的猝死综合征（unexplained sudden death syndrome, SUDS）或无法解释的夜间猝死综合征（unexplained sudden nocturnal death syndrome, SUND）。1981 ~ 1982 年临床研究其死亡率约为 2.5/10000，年龄为 16 ~ 63 岁，平均为 32 岁，大多数患者为男性，死亡者中老挝人约占 68%，柬埔寨人约占 18%，越南人约占 13%，研究显示老挝人发病率较高。

1986 年，西班牙学者 Brugada P 和 Brugada J 兄弟发现 1 例波兰的 3 岁男孩反复发作晕厥和猝死，多次被其父亲成功复苏，该患者无器质性心脏病，心电图呈右束支传导阻滞图形，伴有 $V_1 \sim V_3$ 导联 ST 段抬高，晕厥发作时心电图记录为心室颤动，其姐姐有同样的临床表现，2 岁时发生猝死。

1991 年，Brugada P 和 Brugada J 在北美心脏起搏与电生理大会（North American Congress of Cardiac Pacing and Electrophysiology, NASPE）上首先报道了 4 例临床表现为多形性室性心动过速（polymorphic ventricular tachycardia, PVT）或心室颤动，心电图检查改变类似束支传导阻滞，而心脏结构正常的患者。

1992 年，Brugada P 和 Brugada J 总结报道 8 例类似患者的临床特征，患者心脏结构、功能等均正常，无器质性心脏病病史，心电图呈不完全性右束支传导阻滞，伴有 $V_1 \sim V_3$ 导联 ST 段抬高，但 QT 间期正常，多因室性心律失常而发生猝死。室性心律失常表现为一个短联律间期的室性期前收缩而诱发出 PVT，甚至心室颤动。

1994 ~ 1995 年，严干新教授和 Antzelevitch 教授利用离体动脉灌注右心室楔形标本，深入研究了 J 波形成的细胞和离子基础及其潜在的致心律失常风险，并于 1996 年在美国 Circulation 杂志上发表其研究结果。严干新教授和 Antzelevitch 教授将此独特的临床表现、体征、心电图特征性改变及心脏电生理检查（electrophysiologic study, EPS）等变化的病症命名为 BrS。

1998 年，首次研究发现 BrS 的病因为心脏钠离子通道 α 亚单位（voltage-gated sodium channel type V, SCN5A）基因突变。

2002 年，欧洲心脏病学会（European Society of Cardiology, ESC）发布第一届诊断 BrS 专家共识，制定 BrS 的诊断标准。

2005 年 ESC 发布第二届诊断 BrS 专家共识，制定了 BrS 的诊断标准。

2013 美国心律学会（Heart Rhythm Society，HRS）、欧洲心律学会（European Heart Rhythm Society，EHRS）、亚太心律学会（Asia Pacific Heart Rhythm Society，APHRS）制定遗传性心律失常综合征患者诊断和治疗专家共识。

2016 年 APHRS、HRS、欧洲心律协会（European Heart Rhythm Association，EHRA）、拉美心脏起搏及心电生理协会（Latin American Society for pacing and electrophysiology，SOLAECE）的专家，在中国上海制定了 J 波综合征（包括 BrS 和早复极综合征）的上海共识，用于指导 J 波综合征的临床研究、诊断及治疗等。

二、病因

BrS 为常染色体显性遗传，呈不完全外显，经基因组筛选定位，发现几十种基因突变，并且随着分子生物学技术的发展，不断有新的基因突变被发现。目前已确定 19 种基因突变与 BrS 有关，分别为 SCN5A 基因、甘油 - 3 - 磷酸脱氢酶 1 蛋白（glycerol - 3 - phosphate dehydrogenase 1 - like，GPD1L）基因、L - 型钙离子通道 $\alpha_1 c$ 亚单位（calcium channel，voltagedependent，L type，alpha1Csubunit，CACNA1C）基因、L - 型钙通道 $\beta_2 b$ 亚单位（L - type calcium channel beta 2B subunit，CACNB2b）基因、钠通道 β_1 亚单位（Sodium channel β_1 subunit，SCN1B）基因、电压门控性钾通道 E 亚家族成员（voltage - gated potassium channel Iks - related family，member，KCNE）3 基因、钠通道 β_3 亚单位（sodium channel beta 3 subunit，SCN3B）基因、内向整流钾通道 J 亚家族成员 8（potassium inwardly - rectifying channel，subfamily J，member8，KCNJ8）基因、心脏钙通道 $\alpha_2 \delta_1$ 亚单位（Cardiac calcium channel alpha2 delta subunit1，CACNA2D1）基因、钾

电压阀门通道，Shal 相关亚家族成员（potassium voltagegated channel，Shal - related subfamilymember，KCND）3 基因、髓磷脂少突胶质细胞糖蛋白 1（myelin oligodendrocyteglycoprotein，MOG1）基因、肌纤维膜结合蛋白（sarcolemma associated protein，SLMAP）基因、三磷酸腺苷结合盒亚家族 C 9（adenosine triphosphate binding cassette subfamily C 9，ABCC 9）基因、电压门控 Na 通道 II 型（sodium channel，voltage - gated，type II，beta subunit，SCN2B）基因、血小板亲和蛋白（plakophilins - 2，PKP）2 基因、成纤维细胞生长因子（fibroblast growth factor，FGF）1 基因、钠通道蛋白 10α（sodium channel protein type10 subunit alpha，SCN10A）基因、HEY2（enhancer-of-split related with YRPW motif）基因、脑信号蛋白 3A（semaphorin3A，SEMA3A）基因等。

以上基因分别为编码钠离子通道、钙离子通道、钾离子通道，这些致病基因突变通过影响相应的离子通道功能，致使内向钠电流或钙电流降低，外向钾电流增加，最终导致 BrS 的发生，根据 BrS 基因突变的不同可将其分为 19 个亚型。

三、分子遗传学

（一）SCN5A 基因

SCN5A 基因为 1 型 BrS 致病基因。

1. 结构　SCN5A 基因定位于第 3 号染色体短臂 21 区到 24 区（3p21～24），长 101610bp，由 28 个外显子和 27 个内含子组成，编码 2016 个氨基酸，相对分子质量约为 227kD。

2. 功能　SCN5A 基因外显子大小差异较大，其中第 24 外显子为 53bp，而第 28 外显子为 3257bp。心脏电压门控钠通道 α - 亚单位（Nav 1.5α）由 4 个同源结构域（D I ～D IV）组成，每个结构域包含 6 个 α - 螺旋跨膜片段（S1～S6），S5 与 S6 间形成 P 环（P-loop），决定通道对离子流的通透

性。4个结构域的S1～S4组成电压感受器,为激活闸门,S5和S6片段及连接两片段之间的P环组成了离子通道孔,决定钠通道的选择特性,也是药物及毒素结合的位点。连接DⅢ-S6和DⅣ-S1的胞内肽环构成铰链盖,在膜电位发生改变时可旋转并与钠通道孔结合,为失活闸门。

3.突变 SCN5A基因突变类型有错义突变、缺失突变、插入突变、无义突变、剪接突变等,突变位置主要集中在通道的跨膜区,常见突变位点有第325位亮氨酸(Leu)被精氨酸(Arg)所置换(Leu325→Arg)、第814位精氨酸(Arg)被谷氨酰胺(Gln)所置换(Arg814→Gln)、第1432位精氨酸(Arg)被甘氨酸(Gly)所置换(Arg1432→Gly)、第1620位苏氨酸(Thr)被甲硫氨酸(Met)所置换(Thr1620→Met)、第1850位半胱氨酸(Cys)被丝氨酸(Ser)所置换(Cys1850→Ser)等。

(二)GPD1L基因

GPD1L基因为2型BrS致病基因。

1.结构 GPD1L基因定位于第3号染色体短臂22区3带(3p22.3),长约62kb,由8个外显子和7个内含子组成,编码351个氨基酸。

2.功能 GPD1L基因编码GPD1L,主要表达于心肌细胞。

3.突变 GPD1L基因常见突变位点为第6外显子的第280位丙氨酸(Ala)被缬氨酸(Val)所置换(Ala280→Val)。

(三)CACNA1C基因

CACNA1C基因为3型BrS致病基因。

1.结构 CACNA1C基因定位于第12号染色体短臂13区3带(12p13.3),长约644.7kb,由50个外显子和49个内含子组成,编码2138个氨基酸。

2.功能 CACNA1C基因包括4个功能域及6个跨膜片段。

3.突变 CACNA1C基因常见突变位点为第

39位丙氨酸(Ala)被缬氨酸(Val)所置换(Ala39→Val)、第490位甘氨酸(Gly)被精氨酸(Arg)所置换(Gly490→Arg)、第1950位精氨酸(Arg)被赖氨酸(Lys)所置换(Arg1950→Lys)等。

(四)CACNB2b基因

CACNB2b基因为4型BrS致病基因。

1.结构 CACNB2b基因定位于第10号染色体短臂12区31带到12区33带(10p12.31～12.33),长约421kb,由14个外显子和13个内含子组成,编码660个氨基酸。

2.功能 CACNB2b基因编码的氨基酸β_2-亚单位心脏L-型钙通道(Cavβ_2b)蛋白。

3.突变 CACNB2b基因常见突变位点为第481位丝氨酸(Ser)被亮氨酸(Leu)所置换(Ser481→Leu)。

(五)SCN1B基因

SCN1B基因为5型BrS致病基因。

1.结构 SCN1B基因定位于第19号染色体长臂13区1带到13区2带(19q13.1～13.2),长约9.8kb,由5个外显子和4个内含子组成,编码218个氨基酸的Navβ_1通道蛋白和268个氨基酸的Navβ_1b通道蛋白。

2.功能 心脏钠离子通道由一成孔的α-亚单位与4个β亚单位(β_1～β_4)共同构成,β_1～β_4分别由SCN1B基因、SCN2B基因、SCN3B基因、SCN4B基因所编码。

3.突变 SCN1B基因常见突变位点为第87位谷氨酰胺(Gln)被甘氨酸(Gly)所置换(Gln87→Gly)。

(六)KCNE3基因

KCNE3基因为6型BrS致病基因。

1.结构 KCNE3基因定位于第11号染色体长臂13区4带(11q13.4),长约13kb,由3个外显子和2个内含子组成,编码103个氨基酸钾通道β-亚单位MiRP2蛋白。

2. 功能　KCNE 家族有 5 个成员,依次命名为 KCNE1、KCNE2、KCNE3、KCNE4、KCNE5,分别编码蛋白 MinK 和 MiRP1、MiRP2、MiRP3、MiRP4(MiinK 相关多肽 1~4),其中 KCNE3 是影响心肌细胞膜钾通道的基因。KCNE3 调节多种钾通道的表达及功能,如编码快激活延迟整流钾电流(rapidly activating delayed rectifier patassiumcurrer, I_{Kr})、慢激活延迟整流钾电流(slowly activating delayed rectifier potassium current, I_{Ks})和瞬时外向钾电流(transient outward potassium current, I_{to})等。

3. 突变　KCNE3 基因常见突变位点为第 99 位精氨酸(Arg)被组氨酸(His)所置换(Arg99→His)。

（七）SCN3B 基因

SCN3B 基因为 7 型 BrS 致病基因。

1. 结构　SCN3B 基因定位于第 11 号染色体长臂 23 区 3 带(11q23.3),长约 25.6kb,由 6 个外显子和 5 个内含子组成,编码由 215 个氨基酸组成的钠离子通道 β_3 亚单位。

2. 功能　$Nav\beta_3$ 通道蛋白包含一个 N 末端胞外免疫球蛋白样域、一个跨膜域和一个 C 末端的胞内域。

3. 突变　SCN3B 基因常见突变位点为第 110 位缬氨酸(Val)被异亮氨酸(Ile)所置换(Val110→Ile)。

（八）KCNJ8 基因

KCNJ8 基因为 8 型 BrS 致病基因。

1. 结构　KCNJ8 基因定位于第 12 号染色体短臂 11 区 23 带(12p11.23),长约 9.7kb,编码 424 个氨基酸,相对分子质量约为 48kD。

2. 功能　ATP 敏感性钾通道属于配体门控的电压非依赖性内向整流钾通道(inwardly rectified potassium channel, Kir),由 4 个 Kir 亚单位和 ABC 结合蛋白家族成员磺酰脲受体(sulfonyl urea receptor, SUR)亚单位组成的异源性八聚体, SUR 亚单位可为 SUR1、SUR2A 和 SUR2B。

3. 突变　KCNJ8 基因常见突变位点为第 422 位丝氨酸(Ser)被亮氨酸(Leu)所置换(Ser422→Leu)。

（九）CACNA2D1 基因

CACNA2D1 基因为 9 型 BrS 致病基因。

1. 结构　CACNA2D1 基因定位于第 7 号染色体长臂 21 区到 22 区(7q21~22),长 493614bp,由 39 个外显子和 38 个内含子组成,编码 1091 个氨基酸。

2. 功能　CACNA2D1 基因外显子长度为 23~159bp,其中第 10 外显子为 159bp。心脏 L-型钙通道由一个成孔亚单位 α_1、两个辅助亚单位 $\alpha_2\delta$ 和 β 组成。

3. 突变　心脏 L-型 Ca^{2+} 通道 $\alpha_2\delta_1$ 亚单位离子通道的功能改变,使心肌细胞复极外向电流增加或内向电流减少,从而引起心肌细胞复极加速和 APD 缩短。

（十）KCND3 基因

KCND3 基因为 10 型 BrS 致病基因。

1. 结构　KCND3 基因定位于第 1 号染色体短臂 13 区 3 带(1p13.3),长约 213.32kb,编码 655 个氨基酸。

2. 功能　KCND 基因家族有 KCND1、KCND2 和 KCND3 三个成员,编码瞬时外向钾离子通道(Kv4.3)由 4 个亚单位组成,亚单位有 6 个跨膜螺旋(S1~S6),包括 S4 电压感受区域、S5~S6 组成的孔道核心区域、N-端及 C-端。

3. 突变　KCND3 基因发现心脏 Kv4.3 通道蛋白羧基末端有两个点突变,即第 600 位甘氨酸(Gly)被精氨酸(Arg)所置换(Gly600→Arg)、第 450 位亮氨酸(Leu)被苯丙氨酸(Phe)所置换(Leu450→Phe)。

（十一）MOG1 基因

MOG1 基因为 11 型 BrS 致病基因。

1. 结构　MOG1 基因定位于第 17 号染色体短

臂13区1带(17p13.1),由5个外显子和4个内含子组成,编码187个氨基酸,相对分子质量约为20kD。

2.功能　MOG1表达于心房和心室肌组织,主要分布于心室肌细胞的闰盘处,并且大都位于细胞膜并与Nav1.5共存。

3.突变　MOG1基因突变不改变钠通道门控过程,但可通过下调细胞膜Nav1.5通道蛋白的表达,引起峰电流降低50%,并诱发BrS。

(十二)SLMAP基因

SLMAP基因为12型BrS致病基因。

1.结构　SLMAP基因定位于第3号染色体短臂14区3带到21区2带(3p14.3~21.2)。

2.功能　研究提示SLMAP可能不是电压门控钠离子通道(voltage-gated sodium channel,VGSC)的直接构成成分,但对Nav1.5通道迁移具有调节作用,是临床筛查BrS相关致病基因之一。

3.突变　SLMAP基因常见突变位点为第269位缬氨酸(Val)被异亮氨酸(Ile)所置换(Val269→Ile)、第710位谷氨酸(Glu)被丙氨酸(Ala)所置换(Glu710→Ala)等。

(十三)ABCC9基因

ABCC9基因为13型BrS致病基因。

1.结构　ABCC9基因定位于第12号染色体短臂12区1带(12p12.1)。

ABCC蛋白家族是一个较大的蛋白家族,在人体内分布广泛,参与机体内一些重要物质的转运。ABCC蛋白家族由9个成员组成,其中ABCC9基因编码SUR2蛋白,SUR分为SUR1和SUR2两种亚型,其中SUR2有SUR2A、SUR2B、SUR2C。ATP敏感性钾通道是由内向整流钾通道亚单位和SUR亚单位组成的异源性多聚体。

2.功能　ABCC9存在于心脏、骨骼肌、大脑和胰腺中,可能与睡眠时间的长短有关。ABCC9基因编码SUR2蛋白,这种蛋白质是组成钾离子通道

的成分之一,钾离子通道位于细胞膜上,是钾离子进出细胞的通道。

3.突变　ABCC9基因常见突变位点为第734位缬氨酸(Val)被异亮氨酸(Ile)所置换(Val734→Ile)、第1402位丝氨酸(Ser)被半胱氨酸(Cys)所置换(Ser1402→Cys)等。

(十四)SCN2B基因

SCN2B基因为14型BrS致病基因。

1.结构　SCN2B基因定位于第11号染色体长臂22区(11q22),由4个外显子和3内含子组成,相对分子质量约为33kD。

2.功能　SCN2B编码的钠离子通道β_2-亚单位通过调节和促进Nav1.5蛋白在细胞膜表面的运送、定位和局限化影响细胞的钠离子流和兴奋性。

3.突变　SCN2B基因常见突变为第211位天冬氨酸(Asp)被甘氨酸(Gly)所置换(Asp211→Gly)。

(十五)PKP-2基因

PKP-2基因为15型BrS致病基因。

1.结构　PKP-2基因定位于第12号染色体短臂11区(12p11),由15个外显子和14个内含子组成。已鉴定了两种PKP-2基因的剪接变体,第1个剪接变体编码881个氨基酸,相对分子质量约为97.4kD;第2个剪接变体编码837个氨基酸,相对分子质量约为92.7kD。

2.功能　PKP基因有3个亚成员PKP-1、PKP-2、PKP-3,其中PKP-2主要分布于上皮组织、心肌组织的桥粒斑内。PKP-2是一种桥粒蛋白,位于桥粒的外致密斑,是负责心肌细胞间连接的重要分子,与桥粒斑蛋白的N-末端和桥粒钙黏素的C-末端结合。

3.突变　PKP-2表达缺失时可导致细胞与细胞间接触区域Nav1.5明显减少,折返活动增加而引起传导速度显著降低。

(十六)FGF1基因

FGF1基因为16型BrS致病基因。

1. 结构 FGF1基因定位于第5号染色体长臂31区(5q31),由3个外显子和2个内含子组成,编码155个氨基酸。

人FGF家族有22个成员,FGFs作为细胞间信号分子在胚胎发生和分化过程中起重要作用,FGFs是由150~200个氨基酸组成的多肽,相互之间的氨基酸序列有20%~50%是相同的。

2. 功能 FGF1又称酸性成纤维细胞生长因子(acid fibroblast growth factor,aFGF)。FGF1基因在心房和心室的细胞中表达,参与组织器官修复。

3. 突变 FGF1基因突变可引起钠通道功能丧失,与BrS的病理基础相似。

(十七)SCN10A基因

SCN10A基因为17型BrS致病基因。

1. 结构 SCN10A基因定位于第3号染色体短臂21区到22区(3p21~22),相对分子质量约为215kD。

SCN10A与SCN5A位置毗邻,钠通道由α-亚单位和β-亚单位组成,每个α-亚单位由4个同源结构域围成一个中心,形成Nav1.8的中央孔,每个结构域含6个α螺旋穿膜结构(S1~S6),其中保守的S4是钠离子通道的电压感受器。β-亚单位有β_1~β_4,其中在人类主要是β_1和β_3。

2. 功能 SCN10A存在于心房组织,主要分布于心脏神经纤维和心肌纤维,另外心肌细胞的闰盘和缝隙连接中也有分布。目前研究发现,负责编码电压门控钠离子通道α-亚单位的基因,依次命名为SCN1A~SCN11A,SCN10A基因编码的蛋白质产物为电压门控型Nav1.8通道的功能性α-亚单位,SCN10A基因变异可能引起其结构或功能发生变化。

3. 突变 SCN10A基因突变部位集中于跨膜区,常见突变位点为第14位精氨酸(Arg)被亮氨酸(Leu)所置换(Arg14→Leu)、第1268位精氨酸(Arg)被谷氨酰胺(Gln)所置换(Arg1268→

Gln)等。

(十八)HEY2基因

HEY2基因为18型BrS致病基因。

1. 结构 HEY2基因定位于第6号染色体长臂21区到22区(6q21~22),长约12kb,由5个外显子和4个内含子组成,编码337个氨基酸。

2. 功能 HEY基因为Hairy相关基因家族的亚基因家族,由HEY1、HEY2、HEYL三个结构相似的基因构成,编码蛋白质属碱性螺旋—环—螺旋(basic helix-loop-helix,bHLH)转录因子。HEY参与心脏瓣膜的形成、心肌及大血管的正常发育,并且可提高HEY介导Notch信号系统而影响心脏的发育。

3. 突变 实验研究表明,HEY2可能影响BrS中钠离子通道的心室室壁梯度表达。HEY2基因缺失突变时可造成Notch信号通路传递障碍,而引起心肌肥厚和心肌组织纤维紊乱等。

(十九)SEMA3A基因

SEMA3A基因为19型BrS致病基因。

1. 结构 SEMA3A基因定位于第7号染色体短臂12区1带(7p12.1),由17个外显子和16个内含子组成,编码772个氨基酸,相对分子质量约为88.8kD。

2. 功能 SEMA3A基因是semaphorin家族的成员,编码具有免疫球蛋白样C2型结构域、PSI结构域和Sema结构域的分泌蛋白。SEMA3A具有调节轴突导向、细胞黏附、增殖及血管形成等功能。

3. 突变 研究表明,SEMA3A对心肌细胞有直接作用,其中高度表达可直接诱导心肌细胞凋亡,而低度表达则可减少心肌细胞凋亡,并可调节BrS发生的基质。

四、发病机制

(一)致病病因

SCN5A基因突变是第1个被发现引起BrS的

致病病因,其突变占 BrS 基因突变的 15%～30%;第 2、3、4 个被发现的 BrS 致病病因分别为 GPD1L 基因、CACNA1C 基因、CACNB2b 基因的突变;近年研究还发现 SCN10A 基因突变也是 BrS 的重要致病病因,约占 BrS 基因突变的 16.7%。

1.SCN5A 基因 负责编码电压门控钠通道 α-亚单位的基因,依次命名为 SCN1A～SCN11A。钠通道由 α-亚单位和 β-亚单位组成,α-亚单位是钠通道的基本功能单位,具有电压敏感和离子选择功能,可引起心肌细胞动作电位的快速上升,同时使冲动在心肌组织间快速传导。这种钠通道在正常心律的启动、传播及维持中起重要作用,同时还可产生动作电位晚期的去极化电流,从而延长了动作电位时程(action potential duration,APD),产生这种晚钠电流(late sodium current,I_{NaL})的原因是钠通道不能保持其失活状态,发放了一个不该产生的显著内向电流。

2.GPD1L 基因 GPD1L 参与心脏钠通道向细胞表面的运输,在共表达 GPD1L 与 SCN5A 转染的 HEK(人胚肾)细胞中。

3.CACNA1C 基因 CACNA1C 基因编码心脏电压依赖性 L-型钙通道的 α-亚单位,是产生缓慢内向钙离子流(Cav1.2)的物质基础,其功能是维持除极化形成的平台期,与兴奋—收缩耦联有关。

4.CACNB2b 基因 CACNB2b 功能主要为钙离子内向电流,是参与维持动作电位 2 相平台期的形成。

5.SCN10A 基因 SCN10A 基因 Arg14→Leu、Arg1268→Gln 突变与野生型 SCN5A 基因共表达分别使钠通道电流下降 79.4%、84.4%,表明 SCN10A 基因突变可能是引起 BrS 发病的主要易感基因之一。

6.SCN1B 基因 心脏钠离子通道由 α-亚单位和 β 亚单位构成,其中 β 亚单位中 β₁ 由 SCN1B 基因编码。β 亚单位是一种由细胞外 N 末端、一个跨膜片段和细胞质 C 末端组成的蛋白,他们增加细胞膜 Nav1.5 的表达,增大快钠内流(fast sodium inward current,I_{Na})电流幅度,调节 Nav1.5 的门控特性,并且在 Nav1.5 蛋白与细胞外基质分子、细胞质细胞骨架和心脏细胞连接成分的相互作用中起着重要的作用(如钙黏素和连接蛋白等)。

7.KCNE3 基因 KCNE3 基因可导致延迟整流钾电流(delayed rectifying potassium current,I_K)幅度增强,KCNE 多肽对心脏 Kv4.3 通道起抑制作用,其中 KCNE3 基因 Arg99→His 突变时可解除这种抑制作用,对 Kv4.3 通道产生了正向效应。

8.SCN3B 基因 SCN3B 基因编码心肌钠离子 β 亚单位中 β₃,心肌钠离子 β₃ 为调节钠通道,其功能具有促进 Nav1.5 蛋白表达作用。

9.KCNJ8 基因 KCNJ8 基因编码 Kir6.1 通道蛋白,参与构成 ATP 敏感性钾通道的主要亚单位。心肌 ATP 敏感性钾通道由 SUR2A 和 Kir6.2 组成,其中血管包括冠状动脉上的 Kir6.2 和 Kir6.1 由 KCNJ8 编码,心肌 Kir6.2 由 KCNJ11 编码,血管平滑肌中 SUR2B 与 Kir6.2 或 Kir6.1 共表达形成。

10.CACNA2D1 基因 CACNA2D1 基因编码 L-型 Ca^{2+} 通道的 $α_2δ_1$ 亚单位,$α_2δ_1$ 亚单位在骨骼肌、心肌、血管平滑肌及大脑中均有较高水平的表达。

11.KCND3 基因 KCND3 基因编码 I_{to} 在心房肌和心室肌的复极早期发挥着重要作用,许多调节蛋白和细胞内第二信使信号均参与了 I_{to} 的调节。

12.MOG1 基因 MOG1 是调节心脏钠通道功能的重要蛋白,它通过增加 Nav1.5 在细胞膜表面的表达使细胞钠电流密度增加。

13.SLMAP 基因 SLMAP 基因 Val269→Ile 和 Glu710→Ala 错义突变与 BrS 发生有关,该错义突变可使细胞膜上 Nav1.5 通道表达下调,同时并不改变通道门控的特性,提示 SLMAP 基因突变可影响 Nav1.5 通道蛋白的迁移。

14. SCN2B 基因　SCN2B 基因 Asp211→Gly 突变时可导致钠通道电流密度降低。

15. HEY2 基因　HEY2 在心室心肌致密部表达,与在心内膜及心外膜表达的 HEY1 之间相互作用,对心肌小梁的形成和维持起着重要作用。

(二)遗传学机制

目前关于 BrS 发病机制尚不完全清楚,一般认为与相关致病基因突变引起局部心室肌复极早期的离散度增加及局部传导异常等有关。

1. 心肌细胞电生理机制　正常心室肌细胞形成的动作电位按其发生顺序分为 0 相除极、1 相复极、2 相复极、3 相复极和 4 相复极,动作电位总时程约为 200ms。Na^+ 快速内流形成 0 相除极,K^+ 外流和 Na^+、Ca^{2+} 内流共同形成了 1 相复极、2 相复极。I_{to} 是 0 相除极后形成 1 相复极最重要的离子流,该通道激活速度较快,瞬时强大的外向 K^+ 离子流使除极动作电位从高峰快速下降,形成 1 相快速复极,动作电位呈尖峰状,此后 I_{to} 逐渐减少,由缓慢持续的钙电流、钠内流占优势,形成 2 相圆顶状。

心肌细胞复极存在明显药理及电生理异质性,它不仅存在于心脏不同的心肌细胞,如心房肌、心室肌的细胞间,而且存在于心肌各层细胞间,如外膜层、中层(M 细胞)及内膜层,甚至存在于单层心肌细胞间,正常时心外膜、中层及内膜的动作电位特性显著不同。

(1)外膜层:心外膜层心肌细胞动作电位特性是 0 相幅度较低,而复极 1 相尖峰状显著,复极 2 相圆顶状明显,APD 相对较短,并且影响因素较多。心外膜层心肌细胞动作电位呈尖峰状和圆顶状主要与 I_{to} 有关,I_{to} 分布在哺乳动物的心外膜层明显多于心内膜层,右心室显著多于左心室。

(2)内膜层:心内膜层心肌细胞动作电位特性是 0 相幅度较心外膜高,动作电位尖峰不明显或缺如,且 APD 相对较长。心内膜层与心外膜层之间动作电位的这种差异,可造成心室复极早期跨室壁电位差,在心电图上表现为 J 波。研究认为,J 波可能是心外膜 I_{to} 介导的动作电位切迹在体表心电图上的表现,由于 I_{to} 在心外膜、心内膜的心肌分布差异,心外膜明显多于心内膜。

(3)中层:中层也含有 I_{to},故动作电位亦呈尖峰状或圆顶状,中层心肌细胞完全复极结束出现在 T 波终末,所以 APD 较前两者长,且具有明显的慢频率依赖性和对 III 类抗心律失常药不适当延长的特殊反应。

2. SCN5A 基因　正常心肌细胞的跨膜电位达 $-70 \sim -60mV$ 时,激活闸门开始开放,达 $-35 \sim -25mV$ 时,大量钠内流形成峰钠电流及动作电位的 0 相除极。钠通道开放过程持续约 $2.0 \sim 3.0ms$,失活开始于膜电位 $-55mV$ 左右,到 0mV 时几乎全部失活。因此钠通道的激活、失活和静息三种状态紧密耦合维持心肌细胞的正常兴奋和传导。SCN5A 基因突变引起峰钠电流降低,可能通过功能下降机制导致 BrS 发生。

(1)功能性钠离子通道数量的减少或不表达,如蛋白滞留在内质网中。

(2)动力学改变,如电压和时间依赖性 I_{Na} 激活、失活、复活、进入失活中间状态或加速失活,而导致钠离子通道功能改变。另有研究显示,突变通道在高温下特异激活,这与 BrS 患者高热时易发生室性心动过速的临床现象一致,从而提示 BrS 患者发热时和热带地区的患病风险增加。

(3)SCN5A 基因突变后,钠通道的结构和数目发生变化,从而使 I_{Na} 减少,同时优势分布于心外膜的 I_{to} 增加,使心外膜 APD 缩短,心内膜与心外膜之间的电位梯度及不同步的复极化过程,引起局部心肌间的 2 相折返,最终导致心电图 ST 段抬高,以及以折返机制为基础的心律失常。由于右心室 I_{to}

的分布密度高于左心室，因此心电图 $V_1 \sim V_3$ 导联出现特异性改变。

BrS 在亚洲国家人群发病率较高的机制，可能与亚洲国家人群在 SCN5A 基因启动子区域特有的序列有关。除 SCN5A 外还可能存在其他基因的突变，导致动作电位早期 I_{to} 增加或内向钙离子电流（calcium channel current, I_{Ca}）降低，从而引起这种特异性心电图改变和心律失常的发生，可见 BrS 致病基因具有多态性，不同患者基因突变类型可能不同，但都涉及 I_{to} 和 I_{Ca} 的变化。

3. BrS 电生理机制　BrS 可能是由于动作电位 2 相折返所引起的触发活动，钠通道功能减弱，钠电流密度下降，外向钾电流 I_{to} 相对占优势，在 I_{to} 密度较高的右心室外膜更明显。心外膜 APD 缩短，平台期丢失，切迹加重而心内膜平台期仍存在，APD 不缩短，导致跨室壁复极离散度（transmural dispersion of repolarization, TDR）增加和有效不应期（effective refractive period, ERP）增大，体表心电图表现为 $V_1 \sim V_3$ 导联 ST 段抬高和 T 波倒置，三层心肌电不均一性增加，1 个室性期前收缩即可促发折返激动在心内膜与心外膜之间循环，而诱发室性心律失常，因该折返发生与复极 2 相平台期丢失有关，故称为 2 相折返。若心外膜动作电位的复极完成在 M 细胞和心内膜之前，则心电图 T 波为正向，ST 段呈马鞍型抬高，如钠电流进一步减少，心外膜 APD 超过 M 细胞和心内膜，切迹加重以致变成由右心室内膜向外膜方向复极，跨膜电压梯度发生逆转，引起下斜型 ST 段抬高，为 BrS 心电图特征性表现。

4. 心外膜之间的 APD 缩短可存在不均一性，当某些部位 2 相圆顶丢失时，APD 缩短明显，而另一些部位仍保持 2 相平台，其 APD 不缩短，心外膜层动作电位圆顶的非均匀性丢失使心外膜复极离散度增加。这种异常可诱发冲动在心外膜动作电位 2 相平台正常的心肌，与动作电位平台丢失的心

肌之间传导，当动作电位电压梯度足够大时可产生局部电流，电紧张扩布从 2 相存在部位向 2 相丢失部位传导，导致局部再兴奋，出现配对间期非常短的室性期前收缩落在易损窗，形成 R on T（R/T phenomenon）现象，并由此引发环形折返激动，而诱发恶性室性心律失常。

5. 通过信号平均心电图（signal - averaged electrocardiograph, SAECG）检查可描记心室晚电位（ventricular late potentials, VLP）。对 VLP 研究发现，右心室流出道处心室前壁与间隔区域存在传导延搁，迷走神经兴奋时这种延搁更为明显，这可能与 BrS 患者易于在夜间出现室性心律失常有关。

6. 性激素　睾酮可增加净外向电流，从而可能引起 BrS 表型，致使男性比女性更容易诱发出心电图异常，并且在随访中可发现心血管不良事件的发生。

根据人心肌细胞建立的数学模型研究发现，与女性心肌细胞形成对照的男性心肌细胞具有有限的“去极化储备”，这种有限的去极化储备在很大程度上是因为男性心肌细胞的 I_{to}、I_{Kr} 的密度较高及 L-型钙电流（L-type calcium current, I_{CaL}）密度较低所致。因此男性心肌细胞具有更高的“全或无”的复极敏感性，这可能使男性 BrS 患者更易发生快速室性心律失常。与女性相比，男性右心室心外膜心肌细胞 I_{to} 的增加或许可用来解释 BrS 中男性室性心动过速、心室颤动、心脏性猝死风险增高的发病机制。

五、病理

早期临床研究认为，BrS 患者的心脏结构、形态及功能等均为正常，但近年来研究表明，BrS 患者在右心室流出道处存在着轻微的结构异常，这些轻微异常的结构可能会影响冲动的传播，甚至成为发生心律失常的基质。临床表现及非侵入心脏检查均正常的 BrS 患者，通过心内膜活检有的患者可

发现存在隐匿的心肌组织结构异常,这些隐匿的心肌组织结构异常通常位于右心室流出道,从而产生BrS心电图变化。典型 BrS 心电图改变的患者其右心室组织病理检查可存在脂肪组织浸润,其中SCN5A 基因突变的携带者表现出心肌细胞退行性变和死亡。

六、临床表现

BrS 是一种新的疾病谱,临床表现各异差异较大,可表现为静息基因突变携带者、药物激发试验心电图异常者、晕厥反复发作者或以猝死为首发者等。

(一)症状

1.发生率　在全球范围内 BrS 发病率约为0.05%,以 2002 年欧洲心脏病协会诊断标准,心电图的人群检出率为 0~1.22%。成年人 1 型 BrS 心电图改变的发病率,日本为 0.15%~0.27%,菲律宾约为 0.18%,北美日裔人群为 0.15%,欧洲为 0~0.017%,北美为 0.005%~0.10%;而我国 Brugada波在健康汉族人群发生率约为 0.075%~1.82%。研究表明,东南亚(如老挝、柬埔寨、越南、泰国等)某些地区发病率较高,北美及西欧地区的发病率较低,BrS 在亚洲发病率高的原因尚不清楚。

2.性别　男女之比为 8:1~10:1,中国患者有相同的发病趋势。男性发病率高可能与其 I_{to} 更显著有关,另外较高的睾酮激素水平也可能对男性发病率起一定的作用。

3.年龄　临床研究发现 BrS 发病年龄最小为出生 2 天,最大为 84 岁,其中以 30~40 岁男性青年多见。

4.家族史　BrS 患者多数有心脏性猝死家族史,家系调查可发现家族成员中有心电图异常者,而临床检查多无器质性心脏病。

5.诱发因素　体温升高可能是部分 BrS 患者SCN5A 基因突变重要的调节因素,体温升高可加速钠通道的失活,因发热导致心电图 V_1~V_3 呈右束支传导阻滞伴有 ST 段上抬,使 BrS 显现出来,尤其是儿童,体温调节作用可能更大,高热惊厥可能是儿童 BrS 的首发表现。

(二)基因型—表型

1.SCN5A 基因突变　BrS 患者 SCN5A 基因突变导致心肌 Na^+ 快速电流减少,引起动作电位 0期去极化的速度及幅度降低,1 期的切迹加深,致使局部心肌的传导发生延迟而形成碎裂 QRS 波(fragmented QRS complexes, fQRS),fQRS 为 BrS心肌传导障碍,可能是 BrS 发生恶性心律失常的基质。自发性 1 型 BrS 心电图患者有不明原因的晕厥被认为是危及生命的心律失常,推荐植入 ICD。

2.GPD1L 基因突变　GPD1L 基因 Ala280→Val 突变时可导致细胞表面钠通道表达下降 30%,并减少内向钠电流。

3.CACNA1C 基因突变　CACNA1C 基因Ala39→Val、Gly490→Arg 突变时可导致 I_{CaL} 表达减少,通过功能下降机制引起 BrS 发生,也可导致 BrS与短 QT 综合征的复合型,其中 Ala39→Val 突变还可存在细胞内转运缺陷。

4.CACNB2b 基因突变　CACNB2b 基因Ser481→Leu 突变时可引起 I_{CaL} 表达减少,通过功能下降机制引起 BrS 发生。

5.SCN1B 基因突变　SCN1B 基因 Gln87→Gly突变时在中国仓鼠卵巢(Chinese hamster ovary,CHO)细胞上进行电生理检查发现,不增加共转染的 Nav1.5 钠通道电流,钠电流相对减少,通过功能下降机制导致 BrS 发生。

6.KCNE3 基因突变　KCNE3 基因 Arg99→His突变时解除 KCNE 多肽对心脏 Kv4.3 通道抑制作用,对 Kv4.3 通道产生了正向效应。

7.SCN3B 基因突变　SCN3B 基因 Val110→Ile突变时 Nav1.5 通道功能减低,导致 I_{Na} 减少,钠离

子峰值电流减少,通过功能下降机制引起 BrS 发生。实验研究显示,SCN3B 基因缺失导致心肌细胞功能紊乱,心律失常易感性增加,钠电流峰值降低,临床表现为心动过缓、房室传导阻滞等传导障碍;而 SCN3B 基因失用性突变则降低了 Nav1.5 蛋白在细胞表面的表达和移动,减少钠通道电流的密度,改变门控通道动力学特性,导致各种心律失常的发生发展。

8. KCNJ8 基因突变　KCNJ8 基因 Ser422→Leu 为功能获得性突变,导致 ATP 敏感性钾电流(ATP sensitive potassium current, I_{KATP})通道对 ATP 敏感性降低,既可引起 BrS 也可导致早复极综合征的发生。

9. KCND3 基因突变　在心脏 Kv4.3 通道蛋白羧基末端 KCND3 基因 Gly600→Arg、Leu450→Phe 突变时可导致 I_{to} 上调,致使动作电位穹顶消失。

10. ABCC9 基因突变　ABCC9 基因 Val734→Ile、Ser1402→Cys 突变时可导致 I_{KATP} 密度的上升而引发 BrS。

11. SCN10A 基因突变　SCN10A 基因编码钠通道的激活和失活均较慢,推测可能参与了 I_{NaL} 的组成。SCN10A 基因突变临床症状较明显,可表现为晕厥、胸痛及发生室性心律失常等,并且心电图 PR 间期延长及 QRS 波群增宽等较显著,与早复极综合征、心脏传导障碍等疾病的表型重叠。

（三）并发症

1. 心房颤动　心房颤动是 BrS 常见的房性心律失常,发生率为 6.0%~53.0%。研究发现,BrS 患者希氏束电图 HV > 55ms 易发生房性心律失常。心房颤动在夜间发作,提示夜间迷走神经张力增高,交感神经失活降低 I_{CaL},从而导致动作电位穹隆的消失,日间交感神经紧张有助于维持动作电位穹隆以预防心律失常,这或许能解释为什么 BrS 患者多发生夜间猝死。夜间发生心房颤动时 $V_1 \sim V_3$ 呈右束支传导阻滞伴 ST 段上抬,是 BrS 特征之一。

2. 恶性心律失常

（1）首发症状:BrS 患者临床可表现室性心律失常、发作性晕厥、心室颤动,部分患者以心脏性猝死为首发症状,且多发生于睡眠中。

（2）诱发原因:BrS 常见诱发因素有发热、电解质紊乱(低血钾、高血钾、高血钙等)、胰岛素与葡萄糖同时静脉应用、醉酒或可卡因中毒等。

（3）发作方式:①自然发作的心室颤动多见于夜间或睡眠中,偶见于白天或清醒状态;②短暂发作可引起心悸、头晕及晕厥先兆等;③持续性发作则可能引起晕厥或猝死;④夜间睡眠中发作时患者周围人可能听到患者尖叫、濒死呼吸或抽搐等表现;⑤恶性心律失常发作常有时间集中的特征,即一旦发作 1 次,有可能很快再次发作 1 次或数次。

3. 心脏性猝死　BrS 患者引起的心脏性猝死占所有猝死的 4.0%~12.0%,约占心脏形态、结构及功能正常者猝死的 20%;其中无症状的 BrS 患者每年心脏性猝死发生率为 8.0%~12.0%,BrS 猝死生还者的每年心脏性猝死发生率约为 69%。

七、辅助检查

（一）心电检查

1. 常规心电图

（1）J 点:心电图上 QRS 波群与 ST 段交界处一个突发性的转折点(结合点)称为 J 点,通常 J 点上下偏移 < 0.1mV,大多在等电位线上,J 点标志着心室除极的结束,复极的开始。

（2）J 波:J 波又称 Osborn 波、驼峰波征、晚发波、电流损伤波、低温波等。心电图 J 点抬高 ≥ 0.1mV,时程 ≥ 20ms,呈向上圆顶状或驼峰状的偏离基线波,称为 J 波。J 波的细胞离子流机制是复极早期 I_{to} 增加,形成了心内膜和心外膜间的电位差。正常人群中心电图 J 波的发生率为 2.5%~18.2%,常受体温、pH 等影响。J 波可呈频率依赖性,即心率慢时 J 波明显,心率增快时 J 波可不明显或者消失。

（3）ST段：BrS患者ST段可呈动态变化，其特征性改变为右胸导联（$V_1 \sim V_3$）ST段下斜型或马鞍型抬高，伴或不伴有右束支传导阻滞，ST段抬高与传导延迟，这种延迟已在BrS患者的右心室流出道观察到。

（4）T波最高点至T波终点（T peak-T endinterval，Tp-Te）间期：Tp-Te间期为胸前导联（$V_1 \sim V_4$）窦性心律T波最高点（或倒置最深处）至T波终点的间期。①T波终点确定：如T波与等电位线交点清楚，则以该交点为准；若交点不清，则以T波远侧支（直立T波的下降支）的切线与等电位线的交点为准；如有U波，则取T波与U波交界的最低点为T波终点。②机制：Tp-Te间期通常代表心脏复极过程中心室外膜下肌层复极结束到心室中层M细胞复极完毕的时间，是目前在人体表面间接反映心室不同肌层跨壁离散度变化的唯一指标。Tp-Te间期和QT间期均是反映复极变化，但QT间期是反映心肌细胞0相、1相、2相、3相电位的变化，而Tp-Te间期只反映3相快速复极电位的变化，Tp-Te间期值与QT间期值的变化不同步，这是其独特的基因和离子通道调节的结果。③意义：Tp-Te间期是BrS患者复极化过程的重要参数之一，心室TDR是心律失常的重要指标，离体动物楔形心室肌研究证实，从时机上T波顶点与心外膜复极相当，T波终点与M细胞复极相当，因此Tp-Te间期是反映TDR的指标。Tp-Te间期正常值为80~100ms，Tp-Te间期>100ms时易诱发室性心律失常。

（5）动态变化：BrS患者心电图可在同一个患者先后观察到不同变化，因此在疑及BrS患者时心电图检查应进行多导联、反复及在不同时间进行检查分析对比。BrS心电图动态变化具有以下特征：①间歇性：不同时间或不同次的心电图记录中，患者异常心电图可表现为时有时无，约有40%患者异常心电图可暂时变成正常；②多变性：同一患者在不同时间记录的心电图可明显不同，可在不同类型的异常心电图之间相互演变；③非经典部位：BrS特征性表现多为右胸导联（$V_1 \sim V_3$）心电图异常，但也有少数患者可表现在下壁（Ⅱ、Ⅲ、aVF）导联或者左胸导联（$V_4 \sim V_6$）ST段抬高；④沉默基因携带者：虽然携带SCN5A基因突变，但始终不表现出异常心电图的变化，包括药物激发试验时也不能使其显现。

（6）Tp-Te/QT比值：为了测量Tp-Te间期在复极过程中所占的比重，可计算Tp-Te/QT比值，正常比值为0.17~0.23。

（7）Tp-Te间期离散度（TP-Te interval dispersion，TP-TED）：同步记录12导联心电图中Tp-Te间期最长值与最短值的差值，称为TP-TED。TP-TED正常值为15~45ms。

（8）fQRS：fQRS系指在常规12导联心电图中同一冠状动脉供血区内，≥2个相邻导联QRS波群显现多向（>3向）波、特定的不同形态QRS'波、多个R（S）波切迹或尖峰样波（spikes）等图形。BrS患者fQRS诊断标准：①在$V_1 \sim V_3$导联或导联上移后，>1个导联显示自发性Ⅰ型BrS波；②在$V_1 \sim V_3$导联中任何1个导联QRS波群中显示≥4个尖峰样波或3个导联共显示≥8个尖峰样波；③排除右束支传导阻滞，BrS患者伴有fQRS易于发生室性心律失常。

2.胸前导联上移　胸前导联上移对Ⅰ型Brugada波具有诊断意义，而对Ⅱ型和Ⅲ型Brugada波心电图没有诊断意义。因此当患者表现为Ⅱ型、Ⅲ型Brugada波心电图特征时，可将标准胸前导联向上移1~2肋间进行描记，可使其表现出Ⅰ型Brugada波图形，才具有诊断价值。

3.新胸导联　增加胸前心电图导联数量，扩大其检查范围，可提高心电图对BrS诊断的敏感性，新胸导联位置，图2.1。

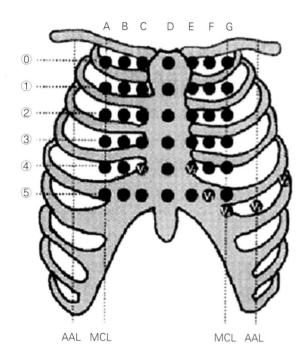

图 2.1　新胸导联位置示意图

注:新胸导联分为 7 列(A~G),6 行(0~5),共 42 个导联。①A 和 G 列分别为右侧和左侧锁骨中线,C 和 E 分别为胸骨右侧缘和胸骨左侧缘,D 列为胸骨正中线,B 列为 A 和 C 列的中线,F 列为 E 和 G 列中线;②0 行为第一肋上缘,1~5 行为第 1~5 肋骨间;③● 为相应导联位置;V₁~V₆ 代表标准胸导联,其与新胸导联的关系为:C₄=V₁,E₄=V₂,F₅=V₃;④AAL 为腋前线,MCL 为锁骨中线。

4.动态心电图　动态心电图检查有助于发现 BrS 患者在静息、运动及睡眠状态下 ST-T 演变、心律失常发作等;因为有部分 BrS 患者在静息时心电图正常,而在运动、发热、低钾血症或使用钠通道阻滞剂后才表现出异常心电图变化。

5.SAECG　SAECG 检查可描记晚期心室(心房)电活动,其中在 QRS 波群终末部、ST 段内的高频、低振幅、多形性碎裂电活动,称为 VLP。VLP 分析方法有时域分析、频域分析和时频三维图,临床上以时域分析最为常用。VLP 是由于局部心肌缺血、缺氧及病变等所致的电生理特性改变,导致心肌局部除极延迟而形成。传导延迟表明心室内有潜在性的折返径路,为心律失常的主要发生机制。临床研究表明,VLP 阳性对 BrS 诊断的敏感性为 89%,特异性为 50%,阳性预测率为 71%,阴性预测率为 78%。

6.药物负荷试验　BrS 患者心电图呈特征性表现时诊断较易,但 Brugada 波在心电图约有 40% 表现不典型,并且在同一患者中,不同时间及不同状态下 Brugada 波也有变化。BrS 在间歇性、多变性、隐匿性、非经典部位及沉默基因携带时应用钠通道阻滞剂可使其呈现为阳性,提高诊断的敏感性。应用钠通道阻滞剂激发诊断 BrS 的作用机制可能是钠通道阻滞剂减弱内向离子流和(或)增强外向离子流,人为地加重复极 1 相的离子流失衡,增加跨室壁电压差,从而 J 点和 ST 段抬高更趋于显著。

(1)方法学:①2005 年 ESC 第二次专家共识报告中推荐的常用试验钠通道阻滞剂有阿义马林、氟卡尼、普鲁卡因胺、吡西卡尼等。其中阿义马林 1mg/kg,5min 静脉泵入;氟卡尼 2mg/kg,10min 静脉泵入;普鲁卡因 10mg/kg,10min 静脉泵入;吡西卡尼 1mg/kg,10min 静脉泵入。②国内常用普罗帕酮:首剂 1.0~1.5mg/kg,5min 静脉泵入,给药后 20min 观察有无阳性反应,再给予 0.5~1.5mg/kg,2.5min 静脉泵入,必要时可重复 1 次,但总量不超过 2.0mg/kg。

静脉应用结束,分别于泵入后的 1min,5min,10min,15min,20min,25min,30min,40min,50min 和 60min 描记标准 12 导联心电图。

(2)适应证:①无器质性心脏病患者经历过猝死生还、发生过不明原因晕厥、记录到多形性室性心动过速或心室颤动;②家族史有确诊的 BrS、心脏性猝死、反复发作不明原因晕厥的患者;③疑似 BrS 样心电图改变(至少一个右胸导联有马鞍型、下斜型 J 点或 ST 段抬高<2mm)的无症状及无器质性心脏病的患者。

(3)阳性判断标准:①基础心电图呈 Ⅱ 型 BrS 和 Ⅲ 型 BrS 改变,药物试验后转变成 Ⅰ 型 BrS 样 ST

段抬高者;②基础心电图阴性,药物激发试验引起 $V_1 \sim V_3$ 导联 J 波的振幅抬高＞2mm 者,不管有无右束支传导阻滞;③由Ⅲ型 BrS 转变成Ⅱ型 BrS 者意义尚不清楚。

药物激发试验显示,对 BrS 诊断的敏感性为80.0%、特异性为94.4%、阳性预测率为93.3%、阴性预测率为82.9%。由此可见,药物激发试验有助于提高 BrS 诊断效率。

(4)终止试验:药物激发试验时出现如下情况应立即终止给药:①药物试验达到阳性诊断标准;②出现频发性室性期前收缩、室性心动过速或心室颤动;③出现 QRS 波群较药物激发试验前增宽≥30%。

(5)注意事项:药物激发试验可能诱发严重心律失常,甚至心室颤动,故应准备好除颤器、心肺复苏及生命支持系统等抢救设备和药物。由于儿童药物试验敏感性低,且更易诱发室性心动过速,故儿童不宜进行药物激发试验。对于已知的携带钠通道变异或存在 P-R 间期延长的患儿,要慎重或禁忌进行钠通道阻滞剂激发试验。

7. 植入式心电记录器(implantable loop recorder,ILR) ILR 检查为埋入人体左胸皮下从而长期监测心电信号的仪器,通过患者手动触发或系统自动激活进行记录,可高效、安全及长时间监测晕厥的发作,以及恶性心律失常的发生,可在长达数年的时间内连续记录心电信息,明确室性心律失常与患者反复发作晕厥是否相关,进而为 BrS 发病机制的研究、制定治疗措施及预测预后等方面提供可靠的资料,是目前诊断 BrS 发生恶性心律失常敏感而特异的微创性检查方法。

(二)实验室检测

1. 血液生化 ①血清 K^+、Na^+、Ca^{2+}、Mg^{2+} 的水平;②血清丙氨酸氨基转移酶(alanine aminotransferase,ALT)、天门冬氨酸氨基转移酶(aspartate aminotransferase,AST)的活性值;③血清

促甲状腺素、三碘甲状腺原氨酸、甲状腺素、游离三碘甲状腺原氨酸及游离四碘甲状腺原氨酸的水平;④血清卵泡生成激素、黄体生成素、雌二醇、黄体酮、睾酮及催乳素的水平。

2. 基因突变 ①BrS 患者经基因检测显示1/3有遗传异常,其中国内研究报道 BrS 患者主要与 SCN5A 基因突变有关,并且 Brugada 波可与短 QT 间期并存;②通过 BrS 遗传学的研究,可寻找新的致病基因,以实现基因诊断及确定家族成员患病的风险;③基因检测研究其发病机制及危险分层提供量化指标;④识别有轻微或无症状的患者,从而达到在出现症状前进行干预;⑤观察分析基因型—临床表型之间的关系,有助于精准治疗。

(三)心脏超声检查

经胸超声心动图可发现部分患者室间隔、左心室后壁轻度增厚,舒张功能减退,但这些异常表现不具有特异性。

(四)影像学检查

1. 心脏磁共振成像(cardiac magnetic resonance,CMR) CMR 检查是测量左右心室容量、质量及射血分数的金指标。CMR 平扫与钆造影剂延迟增强(late gadolinium enhancement,LGE)成像不仅可以准确检查心脏隐匿的心脏结构异常,而且能识别脂肪组织浸润、心肌细胞退行性变等病变。

2. EPS 检查

(1)方法:EPS 应先后对右心室心尖部和右心室流出道两个部位进行刺激,至少 3 个基本周长(即 $S_1S_1$600ms,430ms,330ms),外加 3 个早搏刺激,直到最短的联律间期为200ms。

(2)终点:①诱发的室性心动过速绝大多数为 PVT,很少诱发出单形性室性心动过速;②能够反复重复诱发出非持续性室性心动过速,非持续性室性心动过速是指每阵＞6 个周期,室性心动过速持续时间＜30s;③诱发的非持续性室性心动过速的

心室率一般较快,多在200~300次/分。

(3)意义:①EPS结果阳性是BrS明确诊断的重要标准之一;②EPS结果不仅对诊断有价值,对预后判断和危险分层也有一定的意义;③诱发室性心动过速和心室颤动的期外刺激的联律间期一般较短,这与器质性心脏病的EPS结果不同;④EPS结果阴性时可给予药物后重复上述EPS检查。

八、诊断

(一)2002年ESC发布第一届诊断BrS专家共识

ESC将BrS心电图表现分为3型:

1. Ⅰ型Brugada波　心电图ST段呈穹隆型下斜抬高,J波振幅或ST段抬高≥2mm,伴有T波倒置,其间几乎无等电位线,患者常有致命性室性心律失常发生。

2. Ⅱ型Brugada波　心电图ST段呈马鞍型抬高,起始部抬高≥2mm,下凹部分抬高≥1mm,T波正向或双向。

3. Ⅲ型Brugada波　心电图改变介于Ⅰ型和Ⅱ型之间,即ST段呈马鞍型和(或)下斜型抬高<1mm,J波抬高≥2mm,T波正向。

近年研究发现在原来3型的基础上,提出一种新型的Brugada波,即心电图表现为J波幅度≥2mm,ST段下斜型抬高≥2mm,T波直立或浅倒置(<1mm),将其称为0型Brugada波。0型Brugada波与Ⅰ型Brugada波相似,仅0型Brugada波的T波无倒置或浅倒置,但0型Brugada波目前尚未得到公认。0型Brugada波出现提示患者存在严重的复极异常与心电不稳定,易于发生室性心律失常甚至心室颤动,其预后不良,可能是BrS患者发生心脏性猝死的预警性新指标。

(二)2005年ESC发布第二届诊断BrS专家共识

1. 排除其他原因引起心电图异常的情况下,无论是否应用钠通道阻断剂(阿吗啉、氟卡尼、吡西卡尼、普鲁卡因胺等),只要右胸导联(V_1~V_3)>1个导联出现Ⅰ型BrS表现,并伴以下情况之一,即可诊断为BrS:①记录到室性心律失常,包括心室颤动、PVT或由EPS诱发室性心动过速、心室颤动;②阳性家族史:年龄<45岁家系成员中有猝死或心电图特异性改变者;③具有心律失常的相关症状:即晕厥发作或夜间极度呼吸困难者。

2. 基础情况下,心电图右胸导联(V_1~V_3)>1个导联出现Ⅱ型或者Ⅲ型Brugada波,应用钠通道阻滞剂后转变为Ⅰ型BrS表现,并且存在一个或多个上述临床表现时,也可诊断为BrS。

(三)2012年心电诊断BrS新的诊断指标

1. Corrado指数　Corrado指数是指心电图V_1或V_2导联QRS-ST的最高点(J点)的幅度(STJ)与该点80ms后ST段幅度(ST_{80})的比值,故又称STJ/ST_{80}比值。Corrado指数>1为阳性,为Brugada心电图改变;Corrado指数<1,为其他原因引起V_1或V_2导联上出现r'波。

2. β角　S波上升支与r'波降支之间的夹角称β角,β角>58°为Brugada心电图改变。

3. r'波三角　高耸的r'波最高点之下5mm处的底线称为r'波三角,底线>3.5mm为Brugada心电图改变。

(四)2013年HRS、EHRA及APHRS制定了专家共识

2013年HRS、EHRA、APHRS对原发性遗传性心律失常的诊断和治疗发布了专家共识,专家共识中结合既往关于BrS心电图诊断的敏感性及特异性的临床研究结果,制定了新的BrS诊断标准:当自发出现或使用钠通道阻断剂(阿吗啉、氟卡尼、吡西卡尼、普鲁卡因胺等)药物激发试验后,心电图出现如下两种情况之一均可诊断为BrS。

1. Ⅰ型Brugada波　右胸导联V_1~V_2(常规位置、上一肋间隙或上2个肋间隙)中,≥1个导联出现ST段下斜型抬高≥2mm,包括自发出现、静脉使用Ⅰ类抗心律失常药物激发试验后出现的Ⅰ型

Brugada 波。

2. Ⅱ型、Ⅲ型 Brugada 波　右胸导联 V₁~V₂（常规位置、上一肋间隙或上 2 个肋间隙）中，≥1 个导联出现Ⅱ型、Ⅲ型 Brugada 波，静脉使用Ⅰ类抗心律失常药物激发试验后演变成Ⅰ型 Brugada 波。

（五）2016 年评分诊断标准

2016 年 APHRS、EHRA、HRS 及 SOLAECE 专家在中国上海共同制定了 BrS 诊断评分标准，评估了 J 波综合征（包括 BrS 和早复极综合征）的诊断、鉴别诊断、预后、细胞、离子机制及治疗措施等方面的新概念、新证据。BrS 诊断量化评分标准见表2.7。

表 2.7　2016 年 BrS 诊断的上海共识评分标准

指标	评分
Ⅰ　心电图改变（标准 12 导联心电图/动态心电图）	
A. 标准位置或导联上移后记录到自发的Ⅰ型 BrS 心电图改变	3.5
B. 标准位置或导联上移后记录到发热诱发的Ⅰ型 BrS 心电图改变	3.0
C. Ⅱ型或Ⅲ型心电图经药物激发后演变为Ⅰ型心电图	2.0
＊本范围内的指标按评分最高的 1 项计算，3 项指标中必须具备 1 项	
Ⅱ　病史＊	
A. 不能用其他原因解释的心搏骤停或已记录到的心室颤动/PVT	3.0
B. 夜间濒死样呼吸	2.0
C. 疑似心律失常性晕厥	2.0
D. 机制或病因未明的晕厥	1.0
E. ＜30 岁发生的病因不明的心房扑动/颤动	0.5
＊本范围内的指标按评分最高的 1 项计算	
Ⅲ　家族史	
A. 一级或二级亲属中有确诊的 BrS 患者	2.0
B. 一级或二级亲属中有疑似心脏性猝死者（发热、夜间发生或药物激发试验）	1.0
C. ＜45 岁的一级或二级亲属发生不明原因的心脏性猝死，且尸检为阴性	0.5
＊本范围内的指标按评分最高的 1 项计算	
Ⅳ　基因检测的结果	
A. BrS 可能为易感致病基因突变	0.5

（1）评分（至少有 1 项心电图改变）≥3.5 确诊；（2）2.0~3.0 可能为 BrS；（3）＜2.0 无诊断意义

九、鉴别诊断

1. 早复极综合征（early repolarization syndrome，ERS）　ERS 患者心电图显示 J 点抬高或 J 波增大，V₁~V₃ 导联 ST 段弓背向下抬高和 T 波高大而直立。近年研究证实，极少数 ERS 患者具有发生室性心律失常、心脏性猝死等潜在风险，其预后不良。

2. BrS 拟表型（BrS phenocopy）　BrS 拟表型是指由各种临床状况导致的与 BrS 相似的心电图改变，临床状况得到纠正后，心电图改变随之恢复正常。常见的可引起与 BrS 相似心电图改变的疾病或因素有：不典型右束支传导阻滞、急性心包炎、肺栓塞、主动脉夹层、低血钾、高血钾、左心室肥大、维生素 B_1 缺乏及低体温等。

3. 致心律失常型右心室心肌病（arrhythmogenic right ventricular cardiomyopathy，ARVC）　ARVC 好发于青壮年男性，心电图呈右束支传导阻滞，临床上为运动猝死中常见的病因，占年龄 <40 岁猝死的 20%，ARVC 临床表现与 BrS 有诸多相似之处，因此需要仔细鉴别诊断。

4. 晕厥（syncope）　晕厥是一种非特异性的临床表现，在临床上血管迷走性晕厥、神经介导性晕厥较为常见，患者多存在明显的发病诱因和前驱症状；而 BrS 患者中的心律失常性晕厥没有诱因和前驱症状，持续时间短暂，恢复迅速，常发生在睡眠时，动态心电图及电生理检查有助于鉴别诊断。

十、治疗

（一）治疗性生活方式改变（therapeutic lifestyle change，TLC）

1. 改变生活习惯　①避免饱餐暴食，尤其晚餐应控制食量；②禁忌吸烟饮酒；③避免长时间处于高温场合。

2. 药物　①避免使用可能诱发室性心律失常的药物；②维持电解质平衡。

3. 疾病　①预防感冒；②患者发生发热性疾病时应及时应用退烧药物，防止出现体温过高而诱发室性心律失常。

（二）药物治疗

1. 硫酸奎尼丁片

（1）用法：口服第 1 天，每次 200mg，每 2 小时 1 次，连续 5 次；如无效而又无明显毒性反应，第 2 天增至每次 300mg；第 3 天每次 400mg，每 2 小时 1 次，连续 5 次，每日总量一般不宜超过 2000mg；恢复正常心律后，改维持量，每日 200~400mg。若连

服 3~4 日无效或有毒性反应者，应停药。

（2）硫酸奎尼丁是ⅠA 类抗心律失常药物，可以阻断 I_{to} 和 I_{Kr} 通道，预防心室颤动和抑制自发性室性心律失常，主要用于下列情况：①已置入植入式心律转复除颤器（implantable cardioverter defibrillator，ICD），并有多次放电；②有置入 ICD 的禁忌证；③确诊并有心律失常风暴史（24h 内室性心动过速或心室颤动发作 2 次以上）；④伴有需要治疗的室上性心律失常；⑤硫酸奎尼丁对儿童患者也有效，可用于置入 ICD 前的过渡或替代治疗。

2. 缓释二氢奎尼丁 300mg/次，2~3 次/天；可应用于无症状 BrS 患者。

3. 西洛他唑 100mg/次，2 次/天；西洛他唑作用机制可能是增加心肌细胞的钙内流，同时可减弱 I_{to}。

（三）紧急治疗

1. 直流电除颤　对于心室颤动发作应紧急进行直流电除颤，在除颤仪到位之前应先进行心肺复苏术。直流电除颤采用 R 波非同步模式，宜选择高能量，如 300~360J。

2. 异丙基肾上腺素注射液 0.2~0.4mg，溶于 5% 葡萄糖溶液 200mL 中，以 0.5~2mL/min 静脉泵入。异丙肾上腺素可增强 L-型钙通道的 I_{Ca}，并具有 β-受体阻滞剂作用，可使抬高的 ST 段恢复。异丙肾上腺素适用于 PVT、电复律后或置入 ICD 后的心室颤动电风暴。

（四）介入治疗

1. 置入 ICD　临床研究证实，对于 BrS 高危患者目前唯一有效的防治措施是置入 ICD。

（1）适应证：①患者是在基础状态下自发出现或药物激发试验后出现Ⅰ型 BrS 心电图，并经历过猝死生还，应置入 ICD（Ⅰ类适应证）；②患者临床无猝死生还史，仅有晕厥、抽搐的发作史，以及夜间痛苦呼吸等表现，在仔细排除心脏以外的因素诱发可能性后，应采用置入 ICD（Ⅰ类适应证），如有心

脏以外的因素存在则应密切追踪随访;③无论是基础状态下自发出现,还是药物激发试验后出现 I 型 BrS 心电图的无症状患者,如有心脏性猝死的家族史,应进行 EPS 检查,如有诱发持续性室性心律失常,应置入 ICD(Ⅱ 类适应证);④基础状态下自发 I 型 BrS 心电图的无症状患者,即使无心脏性猝死的家族史,也应进行 EPS 检查;⑤仅在药物激发试验后出现 I 型 BrS 心电图的无症状患者,无心脏性猝死的家族史,无须接受 EPS,可密切临床追踪随访,根据临床表现、辅助检查结果确定是否置入 ICD。

(2)不恰当的治疗:对于 BrS 患者置入 ICD 治疗存在很多不足,其中少数患者置入 ICD 有不恰当放电,不恰当的治疗可导致 ICD 短时间内电池耗竭,使原有的心律失常恶化,甚至诱发致命性心律失常,影响患者的生活质量,严重者可发生精神障碍。

置入 ICD 不恰当治疗是指:ICD 将正常心电活动、噪音及相对良性心律失常误判为威胁生命的室性心动过速或心室颤动。

(3)预防不恰当的治疗:如何在有效治疗 BrS 患者恶性心律失常的同时,减少或不发生电击治疗是亟须解决的难题,目前预防 ICD 不恰当治疗可采取如下措施:①增强鉴别诊断能力,选择具备波形鉴别功能(如 Wavelet) 的单腔 ICD 或置入双腔 ICD,尽可能地避免错误诊断和治疗;②个体化设置 ICD 参数,根据患者心律失常特征进行个体化 ICD 参数设置,可有效地减少不恰当放电。

2.导管射频消融术(radio - frequency catheter ablation,RFCA) 经对右心室流出道致心律失常区域进行 RFCA 后,PVT 或心室颤动明显减少。RFCA 是 BrS 有效治疗措施,尤其是当出现 ICD 电风暴时,对右心室流出道心外膜异常碎裂电位为消融靶点可有较好的疗效,但对于诱发室性心律失常的部位进行 RFCA,其有效率有待于积累大宗病例资料验证。

(五)手术治疗

对于反复发作心室颤动电风暴的患者,应考虑心脏移植。但受病情的紧迫性、供体的可用性及医疗费用等诸多因素限制,心脏移植难以成为其主要治疗措施。

十一、预后

(一)危险分层

1.高危患者　①自发性 I 型 BrS 心电图改变;②有晕厥发作史;③有恶性室性心律失常发作史;④心搏骤停幸存者。

2.中危患者　①J 波位于 Ⅱ 、Ⅲ 、aVF 导联或 $V_1 \sim V_6$、Ⅰ 、aVL 导联,且 ST 段抬高 > 0.3 ~ 0.5mV;②EPS 检查可诱发室性心律失常。

3.低危患者　①无症状的相关致病基因携带者;②药物激发试验后出现 I 型 BrS 心电图改变;③J 波仅位于 $V_4 \sim V_6$ 导联。

(二)预警性指标

1.心电图　①QRS 波群宽度增加 ≥30% 或 Ⅰ 导联 S 波时限 ≥40ms;②QT 间期和 QT 间期离散度明显增加;③VLP 呈阳性;④短程心率变异性降低。

2.动态心电图　①室性期前收缩和非持续性室性心动过速;②长程心率变异性降低;③窦性心率震荡(heartrate turbulence,HRT)指标中震荡初始(turbulence onset,TO)减低,而震荡斜率(turbulence slope,TS)升高。

3.运动负荷试验　①负荷试验运动后心率恢复及恢复期出现室性早搏;②出现 T 波电交替。

4.压力感受器敏感性(baroreceptor sensitivity,BRS)　BRS 试验为动脉内血压变化引起反射性心动周期变化敏感的程度,心动周期(RR 间期)与收缩压构成回归曲线,斜率大提示迷走神经反射增强,斜率小提示交感神经反射增强。

参考文献

1. YAN G X, ANTZELEXITCH C. Cellular basis for the electrocardiographic J wave. Circulation, 1996, 93: 372-379.

2. WILDE A A, ANTZELEVITCH C, BORGGREFE M. Proposed diagnostic criteria for the Brugada syndrome: consensus report. Circulation, 2002, 106: 2514-2519.

3. ANTZELEVITCH C, BRUGADA P, BORGGREFE M, et al. Brugada syndrome: report of the second consensus conference: endorsed by the Heart Rhythm Society and the European Heart Rhythm Association [J]. Circulation, 2005, 111(5): 659-670.

4. PRIORI S G, WILDE A A, HORIE M, et al. HRS/EHRA/APHRS expert consensus statement on the diagnosis and management of patients with inherited primary arrhythmia syndromes: document endorsed by HRS, EHRA, and APHRS in May 2013 and by ACCF, AHA, PACES, and AEPC in June 2013[J]. Heart Rhythm, 2013, 10(12): 1932-1963.

5. 亚太心脏节律协会(APHRS)/欧洲心律协会(EHRA)/美国心律协会(HRS)/拉美心脏起搏和心电生理协会(SOLAECE)共同制订.J波综合征专家上海共识:概念与认知的更新. 临床心电学杂志,2016,25(3):161-179.

6. 冯莉,马克娟,李新,等. L型钠离子通道α亚基Brugada综合征心电图的电生理机制. 中华心律失常学杂志,2016,20(1):64-68.

7. 张庆,李刚,吴林.原发性长QT综合征3型药物治疗的研究进展. 中华心血管病杂志,2018,46(5):411-414.

8. 中华心血管病杂志编辑委员会心律失常循证工作组. 2015遗传性原发性心律失常综合征诊断与治疗中国专家共识. 中华心血管病杂志,2015,43(1):5-21.

9. PAPPONE C, CICONTE G, MANGUSO F, et al. Assessing the malignant ventricular arrhythmic substrate in patients with Brugada syndrome. J Am Coll Cardiol, 2018, 71: 1631-1646.

10. GIUSEPPE M, ROBERTA D B, PIETRO A, et al. Brugada syndrome and syncope: a practical approach for diagnosis and treatment. Europace, 2021, 23(7): 996-1002.

11. 钟金鹏,江洪. Nav1.8在心律失常中的作用. 心血管病进展,2018,39(1):127-130.

12. 吴愧,李林凌,白融. SCN10A/Nav1.8与心血管疾病关系的机制和临床研究进展. 中华心血管病杂志,2021,49(3):283-287.

13. BRUGADA J, CAMPUZANO O, ARBELO E, et al. Present Status of Brugada Syndrome. J Am Coll Cardiol, 2018, 72(9): 1046-1059.

14. 黄蕾,宋艳丽. Tp-Te间期临床意义的研究进展. 临床医学进展,2017,7(1):11-15.

15. 鲁端. 碎裂QRS波群与临床. 心电与循环,2017,36(4):217-223.

16. MAURY P, SACHER F, GOURRAUD J-B, et al. Increased Tpeak-Tend interval is highly and independently related to arrhythmic events in Brugada syndrome. Heart Rhythm, 2015, 12(12): 2469-2476.

17. 梁鹏,刘文玲,胡大一,等. Brugada综合征SCN5A基因的三个新突变. 中华心血管病杂志,2006,34(7):616-619.

18. HONG K, HU J, YU J, et al. Concomitant Brugada-like and short QT electrocardiogram linked to SCN5A mutation [J]. Eur J Hum Genet, 2012, 20(11): 1189-1192.

19. DE LUNA A B, BRUGADA J, BARANCHUK A, et al. Current electrocardiographic criteria for diagnosis of Brugada pattern: a consensus report[J]. J Electrocardiol, 2012, 45(5): 433-442.

20. BRODIE O T, MICHOWITZ Y, BELHASSEN B. Pharmacological therapy in Brugada Syndrome. ArrhythmiaElectrophysiol Rev, 2018, 7: 135-142.

第五节　多形性室性心动过速

多形性室性心动过速(polymorphic ventricular tachycardia,PVT)又称儿茶酚胺敏感性多形性室性心动过速(catecholaminergic polymorphic ventricular tachycardia,CPVT),是由于基因突变引起的一种遗传性离子通道疾病,具有明显家族聚集性。PVT多为无器质性心脏病的青少年,在静息状态下心电图正常,而在运动或情绪激动时可诱发PVT或双向性室性心动过速(bidirectiona ventricular tachycardia,BVT)而导致发作性晕厥。患者室性心律失常可自行终止抑或演变为心室颤动,预后不良,药物氟卡尼药物可有效防治室性心律失常的发生。

一、概述

1975年,Reid等首先报道1例心脏结构和功能正常的6岁女童,发生心搏骤停后复苏成功的病例,该女童在情绪应激时可诱发BVT。

1978年,Coumel等报道PVT临床表现为室性心动过速、反复发作晕厥或心脏性猝死,心脏结构无异常,部分患者具有家族聚集性。

1995年,Leenhardt等报道了较大样本量的病例研究,详细描述了本病的临床表现,并将具有这种临床特征的疾病正式命名为PVT。

1999年,Swan等研究发现在交感兴奋的条件下诱发的晚期后除极(delay afterdepolarization,DAD)可能是PVT发生的主要机制,经对2例PVT患者家系成员进行基因连锁分析,研究表明PVT为常染色体显性遗传模式。

2001年,Laitinen和Priori等在不同家系PVT患者中,发现了雷诺定受体(ryanodinereceptor,RyR)2基因编码肌浆网钙释放通道基因的点突变,为首次报道PVT的致病基因突变,认为PVT与心肌细胞肌浆网钙通道的功能异常有关。

2001年,Lahat等在以色列北部贝都因(Beddouin)部族7个家族中发现了常染色体隐性遗传的PVT,研究认为编码肌浆网贮钙蛋白(calsequestrin,CASQ)2基因突变为PVT致病基因。

2013年,美国心律学会(Heart Rhythm Society,HRS)、欧洲心律协会(European Heart Rhythm Association,EHRA)、亚太心律学会(Asia Pacific Heart Rhythm Society,APHRS)发布遗传性心律失常综合征诊断和治疗专家共识。

2020年,中华医学会心电生理和起搏分会,中国医师协会心律学专业委员会发布了2020室性心律失常中国专家共识。

2021年,中华医学会、中华医学会临床药学协会、中华医学会杂志社、中华医学会全科医学分会、中华医学会《中华全科医师杂志》编辑委员会、基层医疗卫生机构合理用药指南编写专家组发布了室性心动过速基层合理用药指南。

二、病因

PVT为常染色体显性遗传病或常染色体隐性遗传病,经基因组筛选定位,已确定RyR2基因、CASQ2基因、三合蛋白(triadin,TRDN)基因、内向整流钾通道J亚家族成员(potassium inwardlyrectifying channel,subfamily J,member2,KCNJ2)基因、钙调蛋白1(calmodulin1,CALM1)基因的突变。

三、分子遗传学

(一)RyR2基因

RyR2基因为PVT1型致病基因。

1.结构　RyR2基因定位于第1号染色体长臂

42 区 1 带到 43 区（1q42.1～43），由 105 个外显子和 104 个内含子组成，编码 4969 个氨基酸残基的膜蛋白，每个亚单位相对分子质量约为 565kD，1 个完整的通道相对分子质量约为 2300kD。

2. 功能　RyR2 是心脏钙释放通道之一，因与一种植物碱-兰尼碱（ryanodine）具有很高的亲和力和特异性，故而得名。RyR 是已知最大的离子通道，为一种钙离子诱导的钙释放通道，调节细胞内钙离子水平，维持细胞正常的生理功能。RyR 有 3 种亚型，即 RyR1、RyR2、RyR3，其中 RyR1 主要存在于骨骼肌细胞，RyR2 主要分布于心肌细胞，RyR3 则在多种组织器官中都有低水平的表达。

RyR2 是心肌细胞肌浆网上控制钙释放通道，在心脏兴奋—收缩耦联过程中，心肌细胞肌浆网对胞浆游离钙离子浓度的调节发挥着重要的作用，细胞膜上对电压敏感的 L-型钙通道激活后，允许少量钙离子流入胞浆，这些游离的钙离子可以激活心肌细胞肌浆网上的 RyR2，使大量的钙离子通过 RyR2 从心肌细胞肌浆网腔进入细胞浆，引发心肌细胞收缩。蛋白激酶 A 是调节 RyR2 通道生理功能的关键，交感神经兴奋导致血液中儿茶酚胺浓度升高，与 β-肾上腺素能受体结合后激活乙酰环化酶，使环磷酸腺苷（cyclic adenosine mono phosphate，cAMP）升高，继而激活蛋白激酶 A。RyR2 与肽酰氨酰异构酶结合后发挥调节钙通道作用，蛋白激酶 A 和磷酸酯酶分别催化 RyR2 磷酸化和去磷酸化，RyR2 磷酸化后与肽酰氨酰异构酶分离并开放，去磷酸化后与肽酰胺酰异构酶结合而关闭。

3. 突变　RyR2 基因突变类型为错义突变和无义突变，基因拷贝数变异（copy number variation，CNV）罕见，突变位点有第 169 位精氨酸（Arg）被谷氨酰胺（Gln）所置换（Arg169→Gln）、第 616 位丝氨酸（Ser）被亮氨酸（Leu）所置换（Ser616→Leu）、第 1051 位精氨酸（Arg）被脯氨酸（Pro）所置换（Arg1051→Pro）、第 2246 位丝氨酸（Ser）被亮氨酸

（Leu2246→Leu）、第 2328 位脯氨酸（Pro）被丝氨酸（Ser）所置换（Pro2328→Ser）、第 2359 位精氨酸（Arg）被谷氨酰胺（Gln）所置换（Arg2359→Gln）、第 2474 位精氨酸（Arg）被丝氨酸（Ser）所置换（Arg2474→Ser）、第 2534 位亮氨酸（Leu）被缬氨酸（Val）所置换（Leu2534→Val）、第 4104 位天冬酰胺（Asn）被赖氨酸（Lys）所置换（Asn4104→Lys）、第 4150 位亮氨酸（Leu）被苯丙氨酸（Phe）所置换（Leu4150→Phe）、第 4201 位谷氨酰胺（Gln）被精氨酸（Arg）所置换（Gln4201→Arg）、第 4497 位精氨酸（Arg）被半胱氨酸（Cys）所置换（Arg4497→Cys）、第 4653 位缬氨酸（Val）被苯丙氨酸（Phe）所置换（Val 4653→Phe）等。

RyR2 基因突变易发生猝死的位点有第 77 位丙氨酸（Ala）被缬氨酸（Val）所置换（Ala77→Val）、第 414 位精氨酸（Arg）被亮氨酸（Leu）所置换（Arg414→Leu）、第 414 位精氨酸（Arg）被甘氨酸（Gly）所置换（Arg414→Cys）、第 419 位异亮氨酸（Ile）被苯丙氨酸（Phe）所置换（Ile419→Phe）、第 420 位精氨酸（Arg）被色氨酸（Trp）所置换（Arg420→Trp）、第 466 位脯氨酸（Pro）被丙氨酸（Ala）所置换（Pro466→Ala）、第 2321 位缬氨酸（Val）被甲硫氨酸（Met）所置换（Val2321→Met）、第 2331 位苯丙氨酸（Phe）被丝氨酸（Ser）所置换（Phe2331→Ser）、第 2387 位丙氨酸（Ala）被苏氨酸（Thr）所置换（Ala2387→Thr）、第 2401 位精氨酸（Arg）被亮氨酸（Leu）所置换（Arg2401→Leu）、第 2401 位精氨酸（Arg）被组氨酸（His）所置换（Arg2401→His）、第 2403 位丙氨酸（Ala）被苏氨酸（Thr）所置换（Ala2403→Thr）、第 2475 位缬氨酸（Val）被苯丙氨酸（Phe）所置换（Val2475→Phe）、第 3800 位半胱氨酸（Cys）被苯丙氨酸（Phe）所置换（Cys3800→Phe）、第 4097 位天冬酰胺（Asn）被丝氨酸（Ser）所置换（Asn4097→Ser）、第 4124 位丝氨酸（Ser）被苏氨酸（Thr）所置换（Ser4124→Thr）、

第 4146 位谷氨酸（Glu）被赖氨酸（Lys）所置换（Glu4146→Lys）、第 4158 位苏氨酸（Thr）被脯氨酸（Pro）所置换（Thr4158→Pro）、第 4499 位苯丙氨酸（Phe）被半胱氨酸（Cys）所置换（Phe4499→Cys）、第 4510 位丙氨酸（Ala）被苏氨酸（Thr）所置换（Ala4510→Thr）、第 4556 位丙氨酸（Ala）被苏氨酸（Thr）所置换（Ala4556→Thr）、第 4671 位甘氨酸（Gly）被精氨酸（Arg）所置换（Gly4671→Arg）、第 4848 位异亮氨酸（Ile）被缬氨酸（Val）所置换（Ile4848→Val）等。

（二）CASQ2 基因

CASQ2 基因为 PVT2 型致病基因。

1. 结构　CASQ2 基因定位于第 1 号染色体短臂 13 区到 21 区（1p13～21），长 2528bp，由 11 个外显子和 10 个内含子组成，编码 399 个氨基酸的钙结合蛋白，单体的相对分子质量约为 40kD。

晶体结构研究显示，CASQ2 基因是由 3 个几乎完全一样的结构域组成，每一个结构域含有多个紧密的 a-螺旋/b-折叠，与疏氧还蛋白拓扑结构相类似。

2. 功能　CASQ 基因家族是一种钙结合素糖蛋白，是骨骼肌中肌质网的主要缓冲体系，CASQ 家族有两个成员，即 CASQ1、CASQ2，其中 CASQ1 主要在骨骼肌的快肌中表达，而 CASQ2 主要在心肌中表达。CASQ2 位于心肌细胞肌浆网终末池内，是心肌细胞内主要的钙离子库，在每次收缩和舒张的循环中结合并释放大量钙离子，在维持心肌细胞肌浆网钙离子浓度稳定中发挥重要作用。CASQ2 通过 TRDN 和接头蛋白与 RyR2 形成复合物，当肌浆网内钙离子浓度下降时，CASQ2 抑制 RyR2 活性；当钙离子浓度增加时，抑制能力逐渐减弱，RyR2 通道开放，钙离子浓度释放。

3. 突变　CASQ2 基因突变类型为错义突变、无义突变、微小剪接及异常剪切等，常见突变位点有第 76 位苏氨酸（Thr）被丙氨酸（Ala）所置换

（Thr76→Ala）、第 76 位缬氨酸（Val）被甲硫氨酸（Met）所置换（Val76→Met）、第 189 位苯丙氨酸（Phe）被亮氨酸（Leu）所置换（Phe189→Leu）。

（三）TRDN 基因

TRDN 基因为 PVT3 型致病基因。

1. 结构　TRDN 基因定位于第 6 号染色体长臂 22 区 31 带（22q22.31），由 41 个外显子和 40 个内含子组成。

2. 功能　TRDN 基因以多种剪接方式形成多个蛋白的 Triadin 家族。骨骼肌细胞表达 Trisk95 和 Trisk51 这两种异构体，Trisk32（亦称 CT1）主要存在于心肌细胞中。

3. 突变　TRDN 基因突变类型有缺失突变、无义突变等，常见突变位点有第 59 位苏氨酸（Thr）被精氨酸（Arg）所置换（Thr59→Arg）。

（四）KCNJ2 基因

KCNJ2 基因为 PVT4 型致病基因。

1. 结构　KCNJ2 基因定位于第 17 号染色体长臂 23 区 1 带到 24 区 2 带（17q23.1～24.2），长 5397bp，由 2 个外显子和 1 个内含子组成，编码 427 个氨基酸。

KCNJ2 基因编码内向整流钾电流（inward rectifier K$^+$ current，I_{K1}）的 α-亚单位，每个 α-亚单位包括两个跨膜结构域（M1、M2），M1 和 M2 由一个约 30 个氨基酸的孔区环襻相连，环襻中央有孔区，孔区位于膜的细胞外侧，这一区域含有钾离子的识别序列甘氨酸—酪氨酸—甘氨酸（G-Y-G），正是由于识别序列 G-Y-G 的存在决定了钾通道的特异性离子选择性。

2. 功能　KCNJ2 在心房和心室的心肌组织中表达，而在窦房结、房室结和传导系统中不表达，I_{K1} 维持心肌细胞的静息电位，参与动作电位的后期复极过程，抑制心室肌细胞的 I_{K1}，使心室肌细胞自发地产生动作电位，恢复自律性而成为起搏细胞。

3. 突变　KCNJ2 基因第 144 位甘氨酸（Gly）被

天冬氨酸(Asp)所置换(Gly144→Asp)、第 227 位缬氨酸(Val)被苯丙氨酸(Phe)所置换(Val227→Phe)时编码的 Kir2.1 通道在静息状态下无明显功能缺陷,在被蛋白激酶 A 依赖性磷酸化后,表现出潜在的异常功能丧失性改变,因此在 β-肾上腺素刺激下该通道表现为功能丧失。

(五)CALM1 基因

CALM1 基因为 PVT5 型致病基因。

1. 结构　CALM1 基因定位于第 14 号染色体长臂 24 区到 31 区(14q24~31),长约 10kb,由 6 个外显子和 5 个内含子组成,编码 148 个氨基酸组成的单条多肽,相对分子质量约为 16.67kD。

2. 功能　钙调蛋白的外形似哑铃,有两个球形的末端,中间由一个长而富有弹性的螺旋结构相连,每个末端有两个钙离子结构域,每个结构域可以结合 1 个钙离子,这样一个钙调蛋白可以结合 4 个钙离子,钙调蛋白与钙离子结合后的构型相当稳定。在非刺激的细胞中钙调蛋白与钙离子结合的亲和力很低;然而如果由于刺激使细胞中钙离子浓度升高时,钙离子与钙调蛋白结合形成钙—钙调蛋白复合物,就会引起钙调蛋白构型的变化,增强了钙调蛋白与许多效应物结合的亲和力。钙调蛋白是细胞第二信使系统的重要成分,在钙离子信号系统传导中起着关键的作用,调控生理代谢及基因表达,控制细胞正常的生长和发育等。

3. 突变　CALM1 基因常见突变位点有第 54 位天冬酰胺(Asn)被异亮氨酸(Ile)所置换(Asn54→Ile)、第 98 位天冬酰胺(Asn)被丝氨酸(Ser)所置换(Asn98→Ser)等。

四、发病机制

(一)致病病因

RyR2 基因、CASQ2 基因的突变是 PVT 主要致病病因,其中 RyR2 基因突变致病约占 PVT 基因突变的 60%,基因突变的外显率约为 80%;CASQ2 基因突变致病约占 PVT 基因突变的 3.0%~5.0%。TRDN 基因、KCNJ2 基因、CALM1 基因的突变致病占 PVT 基因突变的比例尚不清楚。

1. RyR2 基因　RyR2 基因突变主要集中在 RyR2 蛋白的 N-末端、FK506 结合蛋白 12.6(FK506 binding protein 12.6,FKBP 12.6)结合区及 C-端跨膜区域,RyR2 基因突变所致编码功能异常 RyR2 蛋白,影响其对钙通道的调节,导致 PVT 常染色体显性遗传的发生。RyR2 基因突变引起室性心律失常/心脏性猝死可能通过两个不同的机制:①在交感神经激活/去极化延迟期间引起过度钙泄漏的功能获得变异;②导致所谓的短耦合尖端扭转型室性心动过速的功能缺失变异,特征性表现为渐进性的肌浆网钙超载与早期后除极(early afterdepolarization,EAD)触发活动,这种持续的细胞溶质内游离钙离子浓度增加,可引起电基质不稳定。

2. CASQ2 基因　CASQ2 基因以纯合或杂合突变形式,约有 50%突变是位于不同外显子区的错义突变,其余突变以多种机制如无义突变、微小剪接和异常剪切等而导致缩短蛋白产生。CASQ2 基因表达的 CASQ2 蛋白参与肌浆网中钙离子的缓冲和储存,对 CASQ2 基因突变研究发现,突变的 CASQ2 蛋白可使心肌细胞肌浆网储存和释放钙离子的能力降低,对其进行起搏电刺激或暴露于去甲肾上腺素溶液时,可出现膜电位的激烈震荡,并伴有 DAD。

小鼠模型 CASQ2 基因突变研究显示,CASQ2 显著减少及在缺乏 CASQ2 基因突变时,TRDN 或连结素缺失也可产生致心律失常表型,可能这二者独立地增加了 CASQ2 基因突变的心律失常危险性。已在部分 CASQ2 基因突变小鼠模型观察到其他因素,如 RyR2 表达水平的改变、钙网蛋白和富集组氨酸的结合蛋白,以及肌浆网容积重构也可发生 PVT。

(二)遗传学机制

目前多数学者研究认为,PVT 发生机制是触发活动,触发活动产生于心肌纤维的后除极,根据发生的时间可分为 EAD 和 DAD。

1.EAD 心肌细胞动作电位在 0 极上升之后,尚未完全复极之时,即在平台相或第 3 相,膜电位振荡达到阈电位,触发另一动作电位即为 EAD。在肌浆网内钙超负荷或 RyR2 渗漏情况下,钙离子从肌浆网自发性释放,激活钠/钙交换体,在激活 L-型钙通道产生 EAD,研究发现 PVT 心肌细胞出现不规则的自发性钠离子释放、EAD 及 DAD。

2.DAD DAD 发生在动作电位 3 相复极完成之后,其最大舒张期电位恢复接近正常值之间,是一种膜电位的振荡。当振幅达到阈电位时即可产生动作电位,即所谓触发活动,如膜电位振荡不达阈电位,则表现为阈下后除极,触发活动便终止。DAD 由细胞内钙离子增高而产生暂时的内向电流所形成,通过 1 个钙离子交换 3 个钠离子而激活细胞膜的钠/钙交换体,引起舒张期除极,可达内向钠电流激活阈值,产生触发活动,最终引起持续性心律失常。

实验研究 PVT 转基因鼠 RyR2 R4496C$^{+/-}$模型显示,用肾上腺素刺激后 RyR2 R4496C$^{+/-}$转基因鼠中自发出现 DAD,而野生型鼠无此现象,当暴露在 β-肾上腺素中时 DAD 明显增强,且从 DAD 中出现多形性的触发性动作电位。转基因鼠中定位研究发现,浦肯野纤维是 BVT 的起源点,在突变的小鼠浦肯野纤维细胞上进一步观察了细胞内自发钙离子释放的增加,证实了该突变是导致 DAD 的发生机制。

负荷试验中发现室性心律失常的配对间期与之前的 R-R 间期呈正相关,支持 PVT 发生基础为触发机制。部分患者出现室性心律失常之前表现为室上性心律失常,心率多为 70~80 次/分,表明室上性心律失常是心室 DAD 和触发活动的促进因素,从而导致 PVT 患者发生室性心律失常。PVT 患者室性心律失常多数起源于左心室或右心室流出道,也可起源于右心室心尖部,部分患者首次即出现多形性室性期前收缩,提示为多部位起源。

3.心电图改变的机制

(1)BVT:BVT 心电图表现是由于 DAD 在传导系统希氏束的乒乓机制或交替二联律,在希—浦纤维系统的第一位点上心率超过二联律的阈值时,心室二联律即可发生,这导致心率加快,并超过第二位点的阈值,来自第一位点的激发搏动导了第二位点的激发搏动,反之亦然。

(2)PVT:PVT 心电图表现是由于有 3 个以上的兴奋灶,兴奋灶可位于希—浦纤维系统远端、右心室内等,3 个以上的兴奋灶反复激发搏动即可引发 PVT。

五、临床表现

(一)症状

1.发病率 国外报道 PVT 在普通人群中发病率约为 1/10000。由于 PVT 患者临床表现不明显或不典型,心电图、实验室及影像学等检查无特征性改变,因此 PVT 在普通人群中准确的发病率尚不清楚。

2.异质性 PVT 患者临床表现具有较大的异质性,症状的严重程度明显不同,对治疗的反应也存在较大的差异。根据临床症状、心电图检查及实验室基因检测等可分为:①典型 PVT 患者,表现为有症状的年轻患者;②无典型临床表现,但心电图检查显示 BVT 和/或 PVT 的发作;③PVT 为高龄患者,心电图运动负荷试验为阳性,先证者及亲属成员携带相关致病基因突变。

3.年龄 PVT 患者首次发病年龄可从婴儿到 40 岁,约有 30% 患者 10 岁前发病,约有 60% 患者在 40 岁以前至少发生过 1 次晕厥事件。

4.家族史 PVT 患者家系中有 1 例或多例成员有发作晕厥史或者早发猝死,多数猝死发生在青少年,但也有年龄>20 岁发生猝死的患者,因此详细询问、了解及分析家族史对于早期准确诊断非常重要。

5. 晕厥 晕厥事件多数发生在看似健康的青少年中,心电图和超声心动图检查显示正常,除非进行心电图运动负荷试验或动态心电图记录到室性心律失常,否则 PVT 患者极易漏诊或误诊;也有患者晕厥发作时被误诊为癫痫,从而延误了 PVT 的早期诊断。

6. 诱发因素 患者发生晕厥多因运动或情绪激动引起,而且往往是首发症状,晕厥发作时可表现为面色苍白、头晕、全身无力、惊厥、抽搐及大小便失禁等;严重时可出现意识丧失,患者数秒钟或数分钟后可自行恢复意识。

7. 室性心律失常 PVT 室性心律失常有三个典型特征:①心律失常的发生与肾上腺素分泌增多(运动或情绪激动)有关;②心律失常发病时可记录到典型的 PVT 或 BVT;③发病比较隐匿,不发病时与正常人无异,在静息状态下心电图无特征性改变。

8. 猝死 PVT 如未能早期明确诊断和及时治疗的患者多在青壮年时期发生猝死,其病死率可高达 40%,其中 RyR2 基因突变的患者发生猝死的年龄多<30 岁。

9. 心电图 PVT 患者的静息心电图通常为正常,QT 间期正常,无房室传导、室内传导及束支传导系统的障碍表现;部分患者心电图右胸(V$_1$~V$_3$)导联可出现 T 波切迹、双峰或双向,以及延迟出现高大的 U 波。其中心电图右胸导联 T 波的变化,可能与 DAD 引起的心室壁各层心肌细胞复极失同步有关,但心电图表现异质性较大,且对 PVT 诊断的特异性较低。

(二)体征

1. 心脏听诊 心律失常发作时心脏听诊可闻及期前收缩,可为频发、联律;心动过速可呈短暂性或阵发性心动过速等。

2. 心律失常 PVT 是无器质性心脏病的年轻人发生猝死的重要疾病之一,部分患者首次发病即表现为心脏性猝死,尤其是男性患者。

(三)基因型—表型

1. PVT1 型 RyR2 基因 Ala77→Val、Arg414→Leu、Arg414→Cys、Ile419→Phe、Arg420→Trp、Pro466→Ala、Val2321→Mct、Phe2331 →Ser、Ala2387→Thr、Arg2401→Leu、Arg2401→His、Ala2403→Thr、Val2475→Phe、Cys3800→Phe、Asn4097→Ser、Ser4124→Thr、Glu4146→Lys、Thr4158→Pro、Phe4499→Cys、Ala4556→Thr、Ala4510→Thr、Gly4671→Arg、Ile4848→Val 突变时患者多为男性,发病年龄较小,易诱发 PVT;其中先证者约有 40% 表现为 PVT,发生心脏性猝死的风险较高,预后严重不良。

2. PVT2 型 CASQ2 基因突变的杂合子携带者易诱发室性心律失常,心电图多表现为 PVT 或 BVT。

3. PVT3 型 TRDN 基因缺失突变时可引发 PVT 或 BVT。实验研究提示,TRDN 基因 Thr59→Arg 突变时在 COS-7 细胞(非洲绿猴肾细胞)内出现的胞质滞留和蛋白降解,此结果在 TRDN 敲除小鼠中亦得到证实。

4. PVT4 型 KCNJ2 基因 Gly144→Asp 突变时携带者在劳作、心电图运动负荷试验时可诱发出室性心律失常,且多表现为 BVT。

5. PVT5 型 大部分 Z-线部位的钙调蛋白与 RyR2 结合,在不受钙离子浓度影响的情况下即可抑制 RyR2 通道开放,干扰钙调蛋白与 RyR2 间相互作用可以增加 RyR2 开放率,减弱 L-型钙电流(L-type calcium current,I$_{CaL}$),在膜电位为负时增加胞质钙离子浓度而诱发心律失常。

六、辅助检查

(一)实验室检测

1. 血液生化 ①血清肌酸激酶(creative

kinase,CK)、肌酸激酶同工酶-MB(CK isoenzyme-MB,CK-MB);②丙氨酸氨基转移酶(alanine aminotransferase,ALT)、天门冬氨酸氨基转移酶(aspartate aminotransferase,AST)的活性值;③血清Na^+、K^+、Ca^{2+}、Mg^{2+}的水平及pH值;④血清免疫球蛋白(immunoglobulin,Ig)G、IgA、IgM、IgE、IgD的水平。

2.心脏标志物　①血清心肌肌钙蛋白(cardiac troponin,cTn)I、cTnT、CK-MBmass、肌红蛋白(myoglobin,Mb);②B型利钠肽(B-type natriuretic peptide,BNP)的水平。

3.基因突变　全外显子测序(whole-exome sequencing,WES):WES筛查可以快速定位相关致病基因突变,有助于明确诊断。近年来微阵列比较基因组杂交(array-comparative genomic hybridization,array-CGH)技术的应用,使得一系列新的染色体疾病逐渐被发现。专家共识建议对PVT患者检测RyR2基因、KCNJ2基因、CALM1基因、CASQ2基因、TRDN基因,如先证者发现相关致病基因突变时应对其亲属成员进行特定位点级联筛查,并根据家族史、病史、症状、体征,以及运动或药物负荷试验诱发的心电图阳性表型,均推荐进行相关致病基因的检测。

4.分子解剖(molecular autopsy)　又称死后基因检测(postmortem gentictesiting),是借助于分子生物学的方法检测死者基因有无异常,根据分子解剖研究的结果指导家族成员进行PVT相关致病基因突变的筛查,以确定是否携带PVT相关致病基因。

(二)心电检查

1.心电图　本病室性心律失常表现为PVT约占65%,表现为BVT约占35%。

(1)PVT心电图特征性表现:①发作时QRS波群形态不同,多为连续≥5个QRS波群形态不稳定;②无明确的等电位线;③在多个同时记录的导联上QRS波群形态不同步。

(2)BVT心电图特征性表现:①QRS波群额面电轴在-20°到+110°之间左偏、右偏交替出现;②心室率在140~180次/分,QRS波群为120~150ms;③心电图多数表现为右束支阻滞伴QRS波群交替,少数表现为右束支与左束支交替阻滞,或QRS波群交替伴较窄的QRS波群。

2.动态心电图　动态心电图检查可发现各种心律失常、窦性心动过缓、窦性停搏或传导系统障碍等,尤其对无症状、年轻人或儿童等明确心律失常性质及量化分析非常有用。

3.运动负荷试验　心电图运动负荷试验是诊断无症状PVT的检查方法之一,不仅可用于早期明确诊断,还可应用于评价药物的疗效。

(1)运动负荷试验的表现:①起始为窦性心律,随运动心率加快,如心率在110~130次/分,室性期前收缩开始出现,并逐渐从单发室性期前收缩演变为二联律或三联律,其形态也从单形性演变为多形性,继之开始出现非持续性室性心动过速(non-standing ventricle tachycardia,NSVT);②如运动负荷试验继续进行,有的患者可发展为具有高度特异性的PVT和/或BVT,甚至演变为心室颤动,这种典型的表现具有较高的诊断价值;③也有患者随着运动和心率的增加,已发生的室性心律失常并未恶化,而是自行缓解;④另外在运动负荷试验中常伴发室上性心律失常、心房扑动、心房颤动,并且多出现在室性心动过速、心室颤动发生之前。

(2)判断预后:运动负荷试验出现以下表现,表明患者预后不良:①运动试验时心率在110~130次/分即出现室性心律失常,早期表现为多形性室性期前收缩,随着运动负荷量的增加,可出现复杂性室性心律失常;②如室性期前收缩呈二联律或成对出现的多形性室性期前收缩,易诱发PVT或BVT。

4.药物负荷试验　药物负荷试验常用肾上腺素、异丙肾上腺素等药物。其中肾上腺素静脉滴注常用初始剂量为 0.05μg/kg/min，每间隔 5min 加量，至最大剂量 0.2μg/kg/min。药物负荷试验主要用于动态心电图、运动负荷试验等检查未发现室性心律失常的患者。

5. 食管内心电图（esophageal electrocardiogram，ESO）　ESO 可以描记高大 P 波，可清晰显示房室分离，是鉴别诊断室上性心动过速与 PVT 的重要指标。

6. 植入式心电记录器（implantable loop recorder，ILR）　ILR 为埋入人体左胸皮下，可长期监测心电信号的仪器。ILR 通过患者手动触发或系统自动激活进行记录，已成为高效、安全、长时间监测短暂阵发性晕厥、复杂性心律失常的发作连续记录心电信息的金指标，为明确 PVT 的病因、发病机制、早期诊断、制定治疗措施及预测预后等提供准确可靠的资料。

（三）心脏超声检查

PVT 患者超声心动图检查显示，心脏的结构、形态及功能等多无异常改变。

（四）影像学检查

1. 胸部 X 线　胸片可评估心影的大小、形态、心功能及肺部病变等，有助于诊断和鉴别诊断。

2. 心脏电生理检查（electrophysiologic study，EPS）　①EPS 可明确诊断、研究室性心动过速的发病机制及终止室性心动过速的发作；②EPS 有助于确定室性心动过速的起源点、指导经导管射频消融术（radio-frequency catheter ablation，RFCA）及判断是否为心脏性猝死高危的患者等。

七、诊断

（一）PVT 诊断流程

对于已知有家族特异性基因突变，先证者一级亲属成员应进行分子遗传学检测；如果亲属成员特异性基因突变未知，患者所有的一级亲属成员均应进行常规心电图、动态心电图、运动负荷试验、药物负荷试验及相关致病基因检测等，其诊断流程见图2.2。

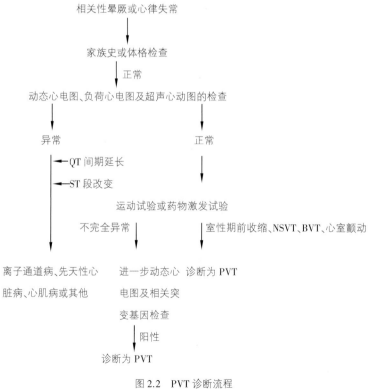

图 2.2　PVT 诊断流程

（二）诊断标准

心律失常的发生与肾上腺素分泌增多（运动或情绪激动）有关，心律失常发生时表现为 PVT 典型特征。

1. 年龄＜40 岁，心脏结构、形态及功能等均为正常，静息状态下心电图无异常，不能用其他原因解释的由运动或儿茶酚胺诱发的多形性室性期前收缩、PVT 或 BVT。

2. 先证者或家族成员中有携带相关致病基因突变的患者。

3. PVT 先证者的家族成员在排除器质性心脏疾病时，表现有运动诱发的室性期前收缩、PVT 或 BVT 的患者，符合以上任意一项指标，即可明确诊断为 PVT。

八、鉴别诊断

1. 阵发性室上性心动过速（paroxysmal supraventricular tachycardia，PSVT） 由于 PVT 的发作呈阵发性，而且持续时间较长，所以在年轻患者常误诊为 PSVT，此时的鉴别主要依据有无房室分离，如伴有房室分离现象则可明确诊断为 PVT。

2. 致心律失常型右心室心肌病（arrhythmogenic right ventricular cardiomyopathy，ARVC） ARVC 患者临床表现为室性心律失常、心脏性猝死及心力衰竭等症状，其中室性心律失常和心脏性猝死常见于青少年、年轻运动员，而心力衰竭是患者晚期重要的并发症。如实验室检测发现 RyR2 基因突变时应参考心脏超声、影像学等检查综合分析，排除 ARVC，因为 RyR2 基因突变既可引起 ARVC，也可导致 PVT。

3. 长 QT 间期综合征（long QT syndrome，LQTS） PVT 与 LQTS 鉴别要点为 LQTS 存在 QT 间期延长，其中 LQTS 发生室性心动过速多呈现为尖端扭转型；而 PVT 发生室性心动过速多呈现为双向性，但二者均可出现 PVT。另外 LQTS 在心电图运动负荷试验时一般不出现心律失常，故心电图运动负荷试验有助于二者的鉴别诊断。

4. Andersen – Tawil 综合征（Andersen – Tawil syndrome） 本征是由于 KCNJ2 基因突变所导致的遗传性心律失常，在临床上可表现 BVT，并伴有周期性瘫痪、无力及面部畸形等特征，其中神经系统检查和面部特征性表现有助于鉴别诊断。

九、风险分层

PVT 患者预后不良，致死率较高，但目前尚无公认的 PVT 危险分层指标，目前一般根据如下指标分为高度风险、中度风险。

1. 高度风险 ①临床研究认为，第 1 次晕厥发作的年龄与 PVT 的严重程度密切相关，即晕厥发生的年龄越小，其预后越差；②诊断为 PVT 患者，但未按医嘱服用 β-受体阻滞剂是再次发生心脏突发事件的独立高危因素；③运动负荷试验可诱发持续性复杂心律失常的患者。

2. 中度风险 ①诊断 PVT 前患者发生过心搏骤停，提示以后发生心律失常事件的危险性增高；②PVT 为常染色体隐性遗传，携带纯合子突变或复合突变的患者发生心律失常风险增高；③RyR2 基因 C-末端突变与 N-末端突变相比，发生 NSVT 风险较高。

十、治疗

（一）治疗性生活方式改变（therapeutic lifestyle change，TLC）

1. 改变生活习惯 ①戒烟戒酒；②限制或避免竞技性体育运动或高强度劳作，避免生活在紧张环境中；③避免精神刺激及处于紧张状态。

2. 预防措施 ①避免使用可能诱发心律失常的药物；②维持电解质平衡，防止低血钾、低血镁等。

（二）药物治疗

1. β-受体阻滞剂 β-受体阻滞剂是治疗 PVT

首选药物,尤其已明确诊断为 RyR2 基因突变的男性青少年,应预防性给予 β-受体阻滞剂,如发现有猝死危险的患者应及时给予最大耐受剂量的 β-受体阻滞剂。

(1)常用药物:β-受体阻滞剂是治疗 PVT 的基石,应用无内源性拟交感活性的非选择性剂型,要求患者按时、按量服药。国外多使用长效纳多洛尔,适用于预防和治疗,临床研究已证实有效。国内多选择盐酸普萘洛尔片或琥珀酸美托洛尔缓释片。对于经基因诊断的患者,无临床症状也应接受 β-受体阻滞剂的治疗,常用药物有①纳多洛尔片:开始剂量 0.6mg/kg/d,最小剂量 1.0mg/kg/d,最大剂量 3.4mg/kg/d;②盐酸普萘洛尔片:开始剂量 1.0mg/kg/d,最小剂量 3.0mg/kg/d,最大剂量 5.0mg/kg/d;③琥珀酸美托洛尔缓释片:开始剂量 1.0mg/kg/d,最小剂量 3.0mg/kg/d,最大剂量 6.0mg/kg/d;④醋酸氟卡尼片:开始剂量 4.0mg/kg/d,最小剂量 5.0mg/kg/d,最大剂量 8.0mg/kg/d。

(2)注意事项:①明确发生心律失常前窦性心动过速的心率极限值,以便在日常生活中尽量避免心率增加到此值;②在服用 β-受体阻滞剂时,应定期复查动态心电图或心电图运动负荷试验等。

2.钙通道阻滞剂 盐酸维拉帕米开始剂量 4.0mg/kg/d,最小剂量 8.0mg/kg/d,最大剂量 17mg/kg/d。在单独应用 β-受体阻滞剂时患者仍然反复发生晕厥、PVT 或 BVT,钙通道阻滞剂可在 β-受体阻滞剂的基础上进一步抑制 PVT 患者的发生率,其效果优于单用 β-受体阻滞剂,尤其可降低运动时诱发的 PVT。

3.ⅠC 类抗心律失常药物 ⅠC 类抗心律失常药物能在 β-受体阻滞剂的基础上,进一步抑制 PVT 患者心律失常的发生。

(1)盐酸普罗帕酮注射液:首剂 1.0~1.5mg/kg,5~10min 静脉给药,给药后观察 20min,如无疗效时可再给予 0.5~1.5mg/kg,2.5~5.0min 静脉给药,

静脉用药时应进行心率、心律、血压及血氧饱和度等指标监测。

(2)盐酸莫雷西嗪:口服 150~200mg/次,3 次/天。

4.α₁-受体阻滞剂 盐酸拉贝洛尔开始剂量 3.0mg/kg/d,最小剂量 5.0mg/kg/d,最大剂量 10mg/kg/d。应用 α₁-受体阻滞剂可有效降低运动诱发的室性心律失常。

(三)介入治疗

1.RFCA 患者静息时心电图 U 波高大,提示 PVT 患者心肌组织存在某个发病的触发点,这给 RFCA 治疗 PVT 可能带来希望。

2.植入式心律转复除颤器(implantable cardioverter defibrillator,ICD)

(1)2013 年 HRS、EHRA、APHRS 专家共识:①β-受体阻滞剂禁忌、不能耐受或治疗无效的患者;②左侧心脏交感神经切除术(left cardiac sympathetic denervation,LCSD)治疗无效时应考虑置入 ICD。

(2)注意事项:PVT 患者多为青少年,置入 ICD 并不是理想治疗措施。另外 PVT 患者发病与儿茶酚胺的释放密切相关,置入 ICD 电击会刺激机体释放儿茶酚胺,导致患者交感电风暴从而诱发心脏恶性事件的发生。虽然 ICD 能降低 PVT 患者的死亡率,但置入 ICD 后需要注意①抗心动过速起搏无效:因为 PVT 的发生机制并非折返,因此抗心动过速起搏不能终止 PVT 患者室性心动过速的发作,并且不适当发放抗心动过速起搏,可能加速室性心律失常发生的频率,而引起血流动力学恶化,因此 PVT 患者应尽量少设置或不设置抗心动过速起搏治疗;②置入 ICD 电击导致的疼痛可增加交感神经张力,进一步诱发心律失常风暴,导致 ICD 反复放电甚至死亡,因此应尽量减少电击,告知患者有症状时即刻静息,并延长快速室性心动过速、心室颤动的诊断时间,使心律失常尽可能自行终止。

(四)手术治疗

应用 β-受体阻滞剂和置入 ICD 仍不能全面预

防原发症状,或者 ICD 触发新的心律失常而导致多次放电的患者,可考虑采用 LCSD 治疗方法。LCSD 可降低心血管突变事件的发生,LCSD 适应证:①禁忌服用 β-受体阻滞剂或依从性差的患者;②无法或拒绝置入 ICD 患者;③应用最大剂量药物后仍有室性心动过速的反复发作。

(五)精准医疗

近年国外对心律失常采用基因个体化治疗进行了尝试,绝大多数只是离体实验,极个别研究在活体心脏进行。病毒和非病毒基因转运系统可供选择,后者包括物理方法和化学方法如基因枪和脂质体等,直接以干细胞移植也在研究中,其电生理学效果尚未确定。心律失常基因个体化治疗的目标可以通过以下方法实现:

1. 直接针对单个致病基因,如上述致病离子通道蛋白,通过转入的治疗基因来控制目标基因表达的质和量,以纠正原有的功能缺陷。

2. 对于多基因所致心律失常可以通过修饰致病基质,消除心律失常发生的先决条件以达到治疗目的。

3. 通过基因针对性药物以纠正原有因转运缺陷所致的细胞膜通道蛋白缺乏。

4. 直接通过移植干细胞纠正心律失常致病基质,自体骨髓间叶干细胞移植可能是修复心律失常较为有效的治疗途径之一。

基因个体化治疗心律失常已初露曙光,但尚存许多问题:如转入基因的不均表达量难控制、载体的毒性效应、基因导入非目的器官及宿主激发免疫反应等,然而这些问题正在逐步得到解决,基因治疗必将用于临床而造福人类。

十一、预后

(一)根据基因突变的类型判断预后

1. 对于 PVT 患者其他家庭成员应早期进行相关致病基因检测,有助于对其在出现症状前进行诊断、遗传咨询及应用 β-受体阻滞剂。

2. PVT 常染色体隐性遗传患者发病年龄较小,致病基因外显率可达 78% 以上,临床症状明显,其中未经治疗者年龄 < 30 岁病死率在 30% 以上;确诊后 8 年内心搏骤停突发事件率约为 13%。所以对 PVT 患者的其他家庭成员,出生时即应进行相关致病基因突变位点的检测,以便对相关致病基因检测阳性的患者尽早应用 β-受体阻滞剂治疗。国外报道在使用 β-受体阻滞剂的情况下,室性心律失常每年的发生率为 3.0%~11.0%。

3. CASQ2 杂合子携带者一般身体健康,但有的携带者进行心电图运动负荷试验可诱发室性心律失常,因此对于 CASQ2 杂合子携带者应进行家系遗传调查及系谱分析,心电监测及长期随访等,以明确其危险性。

4. 随着相关致病基因学研究的不断进步,基因筛查对于早期发现患者、制定治疗措施、判断预后及对家族高危成员进行一级预防等均有十分重要的临床意义。

(二)根据心电图运动负荷试验判断预后

心电图运动负荷试验出现以下表现,表明患者的心律失常预后不良。

1. 运动负荷试验时心率在 110~130 次/分即出现室性心律失常,早期表现为多形性室性期前收缩,随着运动量的增加可表现为复杂性室性心律失常。

2. 如室性期前收缩呈二联律或成对出现的多形性室性期前收缩时,易发生 PVT 或 BVT,此时应迅速中止运动负荷试验检查。

参考文献

1. PRIORI S G, WILDE A A, HORIE M, et al. HRS/EHRA/APHRS expert consensus statement on the diagnosis and management of patients with inherited primary arrhythmia syndromes: document endorsed by HRS, EHRA, and APHRS in May 2013 and by ACCF, AHA, PACES, and

AEPC in June 2013［J］. Heart Rhythm,2013,10（12）: 1932-1963.

2. 中华医学会心电生理和起搏分会,中国医师协会心律学专业委员会. 2020 室性心律失常中国专家共识. 中国心脏起搏与心电生理杂志,2020,34（3）:189-253.

3. 中华医学会,中华医学会临床药学协会,中华医学会杂志社,等. 室性心动过速基层合理用药指南. 中华全科医师杂志,2021,20（2）:175-183.

4. 闻松男,阮燕菲,杜昕,等. RyR2 突变致心律失常机制与转化医学. 生命科学,2015,（10）:1209-1217.

5. TESTER D J,BOMBEI H M,FITZGERALD K K,et al. Identification of a Novel Homozygous Multi-Exon Duplication in RYR2 Among Children With Exertion-Related Unexplained Sudden Deaths in the Amish Community. JAMA Cardiol,2020,5（3）:13-18.

6. 葛庆,袁越,杜军保,等. 中国儿茶酚胺敏感性多形性室性心动过速患者 RyR2 基因突变分析. 中国心脏起搏与心电生理杂志 2014,28（1）:24-28.

7. 胡康新,万懿婷,姚文亮,等. 兰尼碱受体 2 与心脏疾病. 中华心血管病杂志,2014,42（5）:444-446.

8. 刘欣,李菊香,胡金柱,等. 兰尼碱受体 2 新生基因突变 R2401H 致反复晕厥相关儿茶酚胺敏感性室性心动过速. 中华心血管病杂志,2017,45（1）:39-43.

9. ABIGAIL D. W.,JIANSHU H.,CHARALAMPOS S., et al. The V2475FCPVT1 mutation yields distinctRyR2 channel populations that differ in their responses to cytosolic Ca^{2+} andmg^{2+},The Journal of Physiology,2021, 599（23）:5179-5201.

10. 刘茜蒨,CARLOS O.,张贤钦. 儿茶酚胺介导的多形性室速患者家系 CASQ2 基因 F189L 突变的基因分析. 中华医学遗传学杂志,2008,25（3）:334-337.

11. ROUX-BUISSON N,CACHEUX M,FOUREST-LEURIN A,et al. Absence of triadin a protein of the calcium release complex is responsible for cardiac arrhythmia with sudden death in human. Hum Mol Genet, 2012,21（12）:2759-2767.

12. 刁小川,李健,郑娜. RyR2 基因突变所致 CPVT 的研究进展. 临床心血管病杂志,2018,34（4）:413-416.

13. TESTER D J,KIM C S J,HAMRICK S K,et al. Molecular characterization of the calciumrelease channel deficiency syndrome. JCI Insight,2020,5（15）:13552.

14. 李翠兰,袁越,刘文玲,等. CASQ2 基因 c.381C＞T 突变致儿茶酚胺敏感性多形性室性心动过速的分子机制. 中国循环杂志,2021,36（7）:692-699.

15. KANG G,GIOVANNONE S E,LIU N,et al. Purkinge cells from RyR2 mutant mice are highiy arrhythmogenic but responsive to targeted therapy. Ciec Res,2010,107: 512-519.

16. 罗江滢,贺鹏康,严干新,等. 尖端扭转型室性心动过速与多形性室性心动过速的鉴别及处理. 中华心血管病杂志,2020,48（2）:168-171.

第六节　进行性心脏传导障碍

进行性心脏传导障碍（progressive cardiac conduction defect, PCCD）是以心房和心室内传导系统退行性纤维化改变引起的心律失常性疾病，呈进行性加重，心电图特征性表现为 P-R 间期延长和 QRS 波群增宽，由单束支传导阻滞逐渐发展为双束支传导阻滞、高度或三度房室传导阻滞（atrioventricular block, AVB）。患者发病年龄较低，家族遗传倾向明显，早期临床症状不典型，晚期可突发黑蒙、晕厥甚至心脏性猝死；具有潜在的致命性，其治疗主要根据病情的不同阶段及严重程度，制定个体化治疗措施。

一、概述

PCCD 曾被称为特发性双束支纤维化（idiopathic bilateral bundle branch fibrosis）、原发性房室阻滞（primary atrial ventricular block）、原发性心脏阻滞（primary heart block）、原发性慢性传导阻滞（primary chronic block）、原发性传导障碍疾病（primary conductive system disease）、独立性心脏传导阻滞（isolated cardiac conduction disease）、Lenègre-Lev 病等。

1901 年，Morquio 首先报道了心脏传导障碍的家系，发现孤立性心脏传导障碍的病例呈家族聚集性。

1964 年，Lenegre 和 Lev 报道 11 例 PCCD，表现为无器质性心脏病患者均有双束支传导阻滞，并逐渐发展为高度或三度 AVB，患者中 10 人有晕厥病史，故曾被称为 Lenegre-Lev 病。其中 Lenegre 病是具有明显遗传倾向的一种原发性心脏传导系统疾病，传导系统发生退行性纤维化或硬化的改变，并呈进行性加重，常从束支阻滞逐渐发展为高度或

三度 AVB，传导阻滞严重时患者发生晕厥或猝死的概率较高；而 Lev 病是一种老年退行性疾病，是心脏左侧纤维支架硬化症（sclecosis of the left side of the cardiac skeleton）或老年心脏钙化综合征（senile cadiac calcification syndrome）的逐渐加重，累及传导系统的双侧束支而发生明显纤维化或硬化，当发生双侧束支阻滞时称为 Lev 病。

1999 年，Schott 等对一个家系成员的遗传学检测发现，PCCD 致病基因为心脏钠离子通道 α 亚单位（voltage gated sodium channel type V, SCN5A）基因突变。

2001 年，Hanno 等报道 SCN5A 基因突变可引起心房、心室的传导系统障碍，以及严重心动过缓等。

2006 年，美国心脏病协会（American Heart Association, AHA）在心肌病定义和分类中将 PCCD 归为心肌病范畴。

2008 年，欧洲心脏病学会（European Society of Cardiology, ESC）在心肌病分类共识中也将进行性 PCCD 归为心肌病范畴。

二、病因

PCCD 大多数患者为常染色体显性遗传，少数患者为常染色体隐性遗传，经基因组筛选定位，已确定 SCN5A 基因、瞬时受体电位 melastatin 蛋白（transient receptor potential melastatin, TRPM）4 基因、核纤层蛋白 A（Lamin A, LMNA）基因、心脏转录因子（cardiac transcription factor, NKX2.5）基因、钠离子通道 β_1 亚单位（sodium channel β_1 subunit, SCN1B）基因、超极化激活环化核苷酸门控（hyperpolarization-activated cyclicnucleotide-gated,

HCN)离子通道 4(HCN4)基因、结蛋白(desmin, DES)基因的突变。但已知的致病基因突变只能解释部分家族性病例,而且其病因及发病机制仍有待于进一步研究。

三、分子遗传学

(一)SCN5A 基因

1.结构　SCN5A 基因定位于第 3 号染色体短臂 21 区到 24 区(3p21~24),长 101610bp,由 28 个外显子和 27 个内含子组成,编码 2016 个氨基酸,相对分子质量约为 227kD。

SCN5A 基因外显子大小差异较大,其中第 24 外显子为 53bp,而第 28 外显子为 3257bp。心脏电压门控钠通道 α-亚单位(Nav1.5α)由 4 个同源结构域(DⅠ~DⅣ)组成,每个结构域包含 6 个 α-螺旋跨膜片段(S1~S6),S5 与 S6 间形成 P 环(P-loop),决定通道对离子流的通透性。4 个结构域的 S1~S4 组成电压感受器,为激活闸门,S5 和 S6 片段及连接两片段之间的 P 环组成了离子通道孔,决定钠通道的选择特性,也是药物及毒素结合的位点。连接 DⅢ-S6 和 DⅣ-S1 的胞内肽环构成铰链盖,在膜电位发生改变时可旋转并与钠通道孔结合,为失活闸门。

2.功能　SCNA 基因家族至少有 9 个成员(SCN1A~SCN9A),其中 SCN5A 最为重要。钠通道由 α-亚单位和 β-亚单位组成,α-亚单位是钠通道的基本功能单位,具有电压敏感和离子选择功能,可引起心肌细胞动作电位的快速上升,同时使冲动在心肌组织间快速传导。这种钠通道在正常心律的启动、传播及维持中起重要作用,同时还可产生动作电位晚期的去极化电流,从而延长了动作电位时程,产生这种晚钠电流的原因是钠通道不能保持其失活状态,发放了一个不该产生的显著内向电流。

3.突变　SCN5A 基因突变类型有错义突变、

缺失突变、插入突变、移码突变、无义突变及拼接剪接错误等,常见基因突变有第 298 位甘氨酸(Gly)被丝氨酸(Ser)所置换(Gly298→Ser)、第 514 位甘氨酸(Gly)被半胱氨酸(Cys)所置换(Gly514→Cys)、第 1595 位天冬氨酸(Asp)被天冬酰胺(Asn)所置换(Asp1595→Asn)等。

(二)TRPM4 基因

1.结构　TRPM4 基因定位于第 19 号染色体长臂 13 区 3 带(19q13.3),由 25 个外显子和 24 个内含子组成,编码 1206 个氨基酸,相对分子质量约为 152kD。

TRPM4 在功能结构域上包括 1 个 N 端、1 个胞内 C 末端和 6 个跨膜结构域。

2.功能　TRPM 通道家族包含 8 个成员,即 TRPM1~TRPM8,其中 TRPM4 基因在心脏主要分布在心房肌、窦房结和浦肯野纤维细胞。

3.突变　TRPM4 基因常见突变位点为第 7 位谷氨酸(Glu)被赖氨酸(Lys)所置换(Glu7→Lys)。

(三)LMNA 基因

1.结构　LMNA 基因定位于第 1 号染色体长臂 21 区 2 带到 21 区 3 带(1q21.2~21.3),长约 56.7kb,由 12 个外显子和 11 个内含子组成,编码 664 个氨基酸,相对分子质量约为 72kD。

2.功能　LMNA 分为 LMNA、LMNC、LMNB1、LMNB2,其中 LMNA 表达与细胞的状态有关,而 LMNB1 和 LMNB2 几乎所有细胞均能表达,LMNA、LMNC 和 LMNB 共同组成细胞的核纤层。

3.突变　LMNA 基因目前发现 3 号内含子区域第 46 个碱基由 C 突变成 T(IVS3-46C＞T)时早期临床表现为一度 AVB,可逐渐发展成为三度 AVB。

(四)NKX2.5 基因

1.结构　NKX2.5 基因定位于第 5 号染色体长臂 35 区(5q35),长 3125bp,由 2 个外显子和 1 个内含子组成,cDNA 全长 1585bp,编码 324 个氨基酸,相对分子质量约为35kD。

NKX2.5基因包括4个高度保守结构域，即N端的TN结构域、60个氨基酸残基组成的同源盒结构域HD、位于HD下游的NK2-SD和C端含有GLRAW保守的结构域。

2.功能　NKX2.5又称心脏特异性同源盒基因（cardiac specific homcobox，Csx），NKX2.5基因的两个外显子之间有1.5kb内含子，在其上游约9.0kb处有一个选择增强子，对GATA-4有高度亲和性。NKX2.5基因作用主要是参与心脏前体细胞的分化、房室分隔、房室流出道和传导系统的形成。

3.突变　研究发现，NKX2.5基因第701位核苷酸C→T突变、第901位核苷酸C→A点突变，其中C→T突变可使编码谷氨酰胺（Gln）密码子变为终止密码子。

（五）SCN1B基因

1.结构　SCN1B基因定位于第19号染色体长臂13区1带到13区2带（19q13.1～13.2），长约9.8kb，由5个外显子和4个内含子组成，编码218个氨基酸的Navβ$_1$通道蛋白和268个氨基酸的Navβ$_1$b通道蛋白。

2.功能　心脏钠通道由一成孔的α亚单位及4个β亚单位共同构成。4个β亚单位（β$_1$～β$_4$）分别由SCN1B、SCN2B、SCN3B、SCN4B所编码，β亚单位是一种由细胞外N-末端、一个跨膜片段和细胞质C末端组成的蛋白，他们增加细胞膜Nav1.5的表达，增大I$_{Na}$电流幅度，调节Nav1.5的门控特性，并且在Nav1.5蛋白与细胞外基质分子、细胞质、细胞骨架和心脏细胞连接成分的相互作用中起重要作用，如钙黏素、连接蛋白等。

3.突变　研究发现，SCN1B基因突变可导致钠电流减少。

（六）HCN4基因

1.结构　HCN4基因定位于第15号染色体长臂23区到24区（15q23～24），长47242bp，由8个外显子和7个内含子组成，编码1203个氨基酸，相对分子质量约为129.1kD。

2.功能　HCN家族包括HCN1、HCN2、HCN3、HCN4，其中HCN4含有6个跨膜区域和1个环核苷酸结合区域。HCN家族4个成员中在心脏中有3个，即HCN1、HCN2及HCN4，其中HCN1在窦房结表达；HCN2和HCN4主要在心房肌表达；HCN3仅在神经元表达。HCN2主要作用是维持起搏节律的稳定，HCN4主要功能是参与心脏起搏电流的形成，使起搏频率维持在一定的水平，并随着机体不同的生理状态而对频率进行调整；也参与心力衰竭时的心脏电重构。

3.突变　HCN4基因常见突变位点有第480位甘氨酸（Gly）被精氨酸（Arg）所置换（Gly480→Arg）、第672位丝氨酸（Ser）被精氨酸（Arg）所置换（Ser672→Arg）等。

（七）DES基因

1.结构　DES基因定位于第2号染色体长臂35区（2q35），由9个外显子和8个内含子组成，编码476个氨基酸，相对分子质量约为56kD。

2.功能　DES是心肌细胞内的骨架蛋白，一端连接细胞膜，另一端穿过肌小节的Z带后与核膜连接，构成细胞膜—肌小节—核膜间的信号传导通路，并起着稳定和支撑肌小节的作用。

3.突变　DES基因常见突变位点为第454位精氨酸（Arg）被色氨酸（Trp）所置换（Arg454→Trp）。

四、发病机制

（一）致病病因

PCCD致病病因主要是SCN5A基因、TRPM4基因的突变，其中SCN5A基因突变致病约占PCCD基因突变的20%；TRPM4基因突变致病约占PCCD基因突变的14%；LAMN基因、SCN1B基因、NKX2.5基因、DES基因的突变致病分别约占PCCD基因突变的 6.0%、4.0%、3.0%、3.0%,而 HCN4 基因突变致病占 PCCD 基因突变的比例尚不清楚。

1.SCN5A 基因　SCN5A 基因突变是 PCCD 第一个发现的致病基因。SCN5A 基因突变使钠通道功能降低,钠通道功能降低可引起浦肯野纤维细胞、心房肌细胞及心室肌细胞除极时的钠内流减少,0 相除极速度与峰值降低,从而导致心脏传导系统希—浦纤维、心房内及心室内的传导阻滞。SCN5A 基因突变也是 Brugada 综合征、病态窦房结综合征、心房颤动、扩张型心肌病及长 QT 间期综合征 3 型等疾病的致病基因,因此患者可发生临床表型重叠。

2.TRPM4 基因　TRPM4 通过二硫键共价结合,形成功能性阳通道复合物,激活后增加钠离子内流,因此对心脏电生理具有重要的影响。

3.LMNA 基因　核纤层在维持核膜完整性、提供染色体锚着位点、调节细胞的分化,以及核周期性的解体和重组装的过程中发挥着重要作用。

4.NKX2.5 基因　在哺育动物中 NKX2.5 基因是心脏发育中最早表达的转录因子,心脏开始分化前即开始表达,其中在胚胎的内胚层和中胚层高度表达,随心脏发育 NKX2.5 的表达范围趋向局限,发育成熟后只在房室肌细胞中表达。NKX2.5 基因突变时可使所调控的蛋白表达发生改变,引起心电生理异常。NKX2.5 基因突变时常伴有房间隔缺损、室间隔缺损及埃布斯坦综合征(Ebstein anomaly)等心脏疾病。动物实验研究显示,敲除 NKX2.5 基因的小鼠其心脏传导系统的细胞数量与 NKX2.5 等位基因数量成正比。

5.HCN 基因　HCN1、HCN2 及 HCN4 为分别组装形成的异源多聚体,HCN 是窦房结中最主要的离子通道蛋白,参与编码超极化激活起搏电流(funny current, I_f)通道结构蛋白,是心脏动作电位缓慢的舒张期自动去极化激活的一个重要组成部分,参与窦房结细胞自发性舒张期膜去极化过程,具有调控起搏的功能。HCN4 基因突变与家族性窦性心动过缓的发生发展密切相关,外显子碱基的缺失或颠换而导致的杂合现象是 HCN4 基因突变的主要机制。敲除小鼠 HCN4 基因动作电位监测提示,仅能形成"原始"的动作电位而不能形成"成熟"的起搏电流,表明 HCN4 基因是正常起搏电流产生的重要因素,也是基础心率的决定因素。

(二)遗传学机制

PCCD 发病机制可能是由于离子通道相关基因突变引起钠通道功能障碍和钠通道功能降低。

1.钠通道功能障碍　电压门控的钠通道根据失活速度可分为①快钠通道:激活时所需电压高,持续时间仅 $1.0 \sim 2.0 ms$,失活速度快可引起动作电位 0 相,使膜电位从 $-70 mV$ 上升到 $+20 mV$;②慢钠通道:激活时所需电压较低,通道开放的持续时间长,失活速度慢,参与 2 相和 3 相的复极,SCN5A 基因突变可使钠通道发生功能增强或降低,其中功能增强时钠内流增强和失活减慢,而功能降低时钠内流减少和失活加速。

2.钠通道功能降低　钠通道功能降低是引发传导系统异常的主要机制。心肌细胞按 0 相动作电位形成时的离子流可分成两类,一类是钠内流形成动作电位的 0 相,称快反应细胞,包括浦肯野纤维细胞、心房肌细胞及心室肌细胞;另一类是钙内流形成动作电位的 0 相,称慢反应细胞,包括窦房结、房室结的 P 细胞。PCCD 的 SCN5A 基因突变影响的是快反应细胞。

3.PCCD 心电图异常发病机制

(1)P 波增宽:PCCD 患者 P 波增宽,为 Na^+ 通道功能降低时心房肌细胞的 0 相除极速率、幅度降低及房内传导减慢所致。近年来经靶向干预或敲除 SCN5A 基因的研究发现,受试动物心肌细胞 Na^+ 电流降低,心房肌缝隙连接蛋白 40(connexin, Cx40)减少,从而引起心电图 P 波增宽。

(2)P-R 间期延长:PCCD 影响房室传导系统

的远端,而近端的房室结及希氏束不受影响,故在希氏束电图(His bundle electrogram,HBE)中 AH 间期正常,而受累远端可引起 HV 间期延长。

(3)窦性心动过缓:窦性心动过缓发生的病因较多,主要病因为窦房结变性、萎缩及心房肌部位缓慢传导等,心房肌细胞缓慢传导可能发生在窦房交界处而使窦性心律传出障碍。另外窦房结属于慢反应细胞,自动化除极依赖于钙内流,但钠内流参与了动作电位 4 相的起搏电流,因而能使窦房结的自律性下降。研究表明,PCCD 患者携带相关致病基因突变,并不是均在出生时就发生心脏传导系统阻滞,而是随着年龄的增长传导系统障碍逐渐显现、加重。因此,PCCD 发病应当是 SCN5A 基因突变与年龄相关的退行性改变共同作用的结果。

(4)右束支传导阻滞:右束支传导阻滞是PCCD 最早的心电图改变,常是该病纤维化病变的起始部位,这种纤维化还可能是弥漫性心内膜下硬化症的一部分,只是在右束支经过的部位纤维化最显著,并对右束支产生机械性压迫而引起右束支传导阻滞,这如同 Lev 病中左侧心脏骨架硬化时造成左束支损害一样,右束支传导阻滞既可为完全性,也可呈不完全性;右束支传导阻滞可单独存在,也可合并左束支分支传导阻滞。部分患者右束支传导阻滞可多年处于不进展的"休眠"状态,而部分患者则呈进行性加重,表现为新出现左束支传导受累,或者右束支传导阻滞的程度加重。

五、病理

PCCD 是一种原发性心脏传导系统疾病,其病理变化为传导系统发生组织纤维变性,使单位区域中特殊传导纤维的数量下降,胶原纤维逐渐取代正常的传导纤维,出现传导系统远端的进行性纤维化。

1.传导系统的病理改变广泛 常累及传导系统的多个部位,其中希氏束—浦肯野系统最早受累,传导系统的其他部位也可受累。病理学病变多数患者表现为纤维变性,其次为钙化及萎缩等;少数患者病变累及窦房结引起病态窦房结综合征,或者累及房室结导致 AVB。

2.传导系统的病理损害弥漫 PCCD 最早的病理变化常是传导系统的右束支及左束支的中段和远端,以及浦肯野纤维网,导致左右束支、浦肯野纤维的萎缩、变性。弥漫性受损的传导系统逐渐被纤维组织替代,但这种弥漫性病理改变多数仅限于传导系统内,邻近的心肌组织仍然正常而无纤维化。换言之,PCCD 患者可能伴有先天性心脏病,也可有左心室肥厚或局灶性疤痕组织形成,但心肌组织不受损,因此患者心功能不全的表现并不明显。

3.传导系统的病理损害进行性加重 本病上述病理改变常呈缓慢进行性加重,最后当房室传导系统全部或绝大部分被纤维组织代替时,则可发生高度或三度 AVB,但与 Lev 病相比,PCCD 进展速度相对更快,某些患者在新生儿及儿童期即可发病,到青春期就可能进展为三度 AVB,临床可出现晕厥甚至发生心脏性猝死,但患者的病情发展速度有较大的异质性。

六、临床表现

(一)症状

1.发病率 PCCD 发病率约为 1.0%,但由于PCCD 患者出现束支传导阻滞后无任何症状,病情进展为高度或三度 AVB 时才会就医,因此本病在临床上可能并非少见。

2.年龄 PCCD 心脏传导系统障碍的程度随着年龄增长而加重,发病有 3 个危险阶段,即新生儿期、青春期及中年期,发病年龄越早,心脏传导系统障碍出现也越早,且预后不良,其中新生儿时期发病可引起新生儿猝死。

3.性别 男性多于女性。

4.黑蒙　PCCD患者心电图动态演变过程为：单束支传导阻滞、双束支传导阻滞、完全性传导阻滞，但在单束支传导阻滞、双束支传导阻滞时常无明显的临床症状，而一旦出现明显的心悸、黑蒙、晕厥时，则提示其病情进已展得较严重；如双束支阻滞伴高度或三度AVB时，由于阻滞部位较低及室性自搏性心率缓慢而引起黑蒙、晕厥更加明显。黑蒙、晕厥等可能是PCCD第一个反复发作的症状，也常是患者就医的主要原因。

（二）体征

1.查体　①颈静脉怒张；②肝脾肿大；③双下肢凹陷性水肿等。

2.心脏听诊　①一度AVB：心尖区可闻及第一心音减低；②二度AVB：心尖区可闻及第一心音逐渐减低，直至漏搏；③三度AVB：心尖区可闻及第一心音多变，偶可闻及大炮音；④心动过缓、期前收缩；⑤心脏扩大时可闻及收缩期杂音等。

（三）基因型—表型

1.SCN5A基因突变　SCN5A基因Gly298→Ser、Gly514→Cys、Asp1595→Asn突变时导致快钠内流（fast sodium inward current，I_{Na}）的幅度下降，引起传导系统病变，临床表现为缓慢性心律失常，心电图表现为QRS波群逐渐增宽、单束支及双束支传导阻滞，最后发展成为三度AVB。动物实验研究显示，敲除SCN5A基因后的纯合子大鼠未出生就已死亡，而存活的杂合子大鼠发生心脏传导系统障碍，并随大鼠年龄的增加传导系统障碍趋向严重，但心功能并不受影响，表明SCN5A基因突变影响了钠通道的功能，导致心脏传导性的改变。

2.TRPM4基因突变　TRPM4基因Glu7→Lys突变时可引起TRPM4通道在细胞表面的表达增多，导致通道功能增强、钙离子内流增多而影响传导系统。

3.LMNA基因突变　LMNA基因IVS3-46C＞T时患者早期表现为一度AVB，病情迁延逐渐发展

成为三度AVB。

4.HCN4基因突变　HCN4基因Gly480→Arg和Ser672→Arg突变时可引起无症状性窦性心动过缓。

5.DES基因突变　DES基因Ar454→Trp突变时可导致房室传导系统病变，临床上表现高度或三度AVB。

（四）并发症

1.猝死　PCCD患者发生死亡主要表现为心脏性猝死，其中由于AVB和快速性室性心律失常发生猝死较多，而因心动过缓发生猝死较少。室性期前收缩或短暂阵发性室性心动过速常是猝死先兆的表现，另外置入永久性心脏起搏器不能完全预防猝死的发生。

2.心功能不全　PCCD患者如不合并其他心血管疾病时发生心功能不全较少，因此有关心脏功能的各项指标检查可能为正常或轻度异常。少数患者AVB持续时间较长，心室率长期缓慢时可引起缓慢性心律失常性心肌病，若心室腔明显扩大时可出现心功能不全症状及体征。

七、辅助检查

（一）实验室检测

1.心功能标志物　血清B型利钠肽（B-type natriuretic peptide，BNP）或N末端B型利钠肽原（N-terminal pro-BNP，NT-proBNP）、心房利钠肽（atrial natriuretic peptide，ANP）的水平。

2.心肌受损标志物　①血清心肌肌钙蛋白（cardiac troponin，cTn）Ⅰ、cTnT；②血清CK-MBmass、肌红蛋白（myoglobin，Mb）的水平。

3.基因突变　根据先证者检测的相关致病基因突变的结果，对家系成员进行特定位点级联筛查，并根据家族史、临床病史及体格检查等综合分析，以明确亲属成员的致病基因突变携带情况及患病风险。

(二)心电检查

1. 心电图

(1)束支传导阻滞:PCCD 最常见的心电图表现为 P-R 间期延长、P 波增宽等,典型心电图改变为束支传导阻滞呈进行性加重,最早表现为右束支传导阻滞,其次是左前分支传导阻滞,进一步发展为双束支传导阻滞。青年健康人中单纯性右束支传导阻滞者并不少见,其中男性发病率约为 1.31%,女性发病率约为 0.64%。流行病学调查研究显示,老年人新发生的右束支传导阻滞常因心肌缺血、慢性支气管炎等继发因素引起。一般情况单纯性右束支传导阻滞比较稳定,较少发生传导系统障碍进一步发展,但有家族遗传因素存在时可发展为双束支传导阻滞或 AVB。

(2)双束支传导阻滞:双束支传导阻滞多为右束支传导阻滞合并左前分支传导阻滞,左束支受累部位在远端;多数为左前分支传导阻滞,而发生左后分支传导阻滞或左束支主干传导阻滞者较为少见,根据传导系统的受累特点可以分成两型。

Ⅰ型心电图:患者右束支传导阻滞、左前分支传导阻滞及 QRS 波群增宽的完全性传导阻滞,多由正常心电图逐渐发展为完全性右束支传导阻滞、高度或三度 AVB。

Ⅱ型心电图:QRS 波群正常的完全性传导阻滞,传导阻滞呈进行性加重,常由窦性心动过缓伴左后分支传导阻滞进展为高度或三度 AVB。

研究表明,慢性双束支传导阻滞的患者发展为三度 AVB,发生率为每年 5.0%~10.0%。Framingham 研究证实,双束支传导阻滞患者心血管病的死亡率比对照组高数倍,因此在临床上对双束支传导阻滞的患者应当定期追踪随诊,尽早进行 HBE 检查,如 HV 间期>60ms 者进展为三度 AVB 的可能性明显增大,发生心血管突发事件的概率明显也升高。

(3)三度 AVB:三度 AVB 是 PCCD 最严重的并发症,可与高度 AVB 先后交替出现,判断三度 AVB

与双束支传导阻滞的因果关系时,常可发现:①当永久性三度 AVB 伴心动过缓时,几乎所有患者此前均有典型或不典型的束支传导阻滞;②三度 AVB 伴 QRS 波群时限≥120ms 时,更支持三度 AVB 发生前就存在双束支传导阻滞;③新发生三度 AVB 的 QRS 波群时限<140ms,常由束支传导阻滞进行性加重引起。

(4)P 波变化:心电图 P 波增宽及 P-R 间期延长,其中 P 波增宽是由于心房肌细胞 0 相除极速率和幅度降低,致使心房内传导减慢;而 P-R 间期延长可能与希氏束—浦肯野系统传导时间(HV 间期)延长有关,这种 P-R 间期延长与年龄的增长有关。

(5)心律失常:窦性心动过缓可在本症早期或中期出现,有时窦性心动过缓与 AVB 可在同一家系的不同成员出现。

2. 动态心电图 动态心电图检查有助于发现①频率依赖性束支传导阻滞;②AVB 动态演变;③短暂阵发性心律失常的性质、严重程度及判断预后;④缺血性 ST-T 动态变化等。

(三)心脏超声检查

少数患者因 AVB 使心室率长期过缓,超声心动图检查可发现心室腔呈不同程度的扩大,左心室射血分数降低,与血清 BNP、NT-proBNP 及 ANP 的水平呈负相关。

(四)影像学检查

1. 经食管心房调搏术(through esophagus atrial pacing,TEAP) TEAP 是一种无创性临床电生理诊断和治疗技术。食管与心脏位于纵隔内,其中心脏在前,食管在后,食管的前壁和左心房的后壁紧密贴靠,利用这种解剖关系经置于食管电极可以间接刺激左心房,与同步记录的体表心电图进行分析心脏电生理特性、心律失常发病机制、诱发和终止心律失常的发生等。

2. HBE 采用右心导管法,从股静脉插入电极导管,在 X 线透视下将电极置于三尖瓣瓣口附近,可以记录到 HBE(希氏束通常在右心房和左心房的交界处,三尖瓣口附近,与心内膜面最接近)。HBE 有助于判断 AVB 的部位、心律失常的鉴别诊断及预激综合征的诊断等。HBE 可记录心房活动电位(A 波)、希氏束活动电位(H 波)、心室活动电位(V 波)。与同时记录的心电图对比,可以测定 P 波到 A 波开始的时间即 PA 时间(心房内兴奋传导时间);A 波开始到 H 波开始的时间即 AH 时间(房室结内兴奋传导时间);H 波开始到 V 波(或 QRS 波群)时间即 HV 时间(或 HQ 时间、希氏束—浦肯野纤维系统兴奋传导时间)。正常值:PA 25~45ms;AH 50~120ms;HV 35~45ms。

八、诊断

1. 初步诊断　①PCCD 发病年龄较小,常在 40 岁前就有右束支传导阻滞的心电图表现,甚至在新生儿或儿童时期即已发病,并随年龄增长出现传导系统障碍进行性加重;②最初心电图表现为进展性双束支传导阻滞、高度或三度 AVB,以后表现为右束支传导阻滞的 QRS 波群时限逐渐增宽,以及 P-R 间期进行性延长;③PCCD 在单束支及双束支传导阻滞阶段,多数患者无临床症状,当患者发生间歇性或慢性高度或三度 AVB 时,可突然出现脑缺血症状,即黑蒙、发作性晕厥或阿—斯综合征等表现。

2. 明确诊断　①家族史阳性;②相关致病基因突变;③TEAP 检查<150 次/分,起搏出现希氏束下传导阻滞;④HBE 检查 HV 间期>60ms。

九、鉴别诊断

1. Lev 病　PCCD 与 Lev 病临床表现极为相似,早期心电图都表现为单束支或双束支传导阻滞,而后期又都可能发展为高度或三度 AVB,并伴晕厥甚至发生猝死;病理改变均局限在心脏传导系统,表现为传导系统进行性纤维化;组织学以局部硬化为特征,而 PCCD 和 Lev 病的终末期时病理表现更为相似,以致病理检查都很难鉴别诊断。因此,有人将 PCCD 和 Lev 病视为特发性双束支纤维化的两个类型,但 PCCD 与 Lev 病存在明显不同。

(1)发病年龄不同:PCCD 发病年龄较小,提示遗传因素在疾病发病中作用较大,因而在新生儿期、青春期就可能出现单束支或双束支传导阻滞,逐渐发展成为高度或三度 AVB 时的年龄也偏低。而 Lev 病发病年龄较大,绝大多数患者为中老年人,是一种老年性退行性病变,属于加剧的"老年性改变",常与其他老年退行性改变共存,如"老年退行性心脏瓣膜病""老年钙化综合征"等,由于发病年龄偏大,Lev 病有时被误诊为缺血性心血管疾病。

(2)病变初始部位:PCCD 最初发病部位常在右束支和左束支,或更远端,甚至累及周围的浦肯野纤维;而 Lev 病累及传导系统的范围相对局限,主要累及左束支的近端及邻近的希氏束。

(3)病理改变特征:尽管两种疾病的病理改变均为心脏传导系统逐渐被纤维组织所替代,其中 PCCD 病理特征为"弥漫性",不但传导组织受损较为广泛,而且病变可能延伸至浦肯野纤维网。而 Lev 病病理特征具有"近端"及"局灶"两个特点,表现为局灶受损的传导组织消失,而邻近受损的希氏束纤维虽然数量减少,但很少会完全消失。

(4)家族聚集性:PCCD 的遗传倾向明显,而 Lev 病的遗传倾向不明显。

2. 扩张型心肌病(dilated cardiomyopathy, DCM)　DCM 伴传导系统受损时心电图改变可与 PCCD 心电图表现相似,远端束支传导系统受损更为常见,二者鉴别诊断主要依据超声心动图检查,DCM 患者心室腔扩大,尤其左心室扩大明显,心功能不全的临床症状、体征等表现显著;而 PCCD 患者多无明显心功能不全的征象。

3.钙化性房室传导阻滞(calcified atrioventricular block)　钙化性房室传导阻滞是由于钙化性团块多来自希氏束贯穿支的主干在解剖上邻近的主动脉瓣的无冠瓣环和二尖瓣前叶的前环,因钙化而累及和损伤传导系统引起AVB,超声心动图检查及胸部X线片可发现回声明显增强的钙化性团块,有助于鉴别诊断。

十、风险分层

PCCD患者发生心脏性猝死高风险指标:①双束支传导阻滞伴有一度AVB;②暂时性三度AVB或持续性AVB;③有症状的高度AVB;④LMNA基因突变的患者;⑤患者有晕厥发作史。

十一、治疗

(一)束支传导阻滞药物治疗

PCCD患者早期可能仅有右束支阻滞或合并左前分支阻滞,没有明显的血流动力学异常,可以不治疗,但应定期随访观察。如患者合并其他类型心律失常,需要应用抗心律失常药物时,应注意药物对心脏传导系统的影响,并且宜从小剂量开始,根据病情的不同阶段,采取不同的个体化治疗措施,应用时最好有严密的心电监测,必要时应用临时起搏器进行保护。

1.Ⅰ类抗心律失常药物　硫酸奎尼丁缓释胶囊0.3g/次,1~2次/天。奎尼丁为Ⅰa类药物可延长室内传导时间,甚至诱发希氏束—浦肯野纤维传导阻滞,所以需慎重用于慢性束支传导阻滞患者,应用时需要持续的心电监护,一旦出现AVB应立即停药;Ⅰb类药物对室内传导影响较小,但剂量较大时也有引发传导阻滞或加重传导阻滞的风险。

2.Ⅱ类抗心律失常药物　琥珀酸美托洛尔缓释片23.75~47.5mg/次,1次/天。β-受体阻滞剂对室内传导影响较小,可用于慢性束支传导阻滞患者,但PCCD患者传导系统病变多为弥漫性,可能累及窦房结和房室结,而这些部位的交感末梢分布丰富,β-受体阻滞剂对这些部位的作用较强,易引起传导阻滞加重,因此应用时需要慎用。

3.Ⅳ类抗心律失常药物　苯磺酸氨氯地平片5mg/次,1次/天,或者盐酸地尔硫卓片30mg/次,3次/天。钙拮抗剂对希氏束—浦肯野纤维的传导影响较小,可安全地用于慢性束支传导阻滞患者,但对窦房结及房室结已有的功能障碍可能加重和诱发传导阻滞。

4.洋地黄类药物　洋地黄常用剂量对房室传导系统的远端影响甚微,可以安全地用于慢性双束支传导阻滞患者。①地高辛0.125mg/次,1次/天;②毛花苷C(去乙酰毛花苷)注射液0.2mg稀释后缓慢静脉泵入。

(二)逆转心肌纤维化药物

研究发现,血管紧张素转化酶抑制剂、血管紧张素Ⅱ受体阻断剂、他汀类调脂药及抗醛固酮类药物等均具有抗心肌纤维化的作用,这些药物能够抑制心房肌纤维化,可降低心房肌重构,进而用于预防和治疗心房颤动。

1.血管紧张素转化酶抑制剂　卡托普利6.25~12.5mg/次,3次/天,或者培哚普利4~8mg/次,1次/天。

2.血管紧张素Ⅱ受体阻断剂　缬沙坦胶囊80mg/次,1次/天,或者氯沙坦钾片50mg/次,1次/天。

3.他汀类调脂药　瑞舒伐他汀钙片10mg/次,1次/天;匹伐他汀钙片2~4mg/次,1次/天;普伐他汀钠片40mg/次,1次/天。

4.抗醛固酮类药　螺内酯20mg/次,3次/天。

5.激素治疗　醋酸泼尼松片5~10mg/次,1~3次/天。对于病情进展较快的患者可考虑醋酸泼尼松等激素治疗,激素类药物可抑制纤维组织增生,可使Na^+通道开放,Na^+内流增加,进而改善传导系统。

（三）介入治疗

当病情进一步发展合并高度、三度 AVB 或室性心律失常而反复晕厥时需给予心脏起搏器或植入式心律转复除颤器（implantable cardioverter defibrillator，ICD）治疗。

1.永久性心脏起搏器

Ⅰ类指征：①间歇 AVB、高度 AVB 或三度 AVB；②有症状二度 AVB；③双束支传导阻滞存在间歇性二度 AVB 或三度 AVB。

Ⅱa 类指征：①双束支传导阻滞 HBE 检查 HV 间期≥100ms；②TEAP 可诱发希氏束以下非生理性传导阻滞。

2.ICD

ICD 指征：①部分 PCCD 患者发生高度或三度 AVB 后常有晕厥发生，引发晕厥的原因有两种，即缓慢心律失常和因心律缓慢继发的恶性室性心律失常，有的患者甚至在双束支传导阻滞阶段就可能发生快速性室性心律失常，这部分患者属于置入 ICD 的Ⅰ类指征；②携带 LMNA 基因为非错义突变的男性患者，左心室射血分数＜45%，以及伴发短暂阵发性室性心动过速的患者应考虑置入 ICD。

参考文献

1. 张海澄，昃峰.遗传性房室传导阻滞.中国心脏起搏与心电生理杂志，2010，24（2）：108-110.

2. 黄姝丹，韦勤将，何凤珍，等.心脏钠离子通道基因突变与心律失常关系的研究进展.医学综述，2018，24（8）：1463-1467.

3. 宋雷，惠汝太.单基因遗传性心血管疾病基因诊断指南.中华心血管病杂志，2019，47（3）：175-196.

4. 李华俊，潘小宏.进行性心脏传导障碍性疾病分子遗传和基因研究进展.心电与循环，2020，39（3）：300-303.

5. 韩钟霖，吴翔，刘雪华，等.PDK1-Akt 信号通路干预对心肌细胞 HCN4 离子通道的影响.中华心血管病杂志，2020，48（11）：954-961.

6. 李小梅，戈海延，江河，等.SCN5A 基因突变致进行性心脏传导障碍和 Brugada 综合征一家系两种表型.中华儿科杂志，2016，54（6）：461-462.

7. 赵翠梅，陈义汉.心脏传导阻滞的分子遗传学研究进展.同济大学学报：医学版，2006，27：14-17.

8. 徐艺珈，孙健芳，韩雨诺，等.钠离子通道与相关心脏疾病的研究进展.生物医学，2020，10（4）：103-109.

9. JEAN B G，FLORENCE K，SWANNY F. Identification of a strong genetic background for progressive cardiac conduction defect by epidemiological approach［J］. Heart，2012，98：1305-1310.

10. SINNER M F，PORTHAN K，NOSEWORTHY P A，et al. Ameta-analysis of genome-wide association studies of the electrocardiographic early repolarizationpattern. Heart Rhythm，2012，9（10）：1627-1634.

11. 郭继鸿.Lenegre 病.临床心电学杂志，2006，15（4）：287-297.

12. 周源，谢利剑，肖婷婷，等.1 例以心脏受累为特点的 DES 基因突变鉴定及表型分析.儿科药学杂志，2021，27（4）：11-16.

13. 谭小军，黄河，何方，等.一个进行性家族性心脏传导阻滞家系的致病基因筛查.中华心血管病杂志，2016，44（5）：411-415.

14. 高明东，刘寅孙，根义，等.Lev 氏病与 Lenegre 病的临床特征.天津医，2009，37（8）：682-683.

15. 中华医学会心电生理和起搏分会，中国医师协会心律学专业委员会.希氏—浦肯野系统起搏中国专家共识.中华心律失常学杂志，2021，25（1）：10-36.

第七节 早复极综合征

早复极综合征（early repolarization syndrome, ERS）是一种单基因遗传性离子通道疾病，心电图表现为至少连续两个导联的 J 点抬高≥1.0mm，且 QRS 波群与 ST 段之间的锐利转折消失，而代之为平滑移行曲线或一个直立 J 波。近年流行病学研究证实，极少数 ERS 患者具有发生恶性室性心律失常、心脏性猝死等潜在的风险，其预后不良，治疗措施为药物及非药物等。

一、概述

1936 年，Shipley 等首次对心电图 J 点进行了描述，提出 J 点抬高表现为 QRS 波群终末顿挫或切迹，被认为是良性心电图表现。

1938 年，Tomazsewski 等发现 1 例死于低体温症的男性患者，心电图具有 J 波的变化。

1951 年，Grant 等在对空间向量心电描记进行研究时创造了早复极（early repolarization）术语。

1953 年，Osborn 等在研究脑神经损伤、迷走神经张力增高、高钙血症及低体温等时发现 J 波，故 J 波又称 Osborn 波。

1984 年，Otto 等报道了 3 例东南亚男性患者，在睡眠时发生特发性心室颤动，患者心电图有 J 波，且没有结构性心脏疾病，故研究认为 J 波具有恶性的潜能。

2008 年，Haissaguerre 等研究 J 波与特发性心室颤动相关，J 波定义为：①两个以上连续导联 J 点抬高≥0.1mV；②J 点抬高表现为 QRS 波群终末顿挫或切迹；③其后 ST 段呈水平升高或不升高，T 波可以对称或不对称。

2009 年，前瞻性队列研究发现，对无症状中年人群 30 年随访发现，心电图下壁（Ⅱ、Ⅲ、aVF）导联 J 波显著可增加心血管死亡的风险，此后 J 波引起临床医师的重视。

2010 年，美国心脏病协会（American Heart Association, AHA）报道了 J 波具有家族聚集性。

2011 年，Reinhard 等报道了 520 个家庭共 1877 人，研究显示 J 波发生率为 7.7%，父母其中 1 人患 ERS，其子女患 ERS 的可能性增加 2.5 倍。

2013 年，美国心律学会（Heart Rhythm Society, HRS）、欧洲心律学会（European Heart Rhythm Association, EHRA）、亚太心律学会（Asia Pacific Heart Rhythm Society, APHRS）制定发布了遗传性心律失常综合征患者诊断和治疗专家共识，将 ERS 列为遗传性心律失常综合征。

2016 年，APHRS、EHRA、HRS、拉美心脏起搏及心电生理协会（Latin American heart pacing and electrophysiology association, SOLAECE）有关专家在中国上海，制定共识评估了 J 波综合征（包括 ERS 和 Brugada 综合征）的诊断、鉴别诊断、预后、细胞和离子机制，以及治疗措施等方面的新概念和新证据。

二、病因

ERS 为常染色体显性遗传病，具有家族聚集倾向，经基因组筛选定位，已确定内向整流钾通道 J 亚家族成员 8（potassium inwardlyrectifying channel, subfamily J, member 8, KCNJ 8）基因、L-型钙离子通道 α_1C 亚单位（calciumchannel, voltagedependent, Ltype, alpha1csubunit, CACNA1C）基因、L-型钙通道 β_2b 亚单位（L-type calcium channel beta 2B subunit, CACNB2b）基因、心脏钙通道 $\alpha_2\delta_1$ 亚单位（cardiac calcium channel alpha2 delta subunit1,

CACNA2D1)基因、三磷酸腺苷结合盒亚家族 C9（adenosine triphosphate binding cassette subfamily C9，ABCC9）基因、心脏钠离子通道 α 亚单位（voltagegated sodium channel type V，SCN5A）基因、钠通道蛋白 10α（sodium channel protein type10subunit alpha，SCN10A）基因、电压门控性钾通道 E 亚家族成员（voltage-gated potassium channel Iks-related family，member，KCNE）5 基因、双肽酶 10（dipeptidyl peptidase10，DPP10）基因的突变。

三、分子遗传学

（一）KCNJ8 基因

1. 结构　KCNJ8 基因定位于第 12 号染色体短臂 11 区 23 带（12p11.23），长约 9.7kb，编码 424 个氨基酸，相对分子质量约为 48kD。

ATP 敏感性钾通道属于配体门控的电压非依赖性内向整流钾通道（inwardly rectified potassium channel，Kir），由 4 个 Kir 亚单位和 4 个 ABC 结合蛋白家族成员磺酰脲受体（sulfonylurea receptor，SUR）亚单位（SUR1、SUR2A 或 SUR2B）组成的异源性八聚体。

2. 功能　研究认为，心肌三磷酸腺苷（adenosine triphosphate，ATP）敏感性钾通道由 SUR2A 和 Kir6.2 组成，血管平滑肌中 SUR2B 与 Kir6.2 或 Kir6.1 共表达形成；心肌 Kir6.2 由 KCNJ11 编码。KCNJ8 基因编码 Kir6.1 通道蛋白，是参与构成 ATP 依赖性钾通道的主要亚单位，KCNJ8 编码血管（包括冠状动脉）上的 Kir6.2 和 Kir6.1。

3. 突变　KCNJ8 基因常见突变位点为第 422 位丝氨酸（Ser）被亮氨酸（Leu）所置换（Ser422→Leu）。

（二）CACNA1C 基因

1. 结构　CACNA1C 基因定位于第 12 号染色体短臂 13 区 3 带（12p13.3），长约 644.7kb，由 50 个外显子和 49 个内含子组成，编码 2138 个氨基酸。

2. 功能　CACNA1C 包括 4 个功能域、6 个跨膜片段。

3. 突变　CACNA1C 基因常见突变位点为第 1916 位谷氨酰胺（Gln）被精氨酸（Arg）所置换（Gln1916→Arg）。

（三）CACNB2b 基因

1. 结构　CACNB2b 基因定位于第 10 号染色体短臂 12 区 31 带到 12 区 33 带（10p12.31 ~ 12.33），长约 421kb，由 14 个外显子和 13 内含子组成，编码 660 个氨基酸。

2. 功能　内向钙离子电流（calcium channel current，I_{Ca}）主要作用是参与维持动作电位 2 相平台期的形成。

3. 突变　CACNB2b 基因常见突变位点有第 169 位丝氨酸（Ser）被苏氨酸（Thr）所置换（Ser169→Thr）、第 571 位精氨酸（Arg）被半胱氨酸（Cys）所置换（Arg571→Cys）等。

（四）CACNA2D1 基因

1. 结构　CACNA2D1 基因定位于第 7 号染色体长臂 21 区到 22 区（7q21 ~ 22），长 493614bp，由 39 个外显子和 38 个内含子组成，编码 1091 个氨基酸。

2. 功能　CACNA2D1 基因外显子长度为 23 ~ 159bp，其中第 10 外显子为 159bp。心脏 L-型钙通道由一个成孔亚单位 $α_1$、两个辅助亚单位 $α_2δ$ 和 β 组成。

3. 突变　心脏 L-型钙离子通道 $α_2δ_1$ 亚单位离子通道的功能改变，可使心肌细胞复极外向电流增加或内向电流减少，从而引起心肌细胞复极加速和动作电位缩短。

（五）ABCC9 基因

1. 结构　ABCC9 基因定位于第 12 号染色体短臂 12 区 1 带（12p12.1）。

2. 功能　ABCC9 存在于心脏、骨骼肌、大脑和胰腺中，ABCC9 基因编码 SUR2 蛋白，这种蛋白质是组成钾离子通道的成分之一。近年研究发现，ABCC9 基因可能与睡眠时间的长短有关。

3. 突变　ABCC9 基因常见突变位点有第 734 位缬氨酸(Val)被异亮氨酸(Ile)所置换(Val734→Ile)、第 1402 位丝氨酸(Ser)被半胱氨酸(Cys)所置换(Ser1402→Cys)等。

（六）SCN5A 基因

1. 结构　SCN5A 基因定位于第 3 号染色体短臂 21 区到 24 区(3p21~24)，长 101610bp，由 28 个外显子和 27 个内含子组成，编码 2016 个氨基酸，相对分子质量约为 227kD。

2. 功能　SCN5A 基因外显子大小差异较大，其中第 24 外显子为 53bp，而第 28 外显子为 3257bp。心脏电压门控钠通道 α-亚单位(Nav 1.5α)由 4 个同源结构域(DⅠ~DⅣ)组成，每个结构域包含 6 个 α-螺旋跨膜片段(S1~S6)，S5 与 S6 间形成 P 环(P-loop)，决定通道对离子流的通透性。4 个结构域的 S1~S4 组成电压感受器，为激活闸门，S5 和 S6 片段及连接两片段之间的 P 环组成了离子通道孔，决定钠通道的选择特性，也是药物及毒素结合的位点。连接 DⅢ-S6 和 DⅣ-S1 的胞内肽环构成铰链盖，在膜电位发生改变时可旋转并与钠通道孔结合，为失活闸门。

3. 突变　SCN5A 基因常见突变位点有第 1055 位丙氨酸(Ala)被甘氨酸(Gly)所置换(Ala1055→Gly)、第 1193 位精氨酸(Arg)被谷氨酰胺(Gln)所置换(Arg1193→Gln)、第 4297 位甘氨酸(Gly)被半胱氨酸(Cys)所置换(Gly4297→Cys)等。

（七）SCN10A 基因

1. 结构　SCN10A 基因定位于第 3 号染色体短臂 21 区到 22 区(3p21~22)，相对分子质量约为 215kD。

2. 功能　SCN10A 与 SCN5A 位置毗邻，钠通道是由 α-亚单位和 β-亚单位组成，每个 α 亚基由 4 个同源结构域围成一个中心，形成 Nav1.8 的中央孔，每个结构域含 6 个 α 螺旋穿膜结构(S1~S6)，其中保守的 S4 是钠离子通道的电压感受器。β 亚单位有 $β_1$、$β_2$、$β_3$ 和 $β_4$，其中在人类主要是 $β_1$ 和 $β_3$。

3. 突变　研究发现，SCN10A 基因突变可导致钠通道电流减少，引起心律失常的发生发展；其多态性与 P-R 间期及 QRS 波群时限有关。

（八）KCNE5 基因

1. 结构　KCNE5 基因定位于性染色体长臂 22 区 3 带(Xq22.3)，编码 142 个氨基酸。

2. 功能　KCNE 家族有 5 个成员，依次命名为 KCNE1、KCNE2、KCNE3、KCNE4、KCNE5，分别编码蛋白 MinK 和 MiRP1~4(MiinK 相关多肽 1~4)。

3. 突变　KCNE5 基因突变引起瞬时外向钾电流(transient outward potassium current,I_{to})增加而导致 ERS。

（九）DPP10 基因

1. 结构　DPP10 基因定位于第 2 号染色体长臂 14 区到 32 区(2q14~32)，由 26 个外显子和 25 个内含子组成，编码 796 个氨基酸残基。

2. 功能　DPP10 基因编码的蛋白属于丝氨酸蛋白家族成员之一，对中枢神经系统的神经元树突上的钾通道的功能进行调节。

3. 突变　DPP10 基因突变导致 I_{to} 增加，引起 ERS 发生。

四、发病机制

（一）致病病因

ERS 为常染色体显性遗传病，呈不完全外显性，由于 J 波在一般人群中发生率较高，推测也可能是一种多基因遗传病。目前研究发现，ERS 致病病因为 KCNJ8 基因、CACNA1C 基因、CACNA2D1 基因、ABCC9 基因、SCN5A 基因、SCN10A 基因及

KCNE5 基因的突变。

1. KCNJ8 基因 2009 年首次报道 KCNJ8 基因错义突变与 ERS 的特发性心室颤动有关,研究认为,由于 KCNJ8 功能获得突变导致外向钾电流增加,而引发 ERS。KCNJ8 基因突变在 ERS 和 Brugada 综合征患者中发生率明显增加,可能作为 J 波综合征的一个重要致病基质。

2. CACNA1C 基因 CACNA1C 基因编码心脏电压依赖性 L-型钙通道 α-亚单位,是产生缓慢内向钙离子流(Cav1.2)的物质基础,功能上是维持除极化形成平台期,与兴奋—收缩耦联有关。

3. CACNA2D1 基因 CACNA2D1 编码 L-型钙离子通道的 $\alpha_2\delta_1$ 亚单位,$\alpha_2\delta_1$ 亚单位在骨骼肌、心肌、血管平滑肌及大脑中均有较高水平的表达。

4. ABCC9 基因 ABCC9 基因编码 SUR2 蛋白,SUR 分为 SUR1 和 SUR2 两种亚型,其中 SUR2 有 SUR2A、SUR2B、SUR2C,ATP 敏感性钾通道是由内向整流钾通道亚单位和 SUR 亚单位组成的异源性多聚体。

5. SCN5A 基因 负责编码电压门控钠通道 α-亚单位的基因,依次命名为 SCN1A ~ SCN11A。钠通道由 α-亚单位和 β-亚单位组成,α-亚单位是钠通道的基本功能单位,具有电压敏感和离子选择功能,可引起心肌细胞动作电位的快速上升,同时使冲动在心肌组织间快速传导。这种钠通道在正常心律的启动、传播及维持中起重要作用,同时还可产生动作电位晚期的去极化电流,从而延长了动作电位时程,产生这种晚钠电流(late sodium current,I_{NaL})的原因是钠通道不能保持其失活状态,发放了一个不该产生的显著内向电流。

6. SCN10A 基因 SCN10A 基因编码的蛋白质产物为电压门控型 Nav1.8 通道的功能性 α 亚单位,SCN10A 基因突变时可引起其结构或功能发生变化。SCN10A 存在于心房组织,主要分布于心脏神经纤维和心肌纤维,另外,心肌细胞的闰盘和缝隙连接中也分布。

7. KCNE5 基因 KCNE5 基因于 1999 年被克隆出来,在心房肌和心室肌中均有表达,其基因产物为 MinK 相关多肽 4(MiRP4)。功能研究发现,KCNE5 可抑制慢激活延迟整流钾电流(slowly activating delayed rectifier potassium current,I_{Ks}),下调 β 亚单位。

(二)遗传学机制

心脏的除极顺序是从心内膜到心外膜,而复极顺序则相反,由心外膜到心内膜。实验研究证实,由于 I_{to} 在心外膜、心内膜的分布差异,心外膜明显多于心内膜,因此在除极过程中从心外膜到心内膜产生了电压梯度,这在心电图上表现为 J 波,因此 J 波是心外膜 1 相除极的结果;ST 段抬高可能是局部复极离散相关的复极不均一所致,是 2 相折返的病理生理基础。凡影响 I_{to} 通道性能及心室除极顺序的因素,均可产生 J 波。除此之外,钠通道与 L-型钙通道的异常可引起内向快钠内流(fast sodium inward current,I_{Na})与 I_{Ca} 减弱,以及其他外向延迟整流钾电流(delayed rectifier K+ current,I_K)增强也会影响 J 波。

正常顺序除极可将 J 波隐藏于 QRS 波群之中,心电图上无 J 波出现;有时 J 波不能被完全遮盖,在心电图 QRS 波群尾端出现顿挫或拖尾,类似预激波的形态。J 波具有频率依赖性,当心率加快时心外膜细胞动作电位依赖于 I_{to} 的切迹变小,J 波也随之减小甚至消失,其原因是 I_{to} 失活后恢复较慢;反之,当心率减慢时心外膜细胞动作电位依赖于 I_{to} 的切迹变大,J 波也随之增大。ERS 患者恶性室性心律失常的发病机制,可能与如下因素有关:

1. 外向钾电流增加 心外膜心室肌复极电流不适当增加,可能是 ERS 致心律失常的基质,而复极电流不适当增加既是因内向钠电流或钙电流减少,也是由于 I_{to}、ATP 敏感性钾电流(ATP sensitive potassium current，I_{KATP}），乙酰胆碱敏感钾通道（acetylcholine sensitive K^+ currents，I_{KACh}）介导的外向钾电流增加，导致动作电位跨心室壁的复极离散，引发 2 相折返而诱发室性心动过速、心室颤动等。

2. 心肌复极不均一 ①可引起室性期前收缩落在前一心搏的 T 波上（R/T phenomenon，R on T）和 2 相折返，而诱发心室颤动的发生；②心电图 T 波最高点至 T 波终点（T peak-Tendinterval，Tp-Te）间期延长及 Tp-Te/QT 比值增高，也是诱发室性心律失常的高危因素。

3. 心室除极异常 ERS 患者发生恶性心律失常与心室除极异常有关，应用信号平均心电图（signal averaged electrocardiography，SAECG）检查显示，ERS 患者特发性心室颤动有 J 波的心室晚电位（ventricular late potentials，VLP）阳性检出率约为 86%，而无 J 波 VLP 阳性检出率约为 27%。

4. 迷走神经张力改变 自主神经功能异常也可能参与 J 波的形成，经对运动员的研究发现，迷走神经张力改变增加了心肌局部动作电位 1 相和 2 相的振幅不一致性，因而增加了心外膜和心内膜心肌纤维电压梯度，导致心肌除极和复极的时间顺序改变，心室壁复极波提前，部分抵消了除极波终末电位，使 J 点及 ST 段抬高形成 J 波。临床研究发现，心动过缓可使 J 波抬高的 ST 段降低明显，心室颤动常出现在迷走神经张力增强的午夜或凌晨，这提示迷走神经张力增加对心律失常发生具有潜在的风险。

5. 睾酮变化 睾酮对 L-型钙离子电流（L-type calcium current，I_{CaL}）具有直接的抑制作用，较高的睾酮水平可促进 ERP 心电图表现。在 ERS 患者和具有 ERP 心电图表现的健康个体中均观察到男性较多，且与无 ERP 心电图表现的男性相比，呈现该心电图表现的男性睾酮水平显著增加。

五、临床表现

（一）症状

1. ERS 定义

（1）J 点：J 点是心电图 QRS 波群与 ST 段交界处一个突发性的转折点（结合点），称为 J 点（取自英文 Join 的第 1 个字母）；通常 J 点上下偏移 <0.1mV，时程<20ms，大多在等电位线上，J 点标志着心室除极的结束，复极的开始。

（2）J 波：心电图 J 点抬高≥0.1mV，时程≥20ms，呈向上圆顶状或驼峰状的偏离基线的波，称为 J 波；J 波其细胞离子流机制是复极早期 I_{to} 增加，形成了心内膜和心外膜间的电位差而产生。

（3）早复极改变（early repolarization patten，ERP）：ERP 的诊断标准：心电图≥2 个连续导联（下壁：Ⅱ、Ⅲ、aVF，侧壁：Ⅰ、aVL 或左前胸：$V_4 \sim V_6$）的 J 波或 ST 段抬高≥0.1mV 称为 ERP，上述改变一般可持续数日甚至多年不变。

（4）ERS：ERP 伴有恶性室性心律失常（多形性室性心动过速、尖端扭转型室性心动过速、心室颤动等）称为 ERS。

2. 发病率 ERP 在正常人群的发病率为 0.46%~5.0%。美国 Framingham 资料显示，ERS 在正常人群中发病率约为 6.1%，ERP 患者兄弟姐妹中发病率约为 11.6%。近年研究发现在其他疾病中也可伴有 ERP，其中 Brugada 综合征患者发病率为 10%~15%，特发性心室颤动患者发病率为 15%~70%。

临床上绝大多数 ERP 是良性的，为正常心电图变异，预后较好，但极少数 ERP 患者有发生恶性室性心律失常的风险，例如 ERP 有 J 波者心脏性猝死的发生风险约为 0.011%；ERP 有 ST 段水平抬高者心脏性猝死的发生风险约为 0.0304%。我国发病率尚无流行病学资料，但由于我国人口基数大，本病又具有家族聚集性，故 ERS 在我国患病的数量不可忽视。

3.性别 ERS男性高于女性,其中男性患病率约为3.99%,女性患病率约为0.46%。ERP多合并左心室肥厚,而女性与左心室肥厚的关系并不明显,男性发生率高可能与睾酮水平较高导致钾离子外流增加有关。

4.种族 临床调查显示,ERP有明显的种族变异性,其中黑人、亚裔人、白种人及拉美裔人的发病率分别约为4.8%、3.8%、2.2%、2.5%,黑人和亚裔人的发生率高于白种人和拉美裔人。

5.职业 运动员ERP较为多见,Junttlia等通过对503例运动员的心电图进行分析显示,ERP发病率约为30%,其中心电图Ⅱ、Ⅲ、aVF导联发生率约为20%,Ⅰ、aVL导联发生率约为21%,Ⅱ、Ⅲ、aVF导联合并Ⅰ、aVL导联发生率约为11%。

6.表现 ERP患者一般无明显症状,部分患者可有心悸、头晕、胸闷、心前区不适、胸部隐痛或刺痛等症状;少数患者可有胸痛症状,并向肩胛区、腋部放射,与体力活动无关,含硝酸甘油不能缓解。在临床上心脏形态、结构及功能等有创性、无创性检查均无异常发现,但一旦出现临床症状则往往首发表现为恶性室性心律失常、心室颤动等危及生命的突发事件。临床研究显示,Ⅱ、Ⅲ、aVF导联J点抬高>0.2mV的患者,可明显增加心律失常和心脏性猝死发生的风险,因此对于ERS患者就诊时临床医生首先仔细询问病史、年龄、职业等,详细记录是否有心律失常发生史及家族史等。

7.其他因素 ERS心电图改变可与迷走神经张力增强、低温、高钙血症、心动过缓、QRS波群时限延长、短QT间期及左心室肥厚等疾病有关。

(二)体征

1.体格检查 ERS患者多无明显体征,临床诊断线索主要依据心电图特征性改变。

2.心律失常 ERS患者出现期前收缩、阵发性心动过速时心脏听诊可闻及期前收缩、短暂心动过速等。

3.血压 患者发生心律失常时血压不稳定或有动态变化,并与心律失常的发生与终止密切相关。

(三)基因型—表型

1. CACNA1C基因突变 其中Gln1916→Arg突变时可引起I_{CaL}下降和蛋白表达缺陷,是诱发ERS高危因素。

2. SCN5A基因突变 其中Ala1055→Gly、Arg1193→Gln或Gly4297→Cys突变时可引起钠通道结构和功能的异常,影响心律失常遗传的易感性而诱发心律失常。

六、辅助检查

(一)实验室检测

1.睾酮 应用放射免疫方法测定睾酮水平,正常值女性为0.7~3.1μmol/L,男性为9.0~45.8μmol/L,ERS男性患者睾酮水平明显升高。

2.基因突变 根据先证者相关致病基因突变检测的结果,对家系成员进行特定位点级联筛查,并根据家族史、临床病史及体格检查等综合分析,以明确亲属成员的致病基因突变携带情况及患病风险。

(二)心电检查

1.心电图

(1)J波特征:确定J波或J点的x点和y点幅度,其中x点是切迹波或顿挫波的最高点,x点幅度是指x点到心电图等电位线的垂直距离;而y点是指J波结束并向ST段过渡的结合点,y点幅度是指y点与心电图等电位线之间的垂直距离。

Heng等根据心电图的QRS波群终末顿挫峰的振幅(The amplitude of QRS wave stall terminal peak, pkQRSn)、QRS波群终末切迹起点处的振幅(The amplitude of QRS wave terminal incisure starting position, onQRSs),以及QRS波群与ST段起点处J

点抬高的振幅（QRS wave and the amplitude of the ST segment positioned j point up，STj）等 3 项指标，将 J 波分为 5 型，除上述 5 型，尚有患者心电图有Ⅱ型和Ⅳ型的混合，称为混合型。

Heng 分型使 J 波的分型趋于细化和量化，有助于筛查和判断高危猝死的患者。在临床上 5 型的检出率不同，危险分层的意义也不相同，其中检出率Ⅳ型最为常见，约占 53.7%，其次为Ⅱ型、混合型分别约占 23.1%、16.2%，而Ⅰ型、Ⅲ型、Ⅴ型分别仅约占 3.6%、1.4%、2.0%。一般情况下，Ⅰ型危险性高于Ⅱ型和Ⅲ型，Ⅲ型高于Ⅳ型和Ⅴ型，Heng 分型：

Ⅰ型：①pkQRSn≥0.1mV；②STj≥0.1mV；③ST 段上斜形抬高。

Ⅱ型：①pkQRSn≥0.1mV；②STj＜0.1mV。

Ⅲ型：①onQRSs≥0.1mV；②STj≥0.1mV；③ST 段上斜形抬高。

Ⅳ型：①onQRSs≥0.1mV；②STj＜0.1mV。

Ⅴ型：①无 QRS 波终末顿挫或切迹；②STj≥0.1mV；③ST 段上斜形抬高。

混合型：Ⅱ型和Ⅳ型的混合，即 pkQRSn≥0.1mV，onQRSs≥0.1mV，STj＜0.1mV。Ⅰ型~Ⅴ型 J 波的分型法，见图 2.3。

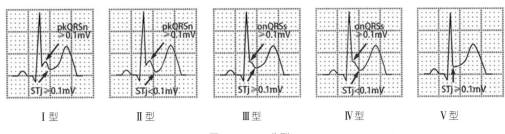

Ⅰ型　　Ⅱ型　　Ⅲ型　　Ⅳ型　　Ⅴ型

图 2.3　Heng 分型

（2）ERP 特征：①ST 段抬高，胸导联常见；②明显 J 波；③QRS 波群增高和时限缩短；④QRS 波群起始较慢而下降迅速，QRS 波群终末部分有切迹或不清楚；⑤ST 段抬高和 J 波的形态变化在心电图导联上的定位不同；⑥对称的 T 波增高；⑦短期内较少动态变化，但运动或情绪激动的情况下，心率增快，ST 段可回落甚至降至基线水平；⑧心率增快时 J 波可消失，若心率加快后 J 波更明显则为 QRS 波群终末的碎裂波。

2. 动态心电图

（1）为确定 J 波是否伴有慢频率依赖性，应进行动态心电图检查，在自然状态下，当患者出现房性期前收缩、室性期前收缩时，应观察期前收缩的 QRS 波群终末部形态的改变，并测量期前收缩后代偿期形成的长 R-R 间期后 J 波幅度的变化，当 J 波幅度明显增加时，有助于明确诊断及预后的判断。

（2）心率变异性（heart rate variability，HRV）是窦性心律在一定时间内发生周期性变化的一种现象，指逐次窦性心律 R-R 周期之间的差异。HRV 是反映交感神经、迷走神经张力及其平衡的重要标志，ERS 患者 HRV 呈现交感神经兴奋性降低，迷走神经张力增高时，易发生室性心律失常。

3. 心脏负荷试验

（1）心电图运动负荷试验：心电图运动负荷试验是诊断 ERS 简单而实用的方法，试验中随心率增快 ST 段全部或部分回到等电线，J 波减小或消失，T 波高耸回复正常或倒置变为直立，结合临床症状可诊断为 ERS。

（2）立位试验：立位试验可使部分患者心电图 ST 段在原有的基础上再升高。

（3）Valsalva 动作试验：Valsalva 动作用力吸气或呼气后屏气可使心率减慢，有助于发现潜在的 J 波。

（4）心电图药物负荷试验：为确定 J 波的性质或显示典型的 J 波，可在心电监护下进行药物激发试验。

4. SAECG

SAECG 检查可描记晚期心室（心房）电活动，

其中在 QRS 波群终末部、ST 段内的高频、低振幅、多形性碎裂电活动，称为 VLP。VLP 分析方法有时域分析、频域分析和时频三维图，临床上以时域分析最为常用。VLP 是由于局部心肌缺血、缺氧等病变所致的电生理特性改变，导致心肌局部除极延迟而形成。传导延迟表明心室内有潜在性的折返径路，为心律失常的主要发生机制。ERS 患者 VLP 阳性易发生恶性室性心律失常，且呈节律性改变，多于晚间出现。

（三）心脏超声检查

ERS 患者进行超声心动图检查大多数无异常，少数患者可发现左心室假腱索的位置异常，提示可能为 ERS 的潜在原因之一。

（四）影像学检查

1. 胸部 X 线　胸片可评估心脏的大小、形态、功能及肺部病变等，有助于诊断和鉴别诊断。

2. 心脏电生理检查（electrophysiologic study, EPS）

（1）EPS 刺激造成房性期前收缩，并多下传心室（期前收缩 QRS 波群与窦性 QRS 波群相同），观察期前收缩 QRS 波群终末部形态的改变。

（2）高频率连续心房刺激起搏心房，观察频率加快时 QRS 波群终末部形态的变化。以上两种方法均观察 QRS 波群终末部形态的改变，并检测代偿期（长间歇）后 J 波幅度的变化，当心率增快 J 波幅度增加，而代偿期后 J 波无变化者，提示 J 波为 QRS 波群终末的碎裂波，为心室除极 QRS 的一部分，代表室内有传导延缓。EPS 程序性刺激可诱发心律失常并可对其进行风险分层。

七、诊断

（一）专家共识

2015 年专家共识将 ERS 确定为　①QRS 波群终末的切迹（J 波）或主波 R 波下降支的顿挫，伴有或不伴有 ST 段抬高；②除 $V_1 \sim V_3$ 导联改变之外，心电图≥2 个相邻导联出现 QRS 波群终末切迹或 J 波振幅≥0.1mV；③QRS 波群时限（在没有切迹或顿挫的导联进行测量）＜120ms。2015 年诊断 ERS 专家共识上海评分标准，见表 2.8。

表 2.8　2015 年诊断 ERS 专家共识上海评分标准

指标	评分
Ⅰ.临床病史	
A.原因不明的心搏骤停,心电图曾记录到多形性室性心动过速	3.0
B.疑似心律失常性晕厥	2.0
C.机制或病因不明的晕厥	1.0
*本范围内的指标按评分最高的一项计算	
Ⅱ.12 导联心电图	
A.≥2 个下壁和/或侧壁导联 J 波≥0.2mV,ST 段呈水平或下斜形改变	2.0
B.≥2 个下壁和/或侧壁导联 J 点抬高≥0.1mV,且伴有动态改变	1.5
C.≥2 个下壁和/或侧壁导联 J 点抬高≥0.1mV	1.0
Ⅲ.动态心电图	
A.短联律间期的室性期前收缩,R 波位于 T 波的升支或波峰	2.0
Ⅳ.家族史	
A.有亲属有确诊的 ERS	2.0
B.≥2 个一级亲属有Ⅱ.A.型心电图特征	2.0
C.一级亲属有Ⅱ.A.型心电图特征	1.0
D.一级或二级亲属中有在＜45 岁之前发生原因不明的心脏性猝死	0.5
Ⅴ.基因检测	
A.ERS 可能易感基因的致病突变	0.5

注:总分(需要至少 1 项是心电图改变):其中≥5.0 很可能或确诊为 ERS;3.0~4.5 可能为 ERS;＜3.0 无诊断意义。

（二）筛查

1.排除器质性心脏病 诊断 ERS 之前首先需要排除：①器质性心脏病如心肌梗死、肥厚型心肌病、致心律失常性心肌病等；②离子通道疾病如长 QT 间期综合征、短 QT 间期综合征、Brugada 综合征等。

2.详细病史 临床上心电图有 J 波的绝大多数属于良性改变，尤其是无任何自觉症状、无猝死家族史、无室性心律失常病史者，在临床上怎样从大量的 J 波人群中筛查出、并识别其具有发生心血管突发事件的风险，临床医生应详细询问病史，记录年龄、性别、职业、家族史及是否有室性心动过速发作史等，其中家族史应进行家族级联筛查，获取完整的三代家族史及家系系谱分析。

（三）诊断

以下两种情况可以明确诊断：

1.心电图有明确的 J 波，并有不能解释的心室颤动、多形性室性心动过速发作史。

2.已发生心脏性猝死，尸检结果阴性；既往无药物服用史，而生前常规心电图存在明显的 J 波。

八、鉴别诊断

1.冠心病（coronary heart disease，CHD） CHD 也可出现 J 波，CHD 心肌缺血出现 J 波是恶性心律失常事件发生的预测因子，是诱发室性心动过速、心室颤动或心脏性猝死的发病机制之一。实验研究显示，犬急性心肌缺血 3~10min 心外膜 I_{to} 增加，动作电位 1 相和 2 相起始段产生切迹和穹隆消失，心电图出现 J 波。

2.Brugada 综合征（Brugada syndrome，BrS） BrS 是一种由心脏离子通道基因异常所致的原发心电疾病，具有特征性心电图表现，并伴有反复发作的晕厥甚至发生猝死。ERS 与 BrS 有许多相似之处，包括心电图改变、家族遗传性、对药物反应或自主神经调节反应，以及 J 波形成的离子机制等，

因此 ERS 与 BrS 可能是同一疾病的不同表型。但 ERS 患者 ST 段抬高是由于心外膜一过性复极电流增加、内向电流下降或二者兼备所致，这种电流主要集中在左心室外膜心尖区域，心电图改变常出现在 V_4~V_6 导联；而 BrS 是由于心肌不同层面动作电位 2 相、3 相的差异在心室复极时产生的显著的跨壁电压梯度，导致 ST 段抬高，这种电压梯度在 I_{to} 电流占优势的右心室更加明显，因此 ST 段抬高常出现在 V_1~V_3 导联。

3.短 QT 综合征（short QT syndrome，SQTS） 在 SQTS 患者中 J 波检出率约为 65%。ERS 与 SQTS 之间有密切的关系，二者可能存在共同发病基础，如复极离散度增大等，在临床上如 SQTS 伴有 ERP 的患者，较单纯 SQTS 患者发生致命性心律失常的风险明显增多。

4.心肌病（cardiomyopathy，CM） CM 中右心室心肌病、心肌致密化不全等可能是由于心肌内陷、心腔小梁形成增加，导致浦肯野纤维系统也随着深入心肌内，引起心室除极延迟和复极不均一，心电图表现类似 ERS。

5.预激综合征（preexcitation syndrome） 预激综合征 J 波检出率为 34.8%~43.0%。预激综合征导管射频消融术（radio-frequency catheter ablation，RFCA）后 J 波可消失，也可显现，其中 J 波消失的原因可能是由于旁道引起心室早期去极化参与了 J 波的形成，RFCA 后 J 波消失；而 J 波显现的原因是由于预激综合征继发 ST-T 改变掩盖了 J 波，RFCA 旁道消失后被掩盖的 J 波得以显现。

九、风险分层

大多数 ERP 是良性心电图改变，发生致命性心血管突发事件的概率是非常低，仅有极少数的患者可能发生恶性室性心律失常，但目前尚无公认的敏感而特异性诊断方法和指标，从大范围有 ERP 的人群中鉴别出具有高风险的患者。现临床研究

认为,判断 ERP 是否具有潜在的致命性,主要依据家族史、个人病史、临床表现、心电图 J 波特征性改变及实验室检测等综合分析。

(一)遗传病资料

1.家族史　家族史是指完整的三代(本人、父母、祖父母)家族史,家族成员中有意外的心脏性猝死者。

2.个人病史　个人病史是指患者本人有不明原因的晕厥发作史,并进行详细问询晕厥发作时诱因及表现等。

(二)心电图

根据现有的研究证据,心电图具有以下特征的患者可能存在着高度的危险性。

1.J 波的形态　J 波的形态可分为切迹或顿挫,其中切迹是指 QRS 波群降支被打断而形成新波;顿挫指降支未被打断而斜率发生改变。研究表明,切迹和顿挫这两种形态不同的 J 波具有不同程度的病理学基础。

2.J 波升高的程度　连续 2 个导联 J 波振幅抬高≥0.2mV,可表现为:①一过性 J 波振幅突然抬高;②Ⅱ、Ⅲ、aVF 导联 J 波抬高;③Ⅰ、aVL、V_1~V_6 导联 J 波抬高,为心脏性猝死高危指标。

3.J 波振幅延长　J 波振幅随着 R-R 间期的延长,J 波振幅有增大的趋势,是心室颤动预警的指标。这与 I_{to} 电流具有慢频率依赖性相关,在心率增快时 I_{to} 电流减弱或消失,心率减慢时则相反。

4.J 波后 ST 段的变化　J 波后 ST 段的变化可分为上升型、水平型及下斜型,其中 ST 段呈水平型或下斜型发生心脏性猝死的风险增高,且 ST 段下降的幅度越大,其风险越高。

5.J 波的分布　J 波幅度能反映该导联相应部位的跨室壁离散度,J 波分布的导联越多,表明心室空间复极离散度越大,发生心室颤动的风险越高。2010 年,Antzelevitch 等根据 J 波解剖部位、12 导联心电图出现的导联、辅助检查等,将 J 波分为三型,各型表现及预后不同。

(1)J 波解剖部位:Ⅰ型左心室前侧壁;Ⅱ型左心室下壁;Ⅲ型左心室和右心室。

(2)J 点抬高导联:Ⅰ型Ⅱ、V_2~V_4 导联;Ⅱ型Ⅱ、Ⅲ、aVF 导联;Ⅲ型所有导联。

(3)性别:Ⅰ型、Ⅱ型及Ⅲ型男性多见。

(4)心室颤动:Ⅰ型罕见,Ⅱ型罕见,Ⅲ型电风暴。

(5)基因突变:Ⅰ型 CACNA1C 基因、CACNB2B 基因;Ⅱ型 KCNJ8 基因、CACNA1C 基因、CACNB2B 基因;Ⅲ型 CACNA1C 基因。

(6)对异丙基肾上腺素的反应:Ⅰ型和Ⅱ型 J 点抬高正常化,抑制室性心动过速/心室颤动;Ⅲ型资料有限。

(7)对奎尼丁的反应:对Ⅰ型、Ⅱ型和Ⅲ型均为 J 点抬高正常化,抑制室性心动过速/心室颤动。

(8)心动过缓及钠通道阻滞剂对 J 波振幅/ST 段抬高的影响:Ⅰ型、Ⅱ型和Ⅲ型均为轻度增加或不变。

6.QSR 波群　QRS 波群终末顿挫或切迹与心血管事件有一定的相关性,其中下侧壁导联 QRS 波群终末顿挫或切迹者与不明原因死亡的风险是阴性者的 2.5 倍。病例对照研究显示,特发性室性心动过速、心室颤动组左胸导联 QRS 波群终末切迹检出率明显高于健康对照组,左胸导联 QRS 波群终末切迹识别良性和恶性 ERP 的敏感性和特异性分别约为 56%、90%,提示了 QRS 波群终末顿挫或切迹可作为 ERP 危险分层的指标。

7.QT 间期缩短　ERS 合并短 QT 间期(QTc<340ms)患者,易发生室性心律失常。

8.Tp-Te 间期　①Tp-Te 间期正常值为 80~100ms,Tp-Te 间期≥120ms 是诱发心律失常高危因素;②Tp-Te 间期离散度为同步记录的 12 导联心电图中 Tp-Te 间期最长值与最短值的差值,正常值为 15~45ms,Tp-Te 间期离散度增大是预测致命性心律失常指标之一。

9. 心律失常　室性期前收缩呈短—长—短序列时,可导致 2 相折返而引发多形性室性心动过速。

10. 心律失常起源与 J 波分布的部位相同　EPS 发现恶性室性心律失常起源的部位与 J 波分布的部位相同,提示为室性心动过速或心室颤动的高危因素。

十、治疗

对于 ERS 的防治目前尚无药物或其他措施能完全有效地预防 ERS 相关的恶性室性心律失常,现对于 ERS 高危患者的治疗分药物治疗和介入治疗。

(一)药物治疗

药物治疗的目的是通过抑制频繁发作的室性心律失常或心室颤动。

1. 硫酸奎尼丁片 0.2g/次,3 次/天;或者硫酸奎尼丁缓释胶囊 0.3g/次,2 次/天。对于已置入植入式心律转复除颤器(implantable cardioverter defibrillator,ICD)的 ERS 患者,奎尼丁可作为二级预防措施抑制心室颤动,对于无法置入 ICD 的患者,可长期口服奎尼丁。

2. 异丙基肾上腺素注射液 0.2～0.4mg,溶于 5% 葡萄糖溶液 200mL 中,以 0.5～2mL/min 静滴。①静脉应用异丙肾上腺素可改善 CACNA1C 基因 Gln1916→Arg 突变引起 I_{CaL} 下降;②异丙基肾上腺素静脉用药主要可抑制或终止 ERS 患者的电风暴,是心室颤动急性持续发作时有效的抢救措施之一,目标是将患者心率提高 20% 或提高心室率至 ≥90 次/分。

硫酸奎尼丁及异丙基肾上腺素是 ERS 患者合并特发性心室颤动较为有效的药物,其中奎尼丁主要应用于预防心室颤动复发,而异丙基肾上腺素则用于治疗心室颤动电风暴。临床应用显示,两种药物均能显著降低 J 波的幅度,甚至使 ERS 心电图正常化。但长期应用硫酸奎尼丁可引起血小板减少症、顽固性腹泻、食管炎、变态反应、窦房结功能障碍等,从而减弱了患者对硫酸奎尼丁的依从性。

3. 长效钙拮抗剂　盐酸苄普地尔片 200mg/次,1 次/天;或磷酸丙吡胺 300mg/次,1 次/天。长效钙拮抗剂有盐酸苄普地尔和磷酸丙吡胺等,长效钙拮抗剂作用可能是通过延长 QT 间期,从而防治室性心律失常或心室颤动的发生。

(二)介入治疗

对于反复心室颤动发作的患者可采用置入 ICD、RFCA、安置心脏起搏器等治疗措施。

1. 置入 ICD　下列情况应考虑置入 ICD 治疗,以预防心脏性猝死的发生:①心搏骤停病史的 ERS 患者;②晕厥的 ERS 患者的家族成员,如心电图>2 个导联(下壁或侧壁)ST 段抬高≥0.1mV 可考虑置入 ICD;③J 波振幅增高,伴有 ST 段水平型或下斜形抬高;④有明确猝死家族史的无症状患者,无论有无致病基因突变,可考虑置入 ICD,但临床上只有 ERP 表现,无临床症状的患者则不推荐置入 ICD。

2. RFCA　RFCA 的理论依据是由于特发性心室颤动患者发作,心室颤动前常伴有固定形态的室性期前收缩,正是这些室性期前收缩触发了心室颤动,通过对室性期前收缩起源部位的心肌或浦肯野纤维进行 RFCA,去除其"始动因素",则可实现远期预防心室颤动复发。临床研究也显示,室性期前收缩起源部位恰好是心电图上提示 ERS 的部位,故 RFCA 适应证为频发室性期前收缩患者。

3. 置入心脏起搏器　由于 ERS 患者的猝死和晕厥常发生在夜间心率较慢时,提示 ERS 患者室性心动过速或心室颤动的发生可能有慢心率依赖性,因此置入双腔起搏器可能有希望达到预防的目的。

参考文献

1. HAISSAGUERRE M, DERVAL N, SACHER F, et al. Sudden cardiac arrest associated with early repolarization. N Engl J Med,2008,358:2016-2023.

2. TIKKANEN J T, ANTTONEN O, JUNTTILA M J, et al. Long-term outcome associated with early repolarization on electrocardiography. N Engl J Med,2009,361:2529-2537.

3. REINHARD W, KAESS B M, DEBIEC R, et al. Heritability of early repolarization a populationbased study. Circ Cardiovasc Genet,2011,4:134-138.

4. PRIORI S G, WILDE A A, HORIE M,et al. HRS/EHRA/APHRS expert consensus statement on the diagnosis and management of patients with inherited primary arrhythmia syndromes: document endorsed by HRS, EHRA, and APHRS in May 2013 and by ACCF, AHA, PACES, and AEPC in June 2013[J]. Heart Rhythm, 2013, 10(12): 1932-1963.

5. 亚太心脏节律协会(APHRS)/欧洲心律协会(EHRA)/美国心律协会(HRS)/拉美心脏起搏和心电生理协会(SOLAECE)共同制订. J波综合征专家上海共识:概念与认知的更新. 临床心电学杂志, 2016, 25(3): 161-179.

6. 钟金鹏,江洪. Nav1.8 在心律失常中的作用. 心血管病进展,2018,39(1):127-130.

7. 吴愧,李林凌,白融. SCN10A/Nav1.8 与心血管疾病关系的机制和临床研究进展. 中华心血管病杂志,2021,49(3):283-287.

8. NOSEWORTHY P A,TIKKANEN J T, PORTHAN K,et al. The early repolarization pattern in the general population:clinical correlates and heritability. J Am Coll Cardiol,2011,57:2284-2289.

9. HUIKURI H V, JUNTTILA J M. Clinical aspects of inherited J-wave syndromes[J]. Trends Cardiovasc Med, 2015,25(1):24-30.

10. ADLER A,GOLLOB M H. A practical guide to early repolarization [J]. Curr opin Cardiol, 2015, 30(1):8-16.

11. 洪葵,马健勇. 如何从庞大的早期复极人群中筛查出猝死高危患者. 中华心血管病杂志,2012,40(12):987-990.

12. 胡喜田. 早期复极综合征的研究进展. 实用心电学杂志,2015,24(1):1-8.

13. JUNTTILA M J, SAGER S J, FREISER M, et al. Inferolateral early repolarization in athletes. J Interv Card Electrophysiol,2011,31:33-38.

14. HENG S J,CLARK E N,MACFARLANE P W. End QRS notching or slurring in the electrocardiogram:influence on the definition of "early repolarization". J Am Coll Cardiol,2012,60(10):947-948.

15. 林明宽. 动态心电图及运动平板试验诊断早期复极综合征的诊断价值. 实用心电学杂志,2020,29(2):130-132.

第八节 家族性病态窦房结综合征

家族性病态窦房结综合征(familial sick sinus syndrome,FSSS)又称家族性窦房结病(familil sinus nodedisease)、遗传性病态窦房结综合征(hereditary sick sinus syndrome)、特发性病态窦房结综合征(idiopathic sick sinus syndrome)、先天性家族性结性心律(congenital familial nodal rhythm)等,是由于相关离子通道基因的突变造成窦房结及其周围组织病变,导致心脏起搏和/或传导功能障碍,引起严重窦性心动过缓、窦性停搏、窦房传导阻滞、快慢或慢快综合征等,致使心脏、脑及肾脏等重要器官组织供血不足,患者主要表现心悸、胸闷、气短及乏力等,严重可出现黑蒙、晕厥甚至猝死,其治疗主要措施是永久心脏起搏器植入。

一、概述

1946 年由 Fried 首次报道一家系 6 人患持久而严重的窦性心动过缓,嗣后陆续有家族性病例报道。

1960 年 Boeos 和 1976 年 Caralis、Varghese 提出病态窦房结综合征(sick sinus syndrome,SSS)的病因及发病机制与迷走神经张力持续增高有关,同年 Richard 将其命名为家族性窦房结病。

2000 年至今对 SSS 深入研究,发现其与某些离子通道及基因变异有关,但对于窦房结的研究多在鼠及兔的心脏上进行,仅近年才有在人窦房结进行研究的报道。

二、病因

FSSS 为常染色体显性遗传、常染色体隐性遗传或 X 连锁隐性遗传病,具有明显的家族聚集性。经基因组筛选定位,已确定心脏钠离子通道 α 亚单位(voltage-gated sodium channeltypeV,SCN5A)基因、超极化激活环化核苷酸门控(hyperpolarization-activated cyclicnucleotide-gated,HCN)基因、心脏 α-肌球蛋白重链(cardiacα-myosin heavy chain,MYH6)基因、G 蛋白 B2(recombinant G protein Beta 2,GNB2)基因的突变。

三、分子遗传学

(一)SCN5A 基因

SCN5A 为 FSSS1 型致病基因。

1.结构 SCN5A 基因定位于第 3 号染色体短臂 21 区到 24 区(3p21~24),长 101610bp,由 28 个外显子和 27 个内含子组成,编码 2016 个氨基酸,相对分子质量约为 227kD。

2.功能 SCN5A 基因外显子大小差异较大,其中第 24 外显子为 53bp,而第 28 外显子为 3257bp。心脏电压门控钠通道 α-亚单位(Nav 1.5α)由 4 个同源结构域(DⅠ~DⅣ)组成,每个结构域包含 6 个 α-螺旋跨膜片段(S1~S6),S5 与 S6 间形成 P 环(P-loop),决定通道对离子流的通透性。4 个结构域的 S1~S4 组成电压感受器,为激活闸门,S5 和 S6 片段及连接两片段之间 P 环组成了离子通道孔,决定钠通道的选择特性,也是药物及毒素结合的位点。连接 DⅢ-S6 和 DⅣ-S1 的胞内肽环构成铰链盖,在膜电位发生改变时可旋转并与钠通道孔结合,为失活闸门。

3.突变 SCN5A 基因突变类型有错义突变、无义突变等,常见突变位点有第 121 位精氨酸(Arg)被色氨酸(Trp)所置换(Arg121→Trp)、第 161 位谷氨酸(Glu)被赖氨酸(Lys)所置换(Glu161→Lys)、第 212 位亮氨酸(Leu)被脯氨酸

(Pro)所置换(Leu212→Pro)、第 220 位苏氨酸(Thr)被异亮氨酸(Ile)所置换(Thr220→Ile)、第 558 位组氨酸(His)被精氨酸(Arg)所置换(His558→Arg)、第 1090 位脯氨酸（Pro）被亮氨酸（Leu）所置换（Pro1090→Leu）、第 1275 位天冬氨酸(Asp)被天冬酰胺(Asn)所置换(Asp1275→Asn)、第 1298 位脯氨酸（Pro）被亮氨酸（Lcu）所置换（Pro1298→Leu）、第 1408 位甘氨酸(Gly)被精氨酸(Arg)所置换(Gly1408→Arg)、第 1616 位苯丙氨酸(Phe)被酪氨酸(Tyr)所置换(Phe1616→Tyr)、第 1623 位精氨酸(Arg)被组氨酸(His)所置换(Arg1623→His)等。

（二）HCN 基因

HCN 为 FSSS2 型致病基因。

HCN 每一种亚型都含有 6 个跨膜区域和 1 个环核苷酸结合区域，HCN 通道在结构上类似电压依赖性的钾通道，为 4 个亚单位形成的四聚体，每个亚单位包括 S1~S6 共 6 个跨膜片段，其中 S4 片段较多的正电荷，具有电压感受器作用；S5 与 S6 之间的离子传导孔道即 P 区，P 区上有大多数 K⁺ 选择性通道所特有的甘氨酸—酪氨酸—甘氨酸（G-Y-G）标志序列。HCN 通道 C 端含有环核苷酸结合区域（cyclic nucleotide - binding domain，CNBD），因此 HCN 通道既有电压门控结构特性又有环核苷酸门控的特性。

1. HCN2 基因

（1）结构：HCN2 基因定位于第 19 号染色体短臂 13 区 3 带（19p13.3），长约 27.2kb，由 10 个外显子和 9 个内含子组成，编码 889 个氨基酸。

（2）功能：HCN2 主要作用是维持起搏节律的稳定，在心房肌细胞中表达，与维持稳定心率和普通心肌细胞兴奋性有关，并随着机体不同的生理状态而对频率进行调整。

2. HCN4 基因

（1）结构：HCN4 基因定位于 15 号染色体长臂 23 区到 24 区（15q23~24），长 47242bp，由 8 个外显子和 7 个内含子组成，编码 1203 个氨基酸，相对分子质量约为 129.1kD。

（2）功能：HCN 离子通道家族包括 HCN1、HCN2、HCN3、HCN4，其中 HCN1 在窦房结细胞表达；HCN2 和 HCN4 主要在心房肌组织表达；HCN3 仅见在神经元表达。HCN1、HCN2 及 HCN4 分别组装形成的异源多聚体，在窦房结中表达依次为 HCN4＞HCN2＞HCN1。HCN4 主要表达于心房肌组织中，主要参与心脏起搏电流的形成，使窦房结起搏的频率维持在一定的水平，并随着机体不同的生理状态而对频率进行调整；也参与心功能不全时引起的心肌电重构。

3. 突变 HCN4 基因常见突变位点为第 393 位精氨酸（Arg）被组氨酸（His）所置换（Arg393→His）、第 553 位天冬氨酸（Asp）被天冬酰胺（Asn）所置换（Asp553→Asn）等。

（三）MYH6 基因

MYH6 为 FSSS3 型致病基因。

1. 结构 MYH6 基因定位于第 14 号染色体长臂 11 区（14q11），由 43 个外显子和 42 个内含子组成，编码 1939 个氨基酸。

2. 功能 心肌肌球蛋白分子由肌球蛋白重链（myosin heavy chains，MHC）和肌球蛋白轻链（myosin light chains，MLC）构成六聚体，其中 MHC 存在两种亚型，即 α-MHC 和 β-MHC。既往研究认为，MYH6 编码的 α-MHC 在成年心脏消失，但近年研究显示实际上还约有 7.0%存在于心脏。

3. 突变 目前仅报道 MYH6 基因有 3 个突变位点与 FSSS 相关。

（四）GNB2 基因

GNB2 为 FSSS4 型致病基因。

1. 结构 GNB2 基因定位于第 7 号染色体长臂 21 区 3 带到 22 区 1 带（7q21.3~22.1），编码 340 个氨基酸。

2. 功能 G 蛋白是一种带有三磷酸尿苷

（guanosine triphosphate，GTP）酶的活性，可以水解 GTP 为二磷酸尿苷（guanosine diphosphate，GDP）活性的蛋白。

3. 突变　GNB2 基因突变引起心肌组织中 G 蛋白基因表达障碍，可能导致 FSSS 患者的心律失常发生发展。

四、发病机制

（一）致病基因

FSSS 主要致病病因是 SCN5A 基因突变，其次为 HCN4 基因突变，其中 SCN5A 基因突变致病约占 FSSS 基因突变的 57%；HCN4 基因突变致病约占 FSSS 基因突变的 24%；GNB2 基因突变致病约占 FSSS 基因突变的 12%；MYH6 基因突变致病约占 FSSS 基因突变的 7.0%。

1. SCN5A 基因　目前研究发现，负责编码电压门控钠离子通道 α-亚单位的基因，依次命名为 SCN1A～SCN11A。钠通道由 α-亚单位和 β-亚单位组成，α-亚单位是钠通道的基本功能单位，具有电压敏感和离子选择功能，可引起心肌细胞动作电位的快速上升，同时使冲动在心肌组织间快速传导。这种钠通道在正常心律的启动、传播及维持中起重要作用，同时还可产生动作电位晚期的去极化电流，从而延长了动作电位时程，产生这种晚钠电流的原因是钠通道不能保持其失活状态，发放了一个不该产生的显著内向电流。

2. HCN 基因　HCN 是由 HCN 亚单位和 MiRP1 亚单位组成，其中 HCN 亚单位主要有 HCN2、HCN4，在 -50mV 开始开放，-120mV 充分开放，对钠离子和钾离子的通透，受环腺苷酸（cyclic adenosine monophosphate，cAMP）调节。cAMP 与通道环核苷酸结合域直接作用，引起电压依赖性 I_f 通道活性的正向转换，伴随电流振幅的增加，加速舒张期自动除极和电冲动的产生。

3. MYH6 基因　MHC 亚型中存在 α-MHC、

β-MHC 两种亚型，其中 α-MHC 是由 MYH6 编码，α-MHC 在成年人心肌中含量较低，但 α-MHC 比 β-MHC 收缩快，在心脏功能发挥着重要的作用。

4. GNB2 基因　G 蛋白由 α、β、γ 三个亚单位组成异源三聚体，通过与特异性受体结合，启动细胞内的反应，激活第二信使引起一系列反应而改变细胞的功能。

（二）遗传学机制

窦房结是心脏的生理性起搏点，负责自主心律的产生，是由具有自动起搏特性的 P 细胞、具有传递冲动功能的 T 细胞和心肌细胞组成。窦房结受自主神经影响，起搏点越靠上，心率越快。窦房结的起搏活动依赖于各动作电位间的膜 4 期自动除极化，这一过程参与的离子电流有：起搏电流（funny current，I_f）、延迟整流性外向钾流（delayed rectifying potassium current，I_K）、内向钙离子电流（calcium channel current，I_{Ca}）、钠/钙交换电流（Na^+/Ca^{2+} exchanger current，$I_{Na/Ca}$）等，其中 I_f 是窦房结起搏的主要电流。

近年研究发现，窦房结和结周细胞上均有钠离子通道分布，在窦房结细胞上不仅有 Nav1.5，还有 Nav1.1、Nav1.3、Nav1.6 等分布，为此引起人们关注钠离子通道在窦房结活动中所起的作用。

1. 2003 年首次发现 SCN5A 基因突变为 SSS 致病病因。SCN5A 基因突变导致 Nav1.5 功能获得或功能降低，其主要机制为：①改变离子通道动力学特性，使通道失活加速，复活减慢或通道处于中间失活状态的比例增高；②使细胞内转运和细胞膜表达障碍，导致细胞膜表面功能性钠通道密度降低；③虽然蛋白表达正常，但突变位于钠通道孔，导致离子通透性被破坏使钠通道丧失功能；④蛋白表达下降和动力学改变混合型功能改变。SCN5A 基因突变导致 SSS 的生物物理改变，是窦房结及其周围的心房之间的电耦合功能性降低，引起传导系统病变。

2. HCN 基因突变是第二个被发现为 SSS 致病病因。HCN 基因是窦房结中最主要的离子通道蛋白,参与编码超极化激活环核苷酸门控钾离子通道结构蛋白,是心脏动作电位缓慢的舒张期自动去极化激活的一个重要组成部分,参与窦房结细胞自发性舒张期膜去极化过程,具有调控起搏的功能,对于心脏起搏细胞的自律性的形成非常重要。其中HCN4 基因编码超极化激活环核苷酸门控钾离子通道,是窦房结组织中产生电活动的关键离子通道蛋白。HCN4 基因功能缺失型突变可导致房室结细胞舒张期内向电流减弱,自律性下降而引起SSS,其发病机制是 HCN4 基因突变导致窦房结细胞动作电位自发紊乱所致。

五、病理

窦房结是个卵圆形的柱体,成人的窦房结体积约为 15mm×5mm×1.5mm,位于右心房的上腔静脉入口处界嵴的上端,组成窦房结的细胞位于毗连界嵴的心外膜下纤维组织基质中,通常排列在窦房结动脉的周围,在窦房结和相邻的心房组织之间有一条相对分离的分界线,较为典型的情况是,窦房结就像一只雪茄烟,拖着一条可变化的尾巴,延伸至界嵴下方,指向下腔静脉开口。

FSSS 病理改变不完全清楚,部分患者尸解中可看到窦房结有出血、变性、坏死、纤维化及脂肪浸润等退行性变,以及冠状动脉粥样硬化改变,可累及心房和房室交接区。窦房结动脉粥样硬化及窦房结纤维支架异常等,可使窦房结本身弹力纤维、胶原纤维及窦房结周围组织发生水肿、炎症及硬化等病理改变,造成窦房结细胞损害,亦可合并心房、房室交接区、房室束及心脏其他部位的病理改变,从而导致窦房结功能减退、丧失,出现起搏功能和/或传导功能的障碍。

六、临床表现

(一)症状

1. 发病率　在普通人群中 SSS 发病率约为 0.06%,在 65 岁以上心脏病患者中发病率约为 0.17%。FSSS 发病率约占窦房结病变的 2.0%～6.0%,其中在胎儿、婴幼儿或儿童时期发病多有明显的家族聚集倾向,但目前缺乏具体的流行病学资料。

2. 心率慢　SSS 起病隐袭,进展缓慢,病情迁延,临床症状轻重不一,可呈间歇性发作,多由于心率缓慢引起心脏、脑及肾脏等器官组织供血不足,尤其是脑供血不足症状为主,如乏力、头昏、眼花、失眠、记忆力差、反应迟钝、易激动等,常被误诊为神经官能症;而老年人易被误诊为脑血管意外或衰老综合征等疾病。

3. 晕厥　①当窦性心动过缓比较严重时,患者可出现眩晕、性格改变、记忆力减退、无力、失眠等症状;②出现高度窦房传导阻滞或窦性停搏时可出现短暂黑矇、晕厥发作,其中心搏间期＞2000ms 时出现黑矇,而心搏间期＞5000ms 时则可发生晕厥;③部分患者在缓慢窦性心律失常,如窦性心动过缓、窦房传导阻滞、窦性停搏的基础上常伴发窦房结折返性心动过速、交界性心动过速、心房扑动及心房颤动等。

(二)体征

1. 心率减慢　患者发生窦性心动过缓、窦性静止、窦房传导阻滞、逸搏或逸搏心律时心脏听诊可闻及心率明显减慢。

2. 心率增快　患者发生心动过速、短暂性心房扑动时心脏听诊可闻及心率显著增快。

3. 心律失常　患者发生游走性心律、期前收缩、阵发性心动过速、心房颤动、逸搏—夺获时心脏听诊可闻及心律显著不齐。

(三)临床症状及体征的分型

FSSS 患者临床症状及体征差异较大,根据窦房结病变的严重程度不同可分为5型：

1.单纯窦房结病变 病变局限于窦房结，心律失常为显著的窦性心动过缓、窦房传导阻滞或窦性停搏。

2.窦房结病变伴心房病变 病变由窦房结累及心房，其特点为显著的心动过缓，伴有房性心律失常。

3.窦房结伴房室结病变 病变同时累及窦房结和房室结时可导致传导系统功能严重障碍，临床表现为窦性心动过缓、窦房传导阻滞或窦性停搏，并且常伴有房室结性逸搏或逸搏性心律失常。

4.窦房结伴心房、房室结或房室束病变 心律失常的特点为心动过缓—心动过速交替发生。

5.窦房结病变伴全传导系统病变 心律失常表现为全传导系统障碍，表现为窦性心动过缓、窦房传导阻滞、窦性停搏、房室结性逸搏、逸搏性心律失常等。

(四)基因型—表型

FSSS患者因基因突变外显率的异质性、环境因素及个体差异等因素的影响，临床表型不同。

1.SCN5A基因突变 编码心脏钠离子通道α-亚单位SCN5A基因杂合突变，可通过功能降低机制导致常染色体隐性遗传性SSS，其中SCN5A基因Arg121→Trp突变时患者病情危重，临床上可表现窦房结传导病变、室上性及室性心律失常进行性加重；Leu212→Pro突变时患者表现严重心房静止。

2.HCN4基因突变 其中Asp553→Asn、Arg393→His突变时可在同一患者表现为FSSS、家族性心脏传导障碍及特发性心室颤动等。

(五)并发症

1.阿—斯综合征 阿—斯综合征即为心源性脑缺血综合征，SSS患者中阿—斯综合征的发生率为6.7%~13.3%，其原因是急性脑供血不足引起的临床综合征，心电图表现为R-R间期≥10s。

2.心脏性猝死 SSS患者反复发作阿—斯综

合征时是发生心脏性猝死潜在的致命性高危病因。

七、辅助检查

(一)实验室检测

1.血液生化 ①血清K^+、Na^+、Ca^{2+}、Mg^{2+}的水平；②血清丙氨酸氨基转移酶(alanine aminotransferase, ALT)、天门冬氨酸氨基转移酶(aspartate aminotransferase, AST)的活性值；③血清胆红素、尿素氮、肌酐、尿酸的水平；④血清免疫球蛋白(immuno-globulin, Ig)G、IgM、IgA。

2.心脏标志物 ①血清心肌肌钙蛋白(cardiac troponin, cTn)T、cTnI；②B型利钠肽(B-type natriuretic peptide, BNP)的水平。

3.基因检测 随着高通量测序在临床上的应用，分子遗传学检测使高效寻找FSSS的致病性基因变异成为可能，但遗传学检测通常不作为FSSS的常规诊断检测手段，尤其对于65岁以上，无阳性家族史的患者一般不主张进行遗传检测。此外对于FSSS患者应首先充分评估先证者的病史与家族史，重视临床表型采集和家系遗传共分离分析。如发现先证者的致病基因检测结果，则应对其亲属成员进行特定位点级联筛查，以明确亲属成员的致病基因突变携带情况及患病风险。

(二)心电检查

1.心电图 ①严重窦性心动过缓(<50次/分)；②窦性停搏和(或)窦房传导阻滞；③心动过缓与心动过速交替出现，心动过缓为窦性心动过缓，心动过速为室上性心动过速、心房颤动或扑动；④慢性心房颤动在电复律后不能转为窦性心律；⑤持久缓慢房室结性逸搏节律，部分患者可合并房室传导阻滞和束支传导阻滞。

2.动态心电图 可监测每分钟心率的次数、停搏、窦房传导阻滞及房室传导阻滞等心律失常，尤其有助于监测在静息、运动及睡眠状态下的心律失常。

3. 运动负荷试验　心电图运动负荷试验如运动后心率不能明显增加，提示窦房结功能不良，须严密监护观察，以防发生意外。

4. 窦房结功能测定　①方法：静注阿托品 1.5~2mg，注射后 1min，2min，3min，5min，10min，15min，20min 分别描记心电图或示波连续监测；②结果判断：如窦性心律不能增快到 90 次/分和/或出现窦房传导阻滞、房室结性心律、室上性心动过速为阳性；若窦性心律增快>90 次/分为阴性，多为迷走神经功能亢进所致；③本试验禁忌证为患有青光眼、前列腺明显肥大等疾病。

5. 经食道心房调搏（transesophageal atrial pacing，TEAP）　TEAP 是一种无创性临床电生理诊断和治疗技术，由于食管的前壁和左心房的后壁紧密贴靠，利用这种解剖关系进行 TEAP 检查。

（1）方法：经食管置于电极间接刺激左心房，然后接人工心脏起搏器，行快速起搏，频率由 90 次/分、100 次/分、120 次/分逐渐增至 150 次/分，每次调搏持续 1min，然后终止起搏，并描记心电图，监测窦房结经历多长时间能温醒并复跳，自停止刺激起搏至恢复窦性 P 波的时间为窦房结恢复时间。

（2）结果：SSS 患者固有心率在 80 次/分以下（给予阿托品 2mg 加普萘洛尔 5mg 静注后测定），窦房结恢复时间>1500ms，窦房传导时间>180ms。

（3）意义：TEAP 是 SSS 较可靠的诊断方法，尤其为结合药物阻滞自主神经系统的影响，有助于提高诊断的敏感性。

八、诊断

根据心电图的典型表现，符合以下 4 项中 1 项（除外药物、神经或代谢功能紊乱等影响）即可确诊：①窦性心动过缓，心率<40 次/分，持续时间 1min；②二度Ⅱ型窦房传导阻滞；③窦性停搏

>3000ms；④窦性心动过缓伴短暂阵发性心房扑动、心房颤动或室上性心动过速，发作终止时窦性搏动恢复时间>3000ms。

九、鉴别诊断

1. 快—慢综合征（fast-slow syndrome）　患者平时不出现症状性窦性心动过缓和窦性停搏，但存在自发主动性房性快速心律失常，表现为频发房性期前收缩、短暂阵发性心房扑动、心房颤动等。房性心动过速发生前是正常的窦性心律，但在终止后出现了一过性窦房结功能抑制，出现头晕、黑蒙、胸闷等症状，定义为原发性房性心律失常伴继发性窦房结功能障碍，其主要治疗措施为经导管射频消融术（radiofrequency catheter ablation，RFCA）。而慢—快综合征（slow-fast syndrome）属于 SSS 的一个亚型，患者平时主要表现为症状性窦性心动过缓和窦性停搏，同时伴有各种房性快速心律失常，但房性快速心律失常均发生在缓慢性心律失常的基础上，定义为原发性窦房功能障碍伴继发性房性快速心律失常，其主要治疗措施为置入心脏起搏器。

2. 迷走神经功能亢进（hypervagus nerve function）　迷走神经功能亢进也可引起窦性心动过缓、窦性停搏、窦房传导阻滞等，在临床上如降低迷走神经张力时窦性心动过缓、窦性停搏或窦房传导阻滞等迅速消失，则有助于迷走神经功能亢进的诊断；而 SSS 患者降低迷走神经张力时窦性心动过缓、窦性停搏或窦房传导阻滞等也不能很快消失。

3. 血管性晕厥（vascular syncope）　在临床上患者出现突发性血管性晕厥时主要表现有明显出汗、全身倦乏、头晕及目眩等症状，其表现与 SSS 患者类似，但详细了解发病史、查体及心电图检查等可明确诊断。

十、治疗

（一）对症治疗

1. 心动过缓

（1）阿托品 0.3~0.6mg/次，2~6h/次，必要时可肌肉注射 0.5~1.0mg/次，紧急情况下可静脉注射 1.0~2.0mg/次，每 1~2h/次。

（2）异丙肾上腺素 10mg/次，2~6h/次，舌下含用；紧急情况下，可用 1.0mg 溶于 5% 葡萄糖溶液 250~500mL 中静脉滴注。但当窦房结暂停或窦房传导阻滞系药物引起时，禁忌应用异丙肾上腺素，因异丙肾上腺素可能诱发房性心动过速或心房颤动的风险。

（3）烟酰胺 300~400mg，加入 10% 葡萄糖溶液 250mL 中静脉滴注，1 次/天；亦可用烟酰胺 300~400mg，加入 50% 葡萄糖溶液 60mL 中，缓慢静脉泵入，1 次/天。其作用机制可能为：烟酰胺主要存在于线粒体内，在生物氧化过程中起递氢作用，即烟酰胺可影响能源的产生；由于窦房结及传导系统中电活性细胞的线粒体比心肌工作细胞中的线粒体明显少而小，如在缺血、缺氧或炎症时线粒体受损，发生能量供应障碍，就可影响传导功能。烟酰胺的补充可使呼吸链的成分增加，促使受损的线粒体产生足够的能源，从而使传导功能及自律活动恢复；烟酰胺还有促进钙离子内流的作用。

（4）盐酸麻黄碱 25mg/次，3~4 次/天，口服。

2. 心动过速

（1）硫酸奎尼丁 200mg/次，3 次/天；或硫酸奎尼丁缓释胶囊 300mg/次，2 次/天。

（2）盐酸胺碘酮片 200mg，1 次/天，有效后减为 100mg/次，每周用 5 日，停用 2 日。

SSS 患者可因突然发作室上性快速性心律失常或心率骤然减慢、心搏骤停而引起头晕、心悸、胸闷甚至晕厥发作，应注意防治。

3. 心力衰竭的治疗

（1）利尿剂：呋塞米 20mg/次，1 次/天；或氢氯噻嗪 25mg/次，1 次/天。

（2）血管扩张剂：硝酸异山梨酯 5~10mg/次，2 次/天；或单硝酸异山梨酯 20mg/次，2 次/天。

FSSS 合并心力衰竭宜首先试用利尿剂或血管扩张剂，不可轻易使用洋地黄，以免诱发严重缓慢性心律失常或阿—斯综合征。

（3）洋地黄：SSS 患者病情需要应用洋地黄药物时，最好在置入心脏起搏器之后使用。①地高辛 0.125mg/次，1 次/天口服；②毛花苷 C（去乙酰毛花苷）注射液 0.2mg 稀释后缓慢静脉泵入。

（二）介入治疗

1. 置入心脏起搏器　程控自动扫描复律器治疗慢—快综合征，其中心动过缓时选择 VVI 起搏；心动过速发作时则由 VVI 转为 VVT，发放扫描刺激或短暂阵发性快速刺激中止心动过速的发作。

Ⅰ 类适应证：①SSS 表现为有相关症状的心动过缓、窦性停搏或窦房传导阻滞；②由于某些疾病必须使用特定药物，而此药物可能引起或加重窦性心动过缓并产生相应症状者；③因窦房结变时性不佳，运动时心率不能相应增快而引起症状者。

Ⅱa 类适应证：①自发或药物诱发的窦房结功能低下，心率< 40 次/分，有疑似心动过缓的症状，但未证实与所发生的心动过缓有关；②不明原因的晕厥，临床上发现或电生理检查诱发窦房结功能障碍者。

Ⅱb 类适应证：清醒状态下心率长期< 40 次/分，而无症状或症状轻微。

2. 基因生物起搏　随着分子生物学技术的进步及对 SSS 相关基因功能研究进展，基因生物起搏或将成为未来心脏起搏治疗的新思路、新技术。

参考文献

1. ALIG J, MARGER L, MESIRCA, et al. Control of heart rate by Camp sensitivity of HCN channels. PNAS, 2009, 106(29):12189-12194.

2. CHANDLER N J, GREENER I D, TELLEZ J O, et al. Molecular architecture of the human sinus node. Circ, 2009,119:1562-1575.

3. LEI M, ZHANG H, GRACE A, et al. SCN5A and sinoatrial node pacemaker function. Cardiov asc Res, 2007,74:356-365.

4. 蒲春华,周鹏,李璐,等.家族性病态窦房结综合征 3 个家系报告.山东医药,2014,54(37):104-105.

5. 范宁,任明.病态窦房结综合征相关基因的多肽性研究.中国介入心脏病学杂志,2019,27(4):234-237.

6. 韩钟霖,吴翔,刘雪华,等. PDK1-Akt 信号通路干预对心肌细胞 HCN4 离子通道的影响.中华心血管病杂志,2020,48(11):954-961.

7. STALLMEYER B, KUB J, KOTTHOFF S, et al. A mutation in the G-protein gene GNB2 causes familial sinus node and atroventricular conduction dysfunction[J]. Circ Res, 2017,120(10):e33-e44.

8. 宋雷,惠汝太.单基因遗传性心血管疾病基因诊断指南.中华心血管病杂志,2019,47(3):175-196.

9. ALONSO A, JENSEN P H, LOPEZ F L. Association of sick sinus syndrome with ineident cardiovascular disease and mortality: the Atherosclerosis Risk in Communities study and cardiovascular Health Study. Plos One,2014,9(10):e109662.

10. AMD V, DEN HAAN A D, COCERA O L, et al. Cardiomyocyte progenitor cells as a functional gene delivery vehicle for long-term biological pacing[J]. Molecules,2019,24(1):181.

第九节 家族性心房颤动

家族性心房颤动（familial atrialfibrillation，FAF）为常染色体显性遗传病，具有遗传倾向和家族聚集现象。患者发病年龄较轻，无明确的基础性心脏疾病，多数患者症状不典型；少数患者表现阵发性、反复发作，甚至首次发作即表现为血栓栓塞并发症或心力衰竭。治疗措施分为药物、导管射频消融术（radio-frequency catheter ablation，RFCA）及左心耳封堵术（left atrial appendage closure，LAAC）等方法，其目的为转复和维持窦性心律，控制心房颤动发作时的心室率，以及防治血栓栓塞高危的患者。

一、概述

（一）国外研究

1850 年，Hoffa 等发现心房颤动，且先后提出局灶驱动、多环折返及自旋波理论等学说，然而其病因至今不详，发病机制也尚未完全清楚。

1928 年，Wolff 和 White 研究发现，心房颤动发病具有家族聚集倾向。

1943 年，Wolff 等首先报道了 1 例常染色体显性遗传的 FAF，经流行病学研究发现，一级亲属患有孤立性心房颤动其后代罹患的概率比普通人高 7~8 倍，提示孤立性心房颤动的发生存在家族聚集性。孤立性心房颤动对患者同胞的影响更加显著，其中男性同胞患病风险增加了 70 倍，女性同胞患病风险增加了 34 倍。

1997 年，Brugada 等确认了 6 个常染色体显性遗传的心房颤动家系，共 132 人，其中对 50 例心房颤动患者进行基因分析，发现相关致病基因定位于第 10 号染色体长臂 22 区到 24 区（10q22~24），首先建立了 FAF 基因学的研究。

1998 年，Haissaguerre 首先报道来自肺静脉的期前收缩可导致心房颤动，这为后来开展对心房颤动的 RFCA 开创了一个新领域，它也极大地推动对这种心肌细胞的深入研究。

2004 年，Framingham 对 2243 例心房颤动患者随访 19 年，研究发现 681 例患者的父母中至少有 1 例患有心房颤动，表明 30% 的心房颤动患者，父母中一方有心房颤动的后代，患心房颤动的相对危险度增加 85%。在调整了各种危险因素如高血压、糖尿病、冠心病等，父母中一方有心房颤动的后代，在 4 年内发生心房颤动的危险性增加 1 倍；若父母双方均有心房颤动的后代，其患心房颤动的相对危险度增加 220%，因此父母患有心房颤动其后代心房颤动发生率较高，表明心房颤动的发生具有家族聚集倾向。

2014 年，Wang 等首次发现垂体同型框转录因子 2C（paired-liked homodomaintranscription factor 2C，PITX2C）基因 2 个突变位点与心房颤动易感性增高的相关关系，提示 FAF 发病机制与遗传因素有关。

2014 年，美国心脏病协会（American Heart Association，AHA）、美国心脏病学会（American College of Cardiology，ACC）、美国心律学会（American Heart Rhythm Society，HRS）发布了《2014AHA/ACC/HRS 心房颤动患者管理指南》，该指南对 2006 年版、2011 年版的心房颤动及 2012 年版欧洲心房颤动指南进行了更新。

2019 年，AHA、ACC 和 HRS 发布了《2019AHA/ACC/HRS 心房颤动患者管理指南》，该指南对 2014 年版心房颤动指南进行了更新。

2020 年，欧洲心脏病学会（European Society of

Cardiology,ESC）与欧洲心胸外科协会（European Association for Cardio-Thoracic Surgery,EACTS）共同发布了《2020ESC/EACTS心房颤动诊断与管理指南》，该指南在2016年ESC心房颤动管理指南的基础上进行了更新，整合了心房颤动的最新证据，首次提出ABC整体路径管理。

2021年，欧洲心律协会（European Heart Rhythm Association,EHRA）于Europace在线发布了2021 EHRA心房颤动患者使用非维生素K拮抗剂类口服抗凝药的实用指南，对2018年EHRA心房颤动患者使用非维生素K拮抗剂类口服抗凝药的实用指南进行了更新。非维生素K拮抗剂口服抗凝药（non-vitamin K antagonist oral anticoagulants,NOAC）被认为是心房颤动患者预防卒中的首选抗凝剂，该指南对其适应证、随访管理及合并症等各方面做了详细阐述及推荐。

（二）国内研究

2002年，中国心脏起搏与心电生理杂志编辑部和中国生物医学工程学会心脏起搏与心电生理分会，组织国内专家制定发布《关于心房颤动患者治疗的建议》。

2003年，我国首先报道位于第11号染色体短臂15区5带（11p15.5）的电压门控性钾通道Q亚家族成员（voltage-gated potassium channel,subfamily Q,member,KCNQ）1基因第140位丝氨酸（Ser）被甘氨酸（Gly）所置换（Ser140→Gly）错义突变，是导致FAF1型的致病基因突变位点。

2019年，中华医学会，中华医学会杂志社，中华医学会全科医学分会，中华医学会《中华全科医师杂志》编辑委员会，心血管系统疾病基层诊疗指南编写专家组发布了《心房颤动基层诊疗指南（2019年）》。

2021年，中华医学会，中华医学会临床药学分会，中华医学会杂志社，中华医学会全科医学分会，中华医学会《中华全科医师杂志》编辑委员会，基层医疗卫生机构合理用药指南编写专家组发布了《心房颤动基层合理用药指南》。

二、病因

FAF为常染色体显性遗传病，经基因组筛选定位，已确定KCNQ1基因、电压门控性钾通道E亚家族成员（voltage-gated potassium channel Iks-related family,member,KCNE）2基因、内向整流钾通道J亚家族成员2（potassium inwardly-rectifying channel,subfamily J,member2,KCNJ2）基因、电压门控性钾通道H亚家族成员2（potassium voltage-gated channel subfamily H member 2,KCNH 2）基因、缝隙连接（gap junction,GJ）A5基因、电压门控钾通道shaker亚族成员（voltagegated potassium channel shaker-related subfamily,member,KCNA）5基因、三磷酸腺苷结合盒亚家族C 9（adenosine triphosphatebinding cassette subfamily C 9,ABCC 9）基因、心脏钠离子通道α亚单位（voltage-gated sodium channel type V,SCN5A）基因、心房利钠素前体A（natriuretic peptide precursor A,NPPA）基因、核孔蛋白（nucleoporin,NUP）155基因的突变。

三、分子遗传学

（一）KCNQ1基因
KCNQ1为1型心房颤动致病基因。

1.结构　KCNQ1基因定位于第11号染色体短臂15区5带（11p15.5），长约400kb，由17个外显子和16个内含子组成，编码676个氨基酸残基。

KCNQ基因有5个成员，即KCNQ1~KCNQ5。KCNQ1基因外显子的大小差异显著，其中第14外显子为47bp，而第16外显子为1122bp。KCNQ1基因编码慢激活延迟整流钾电流（slow activating delayed rectifier potassium current,I_{Ks}）的α-亚单位具有6个跨膜结构域（S1~S6）和1个具有离子选择性的P环。P环具有钾通道的特征序列

TXXTXGYG,在进化上高度保守,严格决定了通道对钾离子的高度选择性,4个相同KCNQ1的P环组成1个离子滤过性孔道;第4跨膜区(S4)上含有4个带正电荷的精氨酸残基,是电压感受器,能感受膜电位的变化,调节孔道的开放和关闭。

2.功能 KCNQ1基因在心脏、内耳血管纹、胰腺、前列腺、肾脏、小肠及外周血细胞中表达,其中在心肌细胞大量表达,在胎盘、肺脏、脾脏、结肠、胸腺、睾丸及子宫等组织也有少量表达,但骨骼肌、肝脏和脑的组织不表达。

3.突变 KCNQ1基因常见突变位点有第14位精氨酸(Arg)被半胱氨酸(Cys)所置换(Arg14→Cys)、第141位缬氨酸(Val)被甲硫氨酸(Met)所置换(Val141→Met)、第147位谷氨酰胺(Gln)被精氨酸(Arg)所置换(Gln147→Arg)、第209位丝氨酸(Ser)被脯氨酸(Pro)所置换(Ser209→Pro)、第229位甘氨酸(Gly)被天冬氨酸(Asp)所置换(Gly229→Asp)、第231位精氨酸(Arg)被组氨酸(His)所置换(Arg231→His)、第231位丙氨酸(Ala)被组氨酸(His)所置换(Ala231→His)等。

(二)KCNE2/MiRP1基因

KCNE2/MiRP1为2型心房颤动致病基因。

1.结构 KCNE2/MiRP1基因定位于第21号染色体长臂22区1带到22区2带(21q22.1~22.2),长约79kb,由3个外显子和2个内含子组成,编码130个氨基酸。

KCNE2/MiRP1的2个内含子位于5′-UTR,内含子的供体和受体剪接位点均有GT和AG。KCNE家族有5个成员,依次命名为KCNE1、KCNE2、KCNE3、KCNE4、KCNE5,分别编码蛋白MinK和MiRP1~4(MiinK相关多肽1~4)。KCNE2基因分布广泛,在心脏、骨骼肌、肾脏、胰腺、脑、胎盘等组织器官均有表达,但在心脏及骨骼肌中表达丰富。

2.功能 KCNE2基因编码的β-亚单位

MIRP1与KCNH2基因编码的α-亚单位HERG组装成快速激活延迟整流钾离子通道KCNH2-KCNE2,形成快速激活延迟整流钾电流(rapidly activating delayed rectifier potassium current, I_{Kr})在心肌动作电位3期复极过程中起重要作用。

3.突变 KCNE2基因常见突变位点为第27位精氨酸(Arg)被半胱氨酸(Cys)所置换(Arg27→Cys)。

(三)KCNJ2基因

KCNJ2为3型心房颤动致病基因。

1.结构 KCNJ2基因定位于第17号染色体长臂23区1带到24区2带(17q23.1~24.2),长5397bp,由2个外显子和1个内含子组成,编码427个氨基酸。

KCNJ2基因编码内向整流钾电流(inward rectifier K$^+$ current, I_{K1})的α-亚单位,每个α-亚单位包括两个跨膜结构域(M1和M2),M1和M2由一个约30个氨基酸的孔区环襻相连,环襻中央有孔区,孔区位于膜的细胞外侧,这一区域含有钾离子的识别序列甘氨酸-酪氨酸-甘氨酸(G-Y-G),正是由于识别序列G-Y-G的存在决定了钾通道的特异性离子选择性。

2.功能 KCNJ2在心房肌细胞、心室肌细胞中表达,而在窦房结、房室结或传导系统组织中不表达。I_{K1}维持心肌细胞的静息电位,参与动作电位的后期复极过程,抑制心室肌细胞的I_{K1},使心室肌细胞自发地产生动作电位,恢复自律性而成为起搏细胞。

3.突变 KCNJ2基因常见突变位点为第93位缬氨酸(Val)被异亮氨酸(Ile)所置换(Val93→Ile)。

(四)KCNH2/HERG基因

KCNH2/HERG为4型心房颤动致病基因。

1.结构 KCNH2/HERG基因定位于第7号染色体长臂35区到36区(7q35~36),长约55kb,由

16个外显子和15个内含子组成,外显子的大小为100～553bp,编码1159个氨基酸的快速激活延迟整流钾通道的α-亚单位。

2. 功能　快速激活延迟整流钾通道的α-亚单位包括6个跨膜α-螺旋(S1～S6)、1个选择性滤过孔区、N-端和C-端。KCNH2在心脏、脑、肝脏、脾脏等组织中表达,但以心肌组织表达最多。KCNH2/HERG基因编码I_{Kr}的α-亚单位,参与心肌细胞动作电位3相复极。

3. 突变　KCNH2基因常见突变位点为第588位天冬酰胺(Asn)被赖氨酸(Lys)所置换(Asn588→Lys)、第897位赖氨酸(Lys)被苏氨酸(Thr)所置换(Lys897→Thr)等。

（五）GJA5基因

GJA5基因为5型心房颤动致病基因。

1. 结构　GJA5基因定位于第1号染色体长臂21区1带(1q21.1),长2574bp,由3个外显子和2个内含子组成,编码359个氨基酸。

2. 功能　GJA5基因有2种不同的剪接体A和B,其中剪接体A表达于内皮细胞,在心脏特异性表达心房和传导系统;而剪接体B表达于胎盘滋养层细胞。GJ是一个亲水性、低选择性及低电阻的细胞间跨膜通道,通过电耦联和化学耦联两种方式介导细胞间电和化学信号的传递,是心肌细胞维持电生理的结构基础。GJ由相邻两个细胞膜上的缝隙连接半通道对接而成,每个半通道由6个结构相同的连接蛋白(connexin,Cx)形成六聚体结构,称为连接子,两个连接子相同时构成同型通道,不同型时构成异型通道。GJ是含有多种细胞间通道的特殊膜结构,允许离子、小分子代谢产物及第二信使通过等,是调节血管功能的一种关键因子,在血管壁细胞之间的缝隙连接、介导细胞间的电化学耦联中发挥重要的作用。

3. 突变　GJA5基因常见突变位点有第38位甘氨酸(Gly)被丙氨酸(Ala)所置换(Gly38→Ala)、

第88位脯氨酸(Pro)被丝氨酸(Ser)所置换(Pro88→Ser)、第96位丙氨酸(Ala)被丝氨酸(Ser)所置换(Ala96→Ser)、第163位甲硫氨酸(Met)被缬氨酸(Val)所置换(Met163→Val)等。

（六）KCNA5基因

KCNA5为6型心房颤动致病基因。

1. 结构　KCNA5基因定位于第12号染色体短臂13区(12p13),编码614个氨基酸。

2. 功能　KCNA5与KCNA1、KCNA6毗邻,形成超速激活延迟整流钾通道(Kv1.5)α-亚单位,4个α-亚单位构成1个Kv1.5通道,为超速激活延迟整流钾电流(ultrarapidly activating delayed rectifierpatassium current,I_{Kur})的分子基础。

3. 突变　KCNA5基因常见突变位点有第48位谷氨酸(Glu)被甘氨酸(Gly)所置换(Glu48→Gly)、第155位酪氨酸(Tyr)被半胱氨酸(Cys)所置换(Tyr155→Cys)、第305位丙氨酸(Ala)被苏氨酸(Thr)所置换(Ala305→Thr)、第322位天冬氨酸(Asp)被组氨酸(His)所置换(Asp322→His)、第469位天冬氨酸(Asp)被谷氨酸(Glu)所置换(Asp469→Glu)、第488位脯氨酸(Pro)被丝氨酸(Ser)所置换(Pro488→Ser)、第527位苏氨酸(Thr)被甲硫氨酸(Met)所置换(Thr527→Met)、第576位丙氨酸(Ala)被缬氨酸(Val)所置换(Ala576→Val)、第610位谷氨酸(Glu)被赖氨酸(Lys)所置换(Glu610→Lys)等。

（七）ABCC9基因

ABCC9为7型心房颤动致病基因。

1. 结构　ABCC9基因定位于第12号染色体短臂12区1带(12p12.1)。

ABCC9基因编码磺酰脲类药物受体(sulfonylurea receptor,SUR)2蛋白,SUR分为SUR1和SUR2两种亚型,其中SUR2有SUR2A、SUR2B、SUR2C。三磷酸腺苷敏感性钾通道是由内向整流钾通道亚单位和SUR亚单位组成的异源性多聚体。

2. 功能　ABCC9 基因存在于心脏、骨骼肌、大脑及胰腺等组织器官，ABCC9 基因编码 SUR2 蛋白，这种蛋白质是组成钾离子通道的成分之一，钾离子通道位于细胞膜上，是钾离子进出细胞的通道。近年研究发现，ABCC9 基因可能与睡眠时间的长短有关。

3. 突变　实验研究发现，ABCC9 基因第 1547 位苏氨酸（Thr）被异亮氨酸（Ile）所置换（Thr1547→Ile）时三磷酸腺苷敏感性钾通道对核苷酸的通透性发生改变。

（八）SCN5A 基因

SCN5A 为 8 型心房颤动致病基因。

1. 结构　SCN5A 基因定位于第 3 号染色体短臂 21 区到 24 区（3p21~24），长 101610bp，由 28 个外显子和 27 个内含子组成，编码 2016 个氨基酸，相对分子质量约为 227kD。

SCN5A 基因外显子大小差异较大，其中第 24 外显子为 53bp，而第 28 外显子为 3257bp。心脏电压门控钠通道 α-亚单位（Nav1.5α）由 4 个同源结构域（D I ~DIV）组成，每个结构域包含 6 个 α-螺旋跨膜片段（S1~S6），S5 与 S6 间形成 P 环（P-loop），决定通道对离子流的通透性。4 个结构域的 S1~S4 组成电压感受器，为激活闸门，S5 和 S6 片段及连接两片段之间 P 环组成了离子通道孔，决定钠通道的选择特性，也是药物及毒素结合的位点。连接 DIII-S6 和 DIV-S1 的胞内肽环构成铰链盖，在膜电位发生改变时可旋转并与钠通道孔结合，为失活闸门。

2. 功能　目前研究发现，负责编码电压门控钠离子通道 α-亚单位的基因，依次命名为 SCN1A~SCN11A。钠通道由 α-亚单位和 β-亚单位组成，α-亚单位是钠通道的基本功能单位，具有电压敏感和离子选择功能，可引起心肌细胞动作电位的快速上升，同时使冲动在心肌组织间快速传导。这种钠通道在正常心律的启动、传播及维持中起重要作用，同时还可产生动作电位晚期的去极化电流，从而延长了 APD，产生这种晚钠电流的原因是钠通道不能保持其失活状态，发放了一个不该产生的显著内向电流。

3. 突变　SCN5A 基因常见突变位点有第 216 位丝氨酸（Ser）被亮氨酸（Leu）所置换（Ser216→Leu）、第 340 位精氨酸（Arg）被谷氨酰胺（Gln）所置换（Arg340→Gln）、第 558 位组氨酸（His）被精氨酸（Arg）所替换（His558→Arg）、第 1304 位苏氨酸（Thr）被谷氨酰胺（Gln）所置换（Thr1304→Gln）、第 1819 位天冬氨酸（Asp）被天冬酰胺（Asn）所置换（Asp1819→Asn）、第 1875 位甲硫氨酸（Met）被苏氨酸（Thr）所置换（Met1875→Thr）等。

（九）NPPA 基因

NPPA 为 9 型心房颤动致病基因。

1. 结构　NPPA 基因定位于第 1 号染色体短臂 35 区到 36 区（1p35~36），长约 2.0kb，由 3 个外显子和 2 个内含子组成，编码 108 个氨基酸。

2. 功能　心房利钠肽（atrial natriuretic peptide，ANP）在体内首先合成含 151 个氨基酸的前 ANP 原（prepro-ANP），经过一系列加工得到羧基末端 99~126 位氨基酸所组成的肽链，即 ANP（又称为 α-ANP），其中 17 个氨基酸构成的环（两个半胱氨酸间形成的链内二硫键）是其发挥生物活性的必需结构，NPPA 是心房肽前体基因编码心房肽，心房肽可调整离子流使动作电位时程（action potential duration，APD）缩短。

3. 突变　研究发现，3 号外显子 c.456-457 两个碱基对缺失。通过基因连锁分析，常染色体显性遗传的心房颤动家系时发现，NPPA 基因发生了移码突变，突变导致终止密码子缺失，此种突变的 ANP 易于触发激活细胞的信号转导，缩短 APD 和有效不应期（effectiverefractory period，ERP）而诱发心房颤动。

（十）NUP155 基因

NUP155 为 10 型心房颤动致病基因。

1. 结构　NUP155 基因定位于第 5 号染色体短臂 13 区（5p13），长 3999bp，编码 1391 个氨基酸残基，相对分子质量约为 155kD。

2. 功能　NUP155 基因编码一个核孔蛋白，是构成核孔复合物的重要部分，核孔复合物的结构在进化上高度保守，参与调节多种大分子物质（包括蛋白质和 mRNA）在胞质与核之间的转运，是控制遗传物质由细胞核到细胞质的转运，以便翻译成为蛋白质。

3. 突变　NUP155 基因常见突变位点为第 391 位精氨酸（Arg）被组氨酸（His）所替换（Arg391→His）。

四、发病机制

（一）致病病因

对于心房颤动的遗传学研究主要集中在基因改变和基因表达调控对离子通道的影响，经对心房颤动的家系成员进行全基因组关联分析（genome wide association study，GWAS），然后通过基因连锁和候选基因测序分析发现了 KCNQ1 基因突变。KCNQ1 基因突变是第一个被确认为 FAF 致病病因，这对于 FAF 分子遗传学的研究具有重要意义。

1. KCNQ1 基因　KCNQ1 基因编码的 α-亚单位与 KCNE 基因家族（KCNE1~KCNE5）编码的 β-亚单位共同组装成多种钾通道，其中与 KCNE1 编码的 β-亚单位共同组装成缓慢激活延迟整流钾通道 KCNQ1~KCNE1，形成 I_{Ks}，在心肌细胞动作电位 3 期复极过程中起主要作用；与 KCNE2 或 KCNE3 编码的 β-亚单位共同组装成的背景钾通道 KCNQ1~KCNE2 或 KCNQ1~KCNE3，在心肌动作电位复极过程中也可能起一定的作用。

2. KCNE2 基因　KCNE2 基因突变使电压依赖性 KCNQ1 电流转变为电压非依赖性，并使通道永久开放，KCNE2 与 KCNQ1 相互作用，可降低 KCNQ1 通道激活速率，增加电流幅度，产生背景电流，调控静息膜电位，影响折返周期及动作电位的发放频率。

3. KCNJ2 基因和 KCNH2 基因　KCNJ2 基因、KCNH2 基因是编码钾通道 α-亚单位及编码其辅助调节亚单位，其突变后通过功能增强机制，导致通道电流加快心房心肌细胞动作电位复极，缩短心房 APD 和 ERP，从而启动和维持心房颤动的发生发展。

4. KCNH2 基因　全细胞膜片钳实验显示，KCNH2 基因突变可编码 I_{Kr} 表达明显增加，引起心室肌细胞动作电位 3 相钾离子迅速外流，APD 和不应期不均性可能为折返性心律失常的发生提供了电生理基质。

5. GJA5 基因　非编码离子通道的致病基因 Cx 构成了细胞之间的 GJ，它们在维持心脏正常的电生理活动中起着重要的作用。在哺乳动物心脏 Cx40 及 Cx43 高度表达于心肌组织，而 Cx40 又特异表达于心房肌细胞。对散发性、孤立性心房颤动患者相关致病基因筛查发现，其编码 Cx40 的 GJA5 基因存在多个突变位点，鉴于心肌细胞属于不可再生细胞，其突变应源于早期胚胎细胞的突变，推测相较于生殖细胞的基因突变，特异组织（心房肌细胞）的体细胞基因突变在散发、孤立性心房颤动患者中起的作用更大。

6. KCNA5 基因　KCNA5 基因在人心房肌细胞表达丰富，是构成心房肌细胞复极化的主要离子流之一，对心房的复极（心房的 1 相和 2 相复极）及 APD 起着重要作用。

7. ABCC9 基因　在培养的细胞上克隆表达携带 ABCC9 基因 Thr1547→Ile 突变时三磷酸腺苷（adenosine triphosphate，ATP）诱导的 ATP 敏感性钾电流（adenosine triphosphate sensitive potassium current，I_{KATP}）抑制效应仍存在，但对二磷酸腺苷的

作用效应明显减弱,ATP敏感性钾通道功能异常导致细胞内电活动的失衡。在ATP敏感性钾通道被敲除的小鼠心房组织上进行研究,发现其对心房颤动的易损性增加。在临床上患者反复发作阵发性心房颤动,在劳作或情绪刺激后心房电不稳定性增加,并由此诱发了肾上腺素性心房颤动,经基因组DNA遗传检测发现,ATP敏感性钾通道为其编码SUR2A的ABCC9基因突变。

8. SCN5A基因　研究表明,SCN5A基因突变可改变钠通道的正常结构,进而改变钠通道的功能,并导致心律失常的发生,SCN5A基因突变主要通过以下遗传机制引起心律失常:①功能缺失性突变:使钠通道失活延迟,形成无功能通道,钠通道快速失活;②功能获得性突变:引起钠通道失活减慢,晚钠电流的增加。SCN5A基因突变引起心房兴奋性增高,临床表现为家族成员在年轻时即发生心房颤动或频发房性期前收缩。

9. NPPA基因　在小鼠模型上电生理研究发现,用含突变的ANP液灌注的小鼠心房肌细胞APD和ERP均缩短,诱发心房颤动发病机制可能是由于折返介导的。

10. NUP155基因　实验研究证实,携带纯合突变NUP155 R391H$^{-/-}$的转基因小鼠在幼年即死亡,携带杂合突变NUP155 R391H$^{+/-}$的转基因小鼠则出现心房颤动,表明NUP155基因突变增加了心房颤动发生的风险。

(二)遗传学机制

心房颤动具有复杂的病理生理机制和基因遗传性,近年研究认为触发及维持可能是心房颤动重要发病机制。

1. 触发机制　研究发现,人的心大静脉(包括肺静脉、腔静脉、冠状静脉,Marshall韧带等)肌袖内具有异常自律性的细胞,在某些特定情况下,可自发产生快速电活动导致心房颤动的发生。肺静脉异常电活动触发/驱动是近年来被公认的心房颤

动主要发病机制之一,为心房颤动领域研究的重大突破,具有里程碑意义,为此奠定了肺静脉前庭电隔离治疗心房颤动的理论基础。

2. 维持机制

(1)多发子波折返:多子波折返的机制认为前向波通过心房时形成自身延长的子波,该模型研究显示,任何时间波群的数量依赖于心房不同部位的不应期、体积及传导速度。心房体积增大而不应期短及延迟传导,可以增加波群的数目,导致持续性心房颤动。

(2)局灶激动:常见于肺静脉前庭,高频冲动向心房呈放射状传导,但因周围组织传导不均一性和各相异性,或遇各种功能或解剖障碍碎裂成为更多的子波,从而产生颤动样传导。

(3)转子样激动学说:体表标测系统和心内球囊电极标测系统显示,心房颤动的发生和维持可能与转子样激动相关,可表现为局灶性或折返性激动,并随着病程迁延转子可逐渐增多。

五、病理

(一)病理解剖

心房颤动病理改变是心房纤维化和心房肌丧失,其中心房纤维化是心房颤动标志性结构改变,并被认为是心房颤动维持的基质。组织学检查显示,紧邻正常的心房纤维存在片状纤维化,细胞体积增大、细胞核周围糖原积累、肌浆网及肌小节丧失等。

心房颤动局灶起源点常见于肺静脉、腔静脉的肌袖,也可见于Marshall韧带、左心房左后游离壁及冠状静脉窦等。目前研究证实,肺静脉和腔静脉的入口处均含有类似心房肌细胞的心肌细胞,这些心肌细胞排列复杂,形成心肌袖样结构,心肌袖的复杂结构可能形成局灶起源的心房颤动电生理学基础,这种电生理学可能是微折返、自律性增加及触发活动的基础。

（二）病理生理

1.重构　心房颤动的自然病程是一种进行性疾病,常由阵发性心房颤动向持续性心房颤动进展,心房颤动的发生可改变心房原有的电学和结构学特性而形成重构,重构包括基因重构、电重构、神经重构及结构重构等。

（1）基因重构:研究表明,KCNQ1 基因、KCNE2 基因、KCNJ2 基因、KCNH2 基因、GJA5 基因、KCNA5 基因、ABCC9 基因、SCN5A 基因、NPPA 基因、NUP155 基因的突变与心房颤动的发生发展有关,如父母患有心房颤动,其子女发生心房颤动的危险性可能加倍。

（2）神经重构:自主神经通过心内神经节发出神经纤维广泛分布于心房组织和心室组织,通过受体激活离子流影响心肌电生理活动,复杂碎裂电位消融分布区域代表心房颤动电生理基质。

（3）电重构:研究显示,心房颤动与 ERP、APD 进行性缩短,不应期离散度增加,频率适应性下降及心房传导速度改变等有关。临床研究认为,肺静脉在阵发性心房颤动中发挥主要作用,而肺静脉外的因素在非阵发性心房颤动中发挥重要作用。电重构的基础是心房肌细胞跨膜离子流的改变,主要表现为:①L-型钙电流（L-type calcium current, I_{CaL}）密度减小,失活后恢复减慢;②瞬时外向钾电流（transient outward potassium current, I_{to}）密度减小,激活和失活均减慢,失活后恢复也减慢;③快钠通道离子流密度无显著变化,但失活减慢;④延迟整流钾电流（delayed rectifying potassium current, I_K）密度减小,I_{K1} 和 I_{KATP} 的密度增大。

（4）结构重构:研究证实,冠状窦肌性结构是电激动在左右心房异常传导的基础,心房结构电活动可形成左右心房电折返环,同时心肌纤维化与传导速率、传导异质性及心房颤动持续时间有关。结构重构主要表现为心房肌细胞超微结构的改变包括心房肌细胞退行性变、内质网的局部聚集、线粒体堆积、闰盘非特化区增宽,以及糖原颗粒替代肌原纤维。除心肌细胞改变外,心房颤动患者的心房肌间质也有明显变化,可导致间质纤维增生、心房扩大等。

2.自主神经系统　迷走神经刺激主要通过释放乙酰胆碱,激活乙酰胆碱敏感性钾电流（acetylcholine sensitive K^+ currents, I_{KACh}）,缩短心房肌动作电位和不应期,增大离散度,有利于折返的形成;交感神经刺激主要通过增加细胞内钙离子的浓度,增加自律性和触发活动。支配心脏的自主神经元聚集分布于心外膜的脂肪垫和 Marshall 韧带内形成神经节丛,包含了交感神经和迷走神经,组成了内在心脏自主神经系统。研究显示,高度激活的神经节丛可由近至远梯度性地释放神经递质,并引发心房颤动;而自神经节丛发出的轴突的激活又可逆性地激活远处的神经节丛,导致神经递质释放而诱发心房颤动。

3.肾素—血管紧张素—醛固酮系统（renin-angiotensin-aldosterone system, RAAS）　研究发现,刺激 RAAS 可引起细胞内钙离子浓度升高、细胞肥大、凋亡、细胞因子释放、氧化应激等,并可对离子通道和缝隙连接蛋白产生调节作用,促进心房结构重构和电重构,诱发心房颤动的发生和维持。

六、临床表现

（一）症状

1.发病率　流行病学调查表明,在一般人群中心房颤动发病率为 $0.5\% \sim 1.0\%$,美国发病率约为 0.4%,中国发病率约为 0.77%,标化后的发病率约为 0.61%,并且发病率随年龄增加而明显上升。FAF 发病率约占所有心房颤动的 $2.0\% \sim 16.0\%$。在临床上心房颤动如发病年龄较轻,无明显的病因,称为特发性心房颤动,与相关致病基因突变或多态性位点有关,2010 年 ESC 将特发性心房颤动定义为无临床病史或无心血管病变的心电图表现一种特殊类型,特发性心房颤动中 FAF 发生率约占 15%。

2. 性别 心房颤动经对年龄及其他危险因素进行校正后,其中在普通人群中年龄<60 岁男性的患病率约为 0.43%,女性患病率约为 0.44%;≥60 岁男性患病率约为 1.83%,女性患病率约为 1.92%。

3. 年龄 心房颤动发病率与年龄呈正相关,且有随着年龄增长而增加的趋势,其中在普通人群中年龄<40 岁的患病率约为 1.0%;>40 岁的患病率约为 2.3%;>65 岁的患病率约为 6.0%;>80 岁的患病率为 8.0%~10.0%。

4. 家族史 心房颤动进行对照研究显示,心房颤动 80%患者与其他心房颤动患者存在亲缘关系,在四代以内的亲属成员中至少有 1 例患者,其中一级亲属成员有心房颤动患者发生危险性约增加 77%;如一级亲属成员初发心房颤动年龄<60 岁,危险性约增加 3.67 倍;第二代发生心房颤动的可能性比一般人群高 5.0 倍以上。

5. 表现形式 心房颤动临床表现形式多种多样,发作多呈阵发性、持续时间短暂及反复发作的特点。一般临床症状较轻,药物控制较好,有的 FAF 患者还伴有窦房结功能低下。心房颤动可引起心房功能下降,心排出量降低 15%以上。临床上根据心房颤动持续时间、触发因素、发作次数、频率、类型及对治疗反应等可定义其心房颤动的类型。①动态心电图或心电监测显示,心房颤动患者可以有或无明显的临床症状;②持续性心房颤动患者常会感觉心悸,但其症状会越来越弱,直至无临床症状,这种现象在老年患者尤为多见;③有的患者仅在阵发性心房颤动发作时感觉有症状,或仅在持续性心房颤动中出现长间歇引起心室停搏导致脑供血不足而发生黑蒙或晕厥等;④首次心房颤动发作即表现为血栓栓塞并发症或心力衰竭。

心房颤动症状的轻重取决于心律不规整的程度和心室率的快慢、基础心功能状态、心房颤动的持续时间及患者自身因素等。

6. 其他症状 ①大多数心房颤动患者主诉心悸、胸闷、乏力、呼吸困难、头晕、运动耐量下降等;②有的患者出现多尿症状,可能与 ANP 释放有关,尤其在心房颤动发作和终止时多尿症状较为明显;③晕厥是心房颤动一个不常见的并发症,通常发生在窦房结功能障碍的复律过程中。

(二)体征

1. 望诊 ①颈静脉怒张;②双下肢有不同程度的凹陷性水肿。

2. 触诊 ①心房颤动时整个心房失去协调一致的收缩,心率为频速和不规则,到达交界区的激动常因隐匿性房室传导不能下传心室,因此心率次数与脉搏不等,脉搏的快慢和强弱绝对不等、短绌;②颈静脉搏动不规则;③肝脏和脾脏呈不同程度肿大。

3. 听诊 心脏听诊可闻及第一心音强弱不等、节律绝对不规整,心室率常在 100~160 次/分。

(三)基因型—表型

1. KCNQ1 基因突变

(1)先证者:Arg231→His 突变时其亲属成员可为表现心房颤动、晕厥或者具有心搏骤停史,心电图 QTc 间期异常,研究提示 Arg231→His 突变时可能通过破坏 KCNQ1 的蛋白激酶 A(protein kinase A,PKA)活性引起心室复极异常。

(2)Ser140→Gly:突变时在克隆的细胞系上表达此突变,发现其功能性突变可显著改变心肌细胞 I_{Ks} 的电导性和门控特性,增加其外向电流,缩短 APD 和 ERP,启动和维持心房颤动。

2. KCNE2 基因突变 其中 Arg27→Cys 突变时可导致 I_{Ks} 电流增加,使心房肌细胞 APD 缩短而易于形成折返,提示该突变对心房颤动的始动和维持起着重要作用。

3. KCNJ2 基因突变 其中 Val93→Ile 突变时

靠近通道孔区,可引起 I_{K1} 电流明显增大,内向整流 K^+ 通道的功能获得性改变,可能是 FAF 发生的细胞电生理基础。

4. KCNH2 基因突变　其中 Asn588→Lys、Lys897→Thr 突变时有效效应是增加动作电位早期复极化电流的活性,缩短 APD 而引发心房颤动。

5. GJA5 基因突变　从外周淋巴细胞和心肌组织提取 DNA,对 GJA5 基因进行突变检测发现 4 个错义突变,其中 3 个来自心肌组织,提示为体细胞来源;另 1 个在心肌组织和外周淋巴细胞均可检测到,可能来自胚胎。经对突变蛋白功能的检测还发现,基因突变损害了细胞内的转运体系,减弱了细胞之间的电耦联而诱发心房颤动。

6. KCNA5 基因突变

(1) KCNA5 基因功能缺失突变(Glu48→Gly、Ala305→Thr、Asp322→His)和功能获得性突变(Tyr155→Cys、Asp469→Glu、Pro488→Ser),同时存在时可引起 ERP 和 APD 的延长,可能与心房颤动的发生有关。

(2) KCNA5 基因 E375X 无义突变,即第 375 位谷氨酸(Glu)被提前出现的终止密码子取代时,从而产生毒性截短的通道蛋白,该突变引起 KCNA5 基因功能丧失不能形成 I_{Kur},导致缩短 APD 和早期后除极(early after depolarization,EAD),提高了应激触发电活动的易感性。

7. ABCC9 基因突变　ABCC9 基因突变可引发肾上腺素性局灶性心房颤动,K_{ATP} 通道突变引起心房颤动呈现儿茶酚胺敏感性。

8. SCN5A 基因突变

(1) Met1875→Thr 突变时可增强快钠内流电流(fast sodium inward current,I_{Na})通道半激活电压负值增加,电压依赖性的稳态失活过程减慢。

(2) His558→Arg 突变时可降低了动作电位 0 相的上升速度,缩短了动作电位的传导时间,进而缩短心房内折返环路的波长,折返环路的波长越

短,心房颤动则就越稳定。

9. NPPA 基因突变　NPPA 基因是编码 ANP,ANP 对抑制心房心肌重构和心房颤动的维持起着重要作用,临床研究证实,携带 NPPA 基因突变的心房颤动患者采用 RFCA 治疗,治愈率高,复发率低,预后较好。

10. NUP155 基因突变　其中 Arg391→His 突变时可影响 NUP155 蛋白质在核膜中的定位及热休克蛋白 70mRNA、蛋白质的转运。实验研究敲除 NUP155 基因的小鼠心房肌细胞的 APD 及 ERP 明显缩短,易产生折返而引发心房颤动。

(四)并发症

心房颤动常见的并发症有脑动脉栓塞、周围动脉栓塞、肺栓塞、心功能不全、心脏性猝死及心动过速性心肌病等,其中导致全因死亡率女性增加 2.0 倍,男性增加 1.5 倍,引起患者死亡的主要原因是进行性心力衰竭、卒中和心脏性猝死等。

1. 脑动脉栓塞　脑动脉栓塞是心房颤动最常见并发症,流行病学调查研究表明,心房颤动患者的脑卒中发病率约为 9.48%,脑栓塞的栓子主要来自左心房和左心耳的部位。

2. 周围动脉栓塞　周围动脉栓塞症 80% 患者是由心房颤动引起的,血栓多来自心脏附壁血栓脱落后导致急性周围动脉栓塞。

3. 肺栓塞　心房颤动患者右心血栓脱落,易引起肺动脉及其分支的肺栓塞,肺栓塞预后不良,其病死率可高达 20%~40%。

4. 心功能不全　心房颤动的心室率与患者心功能的状态密切相关,当心房颤动心室率快速时,尤其在心功能不全时可引起心排血量急剧降低,导致组织器官灌注不足和急性淤血综合征,而并发急性心功能不全。

5. 心脏性猝死　心房颤动心室率极快时可引起心排血量显著减少,冠状动脉灌注量降低而导致心肌缺血、损伤甚至梗死,继而可诱发心室颤动、心

搏骤停。

6.心动过速性心肌病　心房颤动伴随长期快速心室率时,心室腔可呈不同程度扩大而形成继发心动过速性心肌病。

七、辅助检查

(一)实验室检测

1.心功能标志物

B 型利钠肽(B-type natriuretic peptide,BNP)和 ANP:其中 BNP 主要产生于心室,ANP 主要产生于心房,两种肽的血浆浓度在阵发性和持续性心房颤动时均有明显升高,转复窦性心律后可迅速下降,因此对于不明原因脑卒中伴有血清 BNP 和 ANP 明显升高的患者,应考虑心房颤动所致,进行心脏超声及动态心电图检查,以便检出阵发性心房颤动。

2.基因突变　GWAS 技术用于识别与疾病相关的遗传变异,连锁和候选基因测序已成为识别 FAF 基因的主要方法。将疾病相关基因突变位点定位于染色体某个区域,然后再继续候选基因策略或连锁不平衡(linkage disequilibrium,LD)分析,确定其致病基因突变位点,如利用家系连锁分析,即采用定位克隆;若采用群体样本,则应用 LD 分析进行基因定位。FAF 患者致病基因和易感基因的确定,可阐明其发病机制、早期明确诊断、症状前干预及风险分层等为精准医疗提供量化指标。

在临床上根据先证者的致病基因检测结果,对家系成员进行特定突变位点筛查,并根据家族史、个人史、症状及体征等综合分析,以明确亲属成员的致病基因突变携带情况及患病的风险。

(二)心电检查

1.心电图

(1)特征:①P 波消失,代之以大小、形态、间距不一的 f 波,以 V₁、Ⅱ、Ⅲ、aVF 导联为明显;②f 波频率为 350~600 次/分;③QRS 波群呈室上性,R-R 间期绝对不规则。

(2)依据发作持续时间可分为:阵发性(持续时间<7d,一般<48h)和持续性(持续时间>7d)。

(3)依据心室率快慢可分为:缓慢型(心室率<100 次/分)、快速型(心室率 100~180 次/分)及极速型(心室率>180 次/分)。

(4)依据 f 波粗细可分为:粗波型(f 波振幅>1mm)和细波型(f 波振幅≤1mm)。

(5)房间传导阻滞:房间传导阻滞又称贝叶综合征(Bayés syndrome),其心电图表现为:P 波增宽>120ms(正常为 90~110ms)、伴下壁(Ⅱ、Ⅲ、aVF)导联 P 波双向,可导致心房扑动、心房颤动等房性心律失常,是脑卒中、体循环栓塞并发症的高风险因素之一。

2.动态心电图　动态心电图可连续记录有助于进行心律失常及 ST 段演变的分析,可检测出无明显症状(静默型心房颤动)的阵发性心房颤动,有助于早期发现和明确诊断,对心房颤动的防治具有重要意义。动态心电图可提供有价值的心电信息,指导控制心率药物、复律药物的剂量和判断疗效等,动态心电图还可对心房波进行分析,有助于对房性期前收缩、房性心动过速的 p'波、心房扑动波的 F 波、心房颤动波的 f 波,以及伪差的识别与判断。近年研发的体外心电事件记录仪(insertable cardiac monitor,ICM)、家庭远程遥测心电图、手表式心电图记录仪等无创性检查方法的临床应用,有助于提高心房颤动早期诊断率,为临床病因寻找、发病机制研究、疗效判断及预后预测等提供可靠的资料。

3.信号平均心电图(signal-averaged electrocardiograph,SAECG)　SAECG 检查可描记心房晚电位(artial late potential,ALP)。ALP 是 P 波后延入 P-Q 段内表现为高频率、低振幅的碎裂。ALP 阳性标准:①P 波时间(正常为 90~110ms)≥145ms;②终末 30ms<3.0μV。ALP 阳性是由于

心房局部心肌缺血、损伤等病变所致的电生理特性改变，引起心肌局部除极延迟而形成。传导延迟表明心房内有潜在性的折返径路，为室上性心律失常的发生机制。临床研究提示，ALP 阳性对心房颤动的发生有一定预测诊断价值。

4. 植入式心电记录器（implantable loop recorder，ILR） ILR 检查为埋入人体左胸皮下从而长期监测心电信号的仪器，通过患者手动触发或系统自动激活进行记录，可高效、安全、长时间监测连续记录心电信息，有助于检出在静息、睡眠状态下发生短暂阵发性心房颤动的患者，尤其有助于发现不明原因脑卒中的病因。

（三）超声心动图

1. 经胸超声心动图 经胸超声心动图可测量左心房大小、体积，评估左心室收缩功能，判断左心耳血栓风险，以及筛查有进一步经食管超声心动图检查指征的患者。

2. 经食管超声心动图 从食管插入超声探头，可避免胸壁和气体的干扰，使图像更为清晰。经食管超声心动图检查可以提供：①心脏结构和功能的高分辨率图像，可早期发现心源性血栓栓子的来源，有助于对卒中危险的分层；②制定心房颤动复律、RFCA 等治疗方案；③可发现血栓形成的高危因素（如左心房血流速度降低、自发左心房显影、主动脉病变等）；④指导研究心房颤动潜在的发病机制等。临床研究发现，心房颤动发生 72h 后左心房、左心耳内即可有血栓形成的风险，其中长期心房颤动患者经食管超声心动图检查，左心耳内血栓形成的发生率约为 14%。

（四）影像学检查

1. 胸部 X 线 胸片可评估心影的大小、形态、心功能及肺部病变等，有助于发现可能与心房颤动相关的疾病等。

2. 心脏电生理检查（electrophysiologic study，EPS） 心房颤动进行 RFCA 治疗时应行 EPS，对于指导左心房、右侧及其他部位寻找消融靶点至关重要。

3. 心脏磁共振成像（cardiac magnetic resonance，CMR） CMR 检查是测量左右心室容量、质量及射血分数的金指标。①CMR 平扫与钆造影剂延迟增强（late gadolinium enhancement，LCE）成像不仅可以准确检查心脏的功能，而且能清晰识别心肌组织学特征（包括心脏结构、心肌组织纤维化、心肌组织瘢痕、存活的心肌等）；②LGE 成像结合定量技术在识别心肌间质散在纤维化和心肌纤维化定量方面更有优势；③CMR 平扫与 LGE 成像结合是检查心脏各腔室内血栓的新技术，其诊断的敏感性、特异性及准确性均高于经食道超声心动图。

八、诊断

FAF 诊断主要依据临床症状、体征及辅助检查等综合判断：①临床症状有心悸、头晕、胸闷或气急等；②心律快慢、心音强弱绝对不等；③心电图 P 波消失代之以 f 波（频率为 350~600 次/分）、心室率不规则及 QRS 波群形态等；④家族史阳性；⑤相关致病基因突变。

九、鉴别诊断

1. 室性心动过速（ventricular tachycardia） 心房颤动伴室内差异性传导时心电图表现与室性心动过速相似，二者准确的鉴别诊断有助于治疗措施的选择、风险分层及预后的判断等：①前者节律大多不规则，心率极快时才基本规则，而后者基本规则（R-R 间期相差仅在 20~40ms）或规则；②前者 QRS 波群时限多为 120~140ms，易变性大；而后者 QRS 波群时限 > 140ms，如 > 160ms 则肯定为室性心动过速，此外易变性小；③前者无联律间期也无代偿间歇，后者有联律间期并固定，发作终止后有代偿间歇；④前者无室性融合波，而后者有室性融合波;⑤后者 V₁~V₆ 导联 QRS 波群方向一致;⑥如连续出现 QRS 波群畸形时,电轴发生方向性改变者,多为尖端扭转型室性心动过速(torsades des pointes,TdP)。

2. 预激综合征(pre-excitation syndrome)　预激综合征伴心房颤动特点:①心室率多在 180~240 次/分;②心室节律绝对不规则,R-R 间期相差 30~100ms;③QRS 波群宽大畸形,但起始部可见到预激波;④无心室夺获,无室性融合波;⑤发作前后心电图可见到预激综合征的图形。

3. 房室结性心动过速(atrioventricular tachycardia)　心房颤动与房室结性心动过速的鉴别:在某些情况下,心房颤动的 f 波非常细小,以致常规心电图上不能明显地显示出来,易误诊为房室结性心动过速,但心房颤动时心室律是不规则的(伴三度房室传导阻滞除外);而房室结性心动过速是匀齐的,此外如能加大增益时 f 波可能会出现,如能在特殊导联(如食管导联)描记到 f 波,即可明确诊断。

十、治疗

虽然 FAF 症状一般较轻,但反复发作后可出现不同程度的左心扩大、心力衰竭等,目前治疗为转复和维持窦性心律,控制心房颤动发作时的心室率及对血栓栓塞的高危患者进行抗凝治疗。

(一)转复和维持窦性心律

1. 药物复律　为阵发性和持续性心房颤动的首选治疗方法,保持窦性心律有助于消除症状、改善血流动力学、减少血栓栓塞事件及减轻或防止心房重构,药物转复可选择:

(1)盐酸普罗帕酮注射液 1~2mg/kg 静脉缓慢泵入,或者 1 次顿服盐酸普罗帕酮片 450~600mg,可转复心房颤动。盐酸普罗帕酮为ⅠC类抗心律失常药物,静脉缓慢注射或者顿服均有效。

(2)盐酸胺碘酮:盐酸胺碘酮静脉用药负荷量为 150mg(3~5mg/kg),10min 注入,10~15min 后可重复 1 次,继以 1.0~1.5mg/min,静脉滴注 6h,以后按病情逐渐减量,24h 总量一般不超过 1.2g,最多用 3d。转复后即改口服盐酸胺碘酮片 0.2g/次,2 次/天;7d 后 0.2g/次,1 次/天,共应用 3 个月;也可开始时即口服用药:第 1 周 0.2g/次,3 次/天,第 2 周 0.2g/次,2 次/天,转复窦性心律后改为 0.2g/d 维持。

盐酸胺碘酮是迄今为止较为常用、有效的转复和维持窦性心律的抗心律失常药,循证医学资料及有关学会制定的建议或指南指出,当有明确的心脏病,尤其是急性心肌缺血、心力衰竭或左心室肥厚(>14mm)者,盐酸胺碘酮是复律的首选药物;在轻度或中度心脏病患者中其他药物无效时,也应选择盐酸胺碘酮药物。

(3)富马酸伊布利特注射液 1.0~25μg/kg,静脉滴注 10min。富马酸伊布利特是一种新的Ⅲ类抗心律失常药物,用于转复近期发生的心房颤动,起效迅速,具有抑制复极时钾离子外向电流的作用,可延长动作电位、QT 间期及心肌有效不应期,促进平台期缓慢内向钠离子电流,减慢传导,使折返激动不易形成,这一特性使其具有更强的快速转复心房颤动为窦性心律的作用,富马酸依布利特还可促进平台期内钙离子内流,也可起到延长动作电位和 QT 间期的作用。富马酸依布利特口服生物利用度低,目前仅供静脉注射,静脉生物利用度可达 100%。本药代谢不受地高辛、β-受体阻滞剂、钙通道拮抗剂等药物的影响。

(4)多非利特药 250~500μg/次,2 次/天,口服。肾清除率降低患者为 250μg/次,1 次/天,可以有效地转复窦性心房颤动,并维持窦性心律,并且不增加心力衰竭患者的病死率。多非利特是一种比较特异的Ⅲ类抗心律失常药物,近期心房颤动才应用。多非利特药延长 APD 及 ERP,但不影响心脏传导速度,可应用于心房颤动的复律及维持窦性心律,口服及静脉应用的生物利用度均较高,但该药治疗范围相对较窄,应用剂量达到750mg时有可能引起 TdP 的危险,故要根据 Ganult 和 Ccockcroft 的经验公式来评价患者基础肌酐清除率,并依此与 QT 间期进行剂量调整。

(5)盐酸索他洛尔片 40~160mg/次,2 次/天。盐酸索他洛尔为Ⅲ类抗心律失常药物,主要应用于维持窦性心律,心房颤动持续时间<48h,药物复律的有效率可达 60%~90%。禁忌证为年龄>75 岁、心力衰竭、左心室射血分数<30%、不稳定型心绞痛、急性心肌梗死、病态窦房结综合征或慢性阻塞性肺疾病等。

2.电转复 用于急诊转复血流动力学不稳定或择期替代药物的转复,电复律分为体内和体外复律两种,体内电复律又分为临时和永久两种类型。电复律需注意:无病态窦房结综合征、低血钾及洋地黄中毒等。复律前口服华法林钠片 3 周抗凝,复律后继续使用 4 周。心房颤动电转复通常在全麻下进行,近期也有在清醒镇静条件下进行的,推荐电转复的能量从 200J 开始,必要时可以增加到 360J,如仍未成功,辅以Ⅲ类抗心律失常药物如:①多非利特 250μg/次,2 次/天;②盐酸索他洛尔片 20~80mg/次,3 次/天;③盐酸胺碘酮片 200mg/次,1 次/天,有助于转复为窦性心律。

(二)心率控制

对于症状性心房颤动患者在静息时心室率应控制<80 次/分,而左心室功能正常的无症状性心房颤动患者在静息时心室率应控制<110 次/分。

1.洋地黄类药 ①西地兰(去乙酰毛花苷)注射液 0.2~0.4mg 稀释后缓慢静脉泵入,2~4h 后可再用 0.2mg;②地高辛 0.125~0.25mg/次,1 次/天,口服。

洋地黄类药物是历史最久的药物,其基本的作用是拟迷走神经作用使房室传导延缓、不应期增加,因而使心室率减慢,但对活动后心室率改善效果差。洋地黄的独特优点是能改善患者心功能,洋地黄中毒是主要的副作用。

2.β-受体阻滞剂 琥珀酸美托洛尔缓释片 23.75~47.5mg/次,1 次/天。β-受体阻滞剂可使房室结有效不应期和传导时间延长,静脉给药能快速减慢心室率,但由于负性肌力作用,不适用于有明显心功能不全和器质性心脏病患者。口服用药可明显减慢心室率尤其是运动时的心室率,因此可显著地提高患者的运动耐量,即使有心功能不全也能改善患者的生活质量。

3.钙拮抗剂 盐酸地尔硫卓缓释片 90mg/次,1 次/天,或者盐酸维拉帕米缓释片 240mg/次,1 次/天。钙拮抗剂能延长房室结的不应期和传导时间,但其是否影响心房颤动的频率和房室结内的隐匿性传导还需进一步研究。

(三)抗凝治疗

1.华法林钠片 0.25mg/次,1 次/天。检查发现心房或心耳内有血栓或过去有栓塞史者,复律前应给予华法林钠片药物治疗,使其凝血酶原时间为正常的 1.3~1.8 倍,凝血指标国际标准化比值(international normalized ratio,INR)达标,3 周后复律。复律后继续服药 3~4 周,以预防心房顿抑而再形成血栓;对于年龄>65 岁,尤其>75 岁,先前存在基础心脏病宜用华法林钠片治疗。

2.凝血酶抑制剂 36mg/次,2 次/天。凝血酶抑制剂是一种新型的口服抗凝药物,该药具有起效迅速、作用消失快及无须监测 INR 等特点,有望成为心房颤动抗凝治疗的新方法,其效果被认为与华法林钠片相当,且出血发生率较低,但其对肝脏的影响大于华法林钠片。

3.NOAC NOAC 包括直接 Xa 因子抑制剂(如利伐沙班、阿哌沙班、艾多沙班)和直接凝血酶抑制剂(如达比加群酯),NOAC 较维生素 K 拮抗剂等传统抗凝药,具有药物相互作用少、半衰期短、起效快等优点,已广泛应用于预防心房颤动患者的卒中和全身血栓栓塞。由于 NOAC 在肝脏代谢，对于伴有凝血障碍、重度肝损害的患者禁用 NOAC。另外 NOAC 类药物均经肾脏代谢，因此长期应用 NOAC 类药物时应定期监测肾功能，并根据肾功能的变化进行相应剂量调整。

（1）达比加群酯胶囊 150mg/次，2 次/天，用水送服，餐时或餐后服用均可。注意事项：①口服时请勿打开胶囊；②年龄≥75 岁、血肌酐清除率 30～50mL/min 有增加出血的风险；③长期口服时需定期复查活化部分凝血活酶时间（activated partial thromboplastin time，aPTT）；④当患者出现无法控制的出血或需要接受紧急手术治疗时，则需要逆转剂抵消其抗凝剂的作用，依达赛珠单抗（idarucizumab）为特异性逆转剂，其治疗剂量为 5.0g，分 2 次给药，每次经静脉弹丸式注射或快速输注 2.5g，2 次间隔时间不超过 15min。

（2）利伐沙班 10mg/次，1 次/天，用水送服。注意事项：①利伐沙班的特异性逆转剂为 And-α，And-α 是人源化重组Ⅹa 因子诱导蛋白，与Ⅹa 因子竞争结合利伐沙班；②And-α400mg，静脉弹丸式给药，随后以 4mg/min 输注 120min（总量 880mg）；③利伐沙班禁用于肝损害的患者，因为在这类患者中利伐沙班的药物暴露量增加 2 倍以上。

（3）阿哌沙班 5.0mg/次，2 次/天；如患者符合以下条件中的 2 条，剂量减为 2.5mg/次，2 次/天：①体重≤60kg；②年龄≥80 岁；③血肌酐≥133μmol/L（1.5mg/dL）。若肌酐清除率（creatinine clearance，CrCl）15～29mL/min，剂量减为 2.5mg/次，2 次/天。

（4）艾多沙班 60mg/次，1 次/天；如患者体重≤60kg，CrCl 15～49μmL/min 或同时使用强效 P-Gp 抑制剂（如胺碘酮、维拉帕米、奎宁丁、酮康唑、决奈达隆、克拉霉素及替格瑞洛等）治疗时，剂量减为 30mg/次，1 次/天。

4.肝素　肝素钠注射液可作为紧急复律时的快速抗凝药物，皮下注射首次剂量为 5000～10000 单位，以后 15000～20000 单位/次，2 次/天。

（四）介入治疗

1.RFCA　RFCA 治疗心房颤动是一种重要介入技术，其主要目的是恢复窦性心律，改善心房颤动患者的症状，提高患者生活质量等，现在主要应用局灶性心房颤动点消融、肺静脉口节段性消融及左心房壁环形肺静脉消融。随着心房颤动消融技术的日趋成熟、相关器械的不断完善及新的消融能源（如冷冻球囊消融、射频热球囊等），目前 RFCA 治疗阵发性心房颤动的成功率已经达到 80%～90%，持续性心房颤动的成功率＞70%，而并发症已显著下降至＜2.0%。

2.LAAC　LAAC 可消除发生血栓形成的空间，对于不宜长期口服抗凝药且无可逆性原因的致命性出血的人群应推荐进行 LAAC。其中心房颤动血栓危险度（CHA2DS2-VASc）评分≥2 分，同时具有下列情况之一推荐行 LAAC：①不适合长期口服抗凝药者；②服用华法林、INR 达标的基础上仍发生卒中或栓塞事件者；③心房颤动抗凝治疗出血风险（HAS-BLED）评分≥3 分。LAAC 对左心房外血栓无治疗意义，合并左心房外血栓仍有脑卒中风险，并且隔离左心房后，可出现心排出量下降、削弱机体对容量和压力负荷的血流动力学生理反射、加重心力衰竭等并发症，故 LAAC 尚需在更大范围的临床试验中应用，提高对左心房隔离后血流动力学和神经体液调节后续效应的认识，以求不断完善。

（五）手术治疗

外科迷宫Ⅲ型手术采用切割—缝合技术，阻断导致心房颤动的心房内多重折返通路，解决了外科迷宫Ⅰ型和Ⅱ型的弊端，治疗心房颤动总成功率可达 99%，没有窦房结损伤迹象，左心房、右心房的功能恢复率分别约为 93%、99%，但其对病例适应证的选择要求、手术操作的难度、并发症及术后复发等存在诸多问题，在一定程度上制约了其临床推广应用。

（六）精准医疗

心房颤动相关致病基因突变的发现为其精准基因治疗带来了希望，目前针对致病基因进行精准治疗，获得成功的病例为6型心房颤动和7型心房颤动的患者。

1.6型心房颤动患者　其中KCNA5基因的无义突变体E375X能使I_{Kur}通道蛋白功能丧失，通过负显性机制导致心房颤动的发生。研究显示，应用氨基糖苷类药物能抑制提前出现的终止密码子，降低翻译的忠实度和准确性，使翻译继续进行从而产生正常的I_{Kur}通道蛋白质，而且氨基糖苷类药物不仅对纯合的E375X突变体有效，对野生型和E375X突变组装的杂合体亦有效，这说明氨基糖苷类药物能消除负显性效应，部分恢复纯合及杂合通道蛋白的表达和/或功能，针对致病基因通过特异性药物来纠正基因的分子缺陷，这标志着心房颤动的基因治疗已初现曙光。

临床研究初步显示，心房颤动携带KCNA5基因突变的患者行RFCA治愈率较高。

2.7型心房颤动患者　7型心房颤动致病基因为ABCC9基因突变。起源于Marshall静脉的局灶性心房颤动的患者应用RFCA有效，可能是由于RFCA消除了心房颤动的启动和维持的致病基质和触发因素，阻止了突变基因与周围微环境之间的心电联系，RFCA为心房颤动治疗提供了新的思路。

十一、预后

临床研究发现，阵发性心房颤动占全部心房颤动的35%～40%，根据心脏潜在病变的不同，阵发性心房颤动转变为持续性心房颤动的概率为30%～50%，且预后不良。

心房颤动患者的死亡率是窦性心律患者的2倍以上，其中超过1/3的患者死于急性心源性血栓栓塞。大规模临床研究显示，心房颤动可增加心力衰竭、卒中及全因死亡等发病的风险，其中慢性心力衰竭患者心房颤动可使其病情明显恶化，而心力衰竭又可触发心房颤动，二者互为因果，而导致预后不良。

参考文献

1. WANG J. A novel PITX2c loss－of－function mutation associated with familial atrial fibrillation. Eur J Med Genet, 2014,57:25-31.

2. JANUARY C T, WANN L S, ALPERT JS, et al. 2014 AHA/ACC/HRS guideline for the management of patients with atrial fibrillation:a report of the American College of Cardiology/ American Heart Association Task force on practice guidelines and the heart rhythm society［J］. Circulation,2014,130(23):e199-267.

3. 姚焰,胡志成.2019AHA/ACC/HRS心房颤动患者管理指南更新解读.中国心血管病研究,2019,17(4):289-293.

4. 朱文青,陈庆兴.2020ESC/EACTS心房颤动诊断与管理指南更新解读.临床心血管病杂志,2020,36(11):975-977.

5. STEFFEL J, VERHAMME P, POTPARA T S, et al. The 2018 European Heart Rhythm Association Practical Guide on the Use of Non－Vitamin K antagonist oral anticoagulants in Patients with atrial fibrillation. Eur Hear J,2018,139(16):1330-1393.

6. STEFFEL,J,COLLINS R,ANTZ M,et al. Corrigendum to:2021 european heart rhythm association practical guide on the use of non-vitamin K antagonist oral anticoagulants in patients with atrial fibrillation. Ep Europace, 2021,23(10):1612-1676.

7. 中国心脏起搏与心电生理杂志编辑部、中国生物医学工程学会心脏起搏与心电生理分会.关于心房颤动病人治疗的建议.中国心脏起搏与心电生理杂志,2002,16(3):161-173.

8. CHEN Y H,XU S J,Bendahhou S,et al. KCNQ1 gain-of-

function mutation in familial atrial fibrillation. Science, 2003,299(5604):251-254.

9. 中华医学会,中华医学会杂志社,中华医学会全科医学分会,等.心房颤动基层诊疗指南(2019年).中华全科医师杂志,2020,19(6):465-473.

10. 中华医学会,中华医学会临床药学分会,中华医学会杂志社,等.心房颤动基层合理用药指南.中华全科医师杂志,2021,20(2):166-174.

11. BARTOS D C,ANDERSON J B,BASTIAENEN R,et al. A KCNQ1 mutation causes a high penetrance for familial atrial fibrillation［J］. Journal of cardiovascular electrophysiology,2013,24(5):562-569.

12. YANG Y,XIA M,JIN Q,et al. Identification of a KCNE2 gain-of-function mutation in patients with familial atrial fibrillation. Am J Hum Genet,2004,75(5):899-905.

13. 黄从新,张澍,黄德嘉,等.心房颤动:目前的认识和治疗的建议-2018.中国心脏起搏与心电生理杂志,2018,32(4):315-351.

14. 姜永日,史航,刘思奇,等.家族性心房颤动与基因突变的研究进展.国际遗传医学杂志,2013,36(2):80-84.

15. 朱云才,李小平.心房颤动的遗传学研究进展.岭南心血管病杂志,2021,27(2):232-235.

16. OLESEN M S,YUAN L,LIANG B,et al. High Prevalence of Long QT Syndrome-Associated SCN5A Variants in Patients With Early-Onset Lone Atrial Fibrillation［J］. Circulation:Cardiovascular Genetics,2012,5(4):450-459.

17. 乌丽盼·波拉提,木胡牙提.家族性心房颤动的遗传与分子学研究进展.心血管病学进展,2017,38(1):43-46.

18. 黄妹丹,韦勤将,何凤珍,等.心脏钠离子通道基因突变与心律失常关系的研究进展.医学综述,2018,24(8):1463-1467.

19. 谷娅楠,卢慧,李冰.心房颤动相关基因及其心电图改变.大连医科大学学报,2019,41(6):559-563.

20. HINDRICKS G,POTPARA T,DAGRES N,et al. 2020 ESC guidelinesfor the diagnosis and management of atrial fibrillation developed incollaboration with the European Association of Cardio-Thoracic Surgery (EACTS). Eur Heart J,2021,42(5):373-498.

21. GODINO C,MELILLO F,BELLINI B,et al. Percutaneous left atrial appendage closure versus non-vitamin K oral anticoagulants in patients with non-valvular atrial fibrillation and high bleeding risk. Euro Intervention,2020,15(17):1548-1554.

第十节　家族性预激综合征

家族性预激综合征（familial preaxctation syndrome）又称遗传性预激综合征（hereditary preexcitation syndrome）、房室旁路传导综合征（atrioventricular bypass conduction syndrome）、Wolff-Parkinnson-White 综合征（Wolff-Parkinnson-White syndrome）等。预激综合征除正常的房室传导途径外，还存在着异常房室传导路径，引起心室某些部位提前预先激动，心电图表现为 P-R 间期缩短、QRS 波群增宽、预激波（δ 波）及继发性 ST-T 改变等。多数患者无明显的临床症状，少数患者合并房室折返性心动过速（atrioventricular reentrant tachycardia，AVRT）时可出现心悸、胸闷、头昏及晕厥等症状；如伴有心房扑动、心房颤动时可引起心功能不全、低血压甚至恶化为心室颤动而发生猝死。目前已公认经导管射频消融术（radio frequency catheter ablation，RFCA）是治疗预激综合征首选的治疗措施。

一、概述

1893 年，Kent 通过对鼠、兔、猴等哺乳动物进行显微切片研究发现，心房肌和心室肌之间存在肌桥连接，认为窦房结激动从心房到心室传导除房室结外，还可通过一个旁道传导结构，被称为 Kent 束或房—室旁道（accessory atrioventricular pathways）。对 Kent 束的研究为预激综合征发病机制、病理生理及治疗等提供了理论基础。

1913 年，Cohe 和 Fraser 发表了第 1 份预激综合征心电图，但是当时并没有认识心电图改变与心动过速的关系。

1930 年，Wolff、Parkinson 及 White 报道心电图 PR 间期缩短、"束支阻滞"及阵发性心动过速的健康青年人，故也被命名为 Wolff-Parkinson-White syndrome（WPW 综合征）。

1937 年，Mahaim 等研究发现了希氏束—浦肯野纤维系统的连接，称为 Mahaim 纤维或结室纤维（nodoventricular fibers）。

1951 年，国内外学者陆续报道家族成员中 2 人或 2 人以上患预激综合征，伴有或不伴有先天性心血管畸形，提出家族性预激综合征的诊断。

1962 年，James 报道了预激综合征患者的旁道起始部位位于房间束及心房下部，而终止于房间结下部或希氏束，被称为 James 束或房—结旁道（Jiepang avenue）。

1967 年，Durrer 和 Roos 对预激综合征伴阵发性心动过速患者行心外膜标测中记录到心室最早激动点，指出该点是旁路心室连接点，并阐述了 AVRT 大折返环径的表现。

1968 年，Cobb 对 1 例预激综合征伴难治性心动过速采用心外膜标测确定其旁路的位置，行手术切断其旁路，心电图预激波消失，为此后开展 RFCA 根治预激综合征伴阵发性心动过速奠定了理论基础和临床实践。

1979 年，我国报道 1 例家系家族性预激综合征。据不全性统计国内现已报道了 28 个家系、136 例家族性预激综合征患者。

1982 年，Chia 等经总结研究进一步肯定了家族性预激综合征为常染色体显性遗传，并排除了 X 连锁遗传方式。

1987 年，Vidaillet 等调查发现，预激综合征患者有症状的一级亲属中 3.4% 存在附加旁道，且多旁道及心脏性猝死的发生率均较高，其研究建立了预激综合征的遗传学基础并推动了探讨致病基因的研究。

2019年，中华医学会、中华医学会杂志社、中华医学会全科医学分会、中华医学会《中华全科医师杂志》编辑委员会和心血管系统疾病基层诊疗指南编写专家组制定了预激综合征基层诊疗指南（2019年），该指南论述了预激综合征的病因、发病机制、诊断、鉴别诊断、转诊及治疗等。

二、病因

1944年，Ohnell等报道2个家族发病的患者，并对1例女性患者死后进行尸检时发现心包下有心肌束连接左心房和左心室，首先提出预激综合征是由遗传异常所致。

1978年，Gillette等提出家族性预激综合征遗传方式为常染色体显性遗传。

近年应用基因连锁分析方法研究证实，家族性预激综合征的致病基因定位于第7号染色体长臂3区(7q3)，与7q3上D7S505、D7S483和D7S688三个位点均连锁，以D7S505 Lod值最高，这是在遗传形式的家族性预激综合征中确定的第一个基因座。

三、发病机制

家族性预激综合征可能是一种多基因遗传性疾病，但尚未得到研究证实。家族性预激综合征Kent束旁道最常见，James束旁道和Mahaim纤维旁道极为少见。家族性预激综合征病理改变为心房与心室之间存在异常传导通路，从而引起部分心室心肌提前激动，改变了心室肌激动的程序性、同步性及统一性等，在沿房室环的几乎任何部位包括室间隔均能发现这种提前的激动。

（一）旁道形成

1. Kent束　预激综合征旁道产生来源至今尚未完全清楚，正常纤维环是分开心房与心室的纤维组织，在胚胎发育10~15mm时房室环开始发育，早期是一种较薄的纤维层，上面有一些小孔，孔内有

连接心房与心室的肌束通过，后来由于纤维层的发育及孔内肌束的萎缩退化，小孔最后完全封闭，形成完整的较厚的纤维环，此时心房与心室完全分离，各自进行收缩与舒张活动。房室纤维环无传导激动的功能，因此心房的激动只有通过房室结才能下传心室。在上述房室环发育过程中，如某些小孔未能闭合使肌肉束残存，这些残存的肌肉束使通过房室纤维环构成了房室之间的附加传导径路，即Kent束，所以Kent束是由于房室纤维环发育上的缺陷而形成的，这是旁道产生的来源。

典型的跨越房室瓣环或间隔的肌束连接已被发现，它使得经正常房室径路传导的激动到达之前使心室心肌提前激动，与之不同的其他机制包括房—束旁道、结—束旁道、束—室旁道。这些附加的房室连接或旁道被认为是先天存在的，可能是在心脏早期形成过程中残余的房室之间的连续性肌束。

2. James束　目前James束的解剖生理有两种观点：①存在绕过房室结传导的旁道纤维James束；②房室结较小发育不全，或房室结内存在一条传导异常快的通道引起房室结加速传导。

3. Mahaim纤维　Mahaim纤维为连接右心房与右束支远端或右心房与三尖瓣环下右心室的旁道，此类旁道只有前传功能，没有逆传功能。

（二）心室δ波

旁道引发心室心肌预先激动，导致部分或全部改变了心室除极的顺序，从而引起心电图一系列变化。也由于房室旁道传导系统存在的部位不同，故心电图可出现特征性改变。心室预激的患者易发生室上性心动过速，心动过速的折返环包括房室肌束和房束旁道，构成所谓的心律失常的大折返环，有时心室预激可使心房扑动、心房颤动快速性传导到心室，而可能诱发心脏性猝死的风险。在心电图上δ波时间为30~60ms，振幅为2.0~3.0mm，通常δ波与QRS波群主波方向相同，δ波的大小与以下

因素有关。

1. 正路与旁道的传导速度　通常旁道的传导速度是固定的,也可不受自主神经的调节,因此正路传导越慢,旁道相对越快,δ 波也越明显,反之越不明显。

2. 旁道距房内激动点的位置　旁道距房内激动点的位置越近 δ 波越大,反之越小。

3. 旁道距窦房结的位置　在窦性心律时右侧旁道产生的 δ 波较大,而左侧旁道距窦房结较远,因此产生的 δ 波较小。

(三)常见的旁道

1. Kent 束　房—室旁道表现为全或无传导,传导速度比房室结传导快,旁道传导时间恒定,即房室旁道的传导时间不随刺激的提前而延长;而房室结传导呈递减传导,随刺激的提前房室结传导明显延长,这也是鉴别是否存在房室旁道的最根本的电生理依据。房—室旁道的双向传导约占 80%,单向传导约 20%。正常房室传导系统传导速度为 1000~1500mm/s,浦肯野纤维传导速度为 4000mm/s。Kent 束是由普通心肌细胞组成,激动下传到达心室后,心室肌传导速度为 300~400mm/s,比正常通过传导纤维传播的速度缓慢,只能使一部分心肌除极,故 QRS 波群起始部分畸形、粗钝形成 δ 波。

2. James 束　房—希旁道纤维由于不经过房室结的延搁,故 P-R 间期缩短,但激动仍经希氏—束下传,所以 QRS 波群正常无 δ 波。

3. Mahaim 纤维　结—室、束—室连接其组织结构及电生理特点均与房室结相似,由于纤维束纤细、电阻性能高及传导速度慢,故 P-R 间期正常或延长。

四、病理

正常纤维环是分开心房与心室的纤维组织,在胚胎发育到 10~15mm 时,房室环开始发育,早期是一种较薄的纤维层,上面有一些小孔,孔内有连接心房与心室的肌束通过,后来由于纤维层的发育及孔内肌束的萎缩退化,小孔最后完全封闭,形成完整较厚的纤维环,此时心房与心室完全分离,各自进行收缩与舒张活动,房室纤维环无传导激动的功能,因此心房的激动只有通过房室结才能下传心室。在上述房室环发育过程中,如果某些小孔未能闭合,使心肌束残存,这些残存的心肌束使通过房室纤维环构成了房室之间的附加传导径路。

家族性与散发性预激综合征本质上均是由于旁道的存在所致,病理研究认为,家族性预激综合征旁道多位于右侧和多条旁道。

(一)病理解剖

1. Kent 束　由于出生后仍存在房室心肌束,是直接连接于心房肌和心室肌之间的一股心肌纤维,该束起源于房室环附近的心房肌,长度约为 10mm,呈树状分支进入心室。Kent 束可位于左右房室环的任何部位,常见部位有:①左心房与左心室游离壁之间的侧方,约占 50%;②心房与室间隔之间的后方,约占 30%,右心房与右心室游离壁之间的侧方或肺动脉的近前方,约占 20%。

2. James 束　James 束旁道其起始部位多位于房间束及心房下部,终止于房室结下部或希束。

3. Mahaim 纤维　Mahaim 纤维旁道位于右侧,长度＞40mm,该纤维连接可分为:①结—室旁道:结—室旁道是从房室交界过渡区或其深部的致密结区发出,止于室间隔顶部;②结—束旁道:结—束旁道是从房室结发出,止于束支;③束—室旁道,束—室旁道是从希氏束—房室束发出,止于室间隔顶部;④房—束旁道:房—束旁道是从右心房发出,止于右心室心尖部。

(二)病理生理

1. Kent 束　Kent 束为快反应纤维,传导速度较快,个别旁道由浦肯野纤维构成。房室心肌束正常存在于胎儿,在发育过程中受内在基因调控,出现程序性死亡即为细胞凋亡,最终形成房室纤维环。该纤维环起到了房室之间的电绝缘作用,从而使房室交接区成为激动通过房室环唯一的正常通路。出生后在房室环之间只要有一条心肌束存在,就有发生心室预激的可能。发生心室预激的婴儿,随着年龄的增长有可能其旁道细胞凋亡而心室预激消失,在临床上也观察,成人较婴儿心室预激的检出率明显低。心室预激虽然是先天性心脏异常,但大多数患者无器质性心脏病。

2. James 束　目前研究认为,James 束预激综合征是一种加速的房室结传导现象,即房室结发育较小或结内存在传导异常快速的旁道,使激动在房室结内传导加快。

3. Mahaim 纤维　Mahaim 纤维具有类房室结样特性,传导缓慢及有递减传导功能,由于该旁道只能前向传导,故只能引起逆向型 AVRT。

五、临床表现

(一)症状

1. 发生率　流行病学调查表明,在普通人群中心电图检查预激综合征发病率为 0.15% ~ 0.25%;在欧美国家普通人群中预激综合征的发病率为 0.1% ~ 0.3%,而预激综合征患者的一级亲属中发病率约为 0.55%,家族性预激综合征发病率占所有的预激综合征的 3.4% ~ 7.6%。在我国预激综合征普通人群中发病率尚不清楚,但由于我国人口基数大,又呈家族聚集性,因此本病在我国并非少见。

2. 年龄　预激综合征可发生于任何年龄组,从新生儿到老年,并有随着年龄增长发生率减少的趋势,90% 患者多发生在 50 岁以下,但由于调查人群的基数不同而异。

3. 性别　男性多于女性,其中男性患者占 60% ~ 70%。

4. 心律失常　预激综合征患者临床症状变异较大,其中不伴有心律失常的患者多无临床症状,而伴有心律失常的患者临床症状较为明显,并且表现形式呈多样性。

(1)不伴有心律失常:不伴有心律失常的预激综合征属于良性,但旁道的存在是折返性心律失常的解剖学基础,为心律失常的出现及发生提供了条件,因此对无症状的预激综合征患者需行心脏电生理检查(electrophysiologic study,EPS),以判断有无发生心律失常潜在的风险。

(2)伴有心律失常:临床上预激综合征是引起阵发性室上性心动过速的主要原因,其中在中国居第一位,在世界上居第二位。阵发性室上性心动过速发作时患者可出现心悸、胸闷、气短、头昏、晕厥,甚至心力衰竭、休克等。心律失常可表现为顺向型 AVRT、逆向型 AVRT、持续性交界区反复性心动速(permanent junctional reciprocating tachycardia,PJRT)、心房扑动、心房颤动,甚至心室颤动、猝死,其发生率家族性显著高于散发性。

(二)体征

预激综合征多数患者心脏检查为正常,少数患者可伴有后天性或先天性心脏疾病,旁道虽然是先天的,但它的表现可以在以后数十年才被发现,呈现获得性疾病表现预激综合征,患者的亲属尤其多旁道的亲属,预激综合征发生率是增加的,提示为获得性遗传形式。

1. 预激综合征患者如无心动过速发作时常无明显的体征,但在老年患者由于常伴有高血压、冠心病等疾病,此时可表现出其相应的基础疾病体征,如心室率可显著增快,心律可表现规整或不齐,心音减弱及血压降低等。

2. 合并症　家族性预激综合征可合并先天性心脏病,先天性心脏病主要为三尖瓣下移畸形、三尖瓣脱垂及主动脉瓣下狭窄等,旁道为 Kent 束。①三尖瓣下移畸形患者有 10% ~ 25% 合并预激综合征,其中90%为B型预激综合征;②三尖瓣脱垂、主动脉瓣下狭窄的患者合并预激综合征,多为A型预激综合征。

六、辅助检查

(一)实验室检测

1. 心功能标志物 B型利钠肽(B-type natriuretic peptide,BNP)和心房利钠肽(atrial natriuretic peptide,ANP),其中BNP主要产生于心室,ANP主要产生于心房。预激综合征合并AVRT时血清BNP、ANP的水平可有不同程度升高,AVRT发作中止后可迅速下降至正常。

2. 心肌受损标志物 ①血清心肌肌钙蛋白(cardiac troponin,cTn)I、cTnT;②血清CK-MBmass、肌红蛋白(myoglobin,Mb)的水平。

3. 基因突变 对先证者及亲属成员的7q3上D7S505、D7S483和D7S688三个位点进行级联检测,并根据家族史、临床病史及体格检查等综合分析,以明确亲属成员的致病基因突变携带情况及患病风险。

(二)心电图检查

Kent束旁道

1. 心电图表现 ①P-R间期:P-R间期<120ms,P波正常,P-R间期代表旁道下传心室的时间;②δ波:QRS波群起始部分粗钝,δ波是由于旁道先于房室结将激动传入心室,引起心室预先除极;③QRS波群:QRS波群宽大畸形,时限≥120ms;④ST-T改变:由于心室除极发生变化,表现为继发性ST-T改变,ST-T改变与δ波方向相反,T波呈非对称倒置,ST段下移和T波倒置的程度与δ波向量正相关。

2. 心电图分型 根据δ波的除极方向,可将其分为A型、B型及C型。

A型:旁道位于左心室后基底部,室上性激动从左心室的后基底部进入心室,心室的除极由后向前,δ波的平均向量指向左、前、下方,心电图表现为δ波和QRS波群的主波在V₁~V₆导联全部向上。

B型:旁道位于右心室前壁,室上性激动从右心室的前侧壁进入心室,心室的除极由前到后,δ波的平均向量多指向左后方,心电图表现V₁~V₃导联QRS波群的主波向下,V₄~V₆导联QRS波群主波向上。

C型:旁道位于左心室前侧壁,室上性激动从左心室前侧壁进入心室,δ波平均向量指向右前方,心电图表现为V₁导联QRS波群的主波向上,V₆导联QRS波群的主波向下,此型较少见。

3. 心电图特殊类型

(1)频率依赖性间歇性预激综合征:是由于心率的快慢对房—室旁道(慢旁道)前向传导的不应期影响:①当心率变慢时,窦性P波(室上性)才能经房—室旁道下传;当心率增快时,就不能经房—室旁道而经正常房室传导途径下传,表明在心率变快时房—室旁道处于不应期发生了3相阻滞;②当心率增快时可经房—室旁道下传,当心率变慢时不能经房—室旁道下传,而只能经正常—房室传导途径下传,说明在心率变慢时旁道处于不应期发生了4相阻滞。

(2)间歇性预激综合征:预激综合征可表现为间歇性、阵发性及一过性等,其中间歇性预激综合征表现为有几次心搏呈不同程度的预激图形,但其他心搏又呈正常图形,或正常图形与预激图形交替出现,或较长时间可均为正常图形。

(3)隐匿性预激综合征:是指房—室旁道只有单向室房逆向传导功能(隐匿性旁道)而无前向传导功能,隐匿性预激综合征多发生在Kent束,而发生在James束及Mahaim束极为少见。

心电图表现:隐匿性预激综合征在窦性心律时心电图是正常的,即使发作呈现阵发性室上性心动过速时,心电图也无预激综合征的表现,所以从心电图上做出隐匿性预激综合征诊断较为困难,但出现如下心电图改变提示阵发性室上性心动过速合并隐匿性预激综合征的可能:①阵发性室上性心动过速的心室率较快(≥180次/分);②在QRS波群后出现的P波是逆行的,在Ⅰ、Ⅱ、Ⅲ、aVR导联P波呈倒置;③R-P⁻间期<P⁻-R间期;④阵发性室上性心动过速发生二度房室传导阻滞,应排除隐匿性预激综合征;⑤隐匿性预激综合征常发生间歇性功能性束支传导阻滞;⑥心房颤动与折返性心动过速交替出现。

隐匿性预激综合征发作时的阵发性室上性心动过速,可表现为顺向型AVRT、PJRT。

电生理旁道定位:①静息、心动过速、左右心房调搏时,心电图上无预激综合征的图形;②无须前期的房性期前收缩,窦性心律加速即可自动引发室上性心动过速,且室上性心动过速发生时第一个P-R间期不延长;③心动过速QRS波群后有逆行P⁻波,R-P⁻间期相对固定,R-P⁻<P⁻-R,R-P⁻>60ms(心内法)或R-P⁻≥70ms(食道法);④无创性心房激动顺序标测有助于隐匿性旁道的定位,在心动过速时同步描记食管内导联和V₁导联心电图,观察两个导联中最早的心房激动部位。由于食管导联紧邻左心房,当食管导联P′波除极较V₁导联P′波提前时,旁道位于左侧,当V₁导联P′波除极较食管导联P′波提前时,旁道位于右侧;⑤心内电生理检查对隐匿性预激综合征的诊断,特别是间隔旁道的定位更为精确可靠;⑥顺向型AVRT伴功能性束支传导阻滞时,R-P′间期测定对隐匿性旁道定位有诊断意义;⑦记录旁道电位对隐匿性预激综合征的明确诊断、治疗及判断预后等均具重要意义,可采用心外膜或心内膜记录方法,以后者较为实用。

(4)Kent束内文氏周期:预激综合征患者出现旁道呈文氏型阻滞的发生率少见,其心电图特点为:①P-P间距规则;②P-R(δ)间期逐渐延长,直

到δ波消失,P-R间期才恢复正常;③相应的QRS波群由宽变窄,畸形程度由重变轻,周而复始,类似"手风琴"样效应,而后者所有QRS波群均由旁道、正路下传,共同激动心室形成室性融合波,系预激程度不等而引起的δ波与QRS波群由宽变窄、或由窄变宽逐步演变,犹如手风琴的闭合或拉开时的一种现象;④亦可发生交替性文氏周期,即Kent束在2:1阻滞基础上出现文氏现象。

(5)旁道的递减性传导:在心房增速调搏或程控心房期前刺激时,A-V间期呈频率依赖性延长,随着房性期前刺激的逐步提前,A-H间期和A-V间期逐步延长,同时H波与QRS波群重叠,预激程度也逐步增加。希束期前刺激时QRS波群正常化,表明旁道也具有递减性传导性能。

(6)旁道的递增性传导:心电图表现为在P-P间期固定不变的情况下,P-R间期逐渐缩短,QRS波群以"正常图形"到"部分预激"直至"完全性预激"。

(7)旁道的超常传导:超常传导是指出现在不应期的兴奋传导,超常传导主要发生在希—浦系统,旁道的超常传导十分罕见,旁道超常传导电生理表现:①延长的有效不应期;②相对恒定的超常相位置(接近体表心电图的T波末尾);③频率依赖性(慢频率时超常相右移,快频率时超常相左移);④传导阻滞(受抑隐匿性逆传电活动所致)导致超常相右移;⑤易在适当快频率时诱出2:1超常传导;⑥超常相持续时间相同;⑦发生在超常相的QRS波群时间与发生在舒张晚期的QRS波群时间相同;⑧超常相能通过延长不应期来显示。

(8)旁道的裂隙现象:旁道的电生理特征是传导速度快、不应期短,它为理论上不容易产生传导的裂隙现象。裂隙现象是一个异常的心电现象,发生裂隙传导现象的主要原因是激动传导的方向上不同水平面不应期不一致,出现裂隙传导必须具备三个条件:①激动传导方向上有A、B两个不应期

不相同的水平面;②远侧的 B 水平面有效不应期长,程序期前刺激中首先进入有效不应期,发生传导阻滞;③近侧的 A 水平面此后也进入相对不应期,发生传导延缓。当延缓的程度足以使激动通过 A 水平面到达 B 水平面时,后者已脱离了有效不应期,B 水平面传导的裂隙现象则可发生,B 水平面发生传导阻滞到以后的再次传导时的时间间隔称为裂隙带。

4. 合并束支传导阻滞

(1)预激综合征合并右束支传导阻滞:心电图表现为:①多见于 A 型预激综合征;②QRS 波群前有 δ 波;③右胸导联呈 rsR′型、T 波倒置。心电向量图表现:①心电向量图有 δ 波及向右前明显传导延缓的终末向量,而形成附加环;②T 环向左前。

(2)预激综合征合并左束支传导阻滞:心电图表现为:①多见于 B 型预激综合征;②QRS 波群前有 δ 波、QRS 波群中部及 QRS 波群后有切迹或挫折;③QRS 波群电压为 $R_{V5}+S_{V1} \geq 4.0mV$;④T 波对向右侧显著。心电向量图改变:①心电向量图有 δ 波;②QRS 环的中部再度出现传导延缓、挫折或扭曲,最大向量电压≥2.5mV;③T 环向右侧明显。

5. 高危心律失常 预激综合征发生顺向型 AVRT、逆向型 AVRT、PJRT、心房扑动、心房颤动时可能引起心室颤动。

(1)顺向型 AVRT:顺向型 AVRT 可分为房室快旁道内顺向型折返性心动过速、房室慢旁道内顺向型折返性心动过速。

房室快旁道内顺向型折返性心动过速:折返环路表现为心房→房室正道前传→心室→房室旁道逆传→心房,周而复始。房室慢旁道内顺向型折返性心动过速:小部分房室旁道不应期相当长,在 600~3000ms 之间,称为慢旁道,由希—浦传导组织构成。若室上性激动由房室正道前传、慢旁道逆传也可形成顺向型折返性心动过速,此时与起源于心房下部的房性心动过速、快—慢型房室结内折返性

心动过速较难鉴别,其心电图特征表现为:①窦性心律时 P-R 间期和 QRS 波群正常;②窦性频率增快可自行发作,期前收缩可诱发或终止心动过速,房性期前收缩诱发时其 P′-R 间期不延长,室性期前收缩诱发时其 R-P⁻ 间期明显延长;③心动过速常反复发作,频率相对较慢,为 100~200 次/分,尤其在终止前频率更慢;④逆行 P⁻ 波位于 QRS 波群之前,R-P⁻ 间期>P⁻-R 间期,R-P⁻ 间期>0.5R-R 间期;⑤心动过速常在 R-P⁻ 间期逐渐延长、P⁻ 波消失后终止,显示出房室旁道逆行递减性传导的特性。

(2)逆向型 AVRT:逆向型 AVRT 折返环路表现为心房→房室旁道前传→心室→房室正道逆传→心房,周而复始。

(3)PJRT:PJRT 旁道大多位于后间隔(冠状窦口附近),也可位于右侧游离壁、前间隔或左侧壁,PJRT 旁道呈慢传导特性,但其机制尚不清楚,可能是由于:①旁道组织细胞为类房室结样细胞;②旁道走行蜿蜒曲折;③旁道阻抗不匹配等。有研究表明 PJRT 旁道对维拉帕米药物非常敏感,提示此类旁道可能由慢传导自律细胞组成。心电图表现:①心室率 130~240 次/分;②窄 QRS 波群心动过速;③QRS 波群与逆传 P 波呈 1∶1 传导;④心动过速发作时 Ⅱ、Ⅲ、aVF 导联 P 波呈负向,aVR 导联 P 波呈正向;⑤逆 P 波常位于 QRS 波后较远,造成 R-P′/P′-R>1;⑥心动过速常与窦性节律交替出现且反复发作,可由窦性心动过速、房性期前收缩及室性期前收缩等诱发,发作间歇期心电图正常,无预激波。

(4)心房颤动:心室激动从旁道逆传入心房,正好落在心房易损期即可诱发心房颤动,其发病机制可能:①房室反复性心动过速触发心房颤动;②由于旁道心室端呈树根状,旁道插入心室端的心肌传导阻力小,逆传速度比前传速度快,以及多条旁道同时参与传导时激动可逆传心房,如心房肌处

于易颤期则可诱发心房颤动,消除旁道后心房颤动可消失;③心房肌电生理异常、心房扩大及压力升高等是心房颤动不易终止的重要因素。心电图表现:①P 波消失,代之以 f 波;②心室率快速不均齐,心室率＞180 次/分;③QRS 波群宽大畸形,QRS 波群起始部有 δ 波;④QRS 波群呈多样性,可表现为完全性预激、部分性预激及正常形态的图形,为预激综合征伴心房颤动的一个特征性改变;⑤心房颤动终止后,窦性心律显示出预激综合征的图形;⑥心房颤动多由期前收缩诱发。

(5)心房扑动:心电图表现 QRS 波群宽大畸形呈完全性预激图形,常呈 1∶1 的房室传导,如规则的宽 QRS 波群,心室率＞300 次/分,则应首先考虑为预激综合征合并心房扑动。

(6)心室颤动:预激综合征伴心房颤动时快速心房激动,经旁道下传易落在心室易损期而诱发心室颤动,其原因是:①旁道不应期缩短、多条旁道参与传导;②快速的心室率可使心脏排血量下降,心肌缺氧、缺血等,从而导致心室颤动的阈值下降。心电图表现:①预激综合征伴心房颤动最短 R-R 间期≤250ms;②窦性心律呈预激综合征图形,适时的房性期前收缩下传心室;③预激综合征合并心房颤动时心室率较快。

James 束

心电图表现:①P-R 间期＜120ms;②P-J 间期缩短;③无 δ 波;④QRS 波群形态正常;⑤ST-T 正常。

Mahaim 纤维

心电图表现:①P-R 间期≥120ms,P-J 间期延长;②QRS 波群起始模糊有 δ 波;③QRS 波群宽大,时限≥120ms;伴有继发性 ST-T 改变。

(三)心电向量图

预激综合征旁道前传心室可影响初始向量(形成 δ 波),也可影响最大向量及终末向量,在预激波不明显时观察终末向量改变,可能成为旁道前传的重要线索。

心电向量图主要特征为各个面上 QRS 环起始部分运行缓慢成一直线,持续时间为 80ms,以后突然转向并以正常速度继续运行;其次为 QRS 环运行时间＞120ms。

(四)信号平均心电图(signal - averaged electrocardiograph,SAECG)

SAECG 检查既可描记心室晚电位(ventricular late potentials,VLP),也可记录心房晚电位(artiallate potential,ALP)。SAECG 检查可发现隐匿性前传预激,是明确诊断隐匿性预激综合征较为敏感性指标。其中 ALP 是 P 波后延入 P-Q 段内表现为高频率、低振幅的碎裂,ALP 阳性诊断标准:①P 波时间(正常为 90～110ms)≥145ms;②终末 30ms＜3.0μV。ALP 阳性是由于心房局部心肌缺血、缺氧等所致的电生理特性改变,导致心肌局部除极延迟而形成。传导延迟表明心房内有潜在性的折返径路,为室上性心律失常的发生机制。临床研究显示,预激综合征患者 ALP 阳性者预示有可能发生心室颤动、猝死的风险。

(五)动态心电图

动态心电图检查可显示间歇性和潜在性预激综合征的典型心电图表现,可明确 AVRT 诱发因素,如是期前收缩(房性、室性)还是心率增快,有助于分析预激综合征合并快速心律失常的演变过程,以及发现某些症状与预激综合征的关系,如阵发性心慌、心悸、晕厥等是否由于预激综合征并发 AVRT 所致。

(六)多普勒心肌成像技术(doppler myocardial imaging,DMI)

DMI 是评价预激综合征异常心肌去极化的一项无创性检查方法,本法具有敏感高,特异性强的优点。

(七)体表心电图成像(electrocar - diographic imaging,ECGI)

常规心电图虽便捷、无创性诊断预激综合征主要方法和指标,但其并不能准确确定所有类型的提前激动心室部位,而 ECGI 是一种新型的无创性标测成像技术,可标测到最早的除极电位在整个心外膜下传导的方向及顺序,各电极激动的时间、电激动的传导时间,以及各部分心肌组织的电压,可对预激综合征旁道的位置进行较为准确的定位,并可指导临床行 RFCA;还可精确定位解剖学瘢痕区域、识别碎裂波及 VLP 等,进而有效明确心动过速的起源灶及心律失常病理生理的机制。

(八)心电图运动负荷试验

1. 观察不同运动负荷试验对显性预激综合征患者心率的影响,评价房室旁道前向传导的功能,同时患者运动负荷试验中可诱发顺向型 AVRT,是辅助诊断方法之一。

2. 运动负荷试验可加速正常房室传导,运动后心率加快,δ 波逐渐变小,由典型 δ 波转变成不典型;有些患者运动后当心率达到一定频率,δ 波可消失。

3. 运动负荷试验后可观察预激综合征的 QRS 波群、P-R 间期及 δ 波的演变过程。

(九)EPS

1. Kent 束　由于心房的激动从旁道下传到心室的时间早于正常房室传导系统,故心电图上的波起始点发生在希束电图 H 波之前,这可确定旁道的存在,但对心室预激很明显而又疑似为 δ 波,或者没有 δ 波又疑有隐匿性房室旁道者,行 EPS 可帮助诊断旁道是否存在。

(1)心房起搏法:用心房起搏分级增加起搏频率的方法,或用心房程序期前刺激的方法,依次缩短心房期前刺激的配对间期,可使房室结的传导时间延长,冲动则易于从旁道下传,心室的预激成分逐渐增加,可使原来很细小的 δ 波变大,原来没有 δ 波的出现 δ 波,从而肯定房—室旁道的存在。

(2)改变心房内起搏部位:由于 EPS 采用右心房上部起搏,与房—室旁道较远,如起搏部位离房—室旁道近,则起搏冲动易于从旁道下传,也可以使原来的心室预激成分小的增大,原来没有 δ 波的出现 δ 波,有助于判定旁道的位置。

如刺激右心房下部可使 δ 波增大,提示旁道在右心房室间;若从冠状窦电极刺激心房(或经食管电极刺激心房)使 δ 波增大者,则提示旁道位于左心房室间。

2. 房—束旁道

(1)房—束旁道特征:①传导速度慢:房—束旁道的传导时间 > 150ms,而经房—室旁束(Kent 束)的传导时间为 30~40ms,经房室结的传导时间(A-H) < 150ms,这种传导速度慢的特点使心电图表现为:P-R 间期正常或延长、有左束支传导阻滞时常伴有 Ⅰ 度房室传导阻滞及发生室上性心动过速时 A-V 间期较长;②仅有前向传导:目前已发现的房—束旁道均无逆传功能,只有房—室间的前向传导,这一特点使房—束旁道患者发生室上性心动过速时,均为房室结逆传型,即 QRS 波群为宽大畸形呈左束支传导阻滞图形,由左侧房—束旁道所致者呈右束支传导阻滞图形极为罕见;③不应期短:与房室结不应期相比,房—束旁道的不应期相对要短,当提前的室上性激动下传时可遇到房室结不应期而传导受阻,激动则沿不应期较短的房—束旁道下传,经房室结逆传,形成了逆向型 AVRT;④递减性传导:房—束旁道与房室结相似,也有递减性传导,应用频率较快的室上性心房刺激时,原来房—束旁道 1∶1 的下传,可变为文氏型下传,出现递减性传导;⑤三磷酸腺苷(adenosine - triphosphate,ATP)药物作用:注射 ATP 后可阻断房室结的传导,但对旁道的传导无影响,这是兴奋迷走神经的结果,房—束旁道的传导受 ATP 的影响,表现为 ATP 药物注射后其仅有的前传功能暂时消失;⑥由于房—束旁道末端直接与右束支终末端融合,体表心电图可无 δ 波,由 Mahaim 纤维的旁道下传可见较少的 δ 波。

（2）房—束旁道食管心房调搏特点：①随着心房期前刺激的提前，房室可能进入不应期，室上性激动沿房—束旁道下传，QRS 波群出现类似左束支传导阻滞的图形，V₁ 导联仍可呈 rS 形；②与一般人心房调搏出现频率依赖性的左束支传导阻滞不同，随着早期刺激的联律间期的缩短，S₂-R₂ 的间期延长不明显。

七、诊断

（一）心电图诊断

1. Kent 束旁道 ①P-R 间期 < 120ms；②有 δ 波；③QRS 波群 ≥120ms；④继发性 ST-T 改变。

2. James 束旁道 ①P-R 间期 < 120ms；②无 δ 波；③QRS 波群正常；④无继发性 ST-T 改变。

3. Mahaim 纤维旁道 ①P-R 间期 ≥120ms；②有 δ 波；③QRS 波群 ≥120ms；④继发性 ST-T 改变。

（二）明确诊断

1. 家族史 家族性预激综合征的诊断标准为家族中至少有 2 例预激综合征患者。

2. 电生理诊断 EPS 希束电图、体表或心内膜标测有助于旁道定位及明确诊断，在确定旁道是否参与心动过速折返环方面起重要作用。

八、鉴别诊断

1. PRKAG2 心脏综合征（PRKAG2 heart syndrome, PCS） PCS 是由于编码单磷酸腺苷激活蛋白激酶 γ₂-亚单位（adenosine monophosphate activated protein kinase γ₂-subunit, PRKAG2）基因缺陷，引起心脏糖原沉积综合征，患者主要表现为心肌肥厚、心室预激及进展性传导系统障碍等，易发生心律失常、传导阻滞、发作性晕厥甚至猝死等，预后不良。虽然 PCS 患者有心室预激与预激综合征表现相似，但其发病机制存在着本质的差别，PCS 是一种心脏代谢性疾病。

2. 束支传导阻滞（bundle conduction block） ①束支传导阻滞时 P-R 间期 > 120ms；②QRS 波群宽大畸形，时限 > 120ms；③P-J 间期 > 270ms；④QRS 波群挫折、粗钝，初始部无 δ 波，QRS 波群一般恒定或随病情变化而改变。

3. 心肌梗死（myocardial infarction） 通常情况下一般不会误诊或漏诊，但临床上需要注意有时向下的 δ 波可有一个主波向上的 QRS 波群，而疑诊为心肌梗死，如①δ 波在 V₁~V₃ 导联（B 型预激综合征）时类似前间壁心肌梗死；②δ 波在 V₅、V₆ 导联（C 型预激综合征）时类似侧壁心肌梗死；③δ 波在 Ⅲ、aVF 导联时类似下壁心肌梗死；④δ 波在 Ⅰ、aVL 导联时类似高侧壁心肌梗死。但以 R 波为主的导联出现 ST 段抬高，以 S 波为主的导联出现 T 波深倒置时，提示有心肌梗死，应仔细询问病史、查体，观察心电图演变；检测心肌标志物 cTnI 的动态变化，可以明确或排除心肌梗死。

4. 心室肥大（ventricular hypertrophy） A 型预激综合征的 V₁ 导联 QRS 波群呈 R 型或 Rs 型时酷似右心室肥大；B 型预激综合征的 V₅ 导联 QRS 波群高大类似左心室肥大。但左心室肥大和右心室肥大无 P-R 间期缩短，无 δ 波，故鉴别诊断并不困难。

九、风险分层

（一）高危患者

预激综合征常并发快速性心律失常，其中合并 AVRT 为 40%~80%，合并心房颤动为 11.5%~34.0%，快速性心律失常可引发心室颤动的风险，下列表现提示患者为高危性预激综合征。

1. 心电图上已证实为预激综合征者，如出现频发室性期前收缩、逆向型 AVRT、快速心房颤动，尤其心房颤动 R-R 间期 ≤250ms，应提高警惕并进行积极治疗，以预防其发作。

2. 预激综合征患者运动负荷试验 ①如在运

动时心电图上发现同一导联δ波由正变负或由负变正,患者发生快速性心房颤动的可能性大;②若在运动过程中或停止后 R-R 间期≤250ms,提示有演变为心室颤动的风险。

3. 预激综合征合并心房颤动时,如心房激动沿房室旁道前传,心室率快而不规则,QRS 波群宽大畸形,心室率>200 次/分,或最短δ波的 R-R 间期≤180ms 时,应视其存在高危旁道,患者易发生严重血流动力学障碍而引发心室颤动。

(二)低危患者

预激综合征患者运动负荷试验 ①如在运动过程中或停止后立即出现心房颤动,心室率≤200 次/分,最短的 R-R 间期>250ms,则不易发生心室颤动;②若在运动后预激的 QRS 波群突然转变为正常,且伴 P-R 间期延长,提示该患者的旁道不应期相对较长,据此预测患者即使并发心房颤动,其心室率也将相对缓慢。

十、治疗

(一)治疗前评估

对预激综合征进行治疗前应对患者的症状、体征及辅助检查的结果进行全面、详细的评估:

1. 病史 详细记录患者发病的年龄、发作时的症状;发作次数及持续时间演变的趋势;发作时及非发作期间曾用过的有效或无效药物等。

2. 查体 全面详细的体格检查;明确心脏的结构、形态及功能等。

3. 辅助检查 ①运动负荷试验,一般在运动中δ波突然消失者,提示今后发生心室颤动及猝死的机会较少,如运动中δ波持续存在者,应行 EPS;②有δ波但无症状及心动过速史的患者,若从事较危险的职业如飞行员、运动员等应行 EPS;③如发作次数较少,发作时心率为 100~200 次/分,无明显临床症状且短时间内可自行缓解者,也可暂时不给予药物治疗,行 EPS,但应密切随访观察。

(二)快速性心律失常发作期的治疗

由于预激综合征而诱发快速性心律失常,尤其是发作频繁并引起血流动力学改变的患者,应及时进行治疗。

1. 顺向型 AVRT 的治疗 可应用腺苷或 ATP,其中腺苷作用于心肌细胞的腺苷受体,通过抑制窦房结自律性和房室结传导而终止其心动过速发作,其中 ATP 进入体内后迅速分解生成腺苷。①腺苷注射液 50~250μg/kg,开始生效的时间为 40s 内,峰效应出现在静脉注射后 10~15s;②ATP 注射液 0.2~0.4mg/kg,不用稀释,弹丸式静脉推注。腺苷和 ATP 终止 AVRT 发作起效快、疗效好,由于其半衰期短,故疗效持续时间<1.0min,但在静脉推注时应严密心电监护,并备好抢救设备及药物等。

2. 合并心房扑动、心房颤动的治疗 预激综合征合并心房扑动、心房颤动时如血流动力学尚可,心动过速能耐受的患者,应先试用药物治疗,可选用延长房室旁道的不应期和抑制其传导功能的药物。

(1)盐酸普罗帕酮:为首选药物,盐酸普罗帕酮注射液 35mg,加入 5% 葡萄糖液 20mL 稀释后缓慢静脉推注,时间应>5.0min;如第 1 次应用无效时,可在 15~20min 后重复应用 1 次,总量<5.0mg/kg,多数患者应用 70mg 即可有效,对部分用药后心动过速仍反复发作者,可于静脉推注上述剂量后持续静脉滴注,剂量为 4~7μg/kg/min。盐酸普罗帕酮可延长房室结、旁道前向和逆向有效不应期,延缓或阻滞旁道顺向型和逆向型 AVRT 传导,抑制异位搏动,因而可终止心动过速或减慢心室率。盐酸普罗帕酮使用时注意:①少数患者用药过程心室率可能增快,从而心律失常加重,这可能与该药延缓房内传导,减慢心房率,导致房室结或旁道 1:1 传导有关,如用药前为 2:1 传导,用药中因心房率减慢致 1:1 传导,心室率倍增;②盐酸普罗帕酮对心肌收缩力有抑制作用,尤其剂量较大或心功能不全的

患者,复律后可能发生低血压状态,所以静脉用药时应严密心电监护。

(2)盐酸胺碘酮:①用法:盐酸胺碘酮注射液3.0mg/kg,用5%葡萄糖液或生理盐水20mL稀释后缓慢静脉泵入,速度为15~20mg/min,用药后观察10~15min,如无效可重复1次,但总量不能>9.0mg/kg。盐酸胺碘酮可终止预激综合征合并心房颤动或心房扑动的急性发作,有效率可达80.0%以上。②注意事项:静脉泵入盐酸胺碘酮有可能引起血压下降,此时应停止用药而施行电复律。静脉泵入盐酸胺碘酮心室率如增快,可能与药物引起的低血压、交感神经兴奋、儿茶酚胺释放等因素有关。心室率增快和低血压均可加重心肌缺血,是诱发室性心动过速或心室颤动潜在的危险,应予以提高警惕性,静脉泵入时应严密心电监护。

(3)盐酸普鲁卡因胺:盐酸普鲁卡因胺注射液0.5g溶于5%葡萄糖40mL液体中,静脉泵入时间>10min。盐酸普鲁卡因胺可明显延长旁道前向、逆向有效不应期及显著延长希束电图 P-A 间期(正常值 P-A 间期为25~45ms)。

3.电复律　如经上述药物治疗无效、心律失常加重、病情危重或血流动力学障碍明显的患者,均应即刻施行电复律,大多数患者经电复律1次即可成功,且多无并发症,电复律较为安全可靠。

推荐电转复的功率为100~200J,对终止 AVRT、心房颤动均有效。①由于预激综合征导致心电图 QRS 波群增宽、畸形,与室性心动过速难以鉴别,以致选用药物发生困难时;②由快速心律失常导致血流动力学障碍时,以上二者应首选电复律。电复律分为体内和体外两种,体内电复律又分为临时和永久两种类型。心房颤动电转复通常在全麻下进行。

(三)快速性心律失常间歇期的治疗

1.对于预激综合征合并心动过速发作次数少、持续时间短暂,症状不明显且能自行转复的间歇期

患者,可不必治疗,但应避免过度劳累及诱发因素,如有房性期前收缩或室性期前收缩发生时应及时予以纠正。

2.对于预激综合征合并心动过速发作次数频繁的间歇期患者,应长期服用上述治疗有效药物,并应用维持量以预防复发,也可通过行 EPS,以诱发心律失常的方法来筛选有效的药物,在间歇期时对发作频繁的患者目前通常采用 RFCA。

(四)介入治疗

1.RFCA　目前经 RFCA 治疗预激综合征合并快速性心律失常,已取得了极大的成功,其优点:①安全性好:用低能量射频电流经导管消融,由于它没有直流电击所带来的心肌热损伤、穿破,较少诱发严重心律失常;②无痛苦:不需要全身麻醉,可以多次、多部位发放射频电流进行消融,而患者无任何感觉和痛苦;③成功率高:左侧旁道治疗成功率约为99.1%,右侧旁道治疗成功率约为97.5%,多条旁道治疗成功率约为93.1%;④复发率低:RFCA 治疗1年内复发率单旁道约为1.9%,其中左侧旁道约为1.5%,右侧旁道约为4.1%,多条旁道约为7.6%,如复发可再次行 RFCA 治疗,其成功率仍然很高;⑤失败率低:隐匿性预激综合征和心外膜旁道失败率较高,其中心外膜旁道大部分旁道位于心脏内表面(心内膜下),旁道位置较深可出现在心脏外表面,所以RFCA 失败率较高,但心外膜旁道较为罕见。

RFCA 适应证

Ⅰ类适应证:有症状的持续性 AVRT、心房颤动或其他快速房性心律失常伴旁道前传所致快速心室率的患者,药物治疗无效、不能耐受或不愿长期服用抗心律失常药物的患者。

Ⅱ类适应证:①电生理检查或行 RFCA 治疗其他心律失常过程中证实为 AVRT,或心房颤动伴旁道前传所致快速心室率的患者;②无症状的预激综合征患者,由于自发性快速心律失常和异常心电图可能影响患者的生活、就业、重要活动、精神状态及

公共安全;③心房颤动伴有旁道前传,但心室率不快;④患者有心脏性猝死的家族史。

Ⅲ类适应证:药物治疗有效并能耐受其治疗的AVRT患者,更愿长期服用药物而非RFCA控制心律失常。

2. 植入型心脏复律除颤器(implantable cardioverter defibrillator,ICD) 当药物治疗无效或行RFCA失败时,患者有反复发作心动过速,尤其为高危性预激综合征,具有潜在致命性心律失常的患者,可考虑置入ICD。

(五)手术治疗

在RFCA未开展前,曾对预激综合征患者进行外科手术治疗,切断或用无水酒精注射或局部冷冻旁道取得了较好的疗效,但由于创伤较大,现已被RFCA所取代,仅在某些特殊情况下,如预激综合征伴有先天性心脏病或后天性心脏病需要手术的患者,可考虑同时行外科手术治疗预激综合征。

十一、预后

1. 临床研究证实,婴儿期房室旁道介导的心动过速,在出生后第1年内自然消失率可达60%～90%,但心动过速在1岁内自然消失的患儿,约有1/3在以后(尤其4～6岁)可再次发作;5岁以后仍发生AVRT或伴有器质性心脏病(如Ebstein畸形),心动过速自然消失的可能性极低。

2. 研究表明,预激综合征患者心脏性猝死的发生率约为0.15%/年,欧美报道为0.5%～4.0%/年。年龄<35岁的心脏性猝死患者中预激综合征引起的约占10.5%,但心脏性猝死目前很少通过尸检寻找其导致猝死的病理组织学证据。

参考文献

1. 中华医学会,中华医学会杂志社,中华医学会全科医学分会,等.预激综合征基层诊疗指南(2019年).中华全科医师杂志,2020,19(6):482-485.

2. 刘洋,吴书林.遗传性预激综合征.岭南心血管病杂志,2016,22(1):12-15.

3. 刘文玲,刘国树,胡大一,等.预激综合征与染色体7q3连锁.中华心血管病杂志,2001,29(10):593-596.

4. 刘文玲,胡大一,刘国树,等.家族性预激综合征PRKAG2基因筛查.中华心律失常学杂志,2005,9(3):235-236.

5. 胡铂,罗裕,王娟,等.预激综合征分子遗传学研究进展.心血管病学进展,2005,26(6):671-673.

6. 刘子荣,李小丽,周靖伟.不同旁道家族性预激综合征5例.临床荟萃,2009,24(14):1279-1280.

7. GHOSH S,RHEE E K,AVARI J N,et al. Cardiac memory in patients with Wolff-Parkinson-White syndrome:noninvasive imaging of activation and repolarization before and after catheter ablation[J]. Circulation,2008,118(9):907-915.

8. 刘文玲,刘国树,胡大一,等.家族性预激综合征临床及电生理特点.中华心律失常学杂志,2001,5(5):367-368.

9. 刘文玲,胡大一,刘国树,等.家族性与散发性预激综合征临床及电生理比较.中国医药导刊,2004,6(4):239-241.

10. 王海成,王福良.遗传性预激综合征1例报告.中国医学创新,2012,(20):164.

11. 张萍.无症状预激综合征的再思考——来自美国儿科和先天性电生理协会/美国心律协会专家共识的提示.中国循环杂志,2013,28(7):488-489.

12. 中华医学会,中华医学会临床药学分会,中华医学会杂志社,等.室上性心动过速基层合理用药指南.中华全科医师杂志,2021,20(4):435-440.

13. TISCHENKO A,FOX D J,YEE R,et al. When should we recommend catheter ablation for patients with the Wolff-Parkinson-White syndrome? CurrOpin Cardiol,2008,23(1):32-37.

第十一节 家族性房室结折返性心动过速

家族性房室结折返性心动过速（familial atrioventricular nodal reentrant tachycardia，FAVNRT）心电图特征性表现为突发突止室上性心动过速，频率为150~250次/分，节律规整；患者主要表现为心悸、烦躁、紧张、乏力、晕厥、心绞痛及心功能不全等症状。终止室上性心动过速发作可采用物理方法、药物及非药物等治疗措施，其中经导管射频消融术（radiofrequency catheter ablation，RFCA）是根治的经典适应证。

一、概述

1986年，RFCA应用于临床治疗房室结折返性心动过速（atrioventricular nodal reentrant tachycardia，AVNRT）以来，其基础研究和临床应用得到快速长足的发展，是介入性心脏病的里程碑之一。

1993年，Josephson等研究发现在AVNRT时心房活动可与心室分离，认为折返环局限于房室结内，在其上下端各有一共同通道，双径路均存在于房室结内，激动沿此双径路反复折返而形成AVNRT。

2002年，国内报道一个AVNRT家系，对家庭成员基因检测发现其相关致病基因突变。近年研究认为本病可呈家族性发病，因此在临床上具有明确家族史的称为FAVNRT。

2006年，Frisch等在对Wolfram综合征进行心脏电生理检查（electrophysiologic study，EPS）发现了AVNRT可能与遗传有关。

2015年，Stec等报道1个AVNRT家系3代家庭成员，对有阵发性心动过速病史患者进行EPS，研究提示AVNRT可能为母系遗传。

2019年，中华医学会，中华医学会杂志社，中华医学会全科医学分会，中华医学会《中华全科医师杂志》编辑委员会，心血管系统疾病基层诊疗指南编写专家组发布了《室上性心动过速基层诊疗指南（实践版2019年）》，该指南为室上性心动过速的患者管理提供了全面指导。

二、病因

AVNRT可能为常染色体显性遗传病，经基因组筛选定位，已确定电压门控性钾通道Q亚家族成员（voltage‐gated potassium channel，subfamily Q，member，KCNQ）1基因、电压门控性钾通道H亚家族成员2（potassium voltagegated channel subfamily H member 2，KCNH2）基因、心脏钠离子通道α亚单位（voltage‐gated sodium channel type V，SCN5A）基因、电压门控性钾通道E亚家族成员（voltage‐gated potassium channel iksrelated family，member，KCNE）1基因、KCNE2基因的突变。

三、分子遗传学

（一）KCNQ1基因

1.结构　KCNQ1基因定位于第11号染色体短臂15区5带（11p15.5），长约400kb，由17个外显子和16个内含子组成，编码676个氨基酸残基。

KCNQ基因有5个成员，即KCNQ1~KCNQ5。KCNQ1基因外显子的大小差异显著，其中第14外显子为47bp，而第16外显子为1122bp。KCNQ1基因编码慢激活延迟整流钾电流（slowly activating delayed rectifier potassium current，I_{Ks}）的α‐亚单位具有6个跨膜结构域（S1~S6）和1个具有离子选择性的P环，P环具有钾通道特异的特征序列结构TXXTXGYG，在进化上高度保守，严格决定了通道对钾离子的高度选择性。4 个相同 KCNQ1 的 P 环组成 1 个离子滤过性孔道,第 4 跨膜区(S4)上含有 4 个带正电荷的精氨酸残基,是电压感受器,能感受膜电位的变化,调节孔道的开放与关闭。

2.功能　KCNQ1 基因在心肌细胞和内皮细胞大量表达,在胎盘、肺脏、脾脏、结肠、胸腺、睾丸及子宫等组织器官少量表达,但骨骼肌、肝脏和脑组织不表达。

3.突变　KCNQ1 基因已发现 5 种突变,其中 2 个位于外显子区域,3 个位于内含子区域。

(二)KCNH2 基因

1.结构　KCNH2 基因定位于第 7 号染色体长臂 35 区到 36 区(7q35~36),长约 55kb,由 16 个外显子和 15 个内含子组成,外显子大小为 100~553bp,编码 1159 个氨基酸的快速激活延迟整流钾通道的 α-亚单位。

2.功能　快速激活延迟整流钾通道的 α-亚单位包括 6 个跨膜 α-螺旋(S1~S6)、1 个选择性滤过孔区、N 端和 C 端。KCNH2 即人 ether-a-go-go(hERG)相关基因。KCNH2 在心脏、脑、肝脏、脾脏等组织中表达,但以心肌组织表达最多。

3.突变　KCNH2 基因目前仅发现 3 种突变,均位于内含子区域。KCNH2 基因突变编码快激活延迟整流钾电流(rapidly activating delayed rectifier potassium current,I_{Kr})表达明显增加,引起心室肌细胞动作电位 3 相钾离子迅速外流。

(三)SCN5A 基因

1.结构　SCN5A 基因定位于第 3 号染色体短臂 21 区到 24 区(3p21~24),长 101610bp,由 28 个外显子和 27 个内含子组成,编码 2016 个氨基酸,相对分子质量约为 227kD。

2.功能　SCN5A 基因外显子大小差异较大,其中第 24 外显子为 53bp,而第 28 外显子为 3257bp。心脏电压门控钠通道 α-亚单位(Nav1.5α)由 4 个同源结构域(DⅠ~DⅣ)组成,每个结构域包含 6 个 α-螺旋跨膜片段(S1~S6),S5 与 S6 间形成 P 环(P-loop),决定通道对离子流的通透性。4 个结构域的 S1~S4 组成电压感受器,为激活闸门,S5 和 S6 片段及连接两片段之间 P 环组成了离子通道孔,决定钠通道的选择特性,也是药物及毒素结合的位点。连接 DⅢ-S6 和 DⅣ-S1 的胞内肽环构成铰链盖,在膜电位发生改变时可旋转并与钠通道孔结合,为失活闸门。

3.突变　SCN5A 基因突变可引起通道功能增强和/或功能降低,导致晚钠电流异常,从而引发不同的遗传性心律失常表型。

(四)KCNE1 基因

1.结构　KCNE1 基因定位于第 21 号染色体长臂 22 区 1 带到 22 区 2 带(21q22.1~22.2),长约 40kb,由 3 个外显子和 2 个内含子组成,编码 129 个氨基酸残基的多肽链。

2.功能　KCNE 基因家族成员编码钾离子通道 β-亚单位,由 N 端胞外区、一个跨膜区及 C 端胞浆区三部分构成。KCNE 家族有 5 个成员,依次命名为 KCNE1、KCNE2、KCNE3、KCNE4、KCNE5,分别编码蛋白 MinK 和 MiRP1~4(MiinK 相关多肽 1~4)。

3.突变　KCNE1 是一个调节基因,其编码的 β-亚单位与 KCNQ1 基因编码的 α-亚单位共同组装成缓慢激活延迟整流钾离子通道 KCNQ1~KCNE1,形成 I_{Ks},在心肌细胞动作电位 3 期复极过程中起重要作用,其突变影响 I_{Ks}。

(五)KCNE2 基因

1.结构　KCNE2 基因定位于第 21 号染色体长臂 22 区 1 带到 22 区 2 带(21q22.1~22.2),长约 79kb,由 3 个外显子和 2 个内含子组成,编码 130 个氨基酸残基。

2.功能　KCNE2 基因的 2 个内含子位于 5′-UTR,内含子的供体和受体剪接位点均有 GT 和 AG,KCNE 家族有 5 个成员,依次命名为 KCNE1、

KCNE2、KCNE3、KCNE4、KCNE5,分别编码蛋白MinK 和 MiRP1~4(MiinK 相关多肽 1~4)。KCNE2基因分布广泛,但在心脏及肌肉中表达丰富。

3. 突变 KCNE2 使电压依赖性 KCNQ1 电流转变为电压非依赖性,并使通道永久开放,KCNE2与 KCNQ1 相互作用,可降低 KCNQ1 通道激活速率,增加电流幅度,产生背景电流,调控静息膜电位,影响折返周期及动作电位的发放频率。

四、发病机制

(一)致病病因

AVNRT 可能是由于编码或调节心脏离子通道的基因突变引起。FAVNRT 主要致病病因为KCNQ1 基因、KCNH2 基因、SCN5A 基因、KCNE1 基因、KCNE2 基因的突变,其中 KCNQ1 基因和KCNH2 基因的突变既可位于外显子、内含子,也可能存在于调控区。

1. KCNQ1 基因 KCNQ1 基因编码的 α-亚单位与 KCNE 基因家族(KCNE1~KCNE5)编码的 β-亚单位共同组装成多种钾通道,其中与 KCNE1 编码的 β-亚单位共同组装成缓慢激活延迟整流钾通道 KCNQ1~KCNE1,形成 I_{Ks},在心肌细胞动作电位3 期复极过程中起主要作用;与 KCNE2 或 KCNE3编码的 β-亚单位共同组装成的背景钾通道KCNQ1~KCNE2 或 KCNQ1~KCNE3,在心肌动作电位复极过程中也可能起一定的作用。

2. KCNH2 基因 KCNH2 基因编码 I_{Kr} 的 α-亚单位,是人类心肌细胞动作电位3 相快速复极期的主要复极电流,心肌细胞动作电位时程(action potential duration,APD)和不应期的不均一性为折返性心律失常的发生提供了电生理基质。

3. SCN5A 基因 目前研究发现,负责编码电压门控钠通道 α-亚单位的基因,依次命名为SCN1A~SCN11A。钠通道由 α-亚单位和 β-亚单位组成,α-亚单位是钠通道的基本功能单位,具有电压敏感和离子选择功能,可引起心肌细胞动作电位的快速上升,同时使冲动在心肌组织间快速传导。这种钠通道在正常心律的启动、传播及维持中起重要作用,同时还可产生动作电位晚期的去极化电流,从而延长了 APD,产生这种晚钠电流的原因是钠通道不能保持其失活状态,发放了一个不该产生的显著内向电流。

4. KCNE1 基因 KCNE1、KCNE2 在心脏及肌肉中高度表达,KCNE1 基因编码 MinK 蛋白。

5. KCNE2 基因 KCNE2 基因编码的 β-亚单位 MiRP1,与 KCNH2 基因编码的 α-亚单位HERG,组装成快速激活延迟整流钾离子通道KCNH2-KCNE2,形成 I_{Kr},在心肌动作电位 3 期复极过程中起着重要作用。

(二)遗传学机制

AVNRT 的电生理基础是房室结内存在着功能性纵行分离的两条不同性能的传导径路,即房室结双径路(房室结内也可存在多径路),一条为快径路,其特征为传导速度快,不应期长;另一条为慢径路,其特征是传导速度慢,不应期短。双径路的近端和远端有共同通道,组成了一个完整的折返环路。AVNRT 的折返环路并不只限于极小的房室结本身,实际上涉及房室交界区,所以又称房室交界区折返性心动过速(atrioventricular junctional reentrant tachycardia,AVJRT)。

根据房室结双径路的电生理特性,可将 AVNRT分为慢—快型 AVNRT、快—慢型 AVNRT、慢—慢型AVNRT,其中慢—快型 AVNRT 较为常见,约占AVNRT 的 90%;快—慢型 AVNRT 和慢—慢型AVNRT 较为少见,分别约占 AVNRT 的 6.0%、4.0%。

1. 慢—快型 AVNRT 正常情况下,窦性心律时心房冲动沿传导速度较快的快径路下传至心室,产生正常的 QRS 波,同时心房冲动也从慢径路缓慢下传,当传至希氏束时,恰好希氏束已被从快径路下传的冲动激动而处于不应期,故不再被激动,不能再产生 QRS 波群。如果窦性激动沿快径路下传至心室,适时的房性期前收缩恰好遇上快径路的不应期,只能沿处于反应期的慢径路缓慢下传,在体表心电图上有 P⁻-R 间期延长,如果激动在慢径路中的传导缓慢,到足以在快径路脱离不应期后到达远端,则激动可循快径路逆传至心房引起心房回波,如此时慢径路已脱离不应期,激动又可沿慢径路下传,然后循快径路逆传,如此反复,便形成房室结内的环形运动,表现为室上性心动过速的发作。

2. 快—慢型 AVNRT 在快径路不应期短于慢径路不应期时,心动过速的折返方向逆转,从快径路下传而从慢径路逆传,形成房室结内的环形运动,表现为室上性心动过速的发作。

3. 慢—慢型 AVNRT 以多径路为其解剖生理基础,一条慢径路为下传支,另一条慢径路为逆传支。电生理研究显示,下传慢径和逆传慢径的传导时间明显不同,解剖分布为下传慢径和逆传慢径分别可能为房室结的右侧后延伸和左侧后延伸,形成房室结内的环形运动,表现为室上性心动过速的发作。

五、临床表现

(一)症状

1. 发病率 在临床上 AVNRT 是一种常见的室上性心律失常,AVNRT 国外报道发病率约占阵发性室上性心动过速的 65%,国内报道发病率占 40%~50%。其中 FAVNRT 约占 AVNRT 的 1.27%,FAVNRT 患者中一级亲属成员患 AVNRT 比普通人群患 AVNRT 的风险高 3.6 倍。

2. 年龄 婴儿至成人均可发病,其中儿童期发病以 5~6 岁多见;成人通常在 40 岁以前发病。

3. 性别 女性多于男性,其中国外报道女性是男性的 2.0 倍;国内研究显示女性是男性的 1.5 倍。

4. 家族史 AVNRT 具有家族聚集倾向,患者

发病年龄较年轻,心脏结构及功能无异常等,提示可能与遗传有关。

5. 心动过速 临床症状取决于心动过速发作的频率、持续时间,以及是否伴有其他疾病等,心动过速发作时可出现心悸、烦躁、紧张、乏力;严重时可表现为血压降低、心绞痛、心功能不全或晕厥等。

(二)体征

1. 心功能不全 AVNRT 时由于心动过速频率过快和舒张期明显缩短,而导致左心室舒张末期容量显著减少、每搏量明显下降,如患者心功能正常,心动过速发作时间短暂,可维持心排血量及射血分数在正常范围;若患者伴有心功能不全或心血管疾病,心动过速发作持续时间较长时,则可导致血流动力学明显障碍,出现心功能不全体征。

2. 发作性晕厥 发作性晕厥是在心动过速发生时,由于心室率过快降低了心排血量和脑循环血量,或者合并病态窦房结综合征的患者,当心动过速突然终止时,由于超速抑制使窦房结功能受到抑制,在恢复窦性心律前出现长间歇时而引起晕厥甚至休克。

六、辅助检查

(一)实验室检测

1. 血液生化 AVNRT 发作时间较长或伴有心血管疾病时检测血液可发现心肌标志物如肌红蛋白(myoglobin,Mb)、肌酸激酶同工酶-MB(creative kinase isoenzyme-MB,CK-MB)、心肌肌钙蛋白I(cardiac troponin I,cTnI)的水平升高;心功能标志物如 B 型利钠肽(B-type natriuretic peptide,BNP)、N 末端 B 型利钠肽原(N-terminal pro-BNP,NT-proBNP)的浓度增高。

2. 基因检测 FAVNRT 检测 KCNQ1 基因、KCNH2 基因及其对调控区序列分析,并将 SCN5A 基因、KCNE1 基因、KCNE2 基因等作为候选基因进行筛查。根据先证者的基因检测结果,可对家系成

员进行特定位点级联筛查,并根据家族史、临床病史及体格检查等综合分析,以明确亲属成员的致病基因突变携带情况及患病风险。

(二)心电图

1.心动过速发作时心电图检查可表现为:①频率为100~250次/分,节律规整;②QRS波群的形态与时限多正常;③P波与逆行型(Ⅱ、Ⅲ、aVF导联倒置),常埋藏于QRS波群内或位于其终末部分;④起始突然,由一个期前收缩触发。

2.AVNRT发作时根据房室结双径路的电生理特性,可将其分为3种类型:

(1)慢—快型AVNRT心电图特征:①心动过速呈突发突止,节律规整,频率约为150~250次/分,QRS波群绝大多数正常;②心动过速时心房与心室几乎同时激动,约有70%的患者因P′波埋在QRS波群中而见不到,约有30%的患者P′波紧随QRS波群之后(R后P⁻),R-P⁻间期/P⁻-R间期<1,P′波在Ⅱ、Ⅲ、aVF导联倒置,在aVR导联直立;③心动过速时RP′<P′R,RP′≤70ms;④表现为阻滞型的QRS波群多为右束支传导阻滞型,心动过速的频率(R-R间期)并不减慢,反而增加时表明为室内差异性传导;⑤诱发心动过速发作起始的房性期前收缩是经慢径路下传,所以AVNRT的第1个心搏的P⁻-R间期延长,即表示存在双径路,在少数情况下,适时的窦性期前收缩、交界区性期前收缩及室性期前收缩也可诱发AVNRT。

(2)快—慢型AVNRT心电图特征:①心动过速不易自然终止,常呈无休止发作,节律规整,频率为100~150次/分,QRS波群大多数正常;②心动过速时P′波多在下一QRS波群前,P′波在Ⅱ、Ⅲ、aVF导联倒置或双相,在aVR、V₁导联直立;③心动过速时RP′>P′R,RP′>70ms;④心动过速时可合并房室传导阻滞;⑤诱发快—慢型AVNRT的期前收缩无P⁻-R间期延长。

(3)慢—慢型AVNRT心电图特征:①心动过

速时频率相对较慢;②心动过速时RP′≤P′R,RP′>70ms;③心动过速时可合并房室传导阻滞。

(三)动态心电图

动态心电图检查可发现各种心律失常,并可对心律失常进行定性、定量诊断,尤其有助于研究分析AVNRT心电图特征、发病机制、指导制定治疗措施及判断预后等。

(四)体表三维标测技术

体表三维标测技术有助于诊断心律失常起源部位、确定激动传导的方向、顺序和特征等。体表三维标测技术是一项无创性检查方法,对AVNRT的发病机制、定位诊断及RFCA等具有指导意义。

(五)电生理检查

1.经食管心房调搏术(through esophagus atrial pacing,TEAP)　TEAP是一种无创性临床电生理诊断和治疗技术,是将食管电极置于心房后部的食道内,通过发出调整或程序刺激左心房,与同步记录的体表心电图来描记心电活动,根据多种参数来诊断或终止AVNRT的发作。

2.EPS　AVNRT患者经EPS可证实存在房室结双径路电生理特性和解剖基础,房室结双径路电生理可表现为①慢—快型AVNRT:慢径路下传,快径路逆传;②快—慢型AVNRT:快径路下传,慢径路逆传;③慢—慢型AVNRT:一条慢径路下传,另一条慢径路逆传。

另外EPS还可表现为:①心房期前刺激可诱发与终止心动过速的发作;②心动过速开始几乎一定伴随房室结传导延缓(AH间期延长);③心房与心室不参与形成折返回路;④逆行心房激动顺序正常,表明位于希氏束邻近的电极部位最早记录到经快径路逆传的心房电活动。

七、诊断

(一)初步诊断

①室上性心动过速呈突发突止;②心动过速发

作在期前收缩以后出现;③家族史阳性。

（二）明确诊断

①TEAP 或 EPS 可显示为房室结双径路的电生理特征;②实验室检测发现相关致病基因突变。

八、鉴别诊断

1. 房室折返性心动过速（atrio ventricular reentrant tachycardia,AVRT）

①男性患者多见;②心动过速发作时频率>200 次/分;③心动过速发作时逆行 P′波较清楚可见,R-P′间期>70ms。AVRT 与 FAVNRT 鉴别诊断主要依据家族史、TEAP、EPS 及相关致病基因的检测。

2. 心房扑动（atrial flutter）

快速型心房扑动患者可出现心悸、无力、呼吸困难、低血压、心绞痛、心功能不全、晕厥甚至休克等;心电图表现为 P 波消失,代以形态、间距及振幅呈绝对整齐形似锯齿状的 F 波,频率为 250～350 次/分,心房扑动多为 2:1 传导。根据心电图特征性改变,心房扑动可分为 2 型;其中 I 型扑动波频率约为 300 次/分,II、III、aVF 导联 F 波呈负向;II 型扑动波频率约为 250 次/分,II、III、aVF 导联 F 波呈直立。经食管心房调搏可终止 I 型心房扑动发作,而对 II 型心房扑动无效。依据家族史、心电图表现及 EPS 检查等鉴别诊断并不难。

3. 窦房结折返性心动过速（sinus nodis reentrant tachycardia,SNRT）

SNRT 是指折返激动发生在窦房结内及其毗邻的心房组织之间,特别是窦房结有病变的患者,在一个适时的房性期前收缩受阻于窦房结边缘某部,而经另一部分缓慢传导便可引起窦房结内折返,导致阵发性 SNRT。SNRT 心电图 P 波的形态、激动顺序与窦性节律相同,频率为 100～160 次/分,呈突发突止。如发作持续时间短暂、心率较慢时,患者可无明显自觉症状或仅有轻微的症状;若发作持续时间较长、心率较快时,患者可出现心悸、胸闷、头晕等症状,甚至出现低血压、晕厥、心绞痛、心功能不全等症状,EPS 有助于与 FAVNRT 鉴别诊断。

九、治疗

FAVNRT 发作时首先了解患者是否存在心血管疾病,患者既往发作史、对药物治疗反应及耐受情况等;有的患者仅需要休息、安慰和镇静即可终止其发作。

目前治疗 AVNRT 可分为终止心动过速发作和根治,其中终止心动过速发作有物理方法、药物及非药物治疗;根治措施为 RFCA 技术。

（一）物理方法

物理方法简单易行,尤其适合不在医院场合发作或没有医生在身边的患者,可以试用乏氏动作（Vasalva response）、刺激咽部法（pharyngeal stimulation）等有可能将发作的 AVNRT 终止。

1. 乏氏动作 嘱患者关闭声门后用力呼气,最好能使胸腔内压保持在 40mmHg 的正压,并维持时间 10～20s,可成功终止 AVNRT 发作达 50% 以上。

2. 咽部刺激法 咽部刺激方法简便有效,是临床最常用方法,可在 AVNRT 发作时通过用手或者是用筷子、调羹等硬物刺激咽部或口腔悬雍垂,引发恶心而终止其发作。

（二）药物治疗

1. 无合并症 FAVNRT 患者无合并症首选普罗帕酮药物,临床应用表明其转复成功率较高。

（1）用法:盐酸普罗帕酮注射液首剂为 35～70mg,或者 1.0～1.5mg/kg,用 5% 葡萄糖液 20mL 稀释后缓慢静脉泵入,有效后可改为 0.5～1.0mg/min 静脉滴注,或者改为口服 150mg/次,3 次/天。

（2）注意事项:①静脉用药过程应进行心电监护,密切观察患者心率、心律、血压及血氧饱和度等变化,如有血压下降、心动过缓、传导阻滞等应立即停药;②应用普罗帕酮药物有的患者虽然未能转复,但其平均心率也会减慢;③QRS 波群时间延长>50% 常提示药物过量;④严重心功不全、心源性休克、严重心动过缓、心脏传导阻滞、病态窦房结综合征、电解质紊乱、阻塞性肺部疾病、哮喘及严重低血压等患者禁用。

2. 伴有心功能不全　AVNRT 患者伴有心功能不全时首选三磷腺苷(adenosine triphosphate, ATP)。

(1)用法:ATP 注射液首剂为 10mg 静脉弹丸式给药,在 1~2s 内注射完毕,观察 3~5min 内如未复律者,并且应用后无不良反应者可重复第 2 剂。

(2)注意事项:①用药过程应进行心电监护,密切观察患者心率、心律、血压、血氧饱和度等变化;②ATP 半衰期为 10~30s,对房室传导的最大抑制作用为 15~30s,2min 内作用全部消失,转复为窦性心律的时间多< 45s,很少超过 60s,平均复律时间为 20~24s;③轻度反应较多,如颜面潮红、恶心、全身不适、胸部不适、呼吸困难、胸痛等症状,但常于几秒后消失,无须特殊处理;④严重反应较少,多为瞬间心律失常,如房性期前收缩、室性期前收缩及短阵心房颤动,极少数患者也可引起严重窦性心动过缓或房室传导阻滞;⑤患者伴有冠心病、支气管哮喘、过敏史、心律失常、病态窦房结综合征、年龄> 60 岁等为禁忌证;⑥ATP 不能与腺苷、双嘧达莫、地西泮、维拉帕米、β 受体阻滞剂等药物同时合用。

3. 伴有阻塞性肺部疾病　FAVNRT 患者伴有慢性阻塞性肺部疾病时首选维拉帕米。

(1)用法:盐酸维拉帕米首剂为 5mg,用 5% 葡萄糖液 20mL 稀释后缓慢 10min 静脉泵入,观察 10~20min 未复律者可重复 5mg,但总量不能超过 15mg。盐酸维拉帕米常于静注后 5min 内起效,15min 内浓度达高峰,15~30min 迅速下降。

(2)注意事项:①静注过快时可引起心动过缓、血压下降、房室传导阻滞,以及偶尔可导致心脏停搏等;②盐酸维拉帕米具有负性心率、负性传导、负性肌力的作用,患者如伴有窦房结功能不全、房室传导阻滞及心力衰竭时禁用;③严禁本药与 β 受体阻滞剂在同一较短时间内静脉联合用药,或口服应用;④严禁本药与盐酸普罗帕酮交替使用;⑤对高血压伴有反复发作室上性心动过速的患者,应详细询问最近 1~2 周用药情况,如已用 β 受体阻滞剂不宜再应用盐酸维拉帕米。

(三)无创复律

1. TEAP　TEAP 既可作为 AVNRT 检查方法,为临床明确诊断提供指导信息,也可作为终止 AVNRT 发作的治疗措施,尤其适用于急诊、慢—快型 AVNRT 的患者。

2. 同步直流电复律　AVNRT 患者合并血流动力学障碍,可用直流电同步紧急电击终止其心动过速的发作,常用能量为 100~150J。

(四)介入治疗

1. 人工心脏起搏器　AVNRT 患者伴有病态窦房结综合征时在心动过速被终止后,病态窦房结综合征的症状显露,可表现为严重缓慢性心律失常,对于伴有病态窦房结综合征的患者应安置人工心脏起搏器后再进行治疗 AVNRT。

2. RFCA 技术　目前公认 RFCA 技术是治疗 AVNRT 的首选方法,其成功转复率高,近期及远期复发率低、并发症少。①适应证:顽固性 AVNRT、有明显血流动力学障碍、药物治疗无效或药物治疗产生严重不良反应的患者;②方法:现治疗方法多采用慢径路的消融破坏其折返,以达到房室结改良的目的。

参考文献

1. 李晓飞,朱健华,杨奕清,等. KCNQ1 和 KCNH2 基因与家族性阵发性房室交界折返性心动过速的关系. 南通医学院学报,2002,22(4):383-385.

2. FRISCH D R, KWAKU K F, ALLOCCO D J, et al. Atrioventricular nodal reentrant tachycardia in two siblings

with Wolfram syndrome[J]. J Cardiovasc Electrophsiol, 2006,17(9):1029-1031.

3. STEC S, DEUTSCH K, ZIENCIUK - KRAJKA A. the worlds largest family with familial atrioventricular nodal reentry tachycardia[J]. Kardiol Pol,2015,73(12):1339.

4. 中华医学会,中华医学会杂志社,中华医学会全科医学分会,等.室上性心动过速基层诊疗指南(2019年).中华全科医师杂志,2020,19(8):667-671.

5. 蒋寅,徐建国,骆正东.心动过速揭示房室结折返性心动过速的特性.心脑血管病防治,2018,18(3):259-261.

6. 王祖禄,JACKMAN W M,韩延春,等.慢-慢型房室结折返性心动过速的电生理机制和射频导管消融治疗.中华心律失常学杂志,2005,9(1):17-24.

7. MICHOWITZ Y,ANIS-HEUSLER A,REINSTEIN E, et al. Familial occurrence of atrioventricularnodal reentrant tachycardia[J]. Circ Arrhythm Electrophysiol, 2017, 10(2):e004680.

8. 李小平,颜超,罗蓉,等.房室结折返性心动过速3个家系的报道.临床心血管病杂志,2020,36(5):471-475.

9. 杜丹,石铭宇,朱静,等.房室结折返性心动过速患者的性别及年龄特点分析.临床心血管病杂志,2014,31(10):912-913.

10. 韩天奇,卫延辉,赵钰.家族性房室结内折返性心动过速遗传与分子学研究进展.心血管病学进展,2020,41(12):1306-1309.

11. 余飞,姚亚丽,陈建淑.阵发性室上性心动过速分子遗传学研究进展.心血管病学进展,2020,41(2):152-155.

第十二节　特发性心室颤动

特发性心室颤动（idiopathic ventricular fibrillation，IVF）又称原发性心电疾病（primary electrical disease）、心律失常性猝死综合征（sudden arrhythmic death syndrome）等，是指患者发生心室颤动甚至心脏性猝死生还后，经全面详细的身体检查未发现结构性心脏疾病或已知遗传性心脏离子通道疾病。IVF 患者特征性表现为发作性晕厥或心搏骤停，临床诊断主要依据排除法，最有效的防治措施是植入式心律转复除颤器（implantable cardioverter defibrillator，ICD）。

一、概述

（一）国外研究

1929 年，Dock 报道 1 例 36 岁男性患者，反复发作晕厥而就诊，患者伴自发终止的心室颤动发作，临床排除心脏疾病引起，患者无任何心脏结构异常的证据，而应用奎尼丁治疗后明显抑制心室颤动的发作，高度怀疑为 IVF。

1990 年，Viskin 首次报道了 IVF 患者的发病规律和特征，包括发病年龄、心律失常、临床表现、鉴别诊断及防治等。

2009 年，Alders 等通过对 3 个不同的患有先天性心室颤动的家族进行单体型研究发现，二肽基肽酶样蛋白 6（dipeptidyl peptidase - like protein 6，DPP6）基因突变是引起家族性 IVF 病因。

2014 年，由美国心律学会（Heart Rhythm Society，HRS）、欧洲心律学会（European Heart Rhythm Association，EHRA）、亚太心律学会（Asia Pacific Heart Rhythm Society，APHRS）共同制定颁布了遗传学心律失常专家共识，将 IVF 列为独立的遗传性心电疾病。

2019 年，欧洲心脏病学会（European Society of Cardiology，ESC）和欧洲心血管病理协会（European Association of Cardiovascular Pathology，AECVP）发布了《2019 欧洲建议：将基因检测纳入心脏性猝死的多学科管理》。该建议提出对于心脏性猝死患者的亲属，应根据病理诊断、家族史和心脏辅助检查的结果考虑进行相关致病基因检测，其中首先应对死者的 DNA 进行基因检测，如果存在致病基因突变或可疑致病基因突变，则亲属成员也应该进行相关致病基因筛查。

（二）国内研究

2016 年，中华医学会心电生理和起搏分会，中国医师协会心律学专业委员会分布了《室性心律失常中国专家共识》。

2019 年，中华医学会，中华医学杂志社，中华医学会全科医学分会，中华医学会《中华全科医师杂志》编辑委员会和心血管系统疾病基层诊疗指南编写专家组，发布了《心搏骤停基层诊疗指南（2019）》，该指南有助于规范和指导基层医院心搏骤停的诊断及防治等。

2020 年，中华医学会心电生理和起搏分会，中国医师协会心律学专业委员会发布《2020 室性心律失常中国专家共识》，该版为 2016 共识升级版，是在参考新近公布的欧美国家相关指南和共识基础上，结合我国近几年在这一领域的研究进展和国情制定的本共识，该共识有助于促进我国室性心律失常的预防与治疗。

2021 年，中华医学会，中华医学会临床药学协会，中华医学会杂志社，中华医学会全科医学分会，中华医学会《中华全科医师杂志》编辑委员会及基层医疗卫生机构合理用药指南编写专家组，发布

《心搏骤停基层合理用药指南》。

二、病因

IVF 为多基因遗传性疾病，经基因组筛选定位，已确定 DPP6 基因、脑信号蛋白 3A（semaphorin 3A，SEMA3A）基因、心脏钠离子通道 α-亚单位（voltage-gatcd sodium channel type V，SCN5A）基因、内向整流钾通道 J 亚家族成员 8（potassium inwardlyrectifying channel，subfamily J，member8，KCNJ8）基因、钙调蛋白 1（calmodulin，CALM1）基因、L-型钙通道辅助亚单位 β_2（L-calcium channel auxioiary gene β_2，CACNB2）基因、L-型钙通道 α_1C 亚单位（calcium channel，voltage-dependent，L type，alpha1C subunit，CACNA1C）基因、钾电压阀门通道，shal 相关亚家族成员（potassium voltage-gated channel，shal-related subfamilymember，KCND）3 基因、电压门控性钾通道 E 亚家族成员（voltagegated potassium channel Iks-related family，member，KCNE）5 基因的突变。

三、分子遗传学

（一）DPP6 基因

1. 结构　DPP6 基因定位于第 7 号染色体长臂 36 区 2 带（7q36.2），相对分子质量约为 98kD。

2. 功能　DPP6 是由胞内较短的 N 末端、跨膜结构域及胞外较长的 C 末端构成的单次跨膜蛋白。从结构上看，DPP6 具有跨膜结构，较短的 N-末端在胞内，较长的 C 末端在胞外，由于在胞外的催化三联区起关键催化作用的丝氨酸被天门冬氨酸所替代而失去催化作用，故 DPP6 不具有任何蛋白酶活性。DPP6 是电压门控钾通道（voltagegated potassiumchannel 4，Kv4）调节亚单位，与构成 A-type 钾通道的通道核心亚单位 Kv4 相耦联，并调节 Kv4 的细胞内转运、胞膜上的锚定及通道的功能特性。在心脏 Kv4 是构成心肌动作电位中瞬时外向钾电流（transient outward potassium current，I_{to}）的离子通道分子基础之一，在心肌中 I_{to} 是引起心肌动作电位复极早期的主要电流，对正常心律的维持起着重要的作用。

3. 突变　膜片钳实验研究发现，DPP6 过度表达可增强传导系统浦肯野纤维细胞 I_{to}，影响心肌细胞复极而诱发心室颤动。

（二）SEMA3A 基因

1. 结构　SEMA3A 基因定位于第 7 号染色体短臂 12 区 1 带（7p12.1），由 17 个外显子和 16 个内含子组成，编码 772 个氨基酸，相对分子质量约为 88.8kD。

2. 功能　SEMA3A 基因是 semaphorin 家族的成员，编码具有免疫球蛋白样 C2 型结构域、PSI 结构域和 Sema 结构域的分泌蛋白。SEMA3A 具有调节轴突导向、细胞黏附、增殖及血管形成等功能。

3. 突变　SEMA3A 基因常见突变位点为第 334 位异亮氨酸（Ile）被缬氨酸（Val）所置换（Ile334→Val）。

（三）SCN5A 基因

1. 结构　SCN5A 基因定位于第 3 号染色体短臂 21 区到 24 区（3p21~24），长 101610bp，由 28 个外显子和 27 个内含子组成，编码 2016 个氨基酸，相对分子质量约为 227kD。

2. 功能　SCN5A 基因外显子大小差异较大，其中第 24 外显子为 53bp，而第 28 外显子为 3257bp。心脏电压门控钠通道 α-亚单位（Nav 1.5α）由 4 个同源结构域（DⅠ~DⅣ）组成，每个结构域包含 6 个 α 螺旋跨膜片段（S1~S6），S5 与 S6 间形成 P 环（P-loop），决定通道对离子流的通透性。4 个结构域的 S1~S4 组成电压感受器，为激活闸门，S5 和 S6 片段及连接两片段之间 P 环组成了离子通道孔，决定钠通道的选择特性，也是药物及毒素结合的位点。连接 DⅢ-S6 和 DⅣ-S1 的胞内肽环构成铰链盖，在膜电位发生改变时可旋转并与钠通道孔结合,为失活闸门。

3.突变　SCN5A 基因常见突变位点为第 588 位组氨酸(His)被精氨酸(Arg)所置换(His588→Arg)。

(四)CACNB2 基因

1.结构　CACNB2 基因定位于第 10 号染色体短臂 12 区 31 带到 12 区 33 带(10p12.31~12.33),长约 421kb,由 14 个外显子和 13 个内含子组成,编码 660 个氨基酸。

2.功能　L 型钙通道 β 亚单位有四种亚型,L 型钙通道 β 亚单位在通道转运和 L 型钙电流(L-type calcium current,I_{CaL})失活调节中起重要作用。

3.突变　CACNB2 基因突变 I_{CaL} 幅度降低、APD 缩短及复极透壁离散度增加,易于发生折返和室性心律失常。

(五)CACNA1C 基因

1.结构　CACNA1C 基因定位于第 12 号染色体短臂 13 区 3 带(12p13.3),长约 644.7kb,由 50 个外显子和 49 个内含子组成,编码 2138 个氨基酸。

2.功能　CACNA1C 包括 4 个功能域、6 个跨膜片段。CACNA1C 基因编码心脏电压依赖性 L 型钙通道(voltage dependent L-type calcium channels,Cav1.2)α 亚单位,是产生缓慢内向钙离子流的物质基础,功能上是维持除极化形成平台期,与兴奋—收缩耦联有关。

3.突变　心脏 L 型钙通道由一个成孔亚基 α_1、两个辅助亚基 $\alpha_2\delta$ 和 β 组成,其中由 CACNA1C 基因编码的 α_{1c} 亚型突变与心脏离子通道疾病有关。

(六)CALM1 基因

1.结构　CALM1 基因定位于 14 号染色体长臂 24 区到 31 区(14q24~31),编码 148 个氨基酸组成单条多肽,相对分子质量约为 16.67kD。

2.功能　钙调蛋白(Calmodulin,CaM)的外形似哑铃,有两个球形的末端,中间被一个长而富有弹性的螺旋结构相连,每个末端有两个 Ca^{2+} 结构域,每个结构域可以结合一个 Ca^{2+},这样一个 CaM 可以结合 4 个 Ca^{2+},CaM 与 Ca^{2+} 结合后的构型相当稳定。

3.突变　CALM1 基因突变引起 CaM 异常,可能与 IVF 的发生有关。

(七)KCNJ8 基因

1.结构　KCNJ8 基因定位于第 12 号染色体短臂 11 区 23 带(12p11.23),长约 9.7kb,编码 424 个氨基酸,相对分子质量约为 48kD。

2.功能　三磷酸腺苷敏感性钾通道属于配体门控的电压非依赖性内向整流钾通道(inwardly rectified potassium channel,Kir),是由 4 个 Kir 亚单位和 ABC 结合蛋白家族成员磺酰脲受体(sulfonylurea receptor,SUR)亚单位组成的异源性八聚体,SUR 亚单位为 SUR1、SUR2A 及 SUR2B。

3.突变　编码三磷酸腺苷敏感性钾通道的基因 KCNJ8 突变与 IVF 发生有关。

(八)KCND3 基因

1.结构　KCND3 基因定位于第 1 号染色体短臂 13 区 3 带(1p13.3),长约 213.32kb,编码 655 个氨基酸。

2.功能　KCND 基因家族有 KCND1、KCND2 和 KCND3 三个成员,编码瞬时外向钾离子通道(Kv4.3),通道由 4 个亚单位组成,亚单位有 6 个跨膜螺旋(S1~S6),包括 S4 电压感受区域、S5~S6 组成的孔道核心区域、N 端及 C 端。

3.突变　KCND3 基因突变已被证实为多种遗传性离子通道疾病的致病基因。

(九)KCNE5 基因

1.结构　KCNE5 基因定位于性染色体长臂 22 区 3 带(Xq22.3),编码 142 个氨基酸。

2.功能　KCNE 家族有 5 个成员,依次命名为

KCNE1、KCNE2、KCNE3、KCNE4、KCNE5,分别编码蛋白 MinK 和 MiRP1~4(MiinK 相关多肽 1~4)。

3. 突变　KCNE5 基因常见突变位点为第 81 位酪氨酸(Tyr)被组氨酸(His)所置换(Tyr81→His)、第 92 位天冬氨酸(Asp)被谷氨酸(Glu)所置换(Asp92→Glu)。

四、发病机制

(一)致病病因

近年研究发现,IVF 可能为多基因遗传模式,致病基因突变位点与编码心脏瞬时外向钾通道、三磷酸腺苷敏感性钾通道、L 型钙通道 α 亚基、心脏快钠通道及相关调控蛋白的基因等有关。

1. DPP6 基因　DPP6 最初发现于中枢神经,能够加速 Kv4 电流的衰减和通道的复活。近年研究发现,DPP6 基因突变是引发 IVF 常见的致病基因,DPP6 基因突变患者的信使核糖核酸(mRNA)转录水平是正常人的 20 倍,临床研究发现,IVF 患者家系 47.6% 成员检测到 DPP6 基因突变,而这部分成员的生存期明显低于无基因突变者。DPP6 高表达可引起 IVF,但其病理机制目前尚不清楚。DPP6 是公认的 Kv4 通道调节亚单位,而后者是介导心脏中 I_{to} 的主要通道,对正常心律的维持起重要作用,目前认为 DPP6 异常导致心脏传导系统浦肯野纤维 I_{to} 电流增大,是引起心室颤动的一个主要病因。

2. SEMA3A 基因　研究表明,SEMA3A 对心肌细胞有直接作用,其中 SEMA3A 高表达可直接诱导心肌细胞凋亡,而 SEMA3A 低表达则可减少心肌细胞凋亡。

3. SCN5A 基因　SCN5A 基因目前研究发现,负责编码电压门控钠离子通道 α-亚单位的基因,依次命名为 SCN1A~SCN11A。钠通道由 α-亚单位和 β-亚单位组成,α 亚单位是钠通道的基本功能单位,具有电压敏感和离子选择功能,可引起心肌细胞动作电位的快速上升,同时使冲动在心肌组织间快速传导。这种钠通道在正常心律的启动、传播及维持中起重要作用,同时还可产生动作电位晚期的去极化电流,从而延长了动作电位时程(action potential duration,APD),产生这种晚钠电流的原因是由于钠通道不能保持其失活状态,发放了一个不该产生的显著内向电流。

4. CACNB2 基因　β 亚单位 $β_2$ 亚单位在心肌中的表达最丰富,$β_2$ 亚单位是 $α_1$ 亚单位的一种伴侣蛋白,保证 $α_1$ 亚单位能够定位于细胞膜上。

5. CALM1 基因　在非刺激的细胞中 CaM 与 Ca^{2+} 结合的亲和力很低;然而,如果由于刺激使细胞中 Ca^{2+} 浓度升高时,Ca^{2+} 与 CaM 结合形成 Ca^{2+}-CaM 复合物,就会引起 CaM 构型的变化,增强了 CaM 与许多效应物结合的亲和力。CaM 是细胞第二信使系统的重要成分,在 Ca^{2+} 信号系统传导中起着关键的作用,调控生理代谢及基因表达,控制细胞正常的生长和发育等。

6. KCNJ8 基因　研究认为,心肌三磷酸腺苷敏感性钾通道由 SUR2A 和 Kir6.2 组成,而血管平滑肌中 SUR2B 与 Kir6.2 或 Kir6.1 共表达形成,心肌 Kir6.2 由 KCNJ11 编码,而血管包括冠状动脉上的 Kir6.2 和 Kir6.1 是由 KCNJ8 编码。KCNJ8 基因编码 Kir6.1 通道蛋白,是参与构成三磷酸腺苷敏感性钾通道的主要亚单位。

7. KCND3 基因　KCND3 基因编码 I_{to} 在心房和心室肌复极早期发挥着重要作用,许多调节蛋白和细胞内第二信使信号均参与了 I_{to} 的调节。

8. KCNE5 基因　KCNE5 基因是在 1999 年被克隆出,在心房和心室中均有表达,其基因产物为 MinK 相关多肽 4(MiRP4)。功能研究发现,KCNE5 可抑制慢激活延迟整流钾电流(slowly activating delayed rectifier potassium current,I_{Ks})而下调 β 亚单位。

(二)遗传学机制

IVF 发病多由短联律间期的室性期前收缩诱

发,其诱发机制与浦肯野纤维相关。浦肯野纤维是心肌组织的一部分,属于与心室肌细胞隔离的特殊纤维细胞。浦肯野纤维相对心室肌细胞更容易发生早期后除极(early after depolarization,EAD)、传导系统和心肌连接处的传导速度及不应期差异较大等,紧随前一次窦性搏动出现的室性期前收缩刚好落在心室肌兴奋的易损期中,形成浦肯野纤维的异常折返环,从而诱发 IVF。同时起源于隔缘肉柱(septomarginal trabecula)的室性期前收缩可能与周围的心肌自主神经系统相互作用,导致不应期离散,亦可诱发 IVF。另外房性期前收缩也可以通过缩短心房肌细胞与浦肯野纤维细胞的时间间期,促进心房肌细胞兴奋提前达到浦肯野纤维,最终诱发 IVF。短联律间期室性期前收缩的特征:

1. 短联律间期室性期前收缩的时间 临床研究发现,室性期前收缩中诱发心室颤动的联律间期平均约为 300ms,诱发恶性右心室流出道室性心动过速(right ventricular outflow tract ventricular tachycardia,RVOT-VT)的联律间期平均约为 340ms,而良性右心室 RVOT-VT 的联律间期平均约为 427ms;表明室性期前收缩中诱发心室颤动、恶性右心室 RVOT-VT 的联律间期时间明显较短。

2. 短联律间期室性期前收缩的起源部位 心电生理检查显示,短联律间期的室性期前收缩可起源于左心室间隔和/或右心室前壁的浦肯野纤维系统。

3. 心室颤动维持的机制 对于心室颤动维持的发病机制目前主要有多发子波、局灶驱动等学说。

(1)多发子波学说:近年多发子波学说强调心脏不同部位 APD 的异质性、冲动传导速度的差异性及恢复特性,是多重波裂发生和心室颤动维持的基础。

(2)局灶驱动学说:研究证实,心脏存在围绕功能阻滞区转动的持续激动,这些“转子”被看作是颤动的驱动灶。转子不断发出快速而连续的波阵面,在传导过程中由于遇到解剖障碍或不应期产生了多重波裂和大量不稳定的无序子波。旋转子持续高速运转,其

周围组织发生传出阻滞,无法 1∶1 外传。局部形成持续的折返,并与其周围组织异质性相互作用,驱动心室颤动的发生,这也奠定了局灶起源部位经导管射频消融术(radiofrequency catheter ablation,RFCA)治疗心室颤动的理论基础。

五、临床表现

(一)症状

1. 发病率 心脏性猝死在中国人群的发生率约为 14.48/100000,其中 IVF 占心脏性猝死的 8.0%~14.5%。

2. 家族史 心搏骤停及不明原因猝死的患者,进行家系系谱分析显示有明显家族遗传倾向,其中 IVF 中约有 20% 患者具有家族史。为此 2020 年 APHRS/HRS 发布专家共识声明对心搏骤停患者、不明原因猝死者及心脏性猝死者的后代及其家人应进行定期评估,以明确其患病的风险。

3. 性别 IVF 患者多见于成年,青少年发病少见,其中男性患者约占 2/3。IVF 多发于男性,部分突变在女性携带者上无明显临床症状及心律失常的发生;而男性患者却发生了心脏性猝死,其原因可能是女性的 XX 染色体中的一条失活可导致突变基因功能部分丧失。研究发现,约有 15% 的 X 连锁基因可从失活状态逃逸,可为这一现象的发生提供依据。

4. 年龄 发病年龄为 20~65 岁,其中以 35~45 岁多见。

5. 晕厥 IVF 患者以晕厥或心搏骤停为首发症状,多在白天发作,而夜间睡眠时发作少见,这有助于与遗传性离子通道疾病引起恶性心律失常的鉴别诊断。

(二)基因型—表型

1. SEMA3A 基因突变 其中 Ile334→Val 突变时可致使 SEMA3A 过度表达,引起心肌细胞的自主神经功能紊乱而诱发心室颤动。

2. SCN5A 基因突变 其中 His588→Arg 突变

时易在浦肯野纤维分布区域引起室性期前收缩,继而诱发 IVF,该突变位点是鉴别诊断恶性室性期前收缩与良性室性期前收缩的特异性指标。

3. KCNE5 基因突变　其中 Tyr81→His、Asp92→Glu 突变时可上调 I_{to} 而诱发室性心律失常。

(三)并发症

1. 多形性室性心动过速(polymorphic ventricular tachycardia,PVT)　IVF 患者每次发作形式、心室率及心室波的形态等表现均较为相似,且每次发作之初多为 PVT。

2. 心室颤动　心室颤动发作时心室肌纤维激动程序紊乱,其快速、微弱而不规则的活动,严重影响心室的排血功能,因此心脏听诊无心音、血压测不到和脉搏不能触及,应立即进行体外心肺复苏术。

3. 心搏骤停　心搏骤停是指心脏泵血功能骤然停止,多见于心室率极快的室性心律失常;也可由缓慢性心律失常引起,如窦房结和/或房室结丧失其正常起搏功能,而下级自律性组织如心室肌细胞、浦肯野纤维等未能代之起搏所致。缓慢的心室自主心律,发展到心室静止或心室虽有节律性电活动,但为无效的机械功能(电—机械分离)。

4. 院外心搏骤停(out - of - hospital cardiac arrest,OHCA)　OHCA 幸存者应进行相关致病基因检测,这对于 OHCA 幸存者的诊断、治疗及预后等评估具有重要的临床意义,并且有助于指导对家庭成员遗传性心血管疾病的调查、家系系谱分析及相关致病基因突变的筛查等,其中 OHCA 幸存者年龄较大(> 40 岁)应进行影像学检查。

六、辅助检查

(一)实验室检测

1. 血液生化　①血清 Na^+、K^+、Ca^{2+}、Mg^{2+} 的水平;② 血清丙氨酸氨基转移酶(alanine aminotransferase,ALT)、天门冬氨酸氨基转移酶(aspartate aminotransferase,AST)的活性值;③血清胆红素、尿素氮、肌酐、尿酸的水平;④血清免疫球蛋白(immunoglobulin,Ig)G、IgM、IgA 的水平。

2. 心功能标志物　①血清 B 型利钠肽(B-type natriuretic peptide,BNP);②N 末端 B 型利钠肽原(N-terminal pro-BNP,NT-proBNP);③心房利钠肽(atrial natriuretic peptide,ANP)的水平。

3. 心肌受损标志物　①血清心肌肌钙蛋白(cardiac troponin,cTn) I、cTnT;② 血清 CK - MBmass、肌红蛋白(myoglobin,Mb)的水平。

4. 基因突变　发现相关致病基因突变时,应对其亲属成员进行该基因突变的级联筛查,获取完整的三代家族史,并根据家族史、临床病史及体格检查等综合分析,以明确亲属成员的致病基因突变携带情况及患病风险,从而达到精准医疗,做到早期预防、及时治疗,减少或防止恶性心血管突发事件的发生。其中 2019 年 ESC 和 AECVP 发布了《2019 欧洲建议:将基因检测纳入心脏性猝死的多学科管理》,建议指出:根据病理结果、家族史和心脏筛查结果考虑进行基因检测,首先应对死者的 DNA 进行基因检测,如果存在影响功能的突变(致病或可能致病突变),则亲属成员也应该进行基因检测。

5. 分子解剖(molecular autopsy)　又称死后基因检测(postmortem gentictesiting),是借助于分子生物学方法检测猝死患者的基因有无异常。临床研究表明,猝死患者在寻找其发病病因及机制,尤其高度怀疑为心血管突发事件时,应采用全外显子测序(whole-exome sequencing,WES)为基础的分子解剖技术。分子解剖不仅对猝死患者还可对其猝死的亲属成员、易感人群等进行筛查,发现那些发生症状前的患者及无症状基因突变携带者,从而达到早期诊断、精准治疗,防止或降低恶性心血管突发事件的发生。

(二)心电检查

1. 心电图

(1)QTc 间期:IVF 患者 QTc 间期相对缩短或

正常,其中男性患者 QTc 间期明显缩短,而女性患者 QTc 间期可正常。

(2)室性期前收缩:①浦肯野纤维的室性期前收缩:起源于浦肯野纤维的室性期前收缩,其 QRS 波群形态的特征为 QRS 波群较窄、初始成分较陡峭或尖锐,以及形态多变但有规律,其中起源于右心室浦肯野纤维的室性期前收缩为较单一的左束支阻滞形态;而起源于左心室浦肯野纤维的室性期前收缩则可分为左后分支阻滞型、左前分支阻滞型及界于两者间的中间型。②右心室流出道的室性期前收缩:起源于右心室流出道室性期前收缩多呈频发性、单源性。③短联律间期的室性期前收缩:短联律间期的室性期前收缩是诱发 IVF 的重要原因,其联律间期多为 300~330ms。

(3)R on T(R/T phenomenon)现象:R on T 现象即 R 波刚好落在随后的 T 波的尖峰位置而引发恶性心律失常,多与诱发心室颤动的室性期前收缩相关。

(4)J 波抬高:近年研究发现,心电图有早复极现象与 IVF 心室颤动发生有关。由于停搏后的心电图可更好地反映心肌心搏除极和复极状况,而且在心搏暂停后 J 点明显抬高,这种现象仅发生 IVF 患者中,其特异性可达 100%。

(5)碎裂 QRS 波(fragmented QRS complexes,fQRS):fQRS 是指在常规 12 导联心电图中同一冠状动脉供血区内,≥2 个相邻导联 QRS 波群显现多向(>3 向)波、特定的不同形态 QRS 波群、多个 R(S)波切迹或尖峰样波(spikes)等图形。研究表明,fQRS 是心室肌细胞电不均一性的表现,是心脏性猝死的心电图标志物之一,国内研究发现,IVF 患者 fQRS 与 J 点抬高同时存在时发生恶性心律失常突发事件更为多见。

(6)室性心动过速:IVF 室性心动过速每次发作形式、心室率及心室波的形态等均为相似,且每次发作之初为 PVT。室性心动过速是由联律间期极短的室性期前收缩所启动,室性期前收缩发生在

前一个 T 波峰顶的 40ms 之内。IVF 患者中的心搏骤停可能有特定的启动模式,记录到非间歇依赖型的 PVT 有诊断价值。

2. 动态心电图 对于有恶性心律失常、心室颤动发作史或 OHCA 幸存者,应常规、定期或不定期进行动态心电图检查,有助于对 IVF 明确诊断,并及时采取有效治疗措施,防止心血管突发事件再发生。

3. 体表三维标测(surface three-dimensional mapping) 体表三维标测技术在临床上可应用:①诊断心律失常起源部位;②确定激动传导的方向、顺序和特征;③诊断源于心外膜的心律失常;④逐跳完成标测,尤其对偶发的心律失常更有诊断意义;⑤与有创标测检查的诊断符合率高。体表三维标测技术是一项无创性检查方法,可对自律性、折返性及触发性引起的各种房性和室性的心律失常进行定位诊断,以及指导 RFCA 等。

4. 植入式心电记录器(implantable loop recorder,ILR) ILR 为埋入人体左胸皮下可长期监测心电信号的仪器。ILR 通过患者手动触发或系统自动激活进行记录,已成为高效、安全、长时间监测 IVF 发生的首选方法,可在长达数年时间内连续记录心电信息,明确心律失常与 IVF 有无相关性,进而为 IVF 发病机制的研究、制定治疗措施及风险分层等提供准确可靠的指标,是目前明确诊断 IVF 的金标准。

(三)影像学检查

1. 心脏磁共振成像(cardiac magnetic resonance,CMR) CMR 检查是测量左右心室容量、质量及射血分数的金指标。对于心脏结构正常的 IVF 患者进行 CMR 检查,可发现右心室流出道心肌细胞的纤维化或脂肪细胞替代等轻微和局灶性的病变。心肌纤维化能降低激动的传播、增加组织波裂的易损性和促进螺旋波的形成,而引起心室颤动;增加折返性心律失常的周期,抑制恢复性而导致心动过速向心室颤动转化,这可能与局部纤维

化心肌的传导速度恢复性异常有关。

2. 心脏电生理检查（electrophysiologic study, EPS） EPS检查心内标测时在室性期前收缩起源部位的希氏束—浦肯野纤维远端，可记录到比心室肌激动提前10~15ms的浦肯野纤维电位，产生短联律间期的室性期前收缩，继而诱发心室颤动。但目前影像学检查技术尚无法发现的微小局灶性心律失常起源点。

3. 冠状动脉造影（coronary arteriography, CAG） OHCA幸存者年龄>40岁、心电检查有心肌缺血性损伤等患者应进行CAG检查，以明确冠状动脉是否存在病变，并可对其病变的性质、程度及范围做出定量分析等。

（四）病理组织检查

对于心脏性猝死者应征求患者亲属的意见并获得知情同意情况下进行尸检。其中2019年ESC和AECVP发布《2019欧洲建议：将基因检测纳入心脏性猝死的多学科管理》，建议指出：

1. 对于突然、意外的自然死亡，增加法医尸体解剖和尸检比例是一个主要目标，对于40岁以下患者应强制执行；40~65岁患者应考虑进行；65岁以上患者应根据个案的具体情况评估是否进行。

2. 对于心脏性猝死患者，应进行完整的尸检，包括心脏解剖等，应采集血液或组织样本冷冻保存，以备进行DNA分析、基因检测等，应尽可能找到心脏性猝死的病因，鉴别潜在的高危亲属。

七、诊断

（一）排除诊断法

2014年，HRS、EHRA、APHRS发布遗传性心律失常的专家共识，将IVF的诊断标准定义为：①OHCA幸存者，最好有心室颤动记录；②经临床评估除外心源性、呼吸源性、代谢性及中毒等因素引起的猝死，其中心脏性猝死应排除长QT间期综合征（long QT syndrome，LQTS）、Brugada综合征（Brugada syndrome，BrS）、短QT间期综合征（short QT intervalsyndrome，SQTS）、早复极综合征（early repolarization syndrome，ERS）、PVT等心脏离子通道疾病。

（二）确定诊断指标

经排除诊断法后有如下表现可明确诊断：①家族史阳性；②临床上高度怀疑IVF和/或家庭成员为某种遗传性疾病；③相关致病基因突变等。

八、鉴别诊断

在临床上IVF主要应与ERS、BrS、LQTS、SQTS、PVT、短联律间期右室RVOT-VT等疾病鉴别诊断，其鉴别诊断流程，见图2.4。

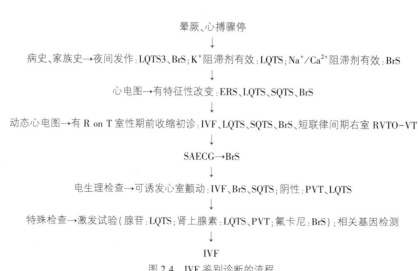

图2.4 IVF鉴别诊断的流程

1. ERS

ERS 患者标准 12 导联心电图表现为至少连续两个导联的 J 点抬高≥1.0mm，且 QRS 波与 ST 段之间的锐利转折消失，而代之为平滑移行曲线或一个直立 J 波。研究证实，极少数 ERS 患者有发生室性心律失常、心室颤动、心脏性猝死等潜在的风险，其预后不良。

2. BrS

BrS 是一种常染色体显性遗传性心脏离子通道疾病，病因为编码心肌离子通道基因突变引起离子通道功能异常，患者多发生于中青年男性，临床检查心脏结构、形态及功能均正常，无器质性心脏病的证据，心电图特征性表现为右胸导联（V_1~V_3）ST 段呈下斜型或马鞍型抬高，T 波倒置，伴或不伴右束支传导阻滞，临床上常因室性心律失常或心室颤动引起反复晕厥，甚至心脏性猝死，有时难以与 IVF 鉴别。

3. LQTS

LQTS 患者可表现尖端扭转型室性心动过速（torsades de pointes，TdP），TdP 可恶化为心室颤动，导致猝死的发生。现已发现 13 种先天性 LQTS 基因型，其中临床上 LQTS1 型～LQTS3 型多见，LQTS1 型心律失常事件常发生于运动或情绪激动时；LQTS2 型常发生于休息或突如其来的噪音时；而 LQTS3 型常发生于休息或睡眠时。目前以多次心电图显示校正后的 QT（QTc）间期≥500ms，排除其他因素导致的 QTc 间期延长为主要诊断标准。

4. SQTS

SQTS 是一种单基因突变导致心脏离子通道功能异常，心电图表现为 QT 间期明显缩短，胸导联 T 波高尖，伴有或不伴有恶性心律失常，但心脏检查其结构、形态及功能均为正常。SQTS 患者可反复发作心房颤动、晕厥、室性心动过速、心室颤动等，家族中多代成员有较高的心脏性猝死发生率。

5. PVT

PVT 具有明显家族聚集性，患者多为无器质性心脏病的青少年，在静息状态下心电图正常，而在运动或情绪激动时可诱发双向性室性心动过速、PVT、多形性室性期前收缩而导致发作性晕厥。室性心律失常可自行终止抑或演变为心室颤动，故预后不良。

6. 短联律间期右心室 RVOT-VT

短联律间期右心室 RVOT-VT 多起源于右心室流出道，心脏检查其结构、形态及功能常显示正常。右心室 RVOT-VT 在临床上通常不导致血流动力学紊乱，因此被认为是一种良性心脏疾病。少数研究报告提示，右心室 RVOT-VT 亦可引起心室颤动或 PVT，但两种疾病间有各自的特征：①IVF 中无单形性右心室 RVOT-VT 的心电图表现，而恶性右心室 RVOT-VT 患者中可见；②程序性心室刺激不能诱发右心室 RVOT-VT 患者心室颤动的发作，但往往诱发 IVF 患者的发作；③IVF 患者的短联律间期室性期前收缩，联律间期相对较短并且固定；而右心室 RVOT-VT 患者中联律间期较长，且变化较大。

九、治疗

心搏骤停发生后 4min 内进行准确有效的心肺复苏，尽早除颤，患者的生命极有可能被挽回。心搏骤停的药物主要用在第二次除颤不成功后，在除颤同时给予抗休克药物、抗心律失常药物及酸碱平衡调节等药物。

（一）药物治疗

1. 硫酸奎尼丁　硫酸奎尼丁推荐剂量为 600~1600mg/d，加入 5% 葡萄糖液稀释至 50mL 缓慢静脉泵入。对于确诊为 IVF 患者并已置入 ICD，或者拒绝置入、存在置入禁忌的患者，可考虑在 EPS 指导下或经验性使用奎尼丁治疗。研究表明，奎尼丁对控制 IVF 复发的长期效果较好，硫酸奎尼丁可有效抑制 90% 持续性心室颤动患者的复发。硫酸奎尼丁常见的副作用为腹泻，其他副作用有血小板减少、发热、过敏、窦房结功能紊乱、肝功能异常、乏力等。

2.盐酸胺碘酮 盐酸胺碘酮负荷量为 3～5mg/kg，以 5%～10% 葡萄糖液稀释后缓慢静脉泵入。

3.酒石酸美托洛尔 酒石酸美托洛尔成人剂量 5mg，用葡萄糖稀释后缓慢静脉泵入，如病情需要可在 5min 后重复应用 1 次。

4.异丙肾上腺素 异丙肾上腺素 0.5～1.0mg 加入 5% 葡萄糖液 200mL 稀释后缓慢静脉点滴，泵入速度为 0.5～2.0μg/min，并应根据心率、血压等调整用药的速度。异丙肾上腺素可用于 IVF 急性期、心脏电风暴的治疗，是在电除颤、奎尼丁、胺碘酮、酒石酸美托洛尔等治疗均无效时试用异丙肾上腺素。

5.硫酸镁 硫酸镁注射液 1.0～2.0g，用 5% 葡萄糖溶液 20mL 稀释后缓慢静脉泵入，然后给予静脉 2～4mg/min 泵入。硫酸镁治疗 TdP 为快速、安全及有效的药物，镁离子可降低异位激动的形成、提高心室颤动的阈值及增加细胞内钾离子浓度等，故可作为治疗 TdP 的一线药物。

静脉泵入药物时应密切监测心率、心律、血压及血氧饱和度等人体生理指标，并备好抢救药物。

（二）无创复律

电除颤是以一定量的电流冲击心脏从而使心室颤动终止的方法，是治疗心室颤动有效的方法，适于转复各类异位快速心律失常，尤其是药物治疗无效的患者，是转复心室颤动首选的治疗。

（三）介入治疗

1.RFCA 研究表明，RFCA 对起源于右心室隔缘肉柱、右心室乳头肌、右心室流出道、左心室流出道及左心室乳头肌的室性期前收缩所诱发的 IVF 均有较好的疗效。RFCA 可抑制室性期前收缩起搏点，RFCA 后局部浦肯野纤维的电位明显消失，同时 QRS 起始部电活动轻度延迟，从而有效预防心室颤动再发。研究显示，诱发 IVF 的室性期前收缩起源点可位于左后分支、左前分支、右心室及右心室流出道的浦肯野纤维。RFCA 后随访 5 年，其心室颤动复发率约为 18.0%，电风暴复发率约为 8.0%，且 RFCA 术后有发生一过性左束支传导阻滞、室内传导紊乱的风险。研究还发现，术前存在束支传导阻滞者往往预示 RFCA 术后预后不佳，有再发心室颤动的风险。

2.置入 ICD 目前研究认为，确诊 IVF 患者及 IVF 生还者应置入 ICD，尤其对于心室颤动及血流动力学不稳定的室性心动过速患者其疗效较为显著，其全因死亡率明显下降。

3.皮下 ICD(subcutaneous ICD,S-ICD) 置入 S-ICD 可感知、检测并治疗室性心动过速、心室颤动，同时不触及心脏及脉管系统。经对符合置入 ICD 指征的 321 例患者研究发现，置入 S-ICD 可检测到超过 90% 的心室颤动发作，所有心室颤动发作均成功转复。而不良心血管突发事件方面，半年内发生置入 S-ICD 并发症发生率仅为 1.0%，但约有 13.1% 的患者存在不恰当放电现象。

（四）精准治疗

近年应用诱导多能干细胞治疗 IVF 的研究，取得初步成绩，因为诱导多能干细胞由于取材于患者表皮细胞诱导分化为心肌细胞，符合人体电生理特性，为今后 IVF 干预的治疗提供新思路。

十、预后

IVF 是严重的心律失常，在心脏性猝死中 75%～90% 为心室扑动和心室颤动，但极少数的心室颤动患者可自行终止。在临床上心室颤动持续时间>4min 后可造成神经系统和重要脏器的不可逆性损害，即使患者复律成功，其死亡率、病残率仍然非常高，预后严重不良。

荟萃分析显示，IVF 患者 5 年内全因死亡率约为 3.1%，如无任何治疗 IVF 患者在 5 年的复发率约为31%。

十一、遗传咨询

（一）目的

1.IVF 患者病因的确定,对患者亲属有着重要的精神安慰意义,因为病因的确定可使患者亲属觉得安心,患者亲属想知道 IVF 患者为什么突然弃他们而去。

2.IVF 患者家族成员疑有相同疾病,应进行相关致病基因检测是否有发病的风险,这样才可以对那些携带相同致病基因突变的家族成员进行早期诊断,并据此制定个体化的干预治疗措施。

（二）建议

1.对 IVF 患者的一级亲属均进行常规心电图、动态心电图、SAECG、心电图运动负荷试验、超声心动图、药物激发试验、CMR 等检查,以及实验室相关致病基因筛查,对其亲属生育下一代提供医学遗传咨询依据,帮助优生优育。

2.对于可能年老时才表现出症状和/或体征的 IVF 患者,应长期追踪随访,定期进行心脏检查及相关致病基因筛查。

3.对其年轻的家族成员应进行定期常规心脏检查,指导临床随访及基因检测的选择,以使家庭成员能够做出后续的重要医疗决定。

4.详细了解家族病史,获取详细的三代家族史并确认详细信息,将血统史信息记录在谱系中,并解释该信息以及对家庭成员造成的风险。

参考文献

1. ALDERS M, KOOPMANN T T, CHRISTIANS I, et al. Haplotype-sharing analysis implicates chromosome 7q36 harboring DPP6 in familial idlopathic ventricular fibrillation［J］. American journal of human genetics, 2009,84(4):468-476.

2. PRIORI S G, WILDE A A, HORIE M, et al. HRS/EHRA/APHRS Expert Consensus Statement on the Diagnosis and Management of Patients with Inherited Primary Arrhythmia Syndromes. Journal of Arrhythmia,2014,30(1):1-28.

3. FELLMANN F, VAN El C G, Charron P, et al. European recommendations integrating genetic testing into multidisciplinary management of sudden cardiac death. Eur J Hum Genet. 2019,27(12):1763-1773.

4. 中华医学会心电生理和起搏分会,中国医师协会心律学专业委员会.室性心律失常中国专家共识.中华心律失常学杂志,2016,20(4):279-326.

5. 中华医学会,中华医学杂志社,中华医学会全科医学分会,等.心搏骤停基层诊疗指南(2019).中华全科医师杂志,2019,18(11):1042-1079.

6. 中华医学会心电生理和起搏分会,中国医师协会心律学专业委员会.2020 室性心律失常中国专家共识.中国心脏起搏与心电生理杂志,2020,34(3):189-253.

7. 中华医学会,中华医学会临床药学协会,中华医学会杂志社,等.心搏骤停基层合理用药指南.中华全科医师杂志,2021,20(3):307-310.

8. 王娜,华乐,杨甫,等.腺病毒介导的 DPP6 过表达载体的构建及其在大鼠心肌细胞内表达的鉴定.暨南大学学报(自然科学与医学版),2015,36(6):453-457.

9. KHERA A V, MASON-SUARES H, BROCKMAN D, et al. Rare genetic variants associated with sudden cardiac death in adults［J］. Journal of the American College of Cardiology,2019,74(21): 2623-2634.

10. SADEK M M, BENHAYON D, SUREDI R, et al. Idiopathic ventricular arrhythmias originating from the moderator band: electrocardiographic characteristics and treatment by catheter ablation. Heart Rhythm,2015,12:67-75.

11. HAISSAGUERRE M, SHODA M, JAIS P, et al. Mapping and Ablation of Idiopathic Ventricular Fibrillation. Circulation,2002,106(8):962-967.

12. 黄壹萍,郭继鸿,王新康,等.原发性心脏离子通道病与心脏性猝死.实用心电学杂志,2021,30(5):364-370.

13. KRAHN A D, HEALEY J S, CHAUHAN V, et al. Systematic assessment of patients with unexplained cardiac arrest: Cardiac Arrest Survivors With Preserved

Ejection Fraction Registry（CASPER）. Circulation, 2009,120(4):278-285.

14. NAM G B. Idiopathic ventricular fibrillation, early repolarization and other jwaverelated ventricular fibrillation syndromes. Circulation Journal,2012,76(12):2723-2731.

15. OZAYDIN M, MOAZZAMI K, KALANTARIAN S, et al. Long term outcome of patients with idiopathic ventricular fibrillation:a meta-analysis. J Cardiovasc Electrophysiol,2015,26(10):1095-1104.

16. 董航,李燕,林国桢,等. 2012~2017 年广州市心性猝死流行情况与趋势分析. 中国循环杂志,2019,34(6):582-586.

17. 鲁端. 碎裂 QRS 波群与临床. 心电与循环,2017,36(4):217-223.

18. WEISS R, KNIGHT B P, GOLD M R, et al. Safety and efficacy of a totally subcutaneous implantable-cardioverter defibrillator. Circulation, 2013, 128(9):944-953.

19. 韩钟霖,江宇,汪道武. 特发性心室颤动的研究进展. 中国循环杂志,2014,29(7):558-560.

第三章

遗传性心肌病

第一节　概述

一、心肌细胞

心肌细胞可分为收缩细胞、起搏细胞和传导细胞,其中收缩细胞即心房细胞和心室细胞,主要功能是完成心房、心室的收缩与舒张;起搏细胞与传导细胞能自动去极化,参与激动形成和传导。心肌细胞由细胞膜构成,内含闰盘、横管系统、线粒体、高尔基器、溶酶体、细胞核及肌原纤维等。

(一)细胞膜

细胞膜是指包围在细胞质外周的一层薄膜,它把细胞质和外界环境分割开,构成细胞质和外界环境的重要屏障,细胞膜的厚度为 7～10nm。细胞膜主要由脂类、蛋白质及糖类组成。不同类型的细胞,其组成成分的比例有很大变化。

磷脂分子的尾端是无极性的疏水基团,朝向膜部的中央;头部为亲水端,是磷酸和碱基构成的极性基因,它朝向膜的两侧,与液体状态的细胞内外环境相接触。心肌细胞膜尤其是疏水的中央部分具有高阻抗,好像隔离的包装物围绕着细胞,对离子有选择的通透性,是引起跨膜电位的主要原因。离子是带正电荷(Na^+、K^+、Ca^{2+})、负电荷(Cl^-)的原子及其他分子,它们在细胞内部的运动或跨越细胞膜创建了电流的流动,后者产生了可兴奋细胞膜的信号。静息时对离子流的阻力,跨越细胞为大,细胞内部流动为小,细胞膜有开口处称为通道,它们跨过细胞膜,作为离子跨越细胞膜流动的管道,不同的蛋白质或磷脂蛋白通道是有选择性的,膜蛋白显然对绝大多数已知膜的生物性活动负责。某些种类的通道由于神经递质结合在细胞膜外部位而开放,称为受体—控制通道;另一些对电压变化起反应而开放,称为电压—控制通道。受电荷和时间控制的门,控制离子通过通道的运动,当其开放和关闭时,允许或阻止离子通过。药物能够结合于通道内部的部位,阻止离子通过。在每一个动作电位中,Na^+ 和 Ca^{2+} 膜通道以三种状态周而复始,包括关闭或静息状态,开放或激活状态,以及关闭或失活状态。电压依赖性离子通道是糖蛋白,这些通道的亚单位包括四个共价相连的区(除 K^+ 通道外)。

构成细胞膜磷脂的脂肪酸多为不饱和的,溶点较体温低,所以这种脂质双层膜为液态膜,具有某种程度的"流动"。膜的这种流动性的变化,可以影响膜的某些生理特性,如酶的活性等。镶嵌在脂质分子间的蛋白为各种球蛋白,其中有些蛋白质分子贯穿整个脂质双层,两端露于膜的两侧。有些蛋白质在膜中穿透较浅,仅露于膜的内侧面或外侧面。从这些蛋白质的分子结构看,膜蛋白质不是某种单一的蛋白质,而是具有不同的结构与功能,如有的蛋白质与物质转运功能有关,有的与膜的受体功能相关,还有的则具有酶的性质。

（二）闰盘

心肌细胞之间存在的结构连接被称为闰盘,闰盘是心肌电、机械和代谢耦联的结构基础,是由非特化肌膜、黏合膜、桥粒和缝隙连接组成的特殊结构。在纵切面上闰盘呈阶梯形,可分为横位部分和纵位部分,其中横位部分位于Z线水平,有中间连接和桥粒,使心肌纤维连接牢固;纵位部分与Z线垂直,有缝隙连接,便于纤维间化学信息的交流和电冲动的传导,使心房肌和心室肌整体的收缩和舒张同步进行。

闰盘有三种类型:即斑块粘连、筋膜粘连及结合点,其中筋膜粘连可形成细胞之间坚固的粘连,以便于细胞向相邻的细胞传递机械能量;结合点是在闰盘中细胞间功能接触之处,在此处细胞仅分开1.0～2.0nm,由一系列六角形密集的亚单元桥相连。

1.结合点可以降低细胞间的阻抗,在相邻细胞的纵端形成低阻抗电耦合,在细胞的侧面也有结合点相连。

2.结合点可以是充满水的由蛋白质单元构成的通道,为细胞间离子或小分子移动之处,通道的大小不同,它们将相邻细胞的内部相连接,在其开放状态时是稳定的,当细胞内Ca^{2+}升高时则关闭。

3.结合点可使多细胞的结构在电学上好似一个有秩序的、协调的、内部联系的整体去工作。

4.结合点也可提供生化耦合,让三磷酸腺苷(adenosine triphosphate,ATP)或其他高能量磷酸化物在细胞间通过,并改变其电阻抗,可能部分由Ca^{2+}所控制,当细胞内Ca^{2+}升高时,结合点也可关闭,这有助于受损伤的细胞将损伤处封闭起来,酸中毒可增加孔隙连接处的阻抗,碱中毒则使之降低,孔隙连接处阻抗增加可降低动作电位传播的速度,引起传导延缓或阻滞。

（三）横管系统

1.结构　心肌细胞膜在Z线处凹陷折入细胞内,形成与Z线平行的横管系统,是细胞膜向细胞深处的伸展与延续。

2.功能　横管系统开口于肌外膜(基膜),与细胞外液相通,以便细胞外液与内液进行物质交换,横管系统的功能是将细胞膜的兴奋迅速内传至每根肌原纤维,它是兴奋—收缩耦联不可少的结构。

（四）肌浆网

1.结构　肌浆网是由细胞浆内蛋白质颗粒排列组成的膜性小管系统,主要由纵行小管、侧囊和小管网三部分组成。心肌肌浆网较骨骼肌不发达,肌浆网是胞浆内网状系统。

2.功能　①合成肌原纤维内的收缩蛋白;②进行三大物质交换,供应细胞营养;③摄取、贮存及释放Ca^{2+},参与肌肉收缩与舒张过程。

（五）线粒体

1.结构　在不同类型细胞中,线粒体数量差别很大,在心肌细胞内含量丰富。线粒体平行排列在肌原纤维间和细胞周边区内,呈长链状。

2.功能　线粒体是细胞内含酶最多的细胞器,有140余种,这些酶能催化组织呼吸和氧化磷酸化,使糖、脂肪和氨基酸都能在线粒体内氧化为H_2O和CO_2,释放出ATP。线粒体是需氧代谢和产生ATP的细胞器,这些特征是心肌需氧代谢旺盛的物质基础,并能很好地适应心肌连续不断地收缩,以及需要巨大能量供应的生理特征。

（六）高尔基体

1.结构　高尔基体是由大小、形态多变的囊泡体系组成。

2.功能　高尔基体位于心肌纤维的肌浆内,肌浆网膜与高尔基体的单层界膜有联系,高尔基体膜上含有许多酶,如唾液酸转移酶、半乳糖基转移酶等,这些酶能将寡糖转移到蛋白质分子上形成糖蛋白。另外还有许多其他酶类,如氧化还原酶、磷酸酶及磷脂酶等,因此高尔基体是多糖、蛋白质和脂类的合成场所。

（七）溶酶体

1.结构　溶酶体是一种广泛存在于真核细胞中专门从事细胞内消化作用的细胞器。溶酶体在心肌细胞内，形态各异，数量不定，直径一般为 $0.2\sim0.8\mu m$。

2.功能　溶酶体多位于心肌细胞核两端的高尔基器和线粒体之间，其基质呈细颗粒状，通过溶酶体消化分解后生成的物质，有些可以透过溶酶体扩散进入肌浆内，有的则被利用或排出，有的可成为残液而留在细胞内。溶酶体已经发现有 60 余种酸性水解酶，大致可分为蛋白质、核酸酶、脂酶、糖苷酶、磷酸酶及硫酸脂酶等 6 大类。

（八）细胞核

1.结构　细胞核位于细胞中央，由双层核膜包绕，与肌浆分开。内外核膜相互融合而形成的环形孔道即为核孔，核孔大小、数量和分布随细胞种类及功能状态的不同而不同。

2.功能　心肌细胞每个核膜约有 2500 个孔，核孔是核与肌浆之间进行物质交换的通道，核内含有 DNA、RNA、Na^+、K^+、蛋白质和磷脂等。

二、肌原纤维

心肌细胞含有大量的肌原纤维，在光学显微镜下可见横纹肌管系统，虽然肌质网不如骨骼肌发达，但横管特别粗大。肌原纤维的结构蛋白质是肌肉收缩的物质基础，肌原纤维由粗丝和细丝组成，其中细丝含有肌动蛋白和肌钙蛋白—原肌球蛋白的调节复合物，粗丝是能量传导和产生肌力的主要因素。

心肌细胞浆中含有大量密集纵向排列的肌原纤维，它纵贯整个心肌细胞并插入闰盘中，是心肌细胞收缩的基本结构单位，这些与心肌长轴平行的肌原纤维被横隔（Z 线）分割成很多重复单位，称为肌节。肌节是心肌收缩的功能单位，平均每一肌节

长约 $2.2\mu m$，最大收缩时可短至 $1.5\mu m$，最长伸展时可达 $2.5\mu m$，在光学显微镜下观察肌原纤维的纵切面，肌节由称 A、I、Z、H、M 的线和带组成。A 带为暗带，I 带为明带，I 带中的暗线称为 Z 线，在暗界中间稍微明亮的称为 H 端，在 H 带中间还有一条更窄的暗线称为 M 线。

在电子显微镜下观察肌节的纵切面，可见肌原纤维由粗肌丝和细肌丝构成，其中粗肌丝直径约为 12nm，长约为 $1.5\mu m$，并由 16nm 的间隔互相分开，细肌丝直径约为 6.0nm，长约为 $1.0\mu m$，细肌丝自 Z 线开始，向 M 线方向延伸。粗肌丝自中间 M 线向两侧延伸，这样在肌节中间就形成粗细肌丝交错平行排列的部位。暗带由粗肌丝所占据，明带为 Z 线两侧粗肌丝没有到达的部位，由细肌丝组成。M 线两侧细肌丝未到达的部位，构成了亮区。亮区两侧的暗带，由粗肌丝和深入其间的细肌丝重合而成。就一个肌节而言，细肌丝的一端固定在 Z 线上，另一端伸向肌节中央，以游离形式止于暗带的亮区边缘。细肌丝和粗肌丝的结构，见图 3.1。

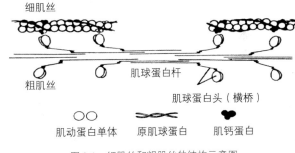

图 3.1　细肌丝和粗肌丝的结构示意图

当细胞内 Ca^{2+} 浓度增加时，肌动蛋白激活肌球蛋白的 ATP 酶，产生肌肉收缩。动作动作电位的改变促使肌浆网中的 Ca^{2+} 释放到细胞浆，Ca^{2+} 与细肌丝系统相互作用使肌球蛋白 ATP 酶活化，在体外纯化的肌动蛋白和纯化的肌球蛋白相互作用可产生收缩力，这些作用不依赖于 Ca^{2+} 的存在。然而在正常的肌原纤维中，肌动蛋白和其他蛋白质相互结合，这种活性受 Ca^{2+} 的调节。

（一）细肌丝

细肌丝的成分是肌钙蛋白、原肌球蛋白和肌动蛋白。

1.肌钙蛋白　肌钙蛋白是肌肉收缩的调节蛋白，由3个结构不同的亚基组成，即肌钙蛋白I、肌钙蛋白T及肌钙蛋白C，它附在收缩的横纹肌细微组织上。肌钙蛋白I是一种结构蛋白，它与肌动蛋白及原肌球蛋白互相作用，肌钙蛋白I与肌动球蛋白在静止状态时相结合，抑制肌动球蛋白的ATP酶活性。肌钙蛋白C有4个能结合Ca^{2+}的结合点，当它与细胞内的Ca^{2+}结合时，能导致整个肌钙蛋白构造上的变化。肌钙蛋白放松了肌动球蛋白，让肌动球蛋白与肌浆球蛋白互起作用，而引起肌肉收缩。肌钙蛋白具有的3种同分异构体，其中2种同分异构体是骨骼肌所特有的，1种同分异构体是心肌所特有的，这3种肌钙蛋白的同分异构体存在着结构上的差异。

（1）心肌肌钙蛋白（cardiac troponin，cTn）I：人cTnI有5个螺旋区域，呈伸展式构型。抗体识别相应抗原表位不依赖于蛋白质的三级结构，使cTnI氨基酸序列易被免疫系统识别，故cTnI具有较强的抗原性。在cTnI蛋白质的功能域中，抑制区是其最重要的功能区，它能在无Ca^{2+}存在的情况下，与组成细纤丝的肌动蛋白相互作用，抑制肌球蛋白的ATP酶活性，cTnI相对分子质量约为24kD。

（2）cTnT：cTnT在胚胎心脏时，cTnT和骨骼肌的肌钙蛋白T均有表达，但在出生前期，骨骼肌亚型表达受到抑制，人心肌细胞中3.0%~7.0%的心肌肌钙蛋白游离存在于胞浆或基质中，93%~97%结合于收缩成分上。成人骨骼肌中没有cTnT，但在胎儿肌肉中可见少量cTnT，尤其是慢开关肌肉组织，cTnT相对分子质量约为37kD。

（3）cTnC：cTnC呈哑铃形，有两个球形功能区被一个长的中央螺旋相连，它能与Ca^{2+}结合，参与调节细丝的活化过程，每分子cTnC与两个Ca^{2+}结合，使cTnI的发生位置变化，逆转cTnI的抑制效应，使肌动—肌球蛋白结合而引起肌肉收缩，反之，cTnC未与Ca^{2+}结合，则cTnI与肌动蛋白结合。cTnC除了在心肌存在外，骨骼肌也存在着由同一基因复制的蛋白，cTnC和骨骼肌的肌钙蛋白C的氨基酸序列相同，因此无特异性，故cTnC抗血清的制备非常困难，难以在临床测定应用，cTnC相对分子质量约为17kD。

2.原肌球蛋白　原肌球蛋白是细肌丝中与肌动蛋白的结合蛋白，长为41nm，相对分子质量约为2×35kD。

（1）结构：原肌球蛋白是重要的调节蛋白，由两条多肽链相互盘绕而成，分子呈棒状。在肌原纤维细丝中，原肌球蛋白分子藏在F-肌动蛋白双螺旋中，分子之间首尾相连，排列成串，它们仅与两条F-肌动蛋白中的一条相接触。

（2）功能：当肌肉处于松弛状态时，每分子的原肌球蛋白掩盖着7个肌动蛋白单体，阻碍其与肌球蛋白结合，兴奋时改变位置，而暴露肌动蛋白的结合部位。

3.肌动蛋白

（1）结构：肌动蛋白又称肌纤蛋白，是细丝的主要成分，与向肌球蛋白及肌钙蛋白构成细肌丝，肌动蛋白主要有球型肌动蛋白（G-型）和纤维型肌动蛋白（F-型）两种类型，其中球型肌动蛋白是肌动蛋白单体；而纤维型肌动蛋白是由许多球型肌动蛋白构成的多聚体，系两个链扭成的双螺旋状结构，具有黏合作用。目前已知有α、β、γ3种肌动蛋白异构体分别分布在不同细胞或组织中，其中α-肌动蛋白包括三种亚型，分别分布在骨骼肌、心肌及血管中；β-肌动蛋白仅一种，存在于非肌肉细胞中的肌动蛋白；γ-肌动蛋白有两种亚型，即细胞质型和肠型肌动蛋白。α-肌动蛋白占肌原纤维总量的20%~25%，相对分子质量约为43kD，由一条多肽链组成，分子构型大体呈球状，有方向性，可分前后,一般称这种单体的肌动蛋白为球状肌动蛋白(G-肌动蛋白)。增加溶液的离子强度,在 Mg^{2+} 存在下许多个(300~400个)G-肌动蛋白按同一前后方向聚合成长链,为纤维状肌动蛋白(F-肌动蛋白),两条单链拧成双 α-螺旋,构成肌小节细丝,肌动蛋白与肌球蛋白结合后,能直接提高肌球蛋白 ATP 酶活性。

(2)功能:在球型单体的表面有与肌球蛋白的头部相结合的活性区,结合成为肌动—肌球蛋白,纤维型肌动蛋白可增强肌球蛋白的头部 ATP 酶活性。在人胚胎期,心肌肌动蛋白除了具有 α、β 两种形式外(C. α、β-肌动蛋白),还有骨骼肌型肌动蛋白(S. α-肌动蛋白),成人正常心肌细胞则以 C. α-肌动蛋白为主。在病理如心肌肥厚状态下,胚胎型 β-肌动蛋白和 S. α-肌动蛋白均有明显增加。

(二)粗肌丝

粗肌丝成分是肌球蛋白,肌球蛋白是肌节中含量最多的蛋白,约占肌原纤维的60%。

肌球蛋白

(1)结构:肌球蛋白分子由两条重链和四条轻链组成,每条粗肌丝内有数百万个肌球蛋白分子,每个肌球蛋白的相对分子质量约为480kD,分头、颈、尾三部分,其中头部呈椭圆形,尾部呈一细长条。

(2)功能:肌球蛋白分头部、颈部及尾部,其中肌球蛋白头部称为肌球蛋白—重链1,相对分子质量约为120kD,存在肌动蛋白结合部位,为两种蛋白的作用点,可与肌动蛋白结合形成肌动—肌球蛋白,具有 ATP 酶活性,可催化 ATP 分解释放能量,供细肌丝滑动收缩之用;肌球蛋白颈部称为肌球蛋白—重链2,相对分子质量约为60kD,在力的传导过程中对稳定重链有重要作用;肌球蛋白尾部称为肌球蛋白—轻链,相对分子质量约为150kD,是肌球蛋白的主体,具有肌球蛋白的溶解特性,但没有酶的活性,呈细长的螺旋状结构,具有收缩特性,参与肌肉收缩,其功能受 Ca^{2+} 的调节。

三、心肌间质

心肌间质约占心脏总体积的25%,心肌成纤维细胞是心肌间质细胞的主要成分,是一种具有多潜能和增殖能力的细胞,可产生和分泌 Ⅰ 型、Ⅲ 型胶原蛋白,其结构呈纤维状,故又称为胶原纤维。Ⅰ 型胶原蛋白约占80%,Ⅲ 型胶原蛋白约占20%,胶原蛋白是体内含量最多的蛋白质,占机体内总蛋白的25%~33%。

胶原

1. 结构　胶原纤维是经过多步过程装配而成,包括胶原分子的合成、分泌和修饰等步骤。胶原分子的多肽链是在内质网膜结合的核糖体上合成的,最初合成的肽链为前体肽链,称为前 α-链(pro-α chain)。合成的前体肽链进入内质网腔,此前体链除在氨基端带有信号肽序列外,在氨基端和羧基端尚带有一段不含 Gly - X - Y 序列的前肽(propeptides)。3 条前 α-链的 C-端前肽借二硫键形成链间交联,使 3 条 α-链"对齐"排列,然后从 C-端向 N-端形成三股螺旋结构,前肽部分则呈非螺旋卷曲,带有前肽的三股螺旋胶原分子称为前胶原(procollagen)。完成翻译后修饰的前胶原在高尔基体被包装入分泌小泡而运送至细胞外,然后被细胞外的两种特异性蛋白酶分别水解去除 N-端及 C-端前肽而形成原胶原(tropocollagen),原胶原分子相互呈阶梯式有序排列并发生侧向共价交联,聚合成直径为 50~200nm、长约 150nm 至数微米的胶原纤维,在电镜下可见间隔为 67nm 的横纹。

2. 功能　胶原在细胞外基质中含量最高,刚性及抗张力强度最大,构成细胞外基质骨架结构,细胞外基质中的其他组分通过与胶原结合形成结构与功能的复合体,病理状态下,如心肌肥大时,大量胶原纤维增殖,使心肌结构紊乱,形成瘢痕或器官硬化等,这些改变可使心肌收缩力下降,心肌供血受阻,耗氧增加,进而诱发心功能不全。

四、酶蛋白

（一）结构

酶蛋白可分为一级~五级结构。

1.一级结构　酶蛋白质由 100~10000 个氨基酸肽链相连而成,肽链结构与氨基酸残基的排列顺序组成酶蛋白的一级结构。

2.二级结构　以肽链平面为单位、以 α-碳子为转折,可形成规则的右手螺旋结构,或肽键平面之间折叠成锯齿状的 β-片层结构,或肽链形成 180°回折的 U 形转角,或部分肽段呈现不规则的无规线圈,均为酶蛋白的二级结构。

3.三级结构　二级结构的酶蛋白肽链进一步盘绕、折叠形成三级结构。

4.四级结构　由 2 条或 2 条以上酶蛋白三级结构的酶蛋白通过次级键相互结合而成的聚体酶蛋白,称为四级结构。

5.组成聚体酶的具有三级结构的肽链称为亚基、亚单位或亚体,具有四级结构的若干分子组成特定的空间结构,形成酶的复合物,称为五级结构。

（二）功能

酶化学本质是蛋白质,仅有极少数酶是核酸,或核酸与酶蛋白组成的复合体。

五、心肌病诊治

（一）国外研究

1972 年,Goodwin 和 Oakley 最早提出心肌病的概念,其定义:心肌病为"原因不明的心肌疾患";分型:充血型心肌病、肥厚型心肌病(又分为梗阻性和非梗阻性)、限制(闭塞)型心肌病。

1980 年,世界卫生组织/国际心脏病学联合会(World Health Organization/International Cardiology Federation,WHO/ISFC)工作组第一次发表关于心肌病的定义和分类报告,其定义:心肌病被定义为"原因不明的心肌疾病";分型:扩张型心肌病、肥厚型心肌病、限制型心肌病、特异性心肌病。

1995 年,WHO/ISFC 工作组对心肌病分为原发性和继发性两类,原发性心肌病包括:扩张型心肌病、肥厚型心肌病、限制型心肌病、致心律失常型右室心肌病、未定型心肌病;继发性心肌病又称特异性心肌病。随着分子生物学的研究进展和对心肌病发病机制认识的不断深入,目前临床使用的 1995 年 WHO/ISFC 工作组对心肌病定义及分类的方法,已不能满足现代心脏病学的明确诊断、精准治疗及预测预后等要求。

2006 年,美国心脏协会(American Heart Association,AHA)制定发布心肌病定义和分类,其定义:心肌病为一组临床表现多种多样的心肌疾病,具有结构异常和/或电异常,由各种病因通常是遗传原因造成,常表现为心室异常肥厚或扩张,但也可以正常;分型:首次按照疾病分子水平上的发病机制作为分类基础,阐明心肌病在基因和分子水平的新发病机制,体现现代医学对心肌病认识水平的提高和未来研究方向;首次将引起致命心律失常的原发性心电异常(离子通道病)纳入心肌病范畴。

2008 年,欧洲心脏病学会(European Society of Cardiology,ESC)心肌病和心包疾病工作组修订标准,其定义:为非冠状动脉疾病、高血压、瓣膜病和先天性心脏缺陷等导致的心肌结构和功能异常的心肌疾病;分型:肥厚型心肌病、扩张型心肌病、致心律失常性心肌病、限制型心肌病和未定型心肌病等。ESC 分类 4 个特色:①建立于疾病特殊形态及功能表型,而非建立于病理生理机制,因此更适于临床应用;②将心肌病进一步划分为家族性和非家族性,注重心肌病的遗传决定因素,并以此指导诊断试验;③不再对原发性和继发性心肌病进行区分;④诊断以排除诊断为主转向建立敏感而特异性的诊断标志物。在 5 种分型中结合疾病是否有遗传性/家族性这一特征再进行划分,分为家族性/遗传性心肌病和非家族性/非遗传性心肌病两大类。

2013 年,世界心脏联盟(World Heart Federation, WHF)提出基因型与表型相结合,对心肌病从 5 个方面进行分类,即 MOGES 分类法:形态功能特性(morphological and functional characteristics,M)、累及的器官(organs involved,O)、遗传模式(genetic model,G)、明确的病因(clear etiology,E),包括详细的遗传学缺陷或其他疾病原因、按照美国心脏病学会(American College of Cardiology,ACC)/AHA 分期和 NYHA 心功能分级(state rating,S),其中心功能分级可由医生自行选择。MOGES 分类法的优势在于一目了然,可以完整描述出心肌病的类型,以及患者和家族成员的基本信息,还可以附加家系系谱分析,但整个命名比较复杂,所有患者均需要进行影像学检查、基因检测等,虽然对于诊断和治疗很有帮助,但在推广中有一定的难度,期待这种命名方式进一步得到修改,使其更加完善和易于在各级医院常规应用,对心肌病的诊断和治疗中有更深刻的理解,有利于医生之间的交流,促进多中心、多种族的注册研究,提高心肌病的诊断与治疗水平。

2019 年,欧洲心脏病学会(European Society of Cardiology,ESC)和欧洲心血管病理协会(European Association of Cardiovascular Pathology,AECVP)发布《2019 欧洲建议:将基因检测纳入心脏性猝死的多学科管理》,因为临床研究发现在年轻人的心脏性猝死患者中遗传性心肌疾病所占的比例较高。

(二)国内研究

1999 年,中华心血管病杂志发表心肌炎和心肌病命名会议讨论纪要,建议我国临床医师采用 1995 年 WHO/ISFC 工作组对心肌病定义和分类的标准。

2007 年,我国制定《心肌病诊断与治疗建议》将原发性心肌病分类和命名为扩张型心肌病、肥厚型心肌病、致心律失常右室心肌病、限制型心肌病及未定型心肌病。

2011 年,中华医学会心血管病学分会和中华心血管病杂志编辑委员会,发布了遗传性心脏离子通道病与心肌病基因检测中国专家共识。

2012 年,中华儿科杂志发布了小儿心肌病分类的建议和说明,是我国首次制定对儿童心肌病的诊断、治疗等分类。

2013 年,中华医学会儿科学分会心血管学组及中华儿科杂志编辑委员会,发布了儿童心肌病遗传代谢性病因的诊断建议。

2013 年,中华医学会儿科学分会心血管学组及中华儿科杂志编辑委员会,发布了儿童心肌病基因检测建议。

2019 年,我国制定和发布了特发性心肌病诊疗指南 2019 年版,原发性心肌病根据发病机制分为遗传性、遗传和非遗传混合性、获得性,其中遗传性为基因突变所致。

2021 年,中国医疗保健国际交流促进会,精准心血管病分会及心肌病抗凝治疗中国专家共识专家组,制定和发布了心肌病抗凝治疗中国专家共识,该共识对各类心肌病的抗凝适应证及方案进行了系统阐述,并根据现有的证据做出推荐,以指导、规范临床心肌病患者的抗凝治疗。

(三)心肌病临床基因筛查流程

临床研究显示,心肌病约有 40% 呈家族遗传性,其中 2/3 的亲属成员是通过家族筛查而明确诊断,故推荐对患者亲属成员进行基因筛查,并且年龄从 10 岁开始至 70 岁,这样有助于早期发现遗传性心肌病,防止漏诊或误诊,遗传性心肌病临床基因筛查流程见图 3.2。

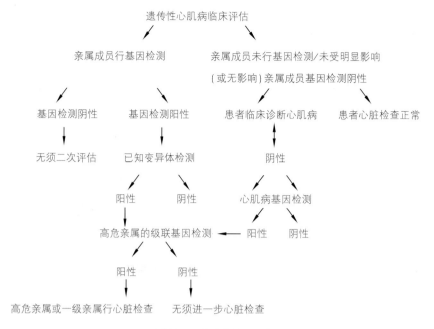

图 3.2 遗传性心肌病临床基因筛查流程

六、遗传性心肌病

自 1990 年首次发现家族性心肌疾病的致病基因突变以来，对遗传性心肌病的基因检测经历了从基础研究到临床应用的发展过程。在先证者中正确地识别明确的致病基因突变，可为家族成员提供一个检测其是否携带相关致病基因突变的金标准，因为先证者的致病基因突变的检测结果可能有助于识别该致病家系中高风险的家族成员，以及确定他们共同的致病原因，并有助于判别心肌疾病的综合表现，从而协助计划生育。因此不管是对家族成员中有临床心脏病表现但基因检测结果阴性的成员，还是对无临床表现但基因检测结果阳性的成员，进行特定基因突变检测的结果对遗传性心肌疾病的病因、发病机制、明确诊断、判断病情、风险分层及遗传咨询等方面均具有重要的临床意义。

本章著述为致病基因明确、具有明显家族聚集倾向的遗传性心肌疾病：包括家族扩张型心肌病（familial dilated cardiomyopathy，FDCM）、致心律失常性右心室心肌病（arrhythmogenic right ventricular cardiomyopathy，ARVC）、致心律失常性左心室心肌病（arrhythmogenic left ventricular cardiomyopathy，ALVC）、家族性肥厚型心肌病（familial hypertrophic cardiomyopathy，FHCM）、心尖肥厚型心肌病（apical hypertrophic cardiomyopathy，AHCM）、右心室肥厚型心肌病（right ventricular hypertrophic cardiomyopathy，RVHCM）、左心室中部肥厚型梗阻性心肌病（midventricular hypertrophic obstructive cardiomyopathy，MVHOCM）、家族性限制型心肌病（familial restrictive cardiomyopathy，FRCM）、心肌致密化不全（noncompaction ventricular myocardium，NVM）、法布里病（Fabry disease，FD）、PRKAG2 心脏综合征（PRKAG2 heart syndrome，PCS）、Danon 病（Danon disease，DD）、心脏淀粉样变（cardiac amyloidosis，CA）、心房性心肌病（atrial cardiomyopathies，AC）。

参考文献

1. MARON B J, TOWBIN J A, THIENE G, et al. Contemporary definitions and classification of the cardiomyopathies ［J］. Circulation, 2006, 113 （14）：1807-1816.

2. ELLIOTT P, ANDERSSON B, ARBUSTINI E, et al.

Classification of the cardiomyopathies:aposition statement from theeuropean society of cardiology working group on myocardial and pericardial diseases. Eur Heart J,2008,29 (2):270-276.

3. 刘雯.MOGE(S)分类:心肌病表型—基因型对应分类方法介绍.心血管病学进展,2014,35(6):635-639.

4. FELLMANN F, VAN EL C G, CHARRON P, et al. European recommendations integrating genetic testing into multidisciplinary management of sudden cardiac death. Eur J Hum Genet. 2019,27(12):1763-1773.

5. 中华医学会心血管病学分会,中华心血管病杂志编辑委员会,中国心肌病诊断与治疗建议工作组.心肌病诊断与治疗建议.中华心血管病杂志,2007,35(1):5-16.

6. 中华医学会心血管病学分会,中华心血管病杂志编辑委员会.遗传性心脏离子通道病与心肌病基因检测中国专家共识.中华心血管病杂志,2011,39(12):1073-1082.

7. 马沛然,汪翼.小儿心肌病分类的建议和说明.中华儿科杂志,2012,50(6):472-474.

8. 中华医学会儿科学分会心血管学组,中华儿科杂志编辑委员会.中华儿科杂志,2013,51(5):385-387.

9. 中华医学会儿科学分会心血管学组,中华儿科杂志编辑委员会.儿童心肌病基因检测建议.中华儿科杂志,2013,51(8):595-579.

10. 中华人民共和国国家卫生健康委员会.特发性心肌病诊疗指南.中国乡村医生杂志,2019,26(5):13-16.

11. 中国医疗保健国际交流促进会,精准心血管病分会,心肌病抗凝治疗中国专家共识专家组.心肌病抗凝治疗中国专家共识.中国循环杂志,2021,36(12):1148-1157.

12. 宋雷,惠汝太.单基因遗传性心血管疾病基因诊断指南.中华心血管病杂志,2019,47(3):175-196.

13. 武宇辉.代谢性心肌病.中国小儿急救医学,2022,29(1):19-23.

第二节 家族扩张型心肌病

家族扩张型心肌病（familial dilated cardiomyopathy，FDCM）大多数为常染色体显性遗传，有明显家族聚集性，家族亲属成员中有 2 例或以上的患者。心脏以左心室进行显著扩大，伴有收缩功能明显减低等为特征，临床表现呈多样化，患者早期可无明显症状和体征，仅超声心动图检查发现左心室呈不同程度扩大；晚期左心室明显扩大、心功能不全及恶性心律失常，预后严重不良。药物治疗主要措施是控制心力衰竭、心律失常，预防心脏性猝死的发生、提高生活质量及生存率；终末期进展为难治性心力衰竭时心脏移植是目前唯一已确定的外科治疗方法。

一、概述

1993 年，在一个扩张型心肌病（dilated cardiomyopathy，DCM）家族中的男性同胞 X 染色体上发现了心肌萎缩蛋白基因（dystrophin gene，DMD）突变，由此引出 FDCM 的定义，即至少有 2 个血缘关系密切的家族成员诊断为散发性 DCM 或有 1 个年轻的家族成员死于心脏性猝死。

2008 年，欧洲心脏病学会（European Society of Cardiology，ESC）发布了关于心肌病新的分类，将心肌病定义为非冠心病、高血压、瓣膜病和先天性心脏病等病因所引起的心肌结构及功能异常；心肌病根据形态学特异性和不同功能表现进行分类，同时又可分为家族性和非家族性。

2013 年，世界心脏联盟（World Heart Federation，WHF）提出基因型与表型相结合的心肌病 MOGES 分类法，即形态功能特性（morphological and functional characteristics，M）、累及的器官（organs involved，O）、遗传模式（genetic model，G）、

明确的病因（clear etiology，E）包括详细的遗传学缺陷或其他疾病原因、按照美国心脏病学会（American College of Cardiology，ACC）/美国心脏病协会（American Heart Association，AHA）分期及 NYHA 心功能分级（state rating，S）。MOGES 分类法的优势在于可以完整描述出心肌病的类型，以及患者和家族成员的基本信息，还可以附加家系系谱分析。

2018 年，中华医学会心血管病学分会及中国心肌炎心肌病协作组，制定发布《中国扩张型心肌病诊断和治疗指南》。该指南是在 2007 年版《心肌病诊断与治疗建议》的基础上，参考国内外 DCM 研究新进展、指南、共识及科学声明等进行更新，为规范我国 DCM 诊断和治疗有着里程碑的意义。

二、病因

FDCM 为常染色体显性遗传病、常染色体隐性遗传病、X 连锁遗传病或线粒体遗传病，经基因组筛选定位，已确定肌联蛋白（titin，TIN）基因、心脏 β-肌球蛋白重链（cardiac β-myosin heavy chain，MYH7）基因、心肌肌动蛋白（cardiac actin，ACTC）基因、核纤层蛋白 A（lamin A，LMNA）基因、心脏 α-肌球蛋白重链（cardiac α-myosin heavy chain，MYH6）基因、心肌肌钙蛋白 T（cardiac troponin T，TNNT2）基因、RNA 结合基序蛋白 20（RNA binding motifprotein20，RBM20）基因、桥粒斑蛋白（desmoplakin，DP）基因、Na⁺ 通道基因（sodium channel gene，SCN5A）基因、心脏型肌球蛋白连接蛋白 C（cardiac myosin binding protein C，MYBPC3）基因、心肌肌钙蛋白 I（cardiac troponin I，TNNI3）基因、纽带蛋白（metavinculin，VCL）基因、肌钙蛋白

（myopalladin，MYPN）基因、锚蛋白重复域 1（ankyrin repeat domain 1，ANKRD1）基因、δ-肌糖蛋白（δ-sarcoglycan，SGCD）基因、肌营养不良蛋白（dystrophin，DYS）、TAZ（taffazin）基因、原肌球蛋白（tropomyosin，TPM）1 基因、DMD、结蛋白（desmin，DES）基因、Rik-1 相关因子 1（Rik1-associated factor-1，RAF1）基因、线粒体 DNA（mitochondrial DNA，mt DNA）基因的突变。

三、分子遗传学

（一）TIN 基因

1.结构　TIN 基因定位于第 2 号染色体长臂 31 区（2q31），长约 82kb，由 363 个外显子和 362 个内含子组成，编码 38138 个氨基酸，相对分子质量约为 4200kD。

TIN 基因是目前已知基因中含外显子最多的基因。外显子以不同的拼接方式形成不同的亚型，TIN 横跨半个肌小节，自 Z 盘至 M 线，依次为 Z 盘连接部、I 带区域、A 带区域，以及 M 线连接部等节段，与 Z 盘的连接部分为 TIN 的 N 末端片段，它与 Z 盘上的 Teap 蛋白结合，而与 M 线的连接部分为 TIN 的 C 末端，它与肌球蛋白结合蛋白 C 相互作用，固定于粗肌丝。

2.功能　TIN 源自 M 线，并沿肌球蛋白纤维伸展，通过肌节的 A 带，最后到达 Z 线，具有复杂的、分子折叠的功能，其生理功能：①TIN 将粗肌丝与 Z-线连接，维持肌原纤维的完整性和稳定性，保持舒张肌肉的静息张力，使粗肌丝处于肌小节的中央位置，受牵拉的肌肉可恢复初始状态，以保证肌肉收缩时张力的输出；②TIN 可能是粗肌丝装配的模板蛋白质；③TIN 的 C 末端具有肌球蛋白轻链激酶的催化功能域，调节肌球蛋白的活性和控制粗肌丝的装配。在心肌中 TIN 起着分子弹簧的作用，既可以对粗肌丝、细肌丝进行精确的调控，产生心肌的被动张力和回复力，又参与心肌主动张力的调节和

维持心肌的紧张度，并在耦联和协调心肌的舒张、收缩运动中发挥重要的作用。

3.突变　TIN 突变类型有移码突变、错义突变、无义突变、框移突变及重复突变等，常见突变位点有第 930 位色氨酸（Trp）被精氨酸（Arg）所置换（Trp930→Arg）、第 4351 位甘氨酸（Gly）被天冬氨酸（Asp）所置换（Gly4351→Asp）等。

（二）MYH7 基因

1.结构　MYH7 基因定位于第 14 号染色体长臂 11 区 2 带到 12 区（14q11.2~12），长 26213bp，由 41 个外显子和 40 个内含子组成，编码 1935 个氨基酸。

MYH7 基因是粗肌丝的主要组成成分，MYH7 含 2 个多态的二核苷酸重复序列，一个在启动子区，一个在内含子 24 上，分别称为 MYO I 和 MYO II，使得连锁分析更容易。

2.功能　心肌肌球蛋白分子由肌球蛋白重链（myosin heavy chains，MHC）和肌球蛋白轻链（myosin light chains，MLC）构成六聚体，其中 MHC 存在两种亚型，即 β-MHC 和 α-MHC，其中 β-MHC 由 MYH7 基因编码。β-MHC 分为球状头部、头杆结合区和杆状尾部，头部包含三磷酸腺苷（adenosine triphosphate，ATP）酶、肌动蛋白及必需轻链的结合位点。β-MHC 是成年心室中表达的主要类型，也存在于胚性心脏和成年心房，是肌小节的主要收缩蛋白。

3.突变　MYH7 基因常见突变位点有第 532 位丝氨酸（Ser）被脯氨酸（Pro）所置换（Ser532→Pro）、第 764 位苯丙氨酸（Phe）被亮氨酸（Leu）所置换（Phe764→Leu）、第 1832 位精氨酸（Arg）被半胱氨酸（Cys）所置换（Arg1832→Cys）等。

（三）ACTC 基因

1.结构　ACTC 基因定位于第 15 号染色体长臂 11 区到 14 区（15q11~14），长 7630bp，由 7 个外显子和 6 个内含子组成，编码 375 个氨基酸，相对

分子质量约为43kD。

2.功能　肌动蛋白在心肌细胞内具有双重作用:①作为肌小节的重要组成成分,它直接与肌凝蛋白作用产生收缩力;②同时也与其他细胞骨架蛋白连接,将产生的收缩力传递至细胞外基质。

3.突变　ACTC基因常见突变位点为第312位丙氨酸(Ala)被组氨酸(His)所置换(Ala312→His)、第361位谷氨酸(Glu)被甘氨酸(Gly)所置换(Glu361→Gly)等。

(四)LMNA基因

1.结构　LMNA基因定位于第1号染色体长臂21区2带到21区3带(1q21.2~22.3),长约56.7kb,由12个外显子和11个内含子组成,编码664个氨基酸,相对分子质量约为72kD。

核纤层蛋白经二聚化,多聚化及高级结构组装形成20~50nm的核纤层蛋白网络。核纤层蛋白有共同的结构特征,N端头部为短的α-螺旋杆状结构域,C端尾部为球状结构域。

2.功能　LMNA基因分为LMNA、LMNC、LMNB1、LMNB2,其中LMNA表达与细胞的状态有关,而LMNB1和LMNB2几乎所有细胞均能表达。LMNA、LMNC和LMNB共同组成细胞的核纤层,核纤层在维持核膜完整性、提供染色体锚着位点、调节细胞的分化,以及核周期性的解体和重组装的过程中发挥着重要作用。

3.突变　LMNA基因突变位点分布于12个外显子,常见突变位点有第60位精氨酸(Arg)被甘氨酸(Gly)所置换(Arg60→Gly)、第85位亮氨酸(Leu)被精氨酸(Arg)所置换(Leu85→Arg)、第192位天冬氨酸(Asp)被甘氨酸(Gly)所置换(Asp192→Gly)、第195位天冬酰胺(Asn)被赖氨酸(Lys)所置换(Asn195→Lys)、第203位谷氨酸(Glu)被甘氨酸(Gly)所置换(Glu203→Gly)、第306位亮氨酸(Leu)被精氨酸(Arg)所置换(Leu306→Arg)等。

(五)MYH6基因

1.结构　MYH6基因定位于第14号染色体长臂11区(14q11),由43个外显子和42个内含子组成,编码1939个氨基酸。

2.功能　心肌肌球蛋白分子由MHC和MLC构成六聚体,其中MHC存在两种亚型,即α-MHC和β-MHC,α-MHC是由MYH6基因编码。既往研究认为,MYH6基因编码的α-MHC在成年心脏消失,但近年研究显示,实际上还有7.0%存在于心脏,并且α-MHC比β-MHC收缩快,所以尽管在心肌中含量不多,但却发挥着重要的作用。

3.突变　MYH6基因突变既可引起DCM,也可导致肥厚型心肌病。

(六)TNNT2基因

1.结构　TNNT2基因定位于第1号染色体长臂32区(1q32),长约17kb,由17个外显子和16个内含子组成,编码288个氨基酸,相对分子质量约为37kD。

肌钙蛋白T包括几个功能结构域,1个N末端的磷酸化区,1个位于9~12外显子之间的原肌球蛋白结合域。

2.功能　肌钙蛋白T与肌钙蛋白C、肌钙蛋白I共同组成肌钙蛋白复合体,在肌肉的收缩和舒张过程中起着重要的调节作用。

3.突变　TNNT2基因常见突变位点有第92位精氨酸(Arg)被色氨酸(Trp)所置换(Arg92→Trp)第141位精氨酸(Arg)被色氨酸(Trp)所置换(Arg141→Trp)、第273位赖氨酸(Lys)被谷氨酸(Glu)所置换(Lys273→Glu)等。

(七)RBM20基因

1.结构　RBM20基因定位于第10号染色体长臂25区2带(10q25.2),由14个外显子和13个内含子组成,编码1207个氨基酸,相对分子质量约为130kD。

RBM20含有两个锌结构域,一个RNA识别基序及一个富含精氨酸/丝氨酸区域。

2.功能　RBM20主要在横纹肌中表达,其中心肌中表达量最高。心脏发育的不同阶段,RBM20 可直接作用于 TIN 基因,形成不同的剪切体。RBM20 能够调节编码肌联蛋白的转录子的剪切,肌联蛋白是一个大的肌节蛋白。

3.突变 RBM20 基因常见突变位点为第 636 位精氨酸(Arg)被丝氨酸(Ser)所置换(Arg636→Ser)。

(八)DP 基因

1.结构 DP 基因定位于第 6 号染色体短臂 24 区 3 带(6p24.3),长约 45kb,由 24 个外显子和 23 个内含子组成。

DP 分为 DP Ⅰ、DP Ⅱ,其中 DP Ⅰ 编码序列为 8031bp,编码 2677 个氨基酸,相对分子质量约为 322kD;DP Ⅱ 编码序列为 6234bp,编码 2078 个氨基酸,相对分子质量约为 259kD。

2.功能 DP 是桥粒斑蛋白中最大的蛋白质之一,它是以哑铃状同源二聚体的形式存在。DP Ⅰ、DP Ⅱ 是主要的桥粒胞质斑蛋白,为桥粒斑中最多的成分。

3.突变 DP 基因常见突变位点有第 90 位谷氨酰胺(Gln)被精氨酸(Arg)所置换(Gln90→Arg)、第 337 位丙氨酸(Ala)被脯氨酸(Pro)所置换(Ala337→Pro)、第 360 位丙氨酸(Ala)被脯氨酸(Pro)所置换(Ala360→Pro)、第 393 位天冬酰胺(Asn)被异亮氨酸(Ile)所置换(Asn393→Ile)等。

(九)SCN5A 基因

1.结构 SCN5A 基因定位于第 3 号染色体短臂 21 区到 24 区(3p21~24),长约 80kb,由 28 个外显子和 27 个内含子组成,外显子大小差异较大,最短为 53bp(第 24 个外显子),最长为 3257bp(第 28 个外显子),编码 2016 个氨基酸的心脏电压门控钠通道 α-亚单位(Nav1.5α),相对分子质量约为 227kD。

Nav1.5α-亚单位由 4 个同源结构域(DI~DIV)组成,每个结构域包含 6 个 α-螺旋跨膜片段(S1~S6),S5 与 S6 间形成 P 环(P-loop),决定通道对离子流的通透性。4 个结构域的 S1~S4 组成电压感受器,为激活闸门,S5 和 S6 片段及连接两片段之间 P 环组成了离子通道孔,决定钠通道的选择特性,也是药物及毒素结合的位点。连接 DⅢ-S6 和 DⅣ-S1 的胞内肽环构成铰链盖,在膜电位发生改变时可旋转并与钠通道孔结合,为失活闸门。

2.功能 SCNA 基因家族至少有 9 个成员(SCN1A~SCN9A),其中 SCN5A 为最重要,钠通道由 α-亚单位和 β-亚单位组成,α-亚单位是钠通道的基本功能单位,具有电压敏感和离子选择功能,可引起心肌细胞动作电位的快速上升,同时使冲动在心肌组织间快速传导。这种钠通道在正常心律的启动、传播及维持中起重要作用,同时还可产生动作电位晚期的去极化电流,从而延长了动作电位时程,产生这种晚钠电流的原因是钠通道不能保持其失活状态,发放了一个不该产生的显著内向电流。

3.突变 SCN5A 基因突变类型主要为错义突变、插入突变等,常见突变位点有第 222 位精氨酸(Arg)被谷氨酰胺(Gln)所置换(Arg222→Gln)、第 1180 位丙氨酸(Ala)被缬氨酸(Val)所置换(Ala1180→Val)、第 1520 位苯丙氨酸(Phe)被亮氨酸(Leu)所置换(Phe1520→Leu)等。

(十)MYBPC3 基因

1.结构 MYBPC3 基因定位于第 11 号染色体短臂 11 区 2 带(11p11.2),长约 24kb,由 37 个外显子和 36 个内含子组成,编码 1274 个氨基酸,相对分子质量约为 141kD。

MYBPC3 基因外显子的大小差异显著,其中有 2 个外显子异常小,仅为 3bp。

2.功能 MYBPC 只在心肌组织中表达,位于肌小节 A 带,肌小节复合体由粗肌丝和细肌丝组成,起着收缩、结构及调节的功能。

3.突变 MYBPC3 常见基因突变位点有第 215

位精氨酸(Arg)被半胱氨酸(Cys)所置换(Arg 215→Cys)、第 236 位丝氨酸(Ser)被甘氨酸(Gly)所置换(Ser236→Gly)、第 948 位天冬酰胺(Asn)被苏氨酸(Thr)所置换(Asn948→Thr)等。

(十一)TNNI3 基因

1. 结构　TNNI3 基因定位于第 19 号染色体长臂 13 区 4 带(19q13.4),长约 6.2kb,由 8 个外显子和 7 个内含子组成,编码 210 个氨基酸,相对分子质量约为 24kD。

2. 功能　cTnI 包含 3 个功能区域:残基 61～112 是肌钙蛋白 T 结合域;残基 113～164 是 cTnC 结合域;残基 130～148、173～181 是肌动蛋白结合域;其余的 C 末端结构域,如 192～210 的作用尚不清楚,可能这部分 cTnI 在 Ca^{2+} 激活肌动蛋白丝过程中起到了稳定原肌球蛋白的重要作用。

3. 突变　TNNI3 基因常见为第 2 位丙氨酸(Ala)被缬氨酸(Val)所置换(Ala2→Val)错义突变位点。

(十二)VCL 基因

1. 结构　VCL 基因定位于第 10 号染色体长臂 22 区 1 带到 23 区(10q22.1～23),由 22 个外显子和 21 个内含子组成,编码 1134 个氨基酸,相对分子质量约为 114kD。

2. 功能　VCL 基因编码细胞骨架蛋白,只存在于心肌细胞、血管壁及肠管的平滑肌细胞中,连接肌动蛋白微丝与闰盘,在收缩力的传导中发挥重要作用。

3. 突变　VCL 基因突变类型主要有错义突变、缺失突变等,常见突变位点有第 934 位精氨酸(Arg)被缬氨酸(Val)所置换(Arg934→Val)、第 975 位精氨酸(Arg)被色氨酸(Trp)所置换(Arg 975→Trp)等。

(十三)MYPN 基因

1. 结构　MYPN 基因定位于第 10 号染色体长臂 21 区 3 带(10q21.3),相对分子质量约为 145kD。

2. 功能　MYPN 包含 5 个免疫球蛋白结构域,与免疫球蛋白域蛋白家族的成员相一致。MYPN 存在心肌细胞和骨骼肌细胞的肌节 Z 线和 I 带,以及细胞核内,在心肌细胞 MYPN 是通过从 Z 线和 I 带到细胞核的移动连接结构分子和基因调控分子的信使分子。

3. 突变　在心肌细胞突变中,MYPN 是通过从 Z 线和 I 带到细胞核的移动连接结合分子和基因调控分子的信使分子。

(十四)ANKRD1 基因

1. 结构　ANKRD1 基因定位于第 10 号染色体长臂 23 区 31 带(10q23.31),编码 319 个氨基酸的多肽,相对分子质量约为 36kD。

2. 功能　ANKRD1 基因编码心肌锚定重复蛋白,心肌锚定重复蛋白是心肌发生的标志物分子之一,在胚胎和胎儿发育时期高度表达,而到成年时期的表达逐渐减少。

3. 突变　ANKRD1 基因突变影响了心肌的张力感应与信号转导,在 DCM 患者发生心力衰竭时心肌锚定重复蛋白表达水平上调。

(十五)SGCD 基因

1. 结构　SGCD 基因定位于第 5 号染色体长臂 33 区到 34 区(5q33～34),由 9 个外显子和 8 个内含子组成,相对分子质量约为 35kD。

2. 功能　心肌及骨骼肌膜上有一个大的跨膜肌糖蛋白复合物,它连接肌膜下细胞骨架与细胞外基质,在维持肌细胞膜结构完整性具有重要作用,肌糖蛋白是其组成成分之一,肌糖蛋白可稳定肌细胞膜。

3. 突变　SGCD 基因第 71 位精氨酸(Arg)被苏氨酸(Thr)所置换(Arg71→Thr)时可引起心肌组织和骨骼肌组织高度表达。

(十六)DYS 基因

1. 结构　DYS 基因定位于性染色体短臂 21 区

（Xp21），长约 2300kb，由 70 个外显子和 69 个内含子组成，相对分子质量约为 427kD。

2. 功能　DYS 是一种细胞骨架蛋白，为肌纤维膜创造一种格子样网络，从而为心肌细胞提供结构支撑，另外它在连接肌纤维膜和细胞外基质中起主要作用。

3. 突变　DYS 基因是目前已知的较大基因之一，其外显子 9~60 之间有 26 个同源顺序，他们在姊妹染色体分裂过程中容易发生染色体内同源顺序重组，造成同源顺序间的 DNA 丢失。

（十七）TAZ 基因

1. 结构　TAZ 基因定位于性染色体长臂 28 区（Xq28），长 10185bp，由 12 个外显子和 11 个内含子组成，编码 292 个氨基酸。

2. 功能　TAZ 基因前 2 个外显子为可调控区，有 2 个可变的翻译起始点，可编码 taffazin 蛋白的两个变异体。taffazin 蛋白主要表达于心肌组织和骨骼肌组织中，在线粒体内有酰基转移酶的功能，并参与维持线粒体功能，促进成骨细胞的分化、成熟，保持心肌磷脂浓度等方面具有重要的作用。

3. 突变　TAZ 基因突变类型有插入突变、缺失突变、错义突变等，其突变时可导致心肌磷脂缺乏及线粒体的异常，临床表现左心室扩大，病理检查显示心肌细胞肥大、心肌纤维弹性增生等。

（十八）TPM1 基因

1. 结构　TPM1 基因定位于第 15 号染色体长臂 22 区 1 带（15q22.1），由 15 个外显子和 14 个内含子组成，编码 284 个氨基酸，相对分子质量约为 64kD。

2. 功能　其主要作用是加强和稳定肌动蛋白丝，抑制肌动蛋白与肌球蛋白结合，每个原肌球蛋白长度相当于 7 个肌动蛋白，原肌球蛋白首尾相连形成长丝状，位于肌动蛋白的两股螺旋链所形成的浅沟附近。

3. 突变　TPM1 基因突变类型主要为错义突变，错义突变可降低与肌钙蛋白 T 的结合力，导致 Ca^{2+} 敏感性下降而影响肌力的产生。

（十九）DMD 基因

1. 结构　DMD 基因定位于性染色体短臂 21 区 1 带到 21 区 3 带（Xp21.1~21.3），由 80 个外显子和 79 个内含子组成，编码 3685 个氨基酸残基，相对分子质量约为 427kD。

2. 功能　DMD 基因是当今已知的人类最大的基因，跨越约 2400kb，其基因组长度约占人基因组的 0.1%，性染色体的 1.5%。主要在心肌组织和肌肉组织中表达，在大脑组织也有少量表达。

3. 突变　DMD 基因突变类型有缺失突变、重复突变、点突变等，其中外显子缺失突变具有不均一性，常见突变位点为第 2910 位谷氨酸（Glu）被缬氨酸（Val）所置换（Glu2910→Val）、第 2912 位天冬酰胺（Asn）被天冬氨酸（Asp）所置换（Asn2912→Asp）等。

（二十）DES 基因

1. 结构　DES 基因定位于第 2 号染色体长臂 35 区（2q35），由 9 个外显子和 8 个内含子组成，编码 476 个氨基酸，相对分子质量约为 56kD。

2. 功能　DES 是心肌细胞内的骨架蛋白，一端连接细胞膜，另一端穿过肌小节的 Z 带后与核膜连接，构成细胞膜—肌小节—核膜间的信号传导通路，并起着稳定和支撑肌小节的作用。

3. 突变　DES 基因常见突变位点有第 2 位丝氨酸（Ser）被亮氨酸（Leu）所置换（Ser2→Leu）、第 12 位丝氨酸（Ser）被苯丙氨酸（Phe）所置换（Ser12→Phe）、第 13 位丝氨酸（Ser）被苯丙氨酸（Phe）所置换（Ser13→Phe）、第 16 位精氨酸（Arg）被半胱氨酸（Cys）所置换（Arg16→Cys）、第 46 位丝氨酸（Ser）被苯丙氨酸（Phe）所置换（Ser46→Phe）、第 274 位亮氨酸（Leu）被脯氨酸（Pro）所置换（Leu274→Pro）等。

（二十一）RAF1 基因

1. 结构　RAF1 基因定位于第 3 号染色体长臂

25区(3p25),长约190kb,编码648个氨基酸,相对分子质量约为74kD。

2.功能 RAF1(CRAF)基因与BRAF、ARAF基因同属RAF家族。RAF1在细胞分化、增殖、生长及凋亡调控等方面起着不可缺少的作用,是细胞内十分保守的信号分子。

3.突变 RAF1基因突变在儿童DCM约占9.0%,所以在临床疑诊或确诊为FDCM的儿童患者应常规检测RAF1基因。

(二十二)mtDNA

1.结构 线粒体是一些大小不一的球状、棒状或细丝状颗粒,一般为0.5~1.0μm,长1.0~2.0μm。mtDNA构成线粒体基因组,人mtDNA是由两条链组成的一条环状DNA分子,两条链因所含碱基成分的不同,一条链称为L链,另一条称为H链,人类mtDNA包括16569bp。线粒体基因组由37个基因组成,L链编码8种tRNA和1种小分子的mRNA,其余的均为H链编码。

2.功能 线粒体由外至内可划分为线粒体外膜、线粒体膜间隙、线粒体内膜和线粒体基质4个功能区。mtDNA共编码2种rRNA,22种tRNA,mtDNA编码线粒体内的13种多肽,参与氧化磷酸化。

3.突变 FDCM患者mtDNA突变导致线粒体tRNA的结构异常或种类不全,以及mRNA不全,进而使蛋白质功能异常或合成受阻,最终导致呼吸链中多种酶的活性降低,ATP生成显著减少,心肌胸部死亡。

四、发病机制

(一)致病病因

临床研究表明,FDCM致病病因有TIN基因、MYH7基因、ACTC基因、LMNA基因、MYH6基因、TNNT2基因、RBM20基因、DP基因、SCN5A基因、MYBPC3基因、TNNI3、ANKRD1基因、TPM1基因

的突变,以及mtDNA异常等。

1.TIN基因 TIN基因突变时肌联蛋白的合成减少、破坏增加,加重了心肌细胞力学性能、超微结构的紊乱,并且使心肌细胞的重建过程失去支架,肌小节无法正常组装。SDS凝胶电泳检测发现,FDCM患者TIN分子量较正常人为轻,TIN分子量减轻与疾病的状态有关。病理TIN抑制了控制肌凝蛋白的主要属性,肌动蛋白激活的ATP酶活性和Ca^{2+}敏感性。TIN基因突变患者的心律失常风险和心功能失代偿程度比较严重,患者通常在40岁前出现典型的临床症状。

2.MYH7基因 MYH7基因突变影响心脏收缩和舒张的状态,从而破坏心肌细胞的力量平衡而引发临床症状,患者发病年龄一般较晚,外显率不完全,即临床上部分该突变携带者可终生不发病。

3.ACTC基因 ACTC基因在肌动蛋白单体的第1和第3F亚区的突变,可影响肌动蛋白丝末端的固定,由于力量传递的不充分,当心肌工作需要增强时,使心肌细胞处于极度应激状态,长期即可导致心肌细胞受损。

4.LMNA基因 LMNA基因突变影响核纤层多肽在正常的生理条件下组装成高阶的聚合LMNA,即破坏了核纤层的超装配功能从而引起DCM。大多数LMNA基因突变体可导致单倍基因不足,经动物模型研究证实,携带有这种突变的心肌细胞构象异常及功能缺陷,可能是导致早产儿心源性死亡的原因之一。

5.MYH6基因 MYH6基因编码α-MHC在成年人心肌组织含量较少,但却发挥着重要功能。

6.TNNT2基因 TNNT2基因突变可引起肌肉收缩活动对Ca^{2+}的敏感性下降、ATP酶活性降低及心肌收缩力减弱等变化。TNNT2基因突变引起的FDCM一般均具有外显率完全,即携带该突变基因的人都会患DCM,且发病较早,病情进展较快。

7.RBM20基因 RBM20基因突变干预了前体

mRNA 的翻译后修饰过程。另外心脏发育过程中，RBM20 基因是 RNA 加工处理机制中必不可少的一个组成，是维持初期心肌细胞正常结构和功能的关键，其主要通过调控心肌细胞增强因子 2A（myoeyte enhancer factor 2A，MEF2A）转录因子的接合来直接影响相关下游基因的表达。

8. DP 基因　桥粒为细胞与细胞之间的一种连接结构，参与细胞间机械应力传导，在心肌组织中，桥粒与黏着连接及缝隙连接共同构成闰盘，对于维护心肌闰盘结构和功能的完整性具有重要作用。

9. SCN5A 基因　SCN5A 基因突变可改变钠通道的电兴奋阈值，干扰电流传导引起心脏电活动异常，继而影响心肌细胞收缩过程导致心肌重构，最终引发心室腔扩大和心力衰竭等。

10. MYBPC3 基因　MYBPC 是粗肌丝的主要成分之一，通过结合肌球蛋白重链参与正常肌小节和肌丝的组装，并通过磷酸化等调节横桥循环控制肌肉收缩和舒张；MYBPC 蛋白还参与心肌结构、细胞内信息传递，以及影响肌丝的收缩和舒张运动等。

11. TNNI3 基因　TNNI 可为 TNNI1、TNNI2 和 TNNI3，其中 TNNI3 基因第 7 外显子编码 cTnI 的抑制区，第 8 外显子编码 cTnI 的调节区；cTnI 的 C 末端部分存在特定的区域对蛋白的正常活性至关重要，尤其是对心脏的舒张功能。

12. ANKRD1 基因　心肌锚定重复蛋白在心肌细胞里作为一个转录因子发挥着作用，它定位于肌节和细胞核上，可能在细胞中穿梭于肌浆和细胞核之间发挥效应。

13. TPM1 基因　TPM 由两条平行的多肽链扭曲而成的螺旋状分子，哺乳动物中存在 TPM1 基因、TPM2 基因、TPM3 基因及 TPM4 基因，其中只有 TPM1 基因在心室肌及快骨骼肌中表达。

14. mtDNA　线粒体是细胞生物氧化和能量转换的重要场所，其内部含有一套独立的遗传系统，即 mtDNA。mtDNA 几乎不含内含子序列，在 mtDNA 上发生任何突变都会累及基因组中的重要功能区，进而影响氧化磷酸化过程，致使 ATP 生成减少。

（二）遗传学机制

FDCM 呈遗传模式多样性，其中常染色体显性遗传约占 66.3%，常染色体隐性遗传约占 16.0%，X 连锁遗传约占 10.0%，而线粒体遗传较为少见。引起 DCM 常见致病基因为 TIN 基因、MYH7 基因、ACTC 基因及 LMNA 基因的突变，其中 TIN 基因突变致病占 DCM 基因突变的 15%~25%；MYH7 基因突变致病占 DCM 基因突变的 5.0%~10.0%；ACTC 基因突变致病占 DCM 基因突变的 5.0%~10.0%；LMNA 基因突变致病占 DCM 基因突变的 5.0%~8.0%。而 MYH6 基因、TNNT2 基因、RBM20 基因、DP 基因、SCN5A 基因、RAF1 基因及 MYBPC3 基因的突变致病共占 DCM 基因突变的 26%~37%；TNNI3 基因、VCL 基因、MYPN 基因、ANKRD1 基因、SGCD 基因、DYS 基因、TAZ 基因、TPM1 基因、DMD 基因、DES 基因及 mtDNA 基因的突变所占 DCM 基因突变的比例尚不清楚。

ACTC 基因突变是临床上第一个被发现的 DCM 致病基因，第二个是 LMNA 基因突变；TNNI3 基因突变是第一个被证实为 FDCM 致病基因。FDCM 遗传具有 2 个明显特征：

1. 遗传异质性　FDCM 在遗传上具有高度的异质性，即同一家族的不同基因突变可导致相同的临床表型，同一家族的相同基因突变也可引起不同的临床表型，这是由于除了患者的生活方式及环境因素可能导致临床表型变异外，修饰基因也可能在其中起着重要的作用。

2. 遗传基因外显率　FDCM 致病基因外显率有着明显的差异，即家族成员中患病比例不一致，在大多数 FDCM 中外显率不完全性，可随着年龄增长而上升，但不同家系外显率也可有较大的差异。

相关致病基因突变引起 FDCM 的机制可分为两种,一是导致心肌收缩力异常,这主要是通过影响肌小节蛋白及 Z 带相关蛋白有关;二是导致心肌细胞电传导异常,这与细胞骨架结构蛋白的功能异常有关。目前最常见的是编码肌小节蛋白基因突变,其次编码核被膜蛋白基因突变,另外编码心肌细胞钠通道、细胞骨架蛋白、肌浆网 Ca^{2+} 调节及线粒体相关的基因突变等均被证实与 FDCM 发生发展有关。

目前研究认为,遗传因素在 FDCM 发生发展过程中起着重要作用,从基因水平寻找 FDCM 致病基因突变研究其发病机制,一旦明确诊断为基因突变导致的 DCM,基因检测的价值就在于在家族成员中检出其他携带者。携带相同突变基因的家族成员疾病的严重程度可以明显不同,甚至有的个体终生没有症状,这就是所谓的外显率不同。但由于他们携带变异的基因,他们的子女仍会遗传到这种变异的基因,而且可能临床表现更为严重。虽然心肌病遵循常染色体显性遗传的方式,但临床上可能出现在一个家系中遗传跳过一代的现象。相关致病基因突变的检测作用是准确的识别携带者,同时使非携带者不用再担心自己是否患病,还可避免了非携带者的进一步临床检查及随访等。

五、病理

(一)病理解剖

1. 形态改变　①心脏重量增加,心内膜也可增厚;②各心室腔扩大,心肌灰白而松弛;③心室壁心肌虽肥大,但因室腔扩大而室壁厚度仍近乎正常;④心腔内可有附壁血栓形成。

2. 显微镜检查　①心肌纤维肥大,细胞核固缩、变形或消失;②胞浆内有空泡形成,纤维组织增多;③因间质胶原组织增多或者因被纤维组织所替代,心肌纤维可被条索状纤维组织所分割;④心内膜中胶原和弹性纤维也增加,可显示不同程度的退行性变,多数为心肌细胞溶解,尤其多见于病程较长的患者。

3. 电镜检查　①心肌细胞的线粒体肿胀、嵴断裂或消失;②肌浆膜间隙扩大、有纤维状物质与颗粒状脂褐素;③肌原纤维消失。

4. 组织化学检测　①琥珀酸脱氢酶(succinatedehydrogenase,SDH)、磷酸酯酶(phosphatases)及糖原减少;②钙依赖性 ATP 酶、马来酸脱氢酶(maleic dehydrogenase)、谷氨酸脱氢酶(glutamate dehydrogenase,GLD)及 5-核苷酸酶(5-nucleotidase)活性明显减少;③乳酸脱氢酶(lactate dehydrogenase,LDH)、LDH 同工酶 5 活性增加;组织化学变化反映了心脏结构和代谢功能的改变,可能与血流动力学失代偿有关。

(二)病理生理

1. 心肌病变使心脏收缩力减弱,早期左心室等容收缩期左心室内压力上升速度减慢,射血速度降低,此时心搏量减少由增加心率代偿,心排血量尚可维持。以后左心室排空不尽,心脏残余血量增多,舒张末期压升高,心腔被动扩张,肺循环和体循环淤血,逐步发展左心衰竭。

2. 由于心室扩张使房室瓣环扩大,造成二尖瓣或三尖瓣关闭不全,左心房、肺动脉压力相继升高,逐渐发展为右心衰竭。

3. 进展为心力衰竭时交感神经系统、肾素—血管紧张素系统及加压素等神经内分泌可过度激活,从而促进心力衰竭进行性加重。

六、临床表现

(一)症状

1. 患病率　普通人群 DCM 患病率为 19.0/100000~36.5/100000,国外报道 FDCM 占 DCM 的 20%~35%,国内报道 FDCM 约占 DCM 的 8.8%。由于 FDCM 表型的外显不全,或没有进行认真全面的家族史调查,而容易导致一些家族性患者被误认为散发病例。随着 FDCM 致病基因的相继定位与克隆,遗传因素在 DCM 发病中的作用越来越受到关注。

2.年龄 FDCM 患者多见成年人,以 30~50 岁患者多见,儿童时期发病较为少见。

3.异质性 先证者表型外显年龄较早,心室扩张及心功能不全明显,提示家族聚集的心肌病具有显著的遗传异质性。

4.性别 男性多于女性。

(二)体征

1.触诊 ①心尖冲动向左下移位,可有抬举性搏动;②心浊音界向左扩大;③心率增快,脉相为交替脉,脉搏常较弱,则提示左心衰竭;④肝脏肿大;⑤双下肢水肿,晚期可有胸腔、腹腔积液等。

2.听诊 ①心脏听诊可闻及第三或第四心音,心率快时可呈奔马律;②由于心室腔扩大,可有相对性二尖瓣不全、三尖瓣关闭不全所致的收缩期吹风样杂音,此种杂音可在心功能改善后减轻,因此可根据收缩期杂音的变化判断心功能不全是否得到纠正;③晚期患者血压降低、脉压小,出现心力衰竭时舒张压可轻度升高;④心力衰竭时双肺可闻及干湿性啰音。

(三)基因型—表型

1.TIN 基因突变 ①Gly4351→Asp 突变时可能是 DCM 重要的致病突变位点;②Trp930→Arg 突变时可能破坏了位于 Z 带和 I 带过渡区的免疫球蛋白高度保守疏水核心序列,从而引起心肌组织病变。

2.MYH7 基因突变 ①Ser532→Pro 突变时影响细肌丝与粗肌丝之间的结合;②Phe764→Leu 时由于位于肌球蛋白头颈部相连的铰链区,改变了横桥运动的极性,从而影响心脏的收缩功能;③Arg1832→Cys 突变时引起该区域维持基本结构的必需精氨酸残基被活性半胱氨酸残基所代替,破坏了肌球蛋白二聚化所需的盐桥而引发 FDCM。

3.ACTC 基因突变 其中 Ala312→His、Glu361→Gly 突变时可改变了肌动蛋白与 Z 带及闰盘结合区的保守氨基酸序列,从而影响心肌的结构和功能。

4.LMNA 基因突变 ①Asp192→Gly 突变时导致核纤层蛋白脆性增加,心肌细胞核的弹性发生改变,使得心肌细胞的僵硬度增加引起相关基因表达的改变;②Leu306→Arg 突变时引起心肌细胞的核架构发生一系列严重变化,如核膜破裂、核内容物流出等影响了心肌细胞生长。LMNA 基因突变引起 DCM 的外显率极高,多数患者于中年之前发病,并且在 60 岁之前临床症状完全出现。LMNA 基因突变表现出来的临床症状各不相同,但患者首先表现为心房和心室的电活动进行性延迟,出现传导系统障碍的症状及体征,表现为严重窦性心动过缓、房性快速性心律失常、房室传导阻滞等,最终发展为心力衰竭。确诊为 FDCM 患者 5 年内约有 70% 发生心脏突发事件,因此 LMNA 基因突变的患者建议考虑植入式心律转复除颤器(implantable cardioverter defibrillator,ICD)或心脏移植。

5.TNNT2 基因突变 ①Arg92→Trp、Lys273→Glu 突变时早期表现为家族性肥厚型心肌病,而晚期表现为 FDCM;②Arg141→Trp 突变时改变了原肌球蛋白结合域高度保守的精氨酸残基使 Ca^{2+} 敏感性降低,从而降低了心肌收缩力。

6.RBM20 基因突变 其中 Arg636→Ser 突变时可引起肌联蛋白改变、肌小节结构维持基因 LDB3 的表达量下降及影响心肌细胞内 Ca^{2+} 的稳态,从而导致异常的兴奋-收缩耦联,使细胞信号转导紊乱等引起 DCM。RBM20 基因突变导致 DCM 发病时间较早,患者年龄较小,病情进行性加重快速进展为终末期心力衰竭,预后不良,死亡率较高。

7.SCN5A 基因突变 ①Arg222→Gln 突变时患者多在 20 岁以前即开始发病,多伴有心房颤动,这是由于 Arg222→Gln 突变时影响了电压门控性离子通道的开放速率;②Phe1520→Leu 突变时影响了钠通道快速失活期,携带该突变的家系成员表现顽固性慢性心力衰竭,其治疗需行心脏移植;③Ala1180→Val 突变时可引起心肌钠通道磷酸化,使钠通道稳态失活期超极化偏移、恢复期变慢,存在迟发相钠电流从而导致 FDCM。

8. TNNI3 基因突变　其中 Ala2→Val 突变时可导致肌钙蛋白相互作用减弱,从而引起心肌收缩力降低,最终引起 FDCM。

9. VCL 基因突变　其中 Arg934→Val、Arg975→Trp 突变时影响心肌细胞中构成闰盘的蛋白质复合体的稳定性,从而引起心肌组织病变。

（四）临床分型

FDCM 患者因基因突变外显率异质性、个体差异及环境因素等影响,而引起临床症状、体征明显不同,按其病情进展及预后等可分为 5 个临床表型:

1. 表型 A　表型 A 与 DYS 基因突变有关,为 X 连锁遗传的 DCM,患者多为男性,20 岁前后开始出现临床症状,病情进行性加重很快进展为心力衰竭。而女性多为致病基因携带者,少数患者可发病,但临床症状出现较晚,且病情进展缓慢。表型 A 患者血清肌酸激酶（creatine kinase,CK）活性明显升高,临床表现为肌无力、肌萎缩等,骨骼肌活检具有典型肌营养不良的病理组织学特征性变化。

2. 表型 B　目前研究认为,表型 B 也可能与 DYS 基因突变有关,本型患者多为男性,先证者和家族成员患者的左心功能迅速恶化,但血清 CK 活性值不升高,骨骼肌也无明显病变。

3. 表型 C　家系系谱分析发现,先证者在明确诊断时左心室功能已严重受损,心功能多在 NYHA Ⅲ~Ⅳ级,心脏超声和心室造影显示室壁节段性运动障碍;家族成员患者虽有左心室扩大和心功能障碍,但在临床上常无明显的症状。

4. 表型 D　本型患者表现为早发传导系统异常,心房颤动和传导阻滞发生率明显高于其他表型,可出现心房和心室电活动进行性延迟,继而出现窦房结功能障碍、房室传导阻滞等。临床表现心室腔明显扩大、心功能不全及骨骼肌受损等,多数患者死于心力衰竭,少数患者以猝死为首发症状,患者预后严重不良。

5. 表型 E　表型 E 为母系遗传,患者特征性表现为感觉神经性听力丧失。

由于 FDCM 临床表现呈多样性,也有患者不能完全归入以上 5 个表型中的任何一型。

（五）并发症

1. 心功能不全　本病起病多缓慢,病情迁延,初诊时可发现已心脏扩大,但无自觉不适,无症状性心脏扩大有时可达 10 年以上。临床以充血性心力衰竭表现为主,其中心悸、气短、双下肢水肿、不能平卧等最为常见。最初在疲劳或劳累后出现气短,以后在轻度活动或休息时也出现气短、胸闷及憋气等症状,或夜间发生阵发性呼吸困难。由于心搏量减少脑供血不足而出现头晕、头痛,甚至发生晕厥等。

2. 心律失常　有的患者表现各种类型心律失常,心律失常是逐渐发生发展,心律失常以室性期前收缩、心房颤动及各种类型的传导阻滞多见。室性心律失常是 FDCM 患者发生心脏性猝死的重要病因,但并非唯一病因,其中缓慢性心律失常、肺循环栓塞、体循环栓塞或电—机械分离在 DCM 发生率可达 50%。

3. 猝死　DCM 发生猝死与疾病的严重程度密切相关,在儿童患者中猝死发病率约为 5.7/1000000。以左心室射血分数显著降低,可作为 DCM 猝死的预测指标,但缺乏特异性,且预测准确性也较低。

4. 栓塞症　DCM 发生左心室血栓的风险为 11%~44%,其原因是心室扩大、心肌收缩力减低,以及泵功能障碍导致左心室血流淤滞,形成左心室附壁血栓,尤其新鲜血栓易脱落而导致脑血管、肺血管、肾血管或四肢血管的栓塞症。

七、辅助检查

(一)实验室检测

1. 心功能标志物　血清 B 型利钠肽(B-type natriuretic peptide,BNP)或 N 末端 B 型利钠肽原(N-terminal pro-BNP,NT-proBNP)的检测可用于心力衰竭的诊断、病情严重程度的判断、制定治疗措施及预后评估等。

2. 血液生化　检测血清离子、葡萄糖、乳酸、氨基酸的水平,CK 活性与代谢相关的指标,血液生化指标还有血清库、DNA 库、淋巴母细胞等。

3. 抗心肌抗体(anti myocardialantibody, AMA)　AMA 是机体产生针对自身心肌蛋白分子的抗体总称,主要有抗 ANT 抗体、抗 β_1-AR 抗体、抗 M_2-R 抗体、抗 MHC 抗体及抗 L-CaC 抗体,FDCM 患者血清 AMA 阳性检出率约为 60%。AMA 阳性是反映患者体内自身免疫损伤,这些抗体具有致病作用,AMA 是自身免疫损伤的标记物。

4. 基因突变　基因突变对 FDCM 的诊断只有在患者出现临床症状,并排除其他系统疾病后才能确诊,此时患者病程通常已进展到中晚期,使其治疗难度加大。近年随着 FDCM 致病基因越来越多被发现,以及基因芯片技术的发展,可通过基因筛查的方法,检测家族成员或可疑患者是否为基因突变携带者。

临床研究显示,不同基因突变及同一基因不同位置的突变所导致的临床表型差异较大,一些恶性基因突变可以导致携带者发病早,病情进展快,在青少年期就可发生猝死,因此采用检验基因突变可及早发现携带者,并判断其恶性程度,从而采取有效的治疗方法及风险规避措施,这对于提高患者生活质量及延长寿命等均具有重要意义。

FDCM 由于基因变异、遗传与发病之间的机制尚不清楚,FDCM 先证者的家庭成员及直接亲代即使有基因表型,也不一定发生临床表型或延迟出现临床症状。确定 FDCM 先证者、寻找家系中发病成员及发现家系中变异基因的携带者,是心脏科医生必须面对和要完成的工作。根据 2016 年 ESC 的建议所有 FDCM 或非 FDCM 若出现临床线索,均应进行相关基因检测,其中对小家系进行候选基因分析,而对大家系进行基因连锁分析。

(二)心电检查

1. 心电图

(1)QRS-T 夹角:QRS-T 夹角是反映心室除极向量和复极向量之间的关系,其中平面 QRS-T 夹角是评估恰当 ICD 电击、心搏骤停复苏的重要预测指标。

(2)电交替:电交替是指在规整的心律时心电图 P 波、QRS 波群、ST 段、T 波或 U 波的形态、极性和振幅的逐搏交替变化,是判断心律失常或具有致死性心律失常风险的指标之一。

(3)QRS 波群时限:正常 QRS 波群时限为 60~100ms,QRS 波群时限变化是反映心室除极、室内或室间传导的时间。

(4)碎裂 QRS 波(fragmented QRS complex, fQRS):fQRS 系指在 12 导联心电图中同一冠状动脉供血区内,≥2 个相邻导联 QRS 波群显现多向(>3 向)波、特定的不同形态 QRS 波群、多个 R(S)波切迹或尖峰样波等图形,表现为 QRR′、rSr′、rSR′、多个 R′、S 波上有切迹等,fQRS 是心肌传导障碍的标志,可作为 DCM 患者室性心律失常及心脏性猝死的预测指标之一,临床研究发现,fQRS 波导联越多发生恶性心律失常风险越高。

(5)其他改变:①左心房和/或左心室增大,但 R 波异常增高较少见;②QRS 波群低电压,多见 $RV_6 > RV_5$;③胸前导联可见病理性 Q 波。

2. 动态心电图　①P-R 间期延长较为常见,且与某些患者存活时间有关;②非特异性 ST 段压低及 T 波低平或倒置;③心房颤动发生率约为 25%;④左束支传导阻滞发生率约为 20%。

(三)心脏超声检查

超声心动图是诊断本病公认的敏感而特异性指标,超声心动图检查可发现:①左心室明显扩大,流出道扩张,室间隔及左心室后壁搏动幅度减弱,二者搏动幅度之和 < 13mm;②射血分数保留的心力衰竭左心房容积指数 > 34mL/m^2、左心室质量指数 ≥ 115g/m^2(男性)或 95g/m^2(女性);③有无左右心室扩大和心肌收缩力降低,并有助于与其他类型心肌病、心脏瓣膜病及先天性心脏病等进行鉴别诊断;④特征性改变为左右心室腔扩大及左心室后壁运动减弱,室间隔可呈矛盾运动;室间隔和心室游离壁的厚度变薄,短轴缩短率明显减低,可见功能性二尖瓣反流。

(四)影像学检查

1. 胸部 X 线　①心包有不同程度的积液;②心脏搏动减弱;③心脏扩大为突出表现,以左心室扩大主,可伴有右心室扩大,也可有左右心房扩大;④右心室扩大伴有右心衰竭时常提示预后不良;⑤肺静脉高压时可有 KerleyB 线。

2. 心导管检查　在大多数伴心脏扩大的心力衰竭患者中,为排除冠心病或畸形而行冠状动脉造影检查时需慎重考虑,当存在心力衰竭失代偿性血流动力学改变时,右心导管测定心排出量和心室充盈压有助于临床判断并指导治疗。

3. 核素心肌显像　其中门控心肌灌注断层显像是通过心电 R 波触发采集若干心动周期收缩至舒张的系列心肌灌注图像,重建后可以同时获得心肌血流灌注、室壁运动、左心室功能和左心室机械收缩同步性等多方面信息。心肌灌注显像根据显像设备的不同,分为心肌灌注单光子发射型计算机断层显像(single photon emission computed tomography,SPECT)和心肌灌注正电子发射型计算机断层显像(photon emission computed tomography,

PET)。SPECT 心肌灌注显像常用显像剂为 ^{99}锝^{m}-甲氧基异丁基异腈(^{99}Tc^{m} - methoxyisobutyl isonitrile,^{99}Tc^{m} - MIBI)、铊 - 201(Thallium - 201,^{201}Tl)。正常心肌能选择性摄取显像剂而显像,而病变心肌不显像呈现放射性稀疏或缺损,心肌摄取显像剂的量与心肌局部血流量及细胞功能状况成正比。DCM 表现为散在的心肌灌注异常伴弥漫性左心室室壁运动减低。

4. 心脏磁共振成像(cardiac magnetic resonance,CMR)　CMR 是测量左、右心室容量、质量及射血分数的金指标之一。CMR 平扫与钆造影剂延迟增强(late gadolinium enhancement,LGE)成像不仅可以准确检查 DCM 心肌功能,而且能清晰识别心肌组织学特征(包括心脏结构、心肌纤维化瘢痕、心肌活性等),是诊断和鉴别心肌疾病的重要检查技术,LGE 成像结合定量成像技术在识别心肌间质散在纤维化和心肌纤维化定量方面更有优势,对 DCM 风险的评估和预后的判断均具有重要价值,LGE 成像心肌出现大范围延迟强化时提示预后不良。

八、诊断

(一)诊断路径

1. 出现不明原因心脏结构和/或功能的变化,具有以下之一者　①左心室扩大但左心室射血分数正常:左心室舒张末内径 > 年龄和体表面积预测值的 117%(测量值 + 5% 的 2 个标准差);②左心室射血分数 45% ~ 50%;③心电传导异常。

2. 实验室检测　①基因检测发现相关致病基因突变,对其进行遗传标记物的检测,可为 FDCM 基因诊断提供确诊的证据;②血清 AMA 阳性。

3. CRM 与 LGE 检查可显示心肌纤维化,是诊断 DCM 重要指标。

(二)诊断标准

1. DCM 的临床诊断标准为具有心室扩大和心

肌收缩功能降低的客观证据 ①左心室舒张末内径>50mm(女性)或左心室舒张末内径>55mm(男性)(或大于年龄和体表面积预测值的117%(测量值+5%的2个标准差);②左心室射血分数<45%(Simpsons法),左心室短轴缩短率<25%;③发病时排除高血压、心脏瓣膜病、先天性心脏病或缺血性心脏病等继发性心血管疾病。

2.符合DCM临床诊断标准,具备下列家族史之一者即可诊断FDCM ①1个家系中(包括先证者)在内有2例以上DCM患者;②在DCM患者的一级亲属中有尸检证实为DCM,或有不明原因的50岁以下猝死者。

九、鉴别诊断

1.缺血性心肌病(ischemic cardiomyopathy, ICM) ICM是由于冠状动脉粥样硬化引起长时间的心肌缺血、损伤或梗死,造成心肌组织重构、心室腔结构扩大等出现类似DCM的改变。在临床上患者多有明显冠心病症状、体征、心肌标志物升高及心电图动态变化,计算机断层扫描血管成像、冠状动脉造影等检查可明确诊断。

2.继发性心肌病(secondary cardiomyopathy)继发性心肌病主要包括病毒性心肌炎引起的心肌病、围生期心肌病、酒精性心肌病、心动过速性心肌病等。以上疾病的诊断需要详细询问病史、症状、全面查体、实验室检测及影像学检查等,结合家族史及基因筛查等有助于鉴别诊断。

十、治疗

FDCM目前治疗原则是改善临床症状,预防并发症,减缓病情进展,提高生活质量和生存率。主要治疗措施是控制心力衰竭、心律失常、预防栓塞及猝死。

(一)药物治疗

1.早期 患者仅为心脏结构改变,超声心动图显示心脏呈不同程度的扩大,收缩功能受损等但无心功能不全的临床表现,此阶段应积极进行干预治疗,包括β-受体阻滞剂、血管紧张素转换酶抑制剂,这样可减少心肌损伤和延缓病情的进展,早期针对病因的治疗尤为重要。

2.中期 超声心动图检查显示心脏明显扩大、左心室射血分数降低,并有心功能不全的临床表现,中期患者的具体治疗措施:

(1)利尿剂:液体潴留的患者应限制氯化钠的摄入量及合理使用利尿剂,其中利尿剂通常从小剂量开始,逐渐增加剂量直至尿量增加:呋塞米20mg/次,1次/天,或氢氯噻嗪25mg/次,1次/天。

(2)血管紧张素Ⅱ受体抑制剂:临床应用显示,厄贝沙坦联合盐酸曲美他嗪药对扩张型心肌病患者心功能不全症状有缓解作用。盐酸曲美他嗪为心肌代谢药物,FDCM由于存在与代谢相关酶的缺陷,盐酸曲美他嗪抑制游离脂肪酸β-氧化,促进葡萄糖有氧氧化,利用有限的氧产生更多ATP,优化缺血心肌能量代谢作用,有助于心肌功能的改善:厄贝沙坦片0.15g/次,1次/天;盐酸曲美他嗪片35mg,2次/天。

(3)β-受体阻滞剂:病情稳定、左心室射血分数<40%的患者应使用β-受体阻滞剂。β-受体阻滞剂宜从小剂量开始,患者能耐受则每2~4周将其剂量加倍,以达到静息状态时心率不小于55次/分为目标剂量或最大耐受量。①琥珀酸酸美托洛尔缓释片23.75~47.5mg/次,1次/天;②富马酸比索洛尔片2.5~5.0mg/次,1次/天;③卡维地洛片6.25mg/次,2次/天。

(4)血管紧张素转换酶抑制剂:无禁忌证患者应及时应用血管紧张素转换酶抑制剂,不能耐受患者可使用血管紧张素受体拮抗剂,应用前应注意利尿剂已维持在最合适的剂量,宜从小剂量开始逐渐递增,直至达到目标剂量,常用药物见表3.1。

表 3.1　常用血管紧张素转换酶抑制剂

药物	开始量	目标量
卡托普利	6.25mg/次,3 次/天	25~50mg/次,3 次/天
马来酸依那普利	2.5mg/次,1 次/天	10mg/次,2 次/天
培哚普利叔丁胺盐	4mg/次,1 次/天	8.0mg/次,1 次/天
赖诺普利	2.5mg/次,1 次/天	5.0~20mg/次,1 次/天
雷米普利	1.25~2.5mg/次,1 次/天	2.5~5mg/次,2 次/天
福辛普利	10mg/次,1 次/天	20~40mg/次,1 次/天
盐酸贝那普利	2.5mg/次,1 次/天	5.0~10mg/次,2 次/天
西拉普利	0.5mg/次,1 次/天	1.0~2.5mg/次,1 次/天

3. 晚期　超声心动图检查显示左心室显著扩大、射血分数明显降低,临床表现为终末期心力衰竭,此期在应用上述药物的基础上,可考虑短期应用环磷腺苷(cyclic adeno sine-3′,5′-mconophosphate, cAMP)正性肌力药物。

(1)盐酸多巴酚丁胺:盐酸多巴酚丁胺 $2\mu g/kg/min$ 静脉滴注,应用时监测血压、心率及血氧饱和度等。盐酸多巴酚丁胺作用于心肌的 β_1 和 β_2 受体,提高心排血量,减轻外周阻力,心率增加作用较小,其副作用主要为室性心律失常,加重心肌缺血。

(2)米力农:首剂 $25~75\mu g/kg$ 静脉注射($>10min$),后续以 $0.375~0.75\mu g/kg/min$ 静脉滴注。米力农为磷酸二酯酶抑制剂,在短期内具有提高心脏指数和心排出量的作用,常见副作用为低血压、心律失常等。

(3)超滤治疗:床边超滤技术可以充分减轻DCM 失代偿性心力衰竭患者的容量负荷,缓解心力衰竭的发生发展,特别是对利尿剂抵抗或顽固性充血性心力衰竭患者,疗效更为显著,可减少患者的住院时间、降低患者再住院率。适应证:①利尿剂抵抗;②近期液体负荷明显增加,体液潴留明显,心力衰竭症状进行性加重。禁忌证:①低血压;②合并全身性感染,有发热、全身中毒症状、白细胞

升高等表现;③血肌酐 $\geq 265\mu mol/L$(3mg/dL);④需要透析或血液滤过治疗;⑤有肝素抗凝禁忌证。对于 DCM 合并有难治性心力衰竭和肾功能不全者,可使用床边肾替代疗法。

4. 新型治疗心力衰竭药

(1)盐酸伊伐布雷定 2.5~7.5mg/次,2 次/天,适用于经 β-受体阻滞剂治疗后心率>70 次/分,左心室射血分数≤35%等。盐酸伊伐布雷定是第一个窦房结超极化激活起搏电流选择特异性抑制剂,与窦房结起搏电流通道蛋白结合,减慢电冲动发放频率从而降低心率。

(2)沙库巴曲缬沙坦钠片 25mg/次,2 次/天,逐渐增加到目标剂量。沙库巴曲缬沙坦钠片可增强利钠肽(natriuretie peptide, NP)系统的作用,同时抑制肾素—血管紧张素—醛固酮系统激活而引发的有害作用,主要用于左心室射血分数降低的慢性心力衰竭(NYHA Ⅱ~Ⅳ级,LVEF≤40%)成人患者,可降低心血管死亡率。

5. 非维生素 K 拮抗剂口服抗凝药(non-vitamin K antagonist oral anticoagulants,NOAC)

FDCM 患者的心房、心室扩大,易在心腔内形成附壁血栓,尤其伴发心房颤动是发生栓塞性疾病的高危因素,因此需长期抗凝治疗。NOAC 包括直接Ⅹa 因子抑制剂(如利伐沙班、阿哌沙班、艾多沙

班)和直接凝血酶抑制剂(如达比加群),较维生素K拮抗剂等传统抗凝药,NOAC具有药物相互作用少、半衰期短、起效快及迅速发挥抗凝作用等优点,已广泛应用于预防心房颤动患者的卒中和全身血栓栓塞。由于NOAC在肝脏代谢,对于伴有凝血障碍、重度肝损害的患者禁用NOAC。另外NOAC均经肾脏排泄,在长期使用NOAC时也应定期监测肾功能,并根据肾功能的变化进行相应剂量调整。

(1)达比加群酯胶囊 150mg/次,2次/天,用水送服,餐时或餐后服用均可。注意事项:①口服时请勿打开胶囊;②年龄≥75岁、血肌酐清除率30~50mL/min时有增加出血的风险;③长期口服时需定期复查活化部分凝血活酶时间(activated partial thromboplastin time,aPTT);④当患者出现无法控制的出血或需要接受紧急手术治疗时,则需要逆转剂抵消抗凝剂的作用,依达赛珠单抗(idarucizumab)为特异性逆转剂,其治疗剂量为5.0g,分2次给药,每次经静脉弹丸式注射或快速输注2.5g,2次间隔时间不超过15min。

(2)利伐沙班 10mg/次,1次/天,用水送服。注意事项:①利伐沙班的特异性逆转剂为And-α,And-α是人源化重组Ⅹa因子诱导蛋白,与Ⅹa因子竞争结合利伐沙班;②And-α400mg,静脉弹丸式给药,随后以4mg/min输注120min(总共880mg);③利伐沙班禁用于肝损害的患者,因为在肝损害患者中利伐沙班的药物暴露量增加2倍以上。

6.维生素K拮抗剂 华法林钠片2.5mg/次,1次/天,根据病情调整其剂量,并定期复查国际标准化比值(international normalized ratio,INR)使其保持在1.8~2.5。

7.盐酸胺碘酮 盐酸胺碘酮片200mg/次,1次/天,对室性心律失常、心脏性猝死等有治疗和预防的作用。

8.中药 生脉饮、真武汤等可能有助于改善心功能;其中黄芪具有抗病毒、调节免疫和正性肌力

的功效。

(二)介入治疗

1.永久性心脏起搏器 心脏对于心率显著缓慢(窦房结功能障碍、房室传导阻滞及传导系统障碍等)的患者必要时可考虑置入永久性心脏起搏器。

2.ICD 少数患者有严重心律失常、心力衰竭和危及生命的病情而药物治疗不能控制,应建议置入ICD,以预防心脏性猝死的发生。预防心脏性猝死分为一级预防、二级预防:

一级预防:经过≥3个月的优化药物治疗后仍有心力衰竭症状、LVEF≤35%且预计生存期>1年、状态良好的DCM患者推荐置入ICD治疗。

二级预防:对于曾发生室性心律失常伴血流动力学不稳定、且预期生存期>1年的状态良好患者推荐置入ICD治疗,以降低DCM猝死及全因死亡风险。

3.心脏再同步化(cardiac resynchronization therapy,CRT)治疗 即通过双腔起搏器同步刺激左右心室,可纠正不同步收缩,改善心脏功能和血流动力学而不增加氧耗,并使衰竭的心脏产生适应性生化改变,能改善心力衰竭患者的症状和生活质量。CRT适应证:①左心室射血分数降低<35%;②NYHA心功能Ⅲ~Ⅳ级;③窦性心律心电图QRS波群增宽≥150ms,伴左束支传导阻滞。

(三)手术治疗

1.左心室辅助装置(left ventricular assistdevice,LVAD) 可为患者提供血流动力学支持,可应用于:①等待心脏移植期间可考虑使用LVAD进行短期过渡治疗;②不适于心脏移植的患者或估计药物治疗1年死亡率>50%的患者,给予永久性LVAD治疗。

2.心脏移植 对于规范的内科治疗或介入治疗等方法无效的难治性心力衰竭,心脏移植是目前唯一已确定的外科治疗方法。

（1）绝对适应证：①心力衰竭引起的严重血流动力学障碍，包括难治性心源性休克、明确依赖静脉正性肌力药物维持器官灌注、峰耗氧量＜10mL/kg/min达到无氧代谢；②所有治疗措施无效的反复发作的室性心律失常。

（2）相对适应证：①峰耗氧量＜11~14mL/kg/min及大部分日常活动受限；②反复发作症状又不适合其他治疗；③反复体液平衡/肾功能失代偿，而不是由于患者对药物治疗依从性差。

（3）未证实适应证：①左心室射血分数低；②有NYHA心功能Ⅲ~Ⅳ级的心力衰竭病史；③峰耗氧量＞15mL/kg/min，而无其他指征。

（四）精准治疗

1. 基因治疗　基因和细胞组合治疗已应用于临床，成年细胞核通过自体细胞重组可产生组织相容性的胚胎干细胞，用于修复基因的异常，这些被修复的细胞可以分化成新的心肌细胞，用来进行心肌细胞的移植，为终末期心肌病的治疗提供新的可能。

2. 吸附自身抗体治疗　FDCM患者血液中可有多种自身抗体，如抗心肌抗体、抗β-受体抗体、抗线粒体抗体等，在药物治疗可同时辅以吸附自身抗体治疗措施。

十一、预后

FDCM预后不良，应对FDCM患者的家庭成员进行长期随访，并定期进行体格检查、超声心动图、动态心电图及实验室基因检测等。其中基因检测有助于心律失常风险的评估，在LMNA基因、DES基因的突变患者发生心脏性猝死的风险明显增加。

临床研究显示，FDCM患者5年内病死率为15%~50%，国内报道2年病死率约为41.2%，5年病死率约为80%，如临床出现心力衰竭的表现其5年存活率＜30%。

十二、遗传咨询

1. FDCM遗传方式特征

（1）常染色体显性遗传：常染色体显性遗传中病人的双亲之一为患者，家族成员中常有多例患者，约有50%的外显率，男女均可发病。

（2）常染色体隐性遗传：常染色体隐性遗传中患者的双亲都不是DCM患者，但均是致病基因的携带者，发病可能与环境因素有关。

（3）X染色体连锁遗传：X染色体连锁遗传中女性是致病基因的携带者，但不发病，患者均为男性。

2. 基因检测　患者及家族成员进行基因检测，对于诊断、治疗及预后等均具有重要的临床意义，对于已确诊FDCM，基因检测的目的是为了提供一级亲属的预测诊断，有利于及早采取预防措施。目前研究认为先证者明确致病基因突变后，不携带此基因突变的家族成员可以排除疾病的发生，可以正常的生活和生育。对于携带者可以进行选择性生育，使后代不再携带相关致病基因；同时在某些情况下，有助于对具有心脏以外表型的高危患者进行识别及精准防治。

参考文献

1. ELLIOTT P, ANDERSSON B, ARBUSTINI E, et al. Classification of the cardiomyopathies: aposition statement from the European Societyof cardiology working group on myocardial and pericardial diseases. Eur Heart J, 2008, 29（2）: 270-276.

2. 刘雯. MOGE（S）分类：心肌病表型—基因型对应分类方法介绍. 心血管病学进展, 2014, 35（6）: 635-639.

3. 中华医学会心血管病学分会, 中国心肌炎心肌病协作组. 中国扩张型心肌病诊断和治疗指南. 临床心血管病杂志, 2018, 34（5）: 421-434.

4. 中华医学会心血管病学分会, 中华心血管病杂志编委会, 中国心肌病诊断与治疗建议工作组. 心肌病诊断与治疗建议. 中华心血管病杂志,2007,35（1）:5-16.

5. HERSHHERGER R E,MORALES,A SIEGFRIED J D. Clinical and genetic issofessioals[J]. Genet Med,2010,12（11）:655-667.

6. 路俊生,何胜虎. 家族性扩张型心肌病的基因突变. 国际心血管病杂志,2012,39（3）:144-146.

7. 方位,罗蓉,李小平. 家族性扩张型心肌病常见突变的研究进展,医学综述,2016（18）:3537-3540.

8. 宋雷,惠汝太. 单基因遗传性心血管疾病基因诊断指南. 中华心血管病杂志,2019,47（3）:175-196.

9. 刘小平,冯玉宝,曾勇,等. 内蒙古自治区一家族性扩张型心肌病家系致病基因筛查. 中华心血管病杂志,2019,47（3）:197-203.

10. 记禹同,李耀东,张红涛,等. 中国新疆地区哈萨克族和汉族扩张型心肌病患者 TPM1 基因的筛查. 中国老年学杂志,2014,43（6）:254-256.

11. 赵蕾,杨新春. 扩张型心肌病致病基因及其筛查进展. 中华心血管病杂志,2018,46（6）:499-501.

12. 李雪银,李广平. 家族性扩张型心肌病基因突变与精准医学. 中华心力衰竭和心肌病杂志,2019,3（4）:231-234.

13. 向虹,张进,郝应禄.云南地区一心肌病家系致病基因的筛查. 中华心血管病杂志,2016,44（5）:416-420.

14. 陈梦佳,Peter Nordbeck,胡凯. 左心室血栓形成的危险因素及预后意义. 中华心血管病杂志,2018,46（7）:516-522.

15. PINTO Y M,ELLIOTT P M,ARBUSTINI E,et al. proposal for a reviseddefinition of diltedcardiomyopathy,hypokinetic non - dilated cardiomyopathy,and its implications for clinical practice:a position statement of the ESC working group on myocardial and pericardial diseases[J]. Eur Heart J,2016,37（23）:1850-1858.

16. YANCY C W,JESSUP M,BOZKURT B,et al. 2016 ACC/AHA/HFSA Focused update on new pharmacological therapy for heart failure:an update of the 2013 ACCF/AHA Guideline for the management of heart failure:a report of the american college of cardiology/american heart association task forceon clinical practice guidelines and the heart failure society of america. J Am Coll Cardiol,2016,68（13）:1476-1488.

17. 赵淑娟,孙俊,高传玉,等. 非维生素 K 拮抗剂口服抗凝药特异性逆转剂的研究进展. 中华心血管病杂志,2019,47（8）:657-659.

第三节 致心律失常性右心室心肌病

致心律失常性右心室心肌病(arrhythmogenic right ventricular cardiomyopathy,ARVC)又称右心室心肌病(right ventricular cardiomyopathy)、致心律失常性右心室发育不良(arrhythmogenic right ventricular dysplasia)等,是一种常染色体显性遗传性桥粒心肌病,其病理病变特征为右心室为主的心肌细胞凋亡或坏死,心肌组织被脂肪和纤维结缔组织所替代,导致右心室结构及功能局部或整体异常,患者主要表现为室性心律失常、心力衰竭等,是青少年及年轻运动员心脏性猝死的重要病因,其治疗措施是防治心力衰竭、室性心律失常的发生等。

一、概述

1961 年,由 Dallavalta 首次报道 ARVC。

1978 年,Frank 和 Fontaine 将本病命名为 ARVC,并研究认为 ARVC 是一种遗传性疾病,约有 30% 患者有家族史。

1996 年,世界卫生组织和国际心脏病联合会(World Health Organization/International Cardiology Federation,WHO/ISFC)修订心肌病分类方法,首次正式将 ARVC 列为心肌病,并将其与扩张型心肌病、肥厚型心肌病、限制型心肌病和未分类心肌病一起并列为 5 种原发性心肌病。

2000 年,Mckoy 等研究 Naxos 综合征(临床表现为心律不齐、手指、脚趾皮肤增厚及羊毛状发等症状)时发现桥粒珠蛋白(plakoglobin,PG)基因突变,PG 基因突变是对 ARVC 认识的一个里程碑。

2002 年,Rampazzo 等在 ARVC 患者中基因筛查发现了桥粒斑蛋白(desmoplakin,DP)基因突变。

2011 年,美国心律协会(Heart Rhythm Society,HRS)、欧洲心律学会(European Heart Rhythm Association,EHRA)提出致心律失常性心肌病(arrhythmogenic cardiomyopathy,ACM)的定义,根据心室受累的部位,ACM 可分为右心室型、左心室型和左右心室型 3 种亚型,其中右心室型即为 ARVC,左心室型为致心律失常性左心室心肌病(arrhythmogenic left ventricular cardiomyopathy,ALVC)。

二、病因

ARVC 为常染色体显性遗传病或常染色体隐性遗传病,经基因组筛选定位,已确定转化生长因子-β(transforming growth factor-β,TGF-β)3 基因、肌浆网钙离子释放通道(cardiac ryanodine receptor,RyR)2 基因、跨膜蛋白 43(transmembrane protein,TMEM43)基因、蛋白酪氨酸磷酸酶样蛋白 A(protein protein a,PTPLA)基因、Z-带选择性缝接 PDZ 基序蛋白(Z-band alternatively spliced PDZ-motif protein,ZASP)基因、结蛋白(desmin,DES)基因、DP 基因、血小板亲和蛋白(plakophilins,PKP)2 基因、桥粒芯糖蛋白(desmoglein,DSG)2 基因、桥粒芯胶蛋白(desmocollins,DSC)2 基因、PG 基因的突变。

三、分子遗传学

ARVC 根据不同染色体定位及致病基因等可分为 12 个亚型,但 ARVC3 型和 ARVC4 型其致病基因目前尚未确定。

(一)TGF-β$_3$ 基因

TGF-β$_3$ 基因为 ARVC1 型致病基因。

1.结构 TGF-β$_3$ 基因定位于第 14 号染色体长臂 23 区到 24 区(14q23~24),长 5457bp,由 7 个

外显子和 6 个内含子组成,编码 112 个氨基酸残基,相对分子质量约为 25kD。

TGF-β 有 $TGF-\beta_1$、$TGF-\beta_2$、$TGF-\beta_3$ 三种亚型。单体 TGF-β 的 112 个氨基酸残基是由含 400 个氨基酸残基的前体分子(per-pro-TGF-β)从羧基端裂解而来,pre-pro-TGF-β 的 N 端含有一个信号肽,在分泌前被裂解掉,成为非活性状态的多肽链前体(pro-TGF-β),通过改变离子强度、酸化或蛋白酶水解切除 N 端部分氨基酸残基,所剩余的羧基端部分形成有活性的 TGF-β。

TGF-β 受体存在着I、II、III型三种形式,其相对分子质量分别约为 53kD、70~85kD、250~350kD。

2. 功能　TGF-β 及其受体在心脏的心肌细胞和非心肌细胞均有表达,心脏中的 TGF-β 主要由成纤维细胞和肌成纤维细胞产生。TGF-β 具有广泛的生物学功能,可在炎症、组织修复和胚胎发育等方面发挥作用,近年研究发现 TGF-β 对细胞的生长、分化及免疫功能等方面也具有重要调节功能。

3. 突变　$TGF-\beta_3$ 基因调整细胞外皮质产生、编码桥粒蛋白基因和 TMEM43 基因的表达。体外突变构建研究发现,$TGF-\beta_3$ 基因表达上调时可再通过其他传导途径引起心肌细胞凋亡、萎缩等。

(二)RyR2 基因

RyR2 基因为 ARVC2 型致病基因。

1. 结构　RyR2 基因定位于第 1 号染色体长臂 42 区 1 带到 43 区(1q42.1~43),由 105 个外显子和 104 个内含子组成,编码 4967 个氨基酸残基的膜蛋白,每个亚单位相对分子质量约为 565kD,1 个完整的通道相对分子质量约为 2300kD。

2. 功能　RyR2 是心脏钙离子释放通道之一,因与一种植物碱——兰尼碱(ryanodine)具有很高的亲和力和特异性,故而得名。RyR 是已知最大的离子通道,为一种钙离子诱导的钙离子释放通道,调节细胞内钙离子水平,维持细胞正常的生理功能。

RyR 有 RyR1、RyR2、RyR3 三种亚型,其中 RyR1 主要存在于骨骼肌细胞的终末池,在钙离子信号的产生、骨骼肌及心肌细胞兴奋—收缩中起着关键性的作用;RyR3 在多种组织中呈低水平表达,与动脉粥样硬化、阿尔兹海默病等疾病有关。

3. 突变　RyR2 基因常见突变位点为第 1369 位谷氨酸(Glu)被天冬氨酸(Asp)所置换(Glu 1369→Asp)。

(三)TMEM43 基因

TMEM43 基因为 ARVC5 型致病基因。

1. 结构　TMEM43 基因定位于第 3 号染色体短臂 23 区(3p23),长约 18.74kb,由 12 个外显子和 11 个内含子组成,编码 400 个氨基酸,相对分子质量约为 43kD。

2. 功能　TMEM43 是一种在物种间高度保守,定位在内核膜及内质网中且有一个大的亲水域的核膜蛋白。

3. 突变　TMEM43 基因常见突变位点为第 358 位丝氨酸(Ser)被亮氨酸(Leu)所置换(Ser358→Leu)。

(四)PTPLA 基因

PTPLA 基因为 ARVC6 型致病基因。

1. 结构　PTPLA 基因定位于第 10 号染色体短臂 12 区到 14 区(10p12~14)。

2. 功能　蛋白酪氨酸磷酸酶(protein tyrosine phosphatase,PTP)催化蛋白质分子中特定位点的磷酸化酪氨酸残基脱磷酸,以瀑布式的级联反应方式与其他蛋白磷酸酶在细胞内构成调控网络,在细胞生长、分化及引导进行有丝分裂,并在 T 细胞活化起着重要的作用。

3. 突变　PTP 家族是信号特异途径中重要调控因子,PTP 的异位表达、过量表达、片段缺失及点突变均可引起 ARVC。

(五)ZASP 基因

ZASP 基因和 DES 基因为 ARVC 7 型致病基因。

1. ZASP 基因

(1)结构:ZASP 基因定位于第 10 号染色体长臂 22 区 3 带到 23 区 2 带(10q22.3~23.2),长约 70kb,由 16 个外显子和 15 个内含子组成,相对分子质量约为 31kD。

(2)功能:ZASP 基因又称 LDB3(LIM domain binding3)基因。Z-带选择性缝接 PDZ 基序蛋白在心肌、骨骼肌中表达,此蛋白包含一个与 α-肌动蛋白 2 的 C 端相互作用的 PDZ 结构域。PDZ 结构域是一种由 80~100 个氨基酸残基组成的保守序列,其生物作用主要是介导膜上的蛋白聚集,结合目标蛋白的 C 端。

(3)突变:ZASP 基因突变后可影响心肌细胞骨架成分构成及稳定性,引起心肌 Z 盘的断裂致使肌小节的收缩力无法被同步传递,导致心肌力产生和传导障碍,进而患者临床表型出现。

2. DES 基因

(1)结构:DES 基因定位于第 2 号染色体长臂 35 区(2q35),由 9 个外显子和 8 个内含子组成,编码 476 个氨基酸,相对分子质量约为 56kD。

(2)功能:DES 是心肌细胞内的骨架蛋白,一端连接细胞膜,另一端穿过肌小节的 Z 带后与核膜连接,构成细胞膜—肌小节—核膜间的信号传导通路,并起着稳定和支撑肌小节的作用。

(3)突变:DES 基因突变导致显性或隐性遗传性结蛋白病,是肌原纤维肌病最常见的亚型,主要临床表现为心肌和骨骼肌的损害。

(六)DP 基因

DP 基因为 ARVC 8 型致病基因。

1. 结构　DP 基因定位于第 6 号染色体短臂 24 区 3 带(6p24.3),长约 45kb,由 24 个外显子和 23 个内含子组成。

DP 分为 DP Ⅰ、DP Ⅱ,其中 DP Ⅰ序列为 8031bp,编码 2677 个氨基酸,相对分子质量约为 322kD;DP Ⅱ序列为 6234bp,编码 2078 个氨基酸,相对分子质量约为 259kD。

2. 功能　DP 是桥粒斑蛋白中最大的蛋白质之一,它是以哑铃状同源二聚体的形式存在。DP Ⅰ、DP Ⅱ是主要的桥粒胞质斑蛋白,为桥粒斑中最多的成分。

3. 突变　临床研究检测出 c.3901C > T(p.Gln1301X)突变,该突变位点位于 DP 基因的第 23 外显子上。

(七)PKP-2 基因

PKP-2 基因为 ARVC9 型致病基因。

1. 结构　PKP-2 基因定位于第 12 号染色体短臂 11 区(12p11),由 15 个外显子和 14 个内含子组成。

已鉴定了两种 PKP-2 基因的剪接变体,第一个编码 881 个氨基酸,相对分子质量约为 97.4kD;第二个编码 837 个氨基酸,相对分子质量约为 92.7kD。

2. 功能　PKP 有 PKP-1、PKP-2、PKP-3、PKP-4 四种亚型,其中 PKP-2 是一种桥粒蛋白,主要分布于上皮组织、心肌组织的桥粒斑内,是负责心肌细胞间连接的重要分子。

3. 突变　PKP-2 基因突变类型有错义突变、无义突变、剪接突变、删除/插入突变等,常见突变位点有第 143 位组氨酸(His)被酪氨酸(Tyr)所置换(His143→Tyr)、第 247 位甘氨酸(Gly)被精氨酸(Arg)所置换(Gly247→Arg)、第 298 位苏氨酸(Thr)被天冬酰胺(Asn)所置换(Thr298→Asn)、第 366 位亮氨酸(Leu)被脯氨酸(Pro)所置换(Leu366→Pro)、第 583 为异亮氨酸(Ile)被甲硫氨酸(Met)所置换(Ile583→Met)等。

(八)DSG-2 基因

DSG-2 基因为 ARVC10 型致病基因。

1. 结构　DSG-2 基因定位于第 18 号染色体长臂 12 区 1 带到 12 区 2 带(18q12.1~12.2),相对分子质量约为 115kD。

2.功能　DSG-2基因与其他desmoglin基因家族成员的一个基因簇中,DSG-2是一种跨膜蛋白,连接相邻的心肌细胞。

3.突变　DSG-2基因突变类型有错义突变、插入突变、剪切位点突变等,常见突变位点有第49位精氨酸(Arg)被组氨酸(His)所置换(Arg49→His)、第531位苯丙氨酸(Phe)被半胱氨酸(Cys)所置换(Phe531→Cys)等。

（九）DSC-2基因

DSC-2基因为ARVC11型致病基因。

1.结构　DSC-2基因定位于第18号染色体长臂12区1带(18q12.1),相对分子质量约为130kD。

2.功能　DSC分DSC-1、DSC-2、DSC-3三种亚型,其中DSC-2是一种跨膜蛋白,与其他桥粒蛋白组装成桥粒连接,以保证心肌结构和功能的完整性,同时还参与了细胞信号传递与细胞凋亡等。

3.突变　DSC-2基因突变类型主要为错失突变、插入突变,DSC-2基因是桥粒的钙粘蛋白之一,但在ARVC中较为少见。

（十）PG基因

PG基因为ARVC12型致病基因。

1.结构　PG基因定位于第17号染色体长臂21区(17q21),编码744个氨基酸,相对分子质量约为820kD。

2.功能　桥粒珠蛋白参与细胞间的连接,心脏正常的组织结构和功能依赖于心肌细胞桥粒、黏附连接,以及闰盘缝隙连接的完整性。

3.突变　PG基因编码桥粒盘状球蛋白,为细胞间黏附的主要成分,其2号碱基对缺失截断蛋白质的C末端而引发ARVC。

四、发病机制

（一）致病病因

目前研究发现,ARVC致病病因为PKP-2基因、DSG-2基因、DP基因、DES基因、PG基因、TMEM基因、TGF-β3基因及RyR2基因的突变。

1.PKP-2基因　PKP-2位于桥粒的外致密斑,与桥粒斑蛋白的N末端和桥粒钙黏素的C末端结合。

2.DSG-2基因　DSG有DSG-1、DSG-2、DSG-3、DSG-4有4种亚型,其中DSG-2与其他桥粒蛋白共同构成桥粒连接,对于维持心肌结构和功能的完整性,以及信号传递、细胞凋亡等具有重要作用。

3.DP基因　桥粒为细胞与细胞之间的一种连接结构,参与细胞间机械应力传导,在心肌组织中桥粒与粘着连接及缝隙连接共同构成闰盘,对于维护心肌闰盘结构和功能的完整性具有重要作用。

4.DES基因　病理改变以结蛋白为主的多种蛋白在肌纤维内异常聚集,导致肌纤维内包涵体形成和肌纤维结构的破坏。

5.PG基因　缝隙连接构成细胞间通路,负责心肌间电耦联和重要信息的传递,如细胞的生长、分化及发育等。

6.TMEM43基因　TMEM43基因参与构成质膜的离子通道及活化信号转导通路,介导细胞趋化、黏附、凋亡及自噬等作用。

7.TGF-β₃基因　TGF-β₁、TGF-β₂和TGF-β₃在大多数生物学作用方面非常相似,但在某些方面的作用可有很大差异,其中TGF-β₂对血管内皮细胞和造血祖细胞的生长抑制作用仅为TGF-β₁和TGF-β₃的1.0%。TGF-β₃在组织修复过程中刺激靶细胞(成纤维细胞、血管内皮细胞等)细胞外基质合成和加快血管化进程,且能促进创面愈合和减轻瘢痕形成。TGF-β₃在哺乳动物胚胎发育过程中在促进形态的发生、心脏瓣膜的形成起着重要作用,对脊椎形成、肢端发芽、出牙、面骨及调控骨的形成等方面也发挥一定的作用;并且影响成年人的骨再生。

8.RyR2 基因　RyR2 是心肌细胞肌浆网上控制钙离子释放的通道,在心脏兴奋—收缩耦联过程中,心肌细胞肌浆网对胞浆游离钙离子浓度的调节发挥着重要的作用,细胞膜上对电压敏感的 L-型钙离子通道激活后,允许少量钙离子流入胞浆,这些游离的钙离子可以激活心肌细胞肌浆网上的 RyR2,使大量的钙离子通过 RyR2 从心肌细胞肌浆网腔进入细胞浆,引发心肌细胞收缩。蛋白激酶 A 是调节 RyR2 通道生理功能的关键,交感神经兴奋导致血液中儿茶酚胺浓度升高,与 β-肾上腺素能受体结合后激活乙酰环化酶,使环磷酸腺苷(cyclic adenosine monophosphate,cAMP)升高,继而激活蛋白激酶 A。RyR2 与肽酰氨酰异构酶结合后发挥调节钙离子通道作用,蛋白激酶 A 和磷酸酯酶分别催化 RyR2 磷酸化和去磷酸化,RyR2 磷酸化后与肽酰氨酰异构酶分离并开放,去磷酸化后与肽酰氨酰异构酶结合而关闭。

(二)遗传学机制

临床研究发现,ARVC 相关致病基因突变的外显率较低,表达程度也不相同。其中 PKP-2 基因突变致病占 ARVC 基因突变的 20% ~ 45%,DSG-2 基因突变致病占 ARVC 基因突变的 4.0% ~ 15.0%,DP 基因突变致病占 ARVC 基因突变的 1.0% ~ 13.0%,DSC-2 基因突变致病占 ARVC 基因突变的 1.0% ~ 7.0%,PG 基因突变致病约占 ARVC 基因突变的 1.0%,TMEM43 基因突变致病约占 ARVC 基因突变<1.0%,而其他基因突变占 ARVC 基因突变的比例尚不清楚。

桥粒蛋白是细胞与细胞之间的连接结构,在心肌组织中主要位于闰盘内。心肌细胞存在黏合连接、桥粒连接及缝隙连接三种细胞间连接,通过这些结构进行电—机械耦联,正常桥粒可以保护其他连接免受机械应力,细胞膜内外的桥粒结构对于心肌闰盘的结构完整性和功能具有非常重要的作用。

心肌组织结构完整性依靠桥粒的支持作用,在心肌组织中主要桥粒蛋白(PG、PKP-2、DP、DSG-2、DSC-2)锚定于中间纤维及桥粒钙黏素(DSG-2、DSC-2),以确保机械细胞间的黏附。桥粒钙黏素是跨膜蛋白,在细胞间与相邻的心肌细胞桥粒钙黏素的通讯部分形成一种拉链样二聚体。PG 和 PKP-2 位于桥粒的外致密斑,与 DP 的 N 末端和桥粒钙黏素的 C 末端结合。DP 是一个较大的哑铃形分子,用它的中间螺旋杆区域构成内部致密斑,通过其 C 末端与结蛋白中间纤维丝连接,对于维持细胞间缝隙连接的正常功能,桥粒的完整性是必要的,它是作为调节细胞生长、分化和发展过程中电耦联和信号机制的细胞间渠道。

ARVC 发病机制是由于相关致病基因突变导致细胞间黏附连接、桥粒连接及缝隙连接等细胞间黏附异常,致病基因突变引起 ARVC 的发病机制有:

1.编码桥粒蛋白的基因发生突变时,蛋白组成错误的复合体,从而导致自身功能下降或缺陷,机械应力使细胞间发生分离,引起心肌细胞死亡逐渐被脂肪纤维细胞所替代。脂肪纤维细胞取代正常心肌细胞后,导致存活心肌细胞被绝缘的纤维细胞部分阻隔,心肌细胞损伤致使电传导缓慢,可引起持续性室性心动过速。

2.由于桥粒可保护其他连接不受外力的影响,从而维持肌间盘的结构,所以桥粒损伤的间接作用可表现在肌间盘水平。

3.桥粒参与 Wnt/β-catenin 通路,通过影响转录因子 T 细胞因子/淋巴细胞增强因子改变了基因表达,最后调控细胞的增殖和凋亡。

4.心律失常　ARVC 引起心律失常的机制尚不明,目前已知的 ARVC 相关致病基因突变不能完全解释心律失常的发生发展。不同的致病基因突变可以引起不同类型的 ARVC,但有相似的心肌组织学和心电生理的变化。ARVC 中发生的心律失常可能涉及多种发病机制,通常认为常见的持续性单形性室性心动过速可能是由于纤维组织和脂肪组织替代了正常心肌组织,右心室激动延迟和不应期离散度的变化易于产生折返而引起。

五、病理

(一)病理解剖

1. 形态改变 右心室扩张、膨胀、瘢痕及室壁变薄等。

2. 组织检查 病理学特征是弥漫性或局灶性右心室游离壁心肌的缺失及脂肪纤维组织替代,心肌组织表现脂肪纤维组织浸润、纤维替代及细胞坏死等。

(1)组织浸润:心肌组织孤立的脂肪浸润较为罕见,脂肪组织或纤维组织浸润常始于心外膜下或中膜的心肌,进行性累及心内膜,出现右心室壁变薄和室壁瘤。特征性改变部位为下壁、心尖及漏斗部的右心室发育不良三角(triangle of dysplasia),也可累及室间隔甚至左心室。在终末期患者病理组织学检查,左心室组织也可有不同程度的脂肪和纤维组织的浸润现象。

(2)纤维替代:心肌组织学检查可见纤维脂肪组织替代正常心肌组织,但单纯脂肪浸润不是本病的病理特征,因老年人和肥胖的患者也可在心肌组织间出现脂肪组织。

(3)细胞坏死:除了脂肪替代外,必须有纤维替代和细胞坏死才可以明确诊断,心肌组织也可萎缩,其原因可能是由于心肌受损、细胞死亡及局部心肌炎症介导的纤维脂肪变性取代的结果。

(二)病理生理

ARVC病变使得心脏传导系统受累,是形成Epsilon波、束支传导阻滞、心室晚电位(ventricular late potentials,VLP)及折返性心动过速等的病理生理基础,临床表现为心律失常、心力衰竭及心脏性猝死等。ARVC病理学上分为纤维脂肪型和单纯

脂肪型,其中纤维脂肪型患者以心力衰竭多见,而单纯脂肪型患者易发生心脏性猝死。

六、临床表现

(一)症状

1. 发病率 流行病调查显示,ARVC在普通人群发病率为2/10000~5/10000,其中欧洲国家在普通人群发病率为1/10000~10/10000。

2. 性别 男性多于女性,其中在青年人群中男女发病之比约为3:1。

3. 年龄 发病年龄多见于12~60岁,平均年龄约为29岁,其中<12岁或>60岁在临床上很少出现症状。

4. 家族史 家族性ARVC占所有ARVC的50%~70%。由于家族性ARVC临床表型的多样性及外显率低,临床表现不典型,使其家族性ARVC的诊断率较低,导致许多家族性ARVC被误诊为散发性。故对于临床上已确诊ARVC的患者,应对其家族成员针对相关突变基因应用梯级筛选方法进行诊断评估,此种方法尤其适用于早期无任何特异性症状的青少年患者,并对其三代直系亲属成员进行家族的临床和实验室分子遗传学筛查,以及对心血管系统详细的检查以免误诊或漏诊。

5. 病程分期 患者早期常无典型临床表现或症状轻重不一,常见的症状为心悸、胸闷、晕厥等,但也有患者首次即表现为致命性心律失常和心脏性猝死,根据ARVC进展可将其病程分为四个时期:

(1)隐匿期:右心室结构仅有轻度改变,室性心律失常可以存在或不存在,患者多无明显临床症状。由于患者发病年龄较年轻且呈隐蔽性,一些患者常以突发性室性心动过速甚至心脏性猝死为首发症状,多见于剧烈运动或竞争性体育比赛的过程。

(2)心律失常期:表现为症状性室性心律失

常,右心室形态、结构及功能等有明显的异常,这种心律失常可诱发心脏性猝死。心律失常特征性表现为左束支传导阻滞图形,提示起源于右心室,表现可为独立的室性期前收缩、非持续性或持续性室性心动过速。

(3)右心功能障碍期:由于进行性及迁延性心肌组织病变,可导致临床症状进一步加重,右心室弥漫性心肌组织病变引起右心室衰竭,但左心室功能相对正常。

(4)终末期:晚期患者左心室功能也可有不同程度受损,由于累及左右心室而引起心律失常、双心室泵功能衰竭等,出现类似于扩张型心肌病的临床表现,其猝死的风险明显增加。

(二)体征

1.心脏听诊　①右心室扩大时在三尖瓣听诊区可闻及相对性三尖瓣关闭不全的收缩期杂音;②肺动脉瓣听诊区可闻及第二心音固定性分裂;③少数患者可闻及第三或第四心音。

2.查体可发现　①颈静脉怒张;②剑突下搏动;③肝脏肿大及压痛;④双下肢水肿等。

(三)基因型—临床表型

1.RyR2基因突变　其中Glu1369→Asp突变时可能是诱发猝死高危的突变位点。

2.TMEM43基因突变　TMEM43基因突变进展为心力衰竭较快,预后不良,尤其男性患者,其中Ser358→Leu突变时既可导致ARVC,也可引起ALVC,易诱发恶性心律失常,是成年男性患者和30岁以上女性患者一级预防置入ICD的指征。

3.DP基因突变　根据DP基因突变的位置研究显示,靠近N末端突变的患者表现为ARVC,而靠近C末端突变的患者则表现为ALVC。

4.PKP-2基因突变　其中Gly247→Arg、Thr298→Asn、Leu366→Pro突变时可诱发严重心律失常。

5.DSG-2基因突变　DSG-2基因突变引起

ARVC外显率可达75%以上,其中同时累及左心室的外显率约为25%。

(四)各亚型心电图表现

1.心电图特征性表现　ARVC1型心电图为T波倒置、室性心动过速及左束支传导阻滞;ARVC2型心电图为运动诱发的多形性室性心动过速变为运动诱发的单形性室性心动过速;ARVC4型心电图表型为局限性左束支传导阻滞;ARVC5型心电图表现为QRS波群局限性延长或有Epsilon波,其中TMEM43基因Ser358→Leu突变时可导致心电图QRS波群的R波递增不良(poor r wave progression,PRWP);ARVC7型心电图表现为QRS波群电压低;ARVC8型心电图表现为静止期T波倒置;ARVC9型心电图表现为窦性心律伴有明显T波倒置;ARVC10型心电图表现为完全性右束支传导阻滞、T波倒置及Epsilon波;ARVC11型心电图表现为局限的QRS波群延长和不完全性右束支传导阻滞;ARVC12型心电图表现为T波倒置及左束支传导阻滞。

2.心电图无特征性表现　目前研究没有发现ARVC3型和ARVC6型患者心电图具有特征性改变。

(五)并发症

1.心律失常　早期常无明显异常发现,有时可见各种心律失常的表现;晚期可出现室性心律失常,室性心动过速是ARVC最常见的表现,以反复发生和非持续性的室性心动过速为特征,是导致中青年人猝死的重要原因之一。

2.心脏性猝死　ARVC是青壮年占猝死的主要疾病之一,发病率为0.02%~0.10%。其中年龄<35岁的心脏性猝死为10%~25%;年龄<65岁无心脏病病史的心脏性猝死约占10%。ARVC是导致年轻人、运动员的心脏性猝死第二大病因,诱发因素多为情绪激动、劳作或竞技体育运动等,其中青少年ARVC患者在竞技体育运动时心脏性猝死的

风险可增加 5 倍以上。

3. 心功能不全 右心室病变广泛的患者可发生右心衰竭及体循环淤血,患者病情严重,病程迁延,预后不良。

七、辅助检查

(一)实验室检测

1. 血液生化 ①血清 B 型利钠肽(B-type natriuretic peptide,BNP)、N 末端 B 型利钠肽原(N-terminal pro-BNP,NT-proBNP)的水平;②血清肾上腺素、去甲肾上腺素、多巴胺的水平。

2. 基因突变的检测 ARVC 是一种桥粒病,桥粒功能异常是致病的最后通路,非桥粒基因可能通过影响桥粒而发挥作用,但非桥粒基因的家系及突变数目研究有限,因此应首先筛查桥粒基因。由于桥粒基因的数目也具有不平衡性,故临床则应筛查比较多见的 PKP-2 基因,然后筛查 DSG-2 基因、DSP 基因,最后筛查比较少见的 DSC-2 基因、PG 基因。在临床上本病也发现了复合突变,因此全面的基因筛查很有必要。基因筛查并非金标准,研究发现基因突变并不能预测预后或确诊 ARVC,因为有些致病基因携带者可能终生不发病,尤其是错义突变,但基因诊断相对于临床诊断有很好的时效性,可在发病前或在出现严重临床事件前及时采取相应的预防措施,降低心脏性猝死发生的风险。

3. 筛查 2011 年美国心律学会(heart rhythm society,HRS)、欧洲心脏节律学会(European Heart Rhythm Society,EHRS)专家共识,建议在先证者发现 ARVD 相关致病基因突变后,应对其亲属成员进行该基因突变的级联基因检测,并根据家族史、临床病史及体格检查等综合分析,以明确亲属成员的致病基因突变携带情况及患病的风险。

(二)心电检查

1. 心电图 ARVC 发病初期约有 40% 患者心电图可正常,但随着病情的进展心电图特征逐渐显现:

(1)右束支传导阻滞:ARVC 在窦性心律时心电图可显示不完全性或完全性右束支传导阻滞,但右束支本身无病变,而是右心室部分心肌传导阻滞造成,电生理检查右束支并无病理性改变,心电向量图检查也未发现右前/右后方向的传导减慢,故所谓的右束支阻滞实为心室壁内传导障碍所致。完全性右束支阻滞患者 V_1 导联 $r'/s < 1$ 是诊断 ARVC 准确性较高指标之一,其敏感性约为 88%,特异性约为 86%。

(2)QRS 波群增宽:正常情况状态下左右心室心肌细胞几乎同步迅速除极,其 QRS 波群时限为 60~100ms。ARVC 时右心室部分心肌细胞延迟除极,导致 QRS 波群增宽,如① V_1 导联 QRS 波群时限≥110ms,诊断 ARVC 的特异性可达 100%,但敏感性仅约为 55%;② $V_1+V_2+V_3$ 导联 QRS 波群时限之和/ $V_4+V_5+V_6$ 导联 QRS 波群时限之和的比值≥1.2,诊断 ARVC 的特异性为 100%,敏感性为 93%。

(3)R 波降低:部分患者可出现右胸($V_1 \sim V_3$)导联 QRS 波群的 R 波明显降低。

(4)T 波倒置:胸前区导联 T 波倒置是 ARVC 的特征性表现之一,大多数患者 $V_1 \sim V_3$ 导联 T 波倒置,极少数患者 $V_1 \sim V_6$ 导联 T 波广泛倒置;也有患者 T 波呈双向改变。T 波倒置的原因可能与以下因素有关:①右心室肥大、扩张而导致心肌复极不一致;②继发于右心室壁内传导障碍;③右心室扩张引起左心室向后转位;④继发于室性心动过速之后(T 波记忆现象)。

(5)终末部激动延迟(terminal activation delay,TAD):心电图右胸($V_1 \sim V_3$)导联 QRS 波群的 S 波谷底至 QRS 波群终止的时限称为 TAD,是反映右心室部分心肌组织激动延迟。

(6)Epsilon 波:Epsilon 波又称右心室晚电位(right ventricular late potential)、后激动电位(post excitation potential)。ARVC 患者约有 30% 在常规

心电图 V_1、V_2 导联可记录到,也可出现在 V_3、V_4 导联。Fontaine 将该波命名为 Epsilon 波是由于希腊字母中 $\Delta(\delta)$ 为第四个字母,E(ε) 为第五个字母,δ 波代表旁道下传预先激动的心室波,而 Epsilon 波代表部分右心室延迟激动波。另外在数字符号中 E(Epsilon) 表示小的意思。Epsilon 波诊断标准:①QRS 波群之后 ST 段起始部的低波幅振荡波;②QRS 波群之后 ST 段起始部向上或向下的小棘波;③QRS 波群之后 ST 段起始部的平缓电位,形成宽钝的 R′波,同时符合 $V_1 \sim V_3$ 导联 QRS 波群时限超过 V_6 导联 25ms。

存在上述三种心电图改变之一或以上即可认为 Epsilon 波阳性,Epsilon 波被认为是 AVRC 的标志性波形,但随着对心脏疾病认识的不断深入和实验室检测技术不断地发展,发现只要能够引起右心室扩大、右心室病变、心肌坏死导致除极延迟,并产生较大晚电位的疾病均可出现 Epsilon 波,因此 Epsilon 波并非 ARVC 特有。Epsilon 波形成的机制可能是由于右心室心肌组织被脂肪、纤维组织所替代,脂肪和纤维将仍有活力的心肌组织包围形成岛状,致使右心室电活动延迟,因此易于发生折返性心律失常。

(7)碎裂 QRS 波(fragmented QRS complex,fQRS):fQRS 系指在常规 12 导联心电图中同一冠状动脉供血区内,≥2 个相邻导联 QRS 波群显现多向(>3 向)波、特定的不同形态 QRS 波群、多个 R(S)波切迹或尖峰样波(spikes)等图形,表现为 QRR′、rSr′、rSR′、多个 R′、S 波上有切迹等。fQRS 提示心室存在缓慢传导区,是形成折返性心动过速的先决条件。临床研究表明,85% 的 ARVC 患者可检出 fQRS,心电图出现 fQRS 是高度怀疑 ARVC 的简化心电图诊断指标。fQRS 与 Epsilon 波相似,可用于 ARVC 的早期诊断、预警室性心动过速或心脏性猝死等。

2. Fontaine 双极胸导联 是由 Fontaine 首先报道记录 Epsilon 波的导联。Fontaine 双极胸导联可提高 Epsilon 波的检出率及记录其波形更为清楚,与常规心电图相比可提高 Epsilon 波的敏感性,其方法将常规心电图肢体导联的红色导联线放在胸骨柄作为阴极,黄色导联放在剑突处作为阳极,绿色导联放在 V_4 导联处作为阳极组成三个双极导联,分别称为 F_{I}、F_{II}、F_{III} 导联。心电图机滤波频率为 150Hz、充分做好皮肤准备、降低基线干扰、增加心电图机信号为 20mm/mV、走纸速度增加至 50mm/s,可提高 Epsilon 波的检出率。导联电极放好后,将心电图机的记录设置在 Ⅰ、Ⅱ、Ⅲ 导联的位置,则可分别记录出 F_I、F_{II}、F_{III} 导联的心电图,见图 3.3。

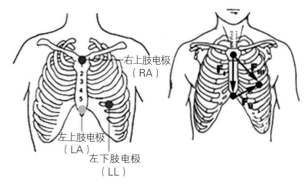

图 3.3 Fontaine 导联

3. 信号平均心电图(signal－averaged electrocardiograph,SAECG) SAECG 检查可描记晚期心室(心房)电活动,其中在 QRS 波群终末部,ST 段内的高频、低振幅、多形性碎裂电活动,称为 VLP。VLP 分析方法有时域分析、频域分析和时频三维图,临床上以时域分析最为常用。VLP 是由于局部心肌缺血、缺氧及病变等所致的电生理特性改变,导致心肌局部除极延迟而形成。传导延迟表明心室内有潜在性的折返径路,为心律失常的主要发生机制。

4. 动态心电图 动态心电图可记录 ARVC 患者各种心律失常,但绝大多数是源于右心室的发育不全三角,主要表现为源自右心室的室性期前收缩、室性心动过速。根据右心室心肌病变程度的不同,室性心律失常的严重程度可有很大差异,轻者仅见室性期前收缩,动态心电图记录常＞500个/24h;重者可出现持续室性心动过速或心室颤动而导致猝死。室性心动过速形态多为单形性,呈左束支阻滞型伴电轴左偏,表明起源于右心室;病变晚期亦可呈多形性室性心动过速,提示右心室存在多个异位激动点。根据室性心动过速 QRS 波群平均电轴有助于判断激动起源部位,如 QRS 波群电轴朝下,室性心动过速起源于右心室流出道;QRS 波群电轴朝上,室性心动过速起源于右心室内壁或心尖。此外还可偶见房性心动过速、心房扑动或心房颤动,这可能与心房肥大、右心房受累有关。

5. 运动负荷试验 心电图运动负荷试验中可诱发室性心律失常,其发生率约为50%。

6. 药物负荷试验 应用异丙肾上腺素药物试验后可诱发室性心动过速,其发生率约为85%。

7. 腔内三维标测技术 各种心律失常患者在三维心电标测过程中,腔内标测电极可以广泛采集心内膜心电信号,构建三维电解剖模型,完成腔内三维标测图,可发现 ARVC 患者右心室心肌组织存在着广泛而弥漫的低电压区及瘢痕区,为恶性心律失常发病的基础。腔内三维标测技术在临床上可应用:①揭示心室内激动顺序;②确定心律失常的局灶性机制;③确定心动过速的大折返机制;④确定局部折返性房性心动过速的机制;⑤证实特殊的心律失常类型;⑥揭示器质性心脏病心电功能的病理改变,最终对心律失常作出直视而精确的立体三维诊断,并指导临床经导管射频消融术(radio - frequency catheter ablation,RFCA),但腔内三维标测技术为有创性心电检查法,且检查所需仪器昂贵,术中标测电极导管为一次性使用,其费用较高,难以在各级医院常规应用。

(三)心脏超声检查

1. 经胸超声心电图 经胸超声心动图检查是诊断本病的初步筛选措施,但因右心特殊的解剖位置及发病率较低,早期病变容易漏诊或误诊;超声心动图测量三尖瓣环流速,可定量评估右心室功能提高诊断的敏感性。

2. 三维超声成像 三维超声成像可立体显示心脏空间的形态,直观观察病变的部位,因而有助于发现小的病变异常改变,有助于提高早期诊断率。

(四)影像学检查

1. 胸部 X 线 ①心脏轮廓呈球形,肺动脉流出道扩张,左侧缘膨隆,心胸比率≥0.5;②小的室壁瘤伴有局限性室壁运动异常;③明显的心腔扩张可伴有弥漫的收缩功能异常;④轻度室壁运动障碍直至广泛室壁运动功能减退;⑤右心室肥厚及小梁形成。

2. 右心室造影 ①可了解心室腔结构,发现心室腔增大、局部膨出及室壁运动不良;②发现流出道部位收缩异常、发育不良三角部位运动功能低下,以及右心室广泛受累者整体心肌运动不良等异常征象。如右心室造影显示右心室腔扩大、右心室收缩减弱及局限性运动障碍,以及三尖瓣下与漏斗部膨出合并肌小梁肥大,其诊断 ARVC 特异性约为96.0%、敏感性约为87.5%。

3. 心脏磁共振成像(cardiac magnetic resonance,CMR) CMR 是测量左右心室容量、质量及射血分数的金指标。CMR 可对右心室心肌被纤维脂肪组织替代作出准确诊断,同时 CMR 可发现轻微和局灶性的病变,对临床可疑及早期阶段的患者可成为探测和随访的最佳手段,是诊断本病的非侵入性检查首选技术。①CMR 可显示节段性右心室室壁运动及形态学异常,并能对病人连续评估,适合定期随访和家族成员筛查;②CMR 能对扩张的右心室进行量化,并能提供组织的特性,是获得右心室形态及功能信息的最佳检查方法;③可测量右心室流出道扩张、室壁厚度的程度;④发现舒张期膨隆及左右心室游离壁心肌被脂肪组织浸润;

⑤钆造影剂延迟增强(late gadolinium enhancement，LGE)成像技术可显示右心室流出道、右心室心尖部及右心室下壁心肌纤维化的程度，并可进行定量分析。

4.心脏电生理检查(electrophysiologic study，EPS) EPS可用于检测ARVC心律失常发生机制、形态特征、诱发与终止条件，以及对心律失常起源病灶准确定位，对于明确诊断、选择治疗方式和预后评估等均有重要的临床意义。通过心内膜标测技术和非接触三维电解剖标测系统可发现激动通过右心室传导缓慢的病变部位，此检查可以确定室性心动过速的起源部位而有助于RFCA定位。应用常规的心室分级递增和程序期前刺激方法，可以诱发非持续性或持续性室性心动过速，或反复心室搏动，但有些虽然临床上有室性心动过速发作却不能诱发出来。

(五)心肌组织学检查

1.病理分类 ARVC根据组织病理学可分为纤维脂肪型和单纯脂肪型，其中纤维脂肪型约占60%，单纯脂肪型约占40%。纤维脂肪型较单纯脂肪型的右心室壁瘤发生率较高，局部心肌炎症较常见，且心力衰竭的发生率较高，但发生猝死较少；左心室累及是纤维脂肪型特有的。

2.心内膜心肌活检 正常心肌组织局部或全部减少或缺失，呈孤岛状散布在脂肪和纤维组织中。心内膜心肌活检的部位对于诊断有重要影响，其中在室间隔上取样，该部位少有病变累及，而右心室游离壁活检易引起穿孔或心脏压塞。

病理组织学变化随着年龄而变化，其中早期表现为纤维化，以后逐渐发生脂肪浸润，根据年龄可发现：①青年患者右心室室壁薄，纤维化较多，前壁、侧壁及后壁局部被脂肪组织替代，心室腔扩张；②中年患者右心室室壁增厚是由于被脂肪替代；③老年患者心肌被脂肪组织替代较多见，故易发生心力衰竭。

3.免疫组化分析 研究发现，ARVC基因突变大多数患者心肌细胞闰盘上的PG信号水平可弥散性地减少，因此通过免疫组化检测闰盘中的PG来诊断ARVC。

八、诊断

ARVC患者由于其临床表现的异质性和不完全的外显率而难以诊断，其基因型—临床表型也尚未阐明。目前主要根据心脏结构、组织形态学、心律失常异常、心电图检查、基因检测等；依据主要、次要的条件组合，以及多种临床参数进行综合判断，其中检测出相关致病基因突变是诊断ARVC主要指标之一。

1994年首次制定了ARVC诊断标准以来，到2010年对其诊断标准进行了4次修订。

(一)1994年欧洲心脏病协会(European Society of Cardiology，ESC)首次制定了ARVC诊断标准：

1.家族史

(1)主要标准：外科或尸检证实为家族性疾病。

(2)次要标准：家族史有青少年猝死者(年龄<35岁)，临床疑似ARVC引起。

2.心电图

(1)主要标准：右胸(V₁~V₃)导联的QRS波群终末部分出现Epsilon波，或者QRS波群局部性增宽(>110ms)。

(2)次要标准：SAECG检查VLP呈阳性。

(3)次要标准：右胸(V₂、V₃)导联T波倒置(年龄12岁以上，且无右束支传导阻滞)。

3.心律失常

次要标准：常规心电图、动态心电图或心电图运动负荷试验记录室性心动过速，呈持续性或非持续性左束支传导阻滞型，其中动态心电图还可发现频发室性期前收缩(>1000个/24h)。

4.弥漫性及(或)局限性功能障碍与结构改变

(1)主要标准:右心室严重扩张,右心室射血分数降低,无或仅有轻度左心室异常;右心室局限性室壁瘤(运动丧失或运动障碍呈舒张期膨出);右心室严重节段性扩张。

(2)次要标准:右心室轻度普遍性扩张及(或)射血分数降低;右心室轻度节段性扩张并且节段性活动减弱,左心室可正常。

5.心室壁组织学特征

主要标准:心内膜活检显示心肌被纤维组织或脂肪组织所替代。

1994年诊断标准中患者具有2项主要标准,或1项主要标准加2项次要标准,或4项次要标准,即可诊断为ARVC。

临床研究表明,此标准诊断的特异性虽然较高,但敏感性较低,不易发现早期病变或无临床症状的患者,尤其是低估了家族性ARVC的发生率。

(二)2002年矫正的家族性ARVC诊断标准

本诊断标准只要家族中有临床上确诊ARVC的成员,其他家族成员满足下列1项即可诊断为家族性ARVC。

1.心电图 右胸(V₂、V₃)导联T波倒置。

2.SAECG检查 VLP呈阳性。

3.心律失常 ①心电图、动态心电图或心电图运动负荷试验有左束支传导阻滞型室性心动过速;②动态心电图显示室性期前收缩(>200次/24h)。

4.右心室结构或功能异常 ①轻度整体右心室扩张和/或射血分数降低,而左心室正常;②右心室轻度阶段性扩张;③阶段性右心室运动减低。

(三)2006年修订诊断标准

2006年对诊断标准进行了第3次修订,本诊断标准提高了诊断的灵敏度。

1.临床表现

(1)主要标准:单形性左束支传导阻滞型室性心动过速。

(2)次要标准:①频发性室性期前收缩;②室性心动过速引起的晕厥(或传导异常的疾病);③室上性心律失常;④多形性室性心动过速。

2.右心室形态

(1)主要标准:发育不良三角的囊样或动脉瘤样改变和肌小梁排列紊乱。

(2)次要标准:非特异的扩张和/或右心室射血分数降低。

3.心电图

(1)主要标准:①Epsilon电位(标准条件下或调高电压条件下);②局限性的右胸导联QRS波群时限延长$(V_1+V_2+V_3)/(V_4+V_5+V_6)\geq1.2$;③右胸导联QRS波群的S波上支≥55ms。

(2)次要标准:①V₁~V₃导联T波倒置;②V₁~V₃导联自发性ST段抬高。

4.家族史

(1)主要标准:家族成员尸检或心内膜活检时发现ARVC。

(2)次要标准:①家族成员有临床诊断为ARVC;②家族成员有无法解释年龄<35岁发生猝死。

5.心内膜活检

(1)主要标准:心肌萎缩(<45%)及继发性纤维脂肪替代。

(2)次要标准:45%~70%的残余心肌细胞和纤维脂肪替代。

2006年诊断标准中患者具有2项主要标准,或1项主要标准加2项次要标准,或4项次要标准,即可诊断为ARVC。

(四)2010年4月国际专家工作组对ARVC诊断标准进行了第4次修订,增加了多项诊断依据的主要条件和次要条件,增加了临界诊断和可疑诊断的标准,使ARVC诊断标准更敏感、准确,是目前临床诊断ARVC的主要依据。

Ⅰ.整体和/或局部运动障碍和结构改变

1.主要条件

(1)二维超声:右心室局部无运动、运动减低或室壁瘤,伴有以下表现之一:①右心室流出道舒张末内径在胸骨旁长轴≥32mm;②右心室流出道胸骨旁短轴≥36mm;③面积变化分数≤33%。

(2)CMR:右心室局部无运动、运动减低或右心室收缩不协调,伴有以下表现之一:①右心室舒张末容积/体表面积≥110mL/m²（男）;≥100mL/m²（女）;②右心室射血分数≤40%;③右心室造影:右心室局部运动减低、无运动或室壁瘤。

2.次要条件

(1)二维超声:右心室局部无运动、运动减低,伴有以下表现之一。①右心室流出道舒张末内经在胸骨旁长轴≥29mm且<32mm;②右心室流出道胸骨旁短轴≥32mm且<36mm;③面积变化分数>33%且≤40%。

(2)CMR:右心室局部无运动、运动减低或右心室收缩不协调,伴有以下表现之一:①右心室舒张末容积≥100mL/m²且<110mL/m²（男）;≥90mL/m²且<100mL/m²（女）;②右心室射血分数≤45%且>40%。

Ⅱ.室壁组织学特征

1.主要条件　至少有1份心内膜活检标本形态学显示残余心肌细胞<60%（或估计<50%）,伴有右心室游离壁心肌组织被纤维组织取代,以及伴有或不伴有脂肪组织取代心肌组织。

2.次要条件　至少有1份心内膜活检标本形态学显示,残余心肌细胞为60%~75%（或估计50%~65%）,伴有右心室游离壁心肌组织被纤维组织取代,以及伴有或不伴有脂肪组织取代心肌组织。

Ⅲ.复极障碍

1.主要条件　右胸（V₁~V₃）导联T波倒置,或14岁以上（不伴完全性右束支传导阻滞）QRS波群≥120ms。

2.次要条件　①14岁以上患者V₁和V₂导联T波倒置,不伴完全性右束支传导阻滞,或V₄~V₆导联T波倒置;②14岁以上患者V₁~V₄导联T波倒置,伴有完全性右束支传导阻滞。

Ⅳ.除极/传导异常

1.主要条件　右胸（V₁~V₃）导联出现Epsilon波。

2.次要条件　①标准心电图QRS波群无增宽,在QRS波群<100ms情况下,SAECG检查至少1/3参数显示VLP;②QRS波群滤过时程≥114ms;③<40μV的QRS波群终末时程（低振幅信号时程）≥38ms;④QRS波群终末40ms均方根电压≤20μV;⑤在无完全性右束支传导阻滞条件下,测量V₁、V₂或V₃导联从S波最低点至QRS波群末端包括R′波,即QRS终末激动时间≥55ms。

Ⅴ.心律失常

1.主要条件　持续性或非持续性左束支传导阻滞型室性心动过速,伴电轴向上（Ⅱ、Ⅲ、aVF导联QRS波群负向或不确定,aVL导联正向）。

2.次要条件　①持续性或非持续性右心室流出道型室性心动过速,左束支传导阻滞型室性心动过速,伴电轴向下（Ⅱ、Ⅲ、aVF导联QRS波群正向或不确定,aVL导联负向）,或电轴不明确;②动态心电图显示室性期前收缩（>500个/24h）。

Ⅵ.家族史

1.主要条件　①一级亲属成员中按照目前诊断标准有明确诊断为ARVC的患者;②一级亲属成员有尸检或手术确诊为ARVC的患者;③经评估明确患者具有ARVC致病基因有意义的突变。

2.次要条件　①一级亲属成员中有可疑ARVC的患者,但不可能或无法证实亲属符合目前诊断标准;②可疑ARVC引起的早年（<35岁）猝死家族史;③二级亲属成员中有病理学或目前诊断标准证实有ARVC的患者。

以上指标：

（1）确诊标准：具备 2 项主要条件，或 1 项主要条件加 2 项次要条件，或 4 项次要条件。

（2）临界诊断：具备 1 项主要条件和 1 项次要条件，或 3 项不同方面的次要条件。

（3）可疑诊断：具备 1 项主要条件或 2 项不同方面的次要条件。

近年来，由于基因检测技术快速的进步，可对各种形式的心肌病患者进行基因筛查及对相关致病基因检测，并可鉴定出家族成员中的致病基因携带者。

九、鉴别诊断

1. Brugada 综合征（Brugada syndrome，BrS） BrS 心电图表现为 $V_1 \sim V_3$ 导联 ST 段抬高、T 波倒置；临床多见于青壮年男性患者，可有反复发作晕厥、室性心动过速、心室颤动甚至猝死。典型的心电图特征为胸前导联 J 波、影像学检查无右心室形态异常，有助于 BrS 与 ARVC 相鉴别。

2. 流出道室性心动过速（right ventricle outflow tract ventricular tachycardia，RVOT-VT） 其中右心室 RVOT-VT 心电图表现室性心动过速时呈完全左束支传导阻滞型，临床常见为青年男性，发作晕厥或心脏性猝死较为少见。右心室 RVOT-VT 特征为非家族性、无 ARVC 特征性心电图改变（$V_1 \sim V_3$ 倒置 T 波、Epsilon 波、QRS 波群时限 > 110ms 等），CMR 检查有助于右心室 RVOT-VT 与 ARVC 的鉴别诊断。

3. 心脏结节病（cardiac sarcoidosis，CS） CS 可侵及右心室，使部分心肌除极延迟，心电图出现 Epsilon 波、室性心动过速呈左束支阻滞样图形等，可类似 ARVC 表现，因此单从心电图表现为 Epsilon 波和室性心动过速，有时难以将 ARVC 和 CS 进行鉴别诊断。如患者出现症状晚、无家族史、心电图 PR 段延长、合并高度房室传导阻滞、左心室功能低下、纵隔淋巴结肿大时提示为 CS；CMR 检查和心内膜心肌活检是 CS 与 ARVC 鉴别诊断的敏感而特异性指标。

十、风险分层

对 ARVC 的危险分层评估要求临床表现与基因检测结合，个体诊断与家系验证结合，既要全面，也要个体化，具有高危的患者有如下指标。

1. 家族史 ①家族成员中有早发猝死患者；②曾发生过心搏骤停、心室颤动的存活患者；③有晕厥或记录到伴血流动力学障碍的室性心动过速患者。

2. 个人史 ①青少年时期即有明显的临床症状，尤其有晕厥发作史；②复合或 2 个基因型杂合性桥粒基因突变；③携带 ≥2 个基因突变易发生室性心动过速、心力衰竭或心室颤动。

3. 影像学 ①超声心动图、CMR 检查显示右心室有明显病变；②右心室、左心室或双心室（男性）扩大/功能不全；③心室程序刺激的可诱发大量的电解剖瘢痕相关 VLP；④心电图 QT 离散度显著增加（≥40ms）；⑤心电图 $V_1 \sim V_3$ 导联 T 波倒置明显；⑥动态心电图非持续性室性心动过速；⑦胸导联和下壁导联 T 波倒置、增宽明显，QRS 波群低电压。

十一、治疗

（一）治疗性生活方式改变（therapeutic lifestyle change，TLC）

1. 避免竞技运动 竞技体育运动被认为是促进 ARVC 发生发展的危险因素，研究证实，耐力运动和频繁的体育锻炼可增加年龄相关的外显率、室性心动过速、心室颤动的风险，以及诱发携带桥粒基因突变 ARVC 患者的心力衰竭发生，因此对确诊为 ARVC 患者不适合参加竞技体育运动或耐力体育运动等；另外对于外显阴性的 ARVC 家庭成员、健康携带或未知基因型的患者,也应限制参加竞技体育运动。

2. 改变不良生活习惯　戒烟戒酒,提倡地中海饮食(以蔬菜水果、鱼类、五谷杂粮、豆类及橄榄油为主),按时作息等。

(二)药物治疗

1. β-受体阻滞剂　酒石酸美托洛尔片 25~50mg/次,1 次/天,或盐酸索他洛尔片 40~80mg/次,1 次/天。心律失常在心室率增快时应用 β-受体阻滞剂有效时提示交感神经兴奋,应用 β-受体阻滞剂宜从小剂量开始,逐渐增加到中等剂量,欲中断 β-受体阻滞剂治疗时,应缓慢减药,以防出现反跳性肾上腺能高敏反应。

2. Ⅲ类抗心律失常药　盐酸胺碘酮片 200mg/次,1 次/天。β-受体阻滞剂无效时可应用或加用Ⅲ类抗心律失常药,但应定期复查心电图 QT 间期的动态变化,检测甲状腺功能及肺功能检查等。

3. 非维生素 K 拮抗剂口服抗凝药(non-vitamin K antagonist oral anticoagulants,NOAC)　患者如出现心房颤动、心室扩大、室壁瘤形成或有血栓栓塞并发症危险应进行抗凝治疗。NOAC 包括直接 Ⅹa 因子抑制剂(如利伐沙班、阿哌沙班、艾多沙班)和直接凝血酶抑制剂(如达比加群),较维生素 K 拮抗剂等传统抗凝药,NOAC 具有药物相互作用少、半衰期短、起效快及迅速发挥抗凝作用等优点,已广泛应用于预防心房颤动患者的卒中和全身血栓栓塞。由于 NOAC 在肝脏代谢,对于伴有凝血机制障碍、重度肝损害的患者应禁用 NOAC。另外NOAC 经肾脏排泄,在长期使用时应定期监测肾功能,并根据肾功能的变化进行相应剂量调整。NOAC 常用药物:

(1)达比加群酯胶囊 150mg/次,2 次/天,用水送服,餐时或餐后服用均可。注意事项:①口服时请勿打开胶囊;②年龄≥75 岁、血肌酐清除率 30~50mL/min 有增加出血的风险;③长期口服时需定期复查活化部分凝血活酶时间(activated partial thromboplastin time,aPTT);④当患者出现无法控制的出血或需要接受紧急手术治疗时,则需要逆转剂抵消抗凝剂的作用。依达赛珠单抗(idarucizumab)为特异性逆转剂,其治疗剂量为 5.0g,分 2 次给药,每次经静脉弹丸式注射或快速输注 2.5g,2 次间隔时间不超过 15min。

(2)利伐沙班 10mg/次,1 次/天,用水送服。注意事项:①利伐沙班的特异性逆转剂为 And-α,And-α 是人源化重组 Ⅹa 因子诱导蛋白,与 Ⅹa 因子竞争结合利伐沙班;②And-α 400mg,静脉弹丸式给药,随后以 4mg/min 输注 120min(总共 880mg);③利伐沙班禁用于肝损害的患者,因为肝损害患者中利伐沙班的药物暴露量增加 2 倍以上。

4. 维生素 K 拮抗剂　华法林钠片 2.5mg/次,1 次/天。根据其病情调整剂量,并定期复查国际标准化比值(international normalized ratio,INR)使其达到抗凝目标值。

(三)介入治疗

1. 病基改良　病基改良的方法治疗器质性心脏病的室性心动过速,是受外科心内膜切除术的启发,应用三维系统标测,双极记录,滤波 10~400Hz,定义<0.5mV 为瘢痕,0.5~1.5mV 为异常电压区或边缘区,>1.5mV 为正常心肌。在相应瘢痕边区寻找起搏标测位点,线形消融时从瘢痕区经起搏标测位点穿越边缘区,并延伸至正常电位区或解剖屏障(三尖瓣环),病基标测结合起搏标测等传统方法,指导 RFCA 可获得了较高的成功率。

(1)应用三维系统:应用三维系统对右室心肌病室性心动过速进行 RFCA,利用 Array 的非接触同步记录技术,可以在一个心动周期内完成电压及激动顺序的标测,特别适合多形性、不持续及血流动力学不稳定的心律失常的标测。

(2)四维心内非接触式标测:四维心内非接触式标测也称窦性心律下行动态病基标测,为单极记录,以低于右心室心腔内最大电压的50.0%定义为低电压区,结合虚拟电图对室性心动过速起源进行确认,可以快速、准确地判定室性心动过速的起源。

2. 植入式心律转复除颤器(implantable cardioverter defibrillator,ICD) 置入ICD是预防心脏性猝死最主要措施,多应用于心脏性猝死的二级预防。有心搏骤停病史、自发持续性室性心动过速伴血流动力学不稳定及有晕厥发作史的患者,应建议置入ICD,因为置入ICD是目前唯一明确有效预防心脏性猝死的治疗措施。

(1)适应证:①电生理检查诱发室性心动过速;②心电监护的非持续性室性心动过速;③男性;④严重右心室扩大,广泛右心室受累;⑤发病年龄早(<35岁);⑥累及左心室;⑦心搏骤停史;⑧不能解释的发作性晕厥;⑨抗心律失常药物不能完全控制恶性心律失常的发生;⑩家族中有1例以上猝死的ARVC患者。

(2)注意事项:①ARVC患者右心室心肌薄且无收缩力,置入电极时可能造成心肌穿孔导致心脏压塞;②右心室纤维脂肪组织的特性可能导致ICD不能充分感知心律失常,造成其功能失常或失灵;③对于右心室结构特殊、心内膜电信号弱的患者疗效不理想。

(四)手术治疗

1. 病变切除术 病变切除术适应于药物治疗无效的致死性心律失常患者,根据术中标测的室性心动过速起源部位,可施行右心室局部病变切除术、心内膜电灼剥离术等,而对病变广泛患者还可以进行完全性右心室离断术。

2. 心脏移植 患者病情的晚期应用各种治疗措施无效或危及生命的并发症时,应考虑进行心脏移植,心脏移植指征:①病变进展至终末期;②右心室极度扩张;③反复出现致命性恶性心律失常;④累及左心室或双室功能衰竭。

(五)精准治疗

SB216763药物:SB216763是一种小分子糖原合成激酶3β(glycogen synthase kinase 3β,GSK3β)抑制剂,GSK3β是一种丝氨酸/苏氨酸蛋白激酶,具有调节细胞分裂、分化、细胞迁移和凋亡等多种功能。初步研究显示,在表达突变的pg-2057del2新生大鼠心室肌细胞中,SB216763可阻止桥粒蛋白和缝隙连接重构。在发生PKP2突变的人诱导多能性干细胞(human induced pluripotent stem cell,hiPSCs)中,SB216763可逆转ARVC的形成过程;在过度表达缺陷PG蛋白的斑马鱼模型及大鼠心肌细胞中,SB216763分子可以阻止或逆转ARVC表型,研究提示此信号小分子可能是一种潜在的治疗措施。

十二、随访

ARVC患者需终身临床随访观察,随访检查项目有常规心电图、动态心电图、心电图运动负荷试验及超声心动图等。随访内容:①患者需定期评价新发的症状或症状恶化情况、心室形态和功能异常的进展及室性心律失常,进而重新评估心脏性猝死发生的风险,并选择最优的治疗措施;②根据患者的年龄、症状、体征及病情,决定随访间隔的时间(每1~2年1次);③对于健康的基因携带者及其家庭成员也应定期的临床评估(每2~3年1次),尤其在青春期和青年期。

参考文献

1. ACKERMAN M J,PRIORI S G,WILLEMS S,et al. HRS/EHRA expert consensus statement on the state of genetic testing for the channelopathies and cardiomyopathies: this document was developed as a partnership between the Heart Rhythm Society (HRS) and the European Heart Rhythm Association (EHRA) [J]. Europace, 2011, 13 (8):1077-1109.

2. 林晶,吉庆伟,刘伶.致心律失常性心肌病的研究进展.心血管病学进展,2020,41(12):1247-1250.

3. SEN-CHOWDHRY S, SYRRIS P, WARD D, et al.

Clinical and genetic characterization of families with arrhythmogenic right ventricular dysplasia/cardiomyopathy provides novel insights into patterns of disease expression. Circulation,2007,115(13):1710-1720.

4. SEN-CHOWDHRY S, LOWE M D, SPORTON S C, et al. Arrhythmogenic right ventricular cardiomyopathy: clinicalpresentation, diagnosis, andmanagement. Am J Med, 2004,117(7):685-695.

5. 中华医学会心血管病学分会. 心肌病诊断与治疗建议. 中华心血管病杂志,2007,35(1):5-16.

6. 仇晓亮,刘文玲,胡大一. 致心律失常性右室发育不良/心肌病:从分子遗传学到临床. 中国心脏起搏与心电生理杂志,2009,23(2):158-162.

7. 柏妮,于波.PKP2基因突变与致心律失常性右心室心肌病相关. 基因组学与应用生物学, 2018, 37(1):170-177.

8. 宋雷,惠汝太. 单基因遗传性心血管疾病基因诊断指南. 中华心血管病杂志,2019,47(3):175-196.

9. 尹力,王雨思,田海,等.家族性致心律失常性右室心肌病的分子遗传学研究进展. 国际遗传学杂志,2018,41(5):433-438.

10. DOKUPARTI M V,PAMURU P R,THAKKAR B,et al. Etiopathogenesis of arrhythmogenic right ventricular cardiomyopathy. J Hum Genet,2005,50(8):375-381.

11. 杨丰箐,刘文玲. 致心律失常性右室心肌病新观点. 实用心电学杂志,2021,30(1):59-63.

12. SHRAPNEL M. Arrhythmogenic left ventricular dysplasia and sudden death. Medicine Science and the Law,2001,41:159-162.

13. 王跃兵,马琳,唐云,等. 云南不明原因猝死病区人群PKP2基因突变研究. 中华地方病杂志,2019,38(2):111-116.

14. 肖森森,倪楚民,郑康超,等. 致心律失常性右室心肌病分子机制的研究进展. 医学分子生物学杂志,2019,16(2):191-196.

15. 鲁端. 碎裂 QRS 波群与临床. 心电与循环,2017,36(4):217-223.

16. FONTAINE G, FONTALIRAN F, HEBERT J L, et al. Arrhythmogenic right ventricular dysplasia. Annu Rev Med,1999,50(1):17-35.

17. HAMID M S,NORMAN M,QURAISHIM A,et al. Prospective evaluation of relatives for familial arrhythmogenic right ventricular cardiomyopathy/dysplasia reveals a need to broaden diagnostic criteria. J Am Coll Cardiol,2002,16(40):1445-1450.

18. PETERS S. Advances in the diagnostic management of arrhythmogenic right ventricular dysplasia-cardiomyopathy. Int J Cardiol,2006,113(1):4-11.

19. MARCUS F I, MCKENNA W J, SHERRILL D, et al. Diagnosis of arrhythmogenic right ventricular cardiomyopathy/dysplasia. proposed modification of the task force criteria. Eur Heart J, 2010, 31(7):806-814.

第四节 致心律失常性左心室心肌病

致心律失常性左心室心肌病(arrhythmogenic left ventricular cardiomyopathy, ALVC)是近年新发现的遗传性心肌疾病,组织学检查显示左心室正常心肌组织由局灶性纤维脂肪组织替代和炎性细胞浸润,造成心肌组织和心脏形态的异常,从而成为心律失常和心脏性猝死的基础。患者主要表现为左束支传导阻滞、左心室起源的室性心律失常、左心室心外膜下或中层延迟增强,易发生恶性室性心律失常,植入式心律转复除颤器(implantable cardioverter defibrillator, ICD)可有效预防心脏性猝死。

一、概述

1995 年,Okabe 等报道 1 例多年存在起源于左心室的室性心律失常而发生心脏性猝死的男性患者,尸检研究发现正常心肌组织被局灶性纤维脂肪组织所替代,病理检查显示不符合心肌缺血及炎性疾病的改变,而右心室形态正常,不同于已认识的致心律失常性右心室心肌病(arrhythmogenic right ventricular cardiomyopathy, ARVC)的表现。

2001 年,Pasquale 等报道 1 例 32 岁既往无任何病史突发心脏性猝死的病例,尸检显示冠状动脉正常,左心室心肌中外 1/3 周围有 1.0 ~ 2.0mm 的纤维脂肪组织浸润,病理组织学表现与 ARVC 的特征相似,但右心室无明显病变,分析猝死的原因可能与左心室发育不良所致心律失常有关,但病变仅累及左心室。

2005 年,Norman 等报道 1 个大家族,先证者为 19 岁男性心脏性猝死患者,尸检发现左心室部分心肌细胞的丧失,以及分布在心包下局灶性纤维化,对其家族 27 名成员进行筛查评估,其中 10 名成员符合左心室为主导的 ARVC 的诊断标准。研究认为,可能是一种不同于经典的 ARVC 新的疾病,可能是桥粒珠蛋白(plakoglobin, PG)基因移码突变引起的 ALVC,其根据是:①左心室起源的心律失常;②孤立的侧壁(V$_4$ ~ V$_6$)导联 T 波倒置;③左心室功能的异常,尤其病史与 ARVC 明显不同。

2011 年,Ilaria 等研究分析了一组连续的 ALVC 先证者,以及亲属的发病机制和基因学资料,研究确定这是不同于以往所认知的 ARVC,而是病变主要累及左心室,是诱导左心室心律失常、年轻患者发生心搏骤停的原因之一。

2011 年,美国心律协会(Heart Rhythm Society, HRS)和欧洲心律学会(European Heart Rhythm Association, EHRA)正式提出致心律失常性心肌病(arrhythmogenic cardiomyopathy, ACM)的定义。根据心室受累的部位,ACM 可分为左心室型、右心室型和左右心室型三种亚型,其中左心室型即为 ALVC,右心室型为 ARVC。

二、病因

ALVC 为常染色体显性遗传病,经基因组筛选定位,已确定桥粒斑蛋白(desmoplakin, DP)基因、跨膜蛋白 43(transmembrane protein, TMEM43)基因受磷蛋白(phospholamban, PLN)基因及 PG 基因的突变。

三、分子遗传学

(一)DP 基因

1.结构 DP 基因定位于第 6 号染色体短臂 24 区 3 带(6p24.3),长约 45kb,由 24 个外显子和 23

个内含子组成。

DP 分为 DP Ⅰ、DP Ⅱ二种亚型,其中 DP Ⅰ编码序列为 8031bp,编码 2677 个氨基酸,相对分子质量约为 322kD;DP Ⅱ编码序列为 6234bp,编码 2078 个氨基酸,相对分子质量约为 259kD。

2.功能 DP 是桥粒斑蛋白中最大的蛋白质之一,它是以哑铃状同源二聚体的形式存在。DP Ⅰ、DP Ⅱ是主要的桥粒胞质斑蛋白,为桥粒斑中最多的成分。

3.突变 DP 基因突变类型有错义突变、无义突变、插入突变、框移突变等,常见突变位点有第442 位丝氨酸(Ser)被苯丙氨酸(Phe)所置换(Ser442→Phe)、第 507 位丝氨酸(Ser)被苯丙氨酸(Phe)所置换(Ser507→Phe)等。

(二)TMEM43 基因

1.结构 TMEM43 基因定位于第 3 号染色体短臂 23 区(3p23),长约 18.74kb,由 12 个外显子和11 个内含子组成,编码 400 个氨基酸,相对分子质量约为 43kD。

2.功能 TMEM43 是一种在物种间高度保守,定位在内核膜及内质网中且有一个大的亲水域的核膜蛋白。

3.突变 TMEM43 基因常见突变位点为第 358位丝氨酸(Ser)被亮氨酸(Leu)所置换(Ser358→Leu)。

(三)PLN 基因

1.结构 PLN 基因定位于第 6 号染色体长臂22 区 1 带(6q22.1),长约 13.2kb,编码 52 个氨基酸残基的单跨膜蛋白。

2.功能 PLN 主要在心肌、平滑肌和慢缩心肌等细胞的肌浆网中表达。PLN 通过增加 Ca^{2+}-ATP酶与 Ca^{2+} 的亲和性,以及降低 Ca^{2+}-ATP 酶作用的最大速率而抑制肌浆网膜 Ca^{2+}-ATP 酶的活性,是心肌细胞 Ca^{2+}泵动力的重要调节蛋白。

3.突变 PLN 基因突变致使心肌细胞 Ca^{2+} 的

动力学受到影响,引起心肌细胞收缩及舒张的长度与速度的增加。

(四)PG 基因

1.结构 PG 基因定位于第 17 号染色体长臂21 区(17q21),编码 744 个氨基酸,相对分子质量约为 820kD。

2.功能 PG 参与细胞间的连接,心脏正常的组织结构和功能依赖于心肌细胞桥粒、黏附连接,以及闰盘缝隙连接的完整性。缝隙连接构成细胞间通路,负责心肌间电耦联和重要信息的传递,如细胞的生长、分化及发育等。

3.突变 研究发现,桥粒基因的突变可能依赖于细胞间粘连和/或中间丝的作用。

四、发病机制

ALVC 被认为在家族性 ACM 的疾病表达模式中约占三分之一。ALVC 患者发病早期即有左心室病变表现,临床研究显示,ALVC 致病病因为 DP基因、TMEM43 基因、PLN 基因及 PG 基因的突变,其中 DP 基因突变是 ALVC 主要致病病因。

1.DP 基因 桥粒为细胞与细胞之间的一种连接结构,参与细胞间机械应力传导,在心肌组织中桥粒与黏着连接及缝隙连接共同构成闰盘,对于维护心肌闰盘结构和功能的完整性具有重要作用。根据 DP 基因突变的位置研究显示,DP 基因突变可能导致其编码蛋白 C 末端的合成提前终止,无法与中间丝有效的结合,从而与心肌结蛋白失去相互作用,由此导致 ALVC 的发生;而靠近 N 末端的突变常表现为 ARVC。

2.TMEM43 基因 TMEM43 基因参与构成质膜的离子通道及活化信号转导通路,介导细胞趋化、黏附、凋亡及自噬等作用。

3.PLN 基因 PLN 基因突变可能影响 PLN 蛋白功能进而导致对肌浆网重新摄取 Ca^{2+} 不可逆转的超抑制,以及引起左右心室的心肌纤维化,从而引发 ALVC。

4.PG 基因　PG 基因进行连锁分析和序列分析，在 ALVC 患者中发现了 PG 基因标志物（D6S2975）及在 PG 中单腺嘌呤插入物（2034insA），经蛋白质印迹法（Western Blot）分析，证实一个移码介导了 PG 顶段和羧基端缺失的未成熟终止密码子。PG 羧基端截头和由此产生黏合的中间丝分裂占主导的左心室表型，PG 参与细胞间的连接，心脏正常组织结构和功能依赖于心肌细胞桥粒及黏附的连接，以及闰盘缝隙连接的完整性。缝隙连接构成细胞间的通路，负责心肌间电耦联和重要信息的传递，如细胞的生长、分化和发育等。

目前研究认为，基因突变不是决定 ALVC 临床表型的唯一病因，其中致病基因突变的异质性、基因修饰作用、突变剂量效应、携带多个基因突变及环境因素等，均可对不同亚型产生一定的影响。

五、病理

ALVC 组织病理学特征为左心室及室间隔外膜下到心肌中层，有的心肌细胞丢失，被纤维组织或脂肪组织所替代，这在心脏性猝死患者的尸检中被发现。纤维组织或脂肪组织的替代很可能是一个非特异性的心肌修复过程，造成心肌组织和心脏形态的改变，从而成为发生心律失常和心脏性猝死的基础。

六、临床表现

（一）症状

1.发病率　ALVC 临床少见，发病率尚不清楚。发病年龄多为青春期或中年期，在临床上因为发病年龄较轻而易被误诊或漏诊。

2.异质性　有的患者可没有任何临床症状，或仅有轻微的持续心悸、胸闷、憋气等；也有的患者首发症状即为室性心动过速或心室颤动引起的阿—斯综合征发作，心搏骤停可以是初次或最终表现。

3.诱发因素　ALVC 猝死者生前可无明显诱发因素，也可在休息、劳作、剧烈运动及情绪激动时而诱发。

（二）体征

ALVC 患者早期多无明显阳性体征，晚期可出现心功能不全、心律失常等。

1.心力衰竭　①颈静脉怒张、肝脾肿大、双下肢水肿等；②心脏扩大时可在二尖瓣听诊区闻及收缩期杂音。

2.心律失常　①心率增快；②可闻及期前收缩、阵发性心律失常；③因心房颤动可闻及心律绝对不齐，心音强弱不一等。

3.心脏性猝死　ALVC 患者心脏性猝死的发生率为 1.0%~3.0%，引起心脏性猝死原因可能是由于心肌纤维化不同程度的分布所致。

（三）基因型—表型

1.DP 基因突变　DP 基因突变引起氨基酸链合成提前终止，该突变的患者临床表现为左心室射血分数显著降低，心脏磁共振成像（cardiac magnetic resonance，CMR）平扫与钆造影剂延迟增强（late gadolinium enhancement，LGE）检查有较大范围的左心室延迟增强，心电图表现为 T 波倒置及右束支阻滞型室性心动过速；而携带 DP 基因框移突变和无义突变的患者，在临床上多表现频发阵发性室性心动过速。

2.TMEM43 基因突变　其中 Ser358→Leu 突变时既可导致 ALVC，也可引起 ARVC。

3.PLN 基因突变　PLN 基因突变可引起心脏长期处于高动力状态，逐渐发展为慢性心力衰竭。

4.PG 基因突变　PG 基因突变引起桥粒蛋白表达减少，造成心肌细胞间通道连接被破坏，尤其心室在物理应力（如剧烈运动）增加的状态下更易被破坏，致使心肌细胞加速凋亡，心肌组织被纤维化和/或纤维脂肪组织所替代。

七、辅助检查

（一）实验室检测

1. 血液生化　①血清 B 型利钠肽（B－type natriuretic peptide，BNP）、N 末端 B 型利钠肽原（N－terminal pro－BNP，NT－proBNP）、心肌肌钙蛋白（cardiac troponin，cTn）I、cTnT 的水平；②血清免疫球蛋白（immunoglobulin，Ig）G、IgA、IgM、IgE、IgD 的水平。

2. 基因突变的检测　依据先证者的基因检测结果，对家系成员特定位点进行级联筛查，并根据家族史、临床病史及体格检查等综合分析，以明确亲属成员的致病基因突变携带情况及患病风险。

（二）心电检查

1. 心电图　①左束支传导阻滞；②电轴左偏；③Ⅰ、Ⅱ、Ⅲ、aVL、aVF、$V_4 \sim V_6$ 导联 T 波倒置；④少数患者可记录到 Epsilon 波。ALVC 患者心电图诊断 Epsilon 波：①QRS 波群之后 ST 段起始部的低波幅振荡波；②QRS 波群之后 ST 段起始部向上或向下的小棘波；③QRS 波群之后 ST 段起始部的平缓电位，形成宽钝的 R′波，同时符合 $V_1 \sim V_3$ 导联 QRS 波群时限超过 V_6 导联 25ms。

2. 动态心电图　动态心电图监测可发现持续性或非持续性左心室起源于右束支阻滞型室性心动过速，以及右束支阻滞型室性期前收缩等，尤其是在运动及睡眠状态下。

3. 信号平均心电图（signal－averaged electrocardiograph，SAECG）　SAECG 检查可描记晚期心室（心房）电活动，其中在 QRS 波群终末部、ST 段内的高频、低振幅、多形性碎裂电活动，称为心室晚电位（ventricular late potentials，VLP）。VLP 分析方法有时域分析、频域分析和时频三维图，临床上以时域分析最为常用。VLP 是由于局部心肌缺血、缺氧及病变等所致的电生理特性改变，导致心肌局部除极延迟而形成。ALVC 患者 VLP 阳性表明心

室内有潜在的折返径路，为心律失常的主要发生机制，可能是发生室性心律失常的信号，少数患者也可发生室上性心动过速等。

（三）心脏超声检查

超声心动图检查可显示左心室形态、结构及功能等，ALVC 患者左心室扩张、收缩功能低下或室壁瘤形成，右心室与左心室容量比<1；右心室形态、结构及功能无异常。

（四）影像学检查

1. CMR　CMR 检查可区分正常心肌细胞、纤维组织及脂肪组织，早期即可发现心肌有脂肪组织或纤维组织的浸润，ALVC 患者 CMR 特征性表现：①LGE 成像技术是识别心肌纤维化最有效的方法，并可对心肌纤维化的部位进行定量分析。ALVC 患者 LGE 成像显示延迟增强出现在左心室下壁和侧壁，室间隔及心外膜下心肌中层，呈圆周分布，这与 ALVC 病理解剖上纤维组织、脂肪组织替代形成的环形带是一致的；②轻度左心室球形扩张、局部运动功能低下和/或室壁瘤的形成，而无右心室形态、功能及组织学的异常；③左心室舒张末容积>95mL/m²；④左心室射血分数下降；CMR 平扫、LGE 延迟增强的范围与左心室结构和功能受损的程度相关。

2. 左心室造影（left ventricular angiography，LVA）　LVA 检查可测量左心室压力曲线、功能及形态等，ALVC 患者显示心尖部运动障碍，总体收缩功能轻度减低，其原因是心肌纤维化。

3. 三维心脏电解剖标测（3－dimensional electroanatomic mapping system，CARTO）　CARTO 检查应用于心脏电生理学的三维标测和消融系统。由于简便、兼容性强，其自身可不断扩充升级，已成为一个先进技术扩展的平台，可将影像、超声及磁导航等技术与 CARTO 系统融合在一起，具有磁电双定位、影像化建模及全流程优化的特点，其性能：①准确的可视化、精确及清晰地看到解剖部位中的

所有导管;②影像化建模快速标测法,能够移动导管快速进行标测建模;③优化流程可提高工作效率。ALVC 患者 CARTO 检查可显示其左心室心尖部存在着低电压区域。

(五)病理组织学检查

心内膜心肌活检显示,左心室心肌细胞丢失、纤维化或脂肪组织的替代。病理组织学检查是诊断本病的金标准,但因受取材的限制,在临床难以常规检查。

八、诊断

ALVC 诊断指标有:①完整三代家族史;②心电图 $V_4 \sim V_6$、Ⅰ 、aVL 或 Ⅱ 、Ⅲ 、aVF 导联 T 波倒置;③VLP 阳性;④持续性或非持续性左心室起源右束支阻滞型室性心动过速;⑤频发右束支阻滞型室性期前收缩;⑥CMR 平扫与 LGE 显示左心室延迟增强、轻度左心室球形扩张、局部运动功能低下和/或室壁瘤形成;⑦致病基因检测阳性。

九、鉴别诊断

1. ARVC　ARVC 和 ALVC 为家族遗传性的桥粒珠蛋白基因突变引起的遗传性心肌疾病。ARVC 病变位于右心室流出道、右心尖和右心室下壁,心内膜下心肌和室间隔很少受累及;而 ALVC 病理组织学特征性改变为左心室及室间隔外膜下到心肌中层由纤维组织、脂肪组织所替代。

2. 扩张型心肌病(dilated cardiomyopathy,DCM)　DCM 以左心室进行性扩大,伴有收缩功能明显减低,患者早期无明显症状和体征,但超声心动图检查可显示左心室呈不同程度扩大,晚期时则出现左心室明显扩大、心功能不全及严重心律失常,预后不良。

3. 病毒性心肌炎(viral myocarditis)　病毒性心肌炎患者可有左心室收缩功能异常,心电图显示左心室起源的心律失常,侧壁导联 T 波倒置;有上呼吸道感染病史伴胸闷、胸痛及血清心肌标志物轻度升高等,超声心动图检查有助于鉴别诊断。

4. 陈旧性心肌梗死(old myocardial infarction,OMI)　OMI 心电图表现易与 ALVC 相混淆,是由于二者超声心动图均显示节段性室壁运动异常,但冠状动脉造影检查有助于鉴别诊断。

十、治疗

(一)药物治疗

1. β-受体阻滞剂　酒石酸美托洛尔片 $25 \sim 50mg$/次,1 次/天,或盐酸索他洛尔片 $40 \sim 80mg$/次,1 次/天。应用 β-受体阻滞剂宜从小剂量开始,逐渐增加到中等剂量,欲中断 β-受体阻滞剂治疗时,应缓慢减药,不能突然停药。

2. Ⅲ类抗心律失常药　盐酸胺碘酮片 200mg/次,1 次/天。β-受体阻滞剂治疗无效时可加用盐酸胺碘酮或单独应用,口服盐酸胺碘酮时应监测心电图 QT 间期动态变化。

3. 抗凝治疗　患者如出现心房颤动、室壁瘤形成或血栓栓塞并发症应进行抗凝治疗。

(1)华法林钠片 2.5mg/次,1 次/天。应用华法林钠片时应仔细调整其剂量,使其国际标准化比值(international normalized ratio,INR)达到抗凝目标值。

(2)达比加群酯胶囊 150mg/次,2 次/天,用水送服,餐时或餐后服用均可。达比加群酯作为非维生素 K 拮抗剂口服抗凝药(non - vitamin K antagonist oral anticoagulants,NOAC)在非瓣膜病心房颤动患者卒中预防的疗效和安全性已得到证实,较维生素 K 拮抗剂等传统抗凝药,NOAC 具有药物相互作用少、半衰期短、起效快等优点,已广泛应用于预防心房颤动患者的卒中和全身血栓栓塞。由于 NOAC 在肝脏代谢,对于伴有凝血障碍、肝硬化的患者禁用。另外 NOAC 经肾脏排泄,长期服用患者应定期检测肾功能,并根据肾功能的变化进行相应剂量调整。应用达比加群酯胶囊注意事项:①口服时请勿打开胶囊;②年龄≥75岁、血肌酐清除率30~50mL/min有增加出血的风险;③长期口服时需定期复查活化部分凝血活酶时间(activated partial thromboplastin time,aPTT);④当患者出现无法控制的出血或需要接受紧急手术治疗时,则需要逆转剂抵消抗凝剂的作用。依达赛珠单抗(idarucizumab)为特异性逆转剂,其治疗剂量为5.0g,分2次给药,每次经静脉弹丸式注射或快速输注2.5g,2次间隔时间不超过15min。

(3)利伐沙班10mg/次,1次/天,用水送服。注意事项:①利伐沙班的特异性逆转剂为And-α,And-α是人源化重组Xa因子诱导蛋白,与Xa因子竞争结合利伐沙班;②And-α400mg,静脉弹丸式给药,随后以4mg/min输注120min(总共880mg);③利伐沙班禁用于肝损害(Child-PughB级)的肝硬化患者,因为在这类患者中利伐沙班的药物暴露量增加2倍以上。

(二)介入治疗

ICD可有效预防心脏性猝死治疗措施,ICD适应证:①电生理检查可诱发室性心动过速;②心电监护显示非持续性室性心动过速;③男性患者;④严重左心室扩大;⑤有心搏骤停史;⑥反复发作性晕厥;⑦抗心律失常药物不能完全控制具有潜在致命性心律失常的发生;⑧家族中有1例以上心脏性猝死的患者;⑨基因检测PLN基因突变。

参考文献

1. DE PASQUALE C G,HEDDLE W F. Left sided arrhythmogenic ventricular dysplasia in siblings [J]. Heart,2001,86:128-130.

2. NORMAN M,SIMPSON M,MOQENSEN J,et al. Novel mutation in desmoplakin arrhythmogenic left ventricular cardiomyopathy [J]. Circulation,2005,112:636-642.

3. ILARIA R,MARTINA P M,CRISTINS B,et al. Arrhythmagenic laft ventricular cardiomyopathy:familial versus sporadic forms [J]. Circulation,2011,124:A15318.

4. ACKERMAN M J,PRIORI S G,WILLEMS S,et al. HRS/EHRA expert consensus statement on the state of genetic testing for the channelopathies and cardiomyopathies:this document was developed as a partnership between the Heart Rhythm Society(HRS)and the European Heart Rhythm Association(EHRA)[J]. Europace,2011,13(8):1077-1109.

5. SEN-CHOWDHRY S,SYRRIS P,WARD D,et al. Clinical and genetic characterization of families with arrhythmogenic right ventricular dysplasia/cardiomyopathy provides novel insights into patterns of disease expression. Circulation,2007,115(13):1710-1720.

6. 林晶,吉庆伟,刘伶. 致心律失常性心肌病的研究进展. 心血管病学进展,2020,41(12):1247-1250.

7. SAGUNER A M,BUCHMANN B,WYLER D,et al. errhythmogenic left ventricular cardiomyopathy:suspected by cardiac magnetic yesonance imaging,confirmed by identification of a novel plakophilin-2 variant. Circulation,2015,132(6):e38-40.

8. 范思洋,樊晓寒. 左心室受累的致心律失常心肌病研究进展. 中国循环杂志,2016,31(9):931-934.

9. 赵克学,梁浩勤,李琼毅. 跨膜蛋白43的研究进展. 生物学杂志,2019,36(4):74-77.

10. MILES C,FINOCCHIARO G,PAPADAKIS M,et al. Sudden death and left ventricular involvement in arrhythmogenic cardiomyopathy. Circulation,2019,139(15):1786-1797.

11. 张灵,邹仁民,田国祥,等. 致心律失常性左心室心肌病. 中国心血管杂志,2014,19(1):73-75.

12. 李国忠,赵世华,陆敏杰,等. 致心律失常性左心室心肌病的临床及MRI研究. 中华放射学杂志,2016,50(2):95-100.

13. 戴婷婷,尹桃,胡林,等. 2018年欧洲心律协会关于心房颤动患者应用非维生素K拮抗剂口服抗凝药物指南解读. 中华心血管病杂志,2019,47(8):669-672.

第五节　家族性肥厚型心肌病

家族性肥厚型心肌病（familial hypertrophic cardiomyopathy，FHCM）为一种常染色体显性遗传疾病，其致病病因为编码心肌肌小节蛋白基因突变，病理特征性变化为左心室非对称性肥厚、心肌细胞排列紊乱及心肌纤维化等。临床表现异质性较大，患者可无症状或轻度胸闷、心悸、呼吸困难等；也可出现严重的心律失常、晕厥及心力衰竭等。FHCM 是青少年和运动员心脏性猝死（sudden cardiac death，SCD）的主要原因之一，其治疗措施为药物、非药物及对症治疗等。

一、概述

1886 年，Hanapeau 曾对不明原因肥厚型心肌病（hypertrophic cardiomyopathy，HCM）患者进行过描述。

1952 年，Davies 报道一家 9 位兄弟姐妹中 5 人患 HCM，其中 3 例患者发生猝死。

1958 年，Teare 收集了 1951～1956 年间临床发生猝死 38 例患者进行尸检，其病理显示室间隔或心室壁明显肥厚，心肌细胞排列高度紊乱，周围结缔组织增殖，这些描述奠定了 HCM 的形态学基础，是 HCM 概念的里程碑性发现。

1989 年，Jarcho 等对一个大的高加索裔法兰西家系进行流行病调查，发现心脏 β-肌球蛋白重链（cardiac β-myosin heavy chain，MYH7）基因错义突变导致 FHCM，FHCM 就成了第一个被发现可由基因突变引起的心脏疾病。

2003 年，美国心脏病学会（American College of Cardiology，ACC）、欧洲心脏病学会（European Society of Cardiology，ESC）首次发布了 HCM 专家共识。

2011 年，美国心脏病学院基金会（American College of Cardiology Foundation，ACCF）、美国心脏病协会（American Heart Association，AHA）发表了第一部 HCM 诊断与治疗指南，将基因检测/家族筛查对 HCM 的意义定为临床 I 类推荐。

2014 年，ESC 发布了 HCM 诊断与治疗指南，成人 HCM 诊断标准为任何心脏影像学检查，包括超声心动图、心脏核磁共振（cardiac magnetic resonance images，CMR）和计算机断层成像，显示一个或多个左心室心肌节段室壁厚度 ≥15mm；或 HCM 患者一级亲属存在不能用其他原因解释的一个或多个左心室心肌节段室壁厚度 ≥13mm。

2017 年，中华心血管病杂志发布了《中国成人肥厚型心肌病诊断与治疗指南》，对肥厚型心肌病的定义、分型、基因诊断和临床治疗等进行了系统介绍。

2019 年，中华医学会儿科学分会心血管学组，儿童心肌病精准诊治协作组，《中国实用儿童杂志》编辑委员会制定发布《中国儿童肥厚型心肌病诊断的专家共识》。

2020 年，AHA/ACC 对 2011 年 AHA/ACC 的 HCM 诊断与治疗指南进行更新，2020 年版指南包括：①共同决策；②多学科 HCM 专业中心角色；③诊断、初步评估和随访；④心脏性猝死风险评估与预防；⑤HCM 管理；⑥患者生活方式指导等。

二、病因

FHCM 为常染色体显性遗传病或常染色体隐性遗传病，经基因组筛选定位，已确定 MYH7 基因、心脏型肌球蛋白连接蛋白 C（cardiac myosin binding protein C，MYBPC3）基因、心肌肌钙蛋白 T（cardiac troponin T,TNNT2）基因、心肌肌钙蛋白 I（cardiac troponin I,TNNI3）基因、原肌球蛋白（tropomyosin,TPM）1 基因、心肌肌球蛋白调节轻链（cardiac myosin regulated light chain,MYL2）基因、心肌肌动蛋白（cardiac actin,ACTC）基因、心肌肌钙蛋白 C（cardiac troponin C,TNNC1）基因、心肌肌球蛋白必需轻链（cardiac myosin essential light chain,MYL3）基因、心脏 α-肌球蛋白重链（cardiac α-myosin heavy chain,MYH6）基因、纽带蛋白（metavinculin,VCL）基因、肌联蛋白（titin,TIN）基因、心肌 LIM 蛋白基因（myocardial lim protein gene,CRP 3）基因、钾离子电压门控通道（potassiumion voltage gated channel,KCNQ）4 基因、细丝蛋白 C（filamin C,FLNC）基因、受磷蛋白（phospholamban,PLN）基因、线粒体 DNA（mitochondrial DNA,mtDNA）基因的突变。

三、分子遗传学

（一）MYH7 基因

1. 结构　MYH7 基因定位于第 14 号染色体长臂 11 区 2 带到 12 区（14q11.2～12），长 26213bp，由 41 个外显子和 40 个内含子组成，编码 1935 个氨基酸。

MYH7 基因是粗肌丝的主要组成成分，MYH7 含 2 个多态的二核苷酸重复序列，一个在启动子区，一个在内含子 24 上，分别称为 MYO Ⅰ 和 MYO Ⅱ，使得连锁分析更容易。

2. 功能　心肌肌球蛋白分子由肌球蛋白重链（myosin heavy chains,MHC）和肌球蛋白轻链（myosin light chains,MLC）构成六聚体，其中 MHC 存在两种亚型，即 β-MHC 和 α-MHC，其中 β-MHC 由 MYH7 基因编码。β-MHC 分为球状头部、头杆结合区和杆状尾部，头部包含三磷酸腺苷（adenosine triphosphate,ATP）酶、肌动蛋白及必需轻链的结合位点。β-MHC 是成年人心室中表达的

主要类型，也存在于胚性心脏和成年人心房中，是肌小节的主要收缩蛋白。

3. 突变　MYH7 基因突变类型有错义突变、剪切位点突变、单个碱基的缺失、插入及移码突变等，常见突变位点有第 249 位精氨酸（Arg）被谷氨酰胺（Gln）所置换（Arg249→Gln）、第 403 位精氨酸（Arg）被谷氨酰胺（Gln）所置换（Arg403→Gln）、第 453 位精氨酸（Arg）被半胱氨酸（Cys）所置换（Arg453→Cys）、第 606 位缬氨酸（Val）被甲硫氨酸（Met）所置换（Val606→Met）、第 663 位精氨酸（Arg）被半胱氨酸（Cys）所置换（Arg663→Cys）、第 719 位精氨酸（Arg）被色氨酸（Trp）所置换（Arg719→Trp）、第 734 位谷氨酰胺（Gln）被脯氨酸（Pro）所置换（Gln734→Pro）、第 763 位异亮氨酸（Ile）被苏氨酸（Thr）所置换（Ile763→Thr）、第 908 位亮氨酸（Leu）被缬氨酸（Val）所置换（Leu908→Val）、第 930 位谷氨酸（Glu）被赖氨酸（Lys）所置换（Glu930→Lys）等。

（二）MYBPC3 基因

1. 结构　MYBPC3 基因定位于第 11 号染色体短臂 11 区 2 带（11p11.2），长约 24kb，由 37 个外显子和 36 个内含子组成，编码 1274 个氨基酸，相对分子质量约为 141kD。

MYBPC3 基因外显子的大小差异显著，其中有 2 个外显子异常小，仅为 3bp。

2. 功能　MYBPC 只在心肌组织中表达，位于肌小节 A 带。肌小节复合体由粗肌丝和细肌丝组成，起着收缩、结构及调节的功能。MYBPC 是粗肌丝的主要成分之一，通过结合肌球蛋白重链参与正常肌小节和肌丝的组装，并通过磷酸化等调节横桥循环控制肌肉收缩和舒张，MYBPC 蛋白还参与心肌结构、细胞内信息传递，以及影响肌丝收缩和舒张的运动等。

3. 突变　MYBPC3 基因突变类型有错义突变、缺失突变、插入突变、重复突变、无义突变、剪切位

点突变等,常见突变位点有第 258 位谷氨酸(Glu)被赖氨酸(Lys)所置换(Glu258→Lys)、第 502 位精氨酸(Arg)被色氨酸(Trp)所置换(Arg502→Trp)、第 1182 位丝氨酸(Ser)被精氨酸(Arg)所置换(Ser1182→Arg)等。

(三)TNNT2 基因

1. 结构　TNNT2 基因定位于第 1 号染色体长臂 32 区(1q32),长约 17kb,由 17 个外显子和 16 个内含子组成,编码 288 个氨基酸,相对分子质量约为 37kD。

TNNT2 包括几个功能结构域,1 个 N 末端的磷酸化区,1 个位于 9～12 外显子之间的原肌球蛋白结合域。

2. 功能　TNNT2 与 TNNC1、TNNI3 共同组成肌钙蛋白复合体,在肌肉的收缩和舒张过程中起着重要的调节作用。

3. 突变　TNNT2 基因突变类型有错义突变、剪接信号突变、小片段缺失等,常见突变位点有第 92 位精氨酸(Arg)被谷氨酰胺(Gln)所置换(Arg92→Gln)、第 130 位精氨酸(Arg)被半胱氨酸(Cys)所置换(Arg130→Cys)等。

(四)TNNI3 基因

1. 结构　TNNI3 基因定位于第 19 号染色体长臂 13 区 4 带(19q13.4),长约 6.2kb,由 8 个外显子和 7 个内含子组成,编码 210 个氨基酸,相对分子质量约为 24kD。

2. 功能　TNNI 基因有 TNNI1、TNNI2 和 TNNI3 三种亚型。TNNI3 包含 3 个功能区域:残基 61～112 是肌钙蛋白 T 结合域;残基 113～164 是 cTnC 结合域;残基 130～148、173～181 是肌动蛋白结合域;其余的 C 末端结构域,如 192～210 的作用尚不清楚,可能这部分 TNNI3 在钙离子激活肌动蛋白丝过程中起到了稳定 TPM 的重要作用。

3. 突变　TNNI3 基因常见突变位点有第 144 位亮氨酸(Leu)被精氨酸(Arg)所置换(Leu144→Arg)、第 162 位精氨酸(Arg)被甘氨酸(Gly)所置换(Arg162→Gly)、第 162 位精氨酸(Arg)被脯氨酸(Pro)所置换(Arg162→Pro)、第 162 位精氨酸(Arg)被谷氨酰胺(Gln)所置换(Arg162→Gln)、第 198 位亮氨酸(Leu)被脯氨酸(Pro)所置换(Leu198→Pro)、第 204 位精氨酸(Arg)被组氨酸(His)所置换(Arg204→His)等。

(五)TPM1 基因

1. 结构　TPM1 基因定位于第 15 号染色体长臂 22 区 1 带(15q22.1),由 10 个外显子和 9 个内含子组成,编码 284 个氨基酸,相对分子质量约为 64kD。

原肌球蛋白由两条平行的多肽链扭曲而成的螺旋状分子,哺乳动物中有 4 个原肌球蛋白异构体,分别命名为 TPM1、TPM2、TPM3 及 TPM4,其中 TPM1 基因在心室肌及快骨骼肌中表达。

2. 功能　TPM1 主要作用是加强和稳定肌动蛋白丝,抑制肌动蛋白与肌球蛋白结合。每个原肌球蛋白长度相当于 7 个肌动蛋白,原肌球蛋白首尾相连形成长丝状,位于肌动蛋白的两股螺旋链所形成的浅沟附近。

3. 突变　TPM1 基因常见突变位点有第 175 位天冬氨酸(Asp)被天冬酰胺(Asn)所置换(Asp175→Asn)、第 180 位谷氨酸(Glu)被甘氨酸(Gly)所置换(Glu180→Gly)等。

(六)MYL2 基因

1. 结构　MYL2 基因定位于第 12 号染色体长臂 23 区到 24 区 3 带(12q23～24.3),长约 12kb,由 7 个外显子和 6 个内含子组成,编码 166 个氨基酸残基,相对分子质量约为 16.86～19.80kD。

2. 功能　MYL2 基因是 MLC 激酶唯一的生理作用底物,在纤维状肌蛋白(F-actin)解聚—重聚中发挥关键上游调节作用,MYL2 磷酸化可促进细胞骨架中球形单体肌动蛋白聚合成双链纤维状肌动蛋白,维持细胞收缩功能。

3.突变 MYL2 基因常见突变位点有第 22 位谷氨酸（Glu）被赖氨酸（Lys）所置换（Glu22→Lys）、第 58 位精氨酸（Arg）被谷氨酰胺（Gln）所置换（Arg58→Gln）、第 166 位天冬氨酸（Asp）被缬氨酸（Val）所置换（Asp166→Val）。

（七）ACTC 基因

1.结构 ACTC 基因定位于第 15 号染色体长臂 11 区到 14 区（15q11~14），长 7630bp，由 7 个外显子和 6 个内含子组成，编码 375 个氨基酸，相对分子质量约为 43kD。

2.功能 肌动蛋白在心肌细胞内具有双重作用：①作为肌小节的重要组成成分，它直接与肌凝蛋白作用产生收缩力；②同时也与其他细胞骨架蛋白连接，将产生的收缩力传递至细胞外基质。

3.突变 研究发现，ACTC 基因突变可影响肌小节的收缩性，从而导致了 HCM。

（八）TNNC1 基因

1.结构 TNNC1 基因定位于第 3 号染色体短臂 21 区（3p21），长约 3.0kb，由 6 个外显子和 5 个内含子组成，编码 161 个氨基酸，相对分子质量约为 18kD。

2.功能 TNNC1 含有 2 个钙离子结合位点，只有一个具有功能，是心肌肌钙蛋白中唯一与钙离子相结合的亚单位，钙离子与肌钙蛋白 C 结合后，诱导肌球蛋白和原肌凝蛋白复合体构型的改变，引发肌纤维收缩。

3.突变 TNNC1 基因常见突变位点有第 8 位丙氨酸（Ala）被缬氨酸（Val）所置换（Ala8→Val）、第 29 位亮氨酸（Leu）被谷氨酰胺（Gln）所置换（Leu29→Gln）、第 84 位半胱氨酸（Cys）被酪氨酸（Tyr）所置换（Cys84→Tyr）、第 134 位谷氨酸（Glu）被天冬氨酸（Asp）所置换（Glu134→Asp）等。

（九）MYL3 基因

1.结构 MYL3 基因定位于第 3 号染色体短臂 21 区 2 带到 21 区 3 带（3p21.2~21.3），由 7 个外显子和 6 个内含子组成，编码 195 个氨基酸残基，相对分子质量约为 460kD。

心肌肌球蛋白是由两条 MHC 和四条 MLC 构成的六聚体，四条轻链可分为两条必需轻链和两条调节轻链，其中必需轻链相对分子质量约为 16.0kD，调节轻链相对分子质量约为 18.0kD。

2.功能 MYL3 存在两种状态，少部分（5.0%）游离于细胞浆内，大部分（95%）非共价结合在肌凝蛋白上。肌球蛋白作为收缩装置，是组成肌小节结构的骨架蛋白，通过与其他肌小节蛋白肌动蛋白相互作用，它的 ATP 酶活性和化学能量，肌球蛋白能作为肌肉收缩的分子动力，并被转换为力量产生和/或肌小节缩短的机械能。

3.突变 目前仅发现 MYL3 基因错义突变，患者表现为心室中等程度的心肌肥厚。

（十）MYH6 基因

1.结构 MYH6 基因定位于第 14 号染色体长臂 11 区（14q11），由 43 个外显子和 42 个内含子组成，编码 1939 个氨基酸。

2.功能 心肌肌球蛋白分子由 MHC 和 MLC 构成六聚体，其中 MHC 存在两种亚型，即 α-MHC 和 β-MHC，其中 α-MHC 由 MYH6 编码。既往研究认为，MYH6 编码的 α-MHC 在成年心脏消失，但近年研究显示，实际上还有 7.0% 存在于心脏，并且 α-MHC 比 β-MHC 收缩快，所以尽管在心肌中含量不多，但却发挥着重要的作用。

3.突变 MYH6 基因突变类型有错义突变、重排突变等，其中第 795 位精氨酸（Arg）被谷氨酸（Glu）所置换（Arg795→Glu）、第 1065 位谷氨酰胺（Gln）被组氨酸（His）所置换（Gln1065→His）时干扰 MYH6 的空间构象，从而影响其与肌小节轻链间的相互作用。

（十一）VCL 基因

1.结构 VCL 基因定位于第 10 号染色体长臂 22 区 1 带到 23 区（10q22.1~23），由 22 个外显子和 21 个内含子组成,编码 1134 个氨基酸,相对分子质量约为 114kD。

2.功能 VCL 基因编码细胞骨架蛋白,只存在于心肌细胞、血管壁及肠管的平滑肌细胞中,连接肌动蛋白微丝与闰盘,在收缩力的传导中发挥作用。

3.突变 VCL 是一种细胞骨架蛋白,负责将细肌丝定位肌间盘,VCL 基因突变可能会改变肌间盘的组装。

(十二)TIN 基因

1.结构 TIN 基因定位于第 2 号染色体长臂 31 区(2q31),长约 82kb,由 363 个外显子和 362 个内含子组成,编码 38138 个氨基酸,相对分子质量约为 4200kD。

TIN 基因是目前已知基因中包含外显子最多的基因。外显子以不同的拼接方式形成不同的亚型。TIN 横跨半个肌小节,自 Z 盘至 M 线,依次为 Z 盘连接部、I 带区域、A 带区域,以及 M 线连接部等节段。与 Z 盘的连接部分为 TIN 的 N 末端片段,它与 Z 盘上的 Teap 蛋白结合,而与 M 线的连接部分为 TIN 的 C 末端,它与肌球蛋白结合蛋白 C 相互作用,固定于粗肌丝。

2.功能 TIN 源自 M 线,并沿肌球蛋白纤维伸展,通过肌节的 A 带,最后到达 Z 线。具有复杂分子折叠的功能,其生理功能:①TIN 将粗肌丝与 Z 线连接,维持肌原纤维的完整性和稳定性,保持舒张肌肉的静息张力,使粗肌丝处于肌小节的中央位置,使受牵拉的肌肉可恢复初始状态,以保证肌肉收缩时张力的输出;②TIN 可能是粗肌丝装配的模板蛋白质;③TIN 的 C 末端具有肌球蛋白轻链激酶的催化功能域,调节肌球蛋白的活性和控制粗肌丝的装配。

3.突变 TIN 基因常见突变位点为第 740 位精氨酸(Arg)被亮氨酸(Leu)所置换(Arg740→Leu)。

(十三)CRP3 基因

1.结构 CRP3 基因定位于第 11 号染色体短臂 15 区 1 带(11p15.1),由 4 个外显子和 3 个内含子组成,编码 194 个氨基酸。

2.功能 心肌 LIM 蛋白表达于心肌和慢收缩骨骼肌,被认为是辅助肌动蛋白组装、滑动的细胞骨架之一,50 个氨基酸残基构成了 2 个心肌 LIM 蛋白结构域,每个结构域由高度保守的富含半胱氨酸的氨基酸链构成,含有 2 个锌指结构。结构域之一与肌辅动蛋白相结合,另一与肌动蛋白和收缩蛋白相结合。

3.突变 CRP3 基因突变可导致心肌 LIM 蛋白结合到肌动蛋白的功能下降。

(十四)KCNQ4 基因

1.结构 KCNQ4 基因定位于第 1 号染色体短臂 34 区(1p34),由 14 个外显子和 13 个内含子组成,编码 695 个氨基酸,相对分子质量约为 77kD。

2.功能 KCNQ 基因编码通道是钾离子通道家族中重要的一类,目前发现 KCNQ 通道共有 KCNQ1～KCNQ5 五种类型。其中 KCNQ4 通道在静息膜电位水平即可开放,半数激活电压($V_{1/2}$)在 -32mV 左右,而其电流—电压关系曲线显示了明显的内向整流特性。

3.突变 KCNQ 离子通道基因突变与许多遗传性疾病有关,其中 KCNQ4 基因 1 个缺失突变即可导致 HCM。

(十五)FLNC 基因

1.结构 FLNC 基因定位于第 7 号染色体长臂 32 区到 35 区(7q32～35),由 48 个外显子和 47 个内含子组成。

2.功能 FLN 有 FLNA、FLNB、FLNC 三种亚单位,其中 FLNC 是一种肌动蛋白交联蛋白,作为广泛的信号蛋白的支架,主要表达于心肌和骨骼肌。

3.突变 FLNC 基因截断突变时左心室收缩功能障碍和/或扩张、纤维化。

（十六）PLN 基因

1. 结构　PLN 基因定位于第 6 号染色体长臂 22 区 1 带（6q22.1），长约 13.2kb，编码 52 个氨基酸残基的单跨膜蛋白。

2. 功能　PLN 主要在心肌、平滑肌和慢缩心肌等细胞的肌浆网中表达。PLN 通过增加 Ca^{2+}–ATP 酶与 Ca^{2+} 的亲和性，以及降低 Ca^{2+}–ATP 酶作用的最大速率而抑制肌浆网膜 Ca^{2+}–ATP 酶的活性，是心肌细胞钙泵动力的重要调节蛋白。

3. 突变　PLN 基因突变在临床表现为常染色体显性遗传或常染色体隐性遗传。

（十七）mtDNA

1. 结构　线粒体是一些大小不一的球状、棒状或细丝状颗粒，一般为 0.5～1.0μm，长 1.0～2.0μm。mtDNA 构成线粒体基因组，人的 mtDNA 是由两条链组成的一条环状的 DNA 分子，两条链因含碱基成分不同，一条链称为 L 链，另一条称为 H 链。人类 mtDNA 包括 16569bp。线粒体基因组由 37 个基因组成，L 链编码 8 种 tRNA 和 1 种小分子的 mRNA，其余的均为 H 链编码。

2. 功能　线粒体由外至内可划分为线粒体外膜、线粒体膜间隙、线粒体内膜和线粒体基质 4 个功能区。

3. 突变　mtDNA 共编码 2 种 rRNA，22 种 tRNA，mtDNA 编码线粒体内的 13 种多肽，参与氧化磷酸化，在临床上线粒体结构基因突变报道的心肌疾病以 HCM 多见。

四、发病机制

（一）致病病因

研究显示，FHCM 致病病因为 MYH7 基因、MYBPC3 基因、TNNT2 基因、TNNI3 基因、MYL2 基因、MYH6 基因、TIN 基因、CRP3 基因的突变及 mtDNA 异常。

1. MYH7 基因　研究表明，MYH7 基因突变类型中错义突变最多，绝大部分错义突变发生于球状头部和头杆结合部，极少数发生在杆部，不同的错义突变具有不同的临床表型，同一突变临床表型也可不同，表现出临床异质性和种族差异。目前对 HCM 致病基因 MYH7 基因突变的研究较多，但其发病机制尚未完全不清楚，较为公认的致病基因遗传机制可能与钙离子稳态、心肌纤维化及能量失调等有关。

（1）钙离子稳态：在横纹肌中钙离子通过调节 TPM 的位置，从而调节 ACTC 与横桥的结合。在静息状态下，当细胞质内钙离子浓度较低时，ACTC 上的横桥结合位点被 TPM 所遮蔽。随着细胞质内钙离子浓度升高，TNNC1 与钙离子结合，ACTC 与横桥的结合位点暴露，从而引发肌肉收缩，如 MYH7 基因 Arg453→Cys 及 Ile763→Thr 突变时导致肌原纤维对钙离子敏感性增加，使细胞质中积聚过多的钙离子，肌丝间的活动增加而导致张力产生的增加。值得注意的是，并不是所有的 MYH7 基因突变都可增加钙离子敏感性，部分突变并不影响肌原纤维对于钙离子的敏感性，甚至钙离子敏感性降低。

（2）心肌纤维化：在 HCM 患者的心肌病理切片中，往往伴有心肌纤维化增加的现象，通常认为心肌细胞凋亡、微血管缺血等导致间质增生，从而引起心肌纤维化。然而在携带 MYH7 基因突变的小鼠中研究发现，成纤维细胞在疾病发生的早期阶段就呈现出持续增殖的状态，同时促纤维化分子如胶原蛋白、骨膜蛋白等表达增加，成纤维细胞增殖可能并不是 HCM 发生发展过程中的继发现象，而是由遗传因素所决定，在 HCM 发生发展中发挥着重要作用，但 MYH7 基因突变与成纤维细胞增殖之间的相关机制还有待研究。

（3）能量失调：能量失调也是 HCM 致病基因突变分子机制之一。线粒体是细胞生物氧化和能量转换的重要场所，mtDNA 基因上发生任何突变都会累及基因组中的功能区,进而影响氧化磷酸化过程,致使ATP生成减少。心肌组织在ATP供应不足时,可产生退行性病变及代偿性肥厚、增生等病理改变,最终导致HCM。

2. MYBPC3基因 MYBPC3基因Glu258→Lys、Arg502→Trp、Ser1182→Arg突变时可改变或全部丢失最末端的第8~10区,产生截短蛋白,影响MYBPC3与MHC、TIN的结合位点,造成肌小节结构和功能的损害。

3. TNNT2基因 TNNT2基因突变导致截短蛋白,但突变所致的HCM外显率较低。

4. TNNI3基因 TNNI3基因第7外显子编码肌钙蛋白I的抑制区,第8外显子编码肌钙蛋白I的调节区;TNNI3的C末端部分存在特定的区域对蛋白的正常活性至关重要,尤其是对心脏的舒张功能。

5. MYL2基因 MYL2基因突变的氨基酸和其侧翼序列极强的进化保守性,其中Glu22→Lys、Arg58→Gln、Asp166→Val突变时可引起横桥与ACTC结合率降低。

6. MYH6基因 MYH6基因分布在高度保守的序列内部,其突变时干扰MYH6的空间构象,从而影响其与肌小节轻链间的相互作用。

7. TIN基因 TIN在心肌中起着分子弹簧的作用,既可以对粗肌丝、细肌丝进行精确的调控,产生心肌被动张力和回复力,又参与心肌主动张力的调节和维持心肌的紧张度,并在耦联和协调心肌舒张、收缩运动中发挥着重要的作用。

8. CRP3基因 CRP3基因突变致使心肌LIM蛋白与ACTC结合的功能下降,其机制可能为心肌LIM蛋白与其配体—肌动蛋白相关锚定蛋白(N-ebulinrelatedanchoringprotein,N-RAP)、ACTC形成三重复合体的功能下降所致。

9. mtDNA 遗传学特征之一是母系遗传,因在有性生殖中卵母细胞携带大量线粒体,而精子携带量少且所带线粒体难以进入受精卵,导致线粒体病的遗传方式不同于孟德尔遗传规律。目前研究认为线粒体心肌病主要由mtDNA突变所致,主要包括①线粒体tRNA基因点突变;②线粒体结构基因突变;③mtDNA片段缺失和耗竭。

(二)遗传学机制

FHCM患者有明显家族聚集性,其中有50%~70%的FHCM患者和30%的散发HCM患者可检测到相关致病基因突变,尤其一级亲属成员。散发HCM患者可能是新的基因突变,也可能由于上一代不完全外显(incomplete penetrance)或者隐性遗传所致。利用微卫星基因标记全基因组关联分析(genome wide association study,GWAS)及连锁分析(linkage analysis)等技术,发现编码肌小节结构蛋白基因被取代和/或缺失是主要致病病因,其次为编码非肌小节结构蛋白基因、线粒体相关基因及修饰蛋白基因的突变引起。

目前研究显示,MYH7基因、MYBPC3基因、TNNT2基因的突变是引起HCM主要致病病因,其中MYH7基因突变致病占HCM基因突变的30%~50%,国内报道MYH7基因突变致病约占HCM基因突变的41%;MYH7基因是HCM第一个被发现的致病基因,而MYH7基因Arg403→Gln是第一个被发现与HCM相关的突变位点。MYBPC3基因突变致病占HCM基因突变的20%~30%,是第二位HCM致病基因突变,欧洲国家研究报道HCM患者MYBPC3基因突变比较高,甚至超过MYH7基因突变,居第一位。TNNT2基因突变致病占HCM基因突变的10%~15%,是第三位HCM致病基因突变,中国研究报道TNNT2基因突变致病约占HCM基因突变的3.0%。TNNI3基因、TPM1基因突变致病占HCM基因突变均<5.0%;CRP3基因致病占HCM基因突变的<2.0%;MYL2基因、MYL3基因突变致病占HCM基因突变均<1.0%;ACTC基因、TNNC1基因及TIN基因突变致病占HCM基因突

变均<0.5%,其他基因突变致病所占 HCM 基因突变的比例尚不清楚。

人类基因突变数据库(human gene mutation database,HGMD)显示,HCM 致病基因突变可遍及整个编码序列,但经对主要组织相容性复合体(major histocompatibility complex,MHC)分子的三维结构研究显示,具有病理学意义的突变簇集在 MHC 头部的 4 个区域:即 ACTC 结合面、核苷酸结合袋(pocket)、靠近铰链区的两个 Cys 连接区及靠近与 MLC 结合位点的螺旋尾部;另有一少部分突变出现在 MHC 杆状区,可能会影响从头部到粗丝主干的能量传递。对于相关致病基因突变是通过何种途径影响心肌功能,经转基因动物实验模型研究认为其发病有如下学说:

1. 毒性蛋白(poison polypep tide) 大多数与 HCM 相关的基因突变都是错义突变,错位的等位基因产生异常蛋白质(变异蛋白或截短蛋白)称为毒性蛋白,与正常蛋白产生的功能不同,毒性蛋白影响了肌小节正常的机械及电活动:①这些毒性蛋白性质稳定,渗入到肌丝中,影响肌小节正常的力学功能和心肌细胞的电生理特性,突变蛋白也可扰乱肌丝收缩的协调性;②毒性蛋白通过增强钙离子的敏感性和亲和力,提高了 ACTC 激活的 ATP 酶活性及力的产生,可引起机体对心律失常的易感性,增加了发生心律失常、心脏性猝死的风险;③突变蛋白可以通过刺激转化生长因子-β(transforming growth factor-β,TGF-β)的表达激发非心肌细胞的增殖,被激发的非心肌细胞分泌促纤维化分子使突变的心肌细胞应力增加,这条途径的持续激活可刺激心肌增强因子-2(myocyteenhancerfactor-2,MEF-2)的表达,从而导致心肌细胞的提前死亡及心肌瘢痕形成,这是 HCM 病理学标志。

2. 单倍剂量不足(haploinsufficiency) 如患者染色体其中一条的等位基因发生突变,则仅有一条正常等位基因能够翻译出功能正常的蛋白质,但表达产物不足以维持细胞生理功能:①一些突变产物可干扰心肌细胞正常的机械和电生理功能,另一些突变产物可被无义介导的 mRNA 降解系统,以及泛素—蛋白酶体系统(ubiquitin-proteasome system,UPS)识别并降解,从而使正常蛋白量不足;②单倍不足被认为可以引起密码子提前终止和不稳定的 mRNA。

3. 能量代谢失衡(metabolism disorders) 由于突变蛋白钙离子的敏感性和亲和力提高、横桥动力学异常及肌动蛋白激活的 ATP 酶活性提高,使得突变肌小节张力的产生需要消耗更多的能量。另外由于肌浆网上钙离子通道泵能量不足,对钙离子重吸收下降,导致细胞间隙中钙离子浓度升高,均可导致心肌舒张功能下降,这一变化的发生甚至早于心肌肥厚。

4. 无效等位基因(nullallels) 作为显性突变中的无效等位基因,不能表达或表达出的蛋白不稳定,不能渗入肌丝结构,造成结构蛋白绝对数量的缺乏,这样心肌在肥厚之前已发生了变性,收缩功能受损的心肌会误将正常的血压当作负荷过重,发生代偿性肥厚。

五、病理

(一)病理解剖

1. 分型 通常根据病变部位不同将 HCM 分为 6 种亚型:①室间隔中上部肥厚型,最为常见;②心尖肥厚型;③左心室前壁、侧壁肥厚型;④左心室后壁肥厚型;⑤均匀肥厚型;⑥右心室肥厚型。以上类型可以混合存在,其中室间隔明显肥厚的部位可呈纺锤样。

2. 组织检查 心肌组织结构排列紊乱、间质纤维化,肥大心肌细胞与无序的核相互卷曲,局限性或弥散性间质纤维化,胶原骨架无序和增厚,心肌组织内小血管壁增厚等形态异常改变。

3. 纤维化 HCM 患者心肌纤维化主要分为替

代性纤维化和间质纤维化 2 种亚型:①替代性纤维化:替代性纤维化即瘢痕,主要来自心肌细胞坏死、凋亡时胶原对死亡心肌细胞的替代,这种纤维化可呈弥漫性、局限性或灶性等分布;②间质纤维化:目前普遍认为间质纤维化与 TGF-β_1 等细胞因子有关,这类因子激活成纤维细胞,促进胶原合成使之逐渐在细胞外堆积而成。除以上 2 种亚型外,小血管旁纤维化和丛状纤维化亦是 HCM 患者常见的纤维化亚型。

通过心内膜心肌活检分析心肌纤维化的程度,天狼星红或马松染色后,通过计算纤维化占据组织切片面积的比例(胶原体积分数)可以对纤维化进行定量评估。然而心内膜心肌活检由于采样点数目和位置的限制,对于散发的纤维化容易漏诊,并且由于心内膜心肌活检过程中存在发生严重并发症的危险,因此,心内膜心肌活检难以在临床常规应用,目前临床诊断主要依据影像学的检查。

(二)病理生理

病理生理变化可表现在收缩期、舒张期及心肌细胞组织等。

1. 收缩期 HCM 有流出道压力阶差,其原因可能是由于收缩期已经延长的二尖瓣瓣叶向室间隔移动,使得已经过于狭窄的左心室流出道进一步狭窄,流出道压力阶差造成的压力负荷过重对心室肥厚起一定作用。

2. 舒张期 HCM 患者可有不同程度的舒张功能不全存在,无论心室腔大小正常或缩小,舒张功能不全均可引起左心室充盈压力升高。如心室弛缓时间延长,则心室早期充盈受损;若心室扩张能力减弱,则舒张期充盈受损,继而导致心室充盈压升高。患者由于心肌组织纤维化或细胞排列异常,心室舒张能力发生异常。

3. 心肌组织 心肌组织发生缺血较为常见,引起原因有血管舒张储备减低、心肌细胞耗氧增加、心室充盈压力升高等,导致心内膜下心肌组织缺氧、缺血等。

六、临床表现

HCM 患者具有明显临床异质性,有的患者临床症状缺如、轻微或不典型,但也有患者临床症状明显,首发症状即可发生心脏性猝死,这可能是由于致病基因的外显率显著不同所致。

(一)症状

FHCM 患者的临床常见症状有呼吸困难、胸痛、心律失常、晕厥及心力衰竭,严重时可发生猝死。

1. 发病率 流行病学调查表明,HCM 一般人群发病率约为 0.2%;在欧美国家 1~18 岁青少年器质性心脏病中 HCM 发病率占 25%~40%。

2. 家族史 FHCM 具有明显的家族聚集性,约有 55% 的患者有家族史。

3. 异质性 FHCM 致病基因的外显率为 40%~100%,临床症状差异较大。

4. 年龄 临床表现可出现在任何年龄阶段,从婴幼儿到 60 岁以上,但最常见年龄为 10~30 岁。

5. 性别 女性发病率高于男性,其中心功能不全伴卒中的发生率也高于男性,而且临床症状出现较早。

6. 呼吸困难 通常表现为劳力性呼吸困难,而阵发性、夜间发作性呼吸困难较为少见,呼吸困难主要是由于左心室舒张功能不全,压力升高或左心室充盈受损等原因所致。

7. 胸痛 常在劳作时出现,也可在进食过程发生,但冠状动脉造影(coronary arteriography,CAG)检查显示冠状动脉多无明显病变,胸痛可持续较长时间。胸痛的原因可能为:①心肌细胞肥大、排列紊乱、结缔组织增加;②心肌的供血、供氧不足而耗氧量增加;③血管舒张储备能力降低;④心肌内血管肌桥压迫冠状动脉及小血管病变等。

8. 晕厥 本症患者有 15%~25% 有晕厥发作

史,主述为黑蒙或短瞬间头晕。晕厥发生的原因可能是由于:①左心室舒张末期容量降低、左心腔小;②心室肥厚引起流出道梗阻;③非持续性室性心动过速等。

(二)体征

早期患者临床症状轻微、左心室流出道压力阶差正常或轻度心肌肥厚时,体格检查多无异常发现;但晚期患者出现左心室压力阶差时,则体格检查可有明显异常表现。

1.心尖冲动 胸前区心尖冲动向外侧移位,搏动范围弥散、有力,三重心尖冲动具有特征性。但在临床上较少被发现,其搏动发生于心室腔几乎排空,并接近等长收缩时的收缩晚期膨凸时。

2.颈静脉 a 波 颈静脉 a 波表现为颈动脉波形先急速上升,随即在收缩中期压力阶差形成时迅速下降,随后又有一个上升过程而产生,提示继发于广泛室间隔肥厚的右心室顺应性降低,此现象可通过间接颈动脉搏动描记而证实。

3.心脏听诊 心脏听诊可闻及第二心音反常分裂、第三心音、收缩期喷射音及收缩期杂音,其中收缩期杂音比较粗糙,音调呈递增—递减型,在心尖至胸骨左缘之间最清晰,并传导广泛;也可闻及舒张期隆隆样杂音。

(三)基因型—表型

FHCM 临床研究发现,即使同一家系成员中的患者,临床表型可以完全不相同,提示了患者的临床表型除了与致病基因突变类型、突变位点密切相关外,还可能与修饰基因、环境等因素有关。

1. MYH7 基因突变 ① Val606 → Met、Leu908→Val 突变时患者室间隔肥厚程度较轻,不伴有梗阻,SCD 发生率较低,患者寿命不缩短,预后较好;②Arg403 → Gln、Arg453 → Cys、Arg663 → Cys、Arg719→Trp、Gln734→Pro、Glu930→Lys 突变时患者室间隔重度肥厚并伴有明显梗阻,SCD 发生率较高,患者寿命缩短,预后不良;③Arg249→Gln 突变

时患者的临床表型介入上述二者之间。

2. MYBPC3 基因突变 MYBPC3 基因突变患者发病较晚,首次发病年龄多为 40～50 岁,心肌肥厚程度较轻,SCD 及恶性心律失常的发生率较低,预后较好;但截短蛋白的纯合子及复合突变的患者则发病较早,心肌肥厚程度明显,心律失常发生率较高。

MYH7 基因和 MYBPC3 基因同时突变的患者心肌病变更为严重,易引发心房颤动伴血栓栓塞。

3. TNNT2 基因突变 TNNT2 基因突变患者心肌肥厚程度较轻,但 Arg130→Cys 突变时被认为是恶性基因突变位点,临床多表现重度心功能不全,SCD 发生率较高,预后不良。

4. TNNI3 基因突变 其中 Leu144→Arg 突变时具有明显临床表型和遗传的异质性,复合致病基因变叠加效应可使临床表型更为严重,是发生SCD 高危因素。

5. TPM1 基因突变 其中 Asp175→Asn 突变时表现为室间隔重度肥厚,临床症状明显,可出现呼吸困难、胸闷及心绞痛等症状。

6. MYL2 基因突变 其中 Asp166→Val、Arg58→Gln 突变时患者发病较早,SCD 发生率较高,预后不良;而 Arg22→Gln 突变时患者发病较晚,发生恶性心律失常风险较低,预后较好。

7. MYH6 基因突变 其中 Arg795 → Glu、Gln1065→His 突变时左心室功能明显降低,心室腔进行性扩大。

8. TIN 基因突变 其中 Arg740→Leu 突变时位于与 α-肌动蛋白的结合区,可导致二者的结合力增加而引起心肌肥厚。

9. CRP3 基因突变 CRP3 基因突变导致 N-RAP 表达增高而引起心肌肥厚。

10. FLNC 基因突变 FLNC 基因突变患者表现室性心律失常、心脏性猝死,家族史阳性。

(四)并发症

1. SCD 少数 HCM 患者可发生猝死,其前多

没有任何征兆。SCD 是 HCM 患者主要死亡方式，约占死亡病例的一半以上，SCD 表现形式为恶性室性心律失常、心室颤动等。

2. 血栓栓塞症　HCM 并发动脉栓塞的发生率约为 9.0%，形成血栓的主要部位是左心耳，进展到 HCM 扩张期也可在左心室形成血栓；血栓脱落形成栓子造成动脉栓塞，其中脑栓塞多见。

3. 感染性心内膜炎　通常发生在梗阻性 HCM，其发生率为 5.0%~10.0%，感染灶好发于二尖瓣、主动脉瓣及室间隔上部接触性损伤部位的心内膜等；而非梗阻性 HCM 发生感染性心内膜炎极为少见。

4. 心律失常　患者易发生室上性、室性心律失常。①室上性心律失常：有房性期前收缩、阵发性房性心动过速、心房扑动及心房颤动等，其中心房颤动是常见的并发症之一，发生率约为 2.0%/年。研究认为，左心室肥厚引起左心房舒张末期压力升高，导致心房肌机械性牵张和继发性心房重构是发生心房颤动的重要机制；②室性心律失常：可见频发或呈联律型室性期前收缩、阵发性室性心动过速等。

5. 心力衰竭　由于心肌肥厚心室舒张的顺应性降低，早期即可引起左心舒张功能不全，左心室舒张末压和左心房压的升高；随病情进展可伴发左心室扩张、室壁变薄和收缩功能障碍，出现严重心力衰竭症状，称 HCM 扩张期，其发生率为 14%~16%。

七、辅助检查

(一)实验室检测

1. 基因检测　初步评估应包括三代家族史，并进行相关致病基因进行检测。近年新型高通测序技术(high-throughput sequencing，HTS)可分析整个外显子，既能准确又能快速的筛查致病基因突变。①原始突变：有些患者携带基因突变，但其父母并无引起 HCM 的致病基因，这种患者的基因突变叫"原始突变"；②外显率：携带基因突变者并不一定有临床表现，不同基因、不同家族在携带突变的患者中有临床表现的比率(即外显率)差异可以很大；若父亲或母亲为已知患者且基因突变已明确，可通过筛查其子女是否携带基因突变，检测方法包括 Sanger 测序、二代测序技术(next-generation sequencing，NGS)及全基因组芯片等，可在患者出现临床症状前，甚至出生第 1 天就能确定是否(遗传)受累。

遗传学检测时基因变异致病性评估需依据美国医学遗传学与基因组学学会(American College of Medical Genetics and Genomics，ACMG)制定的序列变异解读指南。

2. 基因筛查的程序　①基因筛选出家系中有可能发病的亲属；②指导选择性生育，杜绝此病在这一家族中"蔓延"；③有助于 HCM 与拟表型疾病、运动员型心脏、高血压型心肌肥厚等疾病的鉴别诊断。

遗传基因检测时应首先获得先证者的家族史，分析家系系谱，基因筛查建议按以下程序进行，见图 3.4。

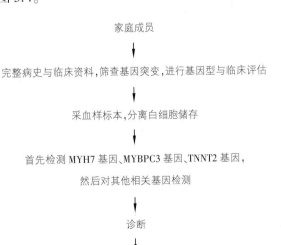

图 3.4　FHCM 检查程序示意图

（二）心电检查

1.心电图 ①P波、QRS波群及心电轴异常；②ST段异常表现为下移；③T波倒置；④异常Q波多出现在Ⅱ、Ⅲ、aVF、$V_2 \sim V_6$导联，对FHCM肌小节基因突变携带者早期诊断有一定参考价值。

2.动态心电图 动态心电图可记录各种心律失常，其中阵发性室上性心动过速、心房颤动及室性心动过速较为常见。

3.心电图运动负荷试验 ①可判断运动负荷试验时受限的严重程度；②客观评价疗效；③有无左心室流出道梗阻、压力差；④观察运动负荷试验过程中有关症状、体征、血压及心率的反应等。

（三）超声心动图

超声心动图包括M型超声、二维超声、多普勒超声心动图及三维超声等技术。其中M型超声、二维超声、多普勒超声心动图可对心脏形态、结构、功能，以及血流的速度、方向和血流的性质等指标进行定性、定量分析，是目前诊断本病最常用简便快速的无创性检查指标；实时三维超声技术可进一步清晰显示室间隔、心尖部的结构及功能，提高经胸超声心动图诊断的敏感性及特异性。

1.心室肥厚 其中室间隔和前侧游离壁显著肥厚是典型表现，也可累及其他部位，肥厚的程度和类型差异较大，其中肥厚的程度可为13~60mm；另外也可发现左心室腔减少、二尖瓣脱垂、收缩期室间隔活动减弱及增厚幅度减少等。

2.流出道梗阻 超声心动图检查可发现左心室心尖部至左心室基底部是否存在压力阶差，左心室流出道的前部由室间隔构成，其后部由二尖瓣前瓣构成，HCM二尖瓣发生增大和延长时，是导致左心室流出道的几何构型异常，以及引起左心室流出道与主动脉峰值压力阶差（left ventricular outflow tract gradient，LVOTG），ACC/ESC专家共识，将HCM分为三种类型。①梗阻型：安静时LVOTG＞30mmHg（1mmHg＝0.133kPa）；②隐匿型梗阻型：安静时LVOTG正常，负荷运动时LVOTG＞30mmHg；③无梗阻型：安静或负荷时LVOTG均＜30mmHg。梗阻型、隐匿梗阻型、非梗梗阻型HCM患者的比例各约占1/3，这种分型有利于指导临床治疗措施的选择，是目前临床最常用的分型方法学。

3.梗阻部位 根据梗阻发生的部位可分为：①二尖瓣水平梗阻；②左心室中部梗阻；③心尖部梗阻；④右心室流出道梗阻。

4.超声心动图检查还可发现HCM某些特殊病因的患者，有助于病因早期诊断 ①房间隔或房室瓣膜增厚，常提示淀粉样变；②右心室流出道梗阻提示Noonan病；③向心型左心室肥厚提示糖原累积症等。

5.超声心动图新的技术 ①声学造影可对心内膜边界的识别；②组织多普勒可发现提前于心肌肥厚出现的心肌功能异常变化；③二维超声图像的斑点跟踪完成的应变率成像，还可在整体收缩功能正常时检查到局部心肌段收缩变化。

（四）影像学检查

1.胸部X线 胸片显示心影大小可正常或增大，心影增大主要是由于左心室或左心房扩大所致。左心室肥厚为主，主动脉不增宽，肺动脉段多无明显突出，肺淤血大多较轻，常见二尖瓣钙化。心脏大小与左心室流出道之间的压力阶差呈正比，压力阶差越大，心脏亦越大。

2.核素心肌显像 门控心肌灌注断层显像是通过心电R波触发采集若干心动周期收缩至舒张的系列心肌灌注图像，重建后可以同时获得心肌血流灌注、室壁运动、左心室功能和左心室机械收缩同步性等多方面信息。其中心肌灌注单光子发射计算机断层成像（single photon emission computed tomography，SPECT）可直观地显示室间隔和游离壁的厚度，尤其是对于疑似患者具有确诊价值。铊-201（Thallium-201，^{201}TI）灌注显示可逆性缺损时提示为心肌组织缺血,而固定性缺损则可能表示心肌组织瘢痕形成。

3. 心脏磁共振成像(cardiac magnetic resonance,CMR) CMR 多参数、多平面及多模态成像可以综合评估 HCM 患者心脏形态结构、功能、血流动力学及微循环障碍。对超声心动图不能明确诊断的患者可以提供敏感的空间分辨力、受累程度和范围,二尖瓣腱索、乳头肌的分组和附着部位,以及有无右心室流出道梗阻,并可发现超声心动图漏检的肥厚梗阻部位(如前壁基底段、心尖部等)及程度,对于手术方案的确定及经导管射频消融术(radio frequency catheter ablation,RFCA)治疗措施的完善有很好的指导作用。

CMR 平扫与钆造影剂延迟增强(late gadolinium enhancement,LGE)成像是目前唯一无创评估心肌纤维化的影像学方法,钆对比剂能降低周围组织的 T_1 值,在团注后可被动的分布于细胞外间隙,使纤维化区域局部组织信号升高;同时通过反转恢复或饱和恢复序列抑制正常心肌信号,提高正常组织和纤维化组织信号的差异,使纤维化组织信号强度明显高于正常心肌,LGE 成像结合定量成像技术具有识别心肌间质散在的纤维化,以及对心肌纤维化范围及程度进行定量分析。

4. 心导管检查(cardiac catheterization) 患者疑似伴有冠状动脉疾病或需进行心脏起搏器治疗、经皮室间隔心肌化学消融术(percutaneous transluminal septal myocardial ablation,PTSMA)时才进行心导管检查。心导管检查可发现舒张期左心室顺应性降低,左心室腔内存在收缩期压力阶差,少数患者也可出现肺动脉高压、右心室流出道压力阶差等。

5. CAG 患者有心肌缺血表现时应进行 CAG 检查,HCM 患者进行 CAG 检查指征:①发作性胸痛;②年龄>40 岁;③有冠心病危险因素;④手术或 PTSMA 前需排除冠心病等。

(五)病理组织学检查

心内膜心肌组织活检是诊断 HCM 的金标准,并可为鉴别诊断提供重要的依据,但因其有创性及存在操作风险仅限于准备心脏移植的患者采用。

八、诊断

现国外指南和文献已将 HCM 病定义为遗传性疾病,在临床确诊 HCM 后,将其分为家族性和散发性两类,其中 HCM 先证者的三代直系亲属中有 2 例或以上的 HCM 临床表型,或与先证者具有同一基因、同一位点突变,无心脏表型的家族成员可诊断为 FHCM。诊断 FHCM 后应对患者进行家族级联筛查,获取完整的三代家族史,阐明其基因背景,并长期随访及定期查体等。

(一)诊断 HCM 主要指标

1. 主要标准 ①超声心动图检查室间隔或/和左心室壁厚度>15mm;②超声心动图、CMR 心尖、近心尖室间隔部位肥厚,心肌致密或间质排列紊乱。

2. 次要标准 ①年龄<35 岁患者心电图 I、aVL、$V_4 \sim V_6$ 导联 ST 下移,T 波倒置,其中 T 波倒置呈深度、对称性;②超声心动图检查室间隔和左心室壁厚度为 11~14mm;③实验室基因筛查发现已知相关基因突变或新的突变位点,与 HCM 连锁。

3. 排除标准 ①系统疾病、高血压、风湿性心脏病、先天性心脏病(房间隔缺损、室间隔缺损等)及继发心肌肥厚的疾病;②运动员心脏肥厚。

4. 临床确诊标准 符合以下任何一项者即可明确诊断:①1 项主要标准加上排除标准;②1 项主要标准加上排除标准②;③1 项主要标准加上次要标准③;④次要标准①和③;⑤次要标准②和③。

(二)FHCM 诊断主要依据

1. 临床表现、超声心动图等确诊为 HCM 的患者(先证者)外,三代直系亲属中有 2 例或以上被确诊为 HCM,或有因 HCM 发生猝死的患者。

2. HCM 患者家族中,2 例或以上的成员发现同一基因、同一位点突变,室间隔或左心室壁厚度>13mm,青少年成员 11~14mm。

3. HCM 患者及三代亲属中有与先证者相同基因突变位点,伴有或不伴有心电图、超声心动图检查异常者。

以上 3 条中具有任何 1 项者均可诊断为 FHCM。

九、鉴别诊断

1. 高血压性肥厚型心肌病 (hypertrophic cardiomyopathy of the elderly,HCME) HCME 患者有长期高血压病史,超声心动图检查心肌肥厚>25mm 时,才可考虑诊断为 HCME,但在临床上每位患者应根据高血压发生的时间、程度及治疗等因素综合判断,高血压引起肥厚型心肌病较为少见。

2. 主动脉瓣狭窄 (aortic stenosis,AS) AS 症状和杂音性质与 FHCM 相似,但杂音部位较高,并常有主动脉瓣区收缩期喷射音,第二音减弱,还可能有舒张早期杂音。胸部 X 线检查显示升主动脉扩张,生理动作或药物作用对杂音影响不大,心脏导管检查显示收缩期压力差存在于主动脉瓣前后,超声心动图可以明确诊断。

3. 糖原贮积病 Ⅱ 型 (glycogen storage disease type Ⅱ,GSD Ⅱ):GSD Ⅱ 临床上主要表现为左心室、右心室及室间隔明显肥厚,其中左心室肥厚时可引起左心室流出道阻塞,传导系统受损可导致心律失常等,实验室检测有助于鉴别诊断。

十、风险分层

HCM 患者发生 SCD 可很突然,发生于无症状、对自己的病情并不知情或病程很稳定的患者,因此早期评估出有猝死风险的患者较为困难,具有如下危险因素提示为高危患者,但在临床上仅能识别出 10%~20% 高危患者:

1. 主要危险因素   ①既往有心搏骤停史,心搏骤停是因心室颤动引起;②自发性持续性室性心动过速;③未成年猝死的家族史;④晕厥发作史,尤其

年轻患者;⑤运动后血压反应异常,表现为收缩压不升高或反而降低,运动前至最大运动量负荷点血压峰值差<20mmHg,尤其年龄<50 岁的患者,产生的原因可能是由于心内膜下心肌缺血造成短暂左心室收缩功能障碍所致;⑥室间隔或左心室壁厚度≥30mm;⑦流出道压力阶差>50mmHg;⑧合并冠状动脉粥样硬化性疾病;⑨心尖部室壁瘤形成(严重心律失常源)。

2. 次要危险因素   ①动态心电图监测有反复发作的非持续性室性心动过速、心房颤动;②FHCM 恶性致病基因突变、基因修饰;③心肌细胞排列紊乱、间质纤维化;④心肌灌注显像有心肌缺血表现;⑤女性妊娠时。

十一、治疗

HCM 治疗措施有药物、非药物、并发症及精准治疗等,虽然目前这些治疗措施可使 HCM 相关的死亡率显著降低,但并不能改变疾病的临床病程。

(一)药物治疗

1.β-受体阻滞剂   酒石酸美托洛尔片 25~50mg/次,1 次/天,或盐酸普萘洛尔片 20~30mg/次,1 次/天。β-受体阻滞剂主要抑制交感神经活性进而起到负性变时、负性肌力及负性传导作用,从而改善心脏舒张功能、延长舒张期充盈时间、降低心肌兴奋性。β-受体阻滞剂应从小剂量开始,逐渐增加剂量,若中断 β-受体阻滞剂治疗时应缓慢减药,以防出现反跳性肾上腺素能高敏反应。

2. 非二氢吡啶类钙离子通道阻滞剂   盐酸维拉帕米片 40~80mg/次,3 次/天;盐酸地尔硫卓片 30~90mg/次,1 次/天。非二氢吡啶类钙离子通道阻滞剂可有效缓解症状,提高活动耐量,改善左心室舒张功能,应用 β-受体阻滞剂无效或疗效不显著时,可试用非二氢吡啶类钙离子通道阻滞剂。

3. Ⅰa 类抗心律失常药物   磷酸丙吡胺 100~200mg/次,3 次/天,或西苯唑啉胶囊,首次 2 粒,然

后2~3粒/次,2次/天。磷酸丙吡胺具有负性肌力作用,应用β-受体阻滞剂无效,伴左心室流出道梗阻的患者;西苯唑啉为钠钙离子通道阻滞剂,具有降低心肌收缩力,改善左心室舒张功能,缓解左心室流出道压力阶差,其疗效优于β-受体阻滞剂和非二氢吡啶类钙离子通道阻滞剂。

4.氯沙坦钾片50mg/次,1次/天。研究提示,氯沙坦具有抗心肌纤维化治疗逆转心肌肥厚,改善左心室舒张功能及运动耐量等。

5.马来酸哌克昔林片100mg/次,2次/天。研究证实,马来酸哌克昔林可以通过改变底物的利用来改善心肌代谢,降低左心室的厚度及质量等。

6.盐酸雷诺嗪缓释片500mg/次,2次/天。盐酸雷诺嗪缓释片具有选择性抑制晚钠电流,实验研究表明,对携带HCM突变基因大鼠自出生起给予盐酸雷诺嗪缓释片,可预防HCM表型出现,延缓其进展。

7.N-乙酰半胱氨酸200mg/次,2次/天。本药服用方便、安全,可能成为一种潜在治疗心肌肥厚的药物。在HCM动物模型研究发现,MYBPC3基因突变所致心肌肥厚应用N-乙酰半胱氨酸可逆转其肥厚的心肌、改善心脏舒张功能,其机制可能是由于N-乙酰半胱氨酸多种器官及细胞具有保护作用。

(二)介入治疗

1.PTSMA　PTSMA为一种微创治疗方法。该法选择性阻断患者冠状动脉左前降支的第一间隔支,造成人为的"间隔区心肌梗死"。适应证:①经积极的药物治疗,心功能NYHA分级仍为Ⅲ~Ⅳ级,或有症状但有用药的禁忌证或需减药者;②室间隔厚度<30mm;③有不能耐受外科手术的情况,如高龄、伴有肺部及肾脏疾病等;④外科心肌切除术或DDD型起搏器治疗不理想者;⑤CAG检查显示冠状动脉间隔支清晰;⑥不伴需要手术的其他心脏器质性病变。

2.永久性心脏起搏器　置入永久性心脏起搏器治疗可改变心室激动收缩顺序、减轻左心室流出道梗阻和二尖瓣前移,可使房室顺序收缩及A-V延迟,适当缩短改善左心房和左心室排血功能。

(1)适应证:对于HCM症状明显、梗阻严重及血流动力学改变明显,经β-受体阻滞剂、钙拮抗剂等治疗效果不佳,或出现药物副作用,不能或不愿应用外科手术治疗者均可考虑置入心脏起搏器治疗,尤其是梗阻型HCM合并窦性心动过缓、房室传导阻滞、交界区心律或心力衰竭等。

(2)心脏起搏器的选择:①单腔右室起搏:除极和收缩顺序变成了右心室→室间隔→左心室除极收缩顺序,室间隔提前收缩,造成了肥厚的室间隔和左心室壁收缩时间的时间差,使左心室流出道在心脏收缩的早中期扩大,而减轻了HCM左心室流出道梗阻,提高了收缩质量;②双腔起搏:改变了原左心室、右心室收缩顺序和二尖瓣前移SAM,使左心室流出道梗阻减轻外,它能保持原有房室顺序收缩,使房室协调收缩达到最佳功效,有利于心排血量的增加和主动脉压的维持;③三腔起搏:主要用于左心房扩大,有房间阻滞的肥厚型心肌病患者,使之双房同步和房室顺序起搏,双房起搏就是一条电极置于右心房作右心房起搏,另一条置于冠状窦做左心房起搏,通过此两条电极使左心房、右心房同步起搏,减少了左心房、右心房传导时间适当的缩短A-V,保证心室的夺获,又可以增加左心房收缩对左心室的充盈时间,使左心室舒张功能进一步得到改善,因此三腔起搏是目前对HCM有房间阻滞的最佳选择。

3.植入式心律转复除颤器(implantable cardioverter defibrillator,ICD)　2014年ESC《肥厚型心肌病诊断及治疗指南》中对HCM发生SCD风险(HCM risk-SCD)推荐一种的定量评估危险因素方法学,根据其模式可计算出HCD患者(年龄≥16岁)发生SCD风险的具体数值,有助于临床用于

ICD 一级预防评估,HCM risk-SCD 模式:

5 年 SCD 风险 $= 1 - 0.998$(预后指数)

预后指数 $=$ [$0.15939858 \times$ 最大室壁厚度(mm)] $-$ [$0.00294271 \times$ 最大室壁厚度^2(mm)^2] $+$ [$0.0259082 \times$ 左心房内经(mm)] $+$ [$0.00446131 \times$ 最大(静息/Valsalva 动作)左心室流出道压力阶差(mmHg)] $+$ [$0.4583082 \times$ SCD 家族史] $+$ [$0.82639195 \times$ 非持续性室性心动过速] $+ 0.71650361 \times$ 无明确病因的晕厥] $-$ [$0.01799934 \times$ 临床评估时年龄(年)]

注:①是否有 SCD 家族史:0 = 没有,1 = 有;②是否有非持续性室性心动过速:0 = 没有,1 = 有;③是否有不能解释原因的晕厥症状:0 = 没有,1 = 有。

计算结果:①≥6.0%患者强烈推荐应用 ICD 预防猝死;②4.0%~6.0%患者需要根据临床情况再评估;③<4.0%患者暂时不需要应用 ICD(但是由于患者病情进展速度不同,仍需要随诊复查,至少每 5 年在评估 1 次)。该模式虽然计算复杂,但具有个体化,可量化分析每例 HCM 患者发生 SCD 的风险,因此对临床工作具有指导意义。

(三)手术治疗

1. 肥厚心肌切除术　外科手术可切除最肥厚部分心肌,解除机械流出道梗阻,修复二尖瓣反流,能有效降低左心室流出道压力阶差。外科手术已成为梗阻性 HCM 治疗措施之一,总体死亡率在 1.0%以下,预后较好。

2. 心脏移植　少数 HCM 患者终末期由于广泛心肌的缺血、缺氧、继发纤维化及瘢痕形成等,可引起心脏收缩功能显著下降、室壁变薄及心腔进行性扩大,进而导致难治性心力衰竭发生发展。经规范的内科或外科手术的治疗均无法明显改善症状的患者,应考虑心脏移植。

(四)并发症的治疗

1. 急性左心室流出道梗阻　应紧急卧位休息,抬高双腿,如血压减低时应立即静脉给药,维持血压在正常范围内,应用葡萄糖溶液 500mL 内加入去氧肾上腺素 10mg,静脉点滴,根据血压调节给药的速度。

2. 心房颤动　HCM 伴心房颤动患者容易在左心房、左心耳形成血栓而发生栓子脱落引起血栓栓塞症。

(1)维生素 K 拮抗剂:华法林钠片 2.5mg/次,1 次/天,并根据病情调整其剂量,并定期复查国际标准化比值(International Normalized Ratio,INR)使其抗凝达到目标值。

(2)非维生素 K 拮抗剂口服抗凝药(non-vitamin K antagonist oral anticoagulants,NOAC):患者如出现心房颤动、心室扩大、室壁瘤形成或有血栓栓塞并发症危险者应进行抗凝治疗。NOAC 包括直接 X a 因子抑制剂(如利伐沙班、阿哌沙班、艾多沙班等)和直接凝血酶抑制剂(如达比加群等),较维生素 K 拮抗剂等传统抗凝药,NOAC 具有药物相互作用少、半衰期短、起效快及迅速发挥抗凝作用等优点,已广泛应用于预防心房颤动患者的卒中和全身血栓栓塞。由于 NOAC 在肝脏代谢,对于伴有凝血障碍、重度肝损害的患者应禁用。另外 NOAC 均经肾脏排泄,在长期使用 NOAC 时应定期检测肾功能,并根据肾功能的变化进行相应剂量调整,常用药物有:

达比加群酯胶囊 150mg/次,2 次/天,用水送服,餐时或餐后服用均可。注意事项:①口服时请勿打开胶囊;②年龄 ≥75 岁、血肌酐清除率 30~50mL/min 有增加出血的风险;③长期口服时需定期复查活化部分凝血活酶时间(activated partial thromboplastin time,aPTT);④当患者出现无法控制的出血或需要接受紧急手术治疗时,则需要逆转剂抵消抗凝剂的作用。依达赛珠单抗(idarucizumab)为特异性逆转剂,其治疗剂量为 5.0g,分 2 次给药,每次经静脉弹丸式注射或快速输注 2.5g,2 次间隔时间<15min。

利伐沙班 10mg/次,1 次/天,用水送服。注意事项:①利伐沙班的特异性逆转剂为 And-α,And-α 是人源化重组 Xa 因子诱导蛋白,与 Xa 因子竞争结合利伐沙班;②And-α400mg,静脉弹丸式给药,随后以 4mg/min 输注 120min(总共 880mg);③利伐沙班禁用于肝损害的患者,因为肝损害患者利伐沙班药物的暴露量增加 2 倍以上。

十二、预后

(一)自然病史

HCM 的自然病程变化不一,无临床症状的患者可长达 5~10 年内始终保持良好状态,最高年龄超过 90 岁,生存 75 岁以上的可达到 23.0%。心脏表型可见于从婴幼儿到成年人各年龄段,年死亡率成年人约占总 HCM 的 2.0%,死亡高峰儿童和青少年时期占总 HCM 的 4.0%~6.0%。

(二)随访

1. 未成年人 对 FHCM 先证者,家系中 12 岁以下儿童应详细询问、记录其亲属中猝死及其他症状,并且每年进行心电图、超声心动图及影像学检查,并对其病史、病情及治疗等进行评估。如 12 岁之前发现携带与家系中相同基因突变的患者,应进行长期随访。在儿童或青少年时期中单次超声心动图正常并不能排除 HCM 的存在,即使无左心室肥厚表现,仍可存在心肌细胞排列紊乱和潜在猝死的风险。有 18 岁以下未成年死亡、严重并发症等家族史的亲属、职业体育运动员等,出现心脏病临床症状或左心室肥厚者应及时全面查体和早期防治。

2. 成年人 对于 18~21 岁者每年进行登记、检查和评估 1 次;21 岁以上者无特殊发现,可每 5 年复查 1 次。

(三)影响预后的因素

1. 左心室壁厚度是右心室壁厚度的 3 倍,是影响预后的危险因素之一。

2. 左心室流出道压力差>30mmHg 是猝死的主要危险因素之一,有无左心室流出道梗阻,其生存率不同。休息状态时仅有 25% 患者存在左心室流出道梗阻,而运动负荷试验后约有 75% 患者存在左心室流出道梗阻。运动负荷试验可以检出潜在的左心室流出道梗阻,应列为常规检查。休息时无左心室流出道压差的患者,可通过 Valsalva 方式、吸入硝酸异戊酯、运动负荷试验等方法激发左心室流出道压差的出现。

3. 患者携带≥2 个肌小节致病基因突变是增加心血管死亡高风险因素之一。

4. CMR 平扫与 LGE 延迟增强的范围与左心室结构和功能受损的程度相关,心肌组织出现大范围延迟强化时表明患者预后不良。

5. 病史 ①年龄<35 岁心脏性猝死的家族史;②心搏骤停存活者、发作性室性心动过速;③左心室壁厚度>30mm。

十三、遗传咨询

(一)家族史

评估 HCM 是否为家族性常需要获得 3~4 代详细的家族史资料,家族中以下情况应详细了解和记录有无心律失常、心脏传导系统疾病、心力衰竭、脑卒中、心脏移植及不能解释的猝死等。

(二)亲属筛查

1. 一级亲属 病史、体格检查、心电图及超声心电图,可发现无症状的 HCM,从而支持先证者 FHCM 的诊断。但因发病年龄差异较大且早期疾病外显率低,所以一级亲属超声心动图和心电图检查正常不能排除其诊断,尤其是儿童和青少年,由于有的患者临床症状延迟到中年或更晚才表现出来,因此根据筛查指南推荐超声心动图和心电图正常的一级亲属,应进行多次筛查及长期动态观察。只要有心血管检查异常的亲属都应由专家进行全面的心血管评估、随访,因在家族性疾病的背景下很细微的改变可能预示着温和的疾病表型,对健康家庭成员进行体格检查、超声心动图和心电图筛查指南:①年龄<12岁有早期肥厚型心肌病相关的死亡、早期进展成为左心室肥厚或其他不良并发症的家族史,超负荷训练的竞技性运动员,症状或临床证据表明有早期左室肥厚;②12~18岁每年进行1次评估;③19~21岁每3~5年进行1次评估或症状有任何改变随时进行评估,家族中有晚发左心室肥厚或HCM相关并发症的应调整其评估次数。

2. 先证者父母 ①有些FHCM患者的父亲或母亲也是患病者;②FHCM先证者也可携带新的基因突变,这种从头突变所占的比例目前尚不清楚;③对携带从头突变的先证者父母的评估,应进行超声心动图、心电图和体格检查,对父母的评估可确定受累的个体是否因为不全外显和/或轻微的表型等原因而漏诊,因此在进行诊断性评估之前不能轻易地做出阴性家族史的诊断。

3. 先证者同胞 ①先证者同胞的患病风险取决于先证者父母的遗传状态;②如先证者的父亲或母亲患病,那么先证者同胞患病的概率为50%;③若先证者的父母有一个是致病突变携带者,那么先证者的同胞遗传到这个等位基因的风险是50%,但临床的严重程度和发病年龄不能由这个突变预测;④如父母临床上无患病而这个家族的致病突变也不知道时,先证者同胞患病的风险要比普通人群高,但也不能准确评估;⑤若先证者的致病突变在父母中均未检测到,那么其同胞的患病风险非常低,但也有可能比普通人群高,因有种系镶嵌现象的可能。

4. 先证者后代 ①FHCM患者的每一个子女均有50%的机会遗传致病突变;②若子女遗传了致病突变,则其进展到有HCM的临床证据的机会>90%,尽管严重性和发病年龄不能预测。

(三)遗传咨询内容

1. 确定遗传模式 有报道在一个患者中存在编码肌小节蛋白的某个基因发生不止一种突变,故确定遗传模式对评估家庭其他成员患病风险是非常重要的。

2. 检测高危无症状成人亲属 分子遗传学检测已明确先证者的致病突变后,对FHCM患者的其他无症状的成年亲属进行检测就成为可能,这种检测只能用于遗传咨询,不能用于预测无症状的亲属的发病年龄、病情严重程度、症状类型或进展速度等,对无症状的高危个体进行的检测是预测性检测,而不是诊断性检测,但是可以明确需要进行一系列临床随访,以评估表型转换的个体,并使那些无患病风险的家庭成员放心。

3. 检测年龄<18岁的无症状亲属 对FHCM进行早期分子遗传学检测可以提供非常有用的信息,如检测阳性者则应进行严格临床筛查,以便早期发现HCM,并对其猝死风险进行更早的评估。由于年轻人常参加竞技性体育运动,因此对其猝死风险的评估显得尤为重要。目前临床上还无证据表明,应该对携带突变但无临床证据(如左心室肥厚)的个体正常的体力活动进行严格限制,所以还是希望父母鼓励青少年参加非竞技性体育活动。另外检测结果为阴性即表明无发展成HCM的风险,故不必进行临床筛查。

4. 产前检测 产前诊断可以通过分析胎儿的DNA有无致病突变来实现,其中孕10~12周时取绒毛膜;孕15~18周时取羊水进行检测。在产前诊断之前必须已经明确该家族的相关致病基因突变,另外如致病基因突变已经确定时,着床前也可进行胚胎植入前遗传学诊断(preimplantation genetic diagnosis,PGD)。

5. 高危亲属的监测 对临床未患病的危险家庭成员进行纵向的评估,筛查指南已经制定,因为诊断要点的外显率与年龄有关,一个单独不显著的评估,并不能排除将来进展为HCM的可能性和相关风险。临床特征在婴儿或儿童无表现,也可能在青春期或成人时期发生,甚至推迟到晚年时期表现出来,因此需要进行长期追踪观察。

参考文献

1. GERSH B J, MARON B J, BONOW R O, et al. 2011 ACCF/AHA guideline for the diagnosis and treatment of hypertrophic cardiomyopathy: a report of the american college of cardiology foundation/american heart association task force on practice guidelines[J]. Circulation, 2011, 124(24):e783-e831.

2. ELLIOTT P M, ANASTASAKIS A, BORGER M A, et al. 2014 ESC Guidelines on diagnosis and management of hypertrophic cardiomyopathy: the task force for the diagnosis and management of hypertrophic cardiomyopathy of the European society of cardiology (ESC)[J]. Eur Heart J, 2014, 35(39):2733-2779.

3. 中华医学会心血管病学分会, 中国成人肥厚型心肌病诊断与治疗指南编写组, 中华心血管病杂志编辑委员会. 中国成人肥厚型心肌病诊断与治疗指南. 中华心血管病杂志, 2017, 45(12):1015-1032.

4. 中华医学会儿科学分会心血管学组, 儿童心肌病精准诊治协作组, 《中国实用儿童杂志》编辑委员会. 中国儿童肥厚型心肌病诊断的专家共识. 中国实用儿童杂志, 2019, 34(5):329-334.

5. OMMEN S R, MITAL S, BURKE M A, et al. 2020 AHA/ACC guideline for the diagnosis and treatment of patients with hypertrophic cardiomyopathy: executive summary: a report of the American College of Cardiology/American Heart Association Joint Committee on Clinical Practice Guidelines[J]. Circulation, 2020, 142(25):e533-e557.

6. 肖嫣, 卢超霞, 刘芳, 等. 肥厚型心肌病患者的基因突变位点鉴定和基因型表型分析. 中国分子心脏病杂志, 2018, 18(4):2571-2575.

7. 陈剑, 郭晓纲. 细胞骨架蛋白在原发性心肌病发病机制中的研究进展. 中华心血管病杂志, 2016, 44(9):821-824.

8. 刘福颂, 王芳, 刘杰, 等. 肥厚型心肌病一家系. 中华心血管病杂志, 2019, 47(1):58-60.

9. 段丽琴, 李琼, 任毅, 等. TNNI3 基因 p. Arg162Gln 罕见纯合突变所致肥厚型心肌病一家系. 中华心血管病杂志, 2019, 47(12):1008-1010.

10. 陆敏杰, 吴桂鑫, 张禅那, 等. TNNT2 基因突变致肥厚型心肌病的临床特点及预后分析. 精准医学杂志, 2020, 35(1):6-10.

11. 何山, 田庄, 张抒扬. 肥厚型心肌病潜在治疗新靶点. 中华心血管病杂志, 2019, 47(1):65-68.

12. 罗裕, 胡铂, 王娟, 等. 家族性肥厚型心肌病分子遗传学研究进展. 心血管病进展, 2005, 26(6):663-667.

13. NIJENAMP L L, GÜCLÜ A, APPELMAN Y, et al. Sex-dependent pathophysiological mechanisms in hypertrophic cardiomyopathy: implications for rhythm disorders. Heart Rhythm, 2015, 12(2):433-439.

14. 林丽容, 卢荔红, 胡雪群, 等. 家族性肥厚型心肌病 MYBPC3 基因变异及其临床表型分析. 临床心血管病杂志, 2021, 37(6):557-560.

15. 梁希晨, 崔畅, 王子盾, 等. MYH7 和 MYBPC3 基因双突变致肥厚型心肌病并心房颤动伴血栓一例. 中华心律失常学杂志, 2020, 24(5):493-495.

16. 尚依一, 刘罗, 庞明杰, 等. 基因检测在肥厚型心肌病中的应用进展. 心血管病学进展. 2021, 42(6):512-515.

17. 张娟, 刘丽文, 朱晓丽, 等. 心电图对家族性肥厚型心肌病肌小节突变基因携带者早期诊断的价值. 实用心电学杂志, 2018, 27(6):386-391.

18. MARON B J, MCKENNA W J, DANIELSON G K, et al. American College of Cardiology/Europ-ean Society of Cardiology clinical expert consensus document on hypertrophic cardiomyopathy. a report of the American College of Cardiology Foundation Task Force on Clinical Expert Consensus Documents and the European Society of Cardiology Committee for Practice Guidelines. J Am Coll Cardiol. 2003, 42(9):1687-1713.

19. 陶永康, 李一石, 樊朝美. 肥厚型梗阻性心肌病的药物治疗进展. 心血管病学进展, 2008, 29(3):375-377.

20. 中华医学会心血管病学分会. 心肌病诊断与治疗建

议. 中华心血管病杂志,2007,35(1):5-16.

21. MARON B J, DESAI M Y, NISHIMURA R A, et al. Diagnosis and Evaluation of Hypertrophic Cardiomyopathy: JACC State-of-the-Art Review. J Am Coll Cardiol. 2022, 79(4):372-389.

22. MARON B J, DESAI M Y, NISHIMURA R A, et al. Management of Hypertrophic Cardiomyopathy: JACC State-of-the-Art Review. J Am Coll Cardiol, 2022, 79(4):390-414.

23. GERSH B J, MARON B J, BONOW R O, et al. 2011 ACCF/AHA Guideline for the Diagnosis and Treatment of Hypertrophic Cardiomyopathy: a report of the American College of Cardiology Foundation/American Heart Association Task Force on Practice Guidelines. Developed in collaboration with the American Association for Thoracic Surgery, American Society of Echocardiography, American Society of Nuclear Cardiology, Heart Failure Society of America, Heart Rhythm Society, Society for Cardiovascular Angiography and Interventions, and Society of Thoracic Surgeons[J]. J Am Coll Cardiol, 2011, 58: e212-260.

第六节　心尖肥厚型心肌病

心尖肥厚型心肌病（apical hypertrophic cardiomyopathy，AHCM）是肥厚型心肌病的一种相对少见的亚型，心肌肥厚的部位主要累及左心室乳头肌以下的心尖区，通常不伴有左心室流出道动力性梗阻和压力阶差，特征性表现为心电图巨大负向T波，超声心动图显示心尖部心肌显著肥厚及心室腔狭小。AHCM早期多数患者无明显的症状，仅在体检或超声心动图检查时发现；晚期可有呼吸困难、胸痛、胸闷、心力衰竭等症状。

一、概述

1976年，日本学者Sakamoto和Yamaguchi等首先报道本病，其临床特征性表现为心脏左心室心尖部明显肥厚，男性患者多见。

1979年，Yamaguchi对AHCM进行了详细描述，并将其称为日本心肌病。

1984年，国内首次报道本病以来，AHCM在国内的研究报道逐年增多，近年临床研究发现AHCM在我国发病并不少见。

2014年，欧洲心脏病学会（European Society of Cardiology，ESC）发布肥厚型心肌病诊断和治疗指南，该指南提出心电图心前区和/或下侧壁导联上巨大倒置的T波为左心室心尖部肥厚表现。

2018年，中华医学会儿科学分会心血管学组，儿童心肌病精准诊治协作组，《中国实用儿童杂志》编辑委员会制定发布中国儿童肥厚型心肌病诊断的专家共识，根据病变部位不同将肥厚型心肌病分为6种亚型：①室间隔中上部肥厚型；②心尖肥厚型；③左心室前壁、侧壁肥厚型；④左心室后壁肥厚型；⑤均匀肥厚型；⑥右心室肥厚型。

二、病因

AHCM为常染色体显性遗传性病，经基因组筛选定位，已确定心肌肌动蛋白（cardiac actin，ACTC）基因、心脏β-肌球蛋白重链（cardiac β-myosin heavy chain，MYH7）基因、心肌肌球蛋白必需轻链（cardiac myosin essential light chain，MYL3）基因、心肌肌钙蛋白I（cardiac troponin I，TNNI3）基因的突变。

三、分子遗传学

（一）ACTC基因

1. 结构　ACTC基因定位于第15号染色体长臂11区到14区（15q11~14），长7630bp，由7个外显子和6个内含子组成，编码375个氨基酸，相对分子质量约为43kD。

2. 功能　肌动蛋白在心肌细胞内具有双重作用：①作为肌小节的重要组成成分，它直接与肌凝蛋白作用产生收缩力；②同时也与其他细胞骨架蛋白连接，将产生的收缩力传递至细胞外基质。

3. 突变　ACTC基因常见突变位点为第101位谷氨酸（Glu）被赖氨酸（Lys）所置换（Glu101→Lys）。

（二）MYH7基因

1. 结构　MYH7基因定位于第14号染色体长臂11区2带到12区（14q11.2~12），长26213bp，由41个外显子和40个内含子组成，编码1935个氨基酸。

2. 功能　MYH7基因是粗肌丝的主要组成成分，MYH7含2个多态的二核苷酸重复序列，一个在启动子区，一个在内含子24上，分别称为MYO

Ⅰ和MYOⅡ,使得连锁分析更为容易。

3.突变 MYH7基因常见突变位点有第243位精氨酸(Arg)被组氨酸(His)所置换(Arg243→His)、第497位谷氨酸(Glu)被天冬氨酸(Asp)所置换(Glu497→Asp)、第906位天冬氨酸(Asp)被甘氨酸(Gly)所置换(Asp906→Gly)等。

(三)MYL3基因

1.结构 MYL3基因定位于第3号染色体短臂21区2带到21区3带(3p21.2~21.3),由7个外显子和6个内含子组成,编码195个氨基酸残基,相对分子质量约为460kD。

2.功能 心肌肌球蛋白是由两条肌球蛋白重链(myosin heavy chains,MHC)和四条肌球蛋白轻链(myosin light chains,MLC)构成六聚体,四条轻链可分为两条必需轻链和两条调节轻链,其中必需轻链相对分子质量约为16kD,调节轻链相对分子质量约为18kD。

3.突变 MYL3基因常见突变位点为第149位甲硫氨酸(Met)被缬氨酸(Val)所置换(Met149→Val)。

(四)TNNI3基因

1.结构 TNNI3基因定位于第19号染色体长臂13区4带(19q13.4),长约6.2kb,由8个外显子和7个内含子组成,编码210个氨基酸,相对分子质量约为24kD。

2.功能 cTnI包含3个功能区域:残基61-112是肌钙蛋白T结合域;残基113-164是cTnC结合域;残基130-148、173-181是肌动蛋白结合域;其余的C末端结构域,如192-210的作用尚不清楚,可能这部分cTnI在钙离子激活肌动蛋白丝过程中起到了稳定原肌球蛋白的重要作用。

3.突变 TNNI3基因常见突变位点有第21位精氨酸(Arg)被半胱氨酸(Cys)所置换(Arg21→Cys)、第143位精氨酸(Arg)被色氨酸(Trp)所置换(Arg143→Trp)等。

四、发病机制

(一)致病病因

临床研究显示,AHCM致病病因为MYH7基因、TNNI3基因、ACTC基因及MYL3基因的突变。

1.MYH7基因 MHC存在两种亚型,即β-MHC和α-MHC,分别由MYH7基因和MYH6基因编码。β-MHC主要在成年人心室肌细胞中表达,也在成年人心房肌细胞和胚性心脏中少量表达。β-MHC分为球状头部、头杆结合区和杆状尾部,其中头部包含三磷酸腺苷(adenosine triphosphate,ATP)酶、肌动蛋白及必需轻链的结合位点。

2.TNNI3基因 TNNI基因有TNNI1、TNNI2和TNNI3,其中TNNI3基因第7外显子编码肌钙蛋白I的抑制区,第8外显子编码心肌肌钙蛋白(cardiac troponin,cTn)I的调节区。cTnI的C末端部分存在特定的区域对蛋白的正常活性至关重要,尤其是对心脏的舒张功能。

3.ACTC基因 ACTC基因突变可影响肌动蛋白丝末端的固定,由于力量传递的不充分,当心肌工作需要增强时,使心肌细胞处于极度应激状态,长期即可导致心肌细胞受损。

4.MYL3基因 MYL3存在两种状态,少部分(5.0%)游离于细胞浆内,大部分(95.0%)非共价结合在肌凝蛋白上。肌球蛋白作为收缩装置,是组成肌小节结构的骨架蛋白,通过与其他肌小节肌动蛋白相互作用,它的ATP酶活性和化学能量,肌球蛋白能作为肌肉收缩的分子动力,并被转换为力量产生和/或肌小节缩短的机械能。

(二)遗传学机制

AHCM患者家族史阳性约占1/3,散发性约占2/3。临床研究显示,MYH7基因突变和TNNI3基因突变是AHCM主要致病病因,其中MYH7基因突变致病约占AHCM基因突变的43%;TNNI3基因突变致病约占AHCM基因突变的18%,而ACTC

基因及 MYL3 基因突变致病约占 AHCM 基因突变的比例尚不清楚。

AHCM 与肥厚型心肌病的基因突变存在一定的差异,不同的基因突变是否表现为突变的肥厚型心肌病亚型,即不同的肥厚部位有待于研究。研究表明,心肌肥厚是由于胎儿发育中的心肌对循环中儿茶酚胺反应异常,或胎儿时期去甲肾上腺素与心肌受体相互作用的位置不当,可造成心肌纤维排列紊乱和不对称性肥厚。临床研究发现,儿茶酚胺分泌过多或心脏对儿茶酚胺过度敏感有关,近年研究还发现,AHCM 进展缓慢且多在中年后才出现典型的临床症状,故可能系多种因素综合的结果,包括原癌基因表达异常、钙离子调节异常、高血压、激烈运动、长期酗酒及慢性缺氧等均可能成为 AHCM 发生发展的促进因素。

AHCM 特征性表现为心尖部心肌不对称性肥厚,肥厚的心肌纤维排列紊乱,从心内膜向心外膜的动作电位时程(action potential duration,APD)明显延长,肥厚心肌逆向复极,局灶性心内膜下缺血及微血管痉挛等,可能是引起巨大 T 波倒置的发病机制。肥厚的心肌主要位于前侧壁心尖部位,而室间隔基底部却多无明显肥厚,与其他类型的肥厚心肌病不同,多数患者不伴有左心室流出道动力性梗阻和压力阶差等。

五、病理

(一)病理解剖

1. 形态改变 心肌肥厚的部位位于前侧壁心尖处,而室间隔基底部多无肥厚。心脏重量增加,心室腔不扩大,部分病人甚至可见心室腔变形或缩小;而晚期患者可因反复发生心力衰竭,引起心室腔扩大。有 10%~21% 的患者可发展为左心室中部梗阻肥厚型心肌病或形成心尖部室壁瘤,演变的原因和机制尚不清楚。AHCM 形态改变可分为 3 种类型:①单纯局灶型:局限于心尖部的一个或两个节段肥厚;②心尖弥散型:心尖部二个以上节段肥厚;③混合型:心尖部心肌最厚,并累及室间隔肥厚,但基底部不肥厚。

2. 镜下显示 ①光学显微镜镜下可见,左心室心尖部心肌纤维增厚,心肌细胞排列紊乱,心肌细胞肥大、空泡变性、细胞核畸形、细胞分支多、线粒体增多,心肌细胞极度肥大,细胞内糖原含量增多,可伴有灶性纤维化和斑块样增生等改变;②电镜下可见心肌原纤维排列紊乱等。

(二)病理生理

1. 舒张期 ①AHCM 的病理生理异常主要是左心室舒张期顺应性降低,舒张功能不良,使心室舒张期充盈发生障碍,舒张末期压升高;②部分患者随着病情进展可导致左心室舒张末压升高,继而出现肺淤血、左右心功能不全等征象;③舒张期心腔僵硬度增高,左心室扩张度减低,由此心搏量减少,充盈增高且压迫心室壁内冠状动脉;④快速充盈期延长,充盈速率与充盈量均减小。

2. 心肌缺血 心肌缺血由于心肌需氧超过冠状动脉血供,室壁内冠状动脉狭窄,舒张期过长,心室壁内张力增高等引起。

六、临床表现

(一)症状

由于 AHCM 无左心室流出道梗阻和压力阶差的存在,对心脏血流动力学的影响较少,在临床上患者无典型症状或轻微症状,如心前区不适、胸闷等,轻微症状往往不能引起病人的重视,多数患者在体检、心电图检查或心脏超声检查时发现,但欧美国家报道 AHCM 约 2/3 患者有明显的临床症状及心脏功能障碍表现。

1. 发病率 AHCM 占肥厚型心肌病比例,各国间报道差异较大,其中日本人群发病率约为 13.0%~25.0%,欧美国家人群发病率约为 3.0%~11.0%,我国人群发病率约为 10.9%~21.0%,研究显示,一般人群中亚洲人较欧美人的发病率较高。

2.年龄　发病年龄在 15～80 岁之间,多见于 30～60 岁。

3.性别　男性明显多于女性,其中日本男女之比为 12∶1;美国男女之比为 2∶1～4∶3。男性 AHCM 占肥厚型心肌病的比例,其中日本为 25.0%～51.0%,美国约为 2.4%,中国为 8.1%～8.8%。

4.呼吸困难　呼吸困难多在劳累后出现,是由于左心室顺应性减低,舒张末期压升高,继而肺静脉压升高所致;若室间隔肥厚伴有二尖瓣关闭不全时可加重呼吸困难症状。

5.胸痛　胸痛也是在劳累后出现,似心绞痛,但症状不典型,是由于肥厚心肌需氧增加而冠状动脉供血相对不足所致。

6.乏力、头晕与昏厥　多在活动时发生是由于心率增快,使原已舒张期充盈欠佳的左心室舒张期进一步缩短,加重充盈不足引起心排血量明显减少;也可在情绪激动时交感神经兴奋使肥厚的心肌收缩加强,加重了流出道梗阻,心排血量骤减而引起。

7.心悸　心悸与心房颤动发生率高低、类型不同等有关,其中单纯局灶型心房颤动发生率约为 5.0%,心尖弥散型心房颤动发生率约为 11%,而混合型心房颤动发生率约为 23%。心房颤动发生的原因与左心室舒张功能减低有关,也是引起脑卒中的主要原因。

(二)体征

1.触诊　①心尖冲动向左下移位;②心尖呈抬举性,并有滞留感,有时呈三重心尖冲动,在收缩期前抬举之后有两个收缩期膨胀,第二个出现在收缩晚期。

2.听诊　第一心音正常,可闻及第三、第四心音;心尖区可闻及喷射性收缩期杂音,提示为二尖瓣关闭不全。

3.颈静脉怒张　晚期患者可出现颈静脉怒张、肝脏肿大及双下肢水肿等。

(三)基因型—表型

1.ACTC 基因突变　ACTC 基因突变少数患者可伴有左心室致密化不全、房间隔缺损或室间隔缺损等疾病,其中 Glu101→Lys 突变时心室壁轻度肥厚,临床症状轻微,预后良好;而心室壁重度肥厚和/或收缩功能障碍明显则具有潜在致命性,预后不良。

2.MYH7 基因突变　MYH7 基因编码的 β-MHC 是肌小节的主要收缩蛋白,MYH7 基因突变后可引起心肌明显肥厚。

3.MYL3 基因突变　其中 Met149→Val 突变具有潜在恶性的潜能,是诱发心脏性猝死高危因素。

4.TNNI3 基因突变　其中 Arg21→Cys、Arg143→Trp 突变时呼吸困难、胸痛及心功能不全明显。

(四)并发症

1.动脉栓塞　AHCM 患者由于心尖部心室腔狭小,易在左心室形成血栓,血栓脱落时可造成动脉栓塞,其中以脑栓塞多见。

2.感染性心内膜炎　AHCM 易并发感染性心内膜炎,因此在口腔疾病诊治及心脏导管检查时应预防性应用抗生素。

3.心功能不全　心功能不全是由于心肌顺应性减低,心室舒张末期压增高,继而心房压升高;晚期患者心肌纤维化广泛,心室收缩功能明显降低。

七、辅助检查

(一)实验室检测

1.血液生化　①儿茶酚胺:血清肾上腺素、去甲肾上腺素、多巴胺的水平;②心肌标志物:血清 B 型利钠肽(B-type natriuretic peptide,BNP)或 N 末端 B 型利钠肽原(N-terminal pro-BNP,NT-proBNP)、cTnI、cTnT 的水平。

2.基因突变 通过基因图谱可确定其基因突变,在肥厚型心肌病出现症状和发生心室肥厚前确诊发病的危险性,另外基因学诊断可预测其潜在风险的程度,有助于对高危患者进行预防和及时的干预治疗。目前采用短串联重复序列多态性(short tandem repeat polymorphism,STRP)标记物技术通过连锁分析,较以往限制性内切酶片段长度多态性(restriction fragment length polymorphisma,RFLP)更加速了染色体图谱分析的进程,并且将来可采用先进的mass基因图谱技术自动分析确定基因突变。

(二)心电检查

1.心电图 ①T波深倒:$V_3 \sim V_4$导联T波深尖、基底窄,双支略不对称,呈现巨大负向T波,倒置的程度>10mm,且短期内固定不变;②ST段压低:$V_4 \sim V_6$导联ST段压低,且可长期存在,ST段压低可出现在肢体导联和胸导联,ST段压低为0.5mm,与T波倒置的程度呈正相关;③QRS波群增高:左心前区导联QRS波群高电压,其中R_{V1}>26mm,或$S_{V1}+R_{V5}$>35mm,且$R_{V4}>R_{V5}$;QRS波群增高的程度、T波倒置的深度及ST段压低与心尖部心肌厚度的比值显著相关,其中QRS波群增高越高的导联,T波倒置越深,ST段压低越明显;④Q波:80%患者室间隔除极Q波消失,aVL导联偶有深窄的Q波及QT_C间期延长;⑤P波:半数患者可呈二尖瓣型P波。

2.动态心电图 ①心律失常:动态心电图可记录到各种心律失常,如短暂阵发性心动过速、心房颤动等,有助于判断是否合并潜在致命性心律失常,以及对危险分层评估等有一定临床意义;②ST-T变化:ST段和T波动态变化可能与心肌缺血有关。

3.心电向量图 ①表现为额面QRS环逆钟向运行环体位于左后下方,起始向量常指向前方略偏左;②额面和水平面的T环狭长,位于右后象限。

(三)心脏超声

1.超声心动图 由于M型超声心尖部位的图像或声窗欠佳,难以显示心内膜边界及心尖部心肌,故易漏诊或误诊,临床对疑及本病时应注意:①除常规探查区扫描外,应增加心尖区的扫查,当M型探头沿心脏长轴从Ⅱ区[二尖瓣前后叶波群(ⅡB区)二尖瓣腱索水平(ⅡA区)]向Ⅰ区(心室波群)和心尖区扫查时,常可发现心尖处左心室后壁和室间隔明显增厚,以及左心室心腔明显狭小时具有明确诊断意义;②超声心动图特征性改变是观察左心室长轴,正常人心脏在舒张期时心尖部厚度平均为9.4mm,而AHCM患者心尖心肌厚度为14~35mm,平均为25mm;③心尖部心室腔狭小,在收缩期可见肥厚心肌呈瘤状突起,导致心尖左心室腔闭塞和心室腔明显缩小;④在左心室右前斜位观察,也可见到心尖部室间隔和左心室后壁异常肥厚,心尖四腔位观察尚有左心室心尖前侧壁肥厚。

2.彩色和频谱多普勒超声 彩色和频谱多普勒超声在分析心肌功能及血流动力学状态时具有一定的临床价值。

3.超声增强显影 超声增强显影可提高超声的准确性,并可清晰显示心脏解剖结构、心内膜边界、心功能、血流信息及心肌灌注状态等。

(四)影像学检查

1.胸部X线 胸片显示多数患者心胸比例正常,但有1/3患者心胸比例>51%。

2.左心室造影(left ventricular angiography,LVA) ①AHCM患者LVA特征性改变是右前斜位30°左心室舒张末期造影呈"黑桃"样改变,收缩期左心室心尖部强力的对称性收缩,左前斜位双心室造影可见室间隔下部明显增厚呈"三角"状表现,但这一特征性改变主要发生向心性肥厚型心肌病患者,而非向心性肥厚型心肌病患者无此特征性改变;②部分患者左心室游离壁也可增厚,心尖心肌肥厚与前中部游离壁厚度之比增大,另外由于肥厚型的心肌仅限于室间隔下1/3,而室间隔上1/2在收缩期比较薄,不突入左心室,故不造成左心室流出道梗阻,在静息状态和诱发试验也无高峰收缩期压力阶差。

3. 冠状动脉造影(coronary arteriography,CAG) 疑似冠心病心绞痛的患者应进行 CAG 检查,AHCM 患者 CAG 检查冠状动脉多无异常发现。胸痛的原因可能由于肥厚部位的心肌组织中的毛细血管比例相对或绝对减少,导致心肌细胞相对性供血减少,而出现心肌缺氧、缺血。

4. 核素心肌显像(myocardial imaging) 其中门控心肌灌注断层显像是通过心电 R 波触发采集若干心动周期收缩至舒张的系列心肌灌注图像,重建后可以同时获得心肌血流灌注、室壁运动、左心室功能和左心室机械收缩同步性等多方面信息。核素心肌显像检查可进一步提高 AHCM 的确诊率。

5. 心脏磁共振成像(cardiac magnetic resonance,CMR) CMR 检查视野大、软组织分辨率高及可任意角度成像等优点,不仅客观性及可重复性好,而且心脏电影序列心肌与血池对比优良,是测量左右心室容量、质量及射血分数的金指标。①对 AHCM 可多轴位全面清晰观察左心室各个节段心肌肥厚的范围和程度,并直接显示心尖部心肌的情况,AHCM 左心室心尖闭塞呈"铲状";②是心尖部室壁瘤定量分析敏感而特异性指标;③CMR 平扫与钆造影剂延迟增强(late gadolinium enhancement,LGE)成像是识别心肌纤维化敏感而特异性检查技术,并可应用心肌 Native T_1 值可对心肌纤维化进行早期定量评估。

(五)心肌活检

1. 荧光免疫法检查 心内膜心肌活检组织荧光免疫法检查,可发现肥厚心肌组织中儿茶酚胺含量增多。

2. 心肌组织病理检查 心内膜心肌活检可显示肥厚部位的心肌细胞排列紊乱、肥大等。

八、诊断

AHCM 在临床上早期多数患者无明显症状,其诊断关键是要提高警惕。临床上疑及本病时应排除引起继发性心肌肥厚的疾病,对患者家族成员进行相关致病基因级联筛查,获取完整的三代家族史,进行家系系谱分析等,目前诊断 AHCM 主要依据如下指标:

1. 症状 ①中青年男性患者;②在临床上有胸痛、劳力性呼吸性困难、头晕、心悸及易疲乏等症状;③家族史阳性。

2. 心电图 ①心电图胸前导联显示巨大 T 波倒置,T 波倒置 > 10mm 是 AHCM 特征性表现;②QRS 波群高电压。

3. 超声心动图 ①左心室肥厚主要局限于左心室乳头肌以下的心尖部;②超声心动图显示舒张末期左心室心尖部室壁厚度≥15mm,或者最大心尖部室壁厚度/基底部下壁厚度比值≥1.5。

4. 实验室 ①MYH7 基因、TNNI3 基因、ACTC 基因及 MYL3 基因的突变;②心肌活检显示心肌细胞排列紊乱及肥大等。

九、鉴别诊断

1. 不稳定性心绞痛(unstable angina,UA) AHCM 患者在临床上可出现心绞痛症状,心电图 ST-T 及异常 Q 波改变,所以需与 UA 相鉴别:①UA 患者发病年龄多为中老年人,AHCM 患者多为中青年人;②UA 胸痛呈压榨性,含硝酸甘油症状迅速缓解,而 AHCM 胸痛时间较长,含硝酸甘油无效;③UA 患者多伴有血脂异常、高血压或糖尿病等疾病;而 AHCM 患者血脂、血压及血糖多无异常;④CAG 检查可发现 UA 患者冠状动脉有明显病变,而 AHCM 患者冠状动脉无异常。

2. 主动脉瓣狭窄(aortic stenosis,AS) ①AS 患者的收缩期杂音位置较高,杂音可向颈部传导,用改变心肌收缩力和周围阻力的措施,对杂音响度改变影响不大,AHCM 患者收缩期杂音一般较轻;②胸部 X 线检查显示,AS 患者升主动脉扩张及主动脉瓣可有钙化影;③超声心动图检查是诊断 AS、AHCM 敏感而特异性方法学,并有助于鉴别诊断。

十、治疗

AHCM 患者在无症状、无心律失常及没有猝死家族史时可长期追踪随诊,对于有症状的患者其治疗原则是减轻症状、预防并发症及防治猝死等。

(一)药物治疗

1. β-受体阻滞药 盐酸普萘洛尔片 10~30mg/次,3 次/天,或琥珀酸美托洛尔缓释片 23.75~47.5mg/次,1 次/天。有临床症状但无心律失常和心功能不全征象的患者,可应用 β-受体阻滞剂,β-受体阻滞剂可减少心肌耗氧量及潜在抗心律失常作用,故可缓解心绞痛、胸闷等症状,并根据病情酌情增减其剂量;对于无效者可改用钙拮抗剂。

2. 钙拮抗剂 盐酸维拉帕米 40~80mg/次,3 次/天,或盐酸地尔硫卓缓释胶囊 90mg/次,1 次/天。钙拮抗剂作用机制是减少心肌细胞内的钙离子超负荷状态,防治收缩和舒张功能异常,提高舒张期心室充盈量、充盈压,消退肥厚的心肌。

3. 磷酸丙吡胺 磷酸丙吡胺 300mg/次,1 次/天。磷酸丙吡胺是一种具有较强负性肌力作用的 Ia 类抗心律失常药物,可有效缓解 β-受体阻滞剂和盐酸维拉帕米治疗无效的患者,尤其对合并心房扑动或心房颤动。

4. 盐酸胺碘酮片 200mg/次,1 次/天。长期应用时应定期测量心电图 QT 间期变化。

(二)心房颤动治疗

心房颤动是 AHCM 最常见的并发症,心房颤动可在左心房、左心耳形成血栓,是导致脑卒中的主要病因之一。对于发作持续时间<48h 心房颤动患者,转律治疗主要措施是抗凝,抗凝药物为肝素、低分子量肝素或新型口服。

1. 维生素 K 拮抗剂 华法林钠片 2.5mg/次,1 次/天。华法林钠片进行长期抗凝治疗时应仔细调整其剂量,使其国际标准化比值(international normalized ratio,INR)达到抗凝目标值。

2. 非维生素 K 拮抗剂口服抗凝药(non-vitamin K antagonist oral anticoagulants,NOAC) AHCM 患者如出现心房颤动或有血栓栓塞并发症时应进行积极抗凝治疗。NOAC 包括直接 Xa 因子抑制剂(如利伐沙班、阿哌沙班、艾多沙班)和直接凝血酶抑制剂(如达比加群),较维生素 K 拮抗剂等传统抗凝药,NOAC 具有药物相互作用少、半衰期短、起效快及迅速发挥抗凝作用等优点,已广泛应用于预防心房颤动患者的卒中和全身血栓栓塞。由于 NOAC 在肝脏代谢,对于伴有凝血障碍、重度肝损害的患者禁用 NOAC。另外 NOAC 经肾脏分泌,在长期使用 NOAC 时应定期监测肾功能,并根据肾功能状态进行相应剂量调整。

(1)达比加群酯胶囊 150mg/次,2 次/天,用水送服,餐时或餐后服用均可。注意事项:①口服时请勿打开胶囊;②年龄≥75 岁、血肌酐清除率 30~50mL/min 有增加出血的风险;③长期口服时需定期复查活化部分凝血活酶时间(activated partial thromboplastin time,aPTT);④当患者出现无法控制的出血或需要接受紧急手术治疗时,则需要逆转剂抵消抗凝剂的作用。依达赛珠单抗(idarucizumab)为特异性逆转剂,其治疗剂量为 5.0g,分 2 次给药,每次经静脉弹丸式注射或快速输注 2.5g,2 次间隔时间<15min。

(2)利伐沙班 10mg/次,1 次/天,用水送服。注意事项:①利伐沙班的特异性逆转剂为 And-α,And-α 是人源化重组 Xa 因子诱导蛋白,与 Xa 因子竞争结合利伐沙班;②And-α400mg,静脉弹丸式给药,随后以 4mg/min 输注 120min(总共 880mg);

③利伐沙班禁用于肝损害的患者,因为肝损害患者中利伐沙班的药物暴露量增加 2 倍以上。

3. 抗凝治疗　氯吡格雷 150mg/次,1 次/天;对于 AHCM 患者伴心房颤动时应采取抗凝治疗。

（三）介入及手术治疗

1. 植入式心律转复除颤器（implantable cardioverter defibrillator,ICD）　置入 ICD 指证:①心搏骤停史;②自发性持续性室性心动过速;③有猝死家族史;④流出道梗阻压力阶差 >50mmHg 等。

2. 肥厚心肌切除术　对于极少数患者药物治疗无效时,AHCM 伴有流出道梗阻时可行部分肥厚心肌切除术。临床术后观察发现,患者左心室舒张末压、左心室舒张末期容积指数、每搏输出量及峰值耗氧量均显著改善;若合并二尖瓣关闭不全者,则可同时行二尖瓣置换术。

（四）精准治疗

传统药物治疗无法逆转心肌病变及根治本病,精准治疗正处在由传统药物治疗过渡到靶向治疗,其中以肾素—血管紧张素—醛固酮系统、心肌细胞钙离子内环境、肌球蛋白 ATP 酶靶点、晚钠电流异常及心肌能量代谢通路为靶点的精准治疗,逐渐由实验室基础研究阶段转化为临床药物试验阶段,为治愈 AHCM 患者带来了希望。

十一、预后

多数 AHCM 患者预后较好,发生不明原因的晕厥、非持续性室性心动过速、进展性心力衰竭及心脏性猝死的患者较少。

1. 防治　①避免剧烈运动和过度劳累;②避免使用正性肌力药物;③禁用血管扩张剂;④入浴时间不宜过长;⑤严禁吸烟饮酒。

2. 高危因素　AHCM 发生心血管突发事件的 3 个独立高危因素:①出现临床症状时年龄 <41 岁;②左心房明显扩大;③NYHA 心功能分级 ≥ Ⅱ 级。

参考文献

1. 王曙霞,邹玉宝,傅春燕,等. 心脏型肌钙蛋白 I 基因 4693C/T 突变导致家族性心尖部肥厚型心肌病. 中国分子心脏病杂志,2006,6(5):253-256.

2. 杨承健,叶新和,徐欣,等. 心尖肥厚型心肌病超声诊断特点及随访. 中华内科杂志,2010,49(2):119-121.

3. ELLIOTT P M,ANASTASAKIS A,BORGER M A,et al. 2014 ESC Guidelines on diagnosis and management of hypertrophic cardiomyopathy:the task force for the diagnosis and management of hypertrophic cardiomyopathy of the European society of cardiology(ESC)〔J〕. Eur Heart J,2014,35(39):2733-2779.

4. 中华医学会儿科学分会心血管学组,儿童心肌病精准诊治协作组,《中国实用儿童杂志》编辑委员会. 中国儿童肥厚型心肌病诊断的专家共识. 中国实用儿童杂志,2019,34(5):329-334.

5. 闫丽荣,樊朝美. 心尖肥厚型心肌病的研究进展. 中华心血管病杂志,2011,39(10):970-972.

6. 李璐,赵世华. 混合型心尖肥厚型心肌病合并心尖室壁瘤一例. 中华心血管病杂志,2017,45(1):66-66.

7. SAKAMOTO T. Apical hypertrophic cardiomyopathy(apical hypertrophy):an overview. J Cardiol,2001,37:161-178.

8. WIGHE E D. Cardiomyopathy:the diagnosis of hypertrophic caediomyopathy. Heart,2001,86:709-714.

9. KITAOKA H,DOI Y,CASEV S A,et al. Comparison of prevalence of apical hypertrophic cardiomyopathy in Japan and the United States. Am J Cardiol,2003,92:1183-1186.

10. 安硕研,蔡迟,段福建,等. 左心室中部肥厚型梗阻性心肌病与心尖肥厚型心肌病患者的临床特点及长期预后比较. 中华心血管病杂志,2015,43(10):874-878.

11. 刘圆,杨志健. 心肌肥厚心肌病的研究进展. 中国心血管杂志,2020,25(1):82-85.

12. 詹荔莉,阮琴韵. 心尖肥厚型心肌病心电图改变的研究进展. 中国循环杂志,2020,35(3):309-312.

13. 杨凯,赵世华,陆敏杰,等.心尖肥厚型心肌病合并左心室心尖部室壁瘤的临床及心脏磁共振特征分析.中华心血管病杂志,2019,47(7):534-538.

14. MARON B J, DESAI M Y, NISHIMURA R A, et al. Management of Hypertrophic Cardiomyopathy: JACC State-of-the-Art Review. J Am Coll Cardiol, 2022, 79 (4):390-414.

15. 赵淑娟,孙俊,高传玉,等.非维生素 K 拮抗剂口服抗凝药特异性逆转剂的研究进展.中华心血管病杂志,2019,47(8):657-659.

16. 闫丽荣,段福建,安硕研,等.心尖肥厚型心肌病与非对称性室间隔肥厚型心肌病患者的临床特征及长期预后对比研究.中国循环杂志,2018,33(10):1006-1010.

17. 何山,田庄,张抒杨.肥厚型心肌病潜在治疗新靶点.中华心血管病杂志,2019,47(1):65-68.

第七节　右心室肥厚型心肌病

右心室肥厚型心肌病(right ventricular hypertrophic cardiomyopathy,RVHCM)是由于编码肌小节的基因突变引起右心室舒张功能障碍、右心房增大及体循环静脉回流受阻等病理改变,患者在临床上主要表现为胸痛、晕厥、呼吸困难及肺动脉栓塞等症状,预后不良,β-受体阻滞剂是治疗RVHCM常用药物。

一、概述

20世纪60年代首次报道梗阻性RVHCM,研究发现,梗阻性RVHCM常合并室间隔显著增厚或左心室流出道梗阻,而单纯梗阻性RVHCM极为少见。

2015年,美国超声心动图学会(American society of echocardiography,ASE)、欧洲心血管影像协会(European association of cardiovascular imaging,EACVI)关于成人超声心动图心腔定量测量的建议,其中将舒张末期右心室壁厚度>5mm定义为右心室增厚。

2017年,中国制定发布中国成人肥厚型心肌病诊断与治疗指南,其中HCM亚型中包含RVHCM。

二、病因

RVHCM为常染色体显性遗传病,经基因组筛选定位,已确定心脏β-肌球蛋白重链(cardiac β-myosin heavy chain,MYH7)基因、心脏型肌球蛋白连接蛋白C(cardiac myosin binding protein C,MYBPC3)基因及肌联蛋白(titin,TIN)基因的突变。

三、分子遗传学

(一)MYH7基因

1.结构　MYH7基因定位于第14号染色体长臂11区2带到12区(14q11.2~12),长26213bp,由41个外显子和40个内含子组成,编码1935个氨基酸。

2.功能　MYH7基因是粗肌丝的主要组成成分,MYH7含2个多态的二核苷酸重复序列,一个在启动子区,一个在内含子24上,分别称为MYO Ⅰ和MYO Ⅱ,使得连锁分析更容易。

3.突变　MYH7基因常见突变位点为第723位精氨酸(Arg)被甘氨酸(Gly)所置换(Arg723→Gly)。

(二)MYBPC3基因

1.结构　MYBPC3基因定位于第11号染色体短臂11区2带(11p11.2),长约24kb,由37个外显子和36个内含子组成,编码1274个氨基酸,相对分子质量约为141kD。

2.功能　MYBPC3基因外显子的大小差异显著,其中有2个外显子异常小,仅为3bp。MYBPC只在心肌组织中表达,位于肌小节A带,肌小节复合体由粗肌丝和细肌丝组成,起着收缩、结构及调节功能。

3.突变　MYBPC3基因S297X突变可导致RVHCM。

(三)TIN基因

1.结构　TIN基因定位于第2号染色体长臂31区(2q31),长约82kb,由363个外显子和362个内含子组成,编码38138个氨基酸,相对分子质量约为4200kD。

2.功能　TIN源自M线,并沿肌球蛋白纤维伸展,通过肌节的A带,最后到达Z线,具有复杂的、分子折叠的功能,其生理功能:①TIN将粗肌丝与Z线连接,维持肌原纤维的完整性和稳定性,保持舒张肌肉的静息张力,使粗肌丝处于肌小节的中央位置,使受牵拉的肌肉可恢复初始状态,以保证肌肉收缩时张力的输出;②TIN 是粗肌丝装配的模板蛋白质;③TIN 的 C 末端具有肌球蛋白轻链激酶的催化功能域,调节肌球蛋白的活性和控制粗肌丝的装配。

3. 突变 在心肌中 TIN 起着分子弹簧的作用,既可以对粗肌丝和细肌丝进行精确的调控,产生心肌的被动张力及回复力,又参与心肌主动张力的调节和维持心肌的紧张度,并在耦联及协调心肌的舒张、收缩运动中发挥着重要作用。

四、发病机制

(一)致病病因

RVHCM 致病病因目前研究仅发现 MYH7 基因、MYBPC3 基因及 TIN 基因的突变。

1. MYH7 基因 心肌肌球蛋白分子由肌球蛋白重链(myosin heavy chains,MHC)和肌球蛋白轻链(myosin light chains,MLC)构成六聚体,其中 MHC 存在两种亚型,即 β-MHC 和 α-MHC,分别由 MYH7 基因和 MYH6 基因编码。β-MHC 主要在心室心肌中表达,也存在于胚性心脏和成年人心房心肌中,是肌小节的主要收缩蛋白。β-MHC 分为球状头部、头杆结合区和杆状尾部,头部包含三磷酸腺苷(adenosine triphosphate,ATP)酶、肌动蛋白及必需轻链的结合位点。MYH7 基因突变可导致正常肌小节蛋白合成受阻,使肌小节相关蛋白组装及功能异常,引起心肌细胞肥大、排列紊乱。研究表明 RVHCM 患者心肌细胞氧气供需失衡,使能量合成障碍,诱发心肌功能障碍及各种心律失常。

2. MYBPC3 基因 MYBPC 是粗肌丝的主要成分之一,通过结合肌球蛋白重链参与正常肌小节和肌丝的组装,并通过磷酸化等调节横桥循环控制肌肉收缩和舒张;MYBPC 蛋白还参与心肌结构、细胞内信息传递,以及影响肌丝的收缩和舒张运动等。

3. TIN 基因 TIN 基因是目前已知基因中包含外显子最多的基因,外显子以不同的拼接方式形成不同的亚型。TIN 横跨半个肌小节,自 Z 盘至 M 线,依次为 Z 盘连接部、I 带区域、A 带区域,以及 M 线连接部等节段。与 Z 盘的连接部分为 TIN 的 N 末端片段,与 Z 盘上的 Teap 蛋白结合;而与 M 线的连接部分为 TIN 的 C 末端,它与肌球结合蛋白 C 相互作用,固定于粗肌丝。

(二)遗传学机制

RVHCM 主要是编码肌小节的基因突变,在儿童 RVHCM 患者中也发现了非编码肌小节的基因突变,其中编码肌小节的致病基因突变主要为 MYH7 基因、MYBPC3 基因及 TIN 基因等。国内研究表明,在重度 RVHCM 患者中 MYH7 基因和 TIN 基因的突变较为常见,而 MYBPC3 基因突变较为少见。心肌细胞内钙离子敏感性增强可能是 RVHCM 表型及病程进展的重要发病机制。

1. 心肌细胞高收缩性 心肌细胞内钙离子敏感性增强致使心肌细胞高收缩性,促进心肌肥厚进展,引发心脏出现不良适应。

2. 心肌细胞内钙离子稳态失衡 心肌细胞内钙离子敏感性增强也可引起心肌细胞内钙离子稳态失衡,改变心肌细胞固有的心电生理特性,具有潜在诱发致命性心律失常的风险。

目前研究认为,RVHCM 是一种异质性疾病,即使携带同一致病基因的患者其临床表型也可不完全一致,修饰基因调控及环境因素等也可能与临床表型的表达有关,因此对于 RVHCM 的确切发病机制还有待于进一步深入研究。

五、病理

RVHCM 可累及右心室任何部位,其中以上壁、下壁及游离壁的肥厚较为常见。

1. 病理解剖 (1)形态改变:右心室室壁增厚的厚度与心律失常的发生率、心肌缺血的程度等密切相关;(2)组织学改变:①心肌细胞肥大,细胞核增多,形态不一,心肌细胞排列紊乱呈旋涡状;②心肌细胞被纤维组织取代,间质纤维组织增加;③增厚室壁内小动脉管腔狭窄。

2.病理生理　右心室肥厚使右心室壁僵硬度增加、顺应性减低,导致右心室舒张功能障碍,使体循环静脉回流受阻,右心功能受损。研究表明,RVHCM患者合并右心室舒张功能障碍可使心力衰竭死亡风险增加1.6倍。长期右心室舒张功能障碍可导致右心室充盈压升高、右心房增大,驱动心房颤动的发生发展,心房颤动发生与RVHCM患者运动能力减低密切相关。此外右心室内室上嵴显著增厚导致右心室流出道梗阻,使右心排血量减少,体循环静脉回流受阻,患者出现心悸、乏力及呼吸困难等症状。右心室流出道梗阻还可导致右心室内压力增加,诱发右心室室壁瘤形成,是患者发生心力衰竭、心律失常及肺栓塞高危因素。右心室壁内小动脉内膜中膜增厚、管腔狭窄或者外周冠状动脉病变,使右心室心肌缺血、损伤,导致右心室心肌间质纤维化形成;右心室心肌间质纤维化不仅加重右心室舒张功能障碍,还是发生心律失常的组织学基础。

六、临床表现

(一)症状

1.发病率　右心室壁增厚的发生率占肥厚型心肌病的15%~30%。我国以舒张期末右心室最大厚度≥10mm为诊断标准,其发生率约为1.4%。

2.年龄　RVHCM可见于各年龄段人群,其中儿童或青少年患者右心室流出梗阻较左心室肥厚型心肌病患者多见,且女性所占的比例较高,也易于发生右心心功能不全、严重心律失常或猝死等。

3.家族史　患者具有明显家族聚集性及遗传早现。

4.异质性　RVHCM患者在临床上表现差异较

大,其中轻者可无症状;重者可发生心力衰竭、心脏性猝死。①早期患者表现为心悸、乏力、胸痛等;②晚期患者出现呼吸困难、心功能不全、卒中等;③终末期患者形成右心室室壁瘤,易发生晕厥、肺动脉栓塞等严重并发症;若心力衰竭进一步恶化心脏性猝死风险显著增加。

(二)体征

1.查体　①颈静脉怒张;②心脏叩诊扩大;③腹部触诊肝脾肿大等。

2.听诊　①心尖区可闻及第四心音;②胸骨左缘可闻及收缩期杂音;③各种心律失常。

(三)基因型—表型

1.MYH7基因突变　其中Arg723→Gly突变时肌小节的相关蛋白合成障碍,引起心肌细胞肥大、排列紊乱及心肌纤维化形成等,逐渐进展为右心室肥厚。

2.TIN基因突变　TIN具有调控心肌收缩及舒张的功能,TIN基因突变后可明显影响心肌收缩和舒张,进而发展为RVHCM。

七、辅助检查

(一)实验室

1.心功能标志物　血清B型利钠肽(B-type natriuretic peptide,BNP)、N末端B型利钠肽原(N-terminal pro-BNP,NT-proBNP)的水平。

2.基因突变　全基因组测序(Wholegenome sequencing,WGS)技术已用于研究肥厚型心肌病分子遗传学基础,可为研究其遗传学异质性提供重要信息。RVHCM患者依据先证者的基因检测结果,对家系成员进行特定位点筛查,并根据家族史、临床病史及体格检查等综合分析,以明确亲属成员的致病基因突变携带情况及患病风险等。

(二)心电检查

1.心电图　RVHCM患者常规12导联心电图可显示完全右束支传导阻滞;右心室(V$_3$R、V$_4$R、

V_5R)导联显示 QRS 波群高电压及 ST 段压低等。

2. 动态心电图　动态心电图可发现患者在工作、休息及运动状态下是否存在心律失常，并可明确心律失常的性质、程度及对预后的影响。

（三）超声心动图

临床常用超声心动图检查方法有经胸超声心动图、经食管超声心动图、三维超声心动图及心脏声学造影等。

1. 经胸超声心动图　经胸超声心动图检查可观察心脏的形态、大小、血流、瓣膜功能、大血管及有无血栓等。本法简便快速，可反复检查，但由于受肺气、肋骨等因素的影响，对心脏的某些结构成像受到一定的限制。

2. 经食管超声心动图　经食道超声心动图可弥补经胸超声心动图不足，能够清晰诊断垂直方向的病变，明确右心室心内膜边缘，准确测量右心室室壁厚度、是否存在室壁瘤。并且可在心脏后方进行操作，不影响前胸的视野，所以特别适合在心脏手术中进行术中监测。

3. 三维超声心动图　实时三维超声心动图可对心脏进行定量分析，提供清晰立体心脏结构，准确测量右心室厚度、质量、容积及功能等，如结合超声斑点追踪技术，可早期识别右心室功能亚临床改变。

4. 超声增强显影　右心室超声增强显影检查可观察心腔内房室显影顺序，测量心腔大小、室壁厚度及右心室功能等。

5. 超声心动图对右心室的室壁厚度和室内压力的诊断

（1）右心室室壁厚度：依据超声心动图检查将舒张末期右心室室壁厚度>5.0mm 定义为增厚，根据室壁厚度的程度可分为：轻度肥厚<9.0mm，中度肥厚 9.0~12mm，重度肥厚>12mm。

（2）右心室室内压力：根据右心室的室内压力，将右心室内压力>16mmHg 定义为右心室梗阻，梗阻类型有梗阻型和非梗阻型。其中梗阻型依据右心室梗阻的部位又分为右心室流入道梗阻、右心室心尖部梗阻、右心室中部梗阻及右心室流出道梗阻 4 种亚型，其中以右心室流出道梗阻型较为常见。

（四）影像学检查

1. 胸部 X 线　胸片可显示心影轻度增大，其中以右心室扩大为主，也可伴有左心房、右心房的扩大。

2. 心脏磁共振成像（cardiac magnetic resonance，CMR）　CMR 可在任意平面提供心脏的时间、空间分辨率及组织的特性，可准确评估右心室的功能，如三尖瓣环收缩期位移（tricuspidannular plane systolic excursion，TAPSE）、三尖瓣环收缩期运动峰值速度（tricuspid annulus peak systolicvelocity，TAPSV）、心肌做功指数（myocardialperformance indexes，MPI）、心室面积变化分数（fractional area change，FAC）等。CMR 平扫与钆造影剂延迟增强（late gadolinium enhancement，LGE）成像技术是识别右心室心肌间质纤维化最有效的方法，并可对右心室心肌间质纤维化进行定量分析，LGE 成像显示心肌出现大范围延迟增强时则提示具有潜在致命性心律失常。

3. 计算机断层扫描血管成像（computed tomography angiography，CTA）　CTA 具有良好的时间及空间分辨率，可准确测量右心室壁厚度及质量，同时对冠状动脉及其是否存在心肌桥进行成像。对右心室肥厚型心肌病患者进行心脏检查时，如声窗不良且存在 CMR 检查禁忌证时可采用 CTA 进行评价。

4. 冠状动脉造影（coronary arteriography，CAG）　CAG 检查可准确判断右冠状动脉是否狭窄，并可对其病变的性质、形态及程度等进行定量分析。

5. 心导管检查（cardiac catheterization）　右心导管检查可准确测量右心室内压力、心排出量及形态,有助于临床明确诊断和指导治疗。

(五)心肌组织活检

右心室心肌组织病理检查显示心肌细胞肥大、排列紊乱及间质纤维化增加;心肌内小动脉内膜、中膜增厚及管腔狭窄,这对于鉴别其他原因引起的右心室心肌组织病变有重要临床意义。

八、诊断

诊断 RVHCM 前首先排除肺源性心脏病、慢性栓塞性肺动脉高压及原发性肺动脉高压等其他可能导致右心室心肌肥厚的疾病。

1. 初步诊断　根据患者症状、体征,结合家族史、超声心动图、CMR 及其他辅助检查等对 RVHCM 作出初步诊断。

2. 明确诊断　明确诊断需要进行相关基因突变的检测及心肌活检病理诊断。

九、鉴别诊断

1. 慢性肺源性心脏病(chronic pulmonary heart disease,CPHD)　CPHD 是由肺组织、肺动脉血管或胸廓的慢性病变引起肺组织结构和功能的异常,致使肺血管阻力增加,肺动脉压力升高,引起右心扩张、肥大,伴或不伴有右心衰竭的心脏病。在我国绝大多数 CPHD 患者是在慢性支气管炎或肺气肿的基础上发生发展所致。

2. 法布里病(Fabry disease,FD)　FD 是一种 X 染色体伴性遗传的溶酶体贮积病,其病因为 α-半乳糖苷酶 A 基因突变,导致无法代谢的脂质在细胞内的溶酶体堆积,患者临床表现心肌肥厚、心动过缓、心脏瓣膜反流及冠状动脉受损引起心绞痛等症状。FD 是目前已知单基因疾病引起肥厚型心肌病的唯一可以进行对因治疗的遗传性疾病,酶替代疗法治疗效果显著。

3. 糖原贮积病(glycogen storage disease,GSD)　GSD 是由于糖原合成与分解代谢途径中的

先天性酶缺陷所导致的遗传代谢病,糖原不能被降解而沉积在心肌、骨骼肌和平滑肌等细胞的溶酶体内,导致溶酶体肿胀、细胞破坏及脏器功能受损。其中心肌受累患者临床上常见的表现是左心室、右心室壁及室间隔增厚,左心室壁肥厚也可引起左心室流出道阻塞,传导系统受累可导致心律失常的发生。

十、治疗

目前对 RVHCM 治疗是根据患者病情制定个体化治疗方案,旨在改善症状、减少并发症及预防心脏性猝死等。

(一)药物治疗

1. β-受体阻滞剂　琥珀酸美托洛尔缓释片 23.75mg/次,2 次/天;或富马酸比索洛尔片 5mg/次,1 次/天。β-受体阻滞剂的负性变时、变力及变传导作用,有助于改善肥厚心室的松弛、减慢心率、增加心室充盈时间及改善心肌供血等。

2. 非二氢吡啶类药物　盐酸维拉帕米片 40~80mg/次,3~4 次/天,或盐酸地尔硫卓片 30mg/次,3~4 次/天。非二氢吡啶类药物多用于不耐受 β-受体阻滞剂的患者。

3. Ⅰa 类抗心律失常药物　磷酸丙吡胺片 100mg/次,3 次/天,口服。磷酸丙吡胺具有负性肌力作用,可降低心室内压力阶差,因此可用于 RVHCM 治疗。但磷酸丙吡胺可加快心房颤动患者的心室率,对于有心房颤动的 RVHCM 患者应用时需谨慎。

4. 维生素 K 拮抗剂口服抗凝药　华法林钠片 0.25mg/次,1 次/天。定期复查凝血指标国际标准化比值(international normalized ratio,INR)以达到抗凝目标值,并密切观察是否有并发症。

5. 非维生素 K 拮抗剂口服抗凝药(non-vitamin K antagonist oral anticoagulants,NOAC)　包括直接 Xa 因子抑制剂(如利伐沙班、阿哌沙班、艾多沙

班)和直接凝血酶抑制剂(如达比加群)。较维生素 K 拮抗剂等传统抗凝药,NOAC 具有药物相互作用少、半衰期短、起效快及迅速发挥抗凝作用等优点,已广泛应用于预防心房颤动患者的卒中和全身血栓栓塞。由于 NOAC 在肝脏代谢,对于伴有凝血障碍、肝硬化的心房颤动患者禁用 NOAC。另外 NOAC 经肾脏排泄,在患者长期服用 NOAC 时应定期监测肾功能,并根据肾功能变化进行相应剂量调整。

(1)达比加群酯胶囊 150mg/次,2 次/天,用水送服,餐时或餐后服用均可,口服时请勿打开胶囊。

(2)利伐沙班 10mg/次,1 次/天,可与食物同服,也可以单独服用。利伐沙班禁用于肝硬化的心房颤动患者,因为在这类患者中利伐沙班的药物暴露量增加 2 倍以上。

口服达比加群酯胶囊、利伐沙班等药物时需定期复查活化部分凝血活酶时间(activated partial thromboplastin time,aPTT)等凝血指标。RVHCM 患者并发心房颤动时卒中或外周血管栓塞的风险增加,因此对 RVHCM 患者应及时采用抗凝治疗措施。

(二)介入治疗

1.置入双腔起搏器　对于极少数左心室、右心室流出道同时梗阻的 RVHCM 患者,若最佳药物治疗无效又拒绝手术治疗,可考虑置入双腔起搏器。此法虽可降低左心室流出道压力阶差,但无法缓解右心室流出道梗阻,远期疗效有待进一步研究。

2.植入式心律转复除颤器(implantable cardioverter defibrillator,ICD)　右心室壁显著肥厚、右心室流出道梗阻及合并右心室室壁瘤的患者心脏性猝死风险显著增加,应全面评价左右心室的结构、功能及其他高危因素,并进行风险分层,预测预后等,必要时应考虑置入 ICD。

(三)手术治疗

1.部分间隔肌切除术　部分间隔肌切除术是缓解右心室流出道梗阻或重度右心室游离壁肥厚的新术式,即通过右心室圆锥部到达肥厚室间隔部位进行部分间隔肌切除。这种术式具有以下优点:①无须进入左心室即可切除肥厚室间隔,同时避免对心脏传导系统及主动脉瓣的机械损伤;②手术视野较大;③适合左心室、右心室同时梗阻伴室间隔纤维化的患者或右心室游离壁显著增厚的患者。但是 RVHCM 手术治疗方式及疗效有待进一步研究。

2.心脏移植　RVHCM 患者终末期难治性心力衰竭时可考虑心脏移植,但心脏移植受患者病情的紧迫性、供体的可用性及医疗费用等诸多因素限制。

十一、预后

临床研究表明,RVHCM 患者的心血管死亡率约为 16.3%,10 年平均生存率约为 77%,梗阻性 RVHCM 是心血管突发事件和进展性心力衰竭的独立高危因素。

参考文献

1.吴小朋,李一丹,吕秀章.右心室肥厚型心肌病研究进展.中华心血管病杂志,2018,46(12):1001-1004.

2.中华医学会心血管病学分会,中国成人肥厚型心肌病诊断与治疗指南编写组,中华心血管病杂志编辑委员会.中国成人肥厚型心肌病诊断与治疗指南.中华心血管病杂志,2017,45(12):1015-1032.

3.BORCHERT B,TRIPATHI S,FRANCINO A,et al. the left and right ventricle of a patient with a R723G mutation of the beta-myosin heavy chain and hypertrophic cardiomyopathy show no differences in the expression of myosin mRNA[J]. Cardiol J. 2010,17:518-522.

4.HIROTA T,KUBO T,KITAOKA H,et al. A novel cardiac myosinbinding protein C S297X mutation in hypertrophic cardiomyopathy[J]. J Cardiol,2010,56(1):59-65.

5.GUO X,FAN C,WANG H,et al. The prevalence and

long-term outcomes of extreme right versus extreme left ventricular hypertrophic cardiomyopathy. Cardiology, 2016,133:35-43.

6. 闫丽荣,段福建,安硕研,等.重度右心室肥厚型心肌病的临床特点及预后研究.中国循环杂志,2018,33(9):879-883.

7. GUO X, FAN C, TIAN L, et al. The clinical features outcomes and genetic characteristics of hypertrophic cardiomyopathy patients with severe right ventricular hypertrophy[J]. Plos One,2017,12(3):e0174118.

8. LANG R M, BADANO L P, MOR - AVI V, et al. Recommendations for cardiac chamber quantifycation by echocardiography in adults:an update from the American Society of Echocardiography and the European Association of Cardiovascular Imaging. J Am Soc Echocardiogr,2015,28(1):1-39.

9. MARON B J, DESAI M Y, NISHIMURA R A, et al. Management of Hypertrophic Cardiomyopathy:JACC State-of-the-Art Review. J Am Coll Cardiol,2022,79(4):390-414.

10. 戴婷婷,尹桃,胡林,等.2018年欧洲心律协会关于心房颤动患者应用非维生素 K 拮抗剂口服抗凝药物指南解读.中华心血管病杂志,2019,47(8):669-672.

11. 闫军,段亚冰.儿童肥厚型梗阻性心肌病的外科治疗.中国实用儿科杂志,2019,34(5):371-374.

第八节 左心室中部肥厚型梗阻性心肌病

左心室中部肥厚型梗阻性心肌病(midventricular hypertrophic obstructive cardiomyopathy, MVHOCM)是肥厚型心肌病类型中少见的亚型,病理特征为左心室中部乳头肌与室间隔中部非对称性心肌异常肥厚,伴有左心室心尖部与基底部心腔之间收缩末期压力阶差。患者主要表现胸痛、呼吸困难、心尖室壁瘤及心尖附壁血栓等症状,致命性心律失常的发生率较高,预后不良等。

一、概述

1975年,Falicov和Resnekov首次报道了2例MVHOCM以来,目前有少量系列的临床研究报告和小样本量队列研究。

2011年,国内报道943例肥厚型心肌病患者中,发现MVHOCM患者20例,约占同期肥厚型心肌病的2.1%。

2011年,Minami等报道了46例MVHOCM患者,与非MVHOCM患者相比,MVHOCM患者的心脏性猝死与致命性心律失常的发生率明显增加。

二、病因

MVHOCM为常染色体显性遗传病、常染色体隐性遗传病,经基因组筛选定位,已确定心肌肌球蛋白必需轻链(cardiac myosin essential light chain, MYL3)基因、心肌肌球蛋白调节轻链(cardiac myosin regulated light chain, MYL2)基因、心脏型肌球蛋白连接蛋白C(cardiac myosin binding protein C, MYBPC3)基因及心脏β-肌球蛋白重链(cardiacβ-myosin heavy chain, MYH7)基因的突变。

三、分子遗传学

(一)MYL3基因

1. 结构　MYL3基因定位于第3号染色体短臂21区2带到21区3带(3p21.2~21.3),由7个外显子和6个内含子组成,编码195个氨基酸残基,相对分子质量约为460kD。

2. 功能　心肌肌球蛋白分子是由两条肌球蛋白重链(myosin heavy chains, MHC)和四条肌球蛋白轻链(myosin light chains, MLC)构成的六聚体蛋白质,四条轻链可分为两条必需轻链和两条调节轻链,其中必需轻链相对分子质量约为16kD,调节轻链相对分子质量约为18kD。

3. 突变　MYL3基因突变类型主要为错义突变,常见突变位点有第149位甲硫氨酸(Met)被缬氨酸(Val)所置换(Met149→Val)、第154位精氨酸(Arg)被组氨酸(His)所置换(Arg154→His)。

(二)MYL2基因

1. 结构　MYL2基因定位于第12号染色体长臂23区到24区3带(12q23~24.3),长约12kb,由7个外显子和6个内含子组成,编码166个氨基酸残基,相对分子质量约为16.86~19.80kD。

2. 功能　MYL2基因是MLC激酶唯一的生理作用底物,在纤维状肌蛋白(F-actin)解聚-重聚中发挥关键上游调节作用。

3. 突变　MYL2基因突变类型多为错义突变,常见突变位点有第13位丙氨酸(Ala)被苏氨酸(Thr)所置换(Ala13→Thr)、第22位谷氨酰胺(Gln)被赖氨酸(Lys)所置换(Glu22→Lys)、第95位脯氨酸(Pro)被精氨酸(Arg)所置换(Pro95→Arg)等。

（三）MYBPC3 基因

1. 结构 MYBPC3 基因定位于第 11 号染色体短臂 11 区 2 带（11p11.2），长约 24kb，由 37 个外显子和 36 个内含子组成，编码 1274 个氨基酸，相对分子质量约为 141kD。

2. 功能 MYBPC3 基因外显子的大小差异显著，其中有 2 个外显子异常小，仅为 3bp。MYBPC只在心肌组织中表达，位于肌小节 A 带，肌小节复合体由粗肌丝和细肌丝组成，起着收缩、结构或调节的功能。

3. 突变 MYBPC3 基因突变与 MLC 基因突变及其他肌小节蛋白基因突变有关。

（四）MYH7 基因

1. 结构 MYH7 基因定位于第 14 号染色体长臂 11 区 2 带到 12 区（14q11.2～12），长 26213bp，由 41 个外显子和 40 个内含子组成，编码 1935 个氨基酸。

2. 功能 MYH7 是粗肌丝的主要组成成分，MYH7 含 2 个多态的二核苷酸重复序列，一个在启动子区，一个在内含子 24 上，分别称为 MYO Ⅰ 和 MYO Ⅱ，使得连锁分析更容易。

3. 突变 MYH7 基因常见突变位点为第 869 位精氨酸（Arg）被组氨酸（His）所置换（Arg869→His）。

四、发病机制

（一）致病病因

临床研究显示，MVHOCM 致病病因为 MYL3 基因、MYL2 基因、MYBPC3 基因及 MYH7 基因的突变，其中 MYL3 基因和 MYL2 基因为杂合性突变。

1. MYL3 基因 MYL3 存在两种状态，其中 95% 为非共价结合在肌凝蛋白上，5.0% 游离于细胞浆内。肌球蛋白作为收缩装置，是组成肌小节结构的骨架蛋白，通过与其他肌小节肌动蛋白相互作用，三磷酸腺苷（adenosine triphosphate，ATP）酶活性和化学能量，是肌球蛋白能作为肌肉收缩的分子动力，被转换为力量产生和/或肌小节缩短的机械能。

2. MYL2 基因 MYL2 磷酸化可促进细胞骨架中球形单体肌动蛋白聚合成双链纤维状肌动蛋白，维持细胞收缩功能。

3. MYBPC3 基因 MYBPC 是粗肌丝的主要成分之一，通过结合 MHC 参与正常肌小节和肌丝的组装，并通过磷酸化等调节横桥循环控制肌肉收缩和舒张。MYBPC 还参与心肌结构、细胞内信息传递及影响肌丝的收缩和舒张运动等。

4. MYH7 基因 心肌肌球蛋白分子由 MHC 和 MLC 构成六聚体，其中 MHC 存在两种亚型，即 β-MHC 和 α-MHC，分别由 MYH7 基因和 MYH6 基因编码。β-MHC 分为球状头部、头杆结合区和杆状尾部，头部包含 ATP 酶、肌动蛋白及必需轻链的结合位点。β-MHC 主要在成年人心室心肌中表达，也可胚性心脏和成年人心房心肌中表达，是肌小节的主要收缩蛋白。

（二）遗传学机制

MVHOCM 经家系系谱分析表明，同一肌球蛋白轻链基因其不同基因位点突变，既可呈常染色体显性遗传又可呈常染色体隐性遗传。MVHOCM 发病可能与相关基因突变引起心肌伸展活化反应受损、肌球蛋白调节蛋白中 $Ca^{2+}-Mg^{2+}$ 结合位点特性改变等有关。

1. 心肌伸展活化反应受损 当 MHC 铰链区的调节区结构域中存在正常结构和功能的 MYL3 和 MYL2 时，肌球蛋白横桥呈拉长状态且有一定硬度，此时可通过调节区结构域丝氨酸磷酸化状态来改变该区域的弹性势能，进而产生心肌伸展活化反应，以控制心肌纤维摆动效率（oscillatory power）的输出，最终引起心脏乳头肌收缩和舒张。若 MYL3 和 MYL2 的氨基酸突变发生在保守的丝氨酸磷酸位点周围时,则可影响其磷酸化状态,使其弹性势能减弱,最终降低肌丝张力敏感率,降低心肌伸展活化反应和横桥的摆动周期的转变速率。上述改变使乳头肌负荷增大,长期乳头肌高负荷可导致心脏乳头肌纤维排列紊乱和肥厚,最终导致左心室中部肥厚型梗阻。

2. MYL2 中 $Ca^{2+}-Mg^{2+}$ 结合位点特性改变　经对 MYL2 基因 Glu22→Lys 转基因小鼠研究发现,与野生型小鼠相比,乳头肌心肌细胞内 Ca^{2+} 明显降低,乳头肌产生的最大收缩力和 ATP 酶活性降低20%。该突变位点降低了 MYL2 的 Ca^{2+} 亲和力,而增加 Mg^{2+} 亲和力,并且 MYL2 与 Ca^{2+} 的解离速率加快,与正常情况处于 Ca^{2+} 饱和状态下的 MYL2 相比,处于 Mg^{2+} 饱和状态下的 MYL2 仅产生较小肌丝收缩力,心肌收缩力明显降低进而导致心脏每搏出量下降,通过增加心率来维持心脏输出量,心脏长期处于高负荷状态最终导致了心室乳头肌纤维肥厚。MYL2 中 $Ca^{2+}-Mg^{2+}$ 结合位点特性的改变,可能是 MYL2 基因突变引起 MVHOCM 的重要发病机制之一。

3. 并发症发生机制　①心尖室壁瘤形成:MVHOCM 患者心尖室壁瘤形成的机制可能是由于左心室壁腔内压升高有关,心室壁压升高增加了心尖部心肌的压力和容量负荷,心尖室壁瘤部位的心肌需氧量增加,同时冠状动脉灌注压力减低,二者共同导致了心尖部心肌慢性缺血、损伤等,心肌功能减低、顺应性下降等因素致使心尖室壁瘤的形成;②致命性心律失常:MVHOCM 患者具有潜在恶性心律失常的潜能,发生致命性心律失常多表现为室性心动过速、心室颤动甚至心搏骤停,发生机制可能是由于心尖室壁瘤疤痕边缘区域和/或心肌纤维化形成心肌内部的折返传导通路。

五、病理

（一）病理解剖

1. 形态改变　可见室壁瘤形成,室壁瘤区域心肌运动消失或矛盾运动,易致心室腔内血栓形成,继而导致脑卒中,同时室壁瘤边缘及左心室心肌纤维化也是产生室性心律失常的起源部位。

2. 镜下检查　镜下特征性改变为心肌细胞异常肥厚且排列紊乱;冠状动脉肌壁间管壁增厚、管腔狭窄,可导致冠状动脉储备能力降低、心肌缺血,进而引起心肌细胞坏死及心尖室壁瘤形成。

（二）病理生理

左心室中部闭塞和舒张早期二尖瓣反流是本病特征性的病理生理学特征。

1. 左心室中部闭塞　由于肥厚部位发生于左心室游离壁与室间隔中部,收缩期左心室中部形成狭窄的肌性通道将左心室腔分隔为基底腔(上端)和心尖腔(下端),基底腔内的血流在收缩期经左心室流出道射入升主动脉,而心尖部血液淤滞形成的高压腔,随着左心室中部梗阻的解除,可在舒张早期返流入左心房,形成舒张早期二尖瓣反流。

2. 舒张早期二尖瓣反流　在彩色多普勒血流显像上表现为左心室中部收缩期湍流和舒张期异常血流,该异常血流存在于心尖部与左心室流入道之间。在心室舒张早期,心尖部与左心室流入道之间出现稳定的高速血流,方向由心尖部朝向左心室流入道,此血流方向与同时开放的二尖瓣血流呈反向流动,此时心尖部高压腔内的部分血液在舒张早期反流入左心房,形成舒张早期二尖瓣反流。而在进入心房收缩期和心室等容收缩期后,心尖部和左心室流入道之间出现短暂的反常血流,方向由左心室流入道朝向心尖部,这一跨越左心室中部狭窄通道的心尖部血流充盈,既可能与心房收缩期延迟有关,也可能是等容收缩期血流逆流入左心室心尖部所致。在随后的心室快速射血期,自心尖部向左心室流入道出现短暂低速的前向血流,随着左心室中部的肌性通道随心室收缩而闭塞时,此前向血流即终止。

六、临床表现

依据血流动力学特征,肥厚型心肌病可分为梗阻性和非梗阻性两大类,前者较为多见;依据梗阻的部位,又可进一步将肥厚型梗阻性心肌病分为左心室流出道(主动脉瓣下)梗阻和 MVHOCM 两类,其中 MVHOCM 患者临床症状及体征一般不典型,部分患者有症状但无特异性。

(一)症状

1. 发病率 国外报道 MVHOCM 占总肥厚型心肌病的 1.0% ~ 12.9%,其中非亚裔人群约占 1.0%,希腊人群约占 8.0%,亚裔人群约占 9.4%,美国人群约占 12.9%;国内研究报道 MVHOCM 约占总肥厚型心肌病的 2.7%。

2. 呼吸困难 呼吸困难多在活动后出现,是由于左心室顺应性减低,舒张末期压升高,继而肺静脉压升高,肺淤血之故。如室间隔肥厚伴有二尖瓣关闭不全可加重肺淤血。

3. 胸痛 心前区疼痛多在劳作后出现,类似冠心病心绞痛,但不典型,其原因可能是由于肥厚的心肌需氧增加而冠状动脉供血相对不足所致。

4. 疲倦、头晕及昏厥 多在剧烈运动时发生,是由于心率加快,使原已舒张期充盈欠佳的左心室舒张期进一步缩短,加重充盈不足,心排血量明显降低。剧烈运动或情绪激动时可能由于交感神经兴奋使肥厚的心肌收缩加强,加重了流出道梗阻,心排血量骤减而引起的。

5. 心悸、心慌 心功能减退或心律失常时可引起心悸、心慌等症状。

(二)体征

1. 触诊 ①心浊音界向左扩大;②心尖冲动向左下移位,有抬举性冲动,或有心尖双冲动,此为心房顺应性降低心室排血时产生的冲动,在心尖冲动之前可被触及。

2. 听诊 ①第二音可呈反常分裂,是由于左心室喷血受阻,主动脉瓣延迟关闭所致;②第三音常见于伴有二尖瓣关闭不全的杂音;③胸骨左缘下段心尖内侧可闻及收缩中期或晚期喷射性杂音,向心尖而不向心底传播,可伴有收缩期震颤,见于有心室流出道梗阻的患者;④杂音增强:凡增加心肌收缩力或减轻心脏负荷的措施,如给予洋地黄类、异丙肾上腺素、亚硝酸异戊酯、硝酸甘油、Valsalva 动作、体力劳动后或期前收缩后均可使心脏杂音增强;⑤杂音减轻:凡减弱心肌收缩力或增加心脏负荷的措施,如血管收缩药、β-受体阻滞剂,下蹲及紧握拳等均可使心脏杂音减弱。

(三)基因型—表型

1. MYL3 基因突变 其中 Met149 → Val、Arg154→His 突变时可致心室乳头肌明显肥大、心肌纤维排列紊乱,最终引起左心室中部肥厚型梗阻。

2. MYL2 基因突变 其中 Glu22→Lys 突变时心肌收缩力明显降低,引起心脏每搏出量显著减少,为了维持心脏输出量则通过增加心率,但长期心率增快可导致心室乳头肌的心肌组织肥厚。

3. MYH7 基因突变 其中 Arg869→His 时是引发 MVHOCM 主要致病突变位点,临床表型明显。

(四)并发症

1. 室壁瘤 MVHOCM 并发心尖室壁瘤的发生率约为 1.0%,心尖室壁瘤是潜在室性心动过速、心室颤动等独立高危因素。

2. 心律失常 心律失常可表现为持续性或非持续性室性心动过速,其中非持续性室性心动过速最为常见,是临床不明原因晕厥的独立预测指标。

3. 血栓形成 MVHOCM 合并心尖附壁血栓的发生率约为 30%,其原因可能是由于长期心室腔内血流动力学紊乱、心内膜损伤等因素引起,是引起体循环血栓栓塞症的重要来源。

4. 心功能不全 多见于本病晚期患者,由于心肌纤维化广泛,心肌顺应性减低,心室舒张末期压增高及收缩功能下降而引起心力衰竭。

5. 心脏突发事件　MVHOCM 患者血流动力学障碍时是引发心脏性猝死潜在的高风险因素。

七、辅助检查

(一)实验室检测

1. 生物标志物　血清 B 型利钠肽(B-type natriuretic peptide,BNP)或 N 末端 B 型利钠肽原(N-terminal pro-BNP,NT-proBNP)的水平。

2. 基因检测　依据先证者基因检测结果,对家系成员进行特定位点级联筛查,并根据家族史、临床病史及体格检查等综合分析,以明确亲属成员的致病基因携带情况及患病风险。

(二)心电检查

1. 心电图　①$V_1 \sim V_4$ 表现为 T 波明显倒置;②左心室高电压、肥大及劳损;③ST 段呈上斜型抬高(≥2.0mm);④ I 、aVL 导联异常 Q 波;⑤完全性右束支传导阻滞、左束支传导阻滞或左前束支传导阻滞等。

2. 动态心电图　动态心电图可记录到短暂阵发性室性心律失常、室上性心律失常,以及在静息、劳作及睡眠状态下 ST-T 变化。

(三)心脏超声

1. 二维超声心动图　二维超声心动图为目前诊断本病最常用简便快速的无创性检查方法,可发现左心室心尖部至左心室基底部是否存在压力阶差。

2. 多普勒超声心动图　多普勒超声心动图可显示血流的速度、方向及血流的状态,在二维图像监视定位情况下,描记出心内任何一点血流的实时多普勒频谱图,MVHOCM 患者多普勒超声心动图测量收缩末期心尖至心底部血流及舒张早期二尖瓣反流信号,且左心室中部收缩期梗阻或闭塞,其形态呈沙漏形(hourglass appearance),无收缩期二尖瓣前向运动(systolic anterior motion,SAM)征象。

3. 三维超声心动图　实时三维超声心动图技术可清晰显示室间隔、心尖部的解剖结构、功能及病变的性质,可提高经胸超声心动图诊断的敏感性及特异性。

(四)影像学检查

1. 胸部 X 线　胸片可显示①左心室增大,但无升主动脉扩大或瓣叶钙化等征象;②晚期患者左心房、右心室可明显扩大;③肺野显示肺血管淤血等。

2. 心脏磁共振成像(cardiac magnetic resonance,CMR)　CMR 检查是诊断本病敏感而特异性无创检查方法。①可定量测量室间隔、乳头肌的肥厚部位;②可清晰显示心尖室壁瘤形态和大小;③评估心室附壁血栓的性质及程度;④CMR 检查左心室中部梗阻时在左心室长轴切面可观察到收缩期左心室中部高速血流信号,采用相位对比流速编码技术,可定量判断梗阻的程度,并可进行压差的计算。

3. 心导管检查(cardiac catheterization)　①右心导管检查可显示肺动脉压力升高或右心室流出道狭窄征象;②左心导管检查可显示左心室舒张末期压力显著升高,左心室腔与流出道之间存在收缩期压力阶差;③主动脉或周围动脉压力波形显示上升支快速升高,呈现双峰,然后缓慢下降;④室性期前收缩后主动脉脉压减少;⑤应用硝酸甘油、亚硝酸异戊酯、异丙肾上腺素、洋地黄、运动及 Valsalva 动作后心肌收缩力增强,左心室流出道梗阻加重,可引致心脏杂音响度增加,收缩压力阶差增大。

4. 左心室造影(left ventricular angiography,LVA)　LVA 诊断本病敏感性强、准确率高的检查方法,能早期发现左心室中部收缩期梗阻或闭塞,LVA 检查可显示:①左心室中部形态呈哑铃状或沙漏形;②左心室心尖部至左心室基底部有明显压力阶差,在静息状态下左心室中部峰值压差≥30mmHg(1mmHg=0.133kPa),而左心室流出道则显示无明显的压力阶差;③可同时观察心室壁运动功能、乳头肌肥厚的程度、有无室壁瘤形成及二尖瓣反流等。

5. 冠状动脉造影（coronary arteriography，CAG） 如怀疑 MVHOCM 患者合并冠心病时应进行 CAG 检查，CAG 检查可对冠状动脉病变的部位、性质、范围及程度等进行定性、定量分析。

八、诊断

由于 MVHOCM 较为少见，且临床症状无特征性表现，所以仅依靠临床表现、病史、体格检查及辅助检查等易于漏诊、误诊。但目前国内外尚无大样本多中心的临床研究，也无统一的诊断标准，现多依据如下指标综合判断作出诊断：

1. 心电图 左心室高电压，$V_1 \sim V_4$ 的 T 波明显倒置和/或 ST 段上斜型抬高，ST 段上斜型抬高可 ≥2.0mm，可伴有病理性 Q 波或 QS 波。

2. 超声心动图 ①左心室中部室壁显著肥厚，舒张末期最大室壁厚度 ≥15mm（或有明确家族史且室壁厚度 ≥13mm）；②左心室心尖部至左心室基底部存在压力阶差，压力阶差 ≥30mmHg，并常伴有特征性收缩末期持续的异常高速血流（由心尖至心底部）及舒张早期二尖瓣反流信号，左心室中部收缩期梗阻或闭塞时呈沙漏形。

3. 影像学检查 ①CMR 显示室间隔和乳头肌明显肥厚，心尖室壁瘤及附壁血栓等；②LVA 检查左心室中部收缩期梗阻或闭塞，呈哑铃状或沙漏形，左心室心尖部至左心室基底部压力阶差 ≥30mmHg。

4. 实验室 检测发现相关致病基因突变。

九、鉴别诊断

1. 左心室假性室壁瘤（left ventricular pseudoaneurysm，LVPA） LVPA 系左心室室壁破裂后被邻近心包或瘢痕组织所包裹而形成的瘤样结构，临床表现为充血性心力衰竭、胸痛及气促等，

心前区可闻及收缩期吹风样杂音；胸部 X 线片显示心影扩大；LVA 检查是诊断 LVPA 主要指标。

2. 双腔左心室（double chamber of left ventricle） 本病主要指解剖左心室被肥厚的肌束或纤维性肌肉隔分成主、副两个腔，主腔通常位于基底部，二尖瓣及主动脉瓣口一般均位于主腔侧，若同时合并严重的二尖瓣、主动脉瓣病变或其他先天性心脏畸形，患儿多于出生后不久即夭折，其病因可能为胚胎期心室肌小梁增生或退化不全所致。

3. 先天性左心室憩室（congenital left ventricular diverticulum，LVD） LVD 分肌肉性和纤维性，其中肌肉性多起自左心室心尖，呈囊袋形或半球形；纤维性多数位于二尖瓣瓣下。LVD 患者多无明显症状，少数患者可发生心功能不全、室性心律失常、瓣膜功能不全、心肌缺血、心肌梗死甚至猝死等。

十、治疗

MVHOCM 患者预防措施应避免过度劳累、情绪激动及竞技体育运动等，以防止心脏突发事件的发生。目前治疗方法有药物治疗、介入治疗和手术治疗等，治疗目标为降低心室内压力阶差、缓解梗阻症状和预防并发症的发生。

（一）药物治疗

对于 MVHOCM 诊断明确且有症状的患者，药物是首选治疗措施，目前常用药物有 β-受体阻滞剂、钙通道阻滞剂、Ⅰa 类抗心律失常药等。

1. β-受体阻滞剂 常用药物有：①酒石酸美托洛尔片 12.5 ~ 25mg/次，1 次/天；②富马酸比索洛尔片 2.5 ~ 5mg/次，1 次/天；③卡维地洛片 12.5mg/次，1 次/天。β-受体阻滞剂在解除左心室中部梗阻和降低心室内差有一定疗效，但其疗效不确定。

2. 钙通道阻滞剂 常用药物有：①硝苯地平 10mg/次，3 次/天；②口服盐酸维拉帕米片 40 ~ 80mg/次，3 次/天；静注盐酸维拉帕米 5 ~ 10mg/次，

隔 15min 可重复 1~2 次，如仍无效即停用；③硫氮
唑酮片 30mg/次，4 次/天，餐前及睡前服药，每 1~2
天增加 1 次剂量，直至获得最佳疗效，平均剂量为
90~360mg/天。非二氢吡啶钙通道阻滞剂在解除
左心室中部梗阻和降低心室内差也有一定疗效，但
其疗效亦不确定。

3. Ⅰa 类抗心律失常药物　丙吡胺为Ⅰa 类
心律失常药物，临床应用表明，应用丙吡胺治疗后
部分患者可有一定的疗效，能改善患者的症状和降
低梗阻部位的压差，尤其对于合并心房颤动或心房
扑动的患者疗效更明显，但长期应用时患者可出现
严重抗胆碱能的副作用，有时患者难以耐受。

（1）磷酸丙吡胺：口服 100~150mg/次，400~
800mg/d；静脉用药每次 1~2mg/kg，最大剂量每次
不超过 150mg，用 5% 葡萄糖注射液 20mL 稀释后在
5~10min 内泵入；必要时可在 20min 后重复 1 次；
静脉滴注：每次 100~200mg，以 5% 葡萄糖液 500mL
稀释，一般静脉给药量为 20~30mg/h。

（2）琥珀酸西苯唑啉：琥珀酸西苯唑啉也是Ⅰa
类抗心律失常药物，但其抗胆碱能作用较弱。临床
应用可降低左心室中部压差，改善心功能，且无明
显的抗胆碱能副作用。临床应用其胶囊剂，含琥珀
酸西苯唑啉 94mg（含盐基 65mg），口服首次 2 个胶
囊，然后 3~6 个胶囊，分 3 次服；静脉滴注 1~
2mg/kg。

（二）介入治疗

1. 经皮室间隔心肌化学消融术（percutaneous
transluminal septal myocardial ablation，PTSMA）　对
于药物治疗无效和手术治疗失败的患者，可以考虑
PTSMA 解除左心室中部肥厚梗阻，但其疗效有待
于临床进一步研究。

2. 双腔 DDD 起搏器　双腔 DDD 起搏器治疗
有助于改善 MVHOCM 患者的心功能，增加运动耐
量，降低心尖部与左心室中部的压差。但
MVHOCM 患者同时合并心动过缓、高度房室传导

阻滞、束支传导阻滞及心尖室壁瘤形成时，双腔
DDD 起搏器改善血流动力学和症状有限，目前不
作为首选的治疗措施，仅作为介入治疗或外科手术
治疗无效时的补救措施。

3. 植入式心律转复除颤器（implantable
cardioverter defibrillator，ICD）　MVHOCM 患者置入
ICD 治疗适应证：①有心搏骤停史；②HCM 相关猝
死家族史；③反复发作晕厥史；④左心室厚度
≥30mm；⑤自发性持续性或非持续性室性心动
过速。

（三）手术治疗

外科手术治疗主要适应证为药物治疗无效，心
功能为Ⅲ~Ⅳ级的患者。

1. 肥厚心肌切除术　左心室室间隔和中部心
肌显著肥厚的患者，可行外科手术部分切除肥厚的
心肌，手术治疗可明显降低左心室压力阶差，但其
疗效有待于进一步研究证实。

2. 二尖瓣置换术　左心室室间隔和中部肥厚
的患者合并乳头肌显著肥厚而导致二尖瓣脱垂时，
手术切除肥厚的心肌可同时行二尖瓣置换术。

3. 室壁瘤切除术　左心室室间隔和中部肥厚
的患者如合并严重心尖部室壁瘤，并伴反复发生室
性心动过速患者应同时行心尖部室壁瘤切除术。

参考文献

1. 蔡迟，王志民，闫丽荣. 左心室中部肥厚型心肌病的临
床特点分析. 中国循环杂志，2011，26（4）：239-240.

2. MINAMI Y，KAJIMOTO K，TERAJIMA Y，et al. Clinical
implications of midventricular obstruction in patients with
hypertrophic cardiomyopathy［J］. J Am Coll Cardiol，
2011，57（23）：2346-2355.

3. LEE W，HWANG T H，KIMURA A，et al. Different
expressivity of a ventricular essential myosin light chain
gene Ala57Gly mutation in familial hypertrophic
cardiomyopathy. Am Heart J，2001，141：184-189.

4. 蔡迟，樊朝美. 左心室中部肥厚型梗阻性心肌病的研究

进展. 中华心血管病杂志,2012,40(12):1064-1067.

5. LUCKIE M,KHATTAR R. paradoxical systolic and diastolic fiow abnormalities in hypertrophic Cardiomyopathy with mid-cavity systolic obstruction［J］. Cardionl J, 2011, 18 (3):314-317.

6. 荀成,刘金秋.肥厚型心肌病少见亚型:左心室中部梗阻性肥厚型心肌病.临床心血管病杂志,2016,32(12): 1263-1265.

7. 安硕研,蔡迟,段福建,等.左心室中部肥厚型梗阻性心肌病与心尖肥厚型心肌病患者的临床特点及长期预后比较. 中华心血管病杂志,2015,43(10):874-878.

8. DUNCAN K, SHAH A, CHAUDHRY F, et al. Hypertrophic cardiomyopathy with massive midventricular hypertrophy, midventricular obstruction and an akinetic apical chamber. Anadolu Kardivol Derg, 2006, 6:279-282.

9. 闫朝武,赵世华,李华,等.左心室中部肥厚型梗阻性心肌病临床及造影特征分析. 中华心血管病杂志,2010, 38(12):1089-1092.

10. MARON B J,MCKENNA W J,DANIELSON G K,et al. American College of Cardiology/European Societyof Cardiology Clinical Expert Consensus Document on Hypertrophic Cardiomyopathy, Areport of the American College of Cardiology Foundation Task Force on Clinical Expert Consensus Documents and the European Society of Cardiology Committee for Practice Guidelines［J］. J Am Coll Cardiol,2003,42(9):1687-1713.

11. MARON B J, DESAI M Y, NISHIMURA R A, et al. Diagnosis and Evaluation of Hypertrophic Cardiomyopathy: JACC State-of-the-Art Review. J Am Coll Cardiol. 2022, 79(4):372-389.

12. MARON B J, DESAI M Y, NISHIMURA R A, et al. Management of Hypertrophic Cardiomyopathy: JACC State-of-the-Art Review. J Am Coll Cardiol, 2022, 79 (4):390-414.

第九节 家族性限制型心肌病

家族性限制型心肌病(familial restrictive cardiomyopathy, FRCM)为心室充盈限制、舒张期内径减小伴收缩功能正常或接近正常,病理特征为心室内膜间质纤维化所致心肌僵硬度升高,舒张容量下降及功能障碍,患者早期症状不典型,晚期则表现为心力衰竭、血栓栓塞或猝死等并发症,预后不良;主要治疗措施是内科药物增加心室充盈、改善心脏舒张功能等。

一、概述

2006 年,美国心脏病协会(American Heart Association, AHA)关于心肌病定义及分类的专家共识中,将限制型心肌病(restrictive cardiomyopathy, RCM)分为 FRCM 和散发 RCM(sporadic RCM)。

2007 年,美国国立心肺与血管研究所和罕见疾病办公室在 Circulation 上发表了关于基因突变影响离子通道功能所致原发性心肌病的诊断、临床表现、分子机制和治疗的专家共识报告。

2008 年,欧洲心脏病学会(European Society of Cardiology, ESC)在 RCM 病因分类中指出,特发性 RCM 多见于儿童,且其病因主要为基因突变所致。

2019 年,我国发布了《特发性心肌病诊疗指南(2019 年版)》,原发性心肌病根据发病机制分为遗传性、遗传和非遗传混合性、获得性,其中遗传性为基因突变所致的心肌病,包括家族性扩张型心肌病、致心律失常型心肌病、FRCM、致密化不全心肌病、心肌淀粉样变等。

二、病因

RCM 多数为常染色体显性遗传病,少数为常染色体隐性遗传病、性连锁遗传或母系遗传病,经

基因组筛选定位,已确定心脏 β-肌球蛋白重链(cardiac β-myosin heavy chain, MYH7)基因、心肌肌钙蛋白 I(cardiac troponin I, TNNI3)基因、心肌肌钙蛋白 T(cardiac troponin T, TNNT2)基因、心肌肌钙蛋白 C(cardiac troponin C, TNNC1)基因、原肌球蛋白(tropomyosin, TPM)1 基因、心肌肌球蛋白必需轻链(cardiac myosin essential light chain, MYL3)基因、心肌肌球蛋白调节轻链(cardiac myosin regulated light chain, MYL2)基因、心肌肌动蛋白(cardiac actin, ACTC)基因、心脏型肌球蛋白连接蛋白 C(cardiac myosin binding protein C, MYBPC3)基因、肌联蛋白(titin, TIN)基因、肌钯蛋白(myopalladin, MYPN)基因、结蛋白(desmin, DES)基因、晶状体蛋白 C(αBcrystalin, CryAB)基因、B 淋巴细胞-2 相关抗凋亡蛋白(Bcell lymphoma-2-associated athanogene, BAG)3 基因、细丝蛋白 C(filamin C, FLNC)基因的突变。

三、分子遗传学

(一)MYH7 基因

1.结构 MYH7 基因定位于第 14 号染色体长臂 11 区 2 带到 12 区(14q11.2~12),长 26213bp,由 41 个外显子和 40 个内含子组成,编码 1935 个氨基酸。

2.功能 MYH7 基因是粗肌丝的主要组成成分,MYH7 含 2 个多态的二核苷酸重复序列,一个在启动子区,一个在内含子 24 上,分别称为 MYO I 和 MYO II,使得连锁分析更容易。

3.突变 MYH7 基因突变类型主要为杂合突变、错义突变等,常见突变位点有第 719 位精氨酸(Arg)被色氨酸(Trp)所置换(Arg719→Trp)、第

721 精氨酸(Arg)被赖氨酸(Lys)所置换(Arg721→Lys)、第 768 位甘氨酸(Gly)被精氨酸(Arg)所置换(Gly768→Arg)等。

(二)TNNI3 基因

1. 结构　TNNI3 基因定位于第 19 号染色体长臂 13 区 4 带(19q13.4),长约 6.2kb,由 8 个外显子和 7 个内含子组成,编码 210 个氨基酸,相对分子质量约为 24kD。

2. 功能　心肌肌钙蛋白(cardiac troponin,cTn)I 包含 3 个功能区域:残基 61～112 是 cTnT 结合域;残基 113～164 是 cTnC 结合域;残基 130～148、173～181 是肌动蛋白结合域;其余的 C 末端结构域,如 192～210 的作用尚不清楚,可能这部分 cTnI 在钙离子激活肌动蛋白丝过程中起到了稳定原肌球蛋白的重要作用。

3. 突变　TNNI3 基因突变类型有错义突变、杂合突变、缺失突变等,常见突变位点有第 144 位亮氨酸(Leu)被组氨酸(His)所置换(Leu144→His)、第 145 位精氨酸(Arg)被色氨酸(Trp)所置换(Arg145→Trp)、第 150 位丝氨酸(Ser)被脯氨酸(Pro)所置换(Ser150→Pro)、第 178 位赖氨酸(Lys)被谷氨酸(Glu)所置换(Lys178→Glu)、第 190 位天冬氨酸(Asp)被组氨酸(His)所置换(Asp190→His)、第 196 位天冬氨酸(Asp)被组氨酸(His)所置换(Asp196→His)等。

(三)TNNT2 基因

1. 结构　TNNT2 基因定位于第 1 号染色体长臂 32 区(1q32),长约 17kb,由 17 个外显子和 16 个内含子组成,编码 288 个氨基酸,相对分子质量约为 37kD。

2. 功能　cTnT 包括几个功能结构域,1 个 N 末端的磷酸化区,1 个位于外显子 9～12 之间的原肌球蛋白结合域。

3. 突变　TNNT2 基因突变类型主要为错义突变、缺失突变等,常见突变位点有第 79 位异亮氨酸

(Ile)被天冬酰胺(Asn)所置换(Ile79→Asn)、第 94 位精氨酸(Arg)被半胱氨酸(Cys)所置换(Arg94→Cys)、第 136 位谷氨酸(Glu)被赖氨酸(Lys)所置换(Glu136→Lys)等。

(四)TNNC1 基因

1. 结构　TNNC1 基因定位于第 3 号染色体短臂 21 区(3p21),长约 3.0kb,由 6 个外显子和 5 个内含子组成,编码 161 个氨基酸,相对分子质量约为 18kD。

2. 功能　TNNC1 含有 2 个钙离子结合位点,只有一个具有功能。

3. 突变　TNNC1 基因常见突变位点为第 8 位丙氨酸(Ala)被缬氨酸(Val)所置换(Ala8→Val)、第 145 位天冬氨酸(Asp)被谷氨酸(Glu)所置换(Asp145→Glu)等。

(五)TPM1 基因

1. 结构　TPM1 基因定位于第 15 号染色体长臂 22 区 1 带(15q22.1),由 15 个外显子和 14 个内含子组成,编码 284 个氨基酸,相对分子质量约为 64kD。

2. 功能　其主要作用是加强和稳定肌动蛋白丝,抑制肌动蛋白与肌球蛋白结合,每个原肌球蛋白长度相当于 7 个肌动蛋白,原肌球蛋白首尾相连形成长丝状,位于肌动蛋白的两股螺旋链所形成的浅沟附近。

3. 突变　TPM1 基因常见突变位点为第 62 位谷氨酸(Glu)被谷氨酰胺(Gln)所置换(Glu62→Gln)、第 281 位甲硫氨酸(Met)被苏氨酸(Thr)所置换(Met281→Thr)等。

(六)MYL3 基因

1. 结构　MYL3 基因定位于第 3 号染色体短臂 21 区 2 带到 21 区 3 带(3p21.2～21.3),由 7 个外显子和 6 个内含子组成,编码 195 个氨基酸残基,相对分子质量约为 460kD。

2. 功能　心肌肌球蛋白分子是由两条 MHC 和

四条 MLC 构成的六聚体蛋白质,四条轻链可分为两条必需轻链和两条调节轻链,其中必需轻链相对分子质量约为 16kD,调节轻链相对分子质量约为 18kD。MYL3 存在两种状态,少部分(5.0%)游离于细胞浆内,大部分(95%)非共价结合在肌凝蛋白上。

3. 突变　MYL3 基因常见突变位点为第 143 位谷氨酸(Glu)被赖氨酸(Lys)所置换(Glu143→Lys)。

(七)MYL2 基因

1. 结构　MYL2 基因定位于第 12 号染色体长臂 23 区到 24 区 3 带(12q23-24.3),长约 12kb,由 7 个外显子和 6 个内含子组成,编码 166 个氨基酸残基,相对分子质量约为 16.86~19.80kD。

2. 功能　MYL2 基因是肌球蛋白轻链激酶唯一的生理作用底物,在纤维状肌蛋白(F-actin)解聚-重聚中发挥关键上游调节作用,MYL2 磷酸化可促进细胞骨架中球形单体肌动蛋白聚合成双链纤维状肌动蛋白,维持细胞收缩功能。

3. 突变　MYL2 基因常见突变位点为第 57 位甘氨酸(Gly)被谷氨酸(Glu)所置换(Gly57→Glu)。

(八)ACTC 基因

1. 结构　ACTC 基因定位于第 15 号染色体长臂 11 区到 14 区(15q11~14),长 7630bp,由 7 个外显子和 6 个内含子组成,编码 375 个氨基酸,相对分子质量约为 43kD。

2. 功能　肌动蛋白在心肌细胞内具有双重作用:①作为肌小节的重要组成成分,它直接与肌凝蛋白作用产生收缩力;②同时也与其他细胞骨架蛋白连接,将产生的收缩力传递至细胞外基质。

3. 突变　ACTC 基因常见突变位点为第 313 位天冬氨酸(Asp)被组氨酸(His)所置换(Asp313→His)。

(九)MYBPC3 基因

1. 结构　MYBPC3 基因定位于第 11 号染色体短臂 11 区 2 带(11p11.2),长约 24kb,由 37 个外显子和 36 个内含子组成,编码 1274 个氨基酸,相对分子质量约为 141kD。

2. 功能　MYBPC3 基因外显子的大小差异显著,其中有 2 个外显子异常小,仅为 3bp。MYBPC 只在心肌组织中表达,位于肌小节 A 带,肌小节复合体由粗、细肌丝组成,起着收缩、结构及调节功能。

3. 突变　MYBPC3 基因常见突变位点为第 334 位谷氨酸(Glu)被赖氨酸(Lys)所置换(Glu334→Lys)。

(十)TIN 基因

1. 结构　TIN 基因定位于第 2 号染色体长臂 31 区(2q31),长约 82kb,由 363 个外显子和 362 个内含子组成,编码 38138 个氨基酸,相对分子质量约为 4200kD。

2. 功能　TIN 源自 M 线,并沿肌球蛋白纤维伸展,通过肌节的 A 带,最后到达 Z 线,具有复杂的、分子折叠的功能,其生理功能:①TIN 将粗肌丝与 Z 线连接,维持肌原纤维的完整性和稳定性,保持舒张肌肉的静息张力,使粗肌丝处于肌小节的中央位置,使受牵拉的肌肉可恢复初始状态,以保证肌肉收缩时张力的输出;②TIN 可能是粗肌丝装配的模板蛋白质;③TIN 的 C 末端具有肌球蛋白轻链激酶的催化功能域,调节肌球蛋白的活性和控制粗肌丝的装配。

3. 突变　TIN 基因常见突变位点为第 7621 位酪氨酸(Tyr)被半胱氨酸(Cys)所置换(Tyr7621→Cys)等。

(十一)MYPN 基因

1. 结构　MYPN 基因定位于第 10 号染色体长臂 21 区 3 带(10q21.3),相对分子质量约为 145kD。

2. 功能　MYPN 包含 5 个免疫球蛋白结构域,与免疫球蛋白域蛋白家族的成员相一致。MYPN

存在心肌和骨骼肌细胞的肌节 Z 线和 I 带,以及细胞核内。在心肌细胞 MYPN 是通过从 Z 线和 I 带到细胞核的移动连接结构分子和基因调控分子的信使分子。

3. 突变 对携带 RCM 相关的 MYPN 基因 p. Q529X 突变转基因大鼠研究发现,MYPN 主要通过影响和改变 a-辅肌动蛋白、结蛋白和心锚重复蛋白(cardiac ankyrin repeat protein,CARP)的表达,以及扰乱肌节和 Z 线的组装而导致 RCM。

(十二)DES 基因

1. 结构 DES 基因定位于第 2 号染色体长臂 35 区(2q35),由 9 个外显子和 8 个内含子组成,编码 476 个氨基酸,相对分子质量约为 56kD。

2. 功能 DES 是心肌细胞内的骨架蛋白,一端连接细胞膜,另一端穿过肌小节的 Z 带后与核膜连接,构成细胞膜—肌小节—核膜间的信号传导通路,并起着稳定和支撑肌小节的作用。

3. 突变 DES 基因常见突变位点有第 16 位精氨酸(Arg)被半胱氨酸(Cys)所置换(Arg16→Cys)、第 122 位酪氨酸(Tyr)被组氨酸(His)所置换(Tyr122→His)、第 406 位精氨酸(Arg)被色氨酸(Trp)所置换(Arg406→Trp)、第 413 位谷氨酸(Glu)被赖氨酸(Lys)所置换(Glu413→Lys)、第 433 位脯氨酸(Pro)被酪氨酸(Tyr)所置换(Pro433→Tyr)、第 453 位苏氨酸(Thr)被异亮氨酸(Ile)所置换(Thr453→Ile)等。

(十三)CryAB 基因

1. 结构 CryAB 基因定位于第 11 号染色体长臂 22 区 3 带到 23 区 1 带(11q22.3~23.1),由 3 个外显子和 2 个内含子组成。

2. 功能 晶体蛋白是热休克蛋白家族成员,通过结合未折叠蛋白,防止其变性和聚集来应对压力环境,在 Z 线水平,与网蛋白及结蛋白一起,在机械应力时保护肌原纤维的结构完整。

3. 突变 CryAB 基因突变类型有无义突变、错义突变、框移位缺失等,常见突变位点有第 109 位天冬氨酸(Asp)被半胱氨酸(Cys)所置换(Asp 109→Cys)、第 120 位精氨酸(Arg)被甘氨酸(Gly)所置换(Arg120→Gly)、第 145 位甘氨酸(Gly)被丝氨酸(Ser)所置换(Gly145→Ser)等。

(十四)BAG3 基因

1. 结构 BAG3 基因定位于第 10 号染色体长臂 25 区 2 带到 26 区 2 带(10q25.2~26.2),长约 26kb,由 6 个外显子和 5 个内含子组成,编码 588 个氨基酸,相对分子质量约为 74kD。

2. 功能 BAG 家族有 6 个成员,即 BAG1~BAG6 成员,其中 BAG3 属于分子伴侣蛋白,与热休克蛋白 70 和 Bcl-2 家族分子的相互作用,在心肌组织和骨骼肌组织中大量表达。

3. 突变 BAG3 基因常见突变位点为第 209 位脯氨酸(Pro)被亮氨酸(Leu)所置换(Pro209→Leu)。

(十五)FLNC 基因

1. 结构 FLNC 基因定位于第 7 号染色体长臂 32 区到 35 区(7q32~35),由 48 个外显子和 47 个内含子组成。

2. 功能 FLN 有 FLNA、FLNB、FLNC 三种亚单位,其中 FLNC 是一种肌动蛋白交联蛋白,作为广泛的信号蛋白的支架,主要表达于心肌、骨骼肌等。

3. 突变 FLNC 基因常见突变位点有第 1624 位丝氨酸(Ser)被亮氨酸(Leu)所置换(Ser1624→Leu)、第 2160 位异亮氨酸(Ile)被苯丙氨酸(Phe)所置换(Ile2160→Phe)、第 2151 位甘氨酸(Gly)被丝氨酸(Ser)所置换(Gly2151→Ser)、第 2297 位缬氨酸(Val)被甲硫氨酸(Met)所置换(Val2297→Met)、第 2298 位脯氨酸(Pro)被亮氨酸(Leu)所置换(Pro2298→Leu)等。

四、发病机制

(一)致病病因

研究显示,RCM 致病病因与基因突变、地理环境等多种因素有关,其中致病基因突变目前已发现有 15 种。

1. MYH7 基因 心肌肌球蛋白分子由肌球蛋白重链(myosin heavy chains, MHC)和肌球蛋白轻链(myosin light chains, MLC)构成六聚体,其中 MHC 存在两种亚型,即 β-MHC 和 α-MHC,分别由 MYH7 基因和 MYH6 基因编码。β-MHC 分为球状头部、头杆结合区和杆状尾部,头部包含三磷酸腺苷(adenosine triphosphate, ATP)酶、肌动蛋白及必需轻链的结合位点。β-MHC 主要在成年人心室中表达,也存在于胚性心脏和成年人心房中表达,是肌小节的主要收缩蛋白。

2. TNNI3 基因 TNNI3 基因第 7 外显子编码 cTnI 的抑制区,第 8 外显子编码 cTnI 的调节区;cTnI 的 C 末端部分存在特定的区域对蛋白的正常活性至关重要,尤其是对心脏的舒张功能。

3. TNNT2 基因 cTnT 与 cTnC、cTnI 共同组成肌钙蛋白复合体,在肌肉的收缩和舒张过程中起着重要的调节作用。

4. TNNC1 基因 cTnC 是肌钙蛋白的钙离子结合亚单位,是心肌肌钙中唯一与钙离子结合亚单位,钙离子与 cTnC 结合后,诱导肌球蛋白和原肌凝蛋白复合体构型的改变,引发肌纤维收缩。

5. TPM1 基因 原肌球蛋白由两条平行的多肽链扭曲而成的螺旋状分子,哺乳动物中有 4 个原肌球蛋白异构体,分别命名为 TPM1、TPM2、TPM3 及 TPM4,其中 TPM1 基因在心室肌及快骨骼肌中表达。

6. MYL3 基因 肌球蛋白作为收缩装置,是组成肌小节结构的骨架蛋白,通过与其他肌小节蛋白肌动蛋白相互作用,它的 ATP 酶活性和化学能量,肌球蛋白能作为肌肉收缩的分子动力,并被转换为力量产生和/或肌小节缩短的机械能。

7. MYBPC3 基因 MYBPC 是粗肌丝的主要成分之一,通过结合肌球蛋白重链参与正常肌小节和肌丝的组装,并通过磷酸化等调节横桥循环控制肌肉收缩和舒张,MYBPC 蛋白还参与心肌结构、细胞内信息传递,以及影响肌丝的收缩和舒张运动等。

8. TIN 基因 TIN 基因含有 363 个外显子,是目前已知基因中含外显子最多的基因。外显子以不同的拼接方式形成不同的亚型,TIN 横跨半个肌小节,自 Z 盘至 M 线,依次为 Z 盘连接部、I 带区域、A 带区域及 M 线连接部等节段,与 Z 盘的连接部分为 TIN 的 N 末端片段,与 Z 盘上的 Teap 蛋白结合;而与 M 线的连接部分为 TIN 的 C 末端,与肌球结合蛋白 C 相互作用,固定于粗肌丝。

(二)遗传学机制

1. RCM 发生发展的相关致病基因突变分别为编码肌节蛋白和细胞骨架蛋白的基因。

(1)肌球蛋白:肌节蛋白由肌球蛋白的粗肌丝、肌动蛋白细肌丝及心肌肌钙蛋白复合体等构成。肌球蛋白是各类肌细胞中含量最多的结构蛋白和收缩蛋白,是肌肉肌原纤维粗肌丝的基本组成蛋白,约占其总蛋白库的 25%。肌球蛋白由 MHC 和 MLC 组成,两对 MLC 分别为 MYL2 和 MYL3。肌球蛋白可被胰蛋白酶分解成 2 种片段,分别称为轻酶解肌球蛋白(light meromyosin, LMM)和重酶解肌球蛋白(heavy meromyosin, HMM)。HMM 可以被木瓜蛋白酶分裂成 2 个球形的亚片段(S1)和 1 个棒状的亚片段(S2)。每个 S1 含有 1 个 ATP 酶活性中心和 1 个肌动蛋白结合位点;MLC 与 S1 相连接,调节 ATP 酶活性。

(2)cTn:cTn 是由 cTnI、cTnT、cTnC 三个亚单位构成,cTn 具有调节心肌收缩力的重要作用,因此氨基酸缺失或替换可能影响其结构及功能等。①cTnI:cTnI 可抑制肌动蛋白与肌球蛋白的相互作用,影响心肌细胞的收缩功能,研究表明,TNNI3 基因突变可导致 cTn 复合体构象改变,钙离子从 cTnC 上解离的速率减慢,最终舒张期钙离子升高,心脏舒张期心室充盈阻力增加,充盈血量减少,引起舒张功能障碍。另外钙离子敏感性升高可引起横桥连接的总数增多及最大力增大，加重舒张功能障碍；②cTnT：cTnT 主要作用是将 cTn 锚定于细丝上，调节肌球蛋白、ATP 酶活性、钙离子敏感性及心肌收缩最大力等，cTnT 不同的氨基酸突变产生不同的生物学效应，其确切分子生物机制尚不清楚，可能与突变导致心肌细胞钙离了的敏感度及收缩功能改变，以及肌球蛋白 ATP 酶活性改变等有关，其中 TNNT2 基因 Ile79→Asn 突变时可导致 cTnT 的原肌球蛋白结合域受损，Glu136→Lys 突变时可影响 cTnT 的原肌球蛋白结合域，降低原肌球蛋白与肌动蛋白的结合；③cTnC：cTnC 通过与钙离子结合，发挥钙离子对肌肉收缩的调节作用，其中 TNNC1 基因 Ala8→Val、Asp145→Glu 突变时重组肌纤维，表现出肌纤维收缩力产生过程中的钙离子敏感性增加及钙离子解离速率减慢。

（3）TIN 基因：在心肌中 TIN 起着分子弹簧的作用，既可以对粗肌丝、细肌丝进行精确的调控，产生心肌的被动张力和回复力，又参与心肌主动张力的调节和维持心肌的紧张度，并在耦联和协调心肌的收缩和舒张运动中发挥着重要作用。

（4）DES 基因：其中 Arg16→Cys、Arg406→Trp、Glu413→Lys、Pro433→Tyr、Thr453→Ile 突变时可导致细胞中形成结蛋白和其他蛋白的聚合物，异常蛋白聚集可引起线粒体功能障碍、代谢异常及心肌细胞结构的改变，引起心肌细胞死亡及心肌纤维化形成等。

（5）BAG3 基因：其中 Pro209→Leu 突变时改变了细肌丝中与不当的 BAG3 蛋白质折叠相关的降解和/或自噬过程，引起 BAG3 及热休克蛋白 70（heat shock protein70，HSP70）的含量减少，引起心肌组织病变。

2.嗜酸性粒细胞增多　近年研究认为嗜酸性粒细胞增多可能与 RCM 有关，嗜酸性粒细胞增多可能是部分心内膜心肌炎的原因，在心肌病变出现前常有嗜酸性粒细胞增多，这种嗜酸性粒细胞具有空泡和脱颗粒的形态学异常。嗜酸性粒细胞增多引起 RCM 机制可能为：

（1）嗜酸性粒细胞颗粒溶解，氧化代谢增高，释放出具有细胞毒性的蛋白，主要是阳离子蛋白，可损伤心肌细胞，并作用于肌浆膜和线粒体呼吸链中的酶成分，心内膜心肌损伤程度取决于嗜酸性粒细胞向心内膜心肌浸润的严重程度和持续时间。

（2）嗜酸性粒细胞脱颗粒中释放的阳离子蛋白还可影响凝血系统，易形成附壁血栓，也可损伤内皮细胞，抑制内皮细胞生长。

（3）嗜酸性粒细胞浸润心肌引起心肌炎，炎症的分布主要局限于内层，可由心肌内微循环的重新排列来解释，因此相继进入坏死和血栓形成期，最终进入愈合和纤维化期。但嗜酸性粒细胞向心肌内浸润，以及引起嗜酸性粒细胞脱颗粒的原因尚不清楚。

（4）心内膜增厚、纤维化及双心房内压力增高等因素引起心室壁僵硬度增加，临床表现为心脏舒张功能异常而收缩功能基本正常，同时常伴有嗜酸性粒细胞增多。

五、病理

（一）病理解剖

心脏一侧心腔受累或两侧心腔同时受累，多数为两侧心室受累，晚期可发生心腔闭塞。心内膜及心内膜下心肌纤维化、增厚，心内膜层为 4.0～5.0mm，为正常心内膜层 5～10 倍，几乎充满了整个心室腔，使心尖部及流入道接近闭塞，但很少累及流出道。心肌常不肥厚，心房扩大明显，心室也可扩大，有附壁血栓形成。心内膜心肌纤维化是 RCM 晚期病变，增厚的纤维组织向心肌内延伸和浸润仅局限于心肌的内 1/3 层。心内膜表层为玻璃样变的纤维组织，中层为胶原纤维，下层为纤维化的心肌，间有钙化灶。心内膜上血栓厚度不一，血栓进一步加重了心腔的狭小。腱索、乳头肌、二尖瓣和三尖瓣常为纤维组织所侵犯,有严重的二尖瓣和/或三尖瓣返流,本病病理改变可分为 4 个阶段:

1. 初始期　表现为急性心肌炎,心肌有淋巴细胞、浆细胞及嗜酸性粒细胞浸润伴片状心肌坏死,心肌间质小动脉炎及小动脉周围炎,此期持续时间 5~6 周。

2. 附壁血栓期　明显的心内膜纤维化增厚,在心内膜上有厚层血栓伴嗜酸性粒细胞浸润,此期持续时间约 10 个月。

3. 纤维化期　在心内膜上覆以胶原纤维,有纤维蛋白沉积、肉芽组织及炎细胞浸润,小血管扩张明显;心肌纤维化并在心肌细胞间形成纤维隔,心内膜上可有新的血栓形成,此期持续时间约 2 年。纤维化在心尖部最明显,心房很少受累;由于乳头肌及腱索也受侵犯,故常有二尖瓣及三尖瓣关闭不全。

4. 晚期　在增厚的心内膜上有显著的透明纤维组织层,心肌纤维化改变更明显,纤维隔可由心内膜延伸到心内膜下,此期仍有新的附壁血栓形成。

(二)病理生理

RCM 早期常无明显的病理生理学改变,随着心内膜及心内膜下心肌的纤维组织形成,心室顺应性明显下降,舒张受限。舒张早期心室充盈迅速,但很快达到心室舒张的限度,心室内舒张压迅速升高,血液回流受阻,心室的收缩功能多不受影响。随着瘢痕组织的收缩及心内膜血栓的不断形成和机化,使心室腔越来越小,近于闭塞排血极少。病变发展到晚期,心脏呈轻度到中度增大,心室腔并不扩大,病变可局限于一侧心室,亦可双侧心室先后受累。心内膜增厚大多分布在左心室、右心室的流入道及心尖部,心内膜中有钙化。重度的心内膜纤维化,往往累及二尖瓣、三尖瓣的后瓣及间隔瓣,

亦可累及乳头肌和腱索,导致严重的二尖瓣和/或三尖瓣关闭不全,左心房和/或右心房扩大。

心内膜增厚和心内膜下心肌纤维化,使心室舒张顺应性下降,舒张阻力增高,心房贮血上升和心室腔充盈下降,继而出现心排出量下降,左心室舒张压高于右心室,所以左心房压也常较右心房压增高。

1. 单纯左心室心内膜心肌纤维化的患者,左心室舒张末压升高,二尖瓣反流及肺动脉升高明显。

2. 单纯右心室心内膜心肌纤维化的患者,右心室舒张末压明显升高,三尖瓣反流严重,而肺动脉压正常,右心室与肺动脉之间常存在舒张压差,导致舒张期右心室血液跨瓣流向肺动脉。

3. 双心室病变的患者,表现为左心室、右心室的心内膜心肌纤维化呈混合征象,但常以右心室病变所致的血流动力学改变为主。

六、临床表现

(一)症状

1. 发病率　RCM 发病率约占心肌病的 5.0%,其中儿童 RCM 约有 30% 为 FRCM,提示遗传因素是其重要致病病因。RCM 较扩张型心肌病和肥厚型心肌病明显少见,但在热带和温带地区,如非洲的乌干达、尼日利亚、科特迪瓦、印度南部及拉丁美洲的一些地区发病率较高。

2. 异质性　RCM 的临床表型、发病年龄及疾病严重程度均有显著的差异,是由于 RCM 的遗传异质性(不同基因导致同样的疾病)和等位基因变异(同一基因的不同突变)引起形态表型和疾病严重程度的变化。

3. 年龄　RCM 发病年龄较早,多见于 14~20 岁;男女比例为 2:1~3:1。

4. 发病早期　发病早期患者处于代偿时期期可无症状或仅有全身倦怠、头晕、乏力、心悸及活动耐受量减退等症状。

5. 发病晚期　患者进展至失代偿期时可出现肺动脉压升高、心力衰竭等症状,其中肺动脉高压表现为气急、咳嗽及胸闷等;心力衰竭表现严重舒张功能障碍,其中右心功能不全表现体循环淤血,如颈静脉怒张、肝脾肿大及双下肢水肿等;左心功能不全表现为咳嗽、呼吸困难、咯血及心绞痛等。如进展为终末期心力衰竭则可发生晕厥、血栓栓塞甚至猝死等。

（二）体征

1. 心脏　①心尖冲动弱,心浊音界扩大;②心音低钝,心尖部可闻及第三心音或第四心音,二尖瓣、三尖瓣反流性收缩期杂音;③血压低、脉压小及奇脉等。

2. 肺部　肺动脉瓣区第二心音亢进、肺底细湿啰音等。

3. 腹部　肝脏肿大且质硬、移动性浊音及腹水等。

（三）基因型—表型

1. TNNI3 基因突变　其中 Lys178→Glu 突变引起 RCM 时患者病情较为严重,症状及体征明显。

2. TNNT2 基因突变　临床研究发现,TNNT2 基因突变发生恶性心律失常的风险较高,尤其心电图显示房室传导阻滞或束支传导阻滞时提示其预后不良。

3. TNNC1 基因突变　其中 Ala8→Val、Asp145→Glu 突变时导致心脏松弛特性的改变而引起舒张功能不全。

4. MYBPC3 基因突变　其中 Glu334→Lys 突变时心室腔肥厚明显,容易发生严重舒张功能障碍,临床表现为右心功能不全。

5. TIN 基因突变　其中 Tyr7621→Cys 突变时影响调节心肌肌活力,心脏舒张期僵硬度明显增加引发心脏功能下降。

6. DES 基因突变　Arg16→Cys、Arg406→Trp、Glu413→Lys、Pro433→Tyr、Thr453→Ile 突变时临床表现为房室传导阻滞,病情较为严重,尤其 Arg406→Trp 突变时被认为是 DES 基因中最致命的突变位点,具有恶性的潜能。

7. BAG3 基因突变　其中 Pro209→Leu 突变时可导致心肌纤维形态、结构及功能障碍,逐渐发展为 RCM。

（四）并发症

1. 心力衰竭　心力衰竭是由于心内膜、心内膜下心肌广泛的纤维化,心肌的顺应性降低、心室舒张受限及充盈受阻,肺循环或/和体循环淤血、组织血液灌注不足等而引起心力衰竭。

2. 心律失常　心律失常与心内膜下心肌进行性纤维化和钙化有关,心律失常表现为窦性心动过速、右束支阻滞、期前收缩、心房扑动及心房颤动等。

3. 动脉栓塞　心室舒张受限、充盈受阻,肺循环及体循环淤血易引起心腔和周围静脉血栓形成,如脱落即可造成血栓栓塞症。

七、辅助检查

（一）实验室检测

1. 全血细胞计数　白细胞系、红细胞系多为正常,有的患者嗜酸性粒细胞增多。

2. 心功能标志物　血清 B 型利钠肽（B-type natriuretic peptide,BNP）、N 末端 B 型利钠肽原（N-terminal pro-BNP,NT-proBNP）的水平。

3. 基因检测　依据先证者的基因检测结果,对家系成员进行特定位点级联筛查,并根据家族史、临床病史及体格检查等综合分析,以明确亲属成员的致病基因突变携带情况,有助于判断患病风险及制定个体化防治措施等。

（二）心电检查

1. 心电图　心电图检查可显示:①异常 Q 波;②ST 段压低、T 波低平或倒置;③心房及右心室肥大。

2. 动态心电图　动态心电图监测可发现：①窦性心动过速；②室上性心律失常、心房扑动及心房颤动；③室性期前收缩；④束支传导阻滞等。

（三）心脏超声检查

1. 经胸超声心动图　①双心房明显扩大；②房室瓣关闭不全，二尖瓣叶呈多层反射或瓣尖气球样改变；③室间隔增厚，运动幅度减弱；④心室舒张末期内径和容量减小，左心室心尖部内膜超声反射增强，可为血栓形成致使心尖部心腔闭塞。

2. 多普勒超声心动图　多普勒超声心动图显示血流的速度、方向和血流的性质，可在二维图像监视定位情况下，描记出心内任何一点血流的实时多普勒频谱图。RCM患者多普勒超声心动图血流图可见舒张期快速充盈突然中止，舒张中晚期心室内径无继续扩大，A峰减低，E/A比值增大，诊断标准为：①E峰≤1.0m/s；②A峰≤0.5m/s；③E/A比值≥2.0；④等容舒张时间缩短≤70ms。

（四）影像学检查

1. 胸部X线　胸片可显示：①两心房扩大，或右心房及右心室扩大为主，心房明显扩大时心影呈球形；②肺淤血、心包或胸腔积液；③少数患者可见心室内膜线状钙化影。

2. 心导管检查（cardiac catheterization）　舒张期心室压力曲线呈现早期下陷，晚期高原波型，与缩窄性心包炎相似。但RCM患者左心房平均压升高超过右心房，左心室舒张末期压多高于右心室，肺动脉压增高明显，在舒张早期心室压力常不能降至零。左心室舒张末期容积<100mL/m² 及左心室舒张末期压力>18mmHg为RCM特征性表现，根据血流动力学检查结果可分：

（1）单纯限制型：单纯限制型表现为心室重量/容量比平均约为1.2g/mL，射血分数平均约为58%；左心室舒张末期容积平均约为67.5mL/m²、左心室舒张末期压力平均约为26.7mmHg。

（2）肥厚合并限制型：肥厚合并限制型表现为心室重量/容积比平均约为1.5g/mL，射血分数平均约为62.0%；左心室舒张末期容积平均约为69mL/m²、左心室舒张末期压力平均约为30mmHg。

（3）轻度扩张限制型：轻度扩张限制型表现为心室重量/容积比平均约为0.9g/mL，左心室舒张末期容积平均约为98mL/m²、左心室舒张末期压力平均约为40mmHg。

3. 左心室造影（left ventricular angiography，LVA）　LVA检查可发现：①心内膜肥厚及心室腔缩小多呈闭塞状；②心尖部呈钝角化，可见二尖瓣反流，流入道狭小而流出道扩张等。

4. 放射性核素心室造影术（radionuclide ventriculography，RVG）　RVG检查可显示：①右心房明显扩大伴核素滞留；②右心室向左移位，心尖部显示不清，左心室位于右心室的左后方，右心室流出道增宽，右心室位相延迟及右心功能降低；③肺部显像较差，肺部核素通过时间延迟；④左心室位相及功能多为正常。

5. 心脏磁共振成像（cardiac magnetic resonance，CMR）　CMR是测量左心室、右心室的容量、质量及射血分数的敏感而特异性指标。①CMR可清晰显示心包结构，明确心包有无增厚及钙化等，RCM患者心包不增厚，心包厚度≤4.0mm；②心房显著扩大而心室腔正常是RCM特征性表现；③CMR平扫与钆造影剂延迟增强（late gadolinium enhancement，LGE）成像技术可明确心包有无病变，是无创性诊断RCM的金标准。

（五）心肌组织学检查

根据心内膜心肌病变的不同阶段可有坏死、血栓形成及纤维化三种病理改变：

1. 形态学改变　心内膜增厚、可有附壁血栓形成等。

2. 镜下检查　①心肌细胞可发生变性、坏死，并可伴有间质性纤维化的改变；②血栓内偶有嗜酸性粒细胞；③肌原纤维排列紊乱及心肌间质纤维化等。

八、诊断

目前临床诊断 RCM 主要依据：①心力衰竭患者心脏舒张功能明显下降而收缩功能正常；②超声心动图、CMR 及 LGE 显示双心房增大、心内膜增厚和心尖部闭塞等；③患者及家族成员基因检测发现相关致病基因突变；④心肌活检是明确诊断的金指标。

九、鉴别诊断

1. 缩窄性心包炎（constrictive pericarditis，CP） CMR 是鉴别 RCM 和 CP 最准确的无创性检查方法，以下指标有助于 CP 的诊断：①有活动性心包炎的病史；②奇脉；③心电图无房室传导障碍；④CMR 显示心包增厚；⑤胸部 X 线检查显示心包钙化；⑥超声心动图显示房室间隔切迹，并可见心室运动协调性降低；⑦心室压力曲线的特点为左心室与右心室的充盈压几乎相等，差值 < 5.0mmHg；⑧心内膜心肌活检无淀粉样变或其他心肌浸润性疾病的改变。

2. 肥厚型心肌病（hypertrophic cardiomyopathy，HCM） HCM 患者心室肌可呈对称性或非对称性增厚，心室舒张期顺应性降低，舒张压升高，患者常出现呼吸困难、胸痛、晕厥等。若梗阻型 HCM 心脏听诊可闻及收缩中晚期喷射性杂音，常伴震颤，杂音的强弱与体位、药物等有关；超声心动检查显示病变主要累及室间隔。

3. 缺血性心肌病（ischemic cardiomyopathy，ICM） ICM 患者有长期冠心病或心肌梗死的病史，由于心肌缺血、受损或梗死可有不同程度的心肌纤维化改变、心室顺应性降低、心室舒张末期压升高及心排出量降低等，虽然与 RCM 表现相似，但冠状动脉造影检查有助于鉴别诊断。

十、治疗

（一）药物治疗

RCM 药物治疗的原则是增加心室充盈和改善舒张功能。

1. 肾上腺皮质激素

（1）常用药物有：①氢化可的松 20mg/次，1 次/天；②醋酸泼尼松 5mg/次，2 次/天；③地塞米松 0.75mg/次，2 次/天。

（2）作用机制：对 RCM 早期活动性炎症有一定疗效，但对能否阻止或延缓其病情进展尚无定论。激素治疗可能：①减轻心肌炎症反应，改善心功能防止心室扩大；②减轻对心内膜的压力，改善心肌能量代谢；③减少坏死组织或毒素对心肌的进一步损伤；④减弱心肌自身免疫反应。

2. β-受体阻滞剂

（1）常用药物有：①琥珀酸美托洛尔缓释片 23.75～47.5mg/次，1 次/天；②阿替洛尔片 25～50mg/次，1 次/天；③卡维地洛片 12.5mg/次，1 次/天。

（2）β-受体阻滞剂能减慢心率，延长心室充盈时间，降低心肌耗氧量等，有利于改善心室舒张功能。

3. 硝酸酯类药 硝酸异山梨酯片 5～10mg/次，2 次/天，或单硝酸异山梨酯片 20mg/次，2 次/天。

4. 利尿剂 呋塞米 20mg/次，1 次/天，或氢氯噻嗪片 25mg/次，1 次/天。

硝酸酯类药、利尿剂可有效降低前负荷，减轻肺循环和体循环淤血，降低心室充盈压，但 RCM 患者心肌僵硬度增加，血压变化受心室充盈压的变化影响较大，过度的减轻前负荷会造成心排出量下降，血压下降，引起病情恶化，故硝酸酯类药物和利尿剂应根据患者情况，酌情使用。

5. 洋地黄 西地兰（去乙酰毛花苷）注射液 0.2～0.4mg 稀释后缓慢静脉泵入，2～4h 后可再用

0.2mg,或口服地高辛片 0.125~0.25mg/次,1 次/天。RCM 患者心房颤动伴有心室率快速,应用洋地黄类药物有较好的疗效,可以控制心室率,但长期口服地高辛时应定期测定血清地高辛浓度,防止地高辛中毒。

6.盐酸胺碘酮　盐酸胺碘酮可转复心房颤动,并可口服预防其复发。盐酸胺碘酮静脉注射负荷量为 150mg(3~5mg/kg)10~20min 静脉泵入,15~30min 后可重复 1 次,继以 1.0~1.5mg/min,静脉用药 6h 以后根据按病情逐渐减量,24h 总量一般不超过 1200mg;转复后即改口服盐酸胺碘酮片 200mg/次,1 次/天。

7.抗凝剂　RCM 患者易发生附壁血栓和血栓栓塞症,预防性可给予抗凝或抗血小板治疗。对于血栓栓塞症患者则用溶栓剂治疗:华法林钠片 2.5mg/次,1 次/天。华法林钠片长期抗凝治疗时应仔细调整其有效的剂量,使其国际标准化比值(international normalized ratio,INR)达到抗凝目标值。

(二)介入治疗

植入型心脏复律除颤器(implantable cardioverter defibrillator,ICD):RCM 患者具有潜在突发恶性心律失常的风险,因此应全面评价心脏功能是否有置入 ICD 的指征。

(三)手术治疗

1.心内膜剥脱术　心内膜心肌纤维化严重时可行心内膜剥脱术,切除纤维性心内膜;若患者伴有二尖瓣或三尖瓣重度关闭不全,行心内膜剥离术时可同时进行瓣膜置换术。

2.心脏移植　RCM 患者进展至心力衰竭终末期、家族性 RCM 伴有顽固性功能不全可考虑行心脏移植。另外临床研究表明,儿童 RCM 患者即使没有明显的心力衰竭症状,仍有发生心脏性猝死的风险,所以主张对诊断明确的患儿应早期进行心脏移植,有助于提高生存率及降低死亡率。

十一、预后

RCM 死亡率和致残率较高,预后不良,影响预后的高危因素有:①儿童时期发病;②左心房直径>60mm;③肺淤血;④右心室病变;⑤伴有二尖瓣、三尖瓣关闭不全;⑥有血栓栓塞征;⑦患者一旦出现心力衰竭,自然病程仅为 1~4 年。

参考文献

1. MARON B J,TOWBIN J A,THIENE G,et al. Contemporary Definitions and Classification of the Cardiomyopathies[J]. Circulation,2006,113(14):1807-1816.

2. LEHNART S E,ACKERMAN M J,BENSON D W,et al. Inherited arrhythmias:a National Heart,Lung,and Blood Institute and Office of Rare Diseases workshop consensus report about the diagnosis,phenotyping,molecular mechanisms,and therapeutic approaches for primary cardiomyopathies of gene mutations affecting ion channel function[J]. Circulation,2007,116(20):2325-2345.

3. ELLIOTT P,ANDERSSON B,ARBUSTINI E,et al. Classification of the cardiomyopathies:aposition statement from the European Societyof Cardiology Working Group on Myocardial and Pericardial Diseases. Eur Heart J,2008,29(2):270-276.

4. 中华人民共和国国家卫生健康委员会.特发性心肌病诊疗指南 2019 年版.中国实用乡村医生杂志,2019,26(5):13-16.

5. 阳静,张晓刚.限制型心肌病相关致病基因研究进展.现代医药卫生,2017,33(9):1322-1326.

6. 陈剑.限制型心肌病的基因组学研究进展.岭南心血管病杂志,2021,27(6):748-752.

7. 周源,谢利剑,肖婷婷,等.1 例以心脏受累为特点的 DES 基因突变鉴定及表型分析.儿科药学杂志,2021,27(4):11-16.

8. PLOSKI R,RYDZANICZ M,KSIAZCYK T M,et al. Evidence for troponin C(TNNC1)as a gene for autosomal recessive

restrictive cardiomyopathy with fatal outcome in infancy[J]. Am J Med Genet A,2016,170(12):3241-3248.

9. BURKE M A,COOK S A,SEIDMAN J G, et al. Clinical and mchanistic insights into the genetics of cardiomyopathy [J]. J Am Coll Cardiol,2016,68(25):2871-2886.

10. 杨世伟,陈彦,李军,等. 儿童原发性限制型心肌病三例的临床特征及遗传分析. 中华心血管病杂志,2013,41(4):304-309.

11. 中华医学会心血管病学分会,中华心血管病杂志编辑委员会. 遗传性心脏离子通道病与心肌病基因检测中国专家共识. 中华心血管病杂志, 2011, 39(12):1073-1081.

12. 吴炜,张抒杨,严晓伟,等. 家族性限制型心肌病临床特点分析. 中国循环杂志,2013,28(3):203-206.

第十节 心肌致密化不全

心肌致密化不全（noncompaction ventricular myocardium，NVM）曾称为海绵状心肌（spongy myocardium）、持续性心肌窦状隙（persistent myocardial sinus space）、胚胎样心肌（embryonic myocardium）、左心室过度小梁形成（left ventricular excessive trabecular formation）、左心室心肌致密化不全（Left ventricular noncompaction）等。NVM 病理特征为胚胎发育过程中心内膜肌小梁致密化过程提早异常终止，致使心肌组织形成无功能的肌小梁和致密层心肌变薄，左心室明显肌小梁和深部小梁间隐窝，室壁增厚等。患者病程迁延，有家族遗传倾向，同时具有显著的遗传异质性，临床主要表现心律失常、心功能不全、血栓栓塞症甚至猝死等，预后较差；治疗措施为预防性抗凝治疗，防治心力衰竭及心律失常的发生发展。

一、概述

1926 年，Grant 首次以海绵样心肌描述 1 例先天性冠状动脉异常婴儿的心脏。

1932 年，Bellet 等对 1 例新生儿的尸检诊断为主动脉闭锁和冠状动脉左心室瘘，心室肌呈胚胎窦状隙残留及肌小梁增多。

1969 年，报道 1 例 3 个月的男婴，临床诊断右位心、室间隔缺损和肺动脉狭窄，经左心室造影（left ventricular angiography，LVA）发现舒张期左心室壁为海绵状，收缩期有造影剂在肌小梁内有滞留。

1984 年，德国学者通过 LVA 和二维超声检查，首次发现 1 例成年女性患者左心室心肌发育异常，肌束间如海绵状的血液窦状隙持续存在。

1985 年，德国 Goedel 等提出心室壁呈海绵状

改变可能是一种新的心肌疾病，从此引起临床医师的关注。

1990 年，Chin 等报道了 8 例患者，系统描述了 NVM 的特征，并建议将此类疾病称为 NVM，此后才逐渐引起了人们的重视，并被各国学者所公认和采用。

1995 年，世界卫生组织和国际心脏病学会工作组在心肌病的定义和分类中，将其归类于未分类的心肌病组中。

2006 年，美国心脏病学会（American College of Cardiology，ACC）、美国心脏病协会（American Heart Association，AHA）及欧洲心脏病学会（European Society of Cardiology，ESC）发布了心肌病新的定义和分类专家建议，该建议从基因组和分子定位对心肌病的发病机制进行研究，建议中将 NVM 归类为原发性心肌病的一种类型，即遗传性心肌病。

2008 年，ESC 将 NVM 归类为未分型的心肌病。

二、病因

NVM 多数为常染色体显性遗传、X 连锁隐性遗传，少数为常染色体隐性遗传或线粒体 DNA（mitochondrial DNA，mtDNA）异常。经基因组筛选定位，已确定 TAZ（taffazin）基因、LIM 结构域结合蛋白 3（LIM domainbinding protein3，LDB3）基因、肌营养蛋白-α（α-dystrobrevin，DTNA）基因、核纤层蛋白 A（LaminA，LMNA）基因、心脏 β-肌球蛋白重链（cardiacβ-myosin heavy chain，MYH7）基因、心肌肌动蛋白（cardiac actin，ACTC）基因、心肌肌钙蛋白 T（cardiac troponin T，TNNT2）基因、原肌球蛋白（tropomyosin，TPM）1 基因、心脏型肌球蛋白连接蛋

白 C（cardiac myosin binding protein C，MYBPC3）基因的突变及 mtDNA 异常。

三、分子遗传学

（一）TAZ 基因

1. 结构　TAZ 基因定位于性染色体长臂 28 区（Xq28），长 10185bp，由 12 个外显子和 11 个内含子组成，编码 292 个氨基酸。

2. 功能　TAZ 基因前 2 个外显子为可调控区，有 2 个可变的翻译起始点，可编码 TAZ 蛋白的两个变异体。

3. 突变　TAZ 基因常见突变位点有第 118 位半胱氨酸（Cys）精氨酸（Arg）所置换（Cys118→Arg）、第 197 位甘氨酸（Gly）被精氨酸（Arg）所置换（Gly197→Arg）等。

（二）LDB3 基因

1. 结构　LDB3 基因定位于第 10 号染色体长臂 22 区 2 带到 23 区 3 带（10q22.2～23.3），长约 70kb，由 21 个外显子和 20 个内含子组成。

2. 功能　Z 带蛋白包含一个与 α-肌动蛋白 2 的 C 端相互作用的 PDZ 结构域，PDZ 结构域是一种由 80～100 个氨基酸残基组成的保守序列，其主要作用是介导膜上的蛋白聚集，结合目标蛋白的 C 端。

3. 突变　LDB3 基因常见突变位点有第 55 位缬氨酸（Val）被异亮氨酸（Ile）所置换（Val55→Ile）、第 117 位天冬氨酸（Asp）被天冬酰胺（Asn）所置换（Asp117→Asn）、第 626 位天冬氨酸（Asp）被天冬酰胺（Asn）所置换（Asp626→Asn）等。

（三）DTNA 基因

1. 结构　DTNA 基因定位于 18 号染色体长臂 12 区 1 带到 12 区 2 带（18q12.1～12.2）。

2. 功能　DTNA 基因编码的蛋白位于心肌和骨骼肌的肌膜上，参与细胞骨架结构，即可为心肌和骨骼肌等细胞提供结构支持，并参与细胞间的信号转导作用，对维持肌细胞完整性有重要作用。

3. 突变　DTNA 基因突变类型主要为错义突变，常见突变位点为第 49 位天冬酰胺（Asn）被丝氨酸（Ser）所置换（Asn49→Ser）等。

（四）LMNA 基因

1. 结构　LMNA 基因定位于第 1 号染色体长臂 21 区 2 带到 21 区 3 带（1q21.2～22.3），长约 56.7kb，由 12 个外显子和 11 个内含子组成，编码 664 个氨基酸，相对分子质量约为 72kD。

2. 功能　核纤层蛋白经二聚化、多聚化及高级结构组装形成 20～50nm 的核纤层蛋白网络。核纤层蛋白有共同的结构特征，N 端头部为短的 α-螺旋杆状结构域，C 端尾部为球状结构域。LMNA 基因分为 LMNA、LMNC、LMNB1、LMNB2，其中 LMNA 表达与细胞的状态有关，而 LMNB1 和 LMNB2 几乎所有细胞均能表达。

3. 突变　LMNA 基因常见突变位点为第 190 位精氨酸（Arg）被色氨酸（Trp）所置换（Arg190→Trp）。

（五）MYH7 基因

1. 结构　MYH7 基因定位于第 14 号染色体长臂 11 区 2 带到 12 区（14q11.2～12），长 26213bp，由 41 个外显子和 40 个内含子组成，编码 1935 个氨基酸。

2. 功能　MYH7 基因是粗肌丝的主要组成成分，MYH7 含 2 个多态的二核苷酸重复序列，一个在启动子区，一个在内含子 24 上，分别称为 MYO Ⅰ和 MYO Ⅱ，使得连锁分析更容易。

3. 突变　MYH7 基因常见突变位点有第 301 位亮氨酸（Leu）被谷氨酰胺（Gln）所置换（Leu301→Gln）、第 531 位甲硫氨酸（Met）被精氨酸（Arg）所置换（Met531→Arg）等。

（六）ACTC 基因

1. 结构　ACTC 基因定位于第 15 号染色体长臂 11 区到 14 区（15q11～14），长 7630bp，由 7 个外

显子和 6 个内含子组成,编码 375 个氨基酸,相对分子质量约为 43kD。

2. 功能 肌动蛋白在心肌细胞内具有双重作用:①作为肌小节的重要组成成分,它直接与肌凝蛋白作用产生收缩力;②同时也与其他细胞骨架蛋白连接,将产生的收缩力传递至细胞外基质。

3. 突变 ACTC 基因常见突变位点有第 101 位谷氨酸(Glu)被赖氨酸(Lys)所置换(Glu101→Lys)、第 289 位异亮氨酸(Ile)被苏氨酸(Thr)所置换(Ile289→Thr)等。

(七)TNNT2 基因

1. 结构 TNNT2 基因定位于第 1 号染色体长臂 32 区(1q32),长约 17kb,由 17 个外显子和 16 个内含子组成,编码 288 个氨基酸,相对分子质量约为 37kD。

2. 功能 肌钙蛋白 T 包括几个功能结构域,1 个 N 末端的磷酸化区,1 个位于 9~12 外显子之间的原肌球蛋白结合域。

3. 突变 动物实验研究显示,TNNT2 基因突变可导致 NVM 的发生。

(八)TPM1 基因

1. 结构 TPM1 基因定位于第 15 号染色体长臂 22 区 1 带(15q22.1),由 10 个外显子和 9 个内含子组成,编码 284 个氨基酸,相对分子质量约为 64kD。

2. 功能 TPM 主要作用是加强和稳定肌动蛋白丝,抑制 ACTC 与 TPM 结合。每个 TPM 长度相当于 7 个肌动蛋白,TPM 首尾相连形成长丝状,位于 ACTC 的两股螺旋链所形成的浅沟附近。

3. 突变 TPM1 基因常见突变位点为第 37 位赖氨酸(Lys)被谷氨酸(Glu)所置换(Lys37→Glu)。

(九)MYBPC3 基因

1. 结构 MYBPC3 基因定位于第 11 号染色体短臂 11 区 2 带(11p11.2),长约 24kb,由 37 个外显子和 36 个内含子组成,编码 1274 个氨基酸,相对

分子质量约为 141kD。

MYBPC3 基因外显子的大小差异显著,其中有 2 个外显子异常小,仅为 3bp。

2. 功能 MYBPC 只在心肌组织中表达,位于肌小节 A 带。肌小节复合体由粗肌丝和细肌丝组成,起着收缩、结构及调节功能。

3. 突变 体外培养的心肌细胞研究显示,MYBPC3 基因突变后 MYBPC 的 C10 区域发生改变,出现肌节缩短和钙离子瞬流减少的现象,从而导致 NVM 的发生。

(十)mtDNA

1. 结构 线粒体是一些大小不一的球状、棒状或细丝状颗粒,一般为 0.5~1.0μm,长 1.0~2.0μm。mtDNA 构成线粒体基因组,人 mtDNA 是由两条链组成的一条环状 DNA 分子,两条链因含碱基成分不同,一条链称为 L 链;另一条称为 H 链。整条 mtDNA 是由 16569bp 组成,线粒体基因组由 37 个基因组成,L 链编码 8 种 tRNA 和一种小分子的 mRNA,其余的均为 H 链编码。

2. 功能 线粒体由外至内可分为线粒体外膜、线粒体膜间隙、线粒体内膜和线粒体基质 4 个功能区。mtDNA 共编码 2 种 rRNA,22 种 tRNA,mtDNA 编码线粒体内的 13 种多肽,参与氧化磷酸化。

3. 突变 mtDNA 异常是儿童 NVM 发病的主要致病基因突变。

四、发病机制

(一)致病病因

临床研究显示,NVM 致病病因为 TAZ 基因、LDB3 基因、DTNA 基因、LMNA 基因、MYH7 基因、ACTC 基因、TNNT2 基因、TPM1 基因、MYBPC3 基因的突变及 mtDNA 异常。

1. TAZ 基因 TAZ 蛋白主要表达于心肌和骨骼肌中,在线粒体内有酰基转移酶的功能,并参与维持线粒体功能,促进成骨细胞的分化及成熟,保

持心肌磷脂浓度等方面具有重要的功能。

2.LDB3基因　LDB3基因编码肌小节Z带蛋白,在心脏发育过程中发挥着重要的作用。

3.LMNA基因　LMNA与LMNC、LMNB共同组成细胞的核纤层,核纤层在维持核膜完整性、提供染色体锚着位点、调节细胞分化,以及核周期性的解体和重组装的过程中发挥着重要作用。

4.MYH7基因　心肌肌球蛋白分子由肌球蛋白重链(myosin heavy chains,MHC)和肌球蛋白轻链(myosin light chains,MLC)构成六聚体,其中MHC存在两种亚型,即β-MHC和α-MHC,其中β-MHC由MYH7基因编码。β-MHC分为球状头部、头杆结合区和杆状尾部,头部包含三磷酸腺苷(adenosine triphosphate,ATP)酶、ACTC及必需轻链的结合位点。β-MHC主要在成年人的心室心肌中表达,也存在于胚性心脏和成年人心房心肌中,是肌小节的主要收缩蛋白。

5.TNNT2基因　肌钙蛋白T与肌钙蛋白C、肌钙蛋白I共同组成肌钙蛋白复合体,在肌肉的收缩和舒张过程中起着重要的调节作用。

6.TPM1基因　TPM是由两条平行的多肽链扭曲而成的螺旋状分子,哺乳动物中有4个TPM异构体,分别为TPM1、TPM2、TPM3及TPM4,其中TPM1基因在心室心肌及快骨骼肌中表达。

7.MYBPC3基因　MYBPC是粗肌丝的主要成分之一,通过结合MHC参与正常肌小节和肌丝的组装,并通过磷酸化等调节横桥循环控制肌肉收缩和舒张。MYBPC还参与心肌结构、细胞内信息传递,以及影响肌丝的收缩和舒张运动等。

(二)遗传学机制

NVM呈常染色体显性遗传约占70%,X连锁隐性遗传约占30%,X连锁隐性遗传中受累男性患者临床表型明显,而受累女性患者临床表型轻微或者不典型,有的甚至正常,但女性遗传给下一代则可能临床表型明显。

NVM具有家族聚集遗传倾向和遗传异质性,在儿童患者中多为家族性,但并非单一遗传学背景,NVM可在同胞子女、异父(母)兄弟、父母和子女,以及父母的近亲中发病。

目前多数学者认为,NVM是一种在胚胎发育过程心肌致密化异常停止,进而导致肌小梁隐窝持续存在及肌小梁异常粗大所致。正常心脏胚胎发育前4周,冠状动脉循环形成之前,胚胎心肌是由海绵状心肌组成,心腔内的血流通过其间的隐窝供应相应区域的心肌。在胚胎发育5~6周随着心肌的发育,心室肌逐渐致密化,隐窝压缩成毛细血管形成冠状动脉微循环系统。致密化过程从心外膜到心内膜、从基底部到心尖部依次进行。若发育缺陷,此阶段肌小梁不能吸收并保留在小梁化状态,心肌正常致密化过程失败,腔内隐窝持续存在,肌小梁发育异常粗大,则出现NVM为特征的病理改变。NVM导致收缩功能正常的致密化心肌(正常心肌)变薄,收缩功能异常的非致密化心肌变厚,病变可侵及左心室,伴有或不伴有右心室受累。

心肌致密化过程受遗传基因及血流动力学因素的调控,其中血流动力学异常可能是某些NVM患者主要发病机制,而遗传基因的缺陷可能是家族性NVM患者主要发病机制。但NVM遗传学机制仍未完全清楚,尽管目前已发现多个相关基因突变与NVM的发生发展有关,但均不具有特异性。NVM相关基因在变异之前被认为与肥厚型心肌病(hypertrophic cardiomyopathy,HCM)、扩张型心肌病(dilated cardiomyopathy,DCM)等心肌疾病相关,提示不同的心肌病表型间可能有共同的病因及发病机制;也有研究提示线粒体功能异常与神经肌肉疾病有关。

五、病理

(一)病理解剖

NVM可独立存在或也可合并其他先天性心脏

病,根据其发生的部位不同可分为左心室型、右心室型及双心室型,其中左心室型最常见累及的部位为左心室、心尖部、左心室下壁和侧壁中部,约占80%以上;而左心室中部前壁、室间隔和心底部则很少累及,这种分布特点符合胚胎发育过程中心肌有序逐渐致密化的规律。

1.形态改变 大体解剖显示心脏增大,心外膜表面的冠状动脉、大血管均正常。外层为心外膜带,由致密化心肌组成;内层为心内膜带,由非致密化心肌组成。心腔内有粗大的肌小梁形成和肌小梁间深陷的隐窝,致密层变薄且发育不良,小梁层与致密层的比值>2.0,深陷的隐窝可与心室腔相通,深陷的隐窝内较易形成附壁血栓。

2.组织学检查 连续切片可发现从心尖到心底的心室壁逐渐增厚,受累的部位呈现两层结构,表现为数目众多突出于心室腔肌小梁和深陷的小梁隐窝,小梁隐窝常深达心室壁的外三分之一,并与心室腔相交通,不与冠状动脉相交通;受累的心肌分布不均匀,往往呈现局限性。

3.镜下所见 显示间质纤维化,心内膜下纤维组织增生,还可观察到突起的肌小梁内有缺血、受损或坏死的心肌细胞存在。

4.超微结构改变 超微结构改变以心肌发育异常最为明显,主要表现为心肌细胞发育不良、线粒体及闰盘的分布和结构异常,均为先天发育异常所致。

(二)病理生理

1.收缩功能障碍 心室以收缩功能障碍为主,射血分数明显降低。收缩功能障碍可能与冠状动脉微循环的异常有关。临床研究发现,在非致密化区域,尤其是心内膜下心肌存在低血流灌注,同时证实在非致密化心肌区域和部分致密化心肌区域存在冠状动脉血流贮备功能降低。这可能是由于粗大的肌小梁和小梁间隙影响了心肌细胞的血液供应,心肌供血不足导致慢性心肌缺血,引起心内

膜下心肌纤维化,从而导致心室收缩功能进行性下降的原因。

2.舒张功能障碍 心室腔内增多的粗大肌小梁限制了舒张期心肌的主动松弛,心室壁僵硬度增加,心肌顺应性下降,导致心脏舒张功能降低。

六、临床表现

(一)症状

1.发病率 NVM并不是一种少见疾病,在所有心肌疾病中NVM的发病率仅次于DCM、HCM。NVM在普通人群发病率为0.014%~0.30%。以超声心动图检查进行筛查美国儿童发病率约为9.5%,在心力衰竭病因中因NVM引起的为3.0%~4.0%。

2.异质性 NVM患者病程迁延,病情严重程度差异较大,从无症状到严重心律失常、进展性心功能不全、血栓栓塞甚至猝死等。

3.家族史 研究表明,NVM患者中家族发病为12.0%~50.0%,其中日本报道家族性发病约为44.0%;国内报道家族性发病约为11.0%,约占同期确诊的各型原发性心肌疾病的8.1%。

4.性别及年龄 男性发病率高于女性。NVM虽然是先天性发育异常,但其症状的首发年龄差别很大,发病年龄从4个月到55岁,多数患者早期无症状,而于中年甚至老年时才发病,甚至部分患者终生无任何症状。

5.生长发育迟缓 心功能不全可引起胃肠道静脉淤血,消化功能紊乱,营养物质吸收不良;另外患儿心率增快、多汗、易反复感染,以及机体高消耗导致生长发育不良。

6.精神运动障碍 部分患儿易合并其他异常或疾病,如神经肌肉系统疾病表现为智力低下、运动发育迟缓等。

(二)体征

1.查体 可发现颈静脉怒张、肝脏肿大及双下

肢凹陷性水肿等。

2.心脏听诊　心脏听诊可闻及期前收缩、短暂性或阵发性室上性心动过速、室性心动过速等。

3.先天性发育异常　某些患儿可有特殊面容，表现为前额突出、斜视、眼球震颤、低耳垂、小脸面、腭裂、上腭弓高及生殖器发育不良等。

（三）基因型—表型

1.TAZ 基因突变　其中 Gly197→Arg、Cys118→Arg 突变时可抑制心磷脂重构使单溶心磷脂水平上调，影响心脏组织中带有 4 条相同亚油酸酰基链的心磷脂合成，从而引发 NVM。

2.LDB3 基因突变　其中 Asp626→Asn、Val55→Ile、Asp117→Asn 突变时对心肌细胞骨架成分的构成和肌小节收缩功能等均产生一定的影响，从而导致胚胎期左心室致密化过程失败而引起 NVM。

3.LMNA 基因突变　其中 Arg190→Trp 突变时可致使核纤层的结构发生异常，影响特定转录调节蛋白的功能，并由此改变了相关基因的表达。

4.ACTC 基因突变　Ile289→Thr、Glu101→Lys 突变时可引发心肌结构和功能的异常，其中 Ile289→Thr 突变时由于破坏氨基酸残基，引起疏水性、电荷及极性等理化性质改变，致使 ACTC 相关结构和蛋白合成受到影响而引起 NVM。

5.TPM1 基因突变　其中 Lys37→Glu 突变时可导致高保守区氨基酸电荷异常和 mRNA 剪接紊乱而形成 NVM。

6.mtDNA 异常　在研究儿童遗传性线粒体功能障碍疾病时发现 mtDNA 异常可引起 NVM，并且其发病率较高，mtDNA 异常致病约占 NVM 基因突变的 13%。

（四）NVM 临床类型

在临床上根据 NVM 发生的部位、表现，是否合并心脏畸形及预后等可分为 8 个类型：

1.良性 NVM　良性 NVM 约占 NVM 的 35%，本型特点为左心室形态、室壁厚度、收缩及舒张的功能等多表现正常，患者预后较好。

2.伴有心律失常型 NVM　本型患者心脏收缩功能、左心室大小和室壁厚度均为正常，但存在着潜在发生心律失常的风险，其中室性心律失常是诱发猝死的独立高危因素，而且在临床上往往难以早期被发现。

3.扩张型 NVM　扩张型患者表现左心室扩大及收缩功能障碍，若在新生儿或婴儿时期发病则预后不良。

4.肥厚型 NVM　肥厚型患者表现左心室肥厚或间隔不对称性肥大，通常伴有收缩功能增强而舒张功能下降。

5.混合型 NVM　本型 NVM 既伴有左心室肥厚又伴有心室扩张，临床表现心脏收缩功能异常、心功能不全等，在儿童时期发病死亡率较高，预后不良。

6.限制型 NVM　本型特征为左心房和/或双心房扩张伴舒张功能障碍，与限制型心肌病的临床表现相似，通常多因心律失常而突发心脏事件，少数患者出现心力衰竭，但左心室射血分数尚可。

7.右心室或双心室型 NVM　本型特点是左心室、右心室过度小梁化，小梁化的形式多在右心室的侧壁，过度小梁化可累及到三尖瓣，引起三尖瓣功能障碍，患者预后不良。

8.NVM 伴先天性心脏病　本型患者合并先天性心脏病多为三尖瓣下移畸形、肺动脉狭窄、肺动脉闭锁、三尖瓣闭锁、双出口右心室等，患者心脏收缩和舒张功能明显异常，具有潜在发生致命性心律失常的风险，预后不良。

（五）并发症

1.心律失常　NVM 常伴有心律失常，其发生率为 88%~94%。心律失常多见于室性快速心律失常、心脏传导阻滞及心房颤动等，约有 15% 的儿童患者伴有预激综合征，而成年人较少见。心律失常的发生与肌束不规则的分支和连接、局部心肌缺血引起的组织损伤及激动延迟等有关,进行性局部心肌缺血和继发性瘢痕组织可能是室性心律失常发生发展的基础。

2. 心功能不全　心功能不全多呈进行性发展,是 NVM 最常见临床表现,也是首诊的主要原因。NVM 在成年人多因心力衰竭而就诊,因病变多累及左心室,故左心衰竭症状多见。发生心力衰竭的时间及严重程度与 NVM 病变范围有密切关系,即发生心力衰竭的年龄越小、心肌受损越广泛,心力衰竭的程度越严重。心功能不全常表现为胸闷、心悸、气短及呼吸困难,病情严重时夜间不能平卧。

3. 血栓栓塞　左心室收缩功能障碍、心律失常及肌小梁间深陷隐窝中血流缓慢等因素,易形成附壁血栓,如血栓脱落则可引起相应组织器官的栓塞症状。但在临床上 NVM 患者血栓栓塞的发生率并不高,发生血栓栓塞事件多见于成年患者,在儿童患者中极少发生。

七、辅助检查

(一)实验室检测

1. 心功能标志物　B 型利钠肽(B‑type natriuretic peptide,BNP)、N 末端 B 型利钠肽原(N‑terminal pro‑BNP,NT‑proBNP)的水平。

2. 基因检测　依据先证者的致病基因检测结果,对家系成员进行特定突变位点筛查,并根据家族史、临床病史及体格检查等综合分析,以明确亲属成员的致病基因突变携带情况及患病风险。

(二)心电检查

1. 心电图　①左心室、右心室或双室肥大;②电轴左偏;③ST‑T 波改变及异常 Q 波;④室内传导阻滞、分支传导阻滞、右束支传导阻滞(偶见左束支传导阻滞)及房室传导阻滞;⑤窦性心动过缓、期前收缩及阵发性心动过速等。

2. 动态心电图　动态心电图可长时间记录患者在休息、劳作及睡眠等状态下心电变化,可发现短暂性、阵发性室上性、室性心律失常及缺血性 ST‑T 动态演变等。

3. 信号平均心电图(signal‑averaged electrocardiograph,SAECG)　SAECG 检查可描记晚期心室(心房)电活动,其中在 QRS 波群终末部、ST 段内的高频、低振幅、多形性碎裂电活动,称为心室晚电位(ventricular late potentials,VLP)。VLP 分析方法有时域分析、频域分析和时频三维图,临床上以时域分析最为常用。VLP 是由于局部心肌缺血、缺氧及病变等所致的电生理特性改变,导致心肌局部除极延迟而形成。传导延迟表明心室内有潜在性的折返径路,为心律失常的主要发病机制之一。

(三)心脏超声检查

超声心动图能清楚显示 NVM 的特征性改变,同时还能诊断并存的其他心脏畸形,且方法简便快速,因此超声心动图已成为筛查和明确诊断的主要措施。

1. 经胸超声心动图　超声心动图检查对诊断 NVM 有重要的价值,不仅能显示 NVM 心肌结构的异常特征,且可显示非小梁化区域的心肌结构与功能,还可同时诊断并存的心脏畸形,是诊断 NVM 最经济、最可靠的首选检查方法。家族性 NVM 约有 25% 无症状亲属成员有不同程度的超声心动图异常,超声心动图异常表现为左心室扩大、薄且致密的心外膜层及厚而非致密的心内膜层。后者由粗大突起的肌小梁和小梁间的隐窝构成,隐窝与左心室腔交通具有连续性,主要受累心尖部、心室下壁和侧壁,小梁间的深陷隐窝充满直接来自左心室腔的血液。

(1)特征性改变:①受累心室壁呈双层结构,心外膜呈薄层的致密化心肌回声,心内膜层显著增厚且非致密化不全心肌,在胸骨旁短轴像中分别测量收缩末期的非致密化心肌层(non‑compaction,NC)与致密化心肌层(compaction,C)的最大厚度比值,其中儿童 NC/C > 1.4,成人 NC/C > 2.0;②心腔内多发、过度隆起的肌小梁和深陷其的隐窝,呈网状结构;③彩色多普勒超声心动图可测及隐窝间有低速血流与心腔相通,而不与冠状动脉循环相通;④病变主要累及心尖部节段最为明显,可影响心室侧壁及下壁中部,晚期则见心腔扩大,心功能减退;⑤也可通过超声心动分别在二尖瓣、乳头肌及心尖层面,测量心外膜表面到小梁间隐窝的底部与心外膜表面到小梁顶端比值;⑥病变区域室壁外层的致密心肌明显变薄,呈中低回声,局部室壁运动幅度减低;⑦少数患者病变区域的心腔内可发现附壁血栓;⑧可伴有室间隔缺损、房间隔缺损、主动脉二叶瓣畸形、永存性左位上腔静脉、大动脉转位、肺动脉瓣闭锁、左心室流出道梗阻、右心室流出道梗阻、冠状动脉异常、肺静脉畸形引流等疾病;⑨由于本病可致乳头肌基底疏松,引起房室瓣脱垂、房室瓣关闭不全等并发症。

(2)分型:①轻度:比值 NC/C > 0 而 < 1.0,病变范围 NC/C > 0 而 < 2.5cm²;②中度:比值 NC/C ≥ 1.0 而 < 2.0,病变范围 NC/C ≥ 2.5cm² 而 < 5.0cm²;③重度:比值 NC/C ≥ 2.0,病变范围 NC/C ≥ 5.0cm²。

2.经食管超声心动图 经食管超声心动图能清楚显示左心室室壁的海绵样改变,以及前乳头肌的特殊形态学的表现,从而明确诊断和鉴别诊断。

3.三维超声心动图 三维超声心动图将左心室室壁分为 12 个节段,右心室室壁分为 9 个节段进行分析,计算同一室壁部位收缩期末的 NC/C 比值,以及非致密化心内膜层与致密化心外膜层的比值。实时三维超声心动特征性显示心肌部呈蜂窝样结构,能准确判断 NVM 所累及的范围、程度及性质,为临床提供更多的诊断信息,经与电子计算机断层扫描血管成像(computed tomography angiography, CTA)、心脏磁共振成像(cardiac magnetic resonance, CMR)检查进行对比,其结果相

一致。

4.超声增强显影 超声增强显影其造影剂能清晰显示,左心室室壁肌小梁和深陷其间的隐窝轮廓、心内膜下的致密心肌层,以及心肌节段,有助于提高 NVM 诊断的准确性,较经胸超声心动图检查可提高其诊断的敏感性和诊断效率。

(四)影像学检查

1.胸部 X 线 患儿 NVM 胸片可显示存在不同程度心影增大,国内报道患儿 NVM 的心胸比为 0.52~0.75。

2.CMR CMR 可将左心室非致密化心肌层成像,CMR 具有软组织分辨率高、可任意切面扫描、提供心肌形态的详细的影像,易显示隐藏在肌小梁间的血栓,以及应用心肌 Native T_1 值评价心肌纤维化病变的程度等,可作为超声心动图检查不能清楚观察的心尖和侧壁的补充。CMR 可见心肌增厚并分层,NC/C ≥ 2.0。采用 CMR 心肌 17 解剖段法分析可清楚显示心腔内多发粗大、交错排列呈网状或海绵状的肌小梁结构,其内信号呈流空信号或信号不均匀;准确显示小梁隐窝内的血流信号、隐藏在肌小梁中的血栓及室壁瘢痕等。

3.CTA CTA 检查病变心肌可显示为密度不同的外层和内层,其中外层变薄的致密化心肌及内层增厚的非致密化心肌,增强造影可显示造影剂充盈于肌小梁隐窝内。CTA 可以全面或者局部定性、定量评估心室功能,并且可以排除冠状动脉疾病,优于 CMR 检查和超声心动图检查。

4.LVA NVM 患者 LVA 检查可显示鹅毛征,由于心腔内大量隆突的肌小梁和深陷的陷窝,LVA 造影剂均充填到陷窝中,而肌小梁没有造影剂就像羽毛一样,故称为鹅毛征。

5.核素心肌显像(myocardial imaging) 门控心肌灌注断层显像是通过心电 R 波触发采集若干心动周期收缩至舒张的系列心肌灌注图像,重建后可以同时获得心肌血流灌注、室壁运动、左心室功

能和左心室机械收缩同步性等多方面信息。其中心肌灌注正电子发射型计算机断层显像(photon emission computed tomography,PET)对 NVM 受累区域的心肌血流灌注表现呈多样性:①心肌供血方式为窦状隙型供血时,非致密化心肌区域表现为无灌注;②心肌供血方式为过渡型时,非致密化心肌区域表现为低灌注区;③心肌供血方式为冠状动脉型供血时,非致密化心肌区域显示为正常灌注。

(五)心肌组织学检查

1. 形态学变化 受累及部位心室壁明显增厚呈现两层结构,致密化心肌变薄,非致密化心肌增厚,在肌小梁形成的隐窝内可见左心室附壁血栓形成。

2. 镜下可见 高倍镜检查可见心内膜下纤维组织、胶原纤维组织增生明显,心肌组织结构破坏、纤维化、瘢痕形成及退行性改变,有时可见到炎性细胞浸润。

八、诊断

(一)初步诊断

目前对于 NVM 的诊断主要依据临床表现、家族史调查、超声心动及影像学检查等,其中超声心动检查是诊断 NVM 首选的方法,现国际公认的超声心动诊断标准有 3 种。

1. Jenni 诊断标准 ①不合并其他心脏畸形(孤立性 NVM);②左心室部分室壁增厚分为两层,致密层较薄而非致密层较厚;③收缩末期的 NC/C≥2.0;④心室与小梁隐窝间有血流交通。

2. Stollberger 诊断标准 ①在从心尖部至乳头肌水平的同一层面上,可见 3 条以上肌小梁(肌小梁定义为与心肌回声相同且与心室收缩同向运动)突出于左心室室壁;②多普勒超声心动图证实小梁间隙有血流灌注,且与左心室腔相通。

3. Chin 诊断标准 超声测量心外膜表面到小梁间隐窝的底部(X)与心外膜表面到小梁顶端(Y)的比值,X/Y≤0.5。

(二)明确诊断

1. 目前临床诊断 NVM 应用最广的是 Jenni 诊断标准,其诊断标准的敏感度最高。

2. 近年临床根据 CMR 检查结果进行诊断,尤其在超声心动图声窗欠佳时。

3. 超声增强显影、经食管超声心动图及核素心肌灌注显像等方法作为诊断 NVM 的补充,可进一步提高其诊断准确性。

4. 相关基因突变检测及病理组织学检查是诊断 NVM 的金标准。

九、鉴别诊断

1. DCM DCM 与 NVM 均可表现心腔扩大、二尖瓣反流、左心室内附壁血栓形成和弥漫性心肌运动障碍,但 NVM 特征性表现为致密化心肌变薄,非致密化心肌增厚,心内膜不光滑隐窝特别明显,心内膜呈网状结构等,CMR 检查可明确诊断。

2. HCM HCM 以左心室非对称性肥厚、心肌细胞排列紊乱及心肌纤维化为特征性改变,常累及室间隔,超声心动图检查可发现有粗大的肌小梁,但缺乏深陷的隐窝有助于鉴别诊断。

3. 心尖肥厚型心肌病(apical hypertrophic cardiomyopathy,AHCM) AHCM 患者心肌肥厚的部位主要累及左心室乳头肌以下的心尖区,通常不伴有左心室流出道动力性梗阻和压力阶差,典型特征为心电图巨大负向 T 波,心室造影显示左心室舒张期末期呈铲状,影像学检查有助于鉴别诊断。

4. 左心室假腱索(left ventricular false tendon,LVFT) LVFT 是指左心室内除正常连接乳头肌和左心房瓣叶的腱索以外的纤维条索结构。1893 年 Turner 首次在尸解中发现并报道 LVFT;1906 年 Keich 和 Flack 曾注意到 LVFT 的类似结构在人和牛心脏中常常见到,并认为是正常解剖的变异,由于当时缺乏有效的诊断手段,因此 LVFT 结构仅在尸检中发现。自从超声心动图应用于临床以来，对LVFT生前诊断有了依据，1981 年 Nishimura 等首先报道了 LVFT 的心脏超声所见。正常人假腱索直径可≥2.0mm，但数目<3 个，无交错深陷的隐窝；室性期前收缩多见于年轻人，并在心率增快时消失呈心率依赖性。

5. 心尖部血栓形成(apical thrombosis)　心尖部血栓形成可被误诊为 NVM，心脏超声检查显示血栓回声密度不均，彩色多普勒超声检查血流显像可见血栓内部与心室腔无血流交通，且不能为造影剂所充盈。影像学定期检查有助于发现血栓的变化、判断病情变化倾向及预测预后等。

6. 心内膜弹力纤维增生症(endocardial fibroelastosis，EFE)　NVM 在婴儿时期易被误诊为 EFE，EFE 多数累及整个心脏，以左心室扩大为主，表现为左心室肥厚、心内膜增厚及回声增强；组织学检查可发现左心室心内膜增厚，呈乳白色或灰白色。而 NVM 患者表现为局部病变，室壁不均匀增厚，组织学上呈现为双层结构，可见突出的肌小梁及深陷的隐窝结构等，影像学检查有助于鉴别诊断。

十、风险分层

1. 高风险　①左心室舒张末期明显扩大；②NYHA 心功能分级Ⅲ～Ⅳ级；③慢性心房颤动；④束支传导阻滞；⑤发病年龄<1 岁、ST-T 缺血性变化及染色体异常。

2. 低风险　NVM 患者在临床上表现不典型或者有轻微症状，通常预后较好。

十一、治疗

(一)药物治疗

对于具有血栓形成风险的心房颤动患者需预防性抗凝治疗，抗凝治疗可有效地降低血栓栓塞的发生率。

1. 维生素 K 拮抗剂　华法林钠片 1.5~3.0mg/d，初始剂量治疗凝血指标国际标准化比值(international normalized ratio，INR)不达抗凝目标值时，可按照 1.0~1.5mg/d 的幅度逐渐递增并连续检测 INR，直至其达到抗凝目标值。但特殊人群(如老年人、体质虚弱、营养不良、心力衰竭、肝脏疾病、近期曾进行手术治疗、或正在服用可增强华法林钠片作用的药物者)应从更低剂量(如<1.5mg/d)开始用药。在长期应用华法林钠片治疗过程中，初期应用华法林钠片治疗时应每 3~5 日检测 1 次 INR，当 INR 达到目标值和剂量相对固定后，也应每 4 周检测 1 次。

2. 非维生素 K 拮抗剂口服抗凝药(non-vitamin K antagonist oral anticoagulants，NOAC)　患者如出现心房颤动、心室扩大、室壁瘤形成或有血栓栓塞并发症危险者应进行抗凝治疗。NOAC 包括直接 Xa 因子抑制剂(如利伐沙班、阿哌沙班、艾多沙班等)和直接凝血酶抑制剂(如达比加群等)，较维生素 K 拮抗剂等传统抗凝药，NOAC 具有药物相互作用少、半衰期短、起效快及迅速发挥抗凝作用等优点，已广泛应用于预防心房颤动患者的卒中和全身血栓栓塞。由于 NOAC 在肝脏代谢，对于伴有凝血障碍、重度肝损害的患者禁用 NOAC。另外 NOAC 经肾脏排泄，在长期使用 NOAC 时应定期监测肾功能，并根据肾功能的变化进行相应剂量调整。

(1)达比加群酯胶囊 150mg/次，2 次/天，用水送服，餐时或餐后服用均可。注意事项：①口服时请勿打开胶囊；②年龄≥75 岁、血肌酐清除率 30~50mL/min 有增加出血的风险；③长期口服时需定期复查活化部分凝血活酶时间(activated partial thromboplastin time，aPTT)；④当患者出现无法控制的出血或需要接受紧急手术治疗时，则需要逆转剂抵消抗凝剂的作用。依达赛珠单抗(idarucizumab)为特异性逆转剂，其治疗剂量为 5.0g，分 2 次给药，每次经静脉弹丸式注射或快速输注 2.5g，2 次间隔时间不超过 15min。

（2）利伐沙班 10mg/次，1 次/天，用水送服。注意事项：①利伐沙班的特异性逆转剂为 And-α，And-α 是人源化重组 Ⅹa 因子诱导蛋白，与 Ⅹa 因子竞争结合利伐沙班；②And-α 400mg，静脉弹丸式给药，随后以 4mg/min 输注 120min（总共 880mg）；③利伐沙班禁用于肝损害的患者，因为肝损害患者中利伐沙班的药物暴露量增加 2 倍以上。

（二）介入治疗

1. 心室再同步起搏（cardiac resynchronization therapy，CRT）　CRT 是心力衰竭合并心室内和心室间传导延迟患者的辅助治疗措施，心力衰竭患者由于心室内和心室间的传导延缓，造成心室收缩的不同步，降低了心脏的泵血效率，使舒张期充盈时间缩短，心脏收缩减弱和产生二尖瓣反流等。

2. 双心室起搏兼心脏复律除颤器治疗　双心室起搏兼心脏复律除颤器治疗可改善左心室收缩功能和同步性，提高 LVEF，舒张期充盈改善，二尖瓣反流减少，但心室起搏治疗只是治疗顽固性充血性心力衰竭的一种辅助疗法，不能消除基本病因，是药物治疗的补充，因而不可能代替药物治疗。

3. 永久性心脏起搏器　有严重心动过缓包括病态窦房结综合征或 Ⅱ 度房室传导阻滞以上应考虑置入永久性心脏起搏器。

4. 植入式心律转复除颤器（implantable cardioverter defibrillator，ICD）　NVM 患者发生心律失常是导致心脏性猝死的重要原因，如室性心律失常抗心律失常药物治疗，尤其有心室颤动发作史的患者应可考虑置入 ICD。

（三）手术治疗

NVM 患者心力衰竭为终末期经标准、规范的治疗无效时，患者仍然有进展性心力衰竭时可考虑心脏移植。

参考文献

1. 杜忠东. 心肌病分子水平的定义和分类—2006 年美国心脏病学会心肌病定义和分类专家建议. 实用儿科临床杂志，2007，22（13）：1034-1036.

2. ELLIOTT P，ANDERSSON B，ARBUSTINI E，et al. Classification of the cardiomyopathies：a position statement from the European Society of Cardiology Working Group on myocardial and pericardial diseases. Eur Heart J，2008，29（2）：270-276.

3. 宋开艳，聂抒，韩燕燕. 儿童心肌致密化不全. 中华实用儿科临床杂志，2020，35（1）：70-73.

4. 中华医学会心血管病学分会，中华心血管病杂志编辑委员会. 遗传性心脏离子通道病与心肌病基因检测中国专家共识. 中华心血管病杂志，2011，39（12）：1073-1082.

5. 冀晋，方理刚. 心肌致密化不全研究进展. 中国心血管杂志，2013，18（1）：69-72.

6. 赵红，孙洋，宋来凤，等. 左心室致密化不全的超微结构与临床和病理表现的关系. 中华心血管病杂志，2015，43（5）：418-422.

7. 颜超，方位，罗蓉，等. 左心室心肌致密化不全与基因突变关系. 医学综述，2017，23（21）：4178-4182.

8. KOVACEVIE-PRERADOVIC T，JENNI R，OECHSLIN E N，et al. Isolated left ventricular noncompaction as a cause for heart failure and heart transplantation：a single center experience. Cardioly，2009，112（2）：158-164.

9. 何涛，曾和松，乐伟波，等. 18 例心肌致密化不全患者的临床特征. 中华心血管病杂志，2007，35（6）：548-551.

10. MARATHE S P，VAIDEESWAR P，PARIKH R，et al. Noncompactioncardinmyopathy：Manifestation as a surgical pitfall-rare but real. Asian Cardiovasc Thorac Ann，2015，23（2）：133-139.

11. 陈梦佳，PETER NORDBECK，胡凯. 左心室血栓形成的危险因素及预后意义. 中华心血管病杂志，2018，46（7）：516-522.

12. ADAM R，BELANGER B A. Naw Classification Scheme of Left Ventricular Noncompaction and Correlation With Ventricular Performance. Am J Cardiol，2008，102（1）：92-96.

13. 周红梅，丁海艳，方全，等. 左心室心肌致密化不全患者致密层心肌 Native T_1 值与基质金属蛋白酶-9 的相关性研究. 中国循环杂志,2021,36(2):178-184.

14. 徐克,陆凤翔,许迪,等. 超声心动图在心肌致密化不全病家系分析中的应用. 南京医科大学学报(自然科学版),2006,26(4):279-282.

15. 赵淑娟,孙俊,高传玉,等. 非维生素 K 拮抗剂口服抗凝药特异性逆转剂的研究进展. 中华心血管病杂志,2019,47(8):657-659.

第十一节 法布里病

法布里病（Fabry disease，FD）又称 Andeson-Fabry 综合征（Anderson-Fabry syndrome）、α-半乳糖苷酶 A 缺乏病（α-galactosidase A deficiency）等，致病病因为 α-半乳糖苷酶 A（α-galactosidase A，GLA）基因突变，导致无法正常代谢的脂质在细胞内溶酶体贮积，脂质贮积在各类型细胞和组织器官中，引起多器官功能病变。患者主要表现为心律失常、心动过缓、心脏瓣膜反流、心肌肥厚、缺血性脑卒中、纤维神经病变及肾脏病变等，是目前已知单基因病引起心肌肥厚的唯一可以进行酶替代治疗的遗传性疾病，且疗效显著，可明显缓解症状、改善心脏功能及预后等。

一、概述

1898 年，首先由英格兰 Andeson 和德国 Fabry 两位皮肤科医生几乎同时报道了 FD 临床表现，故又称 Andeson-Fabry 病。

1967 年，Brady 等首先发现 FD 患者血液中 GLA 酶活性降低，提出 GLA 酶活性降低是 FD 致病病因。

1988 年，GLA 基因被完整克隆，确定其定位、基因长度、组成及编码功能等。

1995 年，Nakao 等选择 230 例诊断为肥厚型心肌病（hypertrophic cardiomyopathy，HCM），左心室肥厚诊断标准为左心室后壁和室间隔的厚度均 ≥13mm，年龄为 16~87 岁的男性患者进行血浆 GLA 酶活性筛查，并通过 GLA 基因检测进行确诊，发现 230 例患者中 7 例（55~72 岁）确诊为 FD，发生率为 3.0%。

2002 年，Nakao 等又对 79 例男性晚发性 HCM 进行研究，发现 79 例中 5 例患者 GLA 酶活性明显降低而确诊为 FD，发生率为 6.3%。

2009 年，Lin 等对中国台湾 16 例男性 HCM 进行了 GLA 酶活性筛查，其中 4 例患者经 GLA 基因检测确诊为 FD，发生率为 25.0%。

2013 年，中国 FD 专家协作组发布了《中国法布里（Fabry）病诊疗专家共识》。

2021 年，为了规范 FD 的诊断和治疗，中国 FD 专家协作组依据近年来国内外 FD 的诊断和治疗新进展，将 2013 年版《中国法布里（Fabry）病诊疗专家共识》的临床表现、辅助检查、诊断流程及治疗等内容进行了更新，发布了《中国法布雷病诊疗专家共识（2021 年版）》。

二、病因

FD 为 X 连锁显性遗传病，经基因组筛选定位，目前仅确定 GLA 基因突变为其致病病因。

三、分子遗传学

GLA 基因

1. 结构 GLA 基因定位于 X 染色体长臂 22 区 1 带（Xq22.1），长约 12kb，由 7 个外显子和 6 个内含子组成，编码 398 个氨基酸，相对分子质量约为 101kD。

2. 功能 GLA 酶可催化三己糖酰基鞘脂醇（globotriaosylceramides，GL-3）末端的半乳糖分子裂解，进一步使 GL-3 被分解利用。GL-3-GLA 存在于肝脏、肾脏、脑、脾脏及小肠黏膜等组织器官，其中小肠黏膜中最多。GLA 酶活性缺乏时患者血液及尿中 GL-3 明显增加，并累积在全身中、小血管及组织内，造成组织器官的结构和功能受损。

3. 突变 GLA 基因突变类型有错义突变、无义突变、缺失突变、移码突变、插入突变及剪切突变等,常见突变位点有第 20 位丙氨酸(Ala)被脯氨酸(Pro)所置换(Ala20→Pro)、第 88 位酪氨酸(Tyr)被组氨酸(His)所置换(Tyr88→His)、第 215 位天冬酰胺(Asn)被丝氨酸(Ser)所置换(Asn215→Ser)、第 253 位异亮氨酸(Ile)被苏氨酸(Thr)所置换(Ile253→Thr)、第 279 位谷氨酰胺(Gln)被谷氨酸(Glu)所置换(Gln279→Glu)、第 296 位甲硫氨酸(Met)被缬氨酸(Val)所置换(Met296→Val)、第 296 位甲硫氨酸(Met)被异亮氨酸(Ile)所置换(Met296→Ile)、第 296 位甲硫氨酸(Met)被苏氨酸(Thr)所置换(Met296→Thr)、第 112 位精氨酸(Arg)被组氨酸(His)所置换(Arg112→His)、第 301 位精氨酸(Arg)被谷氨酰胺(Gln)所置换(Arg301→Gln)、第 328 位甘氨酸(Gly)被精氨酸(Arg)所置换(Gly328→Arg)等。

四、发病机制

目前研究仅发现 GLA 基因突变为 FD 致病病因,其中 GLA 基因每个外显子的异常均可导致 FD,且突变位点多集中于 CpG 二核苷酸处,称为突变热点。由于甲基胞嘧啶经脱氨基作用变为胸腺嘧啶所致,突变的 GLA 多肽被错误地折叠、加工,积聚于内质网,再通过泛素蛋白酶体途径(ubiquitin proteasome pathway)降解。

GLA 基因突变导致 GLA 酶活性缺乏或降低,而 GLA 酶活性缺乏或降低则引起代谢底物 GL-3 及其衍生物脱乙酰基 GL-3(globotriaosylsphingosine,Lyso-GL-3)在血管内皮细胞、上皮细胞及其他类型的实质细胞内进行性大量贮积,对组织器官形态、结构及功能产生严重病变。FD 根据临床症状可分为经典型和迟发型,其中迟发型又可进一步分为心脏型、肾脏型。

1.经典型 经典型患者 GLA 酶活性明显降低或完全缺失,受累的组织器官为心脏、脑、肾脏及周围神经等,经典型 FD 多见于男性患者。

2.迟发型 迟发型患者 GLA 酶活性部分降低,受累的组织器官仅限于心脏和肾脏,迟发型 FD 多见于女性患者。研究表明,迟发型患者大部分基因突变为错义突变,错义突变常见于第 1 外显子、第 5 外显子及第 6 外显子,突变位点主要位于 GLA 酶活性中心或邻近的部位,直接影响 GLA 酶活性;或远离 GLA 酶活性中心主要通过影响 GLA 的折叠,而引起 GLA 稳定性或转运功能的异常。

五、病理

1.形态改变 FD 患者心脏、肾脏、脑、神经系统、皮肤、眼睛及消化道等组织内可见不同程度的结晶形糖鞘磷脂贮积。

2.镜下所见 在偏光镜下呈反折光的十字形,该贮积可发生在体内的任何部位:①肾脏组织光镜下可见肾小球毛细血管上皮细胞增大、富含脂类颗粒,呈泡沫状外观,病变较为明显;②系膜细胞、内皮细胞及肾小管上皮细胞(特别是远端)等壁层上皮细胞受累较轻;③动脉内皮细胞及肌细胞也可受到累及。

3.电镜所见 电镜下几乎所有肾脏细胞均可受累及,其中以肾小球毛细血管上皮细胞为最明显,可见细胞中含有异常包涵物,为电子致密的嗜锇性层状小体,此外可有上皮细胞足突融合、基膜灶性增厚等改变。

六、临床表现

(一)症状

1.发生率 在普通人群筛查 GLA 基因突变携带发生率,其中高加索为 1/3100;美国男性为 1/7800;英国女性为 1/339000。

2.新生儿 新生儿筛查 GLA 基因突变携带发生率为 1/1500～1/3100,其中意大利男性约为 1/3100;奥地利为 1/3859;西班牙男性为 1/7575;

日本为1/11854;中国台湾男性为1/1250,女性为1/40840。

3. 高危人群　高危人群是指年轻卒中、高血压伴左心室肥厚、HCM、肾功能衰竭透析的患者,在高危人群中筛查 GLA 基因突变发病率:①年轻卒中发病率约为 0.5%,美国男性发病率约为 0.13%,女性发病率约为 0.14%;②高血压伴左心室肥厚发病率约为 0.9%;③HCM 发病率为 0.5%~1.0%,其中美国男性发病率约为 0.94%,女性发病率约为 0.90%;④肾功能衰竭透析的患者发病率约为 1.92%,其中美国发病率约为 0.21%,女性发病率约为 0.15%,中国发病率约为 0.12%;⑤肾移植男性发病率约为 0.25%。

4. 性别　男性多见,男性病情较女性严重。研究显示 FD 患者几乎均为正常核型(男人性染色体为 XY,共 46 条染色体),仅报道 1 例患者核型为 47(XYY,共 47 条染色体)。

5. 年龄　经典型患者多在儿童时期发病,其中男性为 6~10 岁,女性为 9~15 岁;迟发型患者多在成年后发病,年龄为 40~70 岁。

6. 人种　FD 常见于白种人、亚洲人,而西班牙人、葡萄牙人及黑人较为少见。

7. 心脏　迟发型患者心脏可表现心肌肥厚、心脏传导系统障碍、心脏瓣膜及冠状动脉受损,严重患者表现为心力衰竭、心肌梗死;部分男性患者心脏病变可能是唯一症状。

(1)心肌肥厚:迟发型患者心肌细胞内 GL-3 小体的贮积量与左心室质量增加呈正相关,但仅依据心肌细胞内 GL-3 小体的贮积量,并不能引起严重心室肥厚,由此推知可能还有其他因素。由于 FD 女性携带者 GLA 酶活性介于男性患者与正常人之间,因此其心脏病变的临床表现与男性迟发型患者相似。Chimenti 等对左心室肥厚(室间隔厚度≥13mm)的女性患者进行 GLA 酶活性筛查和心肌组织活检,发现 FD 发生率约为 11.0%,女性携带者

临床上仅表现为心脏功能受损,而无其他组织器官的病变。研究提示,在 HCM 的女性患者中 FD 的发生率可能较高,因此在临床上发现原因未明的女性 HCM 患者应排除迟发型 FD。

(2)心脏传导系统障碍:FD 可引起心脏传导系统受损,表现为房室传导阻滞、窦房结功能异常、室内传导延迟及束支传导阻滞等。

(3)心脏瓣膜受损:FD 引起心脏瓣膜病变,主要表现为二尖瓣、主动脉瓣的变性、增厚或脱垂,其中二尖瓣病变多见于年轻患者,表现为乳头肌增厚伴有二尖瓣反流,而主动脉瓣病变多见于老年患者。

(4)冠状动脉病变:FD 患者在冠状动脉 GL-3 贮积时可引起心肌缺血、损伤或梗死。

(5)高血压:FD 患者常伴有血压明显升高,可能是由于肾动脉受损而引起肾素分泌增加。

8. 肾脏症状　肾脏病变常表现 10~20 岁出现的隐匿轻微蛋白尿(0.5~2.0g/24h),病情加重时可出现血尿、蛋白尿、脂肪尿及水肿等,约有 30% 患者在 30 岁时即进展至终末期肾功能衰竭。

9. 皮肤血管角质瘤　皮肤血管角质瘤是 FD 特征性皮肤损害表现,多为两侧对称,常见于躯干下部臂股、髋部及会阴处等,其中阴囊部位最为明显,并且其数量与面积可随年龄增长而增多、扩大。皮肤血管角质瘤可伴有面部毛细血管扩张,在皮肤超表层呈簇状或葡萄状,如点状鲜红、紫红或红黑色的静脉血管扩张区有出血倾向。

10. 神经系统受损　神经系统受损是 FD 最早出现的症状,发病年龄多在 5~10 岁,所以儿科医师需要对本病神经系统病变的了解,以免漏诊或误诊。

(1)痉挛掌痛与蚁爬感:FD 神经系统受损主要表现发作性痉挛掌痛、四肢蚁爬感等,经典型表现是在冷热、运动及劳作时手掌和足底呈间歇发作性刺痛、烧灼痛等,并向四肢近端放射,严重时呈周期

性发作,持续时间为数分钟到数周;也可表现为雷诺征、腹痛等,随年龄增长疼痛发作次数可减少,疼痛程度可减轻。

(2)神经系统功能受损:中枢神经系统损害表现为脑卒中、痴呆、被动和压抑;社会交往活动障碍等人格改变;自主神经功能受损可表现少汗、无汗、缩瞳、泪液及涎液减少,也可出现阳痿、直立性低血压等。

11.脑卒中 对 FD 患者预后研究发现,25~44 岁男性 FD 患者发生卒中的概率是普通人群的 12 倍。

12.眼部病变 FD 杂合子和半合子患者眼睛角膜有混浊、晶状体前部和后部异常等。

13.消化道病变 FD 患者胃肠道症状多表现为餐后发作性腹痛、腹泻、恶心、呕吐及脂肪不能耐受等,多数患者明显消瘦。

(二)体征

1.心脏 心脏听诊可在二尖瓣、主动脉瓣闻及收缩期杂音,其中二尖瓣收缩期杂音多见于年轻患者,而主动脉瓣收缩期杂音常见于老年患者。

2.眼睛 眼睛出现白内障、视网膜血管迂曲扩张、角膜混浊及漩涡状沉积物等。眼睛病变不影响视力或视力轻度减退,尤其是女性患者眼睛症状较为常见。在临床上眼科医师发现患者角膜变性或晶状体改变时,应想到 FD 并建议患者进行 GLA 基因检测及家系系谱分析,以发现该患者的其他家庭成员是否也患有 FD,因此眼科医师认识 FD,对于 FD 早期诊断也起着非常重要的作用。

3.骨及关节 FD 可导致肘或腕关节运动受限,表现为局部肌肉失用性萎缩;部分患者手指挛缩,急性发作期时可有关节及肌肉疼痛等。

4.其他 ①皮肤血管角质瘤压之不褪色,较大皮疹可有过度角化;②进行性感觉神经性听力减退或丧失;③面部出现水肿、嘴唇增厚及唇皱褶增多等畸形;④性腺发育不良出现性欲和生殖能力下降,这可能与睾丸受损有关。

(三)基因型—表型

由于 FD 临床表现呈高度异质性,且目前尚难以建立基因型与临床表型之间的关联,这可能与相关修饰基因如内皮型一氧化氮合成酶(endothelial nitric oxide synthase,eNOS)基因的参与有关;而女性患者临床表现的差异可能与 X 染色体的随机失活有关。

1.半合子 半合子中 GLA 基因的外显率很高,既有家族内也有家族间的变异。GLA 整个基因组序列已被破译,而且可以得到足够长度的 cDNA 不同家族分子排列不同,存在着外显子突变、基因重排和碱基对缺失,受影响的半合子男性表现多器官受损的临床症状;杂合子女性患者则临床症状不典型,也可无症状但可找到脂质贮积的证据。

2.恶性突变位点 GLA 基因 Ile253→Thr 时是恶性突变位点,尤其男性携带该突变位点是发生心脏性猝死高危因素。

3.经典型 GLA 基因 Arg112→His、Gly328→Arg、Arg301→Gln 突变时在经典型及迟发型的患者中均可表现心脏病变的症状。

4.迟发型 IVS4+919G > A 患者多为迟发型的心脏变异型,但病情差异较大,有的患者 40 岁前即表现 HCM;有的患者至 70 岁仍无明显心脏结构及功能的异常表现。

七、辅助检查

(一)实验室检测

1.血液筛查 筛查对象为先证者的亲属成员、高危人群及新生儿,其中亲属成员筛查是发现新 FD 患者的重要途径。高危人群筛查是对心脏疾病、肾脏疾病及神经系统疾病、皮肤血管病变等怀疑是由于 FD 引起的,筛查可采用干血纸片(dried blood spots,DBS)法;而新生儿筛查是通过检测 GLA 酶活性及 GLA 基因。

2. 尿液 ①尿液检测可发现血尿、蛋白尿、脂肪尿,以及肾小管功能浓缩稀释酸化功能障碍等;②尿沉渣镜检可见内含双折光脂质的泡沫样上皮细胞(此脂质细胞在偏光镜下形似马耳他十字架)对本病具有诊断意义;③在杂合子(女性)和半合子(男性)尿液中神经鞘脂含量显著升高,可达20~80倍。

3. 全血细胞计数 白细胞系、红细胞系多无异常,可能仅有血小板聚集增强。

4. 生物标志物 ①血浆 GL-3 水平是诊断 GLA 缺乏病的生化指标,可为临床意义不明的基因变异(variants of uncertain significance,VUS)患者提供辅助诊断信息;②血浆 Lyso-GL-3 水平是诊断 FD 敏感性较高指标,显著升高有助于区分经典型和迟发型;③血清心肌肌钙蛋白 I、心肌肌钙蛋白 T 及 N 末端脑利钠肽前体的水平是反映心肌受损程度的敏感而特异性指标。

5. GLA 酶活性 ①通过检测羊水及绒毛中(妊娠 14 周时)GLA 酶活性有助于产前诊断;②血清、外周血、DBS 及培养皮肤成纤维细胞等可检测 GLA 酶活性。GLA 酶活性在男性患者中可显著降低或检测不到,而女性患者多为轻度降低或正常。

6. GLA 基因突变 FD 虽然是 X 连锁显性遗传病,但男性和女性都可发病。提取外周血、DBS 或头发毛囊等组织的 DNA 进行聚合酶链式反应法(polymerase chain reaction,PCR)扩增—测序,检测 GLA 基因突变,依据先证者的基因检测结果,对家系成员进行特定位点级联筛查,并根据家族史、临床病史及体格检查等综合分析,以明确亲属成员的 GLA 基因突变携带情况及患病风险。

(二)心电检查

1. 心电图 ①P 波时限、P-R 间期缩短;②窦性心动过缓、房室传导阻滞;③QRS 波群振幅增高、左心室肥大;④ST 段改变、T 波倒置;⑤各种心律失常等。

2. 动态心电图 动态心电图可在运动、休息及睡眠等状态下记录各种类型心律失常,如室上性及室性心动过速、窦房结功能障碍、房室传导及束支传导阻滞等。

(三)超声检查

1. 经胸超声心动图 ①左心室肥厚,其中室间隔厚度≥13mm,也可表现向心性心肌肥厚、不对称性心肌肥厚及心尖部肥厚等;②二尖瓣及主动脉瓣变性、增厚或脱垂;③左心室射血分数降低等。

2. 腹部超声 腹部超声检查可发现肝脏及脾脏肿大,而肾脏体积变小等。

(四)影像学检查

1. 胸部 X 线 胸片可显示高血压心脏病、心脏扩大和心功能不全的征象。

2. 心脏磁共振成像(cardiac magnetic resonance,CMR) CMR 检查可发现左心房扩大、左心室肥厚,其中 CMR 平扫与钆造影剂延迟增强(late gadolinium enhancement,LGE)成像技术可显示室间隔、左心室前壁及下后壁基底段肌壁间异常强化,LGE 成像显示心肌大范围延迟强化时提示患者预后不良。

3. 磁共振成像(magnetic resonance imaging,MRI) 颅脑 MRI 检查可显示横断位、矢状位、冠状位的图像,对 GLA 缺乏引起的脑血管病变可精确定位及定量分析。

(五)组织学检查

1. 肾组织在光镜下可发现肾小球脏层上皮细胞、壁层上皮细胞、内皮细胞及肾小管上皮细胞增大,含无数空泡,空泡中充满脂质。

(1)偏光镜下:可见双折光脂质体形似马耳他十字架,肾小球壁局灶性增厚,肾小球周围及间质纤维化等。

(2)石蜡切片:FD 肾小球病变最为显著,石蜡切片可显示肾小球脏层上皮细胞扩大,细胞内空泡形成,空泡通常小而均匀,故细胞呈蜂窝状,细胞胞浆几乎消失而不易辨认;壁层上皮细胞受累相对少见,内皮细胞和系膜细胞偶见空泡。在早期或较轻的患者肾小球可无异常,但病情进展至肾功能衰竭时肾小球可出现局部或全部硬化,肾小球硬化也能发现有空泡形成的细胞,这为进展性肾病的诊断提供了线索。肾小管有相似空泡细胞以远曲小管和亨勒(Henle)襻最为明显,而近曲小管细胞较少受累。

(3)锇固定塑料包埋组织切片:用甲苯胺或亚甲蓝处理后,细胞内包涵体的相应部位可见到细的暗染的颗粒状包涵体,这种技术诊断价值更高,尤其是在完全性或局灶性硬化的肾小球。

(4)免疫荧光检查:免疫荧光检查常为阴性,发展至晚期损害的肾小球节段性硬化时,可出现免疫球蛋白 M、补体 C3 和 C1q 呈节段性或颗粒状分布于血管壁或系膜区。

(5)电镜检查:电镜下显示,上述细胞包含无数圆或卵圆形层状小体,这些小体被称为髓样小体或斑马小体,是 FD 特征性病理表现。

2.心血管活组织检查

(1)石蜡切片:动脉及小动脉中可有大量空泡细胞,内皮细胞常受累,细胞扩大呈泡沫状;血管中层平滑肌细胞内有大小不等的空泡。

(2)电镜检查:血管内皮细胞、平滑肌细胞和心肌细胞的胞质内充满嗜锇髓样小体,是 FD 特征性病理表现。

八、诊断

(一)诊断流程

中国 FD 诊疗专家共识(2021 年版),在临床怀疑 FD 时其诊断流程,见图 3.5。

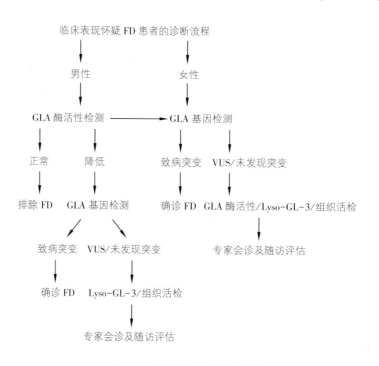

图 3.5　临床怀疑 FD 时其诊流程

(二)诊断指标

1.初步诊断　①具有特征性临床表现;②家族史阳性;③外周血、羊水细胞或培养皮肤成纤维细胞 GLA 酶活性显著降低;④尿液中 GL-3 水平明显升高。

2.明确诊断　①GLA 基因突变;②电镜下发现特征性髓样小体。

九、鉴别诊断

1.HCM　HCM 以左心室不对称的肥厚、心肌细胞排列紊乱和心肌纤维化为病理特征,临床主要表现胸闷、心悸、呼吸困难、心律失常、晕厥及心力衰竭等,心脏超声及 CMR 检查有助于鉴别诊断。

2. 遗传性毛细血管扩张症(hereditary hemorrhagic telangiectasia,HHT) HHT 患者部分毛细血管、小血管的管壁变薄,仅由一层内皮细胞组成,周围缺乏结缔组织支持,局部血管表现为扩张、扭曲,常见于口腔、鼻黏膜、手掌、指甲床和耳部及消化道等部位。病变呈针尖样、斑点状、斑片状或小结节状等,也可呈血管瘤样或蜘蛛痣样,可高出皮肤表面,加压后消失,用玻片轻压时可见小动脉搏动,临床上以病变部位自发性或轻伤时反复出血为特征。

3. 风湿病(rheumatoid arthritis) 风湿病在早期或症状不典型时需要与 FD 鉴别诊断。风湿病在临床上通常有链球菌感染病史,实验室检测抗溶血性链球菌 O 抗原(anti-hemolytic streptococcus O antigen,ASO)、红细胞沉降率(erythrocyte sedimentation rata,ESR)增高;查体可发现皮下结节及关节炎等;抗风湿药物治疗效果明显。

十、治疗

(一)精准医疗

2003 年美国生物学评估和研究中心(Center for Biologics Evaluation,CBER)批准了 Genzyme 公司生产的 Fabrazyme(agalsidasebeta、agalsidase-β),应用于临床治疗 FD 患者。Fabrazyme 是经基因工程制出的 GLA,代替了患者体内缺乏脂肪代谢酶。临床应用表明,Fabrazyme 能通过弥补溶酶体酶的缺陷,启动积聚的脂质分解,定期清除器官细胞内的脂肪沉积,缓解患者的疼痛症状,改善心脏功能和稳定肾功能,但仍不能逆转已存在的肾脏损害。

基因治疗和去除酶解物治疗的制剂有酶替代治疗(enzyme replacement treatment)、酶增强治疗(enzyme enhanced therapy)/化学伴侣治疗(chemical chaperone therapy)等。

1. 酶替代治疗 阿加糖酶 α 制剂 0.2mg/kg,每 2 周静脉输注 1 次;阿加糖酶 β 制剂 1.0mg/kg,每 2 周静脉输注 1 次。

(1)作用:由于阿加糖酶 α 和阿加糖酶 β 的基因来源相同,结构和功能相似,具有与人类 GLA 相同的氨基酸序列,可替代体内降低或缺失的 GLA 酶活性,早期治疗其疗效显著,预后良好。临床应用表明,重组人类 GLA 酶替代治疗可显著减少细胞内和组织内 GL-3、Lyso-GLA-3 的贮积,逆转心室肥厚及改善心脏功能;可明显减轻患者肢端疼痛、胃肠道症状及稳定肾功能,从而提高患者的生活质量和改善预后。常见不良反应有头痛、腹痛、发热及恶心等;妊娠及哺乳期女性患者禁用。

(2)治疗时机:儿童(≥8 岁)、青少年(<16 岁)及成人(>17 岁)男性患者出现明显临床症状及所有年龄的女性患者;如无明显临床症状的患者则考虑 10~13 岁开始治疗。明显临床症状包括:①慢性肢端疼痛常规治疗效果不明显;②持续蛋白尿(尿蛋白 >300mg/24h),肾小球滤过率(<80mL/min/1.73m^2);③有明显心脏受损的临床症状、体征;④有脑血管意外、短暂性脑缺血发作病史及颅脑 MRI 检查显示异常;⑤慢性胃肠道功能失调;⑥肺功能受损等。

2. 酶增强治疗/化学伴侣治疗 酶增强治疗/化学伴侣治疗是与突变酶蛋白结合的小分子,能稳定蛋白构象或协助蛋白的正确折叠,成熟和运输到其功能位置如(溶酶体),进而清除贮积的 GL-3、Lyso-GL-3 等。临床试验提示,酶增强治疗/化学伴侣治疗可提高部分 FD 患者的 GLA 酶活性,且具有很好的安全性,但因其只对部分 GLA 基因错义突变有效,具有一定局限性。

(二)对症治疗

1. 高血压 高血压可用血管紧张素转换酶抑制药,其中培哚普利叔丁胺盐片 4~8mg/次,1 次/

天;或马来酸依那普利片 2.5~5.0mg/次,1 次/天。

2. 冠心病　应用硝酸酯制剂、钙通道阻滞剂等药物,但应谨慎或避免应用 β 受体阻滞剂及盐酸胺碘酮等药物。

3. 心力衰竭　应用利尿剂、血管紧张素转换酶抑制剂或血管紧张素受体拮抗剂等。

4. 心肌肥厚　雌二醇片 1.0mg/次,1 次/天;或者己烯雌酚片 0.25~0.5mg/次,1 次/天。雌激素替代治疗有助于:①心电图 QRS 波群时限缩短;②血管内皮细胞内贮积的 GL-3、Lyso-GL-3 清除;③纠正或控制肥厚的心肌及改善心脏功能等。

5. 疼痛　周围神经痛可通过改变生活方式减轻症状,必要时可应用卡马西平片 50~100mg/次,2 次/天;或阿司匹林片 300~600mg/次,3 次/天。

6. 抑郁、焦虑　抑郁、焦虑的患者应制定个体化心理治疗措施,必要时可给予抗精神类药物。

(三)介入治疗

1. 置入永久性心脏起搏器　FD 引起高度或Ⅲ度房室传导阻滞、快—慢综合征的患者可考虑置入永久性心脏起搏器。

2. 植入式心律转复除颤器 (implantable cardioverter defibrillator,ICD)　FD 患者有恶性心律失常发作史,应综合判断是否置入 ICD。

(四)手术治疗

终末期肾功能衰竭患者可做透析或肾移植治疗,临床研究发现,肾移植后尽管 GLA 酶活性并无明显升高,但可改善患者尿毒症的症状及全身脂质代谢紊乱等。

十一、遗传咨询

FD 患者多在儿童至青少年时期出现临床症状,随着病程进展而逐渐加重,未经治疗的患者多在中青年时期死于严重的心脑血管疾病的并发症和肾功能衰竭等,其中 1 年和 5 年的死亡率分别约为 43%,47%。FD 男性平均生存期较对照人群减

少约 20 年,男性寿命平均约为 50 岁左右;女性平均生存期较对照人群减少约 10 年,女性寿命可达 70 岁。

FD 女性携带男性发病,其基因突变来自杂合子母亲,仅有少数病例是因新近发生基因突变。女性携带者的第二代中,男孩发病的可能性是 50%,女孩作为基因突变携带者的可能性也是 50%。男性患者临床症状较为严重,而女性携带者多在成年之后才出现轻微症状,如角膜混浊和皮肤等症状。患病男性的第二代中,所有女孩都是基因突变携带者。

对于所有育龄的男性和女性患者均应提供孕前和产前的遗传咨询,以及产前诊断或胚胎植入前遗 传 学 诊 断 (preimplantation genetic diagnosis,PGD)。产前诊断首选是基因检测,针对家系中明确的致病基因突变进行筛查,并同时进行 GLA 酶活性检测。对于需要生育的男性患者,建议生育儿子可避免突变基因的遗传,在孕 3 个月前进行性别鉴定即可。对于需要生育的女性患者,则需进行产前诊断,在妊娠 11~13 周取胎儿绒毛或在妊娠 18~22 周取羊水进行羊水细胞培养,进行绒毛或羊水细胞内 GLA 基因突变或 GLA 酶活性的检测,可判断胎儿是否受累。

参考文献

1. LIN H Y,CHONG K W,HSU J H,et al. High incidence of the cardiac variant of Fabry disease revealed by newborn screening in the Taiwan Chinese population. Circ Cardiovasc Genet,2009,2(5):450-456.

2. 中国法布里病专家协作组. 中国法布里病(Fabry)诊治专家共识. 中华医学杂志,2013,93(4):243-247.

3. 中国法布雷病诊疗专家协作组. 中国法布雷病诊疗专家共识(2021 年版). 中华内科杂志,2021,60(4):321-330.

4. 邹玉宝,惠汝太,宋雷. 中国成人肥厚型心肌病诊断与治疗指南解读. 上海大学学报(自然科学版),2018,24

（1）：1-8.

5. 肖嫣,孙洋,张莹,等.汉族肥厚型心肌病患者中Fabry病的基因突变鉴定和家系研究.中国分子心脏病学杂志,2020,20(3):3356-3360.

6. 陈佳韵,王朝晖,潘晓霞.Fabry病家系的α-半乳糖苷酶A基因突变研究.中华肾脏病杂志,2005,21(11):654-658.

7. 郭立琳,田庄,刘永太,等.Fabry病的心脏受累表现.临床心血管病杂志,2010,26(11):834-836.

8. CHIMENTI C,PIERONI M,MORGANTE E,et al. Prevalence of Fabry disease in female patients with lateonset hypertophic cardiomyopathy. Circulation, 2004, 110(9):1047-1053.

9. 薛素芳,宋晓微,武剑.α-半乳糖苷酶A缺乏病与青年缺血性卒中的研究进展.中国脑血管病杂志,2014,11(2):96-99.

10. DOHENY D,SRINIVASAN R,PAGANT S,et al. Fabry disease:Prevalence of affected males and heterozygotes with pathogenic GLA mutations identified by screening renal,cardiac and stroke clinics,1995-2017[J]. J Med Genet,2018,55(4): 261-268.

11. 赵世华,万俊义,陆敏杰,等.Fabry病累及心脏的临床和影像学特征.磁共振成像,2014,(5):348-351.

12. 欧阳彦,陈楠.Fabry病治疗研究进展.中华内科杂志,2015,54(9):814-816.

13. PISANI A,VISCIANO B,ROUX G D,et al. Enzyme replacement therapy in patients with Fabry disease:state of the art and review of the literature. Mol Genet Metal, 2012,107(3):267-275.

第十二节　PRKAG2心脏综合征

PRKAG2心脏综合征（PRKAG2 heart syndrome，PCS）是近年新发现的一种心脏代谢性遗传疾病，致病病因为编码单磷酸腺苷激活蛋白激酶 γ_2-亚单位（adenosine monophosphate activated protein kinase γ_2-subunit，PRKAG2）基因缺陷，引起心脏糖原沉积综合征，患者主要表现为心肌肥厚、心室预激及进展性传导系统障碍等，易发生心律失常、传导阻滞、发作性晕厥甚至猝死等，预后不良。

一、概述

1986年，Cherry和Green等人首先报道PCS，研究发现了一个具有外显率高及不同临床表现度的5代法国—加拿大家系，临床表现为心室预激、室上性心律失常、进展性传导系统异常及心肌肥厚等。

2001年，Gollob等首次报道了PRKAG2基因突变为致病病因，将具有心室预激、传导系统异常及心肌肥厚等综合征命名为PCS。

2014年，国内成功建立类似PCS钠离子通道的人胚肾细胞（HEK-293T）细胞模型，为探讨PCS的心律失常发病机制奠定了基础。

2020年，我国在柳叶刀子刊《Ebiomedicine》上发表了PCS的研究报告，将PCS的全世界家系数量增加了15%以上，该研究阐述了PCS致病病因、发病机制、临床表现、早期识别和精准治疗措施等。

二、病因

PCS为常染色体显性遗传、常染色体隐性遗传或X连锁隐性遗传病，经基因组筛选定位，目前仅确定PRKAG2基因突变为其致病病因。

三、分子遗传学

PRKAG2基因

1.结构　PRKAG2基因定位于第7号染色体长臂22区到23区（7q22~23），长3423bp，PRKAG2有PRKAG2α和PRKAG2b两种形式，其中PRKAG2α由12个外显子和11个内含子组成，编码238个氨基酸；PRKAG2b由16个外显子和15个内含子组成，编码569个氨基酸，相对分子质量约为63kD。

单磷酸腺苷激活蛋白激酶（adenosine monophosphate activated protein kinase，AMPK）是丝氨酸/苏氨酸激酶，是由α、β和γ三个亚单位组成的异质三联体，其中α-亚单位是AMPK的催化部位，β-亚单位和γ-亚单位是AMPK的调节部位。亚单位存在不同异构形式，他们分别被不同的基因所编码，三种γ异构体已被发现，分别代表PRKAG1、PRKAG2、PRKAG3，其中PRKAG1和PRKAG2在心肌及骨骼肌中高度表达，而PRKAG3只在骨骼肌表达。

2.功能　PRKAG2在心肌、骨骼肌细胞中发挥代谢感受器的功能，通过调节三磷酸腺苷（adenosinetriphosphate，ATP）的消耗和产生，在心肌代谢和能量平衡的调节过程中发挥着关键的作用。

3.突变　PRKAG2基因突变类型有错义突变、插入突变、移码突变等，常见突变位点有第302位精氨酸（Arg）被谷氨酰胺（Gln）所置换（Arg302→Gln）、第383位组氨酸（His）被精氨酸（Arg）所置换（His383→Arg）、第384位精氨酸（Arg）被苏氨酸（Thr）所置换（Arg384→Thr）、第400位苏氨酸（Thr）被天冬酰胺（Asn）所置换（Thr400→Asn）、第487位酪氨酸(Tyr)被组氨酸(His)所置换(Tyr487→His)、第488位天冬酰胺(Asn)被异亮氨酸(Ile)所置换(Asn488→Ile)、第506位谷氨酰胺(Gln)被赖氨酸(Lys)所置换(Gln506→Lys)、第506位谷氨酸(Glu)被谷氨酰胺(Gln)所置换(Glu506→Gln)、第531位精氨酸(Arg)被谷氨酰胺(Gln)所置换(Arg531→Gln)、第531位精氨酸(Arg)被甘氨酸(Gly)所置换(Arg531→Gly)、第548位丝氨酸(Ser)被脯氨酸(Pro)所置换(Ser548→Pro)等。

国内报道PRKAG2基因常见突变位点有第100位甘氨酸(Gly)被丝氨酸(Ser)所置换(Gly100→Ser)、第302位精氨酸(Arg)被脯氨酸(Pro)所置换(Arg302→Pro)、第341位亮氨酸(Leu)被丝氨酸(Ser)所置换(Leu341→Ser)、第401位组氨酸(His)被天冬氨酸(Asp)所置换(His401→Asp)、第485位赖氨酸(Lys)被谷氨酸(Glu)所置换(Lys485→Glu)、Arg302→Gln、Thr400→Asn、Asn488→Ile等。

四、发病机制

AMPK是细胞内能量状况的感受器,参与调节细胞内的能量代谢,AMPK存在于大多数哺乳动物组织,在葡萄糖缺乏、激烈运动、缺氧和缺血等应激状态下,细胞内腺嘌呤核糖核苷酸(adenosine monophosphate,AMP)/ATP比值升高,AMP通过与自动抑制区和γ-亚单位的相互作用与AMPK结合,AMPK被激活。AMPK激活后通过增强葡萄糖摄取、脂肪酸氧化,以及促进葡萄糖转运和糖酵解,而保持细胞内能量代谢的平衡。

目前研究认为,PCS是由于PRKAG2基因突变所致。经建立PRKAG2基因Arg302→Gln、Asn488→Ile突变转基因小鼠模型研究,重现了人类预激综合征的心室预激及传导系统障碍的表现,其中Asn488→Ile突变时心室肌细胞内呈充满糖原的空泡状,空泡化的心室肌细胞对纤维环的破坏可

引起心室预激;Arg302→Gln、Arg302→Pro突变时AMPK活性下降,并观察到过度的心肌细胞糖原沉积,其原因可能为PRKAG2基因突变影响了AMP的结合,降低了AMPK活性及糖原沉积而引起心肌肥大;而Gly100→Ser突变时可能是通过AMPK信号途径,参与了对心肌细胞活动的调控过程。

虽然PCS的临床表现与预激综合征相似,但其发病机制存在着本质的差别,PCS是一种心脏代谢性疾病。

PCS表现为心室预激的机制可能是由于AMPK功能障碍,导致心脏在胚胎发育过程中不能形成房室绝缘状态,使房室连接部分残留。PRKAG2基因突变引起AMPK活性改变,致使心肌细胞内糖原异常累积,糖原累积促进细胞耦联及加速传导,造成二尖瓣及三尖瓣的纤维环变形、断裂,或者累及心脏传导系统,这可能是PRKAG2基因突变引发心室预激波或传导系统阻滞的发病机制。

五、病理

PRKAG2基因突变引起的心肌肥大和电生理异常,与肥厚型心肌病(hypertrophic cardiomyopathy,HCM)引起的心肌病理变化不同,其中PCS心肌病理特征性变化是肥大的心肌细胞胞质内含有较多空泡,空泡内含有糖原而沉积心肌组织内。但PCS没有明显的心肌细胞排列紊乱及心肌间质纤维化;窦房结和房室结传导系统的组织内糖原沉积时可引起窦性心动过缓、房室传导阻滞等。PCS患者出生后存在于胚胎期的房室旁道没有退化,或者因代谢物沉积激活了处于休眠状态的旁道,这可能是由于PRKAG2基因突变引起的心室预激的病理机制,但目前PRKAG2基因突变后对AMPK活性的影响,尚未完全研究清楚。

六、临床表现

(一)症状

1.发病率 国内外尚无流行病学调查研究报

道,其发病率尚不清楚。

2.年龄 患者发病年龄从婴儿至 50 岁,平均约为 30 岁;发生心功能不全年龄为 30~40 岁,其中初次发病的年龄和临床表现可能与基因突变位点有关。

3.心脏症状 心前区不适、心悸、晕厥、胸闷、胸痛及劳力性呼吸困难等;窦房结变时功能不全可出现窦性停搏、窦房传导阻滞及进行性房室传导阻滞等。

4.少见症状 少数患者可出现癫痫样发作、肌无力等症状。

(二)体征

1.心脏听诊 心率减慢(<50 次/分),也可出现阵发性室上性心动过速,如有心房颤动时心律绝对不齐、心音强弱不一等。

2.高血压 血压呈不同程度升高,高血压的原因可能是由于 AMPK 调节内皮一氧化氮合酶(nitric oxide synthase,NOS)的功能受损所致。

3.肌肉疼痛 肌肉疼痛部位多表现在腓肠肌、大腿肌肉等,且多为活动后出现,原因可能由于骨骼肌糖原沉积引起。

(三)基因型—表型

PRKAG2 基因突变与 PCS 临床表型相关,但相关的程度有明显差别,其中有的患者相同的突变位点可表现不同的临床症状,而有的患者不同突变位点也可表现相同的临床症状,其原因可能是由于修饰基因或环境因素的影响。PRKAG2 基因突变位点与临床表型:

1.Arg531→Gly 突变时从儿童时期即开始发病,临床表现心房颤动、高血压及传导系统病变,心电图有明显心室预激波。

2.Ser548→Pro 突变时患者表现严重传导系统障碍、心肌肥厚及肌肉疼痛等。

3.Gln506→Lys 突变时患者表现右心室肥厚或左心室流出道梗阻型肥厚,心电图表现心室预激波。

4.Arg302→Gln 突变时患者心电图严重窦性心动过缓、右束支或左前分支传导阻滞等。

5.Glu506→Gln 突变时患者表现为左心室流出道梗阻型肥厚,心电图表现心室预激波。

6.Arg531→Gln 或 Arg384→Thr 突变时在胎儿期或婴儿期即表现心动过缓、心肌肥厚等征象。

(四)并发症

1.心脏性猝死 PCS 患者心脏性猝死发生率约为 10%,其中年龄<40 岁发生心脏性猝死的原因可能是由于快速性心律失常演变为心室颤动所致。

2.发作性晕厥 PCS 患者可发生晕厥,晕厥发生多为缓慢性心律失常引起,也是导致心脏性猝死的原因之一。

七、辅助检查

(一)实验室检测

1.血液生化 血清丙氨酸氨基转移酶(alanine aminotransferase,ALT)、天门冬氨酸氨基转移酶(aspartate aminotransferase,AST)、肌酸激酶(creatine kinase,CK)的活性。

2.PRKAG2 基因突变 先证者检测到 PRKAG2 基因突变时即可确诊,对其亲属成员进行该基因突变的级联基因检测,根据家族史、临床病史及体格检查等综合分析,有助于明确亲属成员的致病基因突变携带情况及患病风险。

(二)心电检查

1.心电图 心电图表现多样性,特征性表现为预激三联征、传导系统阻滞、心动过缓及左心室肥厚等。①预激三联征:P-R 间期<0.12s、有 δ 波、QRS 波群宽大时限>0.12s 伴继发性 ST-T 改变等;②传导系统阻滞:窦房结变时功能不全、房室传导阻滞、右束支传导阻滞;③心动过缓:窦性心动过缓;④左心室肥厚:左心室高电压,心室肥厚的心电图改变常早于超声心动图的表现。

2. 动态心电图 动态心电图可记录运动、休息及睡眠等状态下各种心律失常、窦房结变时功能不全、传导阻滞及心肌缺血的演变等,其中心律失常多表现为心房颤动或心房扑动等;窦房结变时功能不全及传导阻滞常表现为窦性停搏、窦房传导阻滞、进行性房室传导阻滞及束支传导阻滞等;心肌缺血表现为 ST 段上抬或下降、T 波倒置等。

(三)心脏超声检查

经胸超声心动图:①左心室肥厚呈对称性或非对称性肥厚,严重时可出现流出道梗阻;②心肌肥厚可呈进行性加重,有的患者心腔扩大时肥厚的心肌可变薄;③左心室射血分数下降等。

(四)影像学检查

1. 心脏磁共振成像(cardiac magnetic resonance,CMR) CMR 是测量左右心室容量、质量及射血分数的金指标。CMR 检查可对 PCS 患者精确显示心肌增厚、功能、形态、组织学及梗阻等情况,应用不同的切面可对不同部位的心肌肥厚进行定性、定量的判断。

2. 心脏电生理检查(electrophysiologic study,EPS) EPS 包括食管内和心腔内电生理检查,可明确①显性房室旁道和部分隐匿性房室旁道的存在;②同时评价旁道的前向传导功能;③判断房室旁道大致的部位;④有助于对房室折返性心动过速明确诊断及指导经导管射频消融术(radiofrequency catheter ablation,RFCA)等。

(五)组织学检查

1. 心内膜心肌组织 ①镜下:心肌组织学改变为心肌细胞明显肥大,胞质内含有丰富的空泡,空泡内含有大小不均的颗粒样物质;②PAS 染色:PAS 染色呈强阳性且对淀粉酶敏感,具有糖类物质的特征;③电镜:电镜下可见空泡内充满了高电子密度的细小颗粒,显示支链淀粉的特征,有轻微的间质纤维化,但无心肌细胞纤维排列紊乱。

2. 骨骼肌组织 如患者有肌肉疼痛的症状,在疼痛的部位进行组织学活检,可发现骨骼肌细胞内糖原累积的病变。

八、诊断

在诊断 PCS 前应排除继发因素引起的心肌肥厚,尤其同时伴有预激综合征和/或传导系统病变时。

1. 筛查 在临床上发现左心室肥厚无法解释时,可根据图 3.6 按步骤进行筛查:

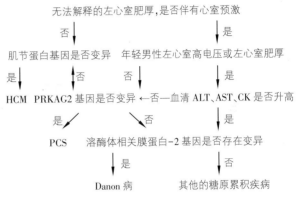

图 3.6 无法解释左心室肥厚筛查 PCS 的流程

2. 诊断 PCS 诊断可分为临床诊断、病理学诊断和基因诊断。①临床诊断:表现为心室预激、传导系统病变和心肌肥厚,两种或三种同时存在时应高度怀疑本病;②病理诊断:组织活检显示心脏和/或心脏外有糖原异常沉积;③基因诊断:实验室检测 PRKAG2 基因突变。

九、鉴别诊断

1. HCM HCM 为编码肌节蛋白的基因突变所致,是心肌结构蛋白异常性疾病,肥厚的心肌可随年龄增长有逐渐变薄的趋势;心肌组织活检可发现心肌细胞肥大、心肌纤维排列紊乱。HCM 同时合并心室预激和传导系统病变的患者罕见,与 PCS 明显不同。

2. 法布里病(Fabry disease,FD) FD 病因为 α-半乳糖苷酶 A 基因突变导致无法代谢的脂质在细胞内的溶酶体贮积,这些脂质贮积在各种细胞和组织器官中,导致多器官功能病变。FD 患者主要表现为心律失常、心动过缓、心脏瓣膜反流、心肌肥厚、缺血性脑卒中、纤维神经病变及肾脏病变等。

3. Danon 病(Danon disease,DD) DD 病因为由于编码溶酶体相关膜蛋白-2 基因突变所致的溶酶体糖原贮积病。溶酶体相关膜蛋白-2 在自噬体成熟过程中发挥重要作用,其功能缺失可引起溶酶体自噬降解功能下降,从而导致心肌和骨骼肌细胞内自噬性物质和糖原沉积而形成空泡。DD 患者主要表现为 HCM、骨骼肌病、智力障碍及血液中 CK 活性升高等症状,可伴有心室预激或传导系统病变,但遗传方式、临床表现、实验室、组织学及基因突变等均与 PCS 明显不同。

十、治疗

(一)对症治疗

1. 心室肥厚 严重心室肥厚、高血压伴心功能不全时可选用血管紧张素转化酶抑制剂、血管紧张素Ⅱ受体阻滞剂等治疗。①血管紧张素转化酶抑制剂:卡托普利 12.5mg/次,3 次/天;或培哚普利叔丁胺盐 4～8mg/次,1 次/天;②血管紧张素Ⅱ受体阻滞剂:缬沙坦胶囊 80mg/次,3 次/天;或氯沙坦钾片 80mg/次,3 次/天。

2. 心肌缺血 心肌缺血时可应用心肌能量代谢等药物综合治疗:①盐酸曲美他嗪片 35mg/次,2 次/天口服;②磷酸肌酸钠注射液 0.5～1.0g,加入 5% 葡萄糖溶液在 30～45min 内静脉滴注。

3. 心房颤动 心房颤动可应用盐酸胺碘酮、盐酸普罗帕酮药物。①盐酸胺碘酮:负荷量为 3～5mg/kg,以 5%～10% 葡萄糖液稀释后缓慢静脉泵入,并进行心电监测;口服盐酸胺碘酮片 200mg/次,1 次/天。②盐酸普罗帕酮片 150mg/次,1 次/天。

(二)介入治疗

1. 永久性心脏起搏器 传导系统病变的治疗重点为追踪随访,以便早期发现患者病情的变化,如患者出现房室传导阻滞、窦性心动过缓或窦房结变时功能不全应考虑置入永久性心脏起搏器。

2. RFCA PCS 患者心律失常多表现心房颤动、心房扑动,而房室折返性心动过速较为少见,其原因可能是由于心室预激与房室传导阻滞常合并存在,其折返环难以形成。但心房激动经旁道下传引起快速心室率时,可演变为心室颤动,甚至危及患者的生命,应适时选择 RFCA 进行治疗。由于有的患者旁道掩盖了传导系统的病变,在成功旁道 RFCA 后则出现不同程度的房室传导阻滞,甚至心室停搏,因此 RFCA 前应考虑对房室传导阻滞的治疗。

3. 植入式心律转复除颤器(implantable cardioverter defibrillator,ICD) 应根据患者心室肥厚的程度、室性心动过速发作史、猝死家族史、晕厥的原因、心脏电生理及 CMR 检查的结果等进行综合判断是否置入 ICD。

(三)手术治疗

对于进展迅速或终末期的心力衰竭患者可考虑心脏移植,但是心脏移植受病情的紧迫性、供体的可用性及医疗费用等诸多因素限制。

(四)精准治疗

PCS 的根本治疗是根据基因突变位点,以 AMPK 为作用靶点的药物,可能是治疗 PCS 的新途径。PRKAG2 基因 Asn488→Ile 突变时转基因鼠模型研究发现,通过基因突变的转录和表达,可降低心肌细胞内糖原含量、心室预激消失、逆转传导阻滞及心肌肥厚的程度。国内研究人员将基因编辑工具 CRISPR/CAS9 装载在安全高效的腺病毒相关病毒9 中,并递送到小鼠心脏进行表达,实现特异性编辑突变的等位基因,并逆转 PCS 的主要指标,实验研究提示,CRISPR/CAS9 基因治疗可应用于人类的显性遗传性心脏疾病。

参考文献

1. GOLLOB M H, SEGER J J, GOLLOB T N, et al. Novel PRKAG2 mutation responsible for the genetic syndrome of ventricular preexcitation and conduction system disease with childhood onset and absence of cardiac hypertrophy. Circulation, 2001, 104(25): 3030-3033.

2. 王君, 郑兴. 载有人心肌细胞钠离子通道及 PRKAG2 基因的 HEK-293T 细胞模型的建立. 第二军医大学学报, 2014, 35(11): 1243-1246.

3. DAN H, DONG H, LIWEN L, et al. Identification, clinical manifestation and structural mechanisms of mutations in AMPK associated cardiac glycogen storage disease, Ebiomedicine. 2020, 54: 102723-102764.

4. 陈长源, 郑兴, 秦永文. PRKAG2 基因 G100S 新突变对心肌细胞钙稳态和糖原含量的影响. 第二军医大学学报, 2010, 31(11): 1165-1168.

5. 石璐, 王昆鹏, 侯小锋. PRKAG2 心脏综合征发病机制及诊疗进展. 中华心律失常学杂志, 2018, 22(3): 267-270.

6. 胡海鹰, 张必利, 郑兴, 等. PRKAG2 基因突变与心脏的关系. 心血管病学进展, 2018, (3): 339-342.

7. 何静, 秦永文, 张必利. 中国人群 PRKAG2 心脏综合征新突变的 PRKAG2 基因的功能分析. 江苏医药, 2016, 42(4): 382-386.

8. 胡丹, 刘洋. 一个自发的新的基因突变证实与 PRKAG2 心脏综合征及早期发生心力衰竭相关. 中国心脏起搏与心电生理杂志, 2013, 27(4): 311.

9. 洪葵, ANTONIO OLIVA, 程晓曙. 相同基因型而不同表现型的 PRKAG2 基因突变一家系报道. 中华心血管病杂志, 2007, 35(6): 552-554.

10. 刘洋, 林立, 刘启功, 等. PRKAG2 心脏综合征. 中华心血管病杂志, 2010, 38(9): 859-862.

11. ANGELA L, FEMANDO D, LORONZO M, et al. Clinical Features and Natural History of PRKAG2 Variant Cardiac Glycogenosis. Journal of the American College of Cardiology, 2020 76(2): 186-197.

12. 叶忠, 张必利, 徐荣良, 等. 突变型人 PRKAG2 基因的克隆及其表达载体构建. 生物医学工程与临床, 2012, 16(4): 390-394.

13. ARAD M, MARON B J, GORHAM J M, et al. Glycogen storage diseases presenting as hypertrophiccardiomyopathy. N Engl J Med, 2005, 352(4): 362-372.

14. WOLF C M, ARAD M, AHMAD F, et al. Reversibility of PRKAG2 glycogen-storage cardiomyopathy and electophysiological manifestations. Circulation, 2008, 117(2): 144-154.

15. 张余斌, 刘彤. 束室旁道电生理特征与研究进展. 中华心律失常学杂志, 2019, 23(1): 83-86.

16. CHANG X, YA-PING ZH, L U S, et al. Genome editing with CRISPR/Cas9 in postnatal mice corrects PRKAG2 cardiac syndrome. Cell Research, 2016, 26(10): 1099-1111.

第十三节 Danon 病

Danon 病(Danon disease,DD)致病病因为编码溶酶体相关膜蛋白 2(lysosomalassciated membrane protein 2,LAMP2)基因缺陷而引起溶酶体贮积,病理组织学特征性表现为心肌、骨骼肌的细胞内空泡变性、糖原颗粒异常聚积等。患者主要表现为心肌肥厚、预激综合征、骨骼肌病及智力发育迟缓等症状,预后不良。

一、概述

1981 年,Danon 等首先报道 2 例非梗阻型心肌肥厚将其称为酸性麦芽糖酶正常的溶酶体糖原贮积症(lysosomal glycogen storage with normal acid maltase)。

1993 年,Di Mauro 等将 DD 定义为心肌肥厚、智力发育迟缓和自噬体空泡的心肌病。

2000 年,Nishino 等研究证实 DD 是由于 LAMP2 基因突变所致。

2002 年,Sugie 在临床上对 DD 进行了回顾性研究,详细阐述了 DD 患者的症状、体征、实验室检测结果及病理改变等变化。

二、病因

DD 为 X 连锁显性遗传病,经基因组筛选定位,目前仅确定 LAMP2 基因突变为其致病病因。

三、分子遗传学

LAMP2 基因

1. 结构 LAMP2 基因定位于性染色体长臂第 24 区到 25 区(Xq24~25),长 43218bp,cDNA 长 1867bp,由 9 个外显子和 8 个内含子组成,基因前 1~8 个外显子编码溶酶体内段,第 9 外显子编码跨膜段和胞浆段,溶酶体内段高度糖基化;LAMP2 基因编码 410 个氨基酸,人 LAMP2 多肽相对分子质量为 40~50kD,而糖基化后的 LAMP2 相对分子质量为 120kD。

2. 功能 LAMP2 主要存在于心肌和骨骼肌细胞内,LAMP2 是一种高度糖基化的溶酶体膜内蛋白,参与维持溶酶体膜的完整性,作为一种转运受体协助蛋白进入溶酶体。

3. 突变 LAMP2 基因突变类型有错义突变、插入突变、缺失突变及无义突变等,突变位点多位于 1~8 号外显子,常见突变位点为第 321 位色氨酸(Trp)被精氨酸(Arg)所置换(Trp321→Arg)、第 331 位半胱氨酸(Cys)被丝氨酸(Ser)所置换(Cys331→Ser)等。

四、发病机制

LAMP2 为 I 型跨膜糖蛋白,由 N 端腔内头区、跨膜区和 C 端的胞质尾区组成,是溶酶体膜糖蛋白中最重要的成分之一。N 端腔内头区含有 16~20 个糖基化位点,铰链区有与氧基相连的多聚糖,N 端的糖基化对维持溶酶体膜蛋白的稳定起着重要作用。C 端胞质尾区中的保守区域由 11 个氨基酸残基组成,含有 LAMP2 合成后的溶酶体膜导向序列。

在人类 LAMP2 基因经过不同的剪切最终生成 3 种亚型,即 LAMP2A、LAMP2B、LAMP2C。LAMP2 亚型在人体内分布具有组织器官的特异性,其中 LAMP2B 主要存在于心肌和骨骼肌等组织细胞的溶酶体膜上;而 LAMP2A、LAMP2C 主要存在于肝脏、肺及胎盘等组织细胞内。

DD 的病因目前研究仅发现 LAMP2 基因突变,

但其发病机制尚不十分清楚,可能与自噬小体的自体吞噬功能缺陷、溶酶体与靶细胞器器融合过程障碍等有关。DD 的主要病理特点为心肌和骨骼肌细胞的空泡变性,其中心肌细胞异常肥大,间质纤维化,心肌细胞含有许多蜘蛛网样的自噬小体,自噬小体内含有大量的糖原颗粒;过碘酸希夫反应(peridic acid schiff,PAS)阳性,自噬小体膜蛋白抗 LAMP2 抗体染色呈阳性,但其周围缺少正常心肌细胞核周颗粒。骨骼肌活检发现肌纤维体积轻度至中度增大,空泡变性,内含嗜碱性颗粒。免疫组织化学(immunohistochemistry,IHC)检测显示自噬小体膜蛋白 LAMP2 表达缺失;电镜检查显示胞质内存在膜性自噬小体,内含有糖原颗粒及胞质降解后的碎片,小体边缘存在肌膜和基底膜相关的蛋白成分。

五、病理

DD 心肌心内膜和骨骼肌的组织学镜下超微结构具有特征性表现。

1. 心内膜 ①组织学特征为心肌细胞肥大、空泡样变性等;②心肌细胞中央可见窗格状透明区域,细胞核增大、深染及畸形等;③部分心肌细胞内可见脂褐素;④心肌细胞内糖原颗粒异常聚积。

2. 骨骼肌 肌纤维体积轻度至中度增大,伴有间质纤维化;电镜检查显示,膜性空泡内可见溶酶体颗粒和自噬碎片,且溶酶体颗粒和自噬碎片的数量随年龄增加而增多。

六、临床表现

(一)症状

1. 发病率 DD 发病率较低,约占肥厚型心肌病(hypertrophic cardiomyopathy,HCM)的 1.0%;但在 HCM 合并骨骼肌疾病中 DD 约占 50%。在儿童 HCM 中 LAMP2 基因突变的概率约为 4.0%。

2. 性别 男性较女性多见,且在幼年期即开始出现症状和体征,病情进展较快,心功能受损严重。

3. 年龄 本病男性患者发病较早,病情较重,多在 19 ~ 25 岁因心力衰竭、严重心律失常等并发症而发生死亡。女性心脏并发症发生较晚,病情较轻,但长期预后不良,平均寿命仅为 34 ~ 40 岁。

(二)心血管病变

DD 患者早期表现仅在活动时出现胸闷、气促、呼吸困难及黑蒙等症状;随着病情进展为心律失常、心力衰竭等。

1. 心肌病 DD 男性患者表现为 HCM 约占 90%,表现为扩张型心肌病(dilated cardiomyopathy,DCM)约占 10%;也有患者早期表现为 HCM,晚期出现心肌变薄、心腔扩大逐渐进展为 DCM。女性患者表现为 HCM、DCM 各约占 50%。

2. 预激综合征 DD 约有 1/3 患者心电图显示为预激综合征,可伴有或不伴有快速性心律失常。

3. 心力衰竭 早期表现为疲劳、乏力、下肢水肿等,病情可快速进展为心力衰竭,早年死亡率较高,是年轻男性患者中最具致命的心肌病之一。

4. 心律失常 心律失常可表现为室上性心动过速、心房颤动、室性心律失常,以及房室传导阻滞等,其中室性心律失常是诱发心脏性猝死高危因素之一。

(三)其他系统病变

1. 骨骼肌病 DD 绝大多数男性患者存在骨骼肌病,而女性患者只有 1/3 存在骨骼肌病。骨骼肌病变的常见部位为颈部、上臂、肩膀、背部及大腿等,轻者表现为肌肉酸痛、疲乏无力等;重者表现为肌肉萎缩、运动能力丧失等。

2. 智力障碍 男性智力发育迟缓较为多见,而女性较为少见。智力障碍表现感知速度减低,注意力分散,言语能力表达差,情绪障碍及自控能力低下等。

3. 少见症状 肝脾肿大、高弓足、眼底色素视网膜病变及视力减退等。

七、辅助检查

（一）实验室检测

1.血液生化 血清丙氨酸氨基转移酶（alanine aminotransferase，ALT）、天门冬氨酸氨基转移酶（aspartate aminotransferase，AST）、乳酸脱氢酶（lactate dehydrogenase，LDH）、肌酸激酶（creatine kinase，CK）、CK-MB、CK-MM 的活性升高；心肌肌钙蛋白（cardiac troponin，cTn）I、cTnC 浓度升高，其中血清 ALT、AST 及 LDH 的活性升高为肝功能受损；血清 CK-MB 活性、cTnI 浓度的升高为心肌受损；血清 CK-MM 活性、cTnC 的浓度升高为骨骼肌受损。

2.LAMP2 基因检测 在临床表现为 HCM 或 DCM、骨骼肌病及智力发育迟缓的患者，应进行 LAMP2 基因检测，依据先证者的基因检测结果，对家系成员进行特定位点级联筛查，并根据家族史、临床病史及体格检查等综合分析，以明确亲属成员的致病基因携带情况及患病风险。

（二）心电检查

1.心电图 ①P-R 间期 < 0.12s，QRS 波群初始向量异常有 δ 波、继发性 ST-T 改变；②显著负向 T 波、异常 Q 波；③左心室高电压、宽大畸形 QRS 波群等。

2.动态心电图 动态心电图监测可发现患者在活动、休息及睡眠状态下室上性心律失常、室性心律失常、房室传导阻滞及心房颤动的发生发展。

（三）心脏超声检查

超声心动图：①心室壁肥厚，室壁厚度多 > 20mm，肥厚心肌回声增粗、增强及分布不均匀，增厚室壁运动明显减退；②梗阻型 HCM 患者常合并二尖瓣关闭不全，以及二尖瓣前叶收缩期前向运动（systolic anterior movement，SAM）征阳性；③心室腔扩大，心肌相对变薄，心脏收缩及舒张功能明显减退；④肺动脉压力呈不同程度升高。

（四）影像学检查

1.胸部 X 线 胸片显示心室肥厚，心脏搏动减弱、扩大等征象。

2.心脏磁共振成像（cardiac magnetic resonance，CMR） CMR 多参数、多平面及多模态成像可以综合评估心肌病的形态、结构、功能、血流动力学及微循环状态等。CMR 平扫与钆造影剂延迟增强（late gadolinium enhancement，LGE）成像技术可无创评估心肌纤维化的影像学方法，钆对比剂能降低周围组织的 T_1 值，在团注后可被动的分布于细胞外间隙，使纤维化区域局部组织信号升高；同时通过反转恢复或饱和恢复序列抑制正常心肌信号，提高正常组织和纤维化组织信号的差异，使纤维化组织信号强度明显高于正常心肌，LGE 成像结合定量技术具有识别心肌间质散在的纤维化，以及对心肌纤维化范围及程度进行定量分析，为 DD 的诊断提供重要依据。

（五）病理组织学检查

1.心内膜心肌和骨骼肌镜下显示，心肌细胞肥大，细胞空泡样变性。

2.苏木精—伊红染色法（hematoxylin - eosin staining，HE）显示部分肌纤维内有自噬空泡形成，无明显肌纤维化变性、坏死及炎性细胞浸润。

3.PAS 染色可发现糖原沉积；而 IHC 检查可见空泡边缘有肌营养不良蛋白及层黏蛋白等。

八、诊断

1.初步诊断 依据临床表现、查体、心电图、实验室及影像学等检查综合判断，其中幼年时期发病 HCM 或 DCM 患儿，同时合并预激综合征或骨骼肌病变时应高度怀疑为 DD。

2.明确诊断 组织学和超微结构表现为细胞内空泡变性、糖原颗粒异常聚积，以及实验室检测 LAMP2 基因突变可明确诊断为 DD。

九、鉴别诊断

1.HCM HCM 是一种常染色体显性遗传病，

主要病因是编码心肌肌小节蛋白基因突变所致,病理特征性表现为左心室非对称性肥厚、心肌细胞排列紊乱及心肌纤维化等;临床表型异质性较大,患者可无症状或轻度胸闷、心悸、呼吸困难等;也可出现严重心律失常、晕厥、心力衰竭等,是青少年和运动员心脏性猝死的主要原因。

2.DCM　以左心室进行显著扩大,伴有收缩功能明显减低等为特征,患者早期可无明显症状和体征,仅超声心动图检查发现左心室呈不同程度扩大;晚期左心室明显扩大、心功能不全及恶性心律失常,预后严重不良。根据发病时间、左心室扩大的速度有助于鉴别诊断。

3.糖原贮积病(glycogen storage disease,GSD)　GSD 是由于糖原合成与分解代谢途径中的先天性酶缺陷所导致的遗传代谢病,糖原不能被降解而沉积在心肌、骨骼肌和平滑肌等细胞的溶酶体内,导致溶酶体肿胀、细胞破坏及脏器功能受损。GSD 根据酶缺乏的类型及发病时间可分为 0 型、Ⅰ型、Ⅱ型、Ⅲ型、Ⅳ型、Ⅴ型、Ⅵ型、Ⅸ型、Ⅹ型、Ⅺ型,其中 GSD Ⅱ型与心血管疾病有关。GSD Ⅱ型主要表现为左心室、右心室及室间隔等部位肥厚,其中左心室明显肥厚可引起左心室流出道梗阻,传导系统受损可导致心律失常的发生,实验室检测、心电图及影像学检查有助于二者的鉴别诊断。

十、治疗

DD 治疗目前主要是对症及支持疗法,病情进展至终末期时可考虑置入心脏起搏器或心脏移植的治疗。

(一)药物治疗

1.洋地黄类药物　洋地黄类药物有地高辛、西地兰等,是纠正心室收缩性心力衰竭的常用药物,其中地高辛片 0.125～0.25mg/次,1 次/天口服;西地兰(去乙酰毛花苷)注射液 0.2mg/次,1 次/天静脉泵入。

2.非洋地黄类药物　非洋地黄类药包括 β 受体兴奋剂、磷酸二酯酶抑制剂,其中 β 受体兴奋剂有盐酸多巴胺、盐酸多巴酚丁胺等。其中盐酸多巴胺加入 0.9%氯化钠注射液稀释后,5μg/kg/min 静脉给予;盐酸多巴酚丁胺加入 0.9%氯化钠注射液稀释后,2.5μg/kg/min 静脉给予。

3.磷酸二酯酶抑制剂　磷酸二酯酶抑制剂常用为米力农药,米力农药通过抑制磷酸二酯酶活性,促进钙离子通道膜蛋白磷酸化,钙离子内流增加,从而增强心肌收缩力。米力农加入 0.9%氯化钠注射液稀释后,以 0.25μg/kg/min 静脉给予,并根据疗效及病情严重程度决定应用时间。

4.血管紧张素受体—脑腓肽酶抑制剂(angiotensin recepto rneprilysin inhibitor,ARNI)　ARNI 是近年治疗心力衰竭的新型药物,其代表药物为沙库巴曲/缬沙坦片,开始剂量为 24mg/26mg,2 次/天,根据疗效及病情严重程度增减剂量。

5.起搏电流(funny current,I_f)通道抑制剂　盐酸伊伐布雷定是特异性心脏 I_f 通道抑制剂,可用于收缩功能异常的慢性心力衰竭患者的治疗,依据心率进行调整药物剂量。盐酸伊伐布雷定片 2.5～5.0mg/次,2～3 次/天。

(二)介入及手术治疗

1.心脏起搏器　对于 DD 患者置入心脏起搏器治疗可改变心室激动收缩顺序、减轻左心室流出道梗阻和二尖瓣前移,可使房室顺序收缩及 A-V 延迟,改善左心房和左心室排血功能。对于心肌病引起血流动力学改变明显的患者,可考虑置入心脏起搏器,尤其是梗阻型 HCM 合并严重心动过缓、房室传导阻滞或心力衰竭等。

2.心脏移植　DD 终末期由于广泛心肌缺氧、缺血或坏死,继发性心肌纤维化及瘢痕形成等,而引起心脏收缩功能显著下降、室壁变薄及心室腔进行性扩大,导致难治性心力衰竭发生发展,经规范内科治疗心功能不能改善的患者,可考虑心脏移植。

十一、遗传咨询

诊断 DD 后应对其家系成员进行遗传咨询及产前筛查,有助于对本病的早期预防。女性患者或无症状致病基因携带者的子代患病概率为 50%;男性患者的子代女孩患病概率为 100%,而男孩为正常。

参考文献

1. SUGIE K, YAMAMOTO A, MURAYAMA K, et al. Clinicopathological features of genetically confirmed Danon disease. Neurology,2002,58:1773-1778.

2. 李远,宋学琴,吴红然,等.基因和病理确诊的 Danon 病一例.中华神经科杂志,2018,51(5):382-384.

3. CHARRON P, VILLARD E, SÉBILLON P, et al. Danon's disease as a cause of hypertrophic cardiomyopathy:a systematic survey. Heart,2004,90(8):842-846.

4. 蔡迟,樊朝美.Danon 病临床研究进展.心血管病进展,2012,33(1):39-43.

5. YANG Z, FUNKE B H, CRIPE L H, et al. LAMP2 microdeletions in patients with Danon disease [J]. Circulation. Cardiovascular genetics, 2010, 3(2):129-137.

6. 李倩,陈东,商建峰,等.Danon 病心内膜心肌活检病理诊断.中华病理学杂志,2020,49(12):1276-1281.

7. 洪道俊,石志鸿,张巍,等.溶酶体相关膜蛋白 2 基因新突变导致 Danon 病的临床病理特点.中华神经科杂志,2010,43(10):707-711.

8. 丁圆,李溪远,刘玉鹏,等.Danon 病所致肥厚性心肌病 LAMP2 基因新突变分析.中国实用儿科杂志,2014,29(10):746-749.

9. 何继强,赵英丽,谷孝艳,等.Danon 病心脏受累表现.临床心血管病杂志,2014,30(10):871-873.

10. 张天义,马传娟,袁国珍,等.Danon 病超声表现与分子生物学指标的相关性研究.中国实用医刊,2017,44(6):87-89.

11. European Society of Cardiology. Integration of imaging and circulating biomarkers in heart failure:a consensus document by the Biomarkers and Imaging Study Groups of the Heart Failure Association of the European Society of Cardiology. Eur J Heart Fail,2021,23(10):1577-1596.

12. WEI X, ZHAO L, XIE J, et al. Cardiac Phenotype Characterization at MRI in Patients with Danon Disease:A Retrospective Multicenter Case Series. Radiology,2021,299(2):203996.

13. National Association of Hospital Cardiologists. ANMCO POSITION PAPER:Use of sacubitril/valsartan in hospitalized patients with acute heart failure. Eur Heart J Suppl,2021,23(Suppl C):C176-C183.

14. 中国药学会医院药学专业委员会,《伊伐布雷定临床与药学实践专家共识》编写组.伊伐布雷定临床与药学实践专家共识.中国医院药学杂志,2021,41(10):979-990.

第十四节 心脏淀粉样变

心脏淀粉样变(cardiac amyloidosis,CA)又称心脏淀粉样变性病Ⅰ型(cardiac amyloidosis typeⅠ)、淀粉样变性心肌病(amyloid cardiomyopathy)等,是由于不可溶的前体蛋白异常聚集在胞外基质,其特征为淀粉样纤维沉积在心房、心室、瓣膜及传导系统等组织,对心脏组织细胞不断地浸润、损伤,导致心脏结构和功能病变,最终引起进行性心力衰竭、限制型心肌病等;同时可伴有各种心律失常、房室传导阻滞及束支传导阻滞等症状,预后不良。

一、概述

(一)国外研究

1850年,Virchow等研究发现人体组织细胞间有一种沉积物,与碘接触后呈现类似淀粉的颜色反应,称其为淀粉样物质(amyloid),并将沉积该物质的组织称为淀粉样变。

1902年,Steinhaus等首次报道CA的病因、发病机制、症状、体征及治疗方法等。

1935年,Reinmann等提出CA分类方法,此后经不断地修订和补充使之临床上对CA的诊断和治疗更加科学性。

1995年,Nakata等首先报道了1例家族性淀粉样变周围神经受损的患者,影像学检查淀粉样变摄取^{123}碘-间位碘代苄胍(^{123}I-metaiodobenzylguanidine,^{123}I-MIBG)功能降低。

2014年,国际制定发布了淀粉样变进行规范的命名及临床分类。

2020年,日本循环学会(Japan Circulation Society,JCS)发布了心脏淀粉样变性的诊断和治疗指南,该指南内容分为总论、心脏淀粉样变性的诊断、治疗及诊断流程等。

2020年,加拿大心血管学会(Canadian Cardiovascular Society,CCS)和加拿大心力衰竭学会(Canadian Heart Failure Society,CHFS)发布了《心脏淀粉样变性患者评估和治疗的联合立场声明》,该声明对CA的流行病学、临床诊断和治疗等进行了较为全面的总结。

2021年,欧洲心脏病学会(European Society of Cardiology,ESC)心肌和心包疾病工作组发布了《心脏淀粉样变的诊断和治疗:立场声明》,该声明从疑诊筛查、诊断标准、辅助检查、预后分层、治疗及患者随访等方面对CA进行论述,指导心内科医师及其他学科医师对CA的认识。

(二)国内研究

2019年,我国发布了《特发性心肌病诊疗指南(2019年版)》,原发性心肌病根据发病机制分为遗传性、遗传和非遗传混合性、获得性,其中遗传性为基因突变所致的心肌病,包括家族性扩张型心肌病、致心律失常型心肌病、家族性限制性心肌病、致密化不全心肌病、心肌淀粉样变等。

2021年,中华医学会心血管病学分会心力衰竭学组,中华心血管病杂志编辑委员会发布《转甲状腺素蛋白心脏淀粉样变诊断与治疗中国专家共识》,该共识根据国内外有关转甲状腺素心脏淀粉样变诊断与治疗的新进展、新技术及临床经验等,制定了符合中国国情的诊疗常规,为临床开展CA的诊断、治疗等提供量化指标。

2021年,中国系统性轻链型淀粉样变性协作组,国家肾脏疾病临床医学研究中心及国家血液系统疾病临床医学研究中心发布了《系统性轻链型淀粉样变性诊断和治疗指南(2021年修订)》。

二、病因

CA 为常染色体显性遗传病,经基因组筛选定位,已确定甲状腺素运载蛋白(transthyretin,TTR)基因、载脂蛋白(apolipoprotein,Apo)AⅠ基因、纤维蛋白原 A(fibrinogenA,FGA)基因、心肌肌动蛋白(cardiac actin,ACTC)基因、溶菌酶(lysozyme,LZM)基因、免疫球蛋白轻链(immune globulin lightchains,AL)基因的突变。

三、分子遗传学

(一)TTR 基因

1. 结构　TTR 基因定位于第 18 号染色体长臂 11 区 2 带至 12 区 1 带(18q11.2～12.1),由 4 个外显子和 3 个内含子组成,编码 508 个氨基酸残基,相对分子质量约为 56kD。

2. 功能　TTR 是一种由 4 个相同亚基组成的四聚体,每个亚基包括 127 个氨基酸。TTR 主要在肝脏合成,负责转运甲状腺素和视黄醇。

3. 突变　TTR 基因突变位点有第 18 位天冬氨酸(Asp)被谷氨酸(Glu)所置换(Asp18→Glu)、第 23 位丝氨酸(Ser)被天冬酰胺(Asn)所置换(Ser23→Asn)、第 42 位谷氨酸(Glu)被天冬氨酸(Asp)所置换(Glu42→Asp)、第 42 位谷氨酸(Glu)被甘氨酸(Gly)所置换(Glu42→Gly)、第 45 位丙氨酸(Ala)被丝氨酸(Ser)所置换(Ala45→Ser)、第 45 位丙氨酸(Ala)被苏氨酸(Thr)所置换(Ala45→Thr)、第 47 位甘氨酸(Gly)被丙氨酸(Ala)所置换(Gly47→Ala)、第 49 位苏氨酸(Thr)被脯氨酸(Pro)所置换(Thr49→Pro)、第 50 位丝氨酸(Ser)被异亮氨酸(Ile)所置换(Ser50→Ile)、第 51 位谷氨酸(Glu)被甘氨酸(Gly)所置换(Glu51→Gly)、第 56 位组氨酸(His)被精氨酸(Arg)所置换(His56→Arg)、第 60 位苏氨酸(Thr)被丙氨酸(Ala)所置换(Thr60→Ala)、第 68 位异亮氨酸(Ile)被亮氨酸(Leu)所置换(Ile68→Leu)、第 77 位丝氨酸(Ser)被酪氨酸(Tyr)所置换(Ser77→Tyr)、第 92 位谷氨酰胺(Gln)被赖氨酸(Lys)所置换(Gln92→Lys)、第 97 位丙氨酸(Ala)被甘氨酸(Gly)所置换(Ala97→Gly)、第 103 位精氨酸(Arg)被丝氨酸(Ser)所置换(Arg103→Ser)、第 122 位缬氨酸(Val)被异亮氨酸(Ile)所置换(Val122→Ile)等。

(二)ApoAⅠ基因

1. 结构　ApoAⅠ基因定位于第 11 号染色体长臂 23 区(11q23),长 1863bp,由 4 个外显子和 3 个内含子组成,编码 243 个氨基酸残基的单一多肽链,相对分子质量约为 28.3kD。

经等点聚焦电泳证实,人的 ApoAⅠ为不均一,有 10 种不同的亚组分,至少有 6 种多态性,等电点为 5.36～5.85。

(1)外显子:外显子分布于 ApoAⅠ基因的不同区域,其中第 2 外显子编码大部分 ApoAⅠ前肽;第 3 外显子编码 ApoAⅠ肽原和 NH$_2$ 端序列;第 4 外显子编码羧基端 200 个氨基酸残基。

(2)内含子:第 1 内含子长 197bp,位于 5′端非翻译区;第 2 内含子长 183bp,位于翻译区的 ApoAⅠ前肽区内;第 3 内含子长 588bp,插于翻译成熟 ApoAⅠ第 43 氨基酸残基处。

2. 功能　ApoAⅠ由肝脏和小肠合成,是高密度脂蛋白(high disenty lipoprotein,HDL)的主要组成部分,ApoAⅠ主要存在于 HDL$_2$、HDL$_3$、乳糜微粒(chylomicron,CM)中,分别约占这三类脂蛋白中蛋白的 65%、62%、33%。ApoAⅠ在 HDL 的形成和代谢过程中起到了重要的作用,与 HDL-C 水平呈正相关。ApoAⅠ在血中半衰期约为 5.8d,正常血清 ApoAⅠ水平为 1200～1600mg/L。

3. 突变　ApoAⅠ基因常见突变位点为第 174 位亮氨酸(Leu)被丝氨酸(Ser)所置换(Leu174→Ser)。

（三）FGA 基因

1. 结构　FGA 基因定位于第 4 号染色体长臂 28 区到 31 区（4q28-31），长约 5.4kb，由 6 个外显子和 5 个内含子组成，编码 19 个信号肽和由 610 个氨基酸组成的成熟 Aα 链，相对分子质量约为 67kD。

2. 功能　FGA 基因在 3′端经不同剪接产生含有 5 个或 6 个外显子转录版本。

3. 突变　FGA 基因突变 FgAα 链淀粉样变沉积于心脏致使血压降低；沉积于肾脏引起蛋白尿。

（四）ACTC 基因

1. 结构　ACTC 基因定位于第 15 号染色体长臂 11 区到 14 区（15q11~14），长 7630bp，由 7 个外显子和 6 个内含子组成，编码 375 个氨基酸，单体相对分子质量约为 43kD。

2. 功能　肌动蛋白在心肌细胞内具有双重作用：①作为肌小节的重要组成成分，它直接与肌凝蛋白作用产生收缩力；②同时也与其他细胞骨架蛋白连接，将产生的收缩力传递至细胞外基质。

3. 突变　ACTC 基因常见突变位点有第 187 位天冬氨酸（Asp）被天冬酰胺（Asn）所置换（Asp187→Asn）、第 654 位甘氨酸（Gly）被丙氨酸（Ala）所置换（Gly654→Ala）、第 654 位甘氨酸（Gly）被苏氨酸（Thr）所置换（Gly654→Thr）等。

（五）LZM 基因

1. 结构　LZM 基因定位于第 12 号染色体长臂 15 区（12q15），长 409bp，由 4 个外显子和 3 个内含子组成，编码 130 个氨基酸残基，相对分子质量约为 14.4kD。

2. 功能　LZM 由巨噬细胞、胃肠道细胞和肝细胞合成，LZM 是一种能水解致病菌中黏多糖的碱性酶。

3. 突变　LZM 基因常见突变位点为第 67 位天冬氨酸（Asp）被组氨酸（His）所置换（Asp67→His）和第 56 位异亮氨酸（Ile）被苏氨酸（Thr）所置换

（Ile56→Thr）等。

（六）AL 基因

1. 结构　AL 分为 Kappa 型、Lambda 型两型，其中 Kappa 型定位于第 2 号染色体短臂 11 区（2p11）；Lambda 型定位于第 22 号染色体长臂 11 区（22q11）。AL 基因编码 214 个氨基酸残基，相对分子质量约为 24kD。

2. 功能　Kappa 型与 Lambda 型不同主要表现在氨基酸序列和二硫链位置的不同，每条轻链含有两个由链内二硫键所组成的环肽。正常人血液中 Kappa 型约为 65%，Lambda 型约为 35%，二者比值约为 2∶1。

3. 突变　AL 基因突变可导致 AL 代谢紊乱，引起血液中出现大量游离 AL，并可由尿液中排出体外。

四、发病机制

（一）致病病因

目前研究认为，CA 主要致病病因为 TTR 基因、ApoAⅠ基因及 FGA 基因的突变。

1. TTR 基因　TTR 基因多见于单个氨基酸置换的遗传变异型，是引起遗传性淀粉样变常见致病病因。TTR 正常情况下为四聚体，其本身不产生淀粉样沉积，但基因突变时四聚体解离成单体后错误折叠为淀粉样物质，沉积于心肌、肾脏及神经系统等组织器官受损，表现为难治性心力衰竭，尤其是以腕管综合征为首发症状的患者，大多数患者发病年龄较晚，没有明确的家族史，常表现为散发性而易被误诊为原发性系统性淀粉样变。

2. ApoAⅠ基因　ApoAⅠ是 HDL 的主要蛋白质和 B 类 1 型清道夫受体（scavenger receptor class B type1，SR-BI）的配体，可通过增强三磷酸腺苷结合盒转运子 A1（adenosine triphosphate binding cassette transporter，ABCA1）和卵磷脂胆固醇酰基转移酶（lecithin cholesterol acyl

transferase，LCAT）的活性介导胆固醇逆转运（reverse cholesteroltransport，RCT），从而使 HDL 能从动脉壁及周围组织中进行游离胆固醇的酯化，并将胆固醇酯转运入肝脏进行代谢，这对防止周围组织脂质沉积和动脉粥样硬化的形成有着重要的临床意义。ApoA I 基因突变可引起系统性淀粉样变，以非蛋白尿的肾功能衰竭为主要表现。人多数 ApoAI 基因突变发生在蛋白结构的 N-端，以肾脏受损为主，其中缺失型突变可伴有明显的 CA。用氨基酸测序和光谱计分析显示，沉积于心脏心肌组织的淀粉样蛋白为正常 ApoAI 氨基末端第 93 位的多肽，即在第 93 位的缬氨酸被蛋白酶裂解，这种裂解出来的片段聚集而引起淀粉样变。

3.FGA 基因　FGA 基因是编码 FgAα 肽链，在生理状态下有 2 个不同的转录版本，其中绝大多数人群（98%~99%）为 5 个外显子的转录版本，极少数（1.0%~2.0%）为 6 个外显子的 αE 转录版本。

4.ACTC 基因　ACTC 基因淀粉样蛋白主要沉积于大脑、脊髓、软硬脑膜、脊神经根及感觉神经节的血管内皮细胞中，从而引发神经系统病变。

5.LZM 基因　LZM 主要通过破坏细胞壁中的 N-乙酰胞壁酸和 N-乙酰氨基葡糖之间的 β-1,4 糖苷键，使细胞壁不溶性黏多糖分解成可溶性糖肽，导致细胞壁破裂内容物逸出而使细菌溶解。

（二）遗传学机制

正常人可有少量淀粉样物产生，但会被机体的溶解机制所消除，两者达到动态平衡而不会有淀粉样物在体内沉积，只有当各种病因致使淀粉样物在体内产生过多和/或消除过少时才引起淀粉样物质在组织器官中沉积。由于淀粉样物质在心肌间质浸润、沉积，替代了正常的心肌收缩成分，引起心肌细胞代谢、钙离子转运、受体调节改变导致心肌细胞水肿等病变。而继发因素引起 CA 的病变，患者典型表现为心肌沉积物体积较小，且分布在血管周围。

相关致病基因突变产生的蛋白变异体引起心肌淀粉样病变，临床表现可由于基因突变位点不同而异，有的基因突变主要引起心脏受损，而有的很少引发心脏病变。心脏受损时多表现为心功能不全、传导系统障碍及低血压状态等。

1.心功能不全　淀粉样物质沉积在心室、心房的心肌组织间质，导致心室舒张及收缩功能异常，因此心室及心房的压力升高致使心房扩大、心房壁增厚，造成心房收缩功能异常而诱发心功能不全、心律失常等。

2.传导系统障碍　心脏传导系统障碍的发病机制可能是由于淀粉样物质浸润、沉积于传导系统，或淀粉样物质累及心肌间质的微血管，导致微循环的心肌缺血、损伤或梗死，影响了传导系统的功能而发生传导系统障碍。

3.低血压　淀粉样蛋白沉积于心脏和肾上腺内可能是引起直立性低血压的发病机制。在家族性 CA 患者多发性神经受损及血液透析相关型淀粉样变时，完整的未经降解的 TTR 及 β₂-微球蛋白分子，也可形成淀粉样原纤维。蛋白质的一级结构对其能否形成淀粉样原纤维非常重要，如在遗传性 CA 时单个氨基酸置换就可使原来不能形成淀粉样物质的野生型分子，变成能产生原纤维的突变型分子。

目前对淀粉样物沉积的易感性和耐受性等方面的基因遗传因素目前了解甚少，甚至在淀粉样变的家族形式中，有缺陷的相关致病基因突变引起的淀粉样物在特异部位沉积的确切发病机制，也有待于研究阐明。

五、病理

（一）病理解剖

1.形态改变　淀粉样物质可以引起心脏形态改变，主要表现为室间隔和左心室后壁肥厚，因而常常误诊为肥厚型心肌病（hypertrophic cardiomyopathy，

HCM)。患者心脏坚硬缺乏柔顺性,心室游离壁和室间隔肥厚,呈橡皮样改变,常在尸检时被发现。病理研究发现,80%患者心室腔大小正常,20%患者心室腔扩大可合并冠状动脉粥样硬化性缺血心脏病或慢性肺心病。大部分患者左心房和右心房呈中度扩张,心房扩张可有附壁血栓形成,发生率约为25%。几乎所有的患者心房内壁可见灶样棕褐色、表面光滑的淀粉样蛋白沉积,并可累及心脏瓣膜和心内膜。

2. 光学显微镜 在心肌细胞间有无定形玻璃样透明物质,在心室肌中多呈弥散性分布,以致心肌细胞萎缩、坏死及结缔组织增生。心内膜、瓣膜、乳头肌及心包均有病变,刚果红染色在偏振光显微镜下观察,可见特异性绿色双折光。

3. 电子显微镜 电子显微镜可观察淀粉样物质的超微结构,细胞间隙内由 7.5~10nm 刚性、空心、无分支的原纤维组成长度为 30~1000nm 的纤维,以 β_2-皱褶结构排列。在淀粉样心肌病中可见细胞外周为无分支的纤维包围,纤维与心肌细胞的基底膜相邻,有的甚至包绕着基底膜,其沉积于局灶性增多的线粒体有关。

(二)病理生理

1. 淀粉样物质的浸润以心肌间质最突出,从而使心肌细胞萎缩、心肌壁及室间隔肥厚,造成心室舒张顺应性降低,心室充盈压上升,产生伴舒张功能不全的限制型心肌病的特征。

2. 由于心肌细胞进行性减少,收缩功能进展性降低,心肌壁内冠状动脉受浸润引起心肌缺血、损伤甚至梗死;心脏传导系统受浸润可引发各种心律失常。

3. 心房尿钠多肽(atrial natriuretic polypeptide, ANP)水平升高是心房心肌细胞缺血、损伤的病理生理学改变的标志物,升高的程度与心房的功能呈负相关。

六、临床表现

(一)症状

CA 的临床表现取决于受损组织器官病变的程度和部位,其中心脏受损临床表现为限制型心肌病、心力衰竭、心律失常等;心脏外受损主要为围神经病变、自主神经功能障碍、中枢神经受损和肾脏病变等。

1. 发病率 CA 占心肌病变的 5.0%~10.0%。

2. 性别及年龄 CA 患者男性多于女性,35 岁以前发病较为少见。

3. 种族 本病相关致病基因突变在黑人中发生率约为 4.0%,黑人发病率是白人的 4 倍。

4. 晕厥 晕厥与体力、精神的应激有关,如劳作时出现晕厥则为预后不良的征象,易发生心脏性猝死。

5. 胸痛 偶尔患者可发生心绞痛,与心肌壁内小血管受到淀粉样物质浸润有关,但冠状动脉造影可能无异常。

(二)体征

1. 查体 颈静脉怒张、肝脏肿大、双下肢水肿、浆膜腔积液、奇脉及 Kussmaul 征等。

2. 血压变化 血压降低、脉压小,病情进展时血压降低更明显;或者原有高血压患者出现自发性血压下降。

3. 心脏听诊 ①可闻及收缩期杂音、舒张早期奔马律等,是由于淀粉样变使心脏瓣膜局部增厚或沉积在瓣膜表面,引起瓣膜关闭不全;②心音遥远、第三心音;③肺动脉瓣第二心音缩窄、亢进及分裂等。

(三)基因型—表型

1. TTR 基因突变 ①Val30→Met 突变时患者常表现为心脏传导系统障碍,但患者很少发生心力衰竭,对于该突变位点患者的治疗措施需要置入永久性心脏起搏器;②Ile68→Leu、Val122→Ile 或

Thr60→Ala 突变时患者有明显家族遗传倾向，亲属成员患病率较高，临床症状及体征较为明显。

2. ApoA I 基因突变　其中 Leu174→Ser 突变时可引起家族性系统性淀粉样变，患者多有明确家族史。

3. ACTC 基因突变　其中 Gly654→Ala、Gly654→Thr、Asp187→Asn 突变患者家族史阳性，临床主要表现为周围神经病变、自主神经功能障碍及中枢神经受损。

4. LZM 基因突变　其中 Asp67→His、Ile56→Thr 突变时可引起心脏受损、神经系统功能障碍及肾脏病变等，病变广泛且病情严重，预后不良。

（四）并发症

1. 限制型心肌病　临床以右心功能异常为主，表现为颈静脉压增高、右心室奔马律、肝脏肿大和外周水肿；而夜间阵发性呼吸困难及端坐呼吸少见，其原因可能是由于淀粉样蛋白对心肌组织的浸润，或源于循环 AL 对心室舒张功能的直接抑制所致。

2. 心力衰竭　心肌内淀粉样蛋白沉积物使心脏收缩功能障碍，诱发心力衰竭，其特点为劳力性呼吸困难、疲乏、气急等；晚期病情进展较快，对治疗反应较差。国内对≥85 岁的高龄老年人射血分数保留的心力衰竭患者进行尸检研究发现，心肌组织内有淀粉样物质沉积检出率较高，沉积较为严重，沉积部位多在血管周围，但生前均未怀疑 CA。

3. 心律失常　表现各种心律失常或传导系统异常，①Ⅰ～Ⅲ度房室传导阻滞；②左束支传导阻滞、右束支传导阻滞；③房性心动过速伴传导阻滞、房室交界性心律、心房颤动；④心动过缓、病态窦房结综合征等；⑤家族性 CA 患者较常见为持续性心房电静止。

4. 脑卒中　脑卒中是由于心室内血栓或心房颤动后左心房或左心耳的血栓脱落而引起。

5. 周围神经病变　周围神经病变最初表现为下肢远端末梢神经疼痛和/或温度感觉异常，之后进展为运动功能受损、肌肉无力行走障碍等。

6. 自主神经功能障碍　自主神经功能受损表现为出汗障碍、便秘与腹泻交替以至营养不良和体重下降，也可表现直立性低血压、性功能勃起障碍和尿潴留等。

7. 中枢神经病变　中枢神经系统受损可能是由于 β-淀粉样蛋白沉积引发血管病变所致，临床表现局灶性神经功能缺损、癫痫、脑出血和痴呆等。

8. 眼部病变　眼部病变表现玻璃体混浊（絮状淀粉样蛋白沉积）、青光眼及角膜炎等。

9. 肾脏病变　由于 TTR 沉积于肾脏引起肾功能异常，早期表现为蛋白尿和/或肾功能不全。

七、辅助检查

（一）实验室检测

1. 生物标志物　①血清 B 型利钠肽（B-type natriuretic peptide，BNP）、N 末端 B 型利钠肽原（N-terminal pro-BNP，NT-proBNP）的水平；②心肌肌钙蛋白 T（cardiac troponin T，cTnT）的水平；③血清游离轻链的检测有助于鉴定前体蛋白来源；④血清碱性磷酸酶（alkaline phosphatase，ALP）活性、肌酐的水平。

2. 尿常规　①AL 尿液免疫固定电泳可鉴定前体蛋白来源，正常人尿中 AL 含量约为≤5.0mg/L；②少量或大量蛋白尿。

3. 基因突变　对于 CA 患者均应进行 TTR 基因、ApoA I 基因、FGA 基因、ACTC 基因、LZM 基因及 AL 基因的检测，由于在不完全外显和晚发导致家族史缺失的情况下，仅依据临床症状、体征及辅助检查难以明确诊断，如发现先证者致病基因突变时应对其亲属成员进行特定位点级联筛查，以明确亲属成员的致病基因突变携带情况及患病风险。

（二）心电检查

1.心电图 ①QRS波群低电压:其中肢体导联QRS波群<5.0mm,胸前导联QRS波群<10mm,且R波递增不良;②假性病理性Q波:较为常见,可能与淀粉样前体蛋白作用于微循环和心肌微小血管病变有关。

2.动态心电图 ①传导阻滞:动态心电图可发现房室传导阻滞和束支传导阻滞等,其中房室传导阻滞可表现各种类型,患者常伴有多发性神经病变;②心律失常:常见为心房颤动,其中复杂性心律失常具有潜在的致命性;③窦房结功能异常:有的患者累及窦房结时常表现为病态窦房结综合征。

（三）心脏超声检查

1.超声心动图 超声心动图是筛查、识别CA不可或缺的影像学检查方法。超声心动图检查可发现:①心室壁和室间隔弥漫性增厚,室壁搏动减弱;②左心房、右心房明显扩大,但左心室腔正常或缩小,即呈现"大心脏小心腔";③心肌回声增强(颗粒样闪烁)是诊断CA特异性指标之一;④心房及心耳的血栓形成是由于心房功能衰竭和继发性血流紊乱所引起;⑤左心室舒张功能减退而血压降低的患者,是最早期的心脏超声异常表现,往往在临床表现之前出现,认识该特征有助于提高CA早期诊断效率。

2.应变率成像(strain rate imaging,SRI) ①二维斑点追踪显像超声技术(twodimensional speckle tracking imaging,2D-STI):利用2D-STI可显示左心室各节段应变成像图,CA特征为从基底部到顶点的纵向应变减少;②三维斑点追踪显像超声技术(threedimensional speckle tracking imaging,3D-STI):利用3D-STI可将左心室分为16~17个节段,对左心室局部或整体的收缩功能进行量化分析,还可计算出心肌的旋转和扭转运动;利用该技术测量心肌壁内应变梯度,可进行淀粉样变心脏受累分期、预后判断及鉴别诊断等。

（四）影像学检查

1.胸部X线 胸片可显示心脏扩大,但表现为限制型心肌病其心脏形态可正常,而表现明显的肺淤血则为充血性心力衰竭的征象。

2.心脏磁共振成像(cardiac magnetic resonance,CMR) CMR是测量左右心室容量、质量及射血分数的金指标。①CA患者CMR扫描有助于明确诊断及病情判断,为CA诊断重要的无创性检查方法之一,可对心肌行三维高分辨成像,并能精确测量房室内经、房室壁和间隔的厚度及局部运动等,早期发现CA;②钆造影剂延迟增强(late gadolinium enhancement,LGE)成像技术CA显示为弥漫性钆剂延迟增强图像;③CMR与LGE成像技术可对心脏的形态、功能及心肌组织的灌注等进行综合评价。近年随着CMR检查的新技术开发应用,有望代替病理活检,且可早期发现心肌病变。

3.单光子发射型计算机断层显像(single photon emission computed tomography,SPECT) 显像剂常用^{123}I-MIBG、锝^{99m}-焦磷酸盐(technetium^{99m}-pyrophosphate,Tc^{99m}-PYP)、锝^{99m}-双羧基双膦酸盐(technetium^{99m}-dicarboxypropane diphosphonate,Tc^{99m}-DPD),SPECT技术可明确是心肌摄取而非心室血池显影。

(1)^{123}I-MIBG:^{123}I-MIBG是去甲肾上腺素类似物,可被交感神经末梢摄取和储存,但不会被酶降解,因而通过^{123}I-MIBG标记,应用于检测患者心脏交感神经退行性变。CA患者表现为^{123}I-MIBG心/纵隔比值降低,而洗脱率升高,其中比值<1.6的患者病死率较高。^{123}I-MIBG是检查心脏交感神经功能、心功能敏感而特异性指标,^{123}I-MIBG显像有助于早期诊断CA。

(2)Tc^{99m}-PYP:心肌Tc^{99m}-PYP闪烁照相表现为同位素浓集阳性影像,因Tc^{99m}-PYP可以结合到与淀粉样纤维相关的钙离子分子上,其阳性显像结果与心脏受损的部位、范围及程度等有关。

（3）Tc^{99m}-DPD：Tc^{99m}-DPD可在病变的心肌组织沉积、聚集显影，可作为风险分层、评价预后的指标之一。

（五）病理组织学检查

1.心肌组织　①光学显微镜下：心内膜活检组织刚果红染色是常用的检测淀粉样变的病理学方法，淀粉样蛋白在苏木素—伊红（hematoxylin eosin，HE）染色光学显微镜下表现为心肌间质内的均匀粉染、无细胞结构的嗜酸性物质，由于其β褶片状结构，可与线性染料刚果红结合，并在偏振光下呈现苹果绿的双折射；②电子显微镜下：心内膜活检组织淀粉样纤维在电子显微镜下为随机排列的无分支纤维，可以作为光学显微镜检查的补充。

2.心脏以外组织活检　心脏以外组织活检有皮下脂肪垫、舌头、肾脏、骨髓、胃黏膜及直肠黏膜等，是诊断淀粉样物质沉积的常用组织活检部位。

心内膜活检是明确诊断CA的金标准，其中刚果红染色阳性可明确诊断为淀粉样变，而确定淀粉样纤维的前体蛋白类型，可通过免疫组织化学（immunohistochemistry，IHC）或激光显微切割技术（laser microdissection technology）和/或质谱技术（massspectrometric technique）对淀粉样变进行准确的诊断和分型，是淀粉样纤维的前体蛋白分型新的金标准。

八、诊断

（一）初步诊断

1.在临床上发现患者有下列表现应疑诊为CA　①存在射血分数保留的不能解释的心力衰竭；②心脏影像检查发现室壁增厚；③心电图QRS波群低电压；④存在系统性疾病有心脏以外的脏器结构或功能障碍（如蛋白尿、肌酐升高、外周和自主神经病变、肝大、ALP活性升高、胃肠道影像、巨舌症、出血性疾病等）。

2.诊断流程　CA诊断流程为详细了解患者病史、家族史、全面体格检查、血液生化检测、心电图、超声心动图、CMR、组织病理学检查等，见图3.7。

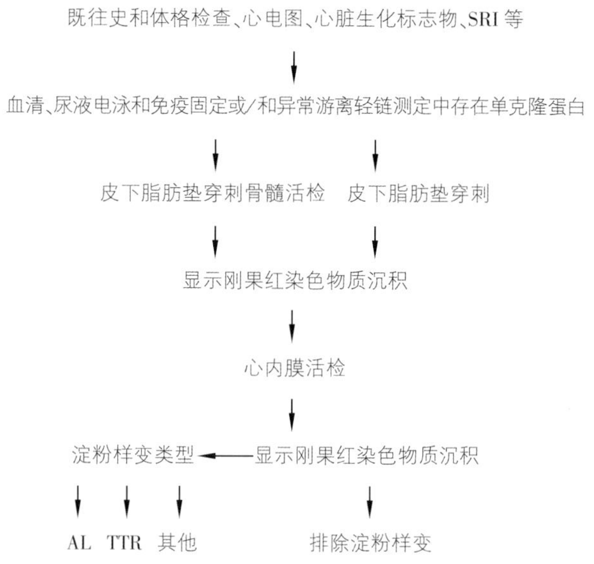

既往史和体格检查、心电图、心脏生化标志物、SRI等

↓

血清、尿液电泳和免疫固定或/和异常游离轻链测定中存在单克隆蛋白

↓　　　　　　↓

皮下脂肪垫穿刺骨髓活检　皮下脂肪垫穿刺

↓

显示刚果红染色物质沉积

↓

心内膜活检

↓

淀粉样变类型 ◀—— 显示刚果红染色物质沉积

↓↓↓　　　　↓

AL TTR 其他　　排除淀粉样变

图3.7　CA的诊断流程

（二）明确诊断

1.超声心动图　2021年ESC心肌和心包疾病工作组发布了《心脏淀粉样变的诊断和治疗：立场声明》提出超声心动图CA诊断标准：左心室室壁≥12mm，且不能用其他原因解释，同时满足下述1或2标准中的1项。

（1）典型的超声心动图表现（下述3项中具备2项）：①2级或更严重的舒张功能障碍；②组织多普勒超声提示s′、a′、e′速度减低（<5.0cm/s）；③左心室整体长轴应变减低（绝对值<15.0%）。

（2）多因素超声心动图积分≥8分：①左心室室壁相对厚度（室间隔厚度+心室后壁厚度）/左室舒张末内径>0.6（3分）；②E/e′>11（1分）；③三尖瓣瓣环收缩期位移≤19mm（2分）；④左心室整体长轴应变≤13.0%（1分）；⑤收缩期心尖部与基底部长轴应变比值>2.9（3分）。

2.病理组织活检　心内膜活检是确诊CA的金标准，在心脏以外组织活检发现淀粉样物质沉积也是诊断CA特异性指标。

3.基因突变 相关致病基因突变结合 CMR 及心电图特征性表现也可明确诊断。

九、鉴别诊断

1.缩窄性心包炎（constrictive pericarditis，CP） CA 表现心室压力波呈特征性的舒张期压力下降及平台期（平方根征），其表现类似 CP，但 CP 左心室舒张早期充盈加速；而 CA 左心室舒张早期充盈减慢，为两者鉴别诊断要点之一。

2.HCM HCM 患者心室呈非对称肥厚和高动力性收缩，心电图表现 QRS 波群高电压；而 CA 患者心电图出现 QRS 波群低电压，是心肌受淀粉样蛋白浸润、沉积的特征性表现。LGE 成像技术结合 CMR、超声心动图有助于明确诊断。

3.病毒性心肌炎（viral myocarditis，VM） VM 在急性期时多有呼吸道感染病史，临床上病程表现急性变化，病情严重患者可因心肌组织水肿而出现左心室室壁增厚和收缩功能降低，但左心室室壁增厚及收缩功能经积极治疗，患者可在短期内得到改善或痊愈。

十、治疗

（一）药物治疗

CA 明确诊断后营养支持治疗可明显改善患者的症状及预后，尤其患者存在低蛋白血症。患者在晚期时药物治疗只能缓解症状，并不能提高生存率，因此对于 CA 患者应早期诊断、明确其类型，制定个体化防治措施。

1.利尿剂 呋塞米 20mg/次，1 次/天，或氢氯噻嗪片 25mg/次，1 次/天。

2.扩张血管剂 硝酸异山梨酯片 5～10mg/次，2 次/天，或单硝酸异山梨酯片 10～20mg/次，2 次/天。

3.盐酸胺碘酮片 200mg/次，1～3 次/天，根据病情调整应用剂量。对于心房颤动患者，抗心律失常药物首选盐酸胺碘酮。

患者有心力衰竭时避免应用洋地黄、β 受体阻滞剂及非二氢吡啶类钙离子通道阻滞剂等制剂。

4.非维生素 K 拮抗剂口服抗凝药（non-vitamin K antagonist oral anticoagulants，NOAC） 由于淀粉样蛋白浸润而导致心房颤动，继而引起心房内血液淤滞而形成血栓，故患者应常规给予抗凝治疗。NOAC 包括直接 Xa 因子抑制剂（如利伐沙班、阿哌沙班、艾多沙班等）和直接凝血酶抑制剂（如达比加群等）。较维生素 K 拮抗剂等传统抗凝药，NOAC 具有药物相互作用少、半衰期短、起效快及迅速发挥抗凝作用等优点，已广泛应用于预防心房颤动患者的卒中和全身血栓栓塞。由于 NOAC 在肝脏代谢，对于伴有凝血障碍、重度肝损害的患者禁用 NOAC。另外 NOAC 经肾脏排泄，在长期使用 NOAC 时应定期监测肾功能，并根据肾功能的变化进行相应剂量调整。

（1）达比加群酯胶囊 150mg/次，2 次/天，用水送服，餐时或餐后服用均可。注意事项：①口服时请勿打开胶囊；②年龄≥75 岁、血肌酐清除率 30～50mL/min 有增加出血的风险；③长期口服时需定期复查活化部分凝血活酶时间（activated partial thromboplastin time，aPTT）；④当患者出现无法控制的出血或需要接受紧急手术治疗时，则需要逆转剂抵消抗凝剂的作用，依达赛珠单抗（idarucizumab）为特异性逆转剂，其治疗剂量为 5.0g，分 2 次给药，每次经静脉弹丸式注射或快速输注 2.5g，2 次间隔时间不超过 15min。

（2）利伐沙班 10mg/次，1 次/天，用水送服。注意事项：①利伐沙班的特异性逆转剂为 And-α，And-α 是人源化重组 Xa 因子诱导蛋白，与 Xa 因子竞争结合利伐沙班；②And-α400mg，静脉弹丸式给药，随后以 4mg/min 输注 120min（总共 880mg）；③利伐沙班禁用于肝损害的患者，因为肝损害患者中利伐沙班的药物暴露量增加 2 倍以上。

5. 维生素 K 拮抗剂　华法林钠片 2.5mg/次,1 次/天,并根据病情调整其剂量,并定期复查国际标准化比值(international normalized ratio,INR)使其达到抗凝目标值。

（二）介入及手术治疗

1. 置入永久性心脏起搏器　CA 因影响心脏传导系统而引起难治性心律失常,最常见的是传导阻滞和心房颤动,因此有心脏传导阻滞、症状性心动过缓及晕厥病史的患者,应考虑置入永久性心脏起搏器。

2. 心脏移植　CA 晚期患者可进行心脏移植,或者心脏与肝脏联合移植治疗。由于淀粉样纤维蛋白主要是在肝脏生成,所以肝脏移植可以改善终末器官的衰竭,但有的患者术后心脏病情仍进行性恶化。

（三）精准医疗

1. 干细胞移植治疗　根据患者淀粉样物质生成和类型,采用自体干细胞移植治疗,早期轻度 CA 患者可能有一定的疗效。

2. TTR 型 CA 的治疗　TTR 型 CA 的治疗是抑制淀粉样物质的生成或沉积,促进受累组织内已沉积的淀粉样物质的溶解,逆转脏器功能损害等,目前研究的药物有:①抑制 TTR 合成的反义寡核苷酸(antisense oligodeoxynucleotides,ASO)和小分子干扰 RNA(siRNA)药物;②稳定 TTR 的药物为二氟尼柳及氮苯唑酸;③清除淀粉样沉积的药物有多西环素、牛磺熊去氧胆酸等。

十一、预后

1. 实验室检测指标　①TTR 基因突变可逐渐发展为难治性心力衰竭,其中 Val122→Ile 突变时患者生存期平均仅为 27 个月;②血清 cTnT、NT-proBNP 升高时表明心肌损伤严重,患者预后较差。

2. 影像学检查指标　①根据多普勒超声心动图、CMR 及 SPECT 等检查,可判断心脏舒张功能异常的严重程度,为心肌淀粉蛋白浸润的程度提供预后信息;②超声心动图检查显示心包积液患者预后不良;③心电图出现房室传导阻滞、束支传导阻滞等患者预后较差;④心内电生理检查 H-V 间期延长是心脏性猝死的独立危险因素;⑤CA 患者伴有心脏交感神经支配受损时预后不良。

十二、遗传咨询

建议有家族遗传倾向的 CA 患者进行相关致病基因突变筛查及遗传咨询;对于携带有致病突变的亲属成员,在先证者发病年龄提前 10 年开始定期进行心脏标志物、心电图、超声心动图、SPECT、CMR 与 LGE 成像等相关检查,或在出现与 CA 相关的临床症状或体征时即进行评估心脏受累情况,并长期追踪随访。

参考文献

1. SIPE J D, BENSON M D, BUXBAUM J N, et al. Nomenclature 2014: amyloid finril proteins and clinical classification of the amyloidosis [J]. Amyloid, 2014, 21(4):221-224.

2. KITAOKA H, IZUMI C, IZUMIYA Y, et al. JCS 2020 Guideline on Diagnosis and Treatment of Cardiac Amyloidosis. Circulation Joumal, 2020, 84:1610-1671.

3. Canadian Cardiovascular Society. Canadian Cardiovascular Society/Canadian Heart Failure Society Joint Position Statement on the Evaluation and Management of Patients With Cardiac Amyloidosis. Can J Cardiol, 2020, 36(3):322-334.

4. GARCIA-PAVIA P, RAPEZZI C, ADLER Y, et al. Diagnosis and treatment of cardiac amyloidosis: a position statement of the ESC working group on myocardial and pericardial diseases. European Journal of Heart Failure, 2021, 23(4):512-526.

5. 中华人民共和国国家卫生健康委员会. 特发性心肌病诊疗指南(2019 年版). 中国实用乡村医生杂志, 2019,

26(5):13-16.

6. 中华医学会心血管病学分会心力衰竭学组,中华心血管病杂志编辑委员会.转甲状腺素蛋白心脏淀粉样变诊断与治疗中国专家共识.中华心血管病杂志,2021,49(4):324-332.

7. 中国系统性轻链型淀粉样变性协作组,国家肾脏疾病临床医学研究中心,国家血液系统疾病临床医学研究中心.系统性轻链型淀粉样变性诊断和治疗指南(2021年修订).中华医学杂志,2021,101(22):1646-1656.

8. 田庄,张抒扬.转甲状腺素蛋白淀粉样变心肌病的治疗.中华心血管病杂志,2020,48(1):86-89.

9. 赵蕾,田庄,方全.心脏淀粉样变性临床特点及影像学特征.中华心血管病杂志,2015,43(11):960-964.

10. 黄雨晴,詹嘉欣,魏学标,等.42例心肌淀粉样变性的临床特点分析.中华内科杂志,2014,53(7):546-549.

11. 徐莹莹,朱婉榕,柴珂,等.85岁及以上射血分数保留的心力衰竭患者心肌淀粉样物质沉积分析.中华心血管病杂志,2018,46(6):438-443.

12. HABCHI J,CHIA S,GALVAGNION C,et al. Cholesterol catalyses Abeta42 aggregation through a heterogeneous nucleation pathway in the presence of lipid membranes[J]. Nat Chem, 2018,10(6):673-83.

13. 徐东杰,周芳,张海峰,等.关注心肌淀粉样变的诊断线索.临床心血管病杂志,2014,30(2):93-94.

14. 俞子恒,严卉,朱建华.心肌淀粉样变性的影像学诊断与研究进展.临床心血管病杂志,2018,34(4):408-412.

15. TSANG W, LANG R M. Echocardiographic evaluation of cardiac amyloid. Curr Cardiol Rep,2010,12(3):272-276.

16. 任静芸,何山,田庄,等.核医学显像在心肌淀粉样变诊断中的应用进展.中华核医学与分子影像杂志,2019,39(12):759-762.

17. MUCHTAR E, LORI A, BLAUWET M A, et al. Restrictive cardiomyopathy genetics, pathogenesis, clinicalmanifestations, diagnosis, and therapy[J]. Circ Res,2017,121(7):819-837.

18. 李莹莹,王华,杨杰孚.转甲状腺素蛋白相关心肌淀粉样变的认识及诊断进展.中国循环杂志,2018,33(8):826-830.

19. 罗猛,刘洋,杨添添.心肌淀粉样变性患者的临床特征及预后分析.中国循环杂志,2021,36(4):367-371.

第十五节　心房性心肌病

心房性心肌病(atrial cardiomyopathies，AC)是由于心房的结构、功能或心电生理发生病理性变化，而导致心房肌重构、传导系统障碍等，患者主要表现窦房结/房室结病变、房性心动过速、心房颤动及血栓栓塞症等；主要治疗措施为对症治疗、抗凝治疗和介入治疗等。

一、概述

2011年，国内首次提出了一种新型心肌病分类方法，即将心肌病分为AC和心室心肌病，每种类型心肌病可将其分为原发性心肌病和继发性心肌病，其中原发性又分为遗传性、混合性和获得性。

2013年，Kottkamp等提出心房性纤维化心肌病(fibrotic atrial cardiomyopathy，FACM)的概念，FACM表现为原发性左右心房发生结构性改变，以显著心房肌纤维化为特征，临床表现房性快速性心律失常、缓慢性心律失常及血栓栓塞事件等。

2016年，发布国际专家提出EHRAS分类法，EHRAS是指欧洲心律学会协会(European Heart Rhythm Association，EHRA)、美国心律学会(Heart Rhythm Society，HRS)、亚太心律学会(Asia Pacific Heart Rhythm Society，APHRS)、拉丁美洲心脏起搏与电生理学会(Latin American Heart Pacing and Electrophysiology Association，SOLAECE)。EHRAS分类法对AC的定义、分型、心律失常及血栓形成等方面制定了管理专家共识。

二、病因

AC可能为常染色体显性遗传病，经基因组筛选定位，已确定心房利钠素前体A(natriuretic peptide precursor A，NPPA)基因、心脏钠离子通道

α亚单位(voltage-gated sodium channel type V，SCN5A)基因、连接蛋白(connexin，Cx)40基因、肌球蛋白轻链(myosin light chain，MYL)4基因的突变。

三、分子遗传学

(一)NPPA基因

1.结构　NPPA基因定位于第1号染色体短臂35区到36区(1p35~36)，长约2.0kb，由3个外显子和2个内含子组成，编码108个氨基酸。

2.功能　心房利钠肽(atrial natriuretic peptide，ANP)在体内首先合成含151个氨基酸的前ANP原(prepro-ANP)，经过一系列加工得到羧基末端99~126位氨基酸所组成的肽链，即ANP(又称为α-ANP)，其中17个氨基酸构成的环(两个半胱氨酸间形成的链内二硫键)是其发挥生物活性的必需结构。

3.突变　NPPA基因突变导致动作电位时程(action potential duration，APD)缩短而引起心房肌组织病变。

(二)SCN5A基因

1.结构　SCN5A基因定位于第3号染色体短臂21区到24区(3p21~24)，长101610bp，由28个外显子和27个内含子组成，编码2016个氨基酸，相对分子质量约为227kD。

2.功能　SCN5A基因外显子大小差异较大，其中第24外显子为53bp，而第28外显子为3257bp。心脏电压门控钠通道α-亚单位(Nav1.5α)由4个同源结构域(DⅠ~DⅣ)组成，每个结构域包含6个α-螺旋跨膜片段(S1~S6)，S5与S6间形成P环(P-loop)，决定通道对离子流的

通透性。4个结构域的S1~S4组成电压感受器,为激活闸门,S5和S6片段及连接两片段之间P环组成了离子通道孔,决定钠通道的选择特性,也是药物及毒素结合的位点。连接DⅢ-S6和DⅣ-S1的胞内肽环构成铰链盖,在膜电位发生改变时可旋转并与钠通道孔结合,为失活闸门。

3.突变　SCN5A基因突变可引起通道功能增强和/或功能降低,导致晚钠电流异常,从而引发不同的遗传性心律失常表型。

（三）Cx40基因

1.结构　Cx40基因定位于第1号染色体长臂21区1带(1q21.1),长1077bp,由2个外显子和1个内含子组成,编码358个氨基酸,相对分子质量约为40kD。

2.功能　心肌细胞间缝隙连接通道位于闰盘处,主要由缝隙连接蛋白组成,在维持正常心脏节律、物质代谢交换等方面起重要作用。心脏中主要有3种Cx,其表达具有心脏组织的特异性,其中Cx40主要分布于心房肌组织,在心室肌组织分布极少;Cx43广泛分布于心房肌细胞和心室肌细胞,而Cx45在心脏中分布较少。

3.突变　Cx40基因常见突变位点为第75位异亮氨酸(Ile)被苯丙氨酸(Phe)所置换(Ile75→Phe)。

（四）MYL4基因

1.结构　MYL4基因定位于第17号染色体长臂21区到长臂末端(17q21-qter),由8个外显子和7个内含子组成,编码197个氨基酸。

由于选择性剪接在转录中产生2个大小片段不同的变异体,其中变异体1的mRNA全长为934bp;变异体2的mRNA全长为855bp。

2.功能　MYL是肌小节粗肌丝组成成分,分为调节轻链(MYL2)和碱性轻链(MYL1、MYL3、MYL4)两类,每类轻链均有对应于不同肌纤维类型的亚型存在,其中MYL1为快肌型;MYL3为慢肌型/心室肌型;MYL4为胚胎型/心房肌型。

3.突变　MYL4基因常见突变位点为第11位谷氨酸(Glu)被赖氨酸(Lys)所置换(Glu11→Lys)。

四、发病机制

（一）致病病因

目前初步研究显示,AC致病病因为NPPA基因、SCN5A基因、Cx40基因及MYL4基因的突变。

1.NPPA基因　NPPA基因编码ANP,ANP由心脏细胞合成、储存及释放的一种循环激素,以心房含量为最高,右心房多于左心房。ANP可随血液循环达到心血管壁、肾、肺、垂体及肾上腺等靶器官,与特异性受体相结合,以cGMP为第二信使,发挥其生理作用。遗传性心肌病时合并ANP合成障碍,心房及血浆ANP可降低,这可能是某些遗传性心肌病产生心功能不全的一个重要原因。

2.SCN5A基因　负责编码电压门控钠通道α-亚单位的基因,依次命名为SCN1A~SCN11A。钠通道由α-亚单位和β-亚单位组成,α-亚单位是钠通道的基本功能单位,具有电压敏感和离子选择功能,可引起心肌细胞动作电位的快速上升,同时使冲动在心肌组织间快速传导。这种钠通道在正常心律的启动、传播及维持中起着重要作用,同时还可产生动作电位晚期的去极化电流,从而延长了APD,产生这种晚钠电流的原因是钠通道不能保持其失活状态,发放了一个不该产生的显著内向电流。

3.Cx40基因　Cx40基因突变可能影响缝隙连接的聚合或电耦联,从而导致心肌细胞间传导缓慢,临床表现为AC。

4.MYL4基因　研究提示MYL4基因突变可导致心房肌的电和机械功能丧失,引起心房顿抑或重构而引起AC。

（二）遗传学机制

1.解剖特点　左心房由两部分组成:位于后上

的流出道和位于前下的流出道;肺静脉的三维非对称结构使血液产生特殊的涡流,有利于左心室舒张充盈早期避免血流静止。左心房通过位于心外膜前房间沟(Bachmann 束)、房间隔和冠状窦中有序的心肌细胞束来实现双侧心房同步活动。心房肌细胞是几何结构复杂的圆柱体,有时其末端有分叉,在此处通过带状的闰盘与相邻的纤维连接。这种具有收缩性的合胞体,呈带状结构,导致心房冲动非均一性的各向异性传导。心房肌细胞横径约为 12mm,而心室肌细胞横径为 20~22mm。

2. 电生理特征　①心房肌细胞动作电位 2 相平台期较短,有效不应期更短,易发生心房颤动;②心房内含有起搏和传导系统对窦房结、房室结功能有明显影响;③心房肌细胞间连接有 Cx40 和 Cx43,而心室肌细胞间连接只有 Cx43,故易诱发房性心律失常;④心房肌细胞常受一些心源性和非心源性因素的影响,这些因素可能会造成心房肌电活动的紊乱。

3. 功能　①左心房具有储存和管道的功能,对心室充盈的影响为 20%~25%;②心房肌细胞分泌的 ANP、B 型利钠肽(brain natriuretic peptide,BNP),ANP 和 BNP 具有调节血液循环的稳定作用;③心房肌细胞能快速对病理刺激做出反应,并且对很多遗传影响敏感,这些反应表现为心房肌细胞肥大和收缩功能异常、心肌细胞的离子通道的变化、心房成纤维细胞增殖及形成血栓等。

4. AC 表型　AC 发生机制尚未研究清楚,可能与基因突变、环境因素等有关。

(1)心房颤动发病机制复杂和临床表现形式多样,心房颤动可表现为阵发性、持续性、永久性等,且患者个体间差异较大。因此国内 2011 年李广平等在国际上首次提出了一种新的心肌病分类方法,将心肌病分为 AC 和心室心肌病,对原有心肌病分类方法进行了补充和完善。2013 年 Kottkamp 等提出 FACM 的病理变化为心房肌纤维化,临床表现快速性和/或缓慢性心律失常。2016 年国际专家共识提出的 EHRAS 分类法,阐述了 AC 发病机制。

(2)AC 临床表现为房性心律失常、心房颤动、缓慢性/快速性心律失常及血栓形成等,其中①心房颤动是由于心房肌结构扩大、容量负荷增加、心房内压改变及心肌间质细胞增生等所致,也是心房颤动发生和维持的病理基础;②AC 患者长期房性心律失常可引起心房肌结构和电的重构而形成心房肌纤维化,缓慢性/快速性心律失常是由于 AC 病变累及窦房结、房室结等所致,缓慢性/快速性心律失常可同时或者交替出现;③血栓形成是由于 AC 血管壁受损(组织重构)、血流障碍(湍流、血流缓慢)、血液成分异常(血小板、炎症因子)等因素引起。

五、病理

AC 病理变化为心房肌组织的结构、形态、收缩力及电生理特性等异常,在临床上表现心房肌组织重构和传导系统障碍。2016 年 EHRA、HRS、APHRS 及 SOLAECE 联合制定专家共识,根据心房肌组织病理改变特征提出 EHRAS 分类法,将 AC 分为 4 种类型:Ⅰ型:以心肌病变为主;Ⅱ型:以纤维化病变为主;Ⅲ型:同时存在心肌病变和纤维化病变;Ⅳ型:以非胶原纤维浸润为主(伴或不伴心肌病变)。其中Ⅳ型又可分为 4 个亚型:Ⅳa:淀粉样物质沉积;Ⅳf:脂肪浸润;Ⅳi:炎细胞浸润;Ⅳo:其他间质改变。

六、临床表现

(一)症状

1. 发病率　AC 的病因尚未被完全阐明,确切发病率目前尚不清楚,但本病在临床并非少见。

2. 异质性　AC 患者临床表现差异较大,从无任何症状到有房性心律失常、血栓栓塞、窦房结或房室结传导障碍等。

（二）基因型—表型

1.Cx40 基因突变　其中 Ile75→Phe 突变时可引发心房颤动。

2.MYL4 基因突变　其中 Glu11→Lys 突变时启动心房肌细胞凋亡，促使心房肌纤维化而引起心房颤动。通过 CRISPR/CAS9 介导的基因组编辑技术，构建 MYL4 基因敲除大鼠模型及 MYL4 基因 Glu11→Lys 突变大鼠模型研究显示，心房肌纤维化和电生理明显异常，可重复 AC 患者的临床表型。

（三）并发症

1.房性心律失常　频发房性期前收缩、快速性房性心动过速、心房颤动等是 AC 患者常见心律失常。由于心房颤动和房性心律失常可引起心房肌纤维化，而心房肌纤维化又是房性心律失常维持的重要因素，二者形成恶性循环。

2.传导系统病变　AC 病变累及窦房结及其附近心房肌组织时可导致窦房结冲动形成和传导的异常，导致窦房传导阻滞和/或窦性心动过缓；累及房室结及其附近心房肌组织时可引起房室传导阻滞、束支传导阻滞等。

3.快慢心律失常　在 AC 患者同时存在快速性和缓慢性房性心律失常时，缓慢性心律失常是由快速性房性心律失常引起的，也可为缓慢性心律失常引起快速性房性心律失常，或者不同阶段发生不同的心律失常。

4.血栓形成　心房颤动或房性心律失常是心房或左心耳形成血栓高危因素，而心房或左心耳的血栓是引起脑卒中常见并发症，也可为 AC 患者首发临床表现。

七、辅助检查

（一）实验室检测

1.炎性因子　血清髓过氧化物酶（myeloperoxidase，MPO）、C-反应蛋白（C-reactive protein，CRP）、肿瘤坏死因子-α（tumor necrosis factor-α，TNF-α）、单核细胞趋化因子-1（MCP-1）、白介素（interleukin，IL）-2、IL-6、IL-8、IL-8 等水平明显升高。

2.血栓形成标志物　血清 D-二聚体（D-dimer，DD）、血管性血友病因子（von Willebrand Factor，vWF）、凝血酶原片段$_{1+2}$（Prothromb in Fragment$_{1+2}$，PF$_{1+2}$）、血小板因子 4（platelet factor4，PF4）、血栓调节蛋白（thrombomodulin，TM）等水平显著升高。

3.基因检测　检测 SCN5A 基因、NPPA 基因、Cx40 基因、MYL4 基因等有助于 AC 确诊。依据先证者的基因检测结果，对家系成员进行特定位点级联筛查，并根据家族史、临床病史及体格检查等综合分析，可以明确家族成员的致病基因突变携带情况及患病风险。

（二）心电检查

1.心电图　常规心电图检查可发现窦性心动过缓、房性期前收缩、房性心动过速、心房颤动及房室传导阻滞等。

2.动态心电图　动态心电图可记录在活动、休息、睡眠状态下窦房结及房室结的病变，对房性心律失常进行定性及定量分析。

（三）心脏超声

1.经胸超声心动图　由于心房形态复杂及心房重塑不均一，经胸超声心动图可较准确测量心房的体积；而三维超声心动图检查可进一步提高对心房体积测量的准确性。

2.多普勒超声心动图　多普勒超声可评估心房功能，也可通过测量肺静脉心房反流速率进行量化左心房的功能。

3.二维斑点追踪超声　二维斑点追踪超声作为一项超声心动图新技术，可在心脏发生解剖学改变之前发现心脏早期功能性重塑。

（四）影像学检查

1.计算机断层扫描（computed tomography，

CT） 心脏 CT 检查可准确评估心房的形态、结构及功能等；提供肺静脉解剖学和变异准确的信息，有助于对行 RFCA 前血栓筛查及指导治疗。

2. 心脏磁共振成像（cardiac magnetic resonance，CMR） CMR 检查是评估心房、心室结构和功能的金指标，CMR 平扫与钆造影剂延迟增强（late gadolinium enhancement，LGE）成像技术可量化和定位异常心房肌纤维化的程度和范围，是早期明确心房结构变化的影像学技术。

3. 电解剖标测成像（electroanatomic mapping，EAM） EAM 系统已成为评估 AC 基质浸润的金标准。该系统可快速显示三维心房解剖结构，具有准确的操控性及成像优越性，可以清楚显示导致心房颤动的心房基质，已经用于 AC 的电解剖基质描绘，但 EAM 为侵入性成像技术，难以在各级医院常规应用。

八、诊断

AC 目前主要根据发病史、症状、体征、心电图、心脏超声及影像学等检查结果进行综合判断，其诊断指标有：①排除结构性心脏病和继发性心肌病；②临床表现心房颤动、房性心律失常、窦房结/房室结病变，以及血栓栓塞事件；③确诊主要依据心脏CT、CMR 检查及基因突变检测。

九、鉴别诊断

1. 阵发性房性心动过速（paroxysmal atrial tachycardia，PAT） AC 引起房性折返性心动过速需与 PAT 鉴别诊断。PAT 主要表现心电图呈窄 QRS 波，心房率为 150~180 次/分，发作时间可持续数分钟、数小时甚至数日，食管心房调搏检查和心内电生理检查有助于鉴别诊断。

2. 家族性心房颤动（familial atrialfibrillation，FAF） FAF 为常染色体显性遗传病，具有遗传倾向和家族聚集现象，患者发病年龄较年轻，无明确

基础心脏疾病，且多数症状不典型，少数患者首次发作即表现为血栓栓塞并发症或心力衰竭；心电图表现为阵发性、反复发作及持续时间较短等特征。

十、治疗

（一）对症治疗

1. AC 患者伴有高血压、糖尿病、心功能不全等疾病时应采用个体化治疗措施，有助于减少 AC 患者房性心律失常、窦房结或房室结传导障碍及血栓栓塞症的发生率。

2. AC 患者表现为缓慢性心律失常或病态窦房结综合征时，依据有关植入心脏起搏器指征考虑永久性心脏起搏器治疗。

（二）抗凝治疗

1. 华法林钠片 0.25mg/次，1 次/天。心房或心耳内有血栓形成或过去有血栓栓塞病史者，复律前应给予华法林钠片药物治疗，使其凝血酶原时间、凝血指标国际标准化比值（international normalized ratio，INR）达标，3 周后进行复律。复律后继续服药 3~4 周，以预防心房顿抑而再形成血栓。

2. 达比加群酯胶囊 150mg/次，2 次/天，用水送服，餐时或餐后服用均可。注意事项：①口服时请勿打开胶囊；②年龄 ≥75 岁、血肌酐清除率 30~50mL/min 有增加出血的风险；③长期口服时需定期复查活化部分凝血活酶时间（activated partial thromboplastin time，aPTT）。

3. 利伐沙班 10mg/次，1 次/天，用水送服；注意事项利伐沙班禁用于肝功能受损的患者，因为在这类患者中利伐沙班的药物暴露量增加 2 倍以上。

（三）介入治疗

1. 经导管射频消融术（radiofrequeney catheter ablation，RFCA） ①心房颤动：目前 RFCA 已成为治疗心房颤动一项重要介入技术，主要应用局灶性心房颤动点消融、肺静脉口节段性消融及左心房壁环形肺静脉消融，消融能源有冷冻球囊消融、射频

热球囊等。临床研究表明,阵发性心房颤动的成功率已达 80%~90%,持续性心房颤动的成功率>70%;②房室结折返性心动过速:RFCA 已公认治疗房室结折返性心动过速的首选方法,方法采用选择慢径路的消融破坏其折返,以达到房室结改良的目的,其成功转复率高,近期及远期复发率低、并发症少;③房性折返性心动过速:AC 患者心房肌纤维化导致局部电静止区形成,引起电传导屏障,促进房性折返性心动过速的形成和维持,此时根据折返环设计合适的消融径线,从而根治 AC 引起房性折返性心动过速。RFCA 可改善心房的大小、结构和机械功能等,防治心房血栓形成及心律失常的发生发展。

2. 左心耳封堵术(left atrial aappendage closure, LAAC)　心房颤动患者血栓危险度(CHA2DS2-VASc)评分≥2 分,同时具有下列情况之一推荐行 LAAC:①不适合长期口服抗凝药者;②在服用抗凝药达标的基础上仍发生卒中或栓塞事件者;③心房颤动抗凝治疗出血风险(HAS-BLED)评分≥3 分者。

临床初步研究认为,AC 患者经治疗恢复窦性心律也需长期口服抗凝药预防栓塞并发症的发生。预防 AC 最具潜质靶点是小窝蛋白-1(caveolin-1, CAV-1),增强其表达可能逆转心房颤动患者的心房肌的结构和电的重构,预防或阻止 AC 的发生进展。

参考文献

1. KOTTKAMP H. Human atrial fibrillation substrate: towards a specific fibrotic atrial cardiomyopathy[J]. Eur Heart J, 2013,34(35):2731-2738.

2. GOETTE A, KALMAN J M, AGUINAGA L, et al. EHRA/HRS/APHRS/SOLAECE expert consensus on atrial cardiomyopaties: definition, characterization, and clinical implication[J]. Europace,2016,18(10):1455-1490.

3. 伍晓雄,唐中林,邓宏,等. 猪 MYL4 基因的克隆及其在猪胚胎骨骼肌中的表达分析. 农业生物技术学报,2008,16(4):580-585.

4. 何益平,郭航远. 心房性心肌病心房重构的常见机制及治疗研究进展. 中国全科医学, 2013, 16(15):1695-1696.

5. 章兰,蔡琳. 心房心肌病新认识. 中华心律失常学杂志,2019,23(3):265-268.

6. 张帆,马薇,许静. 心房心肌病认识新进展. 中国心脏起搏与心电生理杂志,2019,33(1):48-50.

7. ZANIAR GH, TUOMAS K, SIGURAST O, et al. Metastable atrial state underlies the primary genetic substrate for MYL4 mutation-associated atrial fibrillation. Circulation, 2020,141(4):301-312.

8. WENHUI P, MIAOXIN L, HAILING L, et al. Dysfunction of myosin Light-chain4(MYL4) leads to heritable atrial cardiomyopathy with electrical, contractile, and structural components: evidence From genetically-engineered rats. J Am Heart Assoc,2017,6(11):e007030.

9. 王纯,倪锐志. 心房性心肌病的诊断技术应用研究进展. 山东医药,2018,58(47):96-99.

第四章

家族性血脂异常病

第一节　概述

随着分子生物学的迅速发展,对血脂异常的研究已深入到基因水平,发现临床血脂异常的患者多存在单基因或多基因遗传缺陷。由于基因缺陷所致的血脂异常具有家族聚集性和遗传倾向,故临床上通常称为家族性高脂血症(familialhyperlipidemia)。

脂类系指血脂、脂蛋白和载脂蛋白(apolipoprotein,Apo),其中血脂包括类脂和中性脂肪,类脂分为磷脂、糖脂、固醇、类固醇等;中性脂肪分为胆固醇和甘油三酯(triglyceide,TG)。由于胆固醇和 TG 是疏水物质,既不能直接在血液中被转运,也不能直接进入组织细胞内,在血液中运输和进入组织细胞内须与血液中的 Apo 结合形成脂蛋白,才能被运输至组织进行代谢。

脂蛋白应用超速离心法可将其分为乳糜微粒(chylomicron,CM)、极低密度脂蛋白(very low density lipoprotein,VLDL)、低密度脂蛋白(low density lipoprotein,LDL)、高密度脂蛋白(high density lipoprotein,HDL)、中间低密度脂蛋白(intermediate density lipoprotein,IDL)和脂蛋白(a)[lipoprotein(a),Lp(a)]。脂蛋白应用电泳测定时可分为 CM、前 β-脂蛋白、β-脂蛋白及 α-脂蛋白 4 条区带,其中 CM 滞留在原位,前 β-脂蛋白区带对应 VLDL,β-脂蛋白区带对应 LDL,α-区带对应 HDL,而前 β-脂蛋白与 β-脂蛋白之间是 IDL。

Apo 是脂蛋白的重要组分,参与脂蛋白的合成、成熟、分泌及降解等各个代谢过程。

一、血脂

(一)胆固醇

人体内的胆固醇的主要来源于外源性吸收及机体内源性合成,外源性吸收经由小肠吸收的胆固醇,其中 1/3 为膳食胆固醇,2/3 为胆汁胆固醇;机体内源性合成主要在肝脏。

1. 外源性吸收　外源性胆固醇是通过饮食摄入,占 20%~30%。小肠吸收胆固醇的能力直接影响机体血液循环中的胆固醇水平,位于小肠黏膜刷状缘上的尼曼—匹克 C1 型类似蛋白 1(niemann-pick C1 like 1,NPC1L1)发挥着至关重要的作用,其中 NPC1L1 基因具有多态性,影响人体对胆固醇吸收率及血中胆固醇水平。

2. 内源性吸收　内源性胆固醇是由体内肝脏与外周组织生物合成,占 70%~80%。①体内胆固醇合成的直接原料是乙酰辅酶 A(acetyl coenzyme A,CoA),它来自葡萄糖、脂肪酸及某些氨基酸的代谢产物;②合成 1 分子胆固醇需消耗 18 分子 CoA、36 分子三磷酸腺苷(adenosine triphosphate,ATP)和 16 分子还原型辅酶 II(nicotinamide adenosine denucleotide hydro-phosphoric acid,NADPH);③在胞液中,3 分子 CoA 经硫酶及 3-羟-3 甲基戊二酸单酰辅酶 A(3-hydroxy-3-methylglutaryl coenzyme A,HMG-CoA)合成酶催化下,生成 HMG-CoA。HMG-CoA 还原酶催化下,消耗 2 分子 NADPH+H^+,而生成甲羟戊酸;④甲羟戊酸先经磷酸化、脱羧、脱羟基、再缩合生成含 30C 的鲨烯,经内质网环化酶和加氧酶催化生成羊毛脂固醇,后者再经氧化还原等多步反应最后失去了 3 个 C,合成 27C 固醇;⑤胆固醇合成过程中,HMG-CoA 还原酶为限速酶,因此各种因素通过对该酶的影响,而达到调节胆固醇合成的作用;⑥胆固醇在肝脏氧化生成的胆汁酸,随胆汁排出,每日排出量约占胆固醇合成量的 40%,其中 95% 经肠肝循环被重吸收回到肝脏,只有 5.0% 被排出体外;⑦在小肠下段,大部分胆汁酸又通过肝循环重吸收,入肝脏构成胆汁的肝肠循环,小部分胆汁酸经肠道细菌作用后排出体外;⑧胆固醇在体内不被彻底氧化分解为 CO_2 和 H_2O,而经氧化和还原转变为其他含环戊烷多氢菲母核的化合物,其中大部分进一步参与体内代谢或排出体外。

3. 分布　①胆固醇广泛存在于全身各组织中,其中约有 25% 分布于脑组织及神经组织中,约占脑组织总重量的 2.0%,肝脏、肾脏及肠道等器官每 100g 组织中含 200~500mg,而肾上腺、卵巢等组织含量为 1.0%~5.0%,但总量很少;②胆固醇在人体内约有 2/3 相对稳定地存在于皮肤、脂肪和肌肉等组织内,另外 1/3 存在于代谢活动池中;③研究发现,由于个体间、性别、年龄及种族等因素,总胆固醇(total cholesterol,TC)平均生物学变异为 6.1%~11.0%。

4. 结构　胆固醇存在的形式为酯化和游离,其中血清胆固醇主要是胆固醇酯,约占 60%~70%,而游离胆固醇占 30%~40%,在病理状态下游离胆固醇与 TC 的比例可发生变化。

5. 功能　胆固醇在体内可转化为多种具有重要生理作用的物质,其中①在肾上腺皮质可转变为肾上腺皮质激素;②在性腺可转变为雄激素、雌激素和孕激素;③在皮肤可氧化为 7-脱氢胆固醇,7-脱氢胆固醇经紫外线照射可转变为维生素 D_3;④在肝脏可氧化成胆汁酸,促进脂类的消化吸收。

6. 正常参考值(酶法 37℃)　①脐带血 1.17~2.59mmol/L(1.0mmol/L = 38.67mg/dL);②新生儿 1.35~3.50mmol/L;③婴儿 1.81~4.53mmol/L;④儿童 3.11~5.18mmol/L;⑤青年 3.11~5.44mmol/L;⑥成人 2.85~5.96mmol/L。

研究显示,血液中 TC 升高是动脉粥样硬化性心血管疾病(atherosclerotic cardiovascular disease,ASCVD)发生发展的独立危险因素已成为临床共识,且 TC 升高的程度与 ASCVD 密切相关,其关系呈连续性和无明显的转折点,在临床上 TC 每降低 1.0%,冠心病事件发生的危险性可降低 2.0%。

(二)TG

1. 代谢　TG 是 1 分子甘油和 3 分子脂肪酸结合而成的酯,肝脏、小肠和脂肪组织是合成 TG 的主要器官,其中肝脏合成能力最强。①肝脏合成 TG 后即分泌入血,否则在肝脏内沉积而形成脂肪肝;②小肠黏膜是利用脂肪消化产物合成 TG,以 CM 形式经淋巴系统入血;③脂肪组织合成 TG 是利用食物中脂肪酸。TG 中的脂肪酸半衰期仅几分钟,代谢非常活跃,TG 水平受饮食和不同时间等因素的影响较大,所以同一个体在多次测定时 TG 值可能有较大差异,正常人群中 TG 水平呈明显的正偏态分布。

2. 结构　TG 的脂肪酸是由磷脂和糖脂组成,两者是构成生物膜的重要成分,而且 TG 所含的多不饱和脂肪酸中的花生四烯酸是多种激素和生物活性物质的原料。

3. 功能　食入糖人部分转变为 TG 而储存,人体所摄入能量中 TG 约占 20%,空腹或禁食时人体内能量主要来源是 TG。TG 升高表示 CM 和 VLDL

颗粒的增多,后两者因富含 TG 而被称为富含甘油三酯脂蛋白(triglyceride–rich lipoprotein, TRL),TRL 的分解产物即残粒脂蛋白颗粒(remnant lipoprotein particles, RLP),因其颗粒体积较小,而被认为具有更强的致动脉粥样硬化作用。

4. 正常参考值　①儿童 <1.13mmol/L(1.0mmol/L = 88.55mg/dL);②成人男性 0.45 ~ 1.81mmol/L;女性 0.40 ~ 1.53mmol/L。

二、脂蛋白

应用超速离心法可将脂蛋白分为 CM、LDL、HDL、IDL、VLDL、Lp(a),但各脂蛋白之间没有明确分界,并且各脂蛋白的成分经常相互交换,以及应用不同的方法学还可将其进一步分成多种亚类。

(一)CM

1. 代谢　①CM 由十二指肠和空肠的黏膜合成,小肠黏膜吸收 TG、磷脂、脂肪酸和胆固醇后,在肠壁细胞将这些脂质再酯化,合成胆固醇、TG、ApoAⅠ和 $ApoB_{48}$,在高尔基体内的脂质与 Apo 组装成 CM;②在脂解过程中,CM 所含 ApoAⅠ和 ApoC 转移到 HDL,其残余颗粒即 CM 残粒则存留在血液中,其颗粒显著变小,TG 含量明显减少,而胆固醇酯增加;③CM 残粒由 ApoE 受体或 LDL 受体分解代谢,由于 $ApoB_{48}$ 存在于 CM 中,故 $ApoB_{48}$ 被视为 CM 及其残粒的标志物。

2. 结构　CM 是血液中颗粒最大的脂蛋白,直径为 0.1 ~ 1.0μm,CM 含外源性 TG 约为 90%,因而其密度最低。CM 组成中 TG90%、磷脂 3.0%、胆固醇酯 3.0%、蛋白质 2.0%、游离胆固醇 2.0%。CM 可分为新生 CM、成熟 CM 及 CM 残粒。

3. 功能　CM 可转运外源性 TG 和胆固醇,是将食物来源的 TG 从小肠运输肝外组织被利用。餐后及某些病理状态下血液中含有大量的 CM 时,因其颗粒大具有光散性,故血液外观混浊;若将血清于 4℃ 静置过夜后,CM 会自动漂浮到血清上层凝集呈乳状光泽,直至混浊状如奶油(TG >3.39mmol/L 时),这是由于 CM 的颗粒大而密度低的原因,此为外观有无 CM 存在最为简便的方法学。临床研究已证实,CM 显著升高时是诱发急性胰腺炎重要病因之一,近年研究还发现,CM 残粒可被巨噬细胞表面受体所识别而摄取,可能与动脉粥样硬化有关。

4. 参考值　CM 在血液循环中清除较快,半衰期仅为 10 ~ 15min。饮食后食物在胃肠道消化吸收需要 4 ~ 6h,故正常健康人空腹 12h 后采血测定血清中应无 CM,超速离心法正常值为阴性。

(二)LDL

1. 代谢　LDL 是由肝内外的 LDL 受体进行代谢,占体内 LDL 代谢的 70% ~ 75%,其余的 LDL 则经由非特异性、非受体依赖性的途径进行代谢,其半衰期约为 2 ~ 4d。LDL 与受体结合后,LDL 颗粒被吞饮后进入溶酶体,在溶酶体中 LDL 被水解释放出游离胆固醇,游离胆固醇被细胞膜所利用或转换成其他物质;而 LDL 受体则可再循环,在这个过程中 LDL 向细胞提供胆固醇,同时又受到多方面的调节,其中最主要是受 LDL 受体的调节。

2. 结构　LDL 是由 VLDL 和 IDL 转化而来,LDL 是血中胆固醇含量最多的一种脂蛋白,其组成为胆固醇酯 40%、蛋白质 24%、磷脂 20%、游离胆固醇 10.0%、TG6.0%。LDL 中蛋白质以 $ApoB_{100}$ 为主,约占 95.0%,其余为 ApoC、ApoE 等,约占 5.0%。由于 LDL 颗粒小,即使血液中 LDL 浓度很高,血液外观也不会出现混浊。

3. 功能　LDL 主要功能是将胆固醇转运到肝外组织细胞,以满足其对胆固醇的需要。①ASCVD 的病理基础是动脉粥样硬化,研究认为,低密度脂蛋白—胆固醇(low density lipoprotein–cholesterol, LDL-C)是唯一能独立致 ASCVD 的脂蛋白。LDL 通过血管内皮进入血管壁内,在内皮下层滞留的 LDL 被修饰,LDL 被修饰形式有氧化型(oxidized

LDL,ox-LDL)、糖化型(glycated LDL,Gly-LDL)、糖氧化型(Gly-ox-LDL)等,巨噬细胞吞噬了修饰的 LDL 后形成泡沫细胞,泡沫细胞不断增多、融合,构成动脉粥样硬化斑块的脂质核心;②根据 LDL 颗粒的大小和密度的高低不同,可将 LDL 分为:颗粒较大(直径>27nm),密度较小(1.02~1.03kg/L),称为大而轻 LDL(large buoyant LDL,bLDL);颗粒较小(直径<26nm),密度较大(1.04~1.06kg/L),称为小而密 LDL(smalldense LDL,sLDL);以及界于 bLDL 与 sLDL 两者之间称为中间 LDL(intermediate LDL,iLDL)。

前瞻性研究、随机试验研究及孟德尔随机化研究等均表明,血清 LDL-C、sLDL 升高是 ASCVD 的致病性高危独立因素已得到公认,其中 LDL-C 水平与 ASCVD 风险之间存在剂量依赖性对数线性关系,且降低血清 LDL-C 的临床获益取决于血清 LDL-C 降低的程度。血清 sLDL 水平与 ASCVD 的发生发展更为密切相关,而 bLDL 则无明显致 ASCVD 的作用,在临床上如经降脂治疗后 sLDL 明显减少,此时测定 LDL-C 也显著降低,其临床终点事件可明显减少;若治疗后 sLDL 没有减少或增多,这时测定 LDL-C 即使明显降低,但其临床终点事件也不会减少,可能反而增加。但是临床研究至今尚未找到公认的血清 LDL-C 安全而有效的确切靶目标值,近年有的研究提示,强化降脂治疗持续过低的血清 LDL-C 可能与新发糖尿病、认知功能障碍、出血性脑卒中等有关。

4. 正常参考值

(1)LDL-C:①成人理想水平<2.6mmol/L(1.0mmol/L=38.67mg/dL);②新生儿 1.04~1.81mmol/L;③狩猎采集民 1.30~1.94mmol/L;④无动脉粥样硬化群体 0.91~1.81mmol/L;⑤灵长类动物 1.04~2.07mmol/L。

(2)LDL-C 亚组分:①bLDL 约占 75%;②sLDL 约占 14%;③iLDL 约占 11%。

(三)HDL

1. 代谢 HDL 的形成始于 ApoA I 在肝脏及肠道中的合成与分泌,ApoA I 分泌后立即在 ATP 结合盒转运子(ATP binding cassette transporter,ABC)A1 的催化作用下,不断与体内的磷脂及游离胆固醇结合而形成新生的 HDL(preβ1-HDL)。在 ABCA1 和 B 类 I 型清道夫受体(scavenger receptorclass Btype I,SR-B I)的介导下,preβ1-HDL 不断结合细胞内的游离胆固醇,在卵磷脂胆固醇酰基转移酶(lecithin cholesterol acyl transferase,LCAT)的作用下,游离胆固醇不断接受从磷脂、卵磷脂转移来的脂肪酸而形成胆固醇酯,后者进入 HDL 的内部形成疏水的脂质中心,因此 HDL 颗粒逐渐从 preβ1-HDL、圆盘状的 HDL(preβ2-HDL)变为成熟的球状,体积逐渐变大,但密度逐渐降低,其过程为 preβ1-HDL→preβ2-HDL→HDL3→HDL2 的递变步骤逐渐成熟。

2. 结构 HDL 琼脂糖电泳时位于 α-蛋白位点,故又称 α-脂蛋白。HDL 是血浆脂蛋白中体积最小(直径 5.8~13.0nm),密度最高[(1.063~1.250)×10^3 g/L]的一类极不均一的脂蛋白。HDL 组成为蛋白质 50%、磷脂 30%、胆固醇 20%,其中蛋白质以 ApoA I 为主,约占 65%,其余 ApoA II 占 10%~23%、ApoC 占 5.0%~15.0%、ApoE 占 1.0%~3.0%,此外还有微量的 ApoA IV。不同的 HDL 亚类在颗粒大小、形状、密度、电荷、抗原性、理化性质,以及生物学功能上均有很大的差异,其中利用双向电泳—免疫印迹法,HDL 可以分为 preβ1-HDL、preβ2-HDL、HDL2a、HDL2b、HDL3a、HDL3b、HDL3c 7 种亚类。

3. 功能 HDL 参与胆固醇由肝外组织转运至肝脏进行代谢,即将动脉壁中多余的胆固醇直接或间接地转运到肝脏进行再循环,或以胆酸的形式排泄,此过程称为胆固醇逆转运(reverse cholesteroltransport,RCT)。RCT 在 HDL 形成及成熟过程中,其主要功能 ApoAⅠ不断结合组织细胞中的游离胆固醇,进而酯化为胆固醇酯。胆固醇酯通过两种途径转运回肝脏,一是被 LDL 受体摄取;二是被 SR-BⅠ摄取后转运至肝脏。在肝脏中胆固醇被水解为游离胆固醇和脂肪酸,游离胆固醇经过羟化作用形成胆汁酸或直接分泌入胆汁,这样胆固醇从体内的组织细胞经过一系列的转运和转化过程而排出体外,降低了体内的胆固醇水平,从而防止动脉粥样硬化的发生发展,具有抗动脉粥样硬化的作用。

4.正常参考值

(1)HDL-C:男性 1.16~1.42mmol/L(1.0mmol/L=38.67mg/dL);女性 1.29~1.55mmol/L。

(2)HDL-C 亚组分:①HDL$_2$-C:男性 0.16~0.72mmol/L;女性 0.19~0.85mmol/L;②HDL$_3$-C:男性 0.42~1.08mmol/L;女性 0.44~1.06mmol/L。

健康人血液中 HDL-C 主要是 HDL$_2$-C、HDL$_3$-C,而 HDL$_1$-C 只有在摄取高 TC 膳食后才能在血液中检测到。我国将血清 HDL-C<1.04mmol/L 为减低,流行病学调查,血清 HDL-C>1.55mmol/L 被认为对冠心病具有保护,且 HDL-C 每增加 0.40mmol/L,则冠心病危险性降低 2.0%~3.0%。但近年临床研究发现,血清 HDL-C 过高或过低均可能导致心血管疾病的风险升高,其中血清 HDL-C<1.0mmol/L 与≥2.0mmol/L 时心血管死亡风险分别增加 23%和 37%,而血清 HDL-C 为 1.40~1.50mmol/L 时全因死亡风险最低。

(四)IDL

1.代谢 IDL 是 VLDL 向 LDL 转化过程中的中间产物,肝脏也可分泌微量;IDL 直径约为 27.5~30.0nm。

2.结构 IDL 主要含胆固醇,其组成为胆固醇酯 33%、TG22%、磷脂 19%、蛋白质 17%、游离胆固醇 9.0%。蛋白质中主要含 ApoB$_{100}$,占 60%~80%,其次为 ApoC 占 10%~20%、ApoE 占 10%~15%。

3.功能 IDL 代谢途径是被 LDL 受体直接分解或转变为 LDL,可被肝脏摄取分解代谢后释放出脂质,IDL 在体内分解代谢迅速,因此血液中含量很低。

4.正常参考值 血液中 IDH 0.13~0.39mmol/L(1.0mmol/L=38.67mg/dL)。

(五)VLDL

1.代谢 VLDL 由肝脏合成,其原料来源于 CM、游离脂肪酸及甘油等,因 VLDL 颗粒较大,并具有光散性,所以 VLDL 较高时外观血浆呈混浊。VLDL 代谢与颗粒大小有关,其中大颗粒 VLDL 其清除率较高。

2.结构 VLDL 主要含 TG,其组成 TG 55%、磷脂 18%~20%、TC15%~19%、蛋白质 8.0%~10.0%。其中 TC 中含游离胆固醇 5.0%~7.0%、胆固醇酯 10.0%~12.0%;蛋白质中含 ApoC 40%~50%,ApoB$_{100}$ 30%~40%,ApoE 10%~15%。VLDL 和 CM 中主要含 TG,故被称为 TRL。血清极低密度脂蛋白—胆固醇(very low density lipoprotein-cholesterol,VLDL-C)水平可以检测,也可以通过计算其水平,计算公式为:

$$VLDL-C=TC-HDL-C-LDL-C$$

3.功能 VLDL-C 是运输内源性 TG,以及向周围组织提供胆固醇,当 CM 很低或缺乏时,TG 水平主要反映 VLDL-C 水平。

4.正常参考值 血液中 VLDL-C 为 0.08~0.41mmol/L(1.0mmol/L=38.67mg/dL)。

(六)Lp(a)

1.代谢 Lp(a)主要在肝脏合成并组装,由 1 个 LDL 中的 ApoB 通过二硫键与 1~2 个 Apo(a)连结而成。Lp(a)密度为 1.050~1.120g/mL,直径为 23.5~25.0nm。Lp(a)个体水平比较稳定,不受年龄、性别、饮食、体重、血脂水平及内分泌等因素的影响,在血液中半衰期为 3.0~3.5d。

2.结构 Lp(a)主要含胆固醇,其组成为胆固醇酯 36%、蛋白质 34%、磷脂 18%、游离胆固醇 9.0%、TG3.0%。Lp(a)化学结构与 LDL 很相似,仅多含一个 Apo(a)。

3.功能　Lp(a)是一类独立的脂蛋白,可非竞争性抑制组织型纤溶酶原激活物与纤溶酶原的结合,从而抑制纤溶酶原的活化有利于血栓形成。另外,Lp(a)还可通过介导纤维蛋白与 LDL 的结合,转运胆固醇到达新近组织损伤和伤口愈合的部位。

4.正常参考值　血清 Lp(a)为 0.01~300mg/L,由于个体值差异较大呈明显的偏态分布,但 80%的正常健康人在 200mg/L 以下,并且同一个体的水平比较稳定。

(七)非高密度脂蛋白—胆固醇(non-HDL-C)

1.结构　non-HDL-C 是指除了 HDL 颗粒以外,其他脂蛋白中所含胆固醇的总和,他脂蛋白中所含胆固醇主要为 LDL-C,约占 70%,另外 30%为 VLDL-C、CM、IDL 和 Lp(a)中所含的胆固醇。

non-HDL-C 值根据 TC 和 HDL-C 检测的结果计算其水平,计算公式:

$$non-HDL-C = TC-HDL-C$$

2.临床意义　non-HDL-C 值是反映人体所有致动脉粥样硬化脂蛋白中的胆固醇含量,可作为 ASCVD 及其高危人群防治时调脂治疗的第二个目标,适用于 TG 在 2.27~5.64mmol/L 时,VLDL-C 增高、HDL-C 偏低,而 LDL-C 不高或已达治疗目标值。临床研究提示,non-HDL-C 具有致动脉粥样硬化的潜能,non-HDL-C 水平对于 ASCVD 风险的评估可能优于 LDL-C。

3.正常参考值　血液中 non-HDL-C 约为 3.4mmol/L(1.0mmol/L=38.67mg/dL)。

三、载脂蛋白

在体内 Apo 具有许多重要生理功能,如作为配基与脂蛋白受体结合、激活多种脂蛋白代谢酶等。目前已报道 Apo 有 20 余种,而临床意义较为重要且认识比较清楚的有 ApoA、ApoB、ApoC、ApoD、ApoE、ApoH、ApoJ、Apo(a)等。另外,胆固醇酯转运蛋白(cholesterylester transferprotein,CETP)与血浆脂蛋白代谢的关系非常密切,亦属于 Apo 之列。

(一)ApoA

ApoA 主要存在于 HDL 中,占 HDL 中蛋白质总量的 60%~90%,ApoA 可分为 ApoA Ⅰ、ApoA Ⅱ、ApoAⅣ及 ApoA Ⅴ等,其中 ApoA Ⅰ是 ApoA 族中含量最多的一种组分。

1.ApoA Ⅰ

(1)结构:等点聚焦电泳 ApoA Ⅰ为不均一的,有 10 种不同的亚组分,至少有 6 种多态性。ApoA Ⅰ由肝脏和小肠合成,主要存在于 HDL 颗粒蛋白质成分中,约占 75%,其他脂蛋白极少。

(2)功能:ApoA Ⅰ是 HDL 的主要蛋白质和 SR-B Ⅰ的配体,可通过增强 ABCA1 和 LCAT 的活性介导 RCT,从而使 HDL 能从动脉壁及周围组织中进行游离胆固醇的酯化,并将胆固醇酯带到肝脏进行代谢而排出体外,这对于防止动脉粥样硬化及周围组织胆固醇沉着有重要的意义。ApoA Ⅰ是反映 HDL-C 水平,与 HDL-C 呈正相关,在血液中半衰期约为 5.8d,正常参考值为 1.20~1.60g/L。

2.ApoA Ⅱ

(1)结构:ApoA Ⅱ在肝脏和小肠合成,主要存在于 HDL$_2$、HDL$_3$、CM 中,其含量分别约为 15%、25%、7.0%~10.0%,另外 VLDL 中也含有少量,在血中半衰期约为 4.4d。

(2)功能:①维持 HDL 结构;②激活肝脂酶;③用以水解 CM 和 VLDL 中的 TG 和胰脂酶;④可抑制 LCAT 活性。正常参考值为 350~500mg/L。

3.ApoAⅣ

(1)结构:ApoAⅣ由肝脏和小肠合成,是 HDL 结合的配体,主要存在于 CM、VLDL 及 HDL 中。

(2)功能:ApoAⅣ与 ApoA Ⅰ及 ApoC Ⅲ连锁,并具有多态性,主要功能是激活 LCAT,并参与 RCT

及辅助 ApoC II 激活脂蛋白脂酶(lipoprotein lipase, LPL),可促进 ApoA IV 从 HDL 和 VLDL 中释放。在血液中半衰期为 18～27.5h,正常参考值为 130～160mg/L。

4. ApoA V

(1)结构:ApoA V 是 2001 年人类首次通过小鼠和人类比较基因组测序时被发现的,ApoA V 是 TG 代谢的重要调控因子,主要存在 HDL、VLDL 和 CM 中。

(2)功能:ApoA V 具有调节 TG 代谢的作用,敲除小鼠 ApoAV 基因动物实验研究显示,血浆 TG 水平是正常小鼠 4 倍,提示 ApoAV 与 TG 代谢密切相关。正常健康人血液中 ApoA V 水平很低,正常参考值为 125～180ng/mL。

(二)ApoB

ApoB 是一类在分子量、免疫性和代谢上具有多态性的蛋白质,依据其分子量及所占百分比可分为 $ApoB_{100}$、$ApoB_{74}$、$ApoB_{50}$、$ApoB_{48}$、$ApoB_{26}$ 等,其中 $ApoB_{100}$ 和 $ApoB_{48}$ 是同一基因的不同表达产物,二者具有较为重要的生理功能,临床意义较大。

1. $ApoB_{100}$

(1)结构:$ApoB_{100}$ 主要分布于 LDL、IDL 及 VLDL 中,其含量分别约为 95%、60%、25%。$ApoB_{100}$ 通过其疏水 R 片层结构,疏水氨基酸节段与脂质结合,将脂质转运至肝脏及周围组织进行代谢。

(2)功能:$ApoB_{100}$ 主要功能是结合和转运脂质,参与脂类代谢:①合成装配和分泌富含 TG 的 VLDL 所必需的 Apo;②是 LDL 的结构蛋白及 LDL 受体的配体;③调节 LDL 从血中的清除速率;④ApoB 缺少时血中 VLDL 含量极低。正常参考值为 800～1000mg/L。

2. $ApoB_{48}$

(1)结构:$ApoB_{48}$ 是人小肠 ApoB mRNA 第 6666 位的 C 被 U 替换后,在该处提前出现终止密码而成,因翻译后的产物的分子量恰好是 $ApoB_{100}$

的 48% 而得名,因此是转录后对 mRNA 编辑的结果。$ApoB_{48}$ 在小肠细胞的粗面内质网中形成,合成后作为 CM 的主要蛋白质分泌入血,在 CM 装配及分泌中起重要的作用。

(2)功能:$ApoB_{48}$ 是 CM 结构蛋白,以 1:1 比例存在于 CM 和 CM 残粒中,因此 $ApoB_{48}$ 水平是反映 CM 水平及 CM 残粒的数量。由于 $ApoB_{48}$ 在血液中分解速度很快,生物半衰期仅为 5～10min,所以在血液的水平很低,约相当于 $ApoB_{100}$ 的 0.1%。采用十二烷基硫酸钠-聚丙烯酰胺凝胶电泳法(sodium dodecyl sulfate polyacrylamide gel electrophoresis,SDS-PAGE),$ApoB_{48}$ 在 VLDL 组分中仅能检出痕量,但在摄入含脂肪丰富的食物后,$ApoB_{48}$ 可明显增加。

(三)ApoC

ApoC 主要来源于肝脏,存在于各种脂蛋白中,但主要存在于 VLDL 及 CM 中。ApoC 可分为 ApoC I、ApoC II 及 ApoC III 三种亚型,其中 ApoC II 是 ApoC 族中最重要的亚型。

1. ApoC I

(1)结构:ApoC I 主要存在于 CM、VLDL、HDL 中,其含量分别约为 15.0%、3.0%、2.0%。

(2)功能:ApoC I 具有激活 LCAT 和 LPL 活性的功能,正常参考值为 40～60mg/L。

2. ApoC II

(1)结构:ApoC II 是 CM、VLDL 和 HDL 结构蛋白,在 CM、VLDL、HDL 含量分别为 14.0%、7.0%～10.0%、1.0%～2.0%。

(2)功能:ApoC II 具有激活 LPL 的功能,以及抑制肝脏对 CM 和 VLDL 摄取的作用,ApoC II 缺乏时 LPL 活性极低,ApoC II 存在时 LPL 活性可增加 10～50 倍,因此 ApoC II 具有促进 CM 和 VLDL 降解的作用。正常参考值为 30～50mg/L。

3. ApoC III

(1)结构:ApoC III 在肝脏和小肠合成,主要存在 VLDL、HDL 及 CM 中。

（2）功能：ApoCⅢ可抑制 LPL 及肝细胞膜 Apo 受体的功能，在调节 VLDL 及 CM 的分解代谢中起着重要作用。正常参考值为 120~140mg/L。

（四）ApoD

1.结构　ApoD 主要存在 HDL$_3$、HDL$_2$、VLDL 中，含量分别约为 43.0%、21.0%、36.0%。ApoD 是糖蛋白，糖的组分中含有葡萄糖、甘露糖、半乳糖、葡萄胺和唾液酸等。ApoD 外显子和内含子的排列方式与其他 Apo 不同。

2.功能　流行病学调查表明，ApoD 与胆固醇酯，尤其是 HDL-C 之间存在着相关性，提示可能是一种 CETP，在胆固醇酯从 HDL 向 VLDL 的转移过程中可能起着一定的作用。ApoD 水平与遗传因素有关，并且与 ApoAⅠ共同作为心血管疾病早期预测指标。正常参考值为 100~120mg/L。

（五）ApoE

1.结构　ApoE 主要存在于 CM、VLDL 及 HDL 中。ApoE 存在多态性，多态性的产生是由于其一个遗传位点上的 3 个主要等位基因 ε2、ε3、ε4 所编码的 3 种主要 ApoE 异构体 E2、E3、E4 之间单个氨基酸替换，及其与四种受体的亲和力不同。人群中有 6 种不同的 ApoE 表型：三种纯合子型 ε2/ε2、ε3/ε3、ε4/ε4（分别约占 1.0%、60.0% 和 2.0%）和三种杂合子型 ε3/ε2、ε4/ε2、ε4/ε3（分别约占 13.0%、2.0%、22.0%）。ApoE 的氨基酸序列的 112 位和 158 位两种氨基酸残基即精氨酸和半胱氨酸的交换决定了异构体的种类：①ApoE2 在 112 位和 158 位的位置上都是半胱氨酸；②ApoE3 在 112 位为半胱氨酸和 158 位是精氨酸；③ApoE4 在 112 位和 158 位的位置上均是精氨酸。人基因频率 ε3 分布最高，ApoE3/3 表型分布约为 70%。

2.功能　ApoE 是 LDL 受体的配体，也是肝细胞 CM 残粒受体的配体，它与脂蛋白代谢有密切相关性。ApoE 参与激活水解脂肪的酶类，以及免疫调节及神经组织的再生。ApoE 主要由肝脏合成，脑、肾、骨骼、肾上腺及巨噬细胞等组织器官也能合成，其中脑星形细胞是其主要合成部位，脑组织生成 ApoE 的作用可能是使细胞内的脂类重新分配，而保持脑环境中的胆固醇平衡，脑肿瘤患者 ApoE 明显升高可作为神经胶质细胞瘤的标记物。临床研究认为，ApoE 多态性是动脉粥样硬化发生发展过程中个体差异的主要原因，其中 ε4 等位基因可促动脉粥样硬化发生发展；而 ε2 等位基因可防止动脉粥样硬化的形成，另外，近年研究 ApoE 多态性可能与阿尔茨海默病也有一定的相关性。ApoE 正常参考值为 30~50mg/L。

（六）ApoH

1.结构　ApoH 主要由肝细胞合成，大部分以游离形式存在于血液中，含有丰富的脯氨酸，并有 5 个分支的糖胺寡聚多糖侧链。ApoH 等位基因为 ApoH$_1$、ApoH$_2$、ApoH$_3$。

2.功能

（1）构成脂蛋白：ApoH 离心后 60% 存在于底层的无脂蛋白部分中，其余存在于富含 TG 的脂蛋白如 CM 中。

（2）激活 LPL：研究表明，在 ApoCⅡ存在时 ApoH 能使 LPL 的活性增加。

（3）参与血凝过程的调节：①ApoH 与血小板结合，使磷脂带负电荷，从而降低凝血因子 Xα、Vα、Ca^{2+} 与凝血酶原的结合能力；②能特异地结合到血小板膜上，通过调节腺苷酸环化酶活性而抑制二磷酸腺苷介导的血小板凝集；③ApoH 作为一种血浆抑制因子，可抑制内源性凝血旁路的接触激活。正常参考值为 150~300mg/L。

（七）ApoJ

1.结构　ApoJ 由 ApoJα 和 ApoJβ 二个亚单位通过双硫键连接而成的异二聚体，其中 ApoJα 含有 205 个氨基酸，ApoJβ 含有 222 个氨基酸，每个亚单位均为糖基化，等电点为 4.9~5.4。ApoJ 有三种多态型，即 ApoJ$_1$、ApoJ$_2$ 和 ApoJ$_3$。ApoJ 在脑组织水平最高,其次分别为睾丸、卵巢、肝脏、心脏及肺脏等。

2.功能 ①ApoJ 存在于含有 ApoA I 及 CETP 的 HDL 中,因此与 HDL 关系密切;②具有调节补体的功能,抑制补体活化;③促使精子的成熟;④调控细胞的凋亡和细胞膜的更新;⑤对某些黏膜上皮细胞和其他屏障细胞具有保护作用。正常参考值约为 80~120mg/L。

(八)Apo(a)

1.结构 Apo(a)分子由 3 个结构域组成:疏水性信号肽、Kringle II 和 Kringle IV。Apo(a)是构成 Lp(a)重要蛋白质,Apo(a)不像其他 Apo 那样直接与脂质相连结,而是通过双硫键与 LDL 中的 ApoB 相连,并与 LDL 共同组成 Lp(a),Apo(a)呈链状包绕在 LDL 分子表面。

2.功能 Apo(a)可以竞争性的结合位于内皮细胞、单核细胞和血小板等表面的纤溶酶原受体,抑制纤溶酶原转变成为纤溶酶,从而降低血栓的溶解。Apo(a)测定首先采用电泳技术将 Apo(a)与其他 Apo 分离,然后应用转移免疫印迹技术,可敏感而特异地显示 Apo(a)多态区带的位置,最后根据其与 ApoB$_{100}$ 电泳速率比较或依据其相对分子质量的大小而确定 Apo(a)表型。

(九)CETP

1.结构 CETP 是一种疏水糖蛋白,含有丰富的非极性氨基酸,主要存在于肝脏、小肠、肾上腺、脾脏、脂肪组织及主动脉等组织。其中主动脉通过组织化学分析表明,在主动脉的泡沫细胞及动脉粥样硬化损伤处含有大量 CETP,经双重免疫染色法证实,泡沫细胞中的 CETP 多数由巨噬细胞产生,只有少数由平滑肌细胞产生。

2.功能 CETP 对 HDL 水平、颗粒大小和构成有重要调节作用,促进各脂蛋白之间脂质的交换和转运,是 RCT 过程中的关键酶之一,它将 HDL 中的胆固醇酯转运至含 ApoB 的脂蛋白,如 VLDL 和

LDL-C 中,并以等量的 TG 进行交换。外周组织(包括血管壁上的单核巨噬细胞)中的胆固醇外流与 HDL 结合后,被 LCAT 酯化成胆固醇酯后移入 HDL 核心,并可通过 CETP 转移给 LDL-C、VLDL,再被肝脏的 LDL 受体及 VLDL 受体摄取入肝细胞,代谢为胆汁酸等成分排出体外,这是体内胆固醇排出的主要途径。正常人血液中 CETP 浓度为 0.90~2.80mg/L。

四、血脂异常防治

中国居民营养与慢性病状况监测显示,成年人高 TC 血症(≥6.22mmol/L)的发病率约为 4.9%,高甘油三酯血症(≥2.26mmol/L)的发病率约为 13.1%,HDL-C 降低(<1.0mmol/L)的发病率约为 33.9%。中国成人血脂异常总体发病率约为 40.4%,而且血脂异常的知晓率和治疗率较低,达标值更低。我国于 2007 年制定并颁布了《中国成人血脂异常防治指南》,该指南颁布以来,对于我国血脂异常的规范化防治发挥了积极促进作用。为了进一步规范血脂异常的临床防治实践,我国于 2014 年、2016 年、2020 年和 2021 年又分别制定发布了《中国胆固醇教育计划血脂异常防治专家建议》《中国成人血脂异常防治指南》《超高危动脉粥样硬化性心血管疾病患者血脂管理中国专家共识》《血脂异常基层合理用药指南》。

血脂异常的治疗与饮食、生活方式的改变是提高达标率的基本措施,有的患者即使采用了正规的调脂治疗,但由于生活方式不健康(如吸烟饮酒、高胆固醇摄入、缺乏运动等),对血脂的调控产生了负面作用,影响调脂治疗达标。因此改变不良的生活习惯,推荐高危患者地中海饮食(以五谷杂粮、豆类、蔬菜水果、鱼类及橄榄油等为主),以及心脏康复和有氧运动等是最经济的方式,也是血脂异常防治的基本策略,在坚持控制饮食和改变不良生活习惯的基础上,加用调脂药物更有利于血脂达标,应

当积极提倡并实施。

目前国内外常用的调脂药物有他汀类、贝特类、烟酸类、胆酸螯合剂、胆固醇吸收抑制剂、新型调脂药及其他调脂药七类。2013 年国际动脉粥样硬化学会(international atherosclerosis society, IAS)制定的血脂异常管理全球建议书中强调 TC、LDL-C 在冠心病和 ASCVD 发病中具有中心性、致病性的作用,因此提倡以降低血液中 TC、LDL-C 来防控 ASCVD 的风险。

(一)他汀类

1976 年日本学者远藤章教授历时两年经过六千多次实验,成功提取首个他汀类药物美伐他汀。1978 年默克公司研究发现了洛伐他汀,并于 1987 年在美国首先应用于临床。他汀类药物的调脂疗效和心血管获益已得到公认,在 ASCVD 防治史上具有里程碑式的意义。2012 年《新英格兰医学杂志》将高胆固醇血症等冠心病危险因素的确定、他汀药的发现及国家胆固醇教育计划,列为冠心病治疗进程的伟大技术,使心血管疾病的死亡率明显降低。

临床研究表明,他汀类药降低 ASCVD 事件的临床获益大小与其降低血液中 LDL-C 水平的程度密切相关,应用他汀药后血清 LDL-C 每降低 1.0mmol/L,主要心血管事件相对危险减少 20%,全因死亡率降低 10%,而非心血管原因引起的死亡未见增加。虽然他汀类药物起始剂量均有良好的调脂作用,而剂量增倍血清 LDL-C 水平进一步降低的程度仅约为 6.0%,故被称为他汀药疗效的 6.0% 效应,且相同他汀类药量,亚洲人的血药浓度—时间曲线下面积和最大峰浓度约是白人的 2 倍。因此我国大多数患者应用他汀类药,宜从低强度或中强度剂量开始,并根据患者调脂的疗效和耐受情况,及时适当调整剂量,或与其他调脂药物联合应用。

1.作用机制 通过抑制 HMG-CoA 还原酶的活性,有效减少胆固醇的合成,使血液中胆固醇下降,以及上调细胞表面 LDL 受体,加速 LDL 分解代谢,此外还可抑制 VLDL 的合成。因此他汀类药能不同程度降低血清 TC、LDL-C、ApoB 及 TG 水平,也可轻度升高 HDL-C 水平。

2.常用药物 ①阿托伐他汀钙片 10～20mg/次,1 次/天;②瑞舒伐他汀钙片 5～10mg/次,1 次/天;③氟伐他汀钠胶囊 20mg/次,1 次/天;④洛伐他汀片 10mg/次,1 次/天;⑤匹伐他汀钙片 2～4mg/次,1 次/天;⑥普伐他汀钠片 10～20mg/次,1 次/天;⑦辛伐他汀片 10～20mg/次,1 次/天;⑧血脂康胶囊 0.6g/次,2 次/天。

3.注意事项 绝大多数人对他汀类药的耐受性良好,但也有极少数人可引起肝功能受损、肌肉疾病、新发糖尿病、肾脏功能受损、精神和神经不良反应等,因此 2014 年就他汀类药物的安全性问题发表更新版专家共识。

(1)肝功能受损:一般副作用较轻且短暂,包括头痛、失眠、抑郁、腹泻、腹痛、恶心等症状,少数患者血清丙氨酸氨基转移酶(alanine aminotransferase, ALT)和天门冬氨酸氨基转移酶(aspartate aminotransferase, AST)活性升高达正常值上限(upper limits of normal, ULN)3 倍以上,以及合并总胆红素水平升高,发现肝功能受损时应及时减量或停药。HPS2-THRIVE 研究表明,中国人群服用他汀类药物肝功能受损的发生率明显高于欧美国家,其中血清 ALT 活性超过 ULN 的 3 倍发生率,中国人群约为 0.24%/年,欧美国家约为 0.02%/年。

(2)肌肉疾病:由于遗传学背景的差异,我国人群对他汀类药的耐受性较差和安全性较低,因此我国居民经中等强度,甚至低强度的他汀类药治疗,即可使 TC、LDL-C 达到目标值。他汀类药长期、大剂量应用时可能增加不良反应的发生率,尤其引起肌痛、肌病、横纹肌溶解症(rhabdomyolysis,

RM)等他汀类相关性毒性(stati-related myopathy, SRM)反应。

(3)SRM：研究表明,他汀类药物引起肌病全球年发生率约为0.01%,其中因 RM 导致死亡约为10.0%。①肌痛：表现为肌肉疼痛或无力,不伴血清肌酸激酶(creative kinase,CK)活性升高;②肌病：有肌肉症状,并伴有血清 CK 活性轻度升高;③RM：有明显肌肉症状,并伴有血清 CK 活性显著升高,ULN > 10 倍;血肌酐也明显升高,表现为肌红蛋白尿、急性肾坏死甚至引起死亡,这是他汀类药物最严重的不良反应,因此在临床上需积极预防。RM 呈他汀类药剂量依赖性,见表4.1。

表4.1　SRM 分型、表型与定义

SRM 分型	表型	定义
SRM 0	CK 活性< 4×ULN *	无肌肉症状
SRM 1	肌痛	有肌肉症状,无 CK 活性升高
SRM 2	肌痛,不能忍受	有肌肉症状,CK 活性< 4×ULN,停药后可完全恢复
SRM 3	肌病	CK 活性> 4×ULN;< 10×ULN,有肌肉症状,停药后可完全恢复
SRM 4	严重肌病	CK 活性> 10×ULN;< 40×ULN,有肌肉症状,停药后可完全恢复
SRM 5	RM	CK 活性> 10×ULN 伴肾损害证据+肌肉症状或 CK 活性< 50×ULN
SRM 6	自身免疫介导的坏死性肌炎	HMG-CoA 还原酶抗体,肌活检 HMG-CoA 还原酶表达,停药后不能完全恢复

*：×前面数字表示升高的倍数,如"4×ULN"表示 CK 活性值升高是正常值上限的4倍

(4)SRM 易患因素：①女性高龄(> 80 岁)、体型瘦小、虚弱患者;②剂量过大;③有多系统疾病、孕妇、胆汁郁积、活动性肝病、甲状腺功能减低、围手术期;④多种药物合用,如贝特类、烟酸、环孢霉素、吡咯抗真菌药、红霉素、克拉霉素、HIV 蛋白酶抑制剂、奈法唑酮(抗抑郁药)、维拉帕米、胺碘酮,以及生活中西柚汁、饮酒等;⑤曾有血清 CK 活性升高史、既往服用调脂药物有肌痛史或肌肉症状的家族史,以及治疗过程中出现无法解释的肌肉痉挛等;⑥有机阴离子转运多肽(organic anion transporting polypeptide,OATP)1B1 因单核苷酸多态性引发功能缺陷,可导致他汀类药效和毒副作用存在个体差异,已明确为重要遗传影响因素。

(5)新发糖尿病：长期服用他汀类药物有可能增加新发糖尿病的风险,研究表明,他汀药大剂量所致新发糖尿病风险高于低剂量,且风险与他汀剂量呈正相关,其中大剂量高强度他汀药不适合亚洲人群,可诱发糖尿病1/200,使他汀类药物的总体

获益减少了25%,但他汀类药物对心血管疾病的保护作用远大于新增糖尿病风险(风险比是9∶1)。在临床上开始应用他汀类药时,对未确诊糖尿病患者的建议：①评估糖尿病、心血管病危险因素及程度,对于糖尿病高危的患者,在应用他汀类药前筛查空腹血糖及糖化血红蛋白(glycated hemoglobin,GHb);②在应用他汀类药前和治疗期间,控制饮食、适量体力活动非常重要;③排除患者存在禁忌证;④如在使用他汀类药物过程中确诊为糖尿病,应改变不良生活习惯,制定个体应用降糖药,使血糖达标。

(6)精神和神经不良反应：①认知功能改变：他汀类药存在失忆和意识模糊等不良反应,但不良反应轻微;②神经系统损害：他汀类药可能引发神经系统不良反应,如感觉异常、眩晕、失眠、周围神经病变、记忆丧失、认知功能障碍、抑郁及自杀冲动等;精神和神经不良反应停药后通常会消失,其机理尚不清楚,可能与联珠(beads-on-a-string)效应

有关。

（7）肾脏损害：服他汀类药可出现一过性蛋白尿，延长服用时蛋白尿可能消失，但严重肾功能不全是 SRM 易患因素之一。

（二）贝特类

1. 作用机制　过氧化物酶体增殖物激活受体（peroxisome proliferators-activated receptors，PPAR）是核激素受体家族中的配体激活受体，控制许多细胞内的代谢过程，属于配体诱导核受体。PPAR 有 PPAR-α、PPAR-β/δ、PPAR-γ 三种亚型，其中 PPAR-α 在肝脏、心脏、血管、骨骼肌及肾脏等组织器官中高度表达。贝特类药物作用机制是通过激活 PPAR-α、增强 LPL 的作用机制，致使 TG 中的 CM、VLDL-C 加速代谢、降解，从而降低 TG，升高 HDL-C，所以贝特类药适应证为高 TG 血症，或以 TG 升高为主的混合型血脂异常、高 LDL-C 血症等。

2. 常用药物　①非诺贝特胶囊 0.1g/次，3 次/天；②吉非贝齐片 0.6g/次，2 次/天；③苯扎贝特：普通片 0.2g/次，3 次/天，缓释片 0.4g/次，1 次/天。

3. 注意事项　①不良反应常见为恶心、腹胀、胆石症等，也可引起血清 ALT、AST 活性升高；②绝对禁忌证为严重的肝脏疾病和肾脏疾病；③由于贝特类单用或与他汀类合用时也可发生 SRM，因此应用贝特类药时必须定期检测血清 ALT、AST 及 CK 的活性值变化。

（三）烟酸类

1. 作用机制　烟酸属 B 族维生素，有明显的调脂作用，但其调脂作用机制尚不完全清楚，可能与抑制脂肪组织中的脂解和减少肝脏中 VLDL 合成和分泌有关，已知烟酸可增加 ApoA I 和 ApoA II 的合成。

2. 常用药物　常用药有烟酸缓释片、阿昔莫司等，烟酸制剂可分为普通型（短效型、或速释型）、持续释放型（长效型）及中效缓释型，三种剂型具

有相同的调脂效果，但由于中效缓释型具有耐受性好、安全性高等优点，是临床常用的剂型。①中效缓释型烟酸：第 1~4 周 0.5g/次，1 次/天；第 5~8 周 1.0g/次，1 次/天，以后视情况决定剂量增减，最大量 2.0g/天，睡前服药；②阿昔莫司 0.25g/次，1~2 次/天。

3. 注意事项　①不良反应有颜面潮红、高血糖、高尿酸、消化道不适等；②绝对禁忌证为慢性肝脏疾病和痛风的患者；③相对禁忌证为胃溃疡病、肝毒性和高尿酸血症；④睡前服药，服前可进食 1 小份低脂饮食（如香蕉、低脂奶、饼干等），避免与酒精、辛辣食物和热饮料同时服用；⑤中效缓释型烟酸片不能掰开或嚼服，漏服药物时不要追加服用。

（四）胆酸螯合剂

1. 作用机制　通过阻止胆酸或胆固醇从肠道吸收，促使其随粪便排出，促进胆固醇降解，并能增加肝脏 LDL 受体合成，加速 LDL 清除而降低 LDL-C。

2. 常用药物　①盐酸考来替泊 5.0g/次，1~2 次/天；②考来烯胺 5.0g/次，3 次/天；③盐酸考来维仑 1.875g/次，2 次/天。

3. 注意事项　①常见不良反应有胃肠不适、便秘等；②胆酸螯合剂绝对禁忌证为家族性异常 β-脂蛋白血症（familial dysbetalipoproteinemia，FD）和血清 TG>4.52mmol/L 的患者；③相对禁忌证为血清 TG>2.26mmol/L 的患者。

（五）胆固醇吸收抑制剂

目前临床常用的胆固醇吸收抑制剂有依泽替米贝（依折麦布）。

1. 作用机制　依泽替米贝为选择性胆固醇吸收抑制剂，不经肝细胞色素 P450（cytochrome P450，CYP450）的代谢，其机制是通过与竞争性结合 NPC1L1 蛋白，抑制食物和胆汁中的胆固醇和植物甾醇的吸收，减少肠道胆固醇向肝脏转运，降低肝细胞中胆固醇储存量，促进肝细胞对胆固醇的摄

取、分解代谢及清除等,最终降低血液中 TC 的水平。

2.临床应用　依泽替米贝 10mg/次,1 次/天。本药可单独或与他汀类药联合应用。依泽替米贝可在一天之内任何时间服用。依泽替米贝可降低血液中 LDL-C、TG 水平,对于他汀药单用不能使 LDL-C 达标,他汀药联合依泽替米贝是一种合理的治疗措施。

3.适应证　①与常规剂量他汀药联合用于急性冠状动脉综合征(acute coronary syndrome, ACS)或慢性肾脏疾病以预防心血管突发事件;②以 TG 升高为主要表现的混合型血脂异常患者,可联合应用依泽替米贝;③经常规剂量他汀药治疗后 TC 仍不能达标者、不适于或不能耐受他汀药治疗的患者、接受特殊治疗(如血浆置换疗法)血脂仍未能达标的纯合子家族性高胆固醇血症(homozygous familial hypercholesterolemia, HoFH)患者;④用于纯合子谷甾醇血症(homozygous sitosterolemia)或植物固醇血症(phytosterolemia)患者的治疗。

4.注意事项　由于依泽替米贝在小肠和肝脏被尿苷二磷酸葡萄糖醛酸基转移酶(uridine diphosphoglucuronyl transferase, UDPGT)葡萄糖醛酸化,可竞争性抑制他汀类药物的葡萄糖醛酸化,致他汀类药暴露增加,故联合用药时注意监测他汀类药物的毒副作用。

(六)新型调脂药

近年来随着分子克隆、人类基因组计划(human genome project, HGP)的完成和基因转运技术的发展,家族性血脂异常疾病的基因治疗有了长足的进展,国外已有三类新型调脂药被批准临床应用,包括微粒体甘油三酯转运蛋白(microsomaltriglyceridetransferprotein, MTP)抑制剂、$ApoB_{100}$ 合成抑制剂、前蛋白转化酶枯草溶菌素 9(proprotein convertase subtilisin/kexin type9, PCSK9)抑制剂等。

1.MTP 抑制剂　甲磺酸洛美他派(lomitapide)40mg/次,1 次/天。甲磺酸洛美他派可减少肝脏 VLDL 和小肠 CM 的合成和分泌,进而降低 LDL-C、VLDL 和 TG 的水平。甲磺酸洛美他派于 2012 年美国食品药品监督管理局(Food and Drug Administration, FDA)批准上市,主要用于有急性胰腺炎风险的高 TG 血症的辅助治疗,但该药价格昂贵。甲磺酸洛美他派不良反应为腹泻、恶心及腹痛等,长期应用时可能引起肝炎、肝纤维化等。

2.$ApoB_{100}$ 合成抑制剂　米泊美生钠(mipomersen)200mg/次,1 次/周,皮下注射。本药仅用于皮下注射,禁止肌肉或静脉注射。米泊美生钠抑制 ApoB 基因 mRNA 翻译,减少肝细胞内 $ApoB_{100}$ 的蛋白质合成,进而抑制肝细胞 VLDL 的组装和分泌,最终降低 LDL-C 水平。该药于 2013 年 FDA 批准上市,米泊美生钠可单独或与其他调脂药合用治疗 HoFH。米泊美生钠不良反应为注射部位红疹、肿胀、瘙痒及疼痛等;禁忌证为合并肝病或肝功能不全的患者,并需定期检测肝功能。

3.PCSK9 抑制剂　PCSK9 抑制剂通过抑制 PCSK9,阻止 LDL 受体降解,促进 LDL-C 的清除,目前已应用于临床有依洛尤单抗(evolocumab)、阿利库单抗(alirocumab)。

(1)用法:①依洛尤单抗 140mg/次,1 次/2 周,或 420mg/次,1 次/月,皮下注射;②阿利库单抗 150mg/次,1 次/2 周,皮下注射。

(2)临床应用:①对靶目标高度特异、半衰期长及用药频率减低等优点;②PCSK9 单克隆抗体用药后可快速、平稳地降低 LDL-C 水平;③适用于稳定性、进展性 ASCVD、服用他汀类不能达到降脂目标,或不能耐受他汀类的高危患者;④剂型为针剂,每 2 周或 4 周用药 1 次,减少了患者服药的负担。

(3)注意事项:①抗体类药应用可能会诱发机体产生抗药抗体,而影响其疗效,甚至发生严重的不良反应;②研究显示,PCSK9 抑制剂可能增强血小板活化及潜在血栓形成的风险。

（七）其他调脂药

1. 普罗布考 0.5g/次，2 次/天。普罗布考通过掺入脂蛋白颗粒中影响脂蛋白的代谢，而产生调脂作用，适应于高胆固醇血症尤其是 HoFH，可使黄色瘤减轻或消退，动脉粥样硬化病变减轻。普罗布考不良反应有恶心、腹泻、消化不良等，亦可引起嗜酸性粒细胞增多，血尿酸浓度增高；最严重的不良反应是心电图 QT 间期延长，但极为少见，因此有室性心律失常发作史或 QT 间期延长的患者应禁用。

2. 欧米伽（Omega-3）脂肪酸　欧米伽-3 脂肪酸 1 粒/次，1 次/天，餐后服用，与卵磷脂合并使用，效果更佳。不良反应有恶心、消化不良、腹胀、便秘等，偶见出血倾向。

（八）调脂治疗的原则

调脂药应采取个体化治疗方案，尤其一级预防的患者，避免过度扩大调脂药应用的范围和增加药物的剂量，应充分考虑患者潜在的调脂药带来不良的风险。调脂治疗应遵循《中国成人血脂异常防治指南》，根据患者动脉粥样硬化的危险分层，以及个体的特点进行合理选择调脂药物。

1. 一级预防人群血脂合适水平和异常分层标准　2016 年中国专家制定了 ASCVD 一级预防人群血脂合适水平和异常分层标准，见表 4.2。

表 4.2　中国 ASCVD 一级预防人群血脂合适和异常水平分层标准（mmol/L）

分层	LDL-C	non-HDL-C	TC	TG	HDL-C
理想水平	＜2.6	＜3.4			
合适水平	＜3.4	＜4.1	＜5.2	＜1.7	
边缘升高	≥3.4 且＜4.1	≥4.1 且＜4.9	≥5.2 且＜6.2	≥1.7 且＜2.3	
升高	≥4.1	≥4.9	≥6.2	≥2.3	
降低					＜1.0

2. 调脂达标值

（1）中国调脂靶目标指南：2015 年中国胆固醇教育计划专家委员会、2019 年中国心血管病风险评估和管理指南和 2020 年超高危动脉粥样硬化性心血管疾病患者血脂管理中国专家共识中指出应根据 ASCVD 的不同危险程度，确定调脂治疗需要达到的目标值，由于 LDL-C 升高是导致 ASCVD 发生发展的关键因素。研究表明，只要使血清 LDL-C 下降，就可稳定、延缓或消退动脉粥样硬化病变，并能显著减少 ASCVD 的发生率、致残率及死亡率，所以国内外指南均推荐将 LDL-C 列为首要调脂靶目标，而将 non-HDL-C 作为次要的干预靶点。不同 ASCVD 危险人群 LDL-C 和 non-HDL-C 治疗达标值，见表 4.3。

表 4.3　不同 ASCVD 危险人群 LDL-C 和 non-HDL-C 治疗达标值（mmol/L）

血脂	危险分层			
	低/中危	高危	极高危	超高危
LDL-C	＜3.4	＜2.6	＜1.8	＜1.4
non-HDL-C	＜4.2	＜3.4	＜2.6	＜2.2

如 LDL-C 基线值过高或经他汀药标准治疗 3 个月后，难以使 LDL-C 降至达标值，则可将 LDL-C 基线值下降 50% 作为替代目标；若为极高危的患者，且 LDL-C 基线值已在达标值以内，此时可将其 LDL-C 再降低 30%。

（2）2019 年欧洲心脏病学会（European Society of Cardiology，ESC）和欧洲动脉粥样硬化学会（European Atherosclerosis Society，EAS）血脂管理指

南对血清 LDL-C 目标值进行推荐:①对于极高危险患者的二级预防,推荐至少较基线水平降低 50% 或以上且目标血清 LDL-C < 1.4mmol/L(I,A);②对于极高危险患者的一级预防,推荐至少较基线水平降低 50% 或以上且目标血清 LDL-C < 1.4mmol/L(I,C);③对于高危险患者,推荐至少较基线水平降低 50% 或以上且目标血清 LDL-C < 1.8mmol/L(I,A)。

（九）ASCVD 患者风险分层

临床研究表明经降脂药物治疗后血清 LDL-C 每降低 1.0mmol/L,可使 5 年内 ASCVD 风险下降 20%；血清 LDL-C 水平由 1.8mmol/L 降至 1.4mmol/L,主要复合心血管事件终点相对风险降低 6.4%。

2019 年中国胆固醇教育计划工作委员会联合多个学会对中国胆固醇教育计划血脂异常防治进行更新,于 2020 年颁布了超高危动脉粥样硬化性心血管疾病患者血脂管理中国专家共识,对 ASCVD（包括急性冠脉综合征、心肌梗死史、稳定或不稳定心绞痛、冠状动脉或其他血管重建术、缺血性卒中、短暂性脑缺血发作及周围血管病变等）患者的风险进行了分层:

1. 超高危　ASCVD 患者并存以下情况之一:①复发的 ASCVD 事件(ACS、缺血性卒中/短暂性脑缺血发作和急性肢端缺血 2 年内发作 ≥2 次);②冠状动脉多支血管病变(≥2 支主要冠状动脉狭窄 > 50%);③近期发生过 ACS(12 个月内);④心脏、脑或外周多血管床动脉粥样硬化性血管疾病;⑤血清 LDL-C≥4.9mmol/L;⑥糖尿病。

2. 极高危　①ASCVD;②糖尿病和高血压;③糖尿病加 1 项其他危险因素(年龄男性 ≥45 岁或女性 ≥55 岁、吸烟、LDL-C、体重指数 ≥28kg/m²、早发缺血性心血管病家族史)且血清 LDL-C≥3.4mmol/L。

3. 高危险　①糖尿病;②高血压加 2 项其他危险因素且血清 LDL-C≥2.6mmol/L;③慢性肾脏病(3 期或 4 期);④血清 LDL-C >4.9mmol/L。

4. 低/中危险:高血压或 0 ~ 3 项其他危险因素。

五、血脂测定

（一）方法学

血脂测定各原理不同,最好采用国际通用的方法学。中华医学会检验学会血脂专家委员会提出,为了统一血脂检验的标本类型及从检验结果的可比性方面考虑,测定血脂及脂蛋白时主张一律用血清。

1. 血清 TC、TG 测定　血清 TC、TG 测定方法有酶法、化学法和色谱法等,其中酶法由于简便,易于自动化,是 TC、TG 常规使用测定的方法。

2. 血清 HDL-C 测定　血清 HDL-C 测定方法有匀相法、超速离心法、电泳法、色谱法等,其中匀相法由于简便、快速、不需样品处理,是目前测定 HDL-C 主要方法。

3. 血清 LDL-C 测定　血清 LDL-C 测定方法有匀相法、计算法、沉淀法、超速离心法、电泳法、色谱法等,其中匀相法使用简便是测定 LDL-C 主要方法。

4. 血清 ApoA I、ApoB、Lp(a)测定　血清 ApoA I、ApoB、Lp(a)测定目前主要采用免疫比浊法,免疫比浊法操作方便,分析性能良好。

（二）标准化

血脂测定标准化要求实验室之间对检测的结果,具有横向和纵向的可比性,要求达到规定的精密度、正确度及准确度等。

1. 精密度　精密度是指在多次独立检验分析中重复分析同一样品所得结果的一致程度,反映分析系统的随机误差,用变异系数(coefficient variation,CV)表示,其中血清 TC、TG、LDL-C、HDL-C、ApoB、ApoA I、Lp(a)测定变异系数分别为±3%,±5%,±4%,±4%,±3%,±3%,±4%。

2.正确度　正确度是指在多次独立检测分析中同一样品所得结果的均值与靶值的差异,反映分析系统的系统误差,用偏倚表示,靶值一般指参考(标准)物质定值或参考方法测定值,其中血清 TC、TG、LDL-C、HDL-C、ApoB、ApoAⅠ、Lp(a)测定的偏倚分别为 ±3.0%, ±5.0%, ±4.0%, ±5.0%, ±5.0%, ±5.0%, ±10.0%。

3.准确度　准确度是指在多次独立检测分析中单次分析多个代表性样品所得结果与靶值的最大差异,用总误差表示。靶值一般指参考方法或其他可靠方法的测定值,其中血清 TC、TG、LDL-C、HDL-C 测定的总误差分别为<9.0%,<15.0%,<12.0%,<13.0%。

4.特异性　特异性是影响准确性的重要因素,分析系统应具有只作用于目标血脂指标,不受其他血清成分影响的能力。

5.校准　校准是正确度的决定因素,分析系统校准物的定值应使临床标本测定结果可溯源到已有的参考系统。

(三)影响血脂的因素

1.生理因素　①饮食:进食后脂质经消化吸收,可直接影响血脂、脂蛋白的浓度,进食碳水化合物后经肝脏形成内源性 VLDL,使 VLDL 明显增多,但进食对 ApoA、ApoB 及 Lp(a)无直接影响;②吸烟:吸烟每日>20 支,血清 TC 及 TG 可升高,而 HDL-C 降低,若同时饮酒者则更为明显;③年龄:血清 TC 水平可随年龄增长而升高,其中新生儿 Lp(a)水平仅为成人的 10%,但 6 个月后即达到成人水平,且终生不变;④性别:血清 HDL-C 水平女性略高于男性;⑤季节:在不同季节血脂水平可有一定的差别,流行病学调查显示,其中血清 TC 水平秋季最高,而夏季最低;血清 TG 水平春季最高,秋季最低;⑥应激:学生考试时 TC 水平比考试前明显升高,而急性创伤后 TC 水平逐渐下降,痊愈后恢复至正常水平。

2.测定结果因素　①在空腹状态下进行血脂检测,以避免进食对血脂浓度的影响,要求在禁食 12h 后进行检测(可饮水和不含热量饮料包括茶和咖啡),取血前应有 2 周时间保持平时的饮食习惯;②采血时患者宜保持舒适坐姿 5~10min,因为姿势改变可以影响血浆容量,从而使 TC 水平发生变化;③采用血清测定其水平,一般认为,血浆血脂水平较血清约低 4.0%,而且采用血清时无须抗凝;④取血前最好停止应用影响血脂的药物(如降脂药、避孕药、某些降压药、激素等)数天或数周,否则应记录用药情况;⑤采血时血液流出通畅,止血带使用不超过 1.0min,静脉穿刺成功后立即松开止血带,让血液缓慢进入试管内;⑥采血后及时测定,如需贮存样本,若 3 天内检测可密封置于4℃保存,长期保存需储存于-70℃,应避免样本反复冻融。

六、家族性血脂异常病

(一)高脂血症分型

目前高脂血症分型法有临床分型法和基因分型法。

1.临床分型法　临床分型法通常将高脂血症分为①高胆固醇血症:血清 TC≥6.2mmol/L,TG<2.3mmol/L;②高甘油三酯血症:血清 TG≥2.3mmol/L,TC<6.2mmol/L;③混合型高脂血症:血清 TC≥6.2mmol/L,TG≥2.3mmol/L;④低高密度脂蛋白胆固醇血症:血清 HDL-C<1.0mmol/L。

2.基因分型法　随着分子生物学的迅速发展,人们对高脂血症的认识已深入到基因水平,现已发现高脂血症患者存在单一或多个遗传基因的缺陷。由基因缺陷所致的高脂血症多具有家族聚集性,有明显的遗传倾向,临床上通常称为家族性高脂血症。对于基因突变引起血脂代谢异常,未来研究的目标是准确定位所有基因遗传血脂代谢异常的致病基因,并明确其发病机制,人类遗传学与生物医学研究的整合将为血脂代谢异常疾病提供新的诊断、治疗提供理论靶点。

2020 年美国国家脂质协会（National Lipid Association, NLA）发布了血脂异常的基因检测指南。目前已有 20 多种单基因血脂异常的遗传基础已基本确定，基因技术，如 DNA 序列测定可检测到血脂异常的罕见和常见的 DNA 变异，该指南主要介绍了血脂异常基因检测的相关内容，并为临床医生提供相关指导。

本章著述为致病基因明确的遗传性血脂异常的疾病有：FH、家族性高甘油三酯血症（familial hypertriglyceridemia, FHTG）、家族性混合型高脂蛋白血症（familial combined hyperlipidemia, FCHL）、家族性载脂蛋白 B$_{100}$ 缺陷症（familial defective apolipoproteinB$_{100}$, FDB）、家族性高乳糜微粒血症（familial chylomicronemia syndrome, FCS）、家族性胆固醇酯转运蛋白缺陷症（familial cholesteryl ester transfer protein deficiency）、家族性卵磷脂胆固醇酰基转移酶缺陷症（familial lecithin: cholesterolacyl transferase deficiency, FLD）、家族性异常 β-脂蛋白血症（familial dysbetalipoproteinemia, FD）、家族性低 β-脂蛋白血症（familial hypo-beta-lipoproteinemia, FHBL）、家族性高密度脂蛋白缺乏症（familial high disenty lipoproteindeficiency, FHD）、家族性高 α-脂蛋白血症（familial hyperalphalipoproteinemia, FHALP）、家族性高脂蛋白（a）血症［familial hyperlipoproteinemia(a), FHLp(a)］、家族性植物固醇血症（familialphytosterolemia, FP）、多基因性高胆固醇血症（polygenic hypercholesterolemia）、家族性部分脂肪代谢障碍（familial partial lipodystrophy, FPL）、家族性脂质异常性高血压（familial dyslipidemic hypertension, FDH）、脑腱黄瘤病（cerebrotendinous xanthomatosis, CTX）、溶酶体酸性脂肪酶缺乏症（lysosomal acid lipase deficiency, LALD）、胆固醇 7α-羟化酶缺乏症（cholesterol 7α-hydroxylase deficiency）。

参考文献

1. ZHAO D, LIU J, XIE W, et al. Cardiovascular risk assessment: a global perective[J]. Nat Rev Cardiol, 2015, 12(5): 301-311.

2. 中国成人血脂异常防治指南制订联合委员会. 中国成人血脂异常防治指南. 中华心血管病杂志, 2007, 35(5): 390-433.

3. MACH F, BAIGENT C, CATAPANO A L, et al. 2019 ESC/EAS Guidelines for the management of dyslipidaemias: lipid modification to reduce cardiovascular risk: The Task Force for the management of dyslipidaemias of the European Society of Cardiology (ESC) and European Atherosclerosis Society (EAS) [J]. European Heart Journal, 2020, 41(1): 111-188.

4. GOROG D A, NAVARESE E P, ANDREOTTI F. Should we consider low LDL-cholesterol a marker of in-hospital bleeding in patients with acute coronary syndrome undergoing percutaneous coronary intervention? Eur Heart J, 2021, 42(33): 3187-3189.

5. 李拥军, 马根山. 后他汀时代, 低水平 LDL-C 的临床获益与安全性: 基于循证医学的思考. 中华心血管病杂志, 2021, 49(6): 548-553.

6. FORRESTER J S. Redefining normal low-density lipoprotein cholesterol: a strategy to unseat coronary disease as the nations leading killer. J Am Coll Cardiol, 2010, 56(8): 630-636.

7. ZMY A, MYW A, JML A, et al. HDL-C, longitudinal change and risk of mortality in a Chinese cohort study. Nutr Metab Cardiovasc Dis, 2021, 31(9): 2669-2677.

8. ZHONG G C, HUANG S Q, PENG Y, et al. HDL-C is associated with mortality from all causes, cardiovascular disease and cancer in a J-shaped dose-response fashion: a pooled analysis of 37 prospective cohort studies. Eur J Prev Cardiol, 2020, 27(11): 1187.

9. 中国胆固醇教育计划委员会. 高甘油三酯血症及其心

血管风险管理专家共识.中华心血管病杂志,2017,45（2）:108-115.

10. 中国心血管病风险评估和管理指南编写联合委员会.中国心血管病风险评估和管理指南.中华预防医学杂志,2019,53（1）:13-35.

11. 2014年中国胆固醇教育计划血脂异常防治建议专家组.2014年中国胆固醇教育计划血脂异常防治专家建议.中华心血管病杂志,2014,42（8）:633-636.

12. 中国成人血脂异常防治指南修订联合委员会.中国成人血脂异常防治指南（2016年修订版）.中华心血管病杂志,2016,44（10）:833-853.

13. 中华医学会心血管病分会动脉粥样硬化与冠心病学组,中华心血管病杂志编辑委员.超高危动脉粥样硬化性心血管疾病患者血脂管理中国专家共识.中华心血管病杂志,2020,48（4）:280-286.

14. 中华医学会,中华医学会临床药学协会,中华医学会杂志社,等.血脂异常基层合理用药指南.中华全科医师杂志,2021,20（1）:29-33.

15. 赵水平,彭道泉,于碧莲,等.美国治疗胆固醇新指南带来的思考.中华心血管病杂志,2014,42（2）:123-125.

16. MIHAYLOVA B,EMBERSON J,BLACKWELL L,et al. Cholesterol Treatment Trialists'（CTT）Collaborators. The effects of lowering LDL cholesterol with statin therapy in people at low risk of vascular disease:meta-analysis of individual data from 27 randomised trials. Lancet,2012,380（9841）:581-590.

17. WATTS G F,GIDDING S,WIERZBICKI A S,et al. Integrated guidance on the care of familial hypercholesterolaemia from the international FH foundation:executive summary［J］. J Atheroscler Thromb,2014,21:368-374.

18. HPS2-THRIVE Collaborative Group. HPS2-THRIVE randomized placebo-controlled trial in 25673 high-risk patients of ER niacin/laropiprant:trialdesign, pre-specified muscle and liver outcomes, and reasons for stopping study treatment［J］. Eur Heart J, 2013, 34（17）:1279-1291.

19. 他汀类药物安全性评价工作组.他汀类药物安全性评价专家共识.中华心血管病杂志,2014,42（11）:890-894.

20. 苏欣,赵水平.他汀致新糖尿病发病风险研究进展.中华心血管病杂志,2016,44（5）:456-457.

21. ROBERT KRAFT,ALLON KAHN,JOSÉ L. A cell-based fascin bioassay identifies compounds with potential anti-metastasis or cognition-enhancingfunctions. Disease Models &Mechanisms, 2013,6:217-235.

22. MIRZAEE S,THEIN P M,NOGIC J,et al. The effect of combined ezetimibe and statin therapy versus statin therapy alone on coronary plaque volume assessed by intravascular ultrasound:a systematic review and meta-analysis. J Clin Lipidol,2018,12（5）:1133-1140. e15.

23. PULIPATI V P,DAVIDSON M H. Recent advances and emerging therapies in management of dyslipidemias. Trends Cardiovasc Med,2021,31（7）:419-424.

24. SANTOS R D,RUZZA A,HOVINGH G K,et al. HAUSER-RCT Investigators. Evolocumab in Pediatric Heterozygous Familial Hypercholesterolemia. N Engl J Med,2020,383（14）:1317-1327.

25. QI Z,HU L,ZHANG J,et al. PCSK9（proprotein convertase subtilisin/kexin9）enhances platelet activation, thrombosis, and myocardial infarct expansion by binding to platelet CD36. Circulation,2021,143（1）:45-61.

26. 中国胆固醇教育计划专家委员会.选择性胆固醇吸收抑制剂临床应用中国专家共识（2015）.中华心血管病杂志,2015,43（5）:394-398.

27. BROWN E E,STURM A C,CHEL M C,et al. Genetic testing in dyslipidemia:a scientific statement from the National Lipid Association. Journal of Clinical Lipidology,2020,14（4）:398-413.

第二节　家族性高胆固醇血症

家族性高胆固醇血症（familial hypercholesterolemia，FH）主要致病病因为低密度脂蛋白受体（lowdensity lipoprotein receptor，LDL-R）基因突变，致使清除低密度脂蛋白—胆固醇（low density lipoprotein-cholesterol，LDL-C）的能力明显降低，导致血液中总胆固醇（total cholesterol，TC）、LDL-C 显著升高，而高密度脂蛋白—胆固醇（high density lipoprotein-cholesterol，HDL-C）降低等，引起早发和进展性动脉粥样硬化性心血管疾病（atherosclerotic cardiovascular disease，ASCVD）；患者主要表现眼睛角膜环、皮肤及肌腱黄色瘤等，预后取决于早期诊断、制定长期个体化调脂药的应用及异常血脂达标等。

一、概述

自 1816 年有人将在胆石中发现黄色脂质命名为 cholesterine（胆固醇）以来，对胆固醇的研究 200 余年中诞生了 3 个诺贝尔奖。

（一）国外研究

1863 年，德国病理学家 Virchow 首先提出动脉粥样硬化的脂质浸润学说。

1873 年，Fagge 等研究发现黄色瘤患者具有家族聚集倾向。

1889 年，Lehzen 和 Knauss 报道了 3 岁儿童患 FH，皮肤出现黄色瘤，11 岁发生猝死，病理解剖发现主动脉及冠状动脉等大动脉内壁沉积大量黄色瘤样物质。

1910 年，Adolf Windaus 对胆固醇和相关类固醇结构的研究和测定工作，获得 1928 年诺贝尔化学奖。

1913 年，Anitschkow 等通过建立兔动脉粥样硬

化模型及一系列研究，发现了动脉粥样硬化发病机制，提出"无胆固醇无动脉粥样硬化"学说。

1914 年，Schidt 等首次对黄色瘤患者进行血浆胆固醇测定，此后人们开始将黄色瘤与高胆固醇血症联系在一起。

1954 年，Malinow 等通过损害大鼠的胆固醇代谢功能再辅以高胆固醇饮食，成功建立了鼠动脉粥样硬化模型，进一步揭示胆固醇与动脉粥样硬化的密切关系。

1964 年，由于 Feodor Lynen、Konrad Bloch 等研究发现胆固醇和脂肪酸的代谢机理和调控作用，获得 1964 年诺贝尔生理学或医学奖。

1973 年，Goldstein 和 Brown 发现 LDL-R，并对 FH 的遗传和代谢进行研究，提出了经典理论 LDL-R 介导的内吞作用，这为他汀类药物的发明和应用奠定了重要基础，由于两人在胆固醇代谢的研究作出卓越贡献，共同获得了 1985 年诺贝尔医学和生理学奖。

1981 年，Keller 等采用培养皮肤成纤维细胞，测定标记的 LDL 与其受体结合情况，拟建立 FH 的实验室诊断方法。

1982 年，Schneider 等从牛肾上腺组织分离出 LDL-R，以后又分离出编码牛 LDL-R 羧基末端 1/3 氨基酸的 cDNA，阐明了牛 LDL-R 的 cDNA，并由此推导出人 LDL-R 的氨基酸序列。

1984 年，Yamamoto 等成功分离、克隆了约为 5.3kb 受体基因的全长 cDNA，并制成了探针，为在 DNA 水平上分析 FH 基因突变开辟了途径。

2014 年，为准确评估 FH 诊断及患病率，同时为患者提供规范的诊疗方案，欧洲动脉粥样硬化学会（European Atherosclerosis Society，EAS）首次发表

了 FH 诊治共识。

2017 年,国际动脉粥样硬化学会(International Atherosclerosis Society,IAS)发布了成人 FH 诊断和治疗指南。

2018 年,美国心脏病学会杂志(Journal of the American College of Cardiology,JACC)发布了《家族性高胆固醇血症临床基因检测专家共识》,该共识指出 FH 的致病变异多样,导致了 FH 的临床表型也不尽相同,因此在临床上仅依据血清 LDL-C 水平难以准确诊断 FH。目前研究认为,基因检测为 FH 诊断的金标准,可为患者提供明确诊断、制定个体化治疗措施、风险分层及预测预后等。

2021 年,EAS 发布实践指南:高危和极高危患者的联合调脂治疗指南,该指南为高危和极高危患者 LDL-C 和/或甘油三酯升高联合调脂治疗提供了循证实用的指标。

(二)国内研究

1985 年,我国报道了纯合子型 FH,并对 FH 进行了较为系统的有关诊断和治疗的研究。

2015 年,中国胆固醇教育计划专家委员会,中国医师协会心血管内科医师分会,中国康复医学会心血管病专业委员会等修订发布了《选择性胆固醇吸收抑制剂临床应用中国专家共识》,为合理应用降胆固醇药物提供临床指导建议。

2018 年,中华医学会心血管病学分会动脉粥样硬化及冠心病学组,中华心血管病杂志编辑委员会,制定发布了《家族性高胆固醇血症筛查与诊治中国专家共识》。

2019 年,中华医学会,中华医学会杂志社,中华医学会全科医学分会等制定发布了《血脂异常基层诊疗指南(2019 年)》。

2020 年,中华医学会心血管病分会动脉粥样硬化与冠心病学组,中华心血管病杂志编辑委员,发布了《超高危动脉粥样硬化性心血管疾病患者血脂管理中国专家共识》。

二、病因

FH 为常染色体显性遗传病或常染色体隐性遗传病,经基因组筛选定位,已确定 LDL-R 基因、载脂蛋白(apolipoprotein,Apo)B_{100} 基因、前蛋白转化酶枯草杆菌蛋白酶 Kexin9 型(pro-protein convertasesubtilisin/kexin9,PCSK9)基因、低密度脂蛋白受体衔接蛋白 1(lowdensity lipoprotein receptor adaptor protein1,LDL-RAP1)基因、环氧化物水解酶(epoxide hydrolase,EPHX)2 基因、生长激素受体(growth hormone receptor,GHR)基因的突变。

三、分子遗传学

(一)LDL-R 基因

1.结构　LDL-R 基因定位于第 19 号染色体短臂 13 区 1 带到 13 区 3 带(19p13.1~13.3),长约 45.5kb,由 18 个外显子和 17 个内含子组成,编码 866 个氨基酸残基,相对分子质量约为 160kD。LDL-R 基因外显子和内含子的大小差别较大,其中 LDL-R 基因外显子的大小为 78~2535bp,内含子的大小为 136~10000bp。

LDL-R 含有 5 个功能结构域的成熟单链糖蛋白,5 个结构域从 N 端到 C 端分别为配体结合结构域(ligand binding domain)、上皮细胞生长因子(epidermalgrowth factor,EGF)前体同源结构域(homodomain)、氧连接糖结构域(oxygen-linked sugar domain)、跨膜结构域(transmembrane domain)和胞质尾结构域(cytoplasmic tail domain)。

(1)配体结合结构域:配体结合结构域由 292 个氨基酸残基组成,其中有 47 个半胱氨酸,含有 7 个由 40 个氨基酸残基组成的与补体 C_b、C_q 类似的重复序列,每个重复系列中有 6 个半胱氨酸残基,所有 42 个半胱氨酸残基均已构成二硫键,重复序列 2、3、6、7 是结合 LDL 所必需的,其中任何一种发生突变,均可使受体丧失结合 LDL 的能力。重复序列 5 则与结合 β-极低密度脂蛋白(very low density lipoprotein, VLDL)有关,如该序列突变时,该受体结合 β-VLDL 的能力约丧失 60%,该受体可结合 LDL、VLDL、β-VLDL 及 VLDL 残粒,它也能识别 ApoB$_{100}$、ApoE 的脂蛋白。ApoE、ApoB$_{100}$ 为 LDL-R 的配体,因此 LDL-R 又称为 ApoB$_{100}$ 受体、ApoE 受体。

(2)EGF 前体同源结构域:EGF 前体同源结构域由 400 个氨基酸残基组成,有 5 个重复序列,每个重复序列包括 25 个氨基酸残基,其特点是约有 35% 的氨基酸顺序是与 EGF 前体在细胞外部分的顺序相似,该基因有调节生长和供应营养物质的功能,EGF 前体同源结构域可能参与受体的再循环。

(3)氧连接糖结构域:氧连接糖结构域由 58 个氨基酸残基组成,紧靠细胞膜面的肽段,有 18 个丝氨酸或苏氨酸,构成 O-连接糖链,对 LDL-R 起着支撑作用。

(4)跨膜结构域:跨膜结构域由 22 个氨基酸残基组成,富含疏水氨基酸残基,属于跨膜蛋白,起着固系于细胞膜中的抛锚作用,该区域缺陷可影响受体的细胞外分泌。

(5)胞质尾结构域:胞质尾结构域由受体 C 端的 50 个氨基酸组成,位于细胞浆内,它对 LDL-R 在细胞表面被覆馅凹内聚集成簇起重要作用。

2.分布 LDL-R 是一种细胞表面糖蛋白,在人体分布广泛,几乎存在于所有的细胞表面上,其中 70% 的 LDL-R 成族聚集,约占整个细胞表面的 2.0%。各组织或细胞的 LDL-R 活性差别很大,研究表明,对胆固醇需求量多的器官,如肝脏、肾上腺及卵巢等组织细胞上 LDL-R 密度最高。LDL 清除在肝脏进行,其中 75% 由其受体介导,含 ApoB$_{100}$ 的脂蛋白可以与 LDL-R 以高亲和力结合转运到肝脏,肠道分泌的 ApoB$_{48}$ 不是 LDL-R 配体,所以肝脏不能清除完整的乳糜微粒(chylomicron,CM)。

3.代谢 LDL-R 在细胞表面被覆馅凹内聚集成簇,与血中 LDL 相遇时,通过 LDL 中的 ApoB 与 LDL-R 发生特异性结合,在 37℃ 被覆盖陷凹迅速向胞浆内陷成袋状,数分钟内其顶部与细胞膜脱离,形成包含 LDL-R 与 LDL 复合体的被覆小泡,这个过程为受体介导的内吞,其后 LDL-R 与 LDL 分离,LDL-R 则再循环至细胞膜表面。LDL 被送到溶酶体中降解,在溶酶体中 LDL 的蛋白质降解为氨基酸。胆固醇酯降解为清蛋白—非酯化脂肪酸和游离胆固醇,氨基酸参与 LDL-R 的合成游离胆固醇逸出溶酶体后可合成新的细胞膜,某些特殊器官的细胞还能利用游离胆固醇合成类固醇激素或胆酸。细胞内游离胆固醇含量的多少,调节细胞内胆固醇的代谢,当细胞内胆固醇的含量过高时,可抑制 3 羟基-3 甲基戊二酸单酰辅酶 A(3-hydroxy-3-methylglutaryl coenzymeA,HMG-CoA),既可阻止 CoA 合成胆固醇,也可阻止利用氨基酸合成受体。在高尔基器内游离胆固醇浓度过高时,可通过酰基辅酶 A:胆固醇酰基转换酶系统,使游离胆固醇与清蛋白—非酯化脂肪酸酯化,形成胆固醇酯而贮存,胆固醇酯过多则形成油滴。当细胞内游离胆固醇不足时,可在 pH 7~8 通过胆固醇酯水解酶的作用,将胆固醇水解成游离胆固醇与清蛋白-非酯化脂肪酸。细胞中的游离胆固醇移动到细胞表面时,新生的圆盘状 HDL 在卵磷脂胆固醇酰基转移酶(lecithin cholesterol acyltransferase,LCAT)作用下,游离胆固醇酯化移入 HDL 中形成 HDL 的胆固醇酯核,使 HDL 成为球状的 HDL$_3$。HDL$_3$ 在胆固醇酯转运蛋白(cholesteryl ester transfer protein,CETP)的参与下,将胆固醇酯转送给肝细胞、CM 或 VLDL 中,以防止游离胆固醇在细胞中聚集,避免了动脉粥样硬化的形成。

4.功能 ①LDL-R 具有饱和性和抑制性二种特性,每个 LDL-R 一次只能处理一个 LDL 颗粒,随着血液中 LDL 水平的升高,LDL-R 渐趋饱和,此时 LDL 清除率与受体的数量呈正比,一旦受体完全饱和,清除率也达到了上限,若 LDL 水平进一步升高,则只能启动低效的非受体途径来清除;②LDL-R 主要功能是降解 LDL,调节血液中的脂蛋白水平,以维持细胞内胆固醇浓度的动态平衡,为细胞分裂、肾上腺、性腺制造激素,以及肝细胞制造胆酸提供胆固醇。

5. 突变　LDL-R 基因突变类型为碱基置换、缺失突变、插入突变、复制突变及反义突变等,其中碱基置换约占 70%,缺失突变约占 20%。其中第 4 外显子突变率较高,约占 20%,可能原因为第 4 外显子在染色体上的跨度最大、所含碱基最多及选择偏倚;而第 15 和 16 外显子突变率较低。目前已报道 LDL-C 基因突变位点已达 1300 多个,并且不断还有新的突变位点被发现。我国报道汉族 LDL-R 基因常见突变位点为第 329 位赖氨酸(Lys)被酪氨酸(Tyr)所置换(Lys329→Tyr)、第 583 位组氨酸(His)被酪氨酸(Tyr)所置换(His583→Tyr)、第 627 位丙氨酸(Ala)被苏氨酸(Thr)所置换(Ala627→Thr)等。

(二)$ApoB_{100}$ 基因

1. 结构　$ApoB_{100}$ 基因定位于第 2 号染色体短臂 23 区到 24 区(2p23~24),长约 43kb,由 29 个外显子和 28 个内含子组成,编码 4536 个氨基酸残基的单一多肽链,包括 27 个(或 24 个)氨基酸信号肽,相对分子质量约为 550kD。

$ApoB_{100}$ 基因外显子和内含子的大小差异显著,其中第 26 外显子长度为 7552bp,是人类基因组最长的外显子,编码 $ApoB_{100}$ 蛋白分子大半部分;而第 2 外显子最短仅为 39bp。$ApoB_{100}$ 基因第 27 内含子最短,长度为 107bp。

$ApoB_{100}$ 主要存在于 LDL、中间低密度脂蛋白(intermediate density lipoprotein,IDL)、VLDL 中,分别约占这三类脂蛋白中蛋白的 95%、60%、25%。$ApoB_{100}$ 分子呈网状包绕整个 LDL 分子,每 1 分子 LDL 颗粒只含有 1 分子 $ApoB_{100}$,能覆盖表面的 1/3 至 1/2,$ApoB_{100}$ 与 LDL-R 的结合区域位于其 C 端。

2. 功能　$ApoB_{100}$ 主要在肝脏合成,其功能有:①参与 VLDL 的合成、装配、分泌及脂质转运,是 LDL、IDL 和 VLDL 的结构蛋白;②在 LDL-R 介导 LDL 的内吞代谢过程中,$ApoB_{100}$ 是介导 LDL 与 LDL-R 结合必不可少的配体,参与调节血液中 LDL 的代谢和清除;③正常参考值:男性约为 66~133mg/dL,女性约为 60~117mg/dL(mg/dL×0.01=mmol/L)。

3. 突变　$ApoB_{100}$ 基因突变类型为碱基置换、缺失突变、插入突变及复制突变等,常见突变位点为第 3527 位精氨酸(Arg)被谷氨酰胺(Gln)所置换(Asp3527→Gln)。

(三)PCSK9 基因

1. 结构　PCSK9 基因定位于第 1 号染色体短臂 32 区到 34 区 1 带(1p32~34.1),长约 12kb,由 12 个外显子和 11 个内含子组成,编码 692 个氨基酸残基,相对分子质量约为 62kD。

PCSK9 是由信号肽、前结构域、催化结构域和羧基末端结构域顺序连接而成。PCSK9 通过自身催化结构域与 LDL-R 的 EGF 前体同源结构域结合,使得 LDL-R 的蛋白构象发生变化,导致 LDL-R 不能穿出胞内体进行循环,而直接进入溶酶体被降解。

2. 功能　PCSK9 是 2003 年发现的调节胆固醇代谢相关蛋白,影响 LDL-R 降解,而引起 LDL-C 代谢及动脉粥样硬化的进程。PCSK9 属于前蛋白转化酶家族的成员,但 PCSK9 是唯一的底物,具有自我催化作用,据此 PCSK9 可看作是结合蛋白的作用。自动剪切对产生成熟的、可与 LDL-R 结合的 PCSK9 很关键,如 PCSK9 不进行自动剪切,它不会分泌到血液循环中,并且没有作用,被看作丢失功能的 PCSK9。PCSK9 主要在肝脏、小肠和肾脏中表达,其表达受转录因子胆固醇调节元件结合蛋白 2 调节,即上调 HMG-CoA 和 LDL-R 转录。

3.突变 PCSK9 基因突变类型为碱基置换、缺失突变、插入突变及复制突变等,其中碱基置换约占87%,缺失突变约占8.0%。PCSK9 基因可分功能获得型、功能缺失型突变。

(1)功能获得型突变位点有第127位丝氨酸(Ser)被精氨酸(Arg)所置换(Ser127→Arg)、第128位精氨酸(Arg)被丝氨酸(Ser)所置换(Arg128→Ser)、第129位天冬氨酸(Asp)被甘氨酸(Gly)所置换(Asp129→Gly)、第157位天冬酰胺(Asn)被赖氨酸(Lys)所置换(Asn157→Lys)、第216位苯丙氨酸(Phe)被亮氨酸(Leu)所置换(Phe216→Leu)、第306位精氨酸(Arg)被丝氨酸(Ser)所置换(Arg306→Ser)、第374位天冬氨酸(Asp)被酪氨酸(Tyr)所置换(Asp374→Tyr)、第474位异亮氨酸(Ile)被缬氨酸(Val)所置换(Ile474→Val)、第553位组氨酸(His)被精氨酸(Arg)所置换(His553→Arg)、第670位谷氨酸(Glu)被甘氨酸(Gly)所置换(Glu670→Gly)等。

(2)功能缺失型突变位点有第46位精氨酸(Arg)被亮氨酸(Leu)所置换(Arg46→Leu)、第106位甘氨酸(Gly)被精氨酸(Arg)所置换(Gly106→Arg)、第157位天冬酰胺(Asn)被赖氨酸(Lys)所置换(Asn157→Lys)、第237位精氨酸(Arg)被色氨酸(Trp)所置换(Arg237→Trp)、第253位亮氨酸(Leu)被苯丙氨酸(Phe)所置换(Leu253→Phe)、第443位丙氨酸(Ala)被苏氨酸(Thr)所置换(Ala443→Thr)、第462位丝氨酸(Ser)被脯氨酸(Pro)所置换(Ser462→Pro)、第554位谷氨酰胺(Gln)被谷氨酸(Glu)所置换(Gln554→Glu)等。

(四)LDL-RAP1 基因

1.结构 LDL-RAP1 基因定位于第1号染色体短臂35区到36区11带(1p35~36.11),由15个外显子和14个内含子组成,编码308个氨基酸。

LDL-RAP1 基因包含4个高度保守的结构域,位于细胞膜表面被覆陷窝的 LDL-R-LDL 复合物,通过 LDL-RAP1 参与的相互作用形成内吞泡,内吞泡内复合物分离,$ApoB_{100}$ 和脂类与溶酶体融合并降解,LDL-R 通过再循环到细胞膜。

2.功能 正常情况下,细胞内的 LDL-R 运送到细胞膜,膜上的 LDL-R 识别并结合 $ApoB_{100}$ 形成复合物。LDL-RAP1 基因编码的蛋白质是一种胞浆蛋白包含磷酸酪氨酸结合的部位,磷酸酪氨酸结合的部位已发现与 LDL-R 的胞浆尾区相互作用。

3.突变 LDL-RAP1 基因突变类型大多数为碱基置换,少数为缺失突变及复制突变,其中碱基置换约占91%,缺失突变约占6.0%,复制突变约占3.0%,主要突变形式 c.396C > T、c.654A > G、c.65G > A、c.71dup、c.71G > T、c.223G > A、c.284G > A、c.397G > A、c.406C > T、c.413A > G、c.423C > T。

(五)EPHX2 基因

1.结构 EPHX2 基因定位于第2号染色体短臂21区1带到21区2带(8p21.1~21.2),长约54kb,由19个外显子和18个内含子组成,编码555个氨基酸。

2.功能 EPHX2 基因是 α/β-水解酶家族成员,EPHX2 广泛存在于哺乳动物组织中,在自然界中 N 端磷酸酶结构域及 C 端水解酶结构域以二聚体形式稳定存在,其中 N 端具有去磷酸化作用,可调节胆固醇水平和信号传递;而 C 端可催化花生四烯酸类环氧化合物(epoxy eicosatrienoic acids,EETs)水解产生二醇类物质。

3.突变 EPHX2 基因突变类型为碱基置换、缺失突变等,常见突变形式为 c.-86G > C、c.-5G > A、c.230G > A、c.313A > G、c.502-19A > G、c.577-3C > T 等。

(六)GHR 基因

1.结构 GHR 基因定位于第5号染色体短臂12区到13区1带(5p12~13.1),长约8.7kb,由10个外显子和9个内含子组成,编码620个氨基酸。

2.功能 GHR 基因是属于细胞因子受体超家

族的单一跨膜糖蛋白,生长激素与跨膜受体 GHR 结合,激活的 GHR 通过细胞内信号转导途径介导细胞反应,导致胰岛素样生长因子的合成和分泌。

3. 突变 GHR 基因突变类型有碱基置换、缺失突变、插入突变、复制突变等,主要突变形式为 c.181C > T、c.558A > G、c.703C > T、c.1483C > A、c.1735C > A 等。

四、发病机制

(一)致病病因

1. LDL-R 基因 根据基因突变对 LDL-R 结构和功能的影响,可将 LDL-R 基因突变类型分为六种:

I 类基因突变:受体蛋白合成表达受阻,基因突变使 LDL-R 蛋白无法检出或其活性丧失,细胞膜上无 LDL-R 存在,是最常见的基因突变类型,约占所发现突变的半数以上。用抗 LDL-R 多克隆或单克隆抗体检测,证实该类突变的 LDL-R 基因几乎不产生或仅产生极微量的 LDL-R 前体。故此类突变的 LDL-R 基因为无效等位基因,又称无受体合成型突变,命名为受体-O 型(R-O)。I 类突变分子基础可能包括 LDL-R 基因点突变,导致终止在编码受体的密码之前,启动子突变阻断 mRNA 的转录,内含子与外显子连接处突变可使 mRNA 拼接发生异常和大片段基因 DNA 缺失等。最近研究发现 1 例受体阴性型患者,其 LDL-R 基因的第 13 外显子与第 15 内含子的 Alu 序列间缺失 5.0kb 片段,形成第 13 外显子与 Alu 重组。

II 类基因突变:受体转运受阻,基因突变使 LDL-R 在细胞内成熟和运输发生障碍,细胞膜上 LDL-R 明显减少,是较常见的基因突变类型。突变的基因可产生 LDL-R 前体,多数分子量正常,故命名为 R-120。分析发现这类受体前体的加工修饰发生障碍,该类突变的分子基础尚不十分清楚。实验研究证实,这类 LDL-R 可被抗 LDL-R 的单克隆抗体识别,说明这类前体在结构上并无变化。经对类似 II 类基因突变的一种酵母转换酶进行了研究,发现该酶的这种缺陷主要是 NH2 端疏水性信号链中单个氨基酸发生了改变,导致信号链不能脱离酶蛋白,结果这种酶蛋白进入高尔基器的速率仅为正常的 2.0%。将酵母酸性磷酸酶的基因在体外诱导类似突变,导致信号链不能脱离受体前体,使其进入高尔基器加工修饰发生障碍。II 型基因突变主要影响 LDL-R 的 1 区和 2 区,以错义突变为多见。然而由单个氨基酸残基替换或小段 DNA 缺失,引起 LDL-R 在细胞内转运或成熟受阻的机制尚未完全阐明。

III 类基因突变:受体与配体结合受阻,基因突变使 LDL-R 结合域的结构发生异常,导致与 LDL 结合能力降低。突变的 LDL-R 基因分子量基本正常,命名为 R-160b-,亦有 R-140b-和-210b-。III 型基因突变因累及 LDL-R 的 1 区重复片段 2~7 或 2 区重复片段 A,而干扰受体与配体间的正常结合。研究表明,此类突变的 LDL-R 前体可被抗 LDL-R 的单克隆抗体识别,相对分子质量亦比成熟受体的相对分子质量小,约为 40kD,表明受体前体加工修饰过程正常。然而这类突变的受体结合^{125}I-LDL 不超过正常的 15%,提示成熟 LDL-R 与^{125}I-LDL 结合异常的分子基础可能是受体结合域氨基酸序列发生变化。已知 LDL-R 结合域有 7 个重复序列,每个重复序列都具有同源性,因此,所编码的 DNA 序列很容易缺失或形成双倍体出现错误配对,而使受体结合域的结构发生异常,导致与 LDL 的亲和性降低。

IV 类基因突变:受体配体复合物内吞受阻,基因突变使 LDL 形成受体配体复合物不能内移细胞,亦称内移缺陷型突变。该型突变累及 LDL-R 的跨膜区(4 区)和 C 端尾区(5 区)。研究表明,LDL-R 基因第 17 外显子和第 18 外显子的单个碱基突变即可导致内移缺陷型。近年研究还发现,2 例 IV 类基因突变的纯合子 FH 患者,其 LDL-R 基因突变为第 15 内含子与 3′端非翻译区的第 18 外显子之间的 DNA 序列分别缺失约 5.0kb 和 7.8kb,形成 Alu-Alu 序列重组,细胞合成的受体均缺乏跨膜域和胞浆域,这种截短的 LDL-R 大部分分泌到培养液中,仅少部分黏附在细胞表面非覆陷处,虽能结合 LDL,但不发生内移。

V 类基因突变:受体循环存在缺陷,基因突变使 LDL-R 与 LDL 结合并进入细胞后,在溶酶体内两者不能分离而同时被降解。

VI 类基因突变:受体在基底膜定位缺陷,为新发现的突变类型,受体蛋白胞质侧尾段改变,导致受体蛋白不能到达肝细胞膜,并很快被降解。

2. ApoB$_{100}$ 基因　　ApoB$_{100}$ 基因的羧基端 Asp3527→Gln 突变时改变了受体结合区(3359~3369)附近的蛋白构象。

3. PCSK9 基因　　PCSK9 是一种多肽,参与 LDL-R 在肝细胞溶酶体的降解。PCSK9 基因突变形式根据功能结局可分为功能获得型突变和功能缺失型突变。①功能获得型突变:功能获得型突变可导致 LDL-C 水平升高,是 ASCVD 主要危险因素之一,发病机制是因为功能获得型突变致使 LDL-R 减少,间接下调 LDL-R 途径、上调 LDL-C,引起血液中 LDL-C 水平升高;②功能缺失型突变:功能缺失型突变可引起 LDL-C 水平降低,对心血管起到保护作用,发病机制是由于功能缺失型突变引起肝细胞 LDL-R 增多,对血液中 LDL-C 摄取、降解及清除增多,从而降低 LDL-C 水平。近年对 PCKS9 在胆固醇分解代谢的作用机制有了深入的了解,因此将有助于在治疗高胆固醇血症的临床研究中取得了突破性的进展。

4. LDL-RAP1 基因　　LDL-RAP1 基因是 LDL-C/LDL-R 复合物胞吞作用的介导因素,若 LDL-RAP1 基因失功能性突变后,虽然 LDL-R 可正常结合 LDL,但 LDL-C/LDL-R 复合物向细胞内转运障碍,不能有效清除血液中的 LDL-C,引起常染色体隐性遗传性高胆固醇血症(autosomal recessive hypercholesterolemia,ARH)。ARH 是脂质中 LDL-R 的特定适配器蛋白突变所致,降低 LDL 的摄取而引起血液中 LDL-C 明显升高。

5. EPHX2 基因　　EPHX2 是通过 EETs 和其他脂质介质的代谢,其中可溶性 EPHX 在高血压、心肌肥厚、动脉粥样硬化、心肌缺血/再灌注损伤等疾病中可能发挥一定的作用。

6. GHR 基因　　GHR 基因突变致使 GHR 上调肝脏 LDL-R 的 mRNA 表达,加速 LDL-C 分解代谢及降低组织的脂质含量,引起 LDL-C 清除的作用减弱。

(二)遗传学机制

FH 可为纯合子型、杂合子型、复合杂合子型、双重杂合子型,其中纯合子型 FH 称为家族性高β脂蛋白血症(familial hyper β-lipoproteinemia)。目前研究显示,LDL-R 基因突变是 FH 主要致病病因,其中 LDL-R 基因突变致病约占 FH 基因突变的 90%以上,ApoB$_{100}$ 基因突变致病占 FH 基因突变的 1.0%~5.0%,PCSK9 基因突变致病约占 FH 基因突变的 1.0%,而 LDL-RAP1 基因、EPHX2 基因、GHR 基因的突变致病占 FH 基因突变均<1.0%。

1. LDL-R 基因

(1)纯合子型 FH 患者基因异质性:临床使用残余 LDL-R 功能评估纯合子型 FH 患者表型,可分为:①受体功能缺失:LDL-R 的残留活性<2.0%;②受体功能缺陷:LDL-R 的残留活性 2.0%~25.0%。另外单核苷酸多态性小突变、基因—基因作用、基因—环境作用及表观遗传学等因素,均可明显地影响纯合子型 FH 患者的临床表型。

(2)LDL-R 基因突变对 LDL 效应:FH 发病机制主要是由于 LDL-R 基因突变,导致 LDL-R 缺如、数量不足和/或功能低下,引起 LDL-R 功能显著降低,也可导致 LDL-R 内吞缺陷,使血液中 LDL 代谢双重异常,即 LDL 分解代谢减慢及生成增加。①LDL 分解代谢减慢:LDL-R 基因突变最突出的异常是引起 LDL 从血液中分解代谢降低,导致 LDL-C、TC 水平明显升高。检测方法是将放射性核素标记的 LDL 静脉注射,检测 24h 内血液中 LDL 平均分解代谢率。研究表明,从杂合子型 FH 患者到纯合子型 FH 患者,随着体内 LDL-R 功能降低而加重,LDL 从血液中的清除也相应减少。②LDL 生成增加:在 FH 患者中除了血液中 LDL 分解代谢减慢外,还存在体内 LDL 生成增加,在 LDL-R 正常时,部分 IDL 可直接被肝脏 LDL-R 摄取而进行分解代谢;另一部分 IDL 则转化为 LDL。FH 患者由于 LDL-R 功能缺陷,使 IDL 的直接分解代谢受阻,造成更多的 IDL 转化为 LDL,故患者体内 LDL 生成增加明显。

2. $ApoB_{100}$ 基因　$ApoB_{100}$ 基因突变致使血液中 LDL 与 LDL-R 亲和力明显降低,LDL-C 分解代谢障碍,影响 LDL-C 从血液中清除,而引起 TC、LDL-C 水平显著升高。

3. PCSK9 基因　在正常血脂代谢过程中,LDL-R 与 LDL 结合形成复合物由网格细胞吞入肝细胞内,然后 LDL-R 与 LDL 解离后重新回到肝细胞表面。PCSK9 与 LDL 竞争性结合肝细胞表面 LDL-R,PCSK9 的催化结构域与 LDL-R 的 EGF 结构域相互作用形成复合物,复合物形成后进入肝细胞到达溶酶体降解 LDL-R,防止 LDL-R 再循环到肝细胞膜表面。由于肝细胞表面 LDL-R 减少,LDL 不能被肝脏清除,引起血液中 LDL 水平升高。

五、临床表现

(一)症状

1. 发病率　流行病学研究表明,FH 总体发病率为 1/200~1/500,其中杂合子型 FH 发病率约为 1/137~1/350,而纯合子型 FH 罕见,发病率仅为 1/160000~1/300000。

2. 纯合子型 FH　纯合子型 FH 患者出生时血液中 TC 水平即可显著升高,血清 TC 水平可高达 15.8~24.0mmol/L(1.0mmol/L=38.67mg/dL),并随着年龄增长,在身体多部位出现扁平状或结节状的黄色瘤、肌腱黄色瘤,以及早期进展性动脉粥样硬化。

3. 杂合子型 FH　杂合子型 FH 血清 TC 为 6.8~15.8mmol/L,血清 HDL-C 低于正常。临床表现为黄色瘤、动脉粥样硬化等症状,50% 以上患者可出现脂性角膜弓等。患者直系亲属可有血清 TC>7.8mmol/L 的成员,或者动脉粥样硬化的表现,动脉粥样硬化进程可加速 5 倍以上,其中男性患者一般在 40~50 岁出现动脉粥样硬化,而女性患者多在 50~60 岁发生动脉粥样硬化。临床研究提示,在 55 岁之前发生心血管事件中 5.0% 是由杂合子型 FH 引起,其中在我国急性心肌梗死中 4.2% 是由杂合子型 FH 引起。

4. 冠状动脉疾病　FH 患者由于血清 TC 长期升高而引起冠状动脉粥样硬化而突发急性心肌梗死,其中男性纯合子型 FH 患者常在 50 岁前出现冠心病症状,杂合子型 FH 患者 50% 在 60 岁前死于心肌梗死。

(二)体征

1. 心脏听诊　①主动脉及主动脉瓣钙化病变明显时可在主动脉听诊区闻及收缩期及舒张期杂音;②FH 常引起颈动脉粥样硬化而导致颈动脉呈现不同程度的狭窄,严重颈动脉狭窄时可闻及血管杂音。

2. 黄色瘤　胆固醇在组织的间质间隙和吞噬细胞内中沉积,其中在皮肤和肌腱中沉着则出现结节性肿胀,称为黄色瘤。黄色瘤是由于真皮内聚集了吞噬脂质的泡沫细胞所致,有时可出现多核巨细胞(Touton 细胞),病理早期有炎性细胞,晚期有成纤维细胞增生现象。黄色瘤常发生在足跟、足跖、肘、膝、手背肌腱及眼睑内眦等处,其中肌腱黄色瘤和脂性角膜弓是 FH 特征性临床表现。①肌腱黄色瘤:为圆或卵圆形质硬皮下结节,与其上皮肤粘连,边界清楚;②脂性角膜弓:若胆固醇在角膜浸润则出现角膜弓,表现为角膜靠近巩膜的边缘部分有一圈灰白色或白色的浑浊环状结构,脂性角膜弓也可发生在其他类型的高脂血症;③扁平状黄色瘤:在眼睑出现胆固醇沉着,表现为扁平状黄色瘤,但扁平状黄色瘤也可发生在其他类型的高脂血症,正常人有时也可偶见,FH 患者胆固醇在组织中沉着随着年龄增加而黄色瘤可更明显,但也有的患者不出现黄色瘤。

3. 冠状动脉　FH 最常见早发冠状动脉粥样硬化,患者表现心肌缺血、损伤或梗死,心电图出现缺血 ST-T 演变,心肌标志物动态变化等。

4. 主动脉　FH 可引起主动脉瓣上斑块沉积、升主动脉僵硬和钙化,最终导致升主动脉粥样硬化。纯合子型 FH 患者特征性表现为降主动脉广泛的动脉粥样硬化,主动脉瓣膜钙化明显提前发生。

5. 血管性认知障碍　动脉粥样硬化可引发血管性认知障碍,而血管性认知障碍又是痴呆第二大常见病因;血管性认知障碍可能是由于动脉粥样硬化破坏脑白质的完整性。

(三)基因型—表型

1. LDL-R 基因突变　①纯合子型 FH:纯合子型 FH 患者父母多为杂合子型 FH,病情较为严重,患者 LDL-R 功能几乎或完全缺乏,所以血液中 TC、LDL-C 显著升高;②杂合子型 FH:杂合子型 FH 病情较轻,血液中 TC、LDL-C 升高不显著,是由于杂合子型 FH 患者 LDL-R 数目具有 1 个正常和 1 个异常的等位基因。

2. ApoB$_{100}$ 基因突变　其中 Asp3527→Gln 突变时导致 LDL-R 功能障碍,引起血液中 LDL-C 明显升高。

3. PCSK9 基因突变　①功能获得型突变:Ser127→Arg、Arg128→Ser、Asp129→Gly、Asn157→Lys、Phe216→Leu、Arg306→Ser、Asp374→Tyr、Ile474→Val、His553→Arg、Glu670→Gly 时 LDL-C 水平显著升高,是引起早发和进展性 ASCVD 高危独立因素;②功能缺失型突变:Arg46→Leu、Gly106→Arg、Asn157→Lys、Arg237→Trp、Leu253→Phe、Ala443→Thr、Ser462→Pro、Gln554→Glu 时 LDL-C 水平明显

较低,提示发生 ASCVD 的风险明显降低。

4. LDL-RAP1 基因突变　患者血清 LDL-C 升高明显,皮肤及肌腱出现黄色瘤,动脉粥样硬化明显。

5. EPHX2 基因突变　EPHX2 基因突变降低了 LDL-R 结合及内吞的能力,从而引起血液中 LDL-C 水平升高。

六、辅助检查

(一)实验室检测

1. 血脂　①血清 TC 水平:FH 可在儿童时期 TC 即开始升高,甚至在出生时测定脐血 TC 也有不同程度升高,成年人纯合子型 FH 血清 TC 可达 16.8~31.0mmol/L,伴 LDL-C > 5.0mmol/L(1.0mmol/L = 38.67mg/dl),而 HDL-C、ApoAI 降低;杂合子型 FH 患者 TC 为 6.5~9.1mmol/L;②胆固醇合成标志物:在胆固醇合成过程中产生与胆固醇结构相似的前体物质 7-烯胆烷醇,7-烯胆烷醇可以作为胆固醇合成标志物来反映机体内源性胆固醇合成效率,测定 7-烯胆烷醇采用气相色谱分析法;③胆固醇吸收标志物:因菜油固醇其结构和吸收与胆固醇相似,并且吸收与胆固醇的吸收呈正相关,故实验室将菜油固醇作为胆固醇吸收标志物来反映机体外源性胆固醇吸收效率,测定菜油固醇采用气相色谱分析法。

2. 基因筛查　基因检测可明确患者的基因型,如纯合、复合杂合、双杂合、杂合、隐性 FH 等,不同基因型致 ASCVD 的风险和预后明显不同,并且级联筛查的模式和治疗措施的选择也具有较大差别。国际上对 FH 患者基因筛查策略包括无差别普查、瀑布式筛查、反瀑布式筛查、目标人群筛查及电子病例库筛选等。

3. 基因突变检测　检测 LDL-R 基因、PCSK9 基因、LDL-RAP1 基因、EPHX2 基因、GHR 基因及 ApoB$_{100}$ 基因第 26 外显子、第 29 外显子的相关区域,并区分突变性质是致病突变、新突变或良性突变。

对于没有检测到功能突变的高度可疑和大片段重排的 FH 患者,可采用多重连接探针扩增分析,儿童进行基因检测使用颊黏膜拭子或唾液标本。①人成纤维细胞 LDL-R 测定法:灵敏度高,重复性好,患者与正常人测定值不重叠,但本法测定费时,且实验室条件要求高;②人淋巴细胞 LDL-R 检测法:本法取材简便、实用,但淋巴细胞 LDL-R 检测敏感性较低;③淋巴细胞荧光标记法和免疫玫瑰花结法:两种方法费用较低,且不需要使用同位素。

4.LDL-R 基因检测　最初使用的 LDL-R 诊断方法有 Southern 印迹法、电磁脉冲凝胶法、原位荧光杂交法和逆转录—多聚合酶链反应(reverse transcription-polymerase chain reaction,RT-PCR)等,但这些检测技术均有一定的局限性。近年利用新的方法可检测到 LDL-R 基因新的突变位点,已逐渐被广泛应用于临床实验室和科学研究。①PCR-单链构象多态性分析(PCR-single strand conformation polymorphism analysis,PCR-SSCP):该技术是一种 DNA 单链凝胶电泳,扩增的产物变性后,单链产物经中性聚丙烯酰凝胶电泳,靶 DNA 中会因碱基置换、插入或缺失等,造成迁移率变化而出现泳动变化,PCR-SSCP 可明确 80%~90% LDL-R 基因的点突变,并能检测出单链 DNA 中绝大多数序列的变化,尤其是 150~250 核苷长度的片段,从而可对先证者家系的成员明确诊断,并有助于对其后代早期诊断、提供咨询及排除诊断等。②变性梯度凝胶电泳(denaturing gradient gel electrophoresis,DGGE):DGGE 是双链 DNA 片段通过含有浓度递增的变性剂进行的聚丙烯酰胺凝胶电泳法。③长链-PCR(long-chain PCR):本法适合 PCR 扩增长度超过 3.0kb 和大片段的受体基因突变,可以用来发现较大的重排、一些特殊的、在某些国家或地区常见的突变类型。④其他检测方法:通用引物定量荧光多重-PCR(universal primer quantitative fluorescence multiplex-PCR,UPQFM-PCR)、突变

体—等位基因—特异性扩增技术(mutant allele-specific amplification,MASA)、利用微卫星、基因内单倍体型及错位匹配 PCR 限制性片段长度多态性(restriction fragment length polymorphism,RFLP)等。

5.血液生化　①肝功能:丙氨酸氨基转移酶(alanine aminotransferase,ALT)、天冬氨酸氨基转移酶(aspartate aminotransferase,AST)、碱性磷酸酶(alkaline phosphatase,ALP)的活性值及胆红素水平等;②心肌标志物:检测心肌肌钙蛋白(cardiac troponin,cTn)I、cTnT、肌酸激酶(creative kinase,CK)、CK 同工酶-MB(CK isoenzyme-MB,CK-MB)、肌红蛋白(myoglobin,Mb)、B 型利钠肽(B-type natriuretic peptide,BNP)、N 末端 B 型利钠肽原(N-terminal pro-BNP,NT-proBNP)等。

(二)心电检查

1.心电图　冠状动脉粥样硬化时心电图多表现 ST 段改变、T 波倒置或低平等,发生心肌梗死可出现病理性 Q 波。

2.动态心动图　动态心电图可记录患者在静息、劳作及睡眠等状态下 ST 段下移或抬高、T 波倒置或低平演变,以及心律失常发生发展,有助于早期判断冠状动脉粥样硬化程度及范围等。

(三)超声检查

1.血管超声　颈动脉超声检查可发现颈动脉的内膜—中膜增厚,斑块及狭窄的性质、程度及范围,并对其做出定性、定量分析。

2.肌骨超声　肌骨超声检查是诊断跟腱黄色瘤的首选方法,跟腱黄色瘤超声表现为跟腱组织内可见多发性灶状低回声包块,包块内部回声不均,伴有不规则的衰减及血液供应不明显等。

3.经胸超声心动图　主动脉根部粥样硬化随着高胆固醇血症持续时间的增长,主动脉根部病变可逐渐加重,出现主动脉管壁增厚、管腔狭窄和瓣膜关闭不全等。

4.血管内超声　血管内超声是利用导管将一高

频微型超声探头导入血管腔内进行探测,再经电子成像系统来显示心血管组织结构和几何形态的微细解剖信息,可定量分析冠状动脉狭窄的性质、范围及程度等,是明确诊断冠状动脉粥样硬化的金指标之一。

（四）影像学检查

1. 放射性同位素标记法　将已用放射性同位素标记的 LDL 静脉注射体内,检测 24h 内血清 LDL 平均分解代谢率,其中正常人为 45.0%,杂合子型 FH 患者为 28.7%,纯合子型 FH 患者为 17.6%。

2. 核素心肌显像　门控心肌灌注断层显像是通过心电 R 波触发采集若干心动周期收缩至舒张的系列心肌灌注图像,重建后可以同时获得心肌血流灌注、室壁运动、左心室功能和左心室机械收缩同步性等多方面信息。心肌灌注显像根据显像设备的不同,分为心肌灌注单光子发射型计算机断层成像（single photon emission computed tomography, SPSCT）和心肌灌注正电子发射型计算机断层显像（photon emission computed tomography, PET）。其中 SPSCT 心肌灌注显像常用显像剂为 ^{99} 锝 ^{m} -甲氧基异丁基异腈（^{99}Tc^{m} - methoxyisobutyl isonitrile, ^{99}Tc^{m} - MIBI）、铊-201（Thallium-201, ^{201}TI）;PET 心肌代谢显像常用显像剂为 ^{18}F - 脱氧葡萄糖（^{18}F - fluorodeoxyglucose, ^{18}F-FDG）。核素心肌灌注显像在心肌缺血、损伤或梗死时表现为显像剂摄取减低甚至缺失,可准确反映心肌缺血、损伤或梗死的部位、范围及程度,有助于判断病情、制定治疗措施、风险分层及预测预后等。PET 是检查冠状动脉血流储备（coronarv flow reserve, CFR）无创性金指标,其中 CFR 减低时为冠状动脉微血管病变的特征性表现。

3. 计算机断层扫描血管成像（computed tomography angiography, CTA）　CTA 检查可显示冠状动脉有无粥样硬化斑块钙化灶,并可对斑块钙化灶进行 Agatston 积分,定性分析冠状动脉狭窄性质、程度及范围等。

4. 冠 状 动 脉 造 影（coronary arteriography,

CAG）　CAG 可对冠状动脉管壁、狭窄部位的形态、性质及程度等进行定量诊断。临床经对 FH 患者进行 CAG 检查显示,发现冠状动脉管壁局限性或弥漫性呈瘤样扩张（直径超过相邻正常冠状动脉的 1.5~2.0 倍）达 15% 以上,并且冠状动脉瘤样扩张与血清 TC、LDL-C 水平呈正相关,与 HDL-C 水平呈负相关。

七、诊断

（一）2004 年荷兰血脂管理标准（dutchlipid clinic network criteria, DLCN）见表 4.4。

表 4.4　DLCN 诊断标准

指标	评分
家族史:	
一级亲属有早发冠心病病史（男<55 岁,女<60 岁）	1
一级亲属 LDL 水平超过人群 95% 可信限（经年龄和性别校正）	1
一级亲属有肌腱黄色瘤和/或脂性角膜弓	2
一级亲属有 18 岁以下 LDL-C >95% 可信限（经年龄和性别校正）	2
临床病史:	
早发冠心病（男<55 岁,女<60 岁）	2
早发脑血管或外周血管病变（男<55 岁,女<60 岁）	1
体格检查:	
肌腱黄色瘤	6
45 岁前发生脂性角膜弓	4
血清 LDL-C 水平:	
LDL-C≥8.5mmol/L	8
LDL-C6.5~8.4mmol/L	5
LDL-C5.0~6.4mmol/L	3
LDL-C4.0~4.9mmol/L	1
遗传学检测（DNA 分析）:	
在 LDL-R、ApoB$_{100}$ 或 PCSK9 基因上发现致病突变	8

注:1. 诊断标准:>8 分确诊 FH;6~8 分很可能是 FH;3~5 分有可能是 FH;0~5 分不可能是 FH。

2. 以下患者需做遗传学检测:>5 分;明显高 TC 血症、肌腱黄色瘤及伴有冠心病家族史。

（二）2007年美国早期诊断、预防早期死亡（make early diagnosis-prevent early death，MEDPED）制定的杂合子型FH诊断标准

FH患者临床表现具有延迟显性的特点，延迟显性是指显性遗传病并非全部在出生后即表现出来，而到了较晚才出现症状。在临床上大多数常染色体显性FH杂合子型患者是在中年以后才逐渐表现出来，所以FH杂合子型患者的临床表现轻重有明显差别，在早期明确诊断上存在一定的难度，临床上容易漏诊和误诊。MEDPED制定的杂合子型FH诊断标准，主要根据血清TC值作为家系先证者进行筛查指标，见表4.5。

表4.5 MEDPED诊断杂合子型FH血清TC值标准（mmol/L）

年龄（岁）	亲属第一代	亲属第二代	亲属第三代	普通人群
<20	5.75	5.95	6.21	6.99
20~29	6.21	6.48	6.73	7.51
30~39	6.99	7.25	7.51	8.81
≥40	7.51	7.77	8.03	9.33

注：诊断标准：血清TC水平超过以上数据可诊断为杂合子型FH

（三）2012年日本制定的FH诊断标准

由于日本生活习惯、遗传背景及血脂水平等与我国有相似之处，故日本诊断FH标准对于我国诊断FH具有一定的参考价值，日本FH诊断指标有主要指标和次要指标。

1. 主要指标 ①Ⅱa或Ⅱb型高脂蛋白血症患者，血清TC>6.73mmol/L；②肌腱或皮肤结节性黄色瘤；③LDL-R活性低下或其他异常。

2. 次要指标 ①眼睑内眦黄色瘤；②50岁以前出现脂性角膜弓；③50岁以前出现缺血性心脏病表现。

3. 诊断标准 ①直系亲属有确诊为FH的患者，有1项主要指标即可确诊为FH；②≥2项主要指标可确诊为FH；③≥1项主要指标及≥1项次要指标可初步诊断为FH。

（四）2015年美国心脏病协会（American Heart Association，AHA）推荐修改的FH临床分型和诊断标准

1. 杂合子型FH ①临床诊断指标：儿童LDL-C≥4.0mmol/L，成人≥5.0mmol/L，并且有1位一级亲属有类似表现、患有早发冠心病或有导致LDL-C升高相关基因（LDL-R、ApoB$_{100}$、PCSK9）缺陷的阳性检测结果；②基因检测诊断：表现单个LDL-C升高相关基因（LDL-R、ApoB$_{100}$、PCSK9）缺陷的阳性检测结果，但LDL-C<4.0mmol/L则诊断为杂合子型；部分杂合子型患者LDL-C>10.0mmol/L应采取与纯合子型相同治疗策略；同时表现LDL-C升高相关基因缺陷（LDL-R、ApoB$_{100}$、PCSK9）和LDL-C降低相关基因变异，且LDL-C<4.0mmol/L。

2. 纯合子型FH ①临床诊断指标：LDL-C≥10.0mmol/L，并且双亲一方或双方临床诊断为FH，阳性基因检测结果（LDL-R、ApoB$_{100}$、PCSK9）或者常染色体隐性FH；对于年龄<20岁，LDL-C>14.0mmol/L，或LDL-C>10.0mmol/L同时合并主动脉瓣病变、黄色瘤的患者，应高度疑及纯合子型FH可能。②基因检测诊断：表现为2个相同（真纯合子型FH）或不同的（混合杂合子型FH）LDL-C升高相关基因缺陷（LDL-R、ApoB$_{100}$、PCSK9），包括罕见的常染色体隐性遗传变异类型。

3. FH家族史 ①临床诊断指标：有一级亲属被确诊为FH，LDL-C不是诊断标准。②基因检测诊断：未行遗传基因检测。

注：AHA推荐修改的FH也存在不足，据此诊断标准，一些因多个微小遗传变异导致LDL-C升高的患者可能被误诊为FH，且此诊断标准中LDL-C诊断阈值是反映欧美国家人群，不适用于全球范围人群FH的诊断。应用时应根据不同地区LDL-C分布特点，以及基因型/表型相互作用等，对LDL-C诊断阈值进行校正。

2015 年 AHA 推荐修改的 FH 的指南指出在没有遗传学检测的情况下,根据临床标准即可对 FH 进行诊断分型。临床标准诊断为纯合子型 FH 的患者,可不管其基因诊断结果,接受被批准只能用于纯合子型 FH 患者的药物治疗,在此基础上,遗传基因检测可以提供更准确可靠的诊断信息,并促进对 FH 患者进行筛查。FII 的筛查人群包括发病年龄<60 岁的早发 ASCVD、黄色瘤、角膜弓及血清 LDL-C 水平显著升高,达到 FH 诊断阈值的患者等。

(五)纯合子型 FH 诊断标准

纯合子型 FH 诊断较易,因父母血清 TC 均显著升高,子女在儿童时期血清 TC 水平即明显升高,并具有特征性黄色瘤及早发冠心病的表现,2014 年 EAS 专家组制定的纯合子型 FH 诊断标准:

1.纯合子型 FH 主要诊断标准,可用于确诊 ①LDL-R、ApoB$_{100}$、PCSK9 或 LDL-RAP1 基因检测存在两个等位基因;或者 ② 未治疗 LDL-C ≥13.0mmol/L,或者治疗后 LDL-C≥8.0mmol/L。

2.纯合子型 FH 辅助诊断标准(主要诊断标准 2 项存在的情况下,任存在 1 项) ①患者 10 岁前出现皮肤或肌腱黄色瘤;②患者 LDL-C 升高现象与其父母 FH 表现一致。

注:主要诊断标准 2 项需要辅助诊断,是因虽然 LDL-C 升高具有一定的诊断意义,但不能因 LDL-C 水平较低排除纯合型 FH,因为接受治疗的患者及儿童患者 LDL-C 水平可能不符合诊断标准。

(六)重症 FH 诊断标准

2017 年 IAS 提出重症 FH 诊断标准及降 LDL-C 目标值。

1.尚未表现出晚期亚临床动脉粥样硬化或 ASCVD 的 FH 患者

诊断标准:①LDL-C>10.0mmol/L;②LDL-C >8.0mmol/L 合并 1 个高风险因素;③LDL-C >5.0mmol/L 合并 2 个高风险因素。

治疗目标:实现目标 LDL-C 降幅≥50%;理想目标 LDL-C<2.5mmol/L。

2.存在晚期亚临床动脉粥样硬化的 FH 患者

诊断标准:①CCS>100Agaston 积分,或者>同年龄同性别第 75 百分位数,②CTA>50% 或者 1 根以上血管有非梗阻性斑块。

治疗目标:实现目标 LDL-C 降幅≥50%;理想目标 LDL-C<1.8mmol/L。

3.存在 ASCVD 的临床表现的 FH 患者

诊断标准:①既往心肌梗死、心绞痛、冠状动脉粥样硬化血运重建;②非栓塞缺血性卒中或短暂性脑缺血发作和间歇性跛行。

治疗目标:实现目标 LDL-C 降幅≥50%;理想目标 LDL-C<1.8mmol/L。

注:高风险因素指:40 岁以上未接受治疗、吸烟、男性、脂蛋白(a)[lipoprotein(a),Lp(a)]>75nmol/L、HDL-C<1.0mmol/L(1.0mmol/L=38.67mg/dl)、高血压、糖尿病、一级亲属中早发冠心病(男<55 岁,女<60 岁)、体重指数>30kg/m^2、慢性肾病(肾小球滤过率<60mL/min/1.73m^2)。

(七)儿童 FH 诊断标准

由于儿童 FH 的 LDL-C、临床症状及体征等较成人 FH 不明显,早期诊断较为困难,2017 年日本儿科协会和日本动脉粥样硬化学会联合工作组发表了儿童 FH 指南,其临床诊断标准:

1.未治疗儿童血清 LDL-C≥3.62mmol/L 且二级及以内亲属中患有 FH 或早发冠心病(男性<55 岁,女性<65 岁)家族史可诊断为 FH。

2.如仅有血清 LDL-C≥3.62mmol/L 应排除继发性原因,若血清 LDL-C<3.62mmol/L,仅有二级及以内亲属诊断为 FH 或有早发冠心病家族史,应每 3~6 个月复查 1 次血清 LDL-C,如在复查期间多次检测血清 LDL-C≥3.62mmol/L 应怀疑 FH。

3.当血清 LDL-C<2.60mmol/L 则可排除 FH。

4.如血清 LDL-C 在 2.60~3.62mmol/L 应怀疑

FH,至少每年检测 1 次血清 LDL-C 并随访数年。

5. 儿童有黄色瘤临床表现及体征应高度怀疑 FH。

6. 血清 LDL-C≥10.34mmol/L 时应怀疑为纯合子型 FH。

7. 血清 LDL-C≥12.92mmol/L 时可诊断为纯合子型 FH。

（八）中国诊断 FH 标准

根据中国人群血清 LDL-C 水平和 FH 的特点,并借鉴国外的经验,2018 年制定的《家族性高胆固醇血症筛查与诊治中国专家共识》。

1. 成人 FH 诊断标准 成人符合下列标准中的 2 项即可诊断为 FH：①未接受调脂药物治疗的患者血清 LDL-C≥4.7mmol/L；②有皮肤/肌腱黄色瘤或<45 岁的人存在脂性角膜弓；③一级亲属中有 FH 或早发 ASCVD,尤其是冠心病患者。

2. 儿童 FH 诊断标准 未治疗的儿童血清 LDL-C≥3.6mmol/L 且一级亲属中有 FH 或早发 ASCVD,特别是冠心病患者。

检测 LDL-R 基因、ApoB$_{100}$ 基因、PCSK9 基因及 LDL-RAP1 基因的突变,也可明确诊断为 FH。

（九）中国纯合子 FH 诊疗指南（2019 版）

1. 基因诊断标准 通过基因检测发现两个等位基因存在 LDL-R 基因、ApoB$_{100}$ 基因、PCSK9 基因或 LDL-RAP1 基因的突变位点。

2. 临床诊断标准 在未治疗时血清 LDL-C＞13.0mmol/L 或者治疗后血清 LDL-C＞8.0mmol/L 以及以下情况之一：①10 岁之前出现皮肤或肌腱黄色瘤；②父母血清 LDL-C 升高,符合杂合子型 FH 的标准。

3. 诊断纯合子型 FH 需注意 ①在年龄较小的儿童时期,未治疗时血清 LDL-C＜13.0mmol/L 并不能除外纯合子型 FH,不能将血清 LDL-C 作为诊断纯合子型 FH 的唯一指标；②脑腱黄瘤病、植物固醇血症也可出现肌腱黄色瘤、早发动脉粥样硬化及冠状动脉疾病等,但脑腱黄瘤病血清 LDL-C 正常或降低；而植物固醇血症血液及组织中植物固醇显著升高,有助于鉴别诊断。

（十）基因诊断

在临床上不同或相同的基因突变血清 LDL-C 水平可有明显不同,因此在临床明确诊断为 FH 时也应进行基因突变的检测,对于 FH 基因诊断最常见的致病基因突变是 LDL-R 基因,其次为 ApoB$_{100}$ 基因、PCSK9 基因、LDL-RAP1 基因、EPHX2 基因、GHR 基因等。

1. 筛查流程 2018 年制定的《家族性高胆固醇血症筛查与诊治中国专家共识》,建议符合下列任意 1 项者要进入 FH 的筛查流程：①早发 ASCVD（男性<55 岁或女性<65 岁）；②成人血清 LDL-C≥3.8mmol/L,儿童血清 LDL-C≥2.9mmol/L,且能除外继发性高脂血症者；③有皮肤/肌腱黄色瘤或脂性角膜弓（<45 岁）；④一级亲属成员中有上述三种情况。

2. 筛查内容 ①家族史:询问早发 ASCVD 及 FH 家族史,家族成员（特别是一级亲属）的血清 LDL-C 水平,以及是否存在黄色瘤和脂性角膜弓等 FH 特征性的临床表现；②临床病史:是否为早发 ASCVD 患者,除关注冠心病的发病外,不要忽略卒中和外周动脉粥样硬化病史,同时要询问是否存在可使 LDL-C 水平继发增高的疾病,如甲状腺功能减低、肾病综合征及某些药物等,特别要注意除外和 FH 临床表型相似的谷固醇血症；③体格检查:除规范的全身查体外,要特别关注有无黄色瘤和脂性角膜弓,对存在跟腱黄色瘤或脂性角膜弓（<45 岁）的患者要高度怀疑 FH；④检测血清 LDL-C 水平:是筛查的必检项目,虽然基因检测是 FH 诊断的金标准,但无论基因突变检测有无异常发现,对可疑人群均需进行血清 LDL-C 检测；⑤级联筛查:级联筛查是最有效和最经济的 FH 筛查方式,2018 年制定的《家族性高胆固醇血症筛查与诊

治中国专家共识》建议一旦发现 FH 患者,应尽可能开展针对 FH 患者一级亲属成员进行筛查。以家庭中第一个被诊断为 FH 的患者为先证者或指示病例,寻找家庭成员其他患者。

八、鉴别诊断

1. 家族性混合型高脂血症(familial combined hyperlipidemia,FCHL) FCHL 为多基因遗传性疾病,具有明显的家族聚集性,可在同一家庭成员中甚至同一患者的不同时期,脂蛋白谱有明显的不同,表现为血清 LDL-C、VLDL、TC、ApoB、甘油三酯(triglyceide,TG)升高,其中 ApoB 升高>1200mg/L;而血清 HDL-C、ApoA I 降低,以及皮肤、肌腱无黄色瘤,但患者 ASCVD 症状较明显,基因检测有助于鉴别诊断。

2. 家族性 ApoB$_{100}$ 缺陷症(familial defective apolipoproteinB$_{100}$,FDB) FDB 是由于 ApoB$_{100}$ 基因突变所致,在儿童或青少年时期血清 LDL-C、TC 已明显升高,而血清 HDL、VLDL 和 TG 正常。临床表现为早发动脉粥样硬化、冠心病及高血压等疾病,查体可发现脂性角膜弓、肌腱黄色瘤等,基因检测有助于鉴别诊断。

3. 多基因性高胆固醇血症(polygenic hypercholesterolemia) 本症的病因为多个相关致病基因微小遗传缺陷累积效应所致,是临床上最常见的血脂异常类型。临床主要表现为血液中 TC、LDL-C 轻度至中度升高,而 TG 多为正常;临床症状及体征不明显。

4. 家族性植物固醇血症(familialphytosterolemia,FP) FH 与 FP 患者均表现典型的早发性肌腱黄色瘤及 ASCVD,但 FP 患者血液中植物固醇水平显著升高,而 FH 患者不升高,这是鉴别诊断的要点。

九、治疗

(一)治疗性生活方式改变(therapeutic lifestyle change,TLC)

在我国改革开放前,中国人饮食中胆固醇和其他脂质成分含量较低,所以因动脉粥样硬化引起疾病的患病率很低;改革开放以来生活物资较为丰富后,饮食食谱中胆固醇及饱和脂肪的摄入量明显增多,检测 TC、LDL-C 水平显著升高,普通人群动脉粥样硬化引起的冠心病发病率也明显升高。但研究表明在短时间内中国人的遗传基因不可能有较大的变化,因此普通人群中 TC、LDL-C 升高及由此引起的 ASCVD,是由于饮食因素所致,所以健康饮食对预防 ASCVD 非常重要。流行病学研究表明,普通人群膳食食谱中每日胆固醇摄入量应限制在 100~300mg,而 FH 则推荐地中海饮食,并进行有氧运动及心脏康复等。

(二)调脂药物

1. FH 治疗流程 中国 2018 年发布的《家族性高胆固醇血症筛查与诊治中国专家共识》其治疗流程见图 4.1。

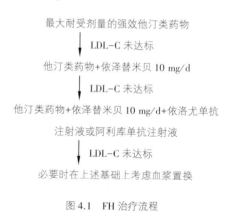

图 4.1 FH 治疗流程

2. 他汀类药物

(1)常用药物:①普伐他汀钠片 10~20mg/次,1 次/天;②洛伐他汀 10~20mg/次,1 次/天;③辛伐他汀 10~20mg/次,1 次/天;④阿托伐他汀钙片 10~20mg/次,1 次/天。

(2)作用机制:他汀类药物抑制 HMG-CoA 还

原酶,即胆固醇合成的限速酶,使得肝脏细胞胆固醇合成减少,以及肝脏细胞 LDL-R 上调,LDL-R 活性增加使得血液中 LDL-C 浓度降低。杂合子型 FH 患者 50%的 LDL-R 具有功能,所以患者对他汀药的反应良好。对于患者不能使用或不能耐受他汀类药物的患者,应考虑加用一种或多种非他汀的降胆固醇药物。

3. 胆固醇吸收抑制剂 ①依泽替米贝(依折麦布)10mg/次,1 次/天。②作用机制:特异性地抑制胆固醇及植物醇的吸收,通过与小肠上皮细胞结合,干扰尼曼—匹克 C1 型类似蛋白 1(niemann-pick typeC1 like1,NPC1L1)甾固醇类的转运。胆固醇从肠道到肝脏的重吸收减少,导致肝脏 LDL-R 代偿性增加,从而增加肝脏对循环 LDL 及其他脂蛋白颗粒的摄取。依泽替米贝不通过肝脏细胞色素 P450 酶系统代谢,故与临床上多种药物之间无相互作用,尤其是对他汀类药物的药代动力学无显著影响,因此临床上可选择他汀类药物与依泽替米贝联合治疗。

由于依泽替米贝在小肠和肝脏被尿苷二磷酸葡萄糖醛酸基转移酶(uridine diphosphate glucuronosyltransferase,UGT)葡萄糖醛酸化,可能竞争性抑制他汀类药物的葡萄糖醛酸化,致使他汀类药物暴露增加,故联合用药时应提高警惕。

4. 胆汁酸螯合剂

(1)常用药物:①盐酸考来替泊 5.0g/次,1~2 次/天;②考来烯胺 5.0g/次,3 次/天;③盐酸考来维仑 1.875g/次,2 次/天。

(2)作用机制:胆汁酸螯合剂可阻止胆汁酸在肠道的重吸收,降低血清 LDL-C,用于经他汀药治疗的 FH 患者,需进一步降低 LDL-C 的联合治疗。但考来烯胺、考来替泊可出现严重胃肠道不良反应,尤其是便秘。

5. 烟酸类 ①中效缓释型烟酸:第 1~4 周 0.5g/次,1 次/天;第 5~8 周 1.0g/次,1 次/天,以后视情况决定剂量的增减,最大量 2.0g/天,睡前服药。②作用机制:烟酸是一种水溶性 B 族维生素,可以降低 VLDL 及 LDL-C,同时升高 HDL-C;但由于具有扩张血管,存在一些不良反应,如潮红等。烟酸制剂可分为三类:短效型、中效型及长效型,其中中效型与短效型、长效型具有相同的降脂效果,而且中效型患者的耐受性和安全性较好,临床多应用中效缓释型烟酸制型。

6. 抗氧化剂 ①普罗布考 0.5g/次,2 次/天;②作用机制:普罗布考可抑制动脉粥样硬化的发生发展,黄色瘤明显减轻或消退,血清 TC 降低 >25%,LDL-C 降低 10%~15%,如与他汀类药物联合使用效可能果更好;③副作用:有恶心、腹泻、消化不良等,也可引起全血细胞计数中嗜酸性粒细胞增多及血生化中尿酸浓度增高等,最严重的不良反应是引起心电图 QT 间期延长,但极为少见,因此有室性心律失常或 QT 间期延长的患者禁用抗氧化剂。

7. 贝特类

(1)常用药物:①非诺贝特胶囊 0.1g/次,3 次/天;②吉非贝齐 0.6g/次,2 次/天;③苯扎贝特:普通片 0.2g/次,3 次/天,缓释片 0.4g/次,1 次/天。

(2)作用机制:贝特类可降低 TG,升高 HDL-C,但不降低 LDL-C,而且贝特类可以增加他汀类药物诱发肌病的风险,因此应用贝特类药物时应预防肌病发生,常规检测血清 ALT、AST、ALP、CK 的活性值。

8. 不饱和脂肪酸 欧米伽(Omega)-3 脂肪酸制剂 1 粒/次,1 次/天,餐后服用,与卵磷脂颗粒 800~1000mg/次,1 次/天合并使用,可应用于 TG 升高。

9. 新型调脂药

(1)ApoB 合成抑制剂:米泊美生钠(mipomersen)200mg/次,1 次/周。本药仅用于皮下注射,禁止肌肉或静脉注射。米泊美生钠作为第一个批准用于 FH 的新药物,该药是一种较短的单链反义寡核苷酸,它可特异性与编码 ApoB 信使 RNA 上的 20 个碱基结合,从而抑制 mRNA 的翻译,减少 ApoB 的细胞合成,从而减少 VLDL 分泌至血液循环中。米泊美生钠常见的不良反应为注射部位反应和短暂的流感样症状,应用前后应检测血清 ALT、AST、ALP、CK 的活性值等。

(2)微粒体甘油三酯转运蛋白(microsomal triglyceride transfer protein,MTP)抑制剂:甲磺酸洛美他派(lomitapide)40mg/次,1 次/天。甲磺酸洛美他派是通过减少肝脏 VLDL 产生而降低 LDL-C 水平,MTP 与肝细胞内 TG 转运至 ApoB、VLDL 的组装和分泌有关。该药常见不良反应有腹泻、恶心、腹痛等,应用时定期检测血清 ALT、AST、ALP、CK 的活性值及胆红素水平等。

(3)PCSK9 抑制剂:①依洛尤单抗(evolocumab)140mg/次,1 次/2 周,或 420mg/次,1 次/月,皮下注射;②阿利库单抗(alirocumab)150mg/次,1 次/2 周,皮下注射;③作用机制:LDL-R 可与 LDL 结合,以清除 LDL-C,LDL-R 上有 PCSK9 的结合位点,当与 PCSK9 结合后,LDL-R 与 LDL-C 的亲和力增加,LDL-R 难以分离 LDL-C,LDL-R 被溶酶体降解,血液中 LDL-C 水平升高。PCSK9 抑制剂通过特异性地与 PCSK9 结合,从而阻断 PCSK9 与 LDL-R 结合,中断 LDL-R 的内吞和降解,使得 LDL-R 对 LDL-C 的清除率增加;④临床应用:PCSK9 抑制剂应用于早发、进展性 ASCVD,以及接受最大耐受剂量他汀类治疗后仍然持续保持较高 LDL-C 水平的患者。临床应用表明,依洛尤单抗和阿利库单抗在杂合子型 FH 患者中均具有强效降血清 LDL-C 的效果,而依洛尤单抗也可用于纯合子型 FH 患者。PCSK9 抑制剂为针剂,减少患者服药负担,但由于抗体类药物可能会诱发机体产生抗药抗体从而影响药物的疗效,甚至产生严重不良反应。基础研究发现,PCSK9 抑制剂可增强血小板活化,诱发血栓形成,因此 PCSK9 抑制剂需长期、大规模及确切心血管终点的随机临床试验来验证。

(三)特殊人群

1. 儿童和青少年的治疗　①由于儿童生长及发育所需,2 岁前不宜应用低脂饮食。儿童饮食应由营养师调剂,每天胆固醇摄入量应 < 200mg;②FH 患儿自出生开始即存在胆固醇升高,易早发动脉粥样硬化,并且 FH 患儿起始治疗越早,未来获益越大,但考虑青少年和儿童成长的问题,LDL-C 目标:8~10 岁的儿童应 < 4.0mmol/L,10 岁以上的儿童应 < 3.5mmol/L;③确诊为杂合子型 FH 儿童应在 8~10 岁开始小剂量他汀类药物治疗,而确诊为纯合子型 FH 儿童应在 5~8 岁开始治疗。

2. 女性的治疗　①对所有育龄女性 FH 患者,在治疗前应进行避孕和孕前教育,避孕措施首选低雌激素避孕口服药、宫内上环及阻隔屏障等;②如怀孕应在怀孕前 3 个月、妊娠期和哺乳期中应停止调脂药物的治疗;③妊娠期 FH 妇女可应用胆汁酸螯合剂降低胆固醇,哺乳期 FH 妇女可采用树脂降低 LDL-C;④杂合子型 FH 伴冠心病的妊娠妇女、纯合子型 FH 妇女,应采用脂蛋白血浆置换(lipoprotein apheresis,LA)治疗。

3. 纯合子 FH 的治疗　中国纯合子 FH 诊疗指南(2019 版)治疗目标值:成人 FH 患者 LDL-C < 1.8mmol/L(合并动脉粥样硬化性心血管病)和 < 2.6mmol/L(不合并动脉粥样硬化性心血管病);儿童 FH 患者 LDL-C < 3.5mmol/L。①纯合子 FH 患者使用最大剂量的他汀类药物,LDL-C 仅能降低 10%~25%,加用依折麦布可使 LDL-C 进一步降低 10%~15%;②PCSK9 单克隆抗体可在他汀类药物的基础上使 LDL-C 进一步降低 50%~70%,并呈剂量依赖性。目前 PCSK9 单克隆抗体药物有阿利库单抗、依洛尤单抗、甲磺酸洛美他派、米泊美生钠等,能使 LDL-C 降低 25%~37%;③LA:如药物联

合治疗达不到目标值,可考虑进行 LA,LA 可将治疗前的 LDL-C 水平降低 55%~70%;④肝脏移植:肝脏是清除血液中胆固醇的主要器官,通过肝移植可以纠正肝细胞上 LDL-R 基因、PCSK9 基因及 ApoB 基因的缺陷。

4.重症 FH 治疗 2017 年 IAS 共识提出重症 FH 诊断标准及降 LDL-C 目标值。IAS 共识提出,患者一经确诊为重症 FH 应立即启用最大可耐受剂量的他汀类药物,并联合应用胆固醇吸收抑制剂依折麦布药物,联合应用治疗后仍然血清 LDL-C 水平未达到理想的目标值或降幅达到<50%,则可考虑增加 PCSK9 抑制剂。三种药物联合治疗情况下,血清 LDL-C 水平仍未达理想的目标值,应慎重考虑加用甲磺酸洛美他派或米泊美生钠 4 种药联合应用。

近年研究发现的规律成簇间隔短回文重复(regular clustering interval short palindrome repetition,CRISPR)及其相关核酸内切酶(endonuclease,Cas)是一种基因编辑技术,以其高效、简便广泛应用于不同物种的细胞基因编辑、动物模型构建和致病基因治疗等方面,极大地促进了生物学和医学研究发展。利用 CRISPR/Cas9 系统在一种新构建的 FH 模型小鼠体内部分修复 LDL-R 基因突变和 LDL-R 蛋白表达,逆转动脉粥样硬化斑块等,是目前医学生物领域研究的重点和热点课题。

(四)非药物治疗

1.脂蛋白血液成分分离

(1)方法:脂蛋白血液成分分离术有 LA 治疗、双膜法过滤、选择性 LDL 吸收等技术,每周或每 2 周进行 1 次。

(2)适应证:①纯合子型 FH 患者;②最大剂量调脂药治疗 6 个月无效或不能耐受药物治疗;③有禁忌证的患者。

(3)临床意义:应用该法治疗 LDL-C 基线水平越高,对其治疗的反应越好。长期进行治疗可消退和/或稳定粥样硬化斑块,尤其有助于防止主动脉根部粥样硬化的发生发展。临床应用显示,其治疗启动越早,患者的预后越好,但该法费时,且费用较高,难以常规在各级医院应用。

2.肝移植 肝脏是清除血胆固醇的主要器官,通过肝移植可纠正肝细胞上的 LDL-R、PCSK9、$ApoB_{100}$ 等基因缺陷,显著降低血液中 LDL-C 水平。国外纯合子型 FH 患者约有 1/3 接受肝移植手术治疗。在临床上如果要对 FH 患者进行肝移植手术治疗,应在发生不可逆的心血管系统损伤之前进行,但常受病情的紧迫性、供体的可用性及医疗费用等诸多因素限制。

(五)精准医疗

1.细胞介导的基因治疗 细胞介导的基因治疗为切除患者 1/4 肝脏,切碎后将其携带有 LDL-R 基因的逆转录病毒载体转入肝脏细胞中,待细胞表达 LDL-R 基因后输入肝静脉,密切观察随访,数月后取患者少量肝组织进行原位杂交,检测肝细胞有无转入基因的表达。

2.修复 LDL-R 基因突变 利用 CRISPR/Cas9 系统,在一种新构建的 FH 模型小鼠体内部分修复了 LDL-R 基因突变,改善了动脉粥样硬化,减少巨噬细胞浸润和脂质堆积等,可作为应用于人类遗传疾病治疗的潜在工具。

(六)目标值

目前研究认为,FH 患者治疗首要目标是 LDL-C 达标,其中成人患者血清 LDL-C<2.5mmol/L,如伴冠心病或糖尿病则降为<1.8mmol/L,或 LDL-C 较基线水平至少下降 50%;儿童患者(8~10 岁)血清 LDL-C 为<3.5mmol/L。

1.国外调脂目标指南 2019 年欧洲心脏病学会(European Society of Cardiology,ESC)和欧洲动脉粥样硬化学会(European Atherosclerosis Society,EAS)血脂管理指南中强调了对 FH 患者要做进一

步分型,建议将具有 ASCVD 风险的 FH 患者或其他重大风险因素的人视为极高风险;既往无 ASCVD 或其他风险因素为高风险人群;同时也对糖尿病、老年及 FH 患者等特殊人群推荐了不同的调脂治疗目标及方案:①极高风险 2 型糖尿病患者,血清 LDL-C 水平应降至基线水平 > 50%,血清 LDL-C 目标为 < 1.4mmol/L;②高风险 2 型糖尿病患者,血清 LDL-C 水平应降至基线水平 > 50%,血清 LDL-C 目标 < 1.8mmol/L;③杂合子 FH 患者,在一级预防治疗中极高风险 FH 患者血清 LDL-C 降至基线水平 > 50%,血清 LDL-C 目标为 1.4mmol/L。

2. 中国调脂目标指南 2015 年中国胆固醇教育计划、2019 年中国心血管病风险评估和管理指南及 2020 年超高危 ASCVD 患者血脂管理中国专家共识中指出,调脂药物治疗应根据 ASCVD 的不同危险程度,而确定调脂治疗需要达到的目标值。目前临床推荐将 LDL-C 列为首要调脂靶目标,而将 non-HDL-C 作为次要的干预靶点,不同 ASCVD 危险人群血清 LDL-C 和 non-HDL-C 治疗达标值,见表 4.3。

如 LDL-C 基线值过高或经他汀药标准治疗 3 个月后,难以使 LDL-C 降至达标值,则可将 LDL-C 基线值下降 50% 作为替代目标;若为极高危的患者,且 LDL-C 基线值已在达标值以内,此时可将其 LDL-C 再降低 30%。

2020 年超高危 ASCVD 患者血脂管理中国专家共识将超高危 ASCVD 患者定义的标准为:发生过 ≥2 次严重的 ASCVD 事件或者发生过 1 次严重的 ASCVD 事件合并 ≥2 个高风险因素。共识建议对于 2 年内发生 ≥2 次主要心血管事件(包括心源性死亡、心肌梗死、冠状动脉血管重建及缺血性卒中等)的患者,考虑将血清 LDL-C 降至 1.0mmol/L 以下且较基线降幅 ≥50%。

十、预后

FH 患者如得不到及时有效地治疗,常早期发生严重的 ASCVD,其病残率、死亡率较高。临床研究发现,未治疗的男性杂合子型 FH 患者在 50 岁前发生冠状动脉事件的风险为 23%,纯合子型 FH 患者在 50 岁前和 60 岁前发生冠状动脉事件的风险分别为 25%、50%;未治疗的女性 FH 患者在 60 岁及以前发生冠状动脉事件的风险为 30%。LDL-R 基因突变的患者心肌梗死风险增加 4.2 倍,如 LDL-R 功能全无则发生心肌梗死风险增加 13 倍。

人类至今尚未找到 LDL-C 安全而有效的确切靶目标,未发现下限阈值的存在。前瞻性研究、随机试验研究及孟德尔随机化研究等表明,血清 LDL-C 水平与 ASCVD 风险之间存在剂量依赖性对数线性关系,且降低血清 LDL-C 的临床获益取决于血清 LDL-C 降低的幅度。研究显示,血清 LDL-C 为 0.6~1.6mmol/L 即可满足生理需要,血清 LDL-C < 2.1mmol/L 的动物一般不发生动脉粥样硬化,如已发生的动脉粥样硬化血清 LDL-C < 1.9mmol/L 时,则动脉粥样硬化斑块的进展即可停止。但近年有的研究提示,强化降脂治疗过低的血清 LDL-C 可能与新发糖尿病、认知功能障碍及出血性脑卒中等有关。

十一、遗传咨询

由于 FH 多表现为常染色体显性遗传,其中杂合子型患者的每一位子女的患病风险为 50%,纯合子患者的子女 100% 均患病,且纯合子型患者症状、体征、预后等均较杂合子型患者严重。因此应详细地向患者及家属解释清楚 FH 的临床有哪些表现、发病特点、严重后果及需要规范、长期治疗等。帮助患者及家属分析各类基因型的再发风险率,建议有家族史孕妇应进行产前诊断,并帮助提供诊断方法;将患者及家属介绍到社会团体,给予支持性遗传咨询服务。

参考文献

1. WATTS G F, GIDDING S, WIERZBICKI A S, et al. Integrated guidance on the care of familial hypercholesterolaemia from the International FH Foundation：executive summary［J］. J Atheroscler Thromb,2014,21:368-374.

2. HARADASHIBA M, ARAI H, ISHIGAKI Y, et al. Guidelines for Diagnosis and Treatment of Familial Hypercholesterolemia 2017［J］. J Atheroscler Thromb, 2018,25(8):751-770.

3. STURM A C, KNOWLES J W, GIDDING S S, et al. Clinical Genetic Testing for Familial Hypercholesterolemia：JACC Scientific Expert Panel［J］. J Am Coll Cardiol, 2018, 72 (6):662-680.

4. AVERNA M, BANACH M, BRUCKERT E, et al. Practical guidance for combination lipidmodifying therapy in high and very-high-risk patients：a statement from a European Atherosclerosis Society Task Force. Atherosclerosis, 2021, 325:99-109.

5. 中国胆固醇教育计划专家委员会,中国医师协会心血管内科医师分会,中国康复医学会心血管病专业委员会,等.选择性胆固醇吸收抑制剂临床应用中国专家共识（2015）.中华心血管病杂志,2015,43(5):394-398.

6. 中华医学会心血管病学分会动脉粥样硬化及冠心病学组.家族性高胆固醇血症筛查与诊治中国专家共识.中华心血管病杂志,2018,46(2):99-103.

7. 中华医学会,中华医学会杂志社,中华医学会全科医学分会,等.血脂异常基层诊疗指南(2019年).中华全科医师杂志,2019,18(5):406-416.

8. 中华医学会心血管病分会动脉粥样硬化与冠心病学组,中华心血管病杂志编辑委员.超高危动脉粥样硬化性心血管疾病患者血脂管理中国专家共识.中华心血管病杂志,2020,48(4):280-286.

9. 孙洋,赵红.家族性高胆固醇血症分子遗传学研究进展.心血管病学进展,2019,40(3):309-313.

10. 艾兰木,刘辉,陈丽娜.家族性高胆固醇血症相关基因研究进展.心电与循环,2021,40(3):330-332+337.

11. 彭道泉,赵水平.中国家族性高胆固醇血症诊疗现状及进展.中国循环杂志,2020,35(4):411-416.

12. ZHU C G, LI S, WANG Z F, et al. Homozygous familiar hypercholesterolemia in China：case series from the national lipid clinics and literature review. IJC Met & Endocr,2017,14:75-80.

13. 蒋琬姿,张丽雯,贺彩红,等.家族性高胆固醇血症研究进展.遗传,2021,43(11):1011-1022.

14. GIDDING S S, CHAMPAGNE M A, DE FERRANTI S D, et al. The agenda for familial hypercholesterolemia：AS cientific statement from the american heart association［J］. Circulation,2015,132(22):2167-2192.

15. 程仕彤,吴月,江龙,等.家族性高胆固醇血症遗传因素筛查的研究进展.中国动脉硬化杂志,2018,26(11):1184-1188.

16. ZHU S, WEI X, YANG X, et al. Plasma lipoprotein-associated phospholipase A2 and superoxidedismutase are independent predicators of cognitive impairment in cerebral small vessel disease patients：diagnosis and assessment［J］. Aging Dis,2019,10(4):834-846.

17. DEFESCHE J C, LANSBERG P J, Umans-Eckenhausen M A, et al. Advanced method for the identification of patients with inherited hypercholesterolemia［J］. Semin Vasc Med,2004,4(1):59-65.

18. VAVERKOVA H, SOSKA V, ROSOLOVA H, et al. Czech. atherosclerosis ocietyguidelines for the diagnosis and treatment of dyslipidemia inadults［J］. CasLekCesk, 2007,146(6):2-15.

19. POONIA A, GIRIDHARA P. Xanthomas in Familial Hypercholesterolemia［J］. New England Journal of Medicine,2017,377(5):e7.

20. 陈盼盼,江龙,王伟,等.重症家族性高胆固醇血症患者的诊断及临床管理.中华心血管病杂志,2017,45(3):247-249.

21. SETIA N, SAXENA R, SAWHNEY J, et al.

Familialhypercholesterolemia: caseade screening in children and relatives of the affected [J]. Indian J Pediatr,2018,85(5):339-343.

22. MIRZAEE S,THEIN P M,NOGIC J,et al. The effect of combined ezetimibe and statin therapy versus statin therapy alone on coronary plaque volume assessed by intravascular ultrasound: A systematic review and meta-analysis. J Clin Lipidol,2018,12(5):1133-1140. e15.

23. 刘壮,耿雪梅,柯永胜.PCSK9抑制剂在脂代谢中的研究进展.大连医科大学学报,2019,41(1):81-85.

24. QI Z, HU L, ZHANG J, et al. PCSK9 (proprotein convertase subtilisin/kexin9) enhances platelet activation,thrombosis,and myocardial infarct expansion by binding to platelet CD36. Circulation,2021,143(1):45-61.

25. 朱少义,管丽红,林俊堂,等.CRISPR-Cas9系统在疾病模型中的应用.中国生物工程杂志,2016,36(1):79-85.

26. 馨娅.利用基因编辑治疗家族性高胆固醇血症.科学(上海),2020,72(1):46.

27. MACH F,BAIGENT C,CATAPANO A L,et al. 2019 ESC/EAS Guidelines for the management of dyslipidaemias:lipid modification to reduce cardiovascular risk. Eur Heart J,2020,41(1):111-188.

28. 中国心血管病风险评估和管理指南编写联合委员会.中国心血管病风险评估和管理指南.中华预防医学杂志,2019,53(1):13-35.

29. Heart Protection Study Collaborative, Group. MRC/BHF Heart Protection Study of cholesterol lowering with simvastatin in 20536 high-risk individuals: a randomized placebocontrolled trial. Lancet,2002,360(9326):7-22.

30. BRANDTS J,RAY K K. Familial hypercholesterolemia: JACC Focus Seminar 4/4. J Am Coll Cardiol,2021,78(18):1831-1843.

31. GOROG D A,NAVARESE E P,ANDREOTTI F. Should we consider low LDL-cholesterol a marker of in-hospital bleeding in patients with acute coronary syndrome undergoing percutaneous coronary intervention? Eur Heart J,2021,42(33):3187-3189.

第三节　家族性高甘油三酯血症

家族性高甘油三酯血症（familial hypertriglyceridemia，FHTG）是由于基因缺陷，引起血液中甘油三酯（triglyceide，TG）明显升高，低密度脂蛋白胆固醇（low density lipoprotein-cholesterol，LDL-C）和高密度脂蛋白胆固醇（high density lipoprotein-cholesterol，HDL-C）降低等。患者主要表现为疹性黄色瘤、脂血症性视网膜炎、胰岛素抵抗、高血糖、高血压及高尿酸血症等症状。FHTG主要危险是血液中TG显著升高而诱发急性出血性胰腺炎，其预后取决早期确诊、改变不良的生活习惯、贝特类调脂药物规范化的应用及异常血脂达标等。

一、概述

1952年，Klatskin等首先报道血液中TG升高与急性胰腺炎发病有关，现临床研究已证实，血液中TG显著升高是急性胰腺炎病因之一。

1966年，发现载脂蛋白（apolipoprotein，Apo）CⅡ是脂解作用中必不可少的辅助因子。

2012年，美国内分泌学会年会（Endocrine Society's annual meeting，ENDO）发布了高甘油三酯血症的评估和治疗临床实践指南。

2017年，中国胆固醇教育计划委员会发布了高甘油三酯血症及其心血管风险管理专家共识。

2019年，中华医学会心血管病学分会预防学组发布了动脉粥样硬化患者TG升高的管理中国专家共识。

2021年，欧洲动脉粥样硬化学会（European Atherosclerosis Society，EAS）发布实践指南：高危和极高危患者的联合调脂治疗指南，该指南为高危和极高危患者LDL-C和/或TG升高联合调脂治疗提供了循证实用的建议。

2021年，美国心脏病学会（American College of Cardiology，ACC）发布了降低持续性高甘油三酯血症患者ASCVD风险管理的决策专家共识，该共识定义了持续性高甘油三酯血症、生活方式干预、他汀类药及非他汀类药等治疗。

二、病因

FHTG为常染色体显性遗传病，经基因组筛选定位，已确定ApoAⅤ基因、ApoB基因、ApoCⅡ基因、ApoCⅢ基因、ApoE基因、脂蛋白脂酶（lipoproteinlipase，LPL）基因的突变。

三、分子遗传学

（一）ApoAⅤ基因

1.结构　ApoAⅤ基因定位于第11号染色体长臂23区到24区（11q23~24），长1889bp，由4个外显子和3个内含子组成，编码366个氨基酸残基的单链多肽，相对分子质量约为39kD。

ApoAⅤ基因与ApoAⅠ-CⅢ-AⅣ基因簇相距约为30kb，含有1个1107bp的开放读码框。ApoAⅤ属于ApoAⅠ-CⅢ-AⅣ基因簇，ApoAⅤ的N末端1~146氨基酸残基形成一个螺旋束，该螺旋结构具有亲水性。ApoAⅤ由肝脏特异性表达，分泌入血后存在HDL、极低密度脂蛋白（verylow density lipoprotein，VLDL）和乳糜微粒（chylomicron，CM）中。

2.功能　ApoAⅤ是2001年人类首次通过小鼠和人类比较基因组测序时被发现的，ApoAⅤ是TG代谢的重要调控因子，ApoAⅤ进入成熟脂肪细胞后，1~146氨基酸残基片段能结合脂蛋白，可降低血清 TG 水平的因子。正常人血液中 ApoA V 水平很低,为 125~180 定 ng/mL,所以 ApoA V 的关联性和功能不能直接被发现。

3. 突变 ApoA V 基因突变类型有错义突变、无义突变、剪接突变及缺失突变等,突变位点有第 52 位谷氨酸(Glu)被赖氨酸(Lys)所置换(Glu52→Lys)、第 66 位天冬酰胺(Asn)被丝氨酸(Scr)所置换(Asn66→Ser)、第 33 位苏氨酸(Thr)被精氨酸(Arg)所置换(Thr133→Arg)、第 145 位谷氨酰胺(Gln)被精氨酸(Arg)所置换(Gln145→Arg)、第 153 位缬氨酸(Val)被甲硫氨酸(Met)所置换(Val153→Met)、第 165 位甘氨酸(Gly)被天冬氨酸(Asp)所置换(Gly165→Asp)、第 185 位甘氨酸(Gly)被半胱氨酸(Cys)所置换(Gly185→Cys)、第 242 位亮氨酸(Leu)被脯氨酸(Pro)所置换(Leu242→Pro)、第 252 位谷氨酰胺(Gln)被组氨酸(His)所置换(Gln252→His)、第 253 位亮氨酸(Leu)被脯氨酸(Pro)所置换(Leu253→Pro)、第 255 位谷氨酸(Glu)被甘氨酸(Gly)所置换(Glu255→Gly)、第 255 位谷氨酸(Glu)被赖氨酸(Lys)所置换(Glu255→Lys)、第 271 位甘氨酸(Gly)被半胱氨酸(Cys)所置换(Gly271→Cys)、第 301 位精氨酸(Arg)被脯氨酸(Pro)所置换(Arg301→Pro)、第 314 位亮氨酸(Leu)被精氨酸(Arg)所置换(Leu314→Arg)、第 315 位丙氨酸(Ala)被缬氨酸(Val)所置换(Ala315→Val)、第 321 位组氨酸(His)被亮氨酸(Leu)所置换(His321→Leu)等。

(二)ApoB 基因

1. 结构 ApoB 基因定位于第 2 号染色体短臂 23 区到 24 区(2p23~24),长约43kb,由 29 个外显子和 28 个内含子组成,其中 ApoB₁₀₀ 编码 4536 个氨基酸,相对分子质量约为 550kD;ApoB₄₈ 编码 2153 个氨基酸,相对分子质量约为 264kD。

2. 功能 ApoB 主要为 ApoB₁₀₀ 和 ApoB₄₈,其中 ①ApoB₁₀₀ 主要在肝脏合成,参与 VLDL 的合成、装配、分泌,主要功能是结合和转运脂质,以及参与脂类的代谢,是肝脏合成及分泌 VLDL 所必需的 Apo;②ApoB₄₈ 在小肠合成,合成后作为 CM 主要蛋白质分泌入血,在 CM 装配及分泌中起重要作用。

3. 突变 ApoB 基因信号肽的 lns/Dns 多态性与 TG 水平相关性。

(三)ApoC II 基因

1. 结构 ApoC II 基因定位于第 19 号染色体长臂 13 区 2 带(19q13.2),长约 3.4kb,由 4 个外显子和 3 个内含子组成,编码 79 个氨基酸残基的单链多肽,相对分子质量约为 9.1kD。

ApoC II 基因第 1~4 外显子长度分别为 29bp、68bp、160bp、241bp;第 1~3 内含子长度分别为 2386bp、1676bp、296bp。

2. 功能 ApoC II 主要在肝脏及小肠内合成,首先合成含 101 个氨基酸残基,除去 22 个氨基酸信号肽,成为成熟的含 79 个氨基酸残基的单链多肽。ApoC II 是 CM、VLDL 及 HDL 的结构蛋白之一,分别占其蛋白成分的 14.0%、7.0%~10.0%、1.0%~3.0%。①ApoC II 为 LPL 必需的辅助因子,它可激活多种来源的 LPL,只有 ApoC II 基因适度表达才能激活 LPL,过度表达或缺失均可引起高 TG 血症;②脂蛋白通过与 ApoC II 内其他双极性螺旋及 Apo 缔合,从而维持脂蛋白的稳定性;③血管内皮细胞位于血管内膜表面,具有抗血栓形成及选择通透性等生理功能;④ApoC II 可保护 LDL 诱导损伤的内皮细胞,在防止动脉粥样硬化形成方面发挥着重要的作用;⑤ApoC II 还可激活卵磷脂胆固醇酰基转移酶(lecihin cholesterol acyl transferase,LCAT),抑制 ApoE 介导的 β-VLDL 与 LDL 受体及 LDL 受体相关蛋白(LDL receptor relatedprotein,LRP)的结合等。

3. 突变 常见突变位点有第 36 位亮氨酸(Leu)被脯氨酸(Pro)所置换(Leu36→Pro)、第 96 位亮氨酸(Leu)被精氨酸(Arg)所置换(Leu96→

Arg)的多态性与女性 TG 的水平有显著相关性。

（四）ApoCⅢ基因

1.结构　ApoCⅢ基因定位于第 11 号染色体长臂 23 区（11q23），长 3133bp，由 4 个外显子和 3 个内含子组成，编码 79 个氨基酸残基单一多肽链，相对分子质量约为 8.7kD。

ApoCⅢ基因第 1～4 外显子长度分别为 36bp、63bp、124bp、308bp；第 1～3 内含子长度分别为 600bp、125bp、1800bp。

由于 ApoCⅢ第 74 位苏氨酸残基所带唾液酸个数不同，又可分成 ApoCⅢ$_0$、CⅢ$_1$、CⅢ$_2$ 三个亚类，具有多态性，等电点分别为 5.02、4.82 和 4.62。外显子分别编码 ApoCⅢ不同的结构域，ApoCⅢ基因表达与抑制 TG 分解代谢有关。

2.功能　ApoCⅢ是一种水溶性低分子蛋白质，在肝脏和小肠合成，主要分布于 VLDL、CM、HDL 中，占这三类脂蛋白中蛋白的 40%、36%、2.0%。其主要功能：①ApoCⅢ通过抑制 LPL 活性调节血液中富含甘油三酯脂蛋白（triglyceriderich lipoprotein，TRL）的脂解、转换及清除等；②HDL 中 ApoCⅢ活性增加，肝脏对 HDL 清除减慢，反之，HDL 中 ApoCⅢ活性减少，肝脏对 HDL 的清除加快；③正常血液中 ApoCⅢ水平为 120～140mg/L。

3.突变　ApoCⅢ基因突变类型有错义突变、无义突变等，常见突变位点为第 43 位丙氨酸（Ala）被苏氨酸（Thr）所置换（Ala43→Thr）、第 50 位缬氨酸（Val）被甲硫氨酸（Met）所置换（Val50→Met）、第 58 位谷氨酰胺（Gln）被赖氨酸（Lys）所置换（Gln58→Lys）、第 65 位天冬氨酸（Asp）被天冬酰胺（Asn）所置换（Asp65→Asn）、第 78 位赖氨酸（Lys）被谷氨酸（Glu）所置换（Lys78→Glu）、第 94 位苏氨酸（Thr）被丙氨酸（Ala）所置换（Thr94→Ala）等。

（五）ApoE 基因

1.结构　ApoE 基因定位于第 19 号染色体长臂 13 区 2 带（19q13.2），长 3597bp，由 4 个外显子和 3 个内含子组成，编码 299 个氨基酸残基，分子量为 34145。

ApoE 基因编码 317 个氨基酸的 ApoE 前体，18 个氨基酸的信号肽裂解和糖基化后，成熟的 ApoE 以 299 个氨基酸的蛋白质分泌。

ApoE 基因第 1～4 外显子长度分别为 44bp、66bp、193bp、860bp；第 1～4 内含子长度分别为 760bp、1092bp、582bp。

人 ApoE 一级结构为一条单多肽链，二级结构是由 α-螺旋、β-片层、β-转角和不规则结构组成，其双 α-螺旋结构是结合和转运脂质的结构基础。ApoE 分子可被凝血酶水解为 N 端区和 C 端区 2 个区域。ApoE 基因有三种等位基因 ε2、ε3 和 ε4，形成 6 种基因型，其中三种纯合子型（ε2/ε2、ε3/ε3、ε4/ε4，分别占 1.0%、60.0% 和 2.0%）和三种杂合子型（ε3/ε2、ε4/ε2、ε4/ε3，分别占 13.0%、2.0%、22.0%）。

2.功能　①ApoE 是一种富含精氨酸的碱性蛋白，是血浆重要 Apo 之一，主要存在于 CM、VLDL、HDL 及中间低密度脂蛋白（intermediate density lipoprotein，IDL）；②ApoE 主要由肝脏合成和代谢，是 LDL 受体、CM 受体的配体，与 CM 及 VLDL 的代谢密切相关性，其中 CM 残粒是通过 ApoE 与 LRP 结合而进行分解代谢，而 VLDL 则是通过 ApoE 与 LDL 受体结合而进行分解代谢；③ApoE 参与激活水解脂肪的酶类、免疫调节及神经组织的再生；④正常血液中 ApoE 为 30～50mg/L。

3.突变　ApoE 介导 TRL 及其残粒在血液中的清除，ApoE 具有多态性，其多态性决定个体血脂水平，并与动脉粥样硬化的发生发展密切相关。

（六）LPL 基因

1.结构　LPL 基因定位于第 8 号染色体短臂 22 区（8p22），长 30～35kb，由 10 个外显子和 9 个内含子组成，编码 475 个氨基酸残基（包括 27 个氨基酸残基的信号肽），相对分子质量约为 65kD。

外显子长度为 105～1950bp，其中第 9 外显子长度为 105bp 最短，而第 10 外显子长度为 1950bp 最长。LPL 基因第 10 外显子编码 LPLmRNA3′-端非翻译区；第 4～6 外显子编码高度保守区，为脂质和肝素结合的部位，同时也是酶的催化活性部位。

2. 功能　LPL 是血液中 TG 代谢的限速酶，pH 为 7.5～9.0，LPL 与 ApoCⅡ比值等于 1∶1 时，TG 水解速度为最大。主要功能：①水解 CM 和 VLDL 中的 TG 部分，为机体组织提供脂肪酸；②与脂蛋白相互作用而不依赖于其脂溶活性，使酶将脂蛋白结合到血管壁上，促进 TG 的水解及脂蛋白颗粒的摄取；③为 LDL 受体和其他几种 LDL 受体家族成员的配体；④可介导选择性摄取脂质相关蛋白和脂溶性维生素，促进脂蛋白之间颗粒脂质与表面 Apo 交换，参与磷脂和 Apo 向 HDL 的转移。

3. 突变　LPL 基因突变类型有剪接突变、错义突变、无义突变、插入突变及缺失突变，常见突变位点有第 307 位脯氨酸（Pro）被亮氨酸（Leu）所置换（Pro307→Leu）、第 310 位半胱氨酸（Cys）被精氨酸（Arg）所置换（Cys310→Arg）、第 396 位谷氨酸（Glu）被缬氨酸（Val）所置换（Glu396→Val）、第 972 位甘氨酸（Gly）被精氨酸（Arg）所置换（Gly972→Arg）等。

四、发病机制

TG 主要存在于富含 TG 的脂蛋白中，包括 CM、VLDL 及其残粒。食物摄取外源性 TG 和肝脏合成，以及内泌富含 TG 的 VLDL 均可引起血液中 TG 升高。

（一）致病病因

通过遗传连锁和全基因组扫描的分析，引起 TG 代谢异常的致病病因为 ApoAⅤ基因、ApoB 基因、ApoCⅡ基因、ApoCⅢ基因、ApoE 基因及 LPL 基因的突变。

1. ApoAⅤ基因　①对肝脏的 VLDL、TG 生成及分泌的抑制作用；②刺激 LPL 介导的 TG 水解并提高 LPL 的水平；③通过提高 LPL 受体的亲和力来加速肝脏对 TRL 及残粒的摄取，因此在排除 LPL 基因和 ApoCⅡ基因的突变后，应考虑 ApoAⅤ基因突变引起的高甘油三酯血症。

2. ApoB 基因　$ApoB_{100}$ 以 VLDL 形式分泌，而 $ApoB_{48}$ 则以 CM 形式分泌。应用同位素标记研究显示，FHTG 患者体内 VLDL 含 TG 产生过多，而 $ApoB_{100}$ 生成正常或轻度增多，由于每个脂蛋白颗粒中仅含有 1 个 $ApoB_{100}$ 分子，故 FHTG 患者肝脏新分泌的 VLDL 颗粒中含有较多的 TG。

3. ApoCⅡ基因　ApoCⅡ具有抑制肝脏对 CM 和 VLDL 摄取，并具有抑制肝脂酶活性，抑制程度与 ApoCⅡ浓度呈线性关系。由于肝脂酶可催化经 LPL 作用后脂蛋白残粒中 TG 水解，因此 ApoCⅡ亦可能参与脂蛋白残粒的清除过程。另外 ApoCⅡ也能激活 LCAT，但其作用远弱于 ApoAⅠ和 ApoCⅠ等。

4. ApoCⅢ基因　ApoCⅢ基因过度表达可致 ApoE 下降、VLDL 升高，以及被脂蛋白受体识别的能力降低，引起组织对脂质代谢紊乱，致使血液中 TG 明显升高。

5. ApoE 基因　ApoE 基因变异可使含有 ApoE 的脂蛋白（CM 和 VLDL）代谢障碍，CM 的残粒是通过 ApoE 与 LRP 结合而进行分解代谢，而 VLDL 则是通过 ApoE 与 LDL 受体结合而进行代谢。ApoE 基因有三个常见的等位基因即 ε2、ε3 和 ε4，其中 ApoE2 是一种少见的变异，由于 ApoE2 与 LRP、LDL 受体的结合力明显降低，造成 CM 和 VLDL 残粒的分解代谢障碍。

6. LPL 基因　LPL 由 N 端区和 C 端区构成，其中 N 端区由第 1～315 位氨基酸残基组成，折叠成球形，为 LPL 的催化活性部位；而 C 端区呈一个折叠的柱状，与 N 端区相连，C 端区的功能尚未完全清楚。LPL 在细胞的粗面内质网合成，新合成的

LPL留在核周围内质网,属于无活性酶,由mRNA翻译合成的无活性LPL,称为酶前体,再经糖基化后才转化成有活性LPL。LPL从细胞中分泌有两种机制:①基本型分泌:细胞合成LPL后直接分泌,不贮存于细胞内,称为基本型分泌;②调节型分泌:某些细胞新合成的LPL贮存在分泌管内,一旦细胞受到一个合适的促分泌刺激LPL即分泌,称为调节型分泌,此时分泌往往大于合成。所有细胞都具有基本型分泌,只有少部分细胞兼有两种分泌形式。存在于细胞膜外表面的硫酸肝素糖蛋白(heparan sulfate proteoglycan,HSPG)使酶保持一种无活力的浓缩状态,然后通过一个尚未阐明的机制由肝素促使分泌,即肝素后刺激血中得到活化的LPL。分布在含TG的脂蛋白中,主要是分解CM、VLDL的TG,并结合及附着在这些脂蛋白残粒中,可能作为肝脏摄取这些颗粒的信号。

(二)遗传学机制

1. LPL基因　LPL是脂蛋白代谢的关键酶,可催化CM和VLDL中TG的水解,其中外源性脂质吸收后形成CM,再经LPL作用形成游离脂肪酸、CM残粒;内源性脂质在肝脏产生后,经LPL作用形成VLDL,再经肝脂酶转化为LDL、IDL。研究表明,LPL功能变化与动脉粥样硬化的发生发展及消退密切相关,LPL基因突变在动脉粥样硬化的发生发展过程中有两方面作用:

(1)LPL致动脉粥样硬化作用:实验兔模型研究发现,在损伤动脉壁上LPL有高度表达,可引起脂质沉积并有巨噬细胞浸润,从而促进动脉粥样硬化病变的形成,这可能与LPL在巨噬细胞膜上表现配体的作用有关,该作用可促进巨噬细胞转化为泡沫细胞。

(2)LPL防止动脉粥样硬化形成:LPL是水解TG的限速酶,能降低TG和提高HDL的水平,对抑制动脉粥样硬化有益。动物实验显示,转基因兔有多部位明显表达LPL的作用,可使VLDL、IDL、LDL下降,而HDL上升,研究表明该转基因兔的高胆固醇血症和动脉粥样硬化被明显抑制,为防治动脉粥样硬化提供新的靶点。

2. 致动脉粥样硬化脂蛋白表型(atherogenic lipoprotein phenotype,ALP)　临床上将TG升高、小而密的LDL(small bense LDL,sLDL)增多及HDL-C降低称为ALP或脂质三联症(lipid triad)。ALP产生的机制是血液中各脂蛋白的脂质不断交换,处于动态平衡中,当TRL的CM、LDL增多时,血液中脂蛋白在胆固醇酯转运蛋白(cholesterol ester transfer protein,CETP)的介导下产生脂质交换。当转运LDL-C、HDL-C的TG增加到一定程度时被肝脂酶水解,结果是LDL-C和HDL-C的TC含量减少、颗粒变小,而密度增大,形成小颗粒HDL和sLDL。80%的sLDL生成由TG水平所决定,TG越高,生成sLDL越多,当TG > 1.3mmol/L(1.0mmol/L = 88.55mg/dL)时sLDL开始增高。研究已证实,sLDL是致早发和进展性动脉粥样硬化性心血管疾病(athero sclerotic cardiovascular disease,ASCVD)独立高危因素,这是由于sLDL不易被受体识别和清除,在血液中停留时间较长,易穿入动脉内膜被巨噬细胞摄取而形成泡沫细胞。

五、临床表现

(一)症状

FHTG往往是在常规血脂检测时被发现,患者血液中TG升高一般为3.4~9.0mmol/L,如患者TC与TG比值<1:4时,血清LDL-C、HDL-C水平多低于正常人的平均值。在临床上TG轻度或中度增高的患者常无明显的临床症状,明显升高时则以TG合成异常或降解障碍为表现的综合征。

1. 发病率　临床研究表明,中国成人TG升高(≥2.26mmol/L)发病率约为13.1%,FHTG发病率为5.0%~10.0%。

2. 年龄　FHTG在儿童时期血液中TG不升

高,表明 FHTG 发病除了存在某一致病基因突变外,还可能与环境因素有关。

3. 胰腺炎　血液中 TG 升高是胰腺炎病因之一,其中空腹血清 TG≥5.6mmol/L 即为胰腺炎的危险因素,而非空腹 TG>11.3mmol/L 或更高时则为胰腺炎的高风险因素。

4. 腹痛　腹痛是急性胰腺炎最早出现的症状,往往在暴饮、暴食后突然发生,腹痛部位位于上腹正中或偏左,疼痛为持续性进行性加重,似刀割样,疼痛向背部、胁部放射,主要症状为腹痛、恶心、呕吐、发热等。其中急性出血坏死型胰腺炎患者可出现高热、黄疸、腹胀甚至休克等。

5. 冠心病　临床上各项血脂指标均是在清晨空腹状态下测定的,而人在大部分时间处在进食后状态,因此空腹状态下测得血脂参数并不能准确反映生理状态下血脂代谢变化。近年临床上给予冠心病患者进食标准脂肪餐后,冠心病患者血清 TG 上升幅度大,恢复至餐前水平慢。研究表明,标准脂肪餐试验是判断冠心病一项简便而实用的指标。

6. 其他症状　本症患者可伴有肥胖、血清尿酸升高及糖耐量试验异常,少数患者可出现轻度的短暂性脑功能紊乱、四肢感觉异常、呼吸困难及腹泻等,如降低血液中 CM 可明显缓解或消失这些症状。

(二)体征

1. 黄色瘤　疹状黄色瘤直径为 1.0~3.0mm,高出皮肤的丘疹,可见于身体任何部位,其中以臀部、肘部、背部和膝关节等部位较为常见,黄色瘤通常可在 TG 水平降低后减退。

2. 腹部　①肝脾肿大;②急性胰腺炎患者腹部查体时可触及包块、腹膜刺激征及皮下出现淤血斑等;③轻型水肿型胰腺炎患者在上腹部深处可有压痛,少数患者前腹壁有明显压痛;④急性重型胰腺炎由于其大量胰腺溶解、坏死及出血,则前后腹膜均被累及,全腹肌紧、压痛及全腹胀气;⑤可有大量

炎性腹水,可出现移动性浊音、肠鸣音消失或麻痹性肠梗阻;⑥大量坏死组织可积聚在小网膜囊内,于上腹部看到一隆起性包块,触之有压痛,往往包块的边缘不清。

3. 胸部　由于渗出液的炎性刺激可出现胸腔反应性积液,以左侧为多见,也可引起同侧的肺不张。

4. 皮下组织　①少数出血坏死型胰腺炎,胰液坏死溶解的组织沿组织间隙到达皮下,并溶解皮下脂肪、毛细血管破裂出血等,引起局部皮肤呈青紫色;②有的可融成大片状,多位于腰部前下腹壁,页可出现在脐周等部位。

(三)基因型—表型

1. ApoA V 基因突变　研究表明,ApoA V 基因表达影响 TG 水平,其中表达过度可引起 ApoA V 水平升高,TG 水平降低;而表达低下可导致 ApoA V 降低,TG 水平升高。实验研究证实,敲除小鼠的 ApoA V 基因时血液中 TG 水平明显升高,约为正常对照组的 4.0 倍,同时伴有 VLDL 升高。

2. ApoB 基因突变　ApoB 基因突变可引起 ApoB 在剪接过程中出现异常,导致 CM 及 VLDL 不能正常装配,引起 CM 和 VLDL 代谢异常而致使血液中 TG 明显升高。

3. ApoC II 基因突变　ApoC II 基因突变导致 ApoC II 缺乏或无功能时不能抑制肝脂酶对 CM、VLDL 的摄取、降解及清除等,引起血液中 TG 及 VLDL-C 升高,而 LDL-C、HDL-C 降低。

4. ApoC III 基因突变　ApoC III 基因突变可引起人体组织对 TRL 利用率下降,导致血液中 TG 升高。

5. ApoE 基因突变　①ApoE2 突变型可降低 TC 水平有助于防止动脉粥样硬化的形成;②ApoE2 携带者 CM、TG 升高、VLDL 残粒增加,是引起胰腺炎高危因素;③ApoE3 野生型对机体生理功能起着重要作用;④ApoE4 突变型可升高 TC 是致动脉粥

样硬化高危因素。

6. LPL 基因突变　LPL 在动脉内膜受损处表达可诱致 VLDL 和 CM 残粒被巨噬细胞摄取,是促进动脉粥样硬化发生发展的高危因素。

六、辅助检查

(一)实验室检测

1. 血脂　如血清 TG > 11.3mmol/L 时应采用超速离心、电泳等技术进行 β-定量分析,以明确血脂异常的性质。

2. 脂肪清除试验　脂肪清除试验为每天食用仅含 5.0g 脂肪的等热量膳食,3 天内血清 CM 消失和血清 TG 水平下降 80% 为阳性,FHTG 患者脂肪清除试验为阴性。

3. 胰岛素测定　高甘油三酯血症与胰岛素抵抗综合征之间存在密切的关系,大多数胰岛素抵抗综合征患者多合并胰岛素及 TG 升高,并伴有肥胖等。

4. 淀粉酶活性　①急性胰腺炎时血清淀粉酶活性可明显升高,但由于高甘油三酯血症可干扰血清淀粉酶活性的分析,因此血清淀粉酶活性正常者不能仅具此排除胰腺炎;②尿淀粉酶也可升高。血清和尿液的淀粉酶活性升高时应连续动态检测,并应同时测定血清胰脂肪酶、胰蛋白酶等综合分析。

5. 标准脂肪餐试验　心血管疾病患者给予标准脂肪餐试验后,测定血清 TG 水平变化称脂肪餐试验。进食标准脂肪餐试验正常人在 6~8h 血液中 TG 水平即恢复至餐前水平,而心血管疾病患者在 6~8h 不能恢复至餐前水平。

6. 基因突变　①应用短串联重复序列(short tandem repeat,STR)片段微卫星标记物对与脂代谢有关的候选基因和/或位点的遗传连锁分析和单倍型分析;②发现 ApoA V 基因、ApoC II 基因、ApoC III 基因、ApoB 基因、ApoE 基因及 LPL 基因的突变时,应对其亲属成员进行该基因突变的级联筛查,获取

完整的三代家族史,并根据家族史、临床病史及体格检查等综合分析,以明确亲属成员的致病基因突变携带情况及患病风险等。

(二)心电检查

1. 心电图　心电图检查可出现 ST 段改变、T 波倒置或低平等改变。

2. 动态心电图　患者在劳作及运动时可能出现 ST-T 动态变化及心律失常等。

(三)超声检查

1. 腹部超声　①脾脏肿大、脂肪肝;②急性水肿型胰腺炎超声表现胰腺弥漫性肿大,胰腺的头、体、尾可呈腊肠样改变,边界比较清晰,周围有少量的弱回声、低回声区,肿大的胰腺对周围的血管有压迫的征象;③急性出血坏死型胰腺炎超声表现为胰腺高度肿胀,内部回声极不均匀,可出现强回声、低回声或无回声区等。

2. 血管超声　颈动脉超声检查可发现颈动脉内膜—中膜的粥样硬化病变,并可对其病变的性质、程度及范围进行分析,有助于对动脉粥样硬化定量诊断。

(四)影像学检查

1. 同位素标记法　应用同位素标记法检测 VLDL、TG 等,同位素标记法具有灵敏度高、特异性强、方法简便快速、定位定量准确及符合人体生理条件。

2. 计算机断层扫描血管成像(computed tomography angiography,CTA)　CTA 检查可对冠状动脉粥样硬化斑块进行钙化程度分析,并根据其积分评价其病变的性质、程度及范围等。

3. 冠状动脉造影(coronary arteriography,CAG)　CAG 可对冠状动脉管壁狭窄部位的形态、性质及程度等进行定量分析,是诊断冠状动脉狭窄及畸形的金指标。

七、诊断

高甘油三酯血症的诊断主要依靠实验室血脂

的检测,因此健康查体应从 20 岁开始,血脂检测应包括血清 CM、TC、TG、LDL - C、VLDL、HDL - C、ApoB、ApoA、Lpo(a)等指标,其中无危险因素的健康人群可每 5 年检测 1 次血脂;而对于冠心病、血脂异常、吸烟、高血压、糖尿病等人群应每年检测 1~2 次血脂,可以早期发现 TG 异常变化。

（一）血清 TG 升高定义

1. 2017 年中国胆固醇教育计划委员会制定 TG 升高定义　①合适水平<1.7mmol/L;②边缘升高≥1.7mmol/L 且<2.3mmol/L;③升高≥2.3mmol/L 且<5.6mmol/L;④重度升高≥5.6mmol/L。

2. 2021 年 EAS 制定 TG 升高定义　①正常>1.2mmol/L;②临界值 1.2~1.7mmol/L;③轻度升高 1.7~5.7mmol/L;④重度升高 5.7~10.0mmol/L;⑤极高>10.0mmol/L。

（二）国外诊断标准

1. 美国诊断标准　①血清 TG 升高,高于人群年龄、性别正态分布的第 95 百分位数;②至少有 2 例一级亲属(包括先证者)血清 TG 升高;③排除其他原发性及继发性 TG 升高。

2. 西班牙诊断标准　①先证者血清 TG 高于人群年龄、性别正态分布的第 90 百分位数;②至少 2 例一级亲属(包括先证者)血清 TG 水平>同人群年龄、性别分布的第 90 百分位数;③排除继发性高甘油三酯血症;④血清 ApoB<1200mg/L。

（三）国内诊断标准

1. 单纯性血清 TG 升高(>2.26mmol/L),血清 TC<5.18mmol/L(1.0mmol/L=38.67mg/dL)。

2. 家族其他成员中也有单纯性高甘油三酯血症。

3. ApoA V 基因、ApoB 基因、ApoC Ⅱ 基因、ApoC Ⅲ 基因、ApoE 基因或 LPL 基因的突变。具有以上指标可确诊。

八、鉴别诊断

1. 家族性混合型高脂蛋白血症(familial combined hyperlipidemia,FCHL)　FCHL 在同一家庭成员中甚至同一患者的不同时期,脂蛋白谱有明显的不同,表现为血清 LDL、VLDL、TG、TC 及 ApoB 升高,血清 HDL 和 ApoAⅠ降低;其中血清 ApoB 升高>1200mg/L,而 FHTG 患者血清 ApoB 升高<1200mg/L,并将此作为 FHTG 与 FCHL 的一个鉴别诊断要点;另外 FCHL 患者多无黄色瘤,但有早发冠心病及家族史阳性。

2. 家族性异常 β - 脂蛋白血症(familial dysbetalipoproteinemia,FD)　FD 患者血样本超速离心后进行电泳时 VLDL 不在正常的前 β - 位置,而移至 β - 位置;血清 TC、TG 明显升高,均>10mmol/L。患者常伴有手掌、肘及膝关节等处有结节性黄色瘤,并有特征性血液生化改变,以及早发动脉粥样硬化、冠心病等症状,此外 ApoE 基因变异对鉴别诊断 FD 很有帮助。

3. 家族性高乳糜微粒血症(familial chylomicronemia syndrome,FCS)　FHTG 在临床上与 FCS 很相似。FCS 特征为血清 CM、TG 显著升高,而血清 TC 轻度增高,血清 LDL-C、HDL-C 降低。FCS 患者主要表现为反复发作性胰腺炎,其症状为腹痛、肝脾肿大、脂性视网膜炎、皮肤疹性黄色瘤等;脂蛋白电泳显示 CM 明显增多,脂肪清除试验是鉴别诊断的重要指标。

九、治疗

（一）治疗性生活方式改变(therapeutic lifestyle change,TLC)

引起血清 TG 水平升高与生活方式及习惯密切相关,因此生活方式的调整为一线治疗措施。

1. 改变生活方式　降低饱和脂肪酸的摄入量,减少高碳水化合物的饮食,适量体育运动及控制体重。

2. 改变不良生活习惯　戒烟限酒、减少氯化钠摄入量、增加果蔬数量、质量及品种等,这些措施有利于减轻、防治多种危险因素。

（二）调脂药物

生活习惯调整后血清 TG 水平仍不能降至正常者，则需要应用药物治疗，首选贝特类药物，其次选择烟酸及其衍生物，也可贝特类与缓释烟酸类联合应用。

1. 贝特类药物

（1）常用药物：①非诺贝特 100mg/次，3 次/天；②微粒化非诺贝特 200mg/次，1 次/天；③苯扎贝特片 200mg/次，3 次/天。

（2）作用机制：过氧化物酶体增殖物激活受体（ peroxisome proliferators - activated receptors，PPARs）是核激素受体家族中的配体激活受体，控制许多细胞内的代谢过程，属于配体诱导核受体。PPARs 有 3 种亚型即 PPAR-α、PPAR-β/δ、PPAR-γ，其中 PPAR-α 在肝脏、骨骼肌、肾脏、心脏和血管壁中高度表达。贝特类药物其作用机制是通过激活 PPAR-α 和增强 LPL 的作用，使 TG 的 CM、VLDL 加速降解，从而降低 TG 及升高 HDL-C，故贝特类药适应证为高甘油三酯血症，或以 TG 升高为主的混合型血脂异常、高 LDL-C 血症等。

2. 烟酸及其衍生物　①中效缓释型烟酸：第 1~4 周 0.5g/次，1 次/天；第 5~8 周 1.0g/次，1 次/天，以后视情况决定剂量增减，最大量 2.0g/天，睡前服药，中效缓释型烟酸片不能掰开或嚼服，漏服药物时不要追加服用；②阿昔莫司 0.25g/次，1~2 次/天。③烟酸及其衍生物是一种可溶性维生素 B，对所有脂蛋白均有效，它能降低血清 TC、LDL-C、sLDL 及 TG，也可升高 HDL。④常见副作用为面红，是由于前列腺素 D$_2$ 介导的皮肤血管反应，阿司匹林是环氧合酶及前列腺素合成的抑制剂，故可与阿司匹林联合应用，可减少面红的发生。

3. 不饱和脂肪酸　欧米伽（omega）-3 脂肪酸 4.0g/次，1 次/天。欧米伽-3 脂肪酸是从鱼油中提取的二十碳五烯酸（eicosapentaenoic acid，EPA）和二十二碳六烯酸（docosahexaenoic acid，DHA），以及从植物油提取的亚油酸等。经他汀类药物治疗后，仍然具有高风险因素且血清 TG 为 1.5~5.0mmol/L 的患者，可采用欧米伽-3 脂肪酸与他汀类药物联合应用，以预防胰腺炎的发生，以及降低冠心病的发生率。

4. 微粒体甘油三酯转运蛋白（microsomal triglyceride transfer protein，MTP）抑制剂　甲磺酸洛美他派 40mg/次，1 次/天。MTP 抑制剂可明显降低血清 TG 水平，但应用后应定期检测血清丙氨酸氨基转移酶（alanine aminotransferase，ALT）、天门冬氨酸氨基转移酶（aspartate aminotransferase，AST）及肌酸激酶（creative kinase，CK）的活性。

（三）精准医疗

1. Volanesorsen　Volanesorsen 10mg/次，每 4 周 1 次。Volanesorsen 是一种靶向 ApoCⅢ的反义寡核苷酸药物，能够干扰 mRNA 蛋白质的翻译，即 ApoCⅢ通过抑制 LPL 活性和肝脏富含甘油三酯脂蛋白的摄取来调节 TG 水平。

2. Pemafibrate　Pemafibrate 0.2mg/次，1 次/天。Pemafibratewe 新型选择性 PPARα 调节剂，对 PPARα 活化的效力和选择性较非诺贝特高。研究显示，Pemafibrate 具有较好的选择性，是 PPAR-α 的强效激动剂，将有望实现更显著的 TG 水平降低和更少的脱靶效应。

十、遗传咨询

父母双亲是患者，子女中 50% 可能为患者；如父母双亲均为杂合子患者，其后代为 75% 可能发病；若父母双亲之一为纯合子患者，其子女均可患病。

参考文献

1. BERGLUND L，BRUNZELL J D，GOLDBERG A C，et al.

Evaluaton and treatment of hypertriglyceridemia: an Endocrine Society clinical practice guideline. J Clin Endocrinol Metab,2012,97(9):2969-2989.

2. 中国胆固醇教育计划委员会. 高甘油三酯血症及其心血管风险管理专家共识. 中华心血管病杂志,2017,45(2):108-115.

3. 中华医学会心血管病学分会预防学组. 动脉粥样硬化患者甘油三酯升高的管理中国专家共识. 中华全科医学,2019,17(5):709-713.

4. AVERNA M,BANACH M,BRUCKERT E,et al. Practical guidance for combination lipidmodifying therapy in high- and very-high-risk patients:A statement from a European Atherosclerosis Society Task Force. Atherosclerosis,2021,325:99-109.

5. VIRANI S S,MORRIS P B,AGARWALA A,et al. 2021 ACC Expert Consensus Decision Pathway on the Management of ASCVD Risk Reduction in Patients With Persistent Hypertriglyceridemia:A Report of the American College of Cardiology Solution Set Oversight Committee. J Am Coll Cardiol,2021,78(9):960-993.

6. 孔一,苏欣,郑小燕,等. 载脂蛋白 A5 对人脂肪间充质干细胞成脂分化的影响及其机制的实验研究. 中华心血管病杂志,2018,46(8):640-646.

7. SALEHEEN D, NATARAJAN P, ARMEAN I M, et al. Human knockouts and phenotypic analysis in a cohort with a high rate of consanguinity. Nature,2017,544(7649):235-239.

8. 董莉萍,金元超,丁虎. 动脉粥样硬化患者甘油三酯升高的管理中国专家共识. 中华全科医学,2019,17(5):709-713.

9. 刘莹,杨润梅,高南南. 高甘油三酯血症促进动脉粥样硬化分子机制研究进展. 国际药学研究杂志,2015,42(5):581-586.

10. 覃媛媛,林发全. 高甘油三酯血症患者脂蛋白脂酶基因突变的研究进展. 中华检测医学杂志,2019,42(7):581-584.

11. 中国心血管病风险评估和管理指南编写联合委员会. 中国心血管病风险评估和管理指南. 中华预防医学杂志,2019,53(1):13-35.

12. YEORGE G, AL - SHALIK Z, HEGELE R A. Hypertriglyceridemia:itsetiology, effects and treatment. Canadian Medical Association Journal, 2007, 176(8):1113-1120.

13. 刘立新,武云涛. 高甘油三酯血症临床新进展. 中国循证心血管医学杂志,2020,12(4):504-508.

14. 彭彦人,郑华. 甘油三酯与冠心病. 心血管病学进展,2020,41(10):1012-1015.

15. 郭俊. 在具有家族性混合型高脂血症、家族性高甘油三酯血症和家族性高胆固醇血症的中国家庭中载脂蛋白 B 与代谢综合征相关. 世界核心医学期刊文摘:心脏病学分册,2007,3(8):47-48.

16. GINSBERG H N,PACKARD C J,CHAPMAN M J,et al. Triglyceride - rich lipoproteins and their remnants:metabolic insights, role in atherosclerotic cardiovascular disease,and emerging therapeutic strategies-a consensus statement from the European Atherosclerosis Society. Eur Heart J. 2021, 42(47):4791-4806.

17. 刘维娟,周珊珊,何津春,等. 家族性高三酰甘油血症诊断标准及鉴别诊断. 医学综述, 2014, 20(17):3089-3091.

18. CASULA M, SORANNA D, CATAPANO A L, et al. Long-term effect of high dose omega - 3 fatty acid supplementation for secondary prevention of cardiovascular outcomes:a meta-analysis of randomized,placebo controlled trals[J]. Atheroscler Suppl,2013,14(2):243-251.

19. WITZTUM J L, GAUDET D, FREEDMAN S D, et al. Volanesorsen and triglyceride levels in familial chylomicronemia syndrome. N Engl J Med, 2019, 381:531-542.

20. ALEXANDER V J, XIA S, HURH E, et al. N - acetyl galactosamine - conjugated antisense drug to APOC3 mRNA, triglycerides and atherogenic lipoprotein levels. Eur Heart J,2019,40:2785- 2796.

21. WITZTUM J L, GAUDET D, FREEDMAN S D, et al. Volanesorsen and triglyceride levels in familial chylomicronemia syndrome. New England Jouenal of

Medicine,2019,381(6):531-542.

22. ALEXANDER V J, XIA S, HURH E, et al. N-acetyl
galactosamine-conjugated antisense drug to APOC3

mRNA, triglycerides and atherogenic lipoprotein levels.
Eur Heart J, 2019,40(33):2785-2796.

第四节　家族性混合型高脂蛋白血症

家族性混合型高脂蛋白血症(familial combined hyperlipidemia,FCHL)又称家族性复合高脂血症(familial combined hyperlipidemia)、家族性高脂蛋白血症Ⅱ型(Familial hyperlipidemia type Ⅱ)、家族性高脂蛋白血症Ⅳ型(Familial hyperlipoproteinemia typeⅣ)等,患者血脂异常主要表现为总胆固醇(total cholesterol,TC)、甘油三酯(triglyceide,TG)、低密度脂蛋白胆固醇(low density lipoprotein - cholesterol,LDL - C)、极低密度脂蛋白(very low density lipoprotein,VLDL)及载脂蛋白(apolipoprotein,Apo)B升高;而高密度脂蛋白胆固醇(high density lipoprotein - cholesterol,HDL - C)、ApoAⅠ降低;在临床可出现早发动脉粥样硬化性心血管疾病(athero sclerotic cardio vascular disease,ASCVD)。

一、概述

1973年,Goldstein等在心肌梗死的幸存者中发现FCHL,提出FCHL为一个独立的血脂异常性疾病。

1986年,Goldstein等在美国西雅图学术会议上命名为FCHL。

近年临床研究认为,在40岁以上原因不明缺血性脑卒中和60岁以下冠心病的患者中,FCHL是常见的血脂异常类型。

二、病因

FCHL具有复杂数量性状由遗传和环境因素共同决定的多基因遗传病,具有明显的家族聚集倾向,经基因组筛选定位,已确定上游转录因子1(upstream transcription factor1,USF1)基因、ApoA

Ⅰ-CⅢ-AⅣ基因簇变异、激素敏感脂酶(hormone sensitive lipase,HSL)基因、脂蛋白脂酶(lipoproteinlipase,LPL)基因、ApoB基因的突变。

三、分子遗传学

(一)USF1基因

1.结构　USF1基因定位于第1号染色体长臂21区到23区(1q21~23),长约5.69kb,由11个外显子和10个内含子组成,编码310个氨基酸,相对分子质量约为43kD。

2.功能　USF有2个变异体即USF1、USF2,其中USF1在体内通常是以同型二聚体,或者与USF2结合以异型二聚体的形式存在,从结构上看,完整的USF1蛋白含有可影响基因转录活性的N端结构域和碱性螺旋—环—螺旋—亮氨酸拉链(basic helix-loop-helix-leucine,bHLH-Zip)结构域,与固醇调节元件结合蛋白功能相似,能特异性与基因启动子区域的E盒结合,调节靶基因的表达。

3.突变　USF1调控与动脉粥样硬化相关基因的表达,其基因多态性可能影响动脉粥样硬化引起的缺血性脑卒中。

(二)ApoAⅠ-CⅢ-AⅣ基因簇

1.结构　ApoAⅠ、ApoCⅢ、ApoAⅣ基因紧密相邻共同组成一个约15kb的基因簇,其基因簇定位于第11号染色体长臂23区到24区(11q23~24)。

(1)ApoAⅠ基因:长1863bp,由4个外显子和3个内含子组成,编码243个氨基酸残基的单一多肽链,相对分子质量约为28.3kD。

(2)ApoCⅢ基因:长3133bp,由4个外显子和3个内含子组成,编码79个氨基酸残基,相对分子质量约为 8.7kD。

（3）ApoAⅣ基因：长 2690bp，由 3 个外显子和 2 个内含子组成，编码 377 个氨基酸，相对分子质量约为 46kD。

ApoAⅠ-CⅢ-AⅣ基因簇 3 个基因具有高度同源性，由同一个始祖基因进化而来，ApoAⅠ和 ApoAⅣ转录的方向一致，而 ApoCⅢ转录与前二者相反。

2. 功能　ApoAⅠ-CⅢ-AⅣ基因簇在小肠表达，但在小肠不同部位的表达是由特异调节元件介导，基因簇具有多态性，可影响所编码的蛋白质结构、功能及分泌，导致机体脂肪代谢紊乱。①ApoAⅠ是 HDL 主要蛋白质和 B 类Ⅰ型清道夫受体（scavenger receptorclass Btype Ⅰ，SR-BⅠ）的配体，可通过增强三磷酸腺苷结合盒转运子（adenosine triphosphate binding cassette transporter，ABC）A1 和卵磷脂胆固醇酰基转移酶（lecihin cholesterol acyl transferase，LCAT）的活性介导胆固醇逆转运（reverse cholesterol transport，RCT），从而使 HDL 能从动脉壁及周围组织中进行游离胆固醇的酯化，并将胆固醇酯带到肝脏进行代谢而排出体外，防止动脉粥样硬化发生发展；②ApoCⅢ可抑制 LPL 及肝细胞膜 Apo 受体的功能，在调节 VLDL 及乳糜微粒（chylomicron，CM）的分解代谢中起重要作用；③ApoAⅣ在胆固醇逆向转运中起重要作用，决定体内 HDL 和 TG 水平。

3. 突变　ApoCⅢ基因常见突变位点为第 9 位丙氨酸（Ala）被甘氨酸（Gly）所置换（Ala9→Gly）、第 347 位苏氨酸（Thr）被丝氨酸（Ser）所置换（Thr347→Ser）、第 360 位谷氨酰胺（Gln）被组氨酸（His）所置换（Gln360→His）等。

（三）HSL 基因

1. 结构　HSL 基因定位于第 19 号染色体长臂 13 区 1 带到 13 区 2 带（19q13.1~13.2），长约 11kb，由 9 个外显子和 8 个内含子组成，编码 775

个氨基酸残基，相对分子质量约为 88kD。

2. 功能　①HSL 主要作用是在脂肪细胞内表达并催化 TG 水解反应，是整个脂肪动员分解过程的限速酶；②控制 TG 在心肌中积聚发挥作用；③在胰腺 β 细胞表达有促进胰岛素分泌的功能。

3. 突变　HSL 基因突变可引起脂肪组织中的 HSL 活性降低 40%。

（四）LPL 基因

1. 结构　LPL 基因定位于第 8 号染色体短臂 22 区（8p22），长 30~35kb，由 10 个外显子和 9 个内含子组成，编码 475 个氨基酸残基（包括 27 个氨基酸残基的信号肽），相对分子质量约为 65kD。

LPL 由 N 端区和 C 端区构成，其中 N 端区是 LPL 重要的功能区，是催化活性中心；而 C 端区呈一个折叠的柱状，与 N 端区相连，C 端区的功能尚未完全清楚。LPL 在细胞的粗面内质网合成，新合成的 LPL 留在核周围内质网，属于无活性酶，由 mRNA 翻译合成的无活性 LPL，称为酶前体，再经糖基化后才转化成有活性 LPL。LPL 从细胞中分泌有两种机制：①基本型分泌：细胞合成 LPL 后直接分泌，不贮存于细胞内，称为基本型分泌；②调节型分泌：某些细胞新合成的 LPL 贮存在分泌管内，一旦细胞受到一个合适的促分泌刺激 LPL 即分泌，称为调节型分泌，此时分泌往往大于合成。所有细胞都具有基本型分泌，只有少部分细胞兼有两种分泌形式。存在于细胞膜外表面的硫酸肝素糖蛋白使酶（heparan sulfate proteoglycan，HSPG）保持一种无活力的浓缩状态，然后通过一个尚未阐明的机制由肝素促使分泌，即肝素后刺激血中得到活化的 LPL，分布在含 TG 的脂蛋白中，主要是分解 CM、VLDL 的 TG，并结合和附着在这些脂蛋白残粒中，可能作为肝脏摄取这些颗粒的信号。

2. 功能　ApoCⅡ是 CM、VLDL 和 HDL 结构蛋白，分别占其蛋白成分的 14.0%、7.0%~10.0%、1.0%~3.0%。LPL 是血液中 TG 代谢的限速酶，pH

值为 7.5～9.0，LPL 与 ApoCⅡ比值等于 1∶1 时，TG 水解速度达到最大。LPL 主要功能：①LPL 水解 CM 和 VLDL 中的 TG，为机体组织提供脂肪酸；②LPL 与脂蛋白相互作用而不依赖于其脂溶活性，使酶将脂蛋白结合到血管壁上，促进 TG 水解及脂蛋白颗粒的摄取；③LPL 为 LDL 受体和其他 LDL 受体家族成员的配体；④LPL 可介导选择性摄取脂质相关蛋白和脂溶性维生素，促进脂蛋白之间颗粒脂质与表面 Apo 的交换，参与磷脂和 Apo 向 HDL 的转移。

3. 突变　LPL 基因突变类型有剪接突变、错义突变、无义突变、插入突变及缺失突变等，常见突变位点为第 291 位天冬酰胺（Asn）被丝氨酸（Ser）所置换（Asn291→Ser）。

（五）ApoB 基因

1. 结构　ApoB 基因定位于第 2 号染色体短臂 23 区到 24 区（2p23～24），长约 43kb，由 29 个外显子和 28 个内含子组成，其中 $ApoB_{100}$ 编码 4536 个氨基酸，相对分子质量约为 550kD；$ApoB_{48}$ 编码 2153 个氨基酸，相对分子质量约为 264kD。

2. 功能　ApoB 主要为 $ApoB_{100}$ 和 $ApoB_{48}$。①$ApoB_{100}$ 主要在肝脏合成，参与 VLDL 的合成、装配及分泌，主要功能是结合和转运脂质，以及参与脂类的代谢，是肝脏合成及分泌 VLDL 所必需的 Apo；②$ApoB_{48}$ 在小肠合成，合成后作为 CM 主要蛋白质分泌入血，在 CM 装配及分解代谢中起着重要作用。

3. 突变　ApoB 基因突变及其多态性可引起 ApoB 合成增多，导致血液中 ApoB 升高。

四、发病机制

（一）致病病因

FCHL 发病机制尚不十分清楚，目前认为可能与以下致病基因突变有关。

1. USF1 基因　经采用定位克隆研究证实，编码 USF1 基因通过刺激脂肪酸的合成，作用于 TG、VLDL 的代谢途径，而影响血液中 TC、TG、VLDL 及 Apo 的水平。

2. ApoAⅠ-CⅢ-AⅣ基因簇　ApoAⅠ基因与 ApoCⅢ基因、ApoAⅣ基因形成紧密的基因簇，这一基因簇中任一基因的变异均可能引起血脂异常，经调整了年龄、性别及肥胖指数后，血清 TC、TG、ApoB、HDL-C、ApoAⅠ水平与 ApoAⅠ-CⅢ-AⅣ基因簇多态性位点相关，该区域可能是动脉粥样硬化遗传的决定因子。

3. HSL 基因　HSL 以二聚体形式存在，并由两个相同的单体亚基组成。HSL 由催化结构域、调节结构域及 N 端结构域组成，其中催化结构域主要完成 HSL 催化功能，调节结构域主要参与 HSL 磷酸化的调节，N 端结构域主要参与蛋白质之间，以及蛋白质与脂类之间相互作用。

4. LPL 基因　LPL 是脂蛋白代谢过程中一个关键酶，在正常情况下，经过 LPL 作用富含甘油三酯脂蛋白（triglyceriderich lipoprotein，TRL）中 TG 被水解，生成 CM 残粒和 VLDL 残粒，这些残粒中胆固醇和 ApoE 的含量相对增多，因而与肝脏中的 ApoE 受体和 LDL 受体的亲和力也增加，在这一过程中 HDL 中的胆固醇与 TRL 中的 TG 进行交换，而且这种交换过程是通过胆固醇酯转运蛋白（cholesterol ester transfer protein，CETP）。

5. ApoB 基因　研究 ApoB 合成和分泌的过程，有助于了解产生 ApoB 过多的机制。ApoB 有两种形式：一种 $ApoB_{48}$ 是 CM 的结构蛋白；另一种 $ApoB_{100}$ 是 VLDL、IDL 及 LDL 的结构蛋白，两种 ApoB 是同一基因产物。在 HepG-2 细胞中，ApoB 与胆固醇一起在粗面内质网中合成，富含胆固醇的新生 VLDL 被转运到粗面内质网，TG 也是在粗面内质网合成，在这里 TG 与 VLDL 组合成为成熟的 VLDL，然后经高尔基体分泌出来。细胞内 ApoB 存在于两种功能不同的池：一个位于粗面内质网的膜上,属于退化通道;另一个位于内质网的腔内,参与 VLDL 的合成。

（二）遗传学机制

FCHL 患者 TC、TG 升高可能是由于 VLDL 在肝脏分泌增加及 TRL 清除延迟所致,其中 TG 呈双峰分布,提示遗传模式为常染色体显性遗传,但在特定人群中研究显示,TG 升高也可呈常染色体隐性遗传。

1. USF1 基因　USF1 编码的蛋白质可以调节多个糖脂代谢相关基因的表达,USF1 基因变异与 FCH、脂质代谢异常密切相关。

2. ApoA Ⅰ-C Ⅲ-A Ⅳ 基因簇　遗传连锁位点有:① ApoC Ⅲ 基因、卵磷脂胆固醇酰基转移酶(lecithin-cholesterol acyltransferase, LCAT)基因及锰超氧化物歧化酶(mangane sesuperoxide dismutase, MnSOD)基因与小而密低密度脂蛋白(small benselow density lipoprotein, sLDL)相连锁,很可能这些与之连锁基因的蛋白产物在 sLDL 代谢过程中起着重要的作用;②LDL 受体基因附近一个位点与 sLDL 明显相连锁;③ApoE 基因变异不仅与 LDL 相关,而且也与 LDL 亚组分颗粒的构成相关。

3. LPL 基因　LPL 是体内 TRL 清除的决定因素,LPL 基因突变时引起其活性降低,为 FCHL 主要发病机制。

4. HSL 基因　HSL 是脂肪分解的限速酶,FCHL 患者脂肪组织细胞对儿茶酚胺所引起的脂肪分解反应明显减弱,而且 HSL 活性降低。

5. ApoB 基因　FCHL 患者 ApoB 合成及分泌过多,是由于肝细胞内 ApoB 调节机制障碍所致,此外小肠合成 ApoB 速率在 FCHL 发病中也起着重要的作用。

6. LDL-C 亚组分　根据 LDL 颗粒大小和密度高低的不同,可将 LDL 分为 sLDL、大而轻 LDL(larger buoyant LDL, bLDL)及介于二者之间 LDL(intermediate LDL, iLDL)三种亚组分,正常人 LDL 亚组分中 sLDL 约占 14%, bLDL 约占 75%, iLDL 约占 11%。应用非变性凝胶电泳显示,FCHL 患者 sLDL 约占 71%, bLDL 约占 29%, ASCVD 进展性加重,其中 sLDL 升高是独立高危因素。LDL 亚组分颗粒的构成是由遗传因素决定的,其中 sLDL 作为 FCHL 的重要特征,其易感基因在一定程度上决定 FCHL 表型性状,是 FCHL 发生发展的一个遗传标记。血脂正常家系和 FCHL 家系的复合分离分析显示,有一个主基因决定 sLDL,但近年在血脂正常人群与血脂异常人群中研究显示,遗传因素仅能解释 LDL 颗粒大小和密度变异的 40%,而 60% 是由环境因素决定的。

五、临床表现

（一）症状

FCHL 因遗传异质性、不完全显性及环境等因素,所以患者临床症状及体征差异较大。

1. 发病率　临床研究表明,FCHL 在一般人群中发病率为 0.5%~2.0%;在 60 岁以下冠心病患者中发病率为 10%~15%。

2. 年龄　FCHL 在男性冠心病、心肌梗死的发病年龄平均约为 40 岁;而在 40 岁以上原因不明的缺血性脑卒中患者中,FCHL 是常见的血脂异常类型。

3. 家族史　FCHL 具有明显家族聚集性,最突出的特征是在同一家庭成员中有各种不同类型的高脂蛋白血症的患者,以及同一患者不同时期血液中脂蛋白谱有明显的不同。临床研究发现,在 FCHL 家族成员的儿童仍有血脂升高的倾向,因此详细了解其家族史有助于明确 FCHL 的诊断。

4. 外显率　FCHL 患者在成人中呈完全外显率,一级亲属成员中 50% 有显性遗传特征,而儿童却呈不完全的外显率。

（二）体征

1. FCHL 患者中常伴有肥胖,其体重指数(body

mass index，BMI）＞24kg/m²，但查体皮肤、肌腱等部位很少见到黄色瘤，偶见眼睑黄色瘤。

2. 血脂异常特点是 TC、TG 二者同时升高，并可伴有 LDL-C、VLDL、ApoB 升高，HDL-C、ApoA I 降低。

（三）基因型—表型

1. ApoA I -C III -A IV 基因簇 ①ApoA I 基因5′端启动子和第 1 内含子核苷酸突变产生两个基质相关性丝氨酸蛋白酶抑制剂（matrix-associated serine protease inhibitor，MspI）多态性位点，可影响TC、LDL-C、TG 水平；②ApoC III 基因的高可变区与FCHL 的血脂异常表型之间具有高度的相关性；③ApoA IV 基因 Thr 347→Ser、Gln360→His 突变在欧美国家人群中发生率较高；而 Ala9→Gly 突变在中国人群中发生率较高。

2. LPL 基因突变 其中 Asn291→Ser 突变时可引起 TC 明显升高，LDL-C、ApoB 轻度升高。

3. ApoB 基因突变 ApoB 基因突变及其多态性均可引起 TC、LDL-C、ApoB 升高，HDL-C、ApoA I 降低。

（四）并发症

1. 冠心病 流行病学资料显示，FCHL 患者血清脂蛋白（a）[lipoprotein（a），Lp（a）]升高是早发冠心病的高危因素之一。研究证实，各种环境因素如饮食、吸烟、饮酒、过度紧张及感染等均可影响FCHL 患者 HDL-C 水平，在 FCHL 家族中虽然HDL-C 水平降低，但与一般人群的 HDL-C 水平无显著性差异。FCHL 家族成员中血清 sLDL、AopB、TG 升高，而 HDL-C 降低，横断面研究显示，sLDL增多可能是 TG 升高、HDL-C 降低的标志物，是引起早发冠心病的原因之一；而以 bLDL 增多为主的FCHL 家族成员血清 TG 基本正常，但 AopB 升高。

2. 高血压 FCHL 患者多伴有不同程度血压升高，但血压＜160/100mmHg（1.0mmHg ＝0.133kPa）。临床研究发现，原发性高血压的患

者中 1/6 的同胞有 FCHL，FCHL 伴高血压患者多有 VLDL 及 AopB 升高。

3. 糖尿病 FCHL 可能由于 TG 分解代谢障碍引发胰岛素抵抗，胰岛素抵抗引起糖尿病。FCHL患者空腹血清胰岛素（fasting serum lisulin，FINS）水平升高、空腹血糖（fasting plasma glucose，FPG）≥7.0mmol/L 或随机血糖（random blood glucose，GLU）≥11.1mmol/L。

六、辅助检查

（一）实验室检测

1. 血脂 ①血清 TC、TG、VLDL、LDL-C、ApoB升高；②血清 HDL-C、ApoA I 降低；③血清 LDL-C与 ApoB 比值降低。

2. 血液生化 FINS 水平异常（正常值 35～145pmol/L），FPG、GLU 升高等。

3. 基因突变 目前对 FCHL 表型候选基因的研究方法连锁分析法（linkage analysis）、全基因组关联研究（genome-wide association studies，GWAS）、抑制性差减杂交（suppression subtractive hybridization，SSH）技术、cDNA 微矩阵（cDNA microarray）、模式生物（model organisms）等。如先证者 USF1 基因、ApoA I -C III -A IV 基因、HSL 基因、LPL 基因、ApoB 基因的突变时，应对其亲属成员进行该基因突变的级联基因检测，并根据家族史、临床病史及体格检查等综合分析，以明确亲属成员的致病基因突变携带情况及患病风险。

（二）心电检查

1. 心电图 心电图检查可发现 ST 段下移或抬高，以及 T 波低平或倒置等缺血性变化。

2. 动态心电图 动态心电图可长时间记录 ST段、T 波及心律失常等变化，尤其可描记在休息、睡眠及劳累状态下的变化。

（三）血压检查

1. 随机血压 随机血压通常由被测者自我完

成,也可由家庭成员协助完成,便于患者平时对血压的监测有助于发现隐匿性高血压和防止白大衣效应,提高患者血压监测及血压控制的依从性。

2.动态血压　动态血压监测可显示血压动态变化曲线,有助于对昼夜状态下血压变化曲线进行量化分析。

(四)超声检查

1.血管超声　颈动脉超声检查可发现颈动脉内膜—中膜增厚、斑块及狭窄的性质、程度及范围,并可进行定性、定量分析及长期随诊检查其病变演变。

2.经胸超声心动图　主动脉根部病变可随着血清 TC 升高持续时间的增长而逐渐加重,主动脉壁增厚、动脉腔狭窄及瓣膜关闭不全等。

(五)影像学检查

1.计算机断层扫描血管成像(computed tomography angiography,CTA)　CTA 检查冠状动脉粥样硬化斑块钙化的主要无创技术,临床常用冠状动脉钙化积分来评价冠状动脉钙化的性质、程度及范围等。

2.冠状动脉造影(coronary arteriography, CAG)　CAG 检查可对冠状动脉管壁病变和固定狭窄部位的性质、范围及程度等做出定量的诊断。

七、诊断

1.排除诊断　对于 FCHL 诊断目前尚无公认的诊断标准,临床诊断主要根据症状、体征、辅助检查等综合判断。初步诊断时首先要排除继发性原因,如糖尿病、肝病、甲状腺功能减退症、肾脏疾病、吸收不良、肥胖、酒精中毒,以及药物糖皮质激素、雄性激素等影响。

2.诊断指标　①一级亲属中有多种类型高脂蛋白症的患者,家族成员中血清 TC、TG >人群正态分布 90 百分位点(校正年龄、性别后);②有早发冠心病的阳性家族史,受累的家族成员至少有 1 人血

清 TG 升高;③血清 ApoB 升高>90 百分位点;④一级亲属无黄色瘤表现、无 AopE 等位基因纯合子型个体;⑤家族成员中 20 岁以下者无高脂血症患者;⑥脂蛋白异常以 LDL-C 升高为主,或以 VLDL 升高为主,或 LDL-C 与 VLDL 同时升高;⑦血清 LDL-C 与 ApoB 比值降低;⑧血清 HDL-C 降低。

临床具有①、②及③项即可确诊。

为防止漏诊或误诊,有研究提出青少年 FCHL 诊断标准为血清 ApoB >1200mg/L、TG >1.5mmol/L(1.0mmol/L=88.55mg/dL),利用该标准可早期发现青少年时期血清 ApoB 已上升而血脂正常的患者。

八、鉴别诊断

1.家族性高甘油三酯血症(familial hypertriglyceridemia,FHTG)　FHTG 是由于过多产生大颗粒的富含 TG 的 VLDL,表现为血清 TG 明显升高,血清 LDL-C、HDL-C 降低,并且家族成员中有相似的高脂血症患者。临床主要表现为疹性黄色瘤、脂血症性视网膜炎,患者多伴有胰岛素抵抗、高血糖、高血压及高尿酸血症等,但亲属成员无早发性冠心病,主要危险是 TG 显著升高而诱发急性出血性胰腺炎。

2.家族性异常 β-脂蛋白血症(familial dysbetalipoproteinemia,FD)　FD 患者血液超速离心后进行电泳时 VLDL 不在正常的前 β-位置,而移至 β-位置;血清 TG 明显升高>10mmol/L,同时血清 TC 也显著升高>10mmol/L(1.0mmol/L=38.67mg/dL),患者常伴有手掌、肘部、膝关节等处出现结节性黄色瘤,并有特征性血液生化改变。临床上有早发动脉粥样硬化、冠心病等表现,实验室检测 ApoE 基因有助于对 FD 明确诊断。

3.家族性高胆固醇血症(familial hypercholesterolemia,FH)　FH 临床表现为早发动脉粥样硬化及冠心病等,查体可发现眼睛角膜环、

皮肤及肌腱黄色瘤等;血脂特征为血清 LDL-C、TC 显著升高,血清 ApoB 明显升高,ApoA I/ApoB 比值高于 FCHL。研究表明,ApoB、ApoA I/ApoB 比值是 FH 与 FCHL 鉴别诊断重要指标。

九、治疗

(一)调脂药

以血清 TC 升高为主首选他汀类,而以血清 TG 增高为主则选贝特类。在我国调脂药中适合中度或低度的剂量,必要时可联合用药。

1. 他汀类药物 常用药物:①普伐他汀钠片 10～20mg/次,1 次/天;②洛伐他汀片 10mg/次,1 次/天;③辛伐他汀片 10mg/次,1 次/天;④阿托伐他汀钙片 10mg/次,1 次/天。

2. 贝特类药物 常用药物:①非诺贝特胶囊 100mg/次,3 次/天;②吉非贝齐 600mg/次,2 次/天;③苯扎贝特片 200mg/次,3 次/天。

3. 烟酸及其衍生物 ①中效缓释型烟酸:第 1～4 周 500mg/次,1 次/天;第 5～8 周 1000mg/次,1 次/天,以后视情况决定剂量增减,最大量为 2000mg/天,睡前服药,中效缓释型烟酸片不能掰开或嚼服,漏服药物时不要追加服用;②阿昔莫司 250mg/次,1～2 次/天;③本类药物是一种可溶性维生素 B,对所有脂蛋白均有效,它能降低血清 TC、LDL-C、sLDL 及 TG,也可升高 HDL;④常见副作用为面红,是由于前列腺素 D_2 介导的皮肤血管反应,阿司匹林是环氧合酶及前列腺素合成的抑制剂,故与阿司匹林联合应用可减少面红的发生。

4. 普利醇(Policosanol) 普利醇 20mg/次,1 次/天,晚餐后口服。普利醇又称二十八烷醇,是一种从精炼甘蔗蜡中提取出来的长链脂肪醇混合物,可降低 TC、LDL-C、TG 和升高 HDL-C,安全性和耐受性良好,副作用极微,对肝功能和肌酶没有任何影响,并可用于肝功能异常的患者,与他汀类、贝特类药物联用安全性良好。

(二)新型调脂药

1. Bempedoic acid(BA) BA 180mg/次,1 次/天。BA 为 ATP 柠檬酸裂解酶抑制剂,作用于 HMG-CoA 还原酶上游,抑制胆固醇合成并增加 LDL 受体表达,仅在肝细胞中激活,无潜在的肌肉不良反应,可明显降低 TC、LDL-C 水平。

2. Pemafibrate Pemafibrate 0.2mg/次,1 次/天。Pemafibratewe 新型选择性 PPARα 调节剂,对 PPARα 活化的效力和选择性较非诺贝特高,研究提示,Pemafibrate 可明显降低 TG 水平。

(三)并发症的治疗

1. 预防 对于并发症的防治措施有①提倡饮食以蔬菜水果、鱼类、五谷杂粮、豆类、橄榄油等为主,减少、限制饱和脂肪酸的摄入量;②减少氯化钠的摄入量,戒烟戒酒;③适量运动,BMI 达标等。

2. 治疗 ①冠心病主要为内科、介入及外科的治疗,其中药物治疗主要硝酸酯类、心肌能量代谢药、抗血小板及抗凝药等;②高血压多选择血管紧张素转化酶抑制剂、钙离子拮抗剂、血管紧张素 II 受体拮抗剂等单片或联合用药;③糖尿病分期序贯疗法应用改善胰岛素抵抗药、胰岛素增敏剂、餐后血糖调节剂、促胰岛素分泌剂及胰岛素补充等。

参考文献

1. 裴卫东,孙余华.家族性混合型高脂血症遗传易感基因的研究进展.中国循环杂志,2005,20(3):235-237.

2. NAOUMOVA R P, BONNEY S A, VOLINE E S, et al. Confirmed locus on chromosome 11p and candidate loci on 6q and 8p for the triglyceride andcholesterol traits of combined hyperlipidemia emia. Arterioscler Thromb Vasc Biol,2003,23:2070-2077.

3. BAI H,LIU R,LIU Y,et al. Distribution and effect of apo A-IV genotype on plasma lipid and apolipoprotein levels in a Chinese population. Acta Cardiol, 2008, 63 (3):315-322.

4. KHETARPAL S A,ZENG X,MILLAR J S,et al. A human

APOC3 missense variant and monoclonal antibody accelerate apoC-III clearance and lower triglyceride-rich lipoprotein levels. Nat Med,2017,23:1086-1094.

5. 李国霖,王治平.小而密低密度脂蛋白与冠心病的最新进展.临床医学进展,2021,11(8):3523-3528.

6. LANGSTED A,MADSEN C M,NORDESTGAARD B G,et al. Contribution of Remnant Cholesterol to Cardiovascular Risk. Journal of Internal Medicine,2020,288,116-127.

7. 郭俊.在具有家族性混合型高脂血症、家族性高甘油三酯血症和家族性高胆固醇血症的中国家庭中载脂蛋白B与代谢综合征相关.世界核心医学期刊文摘:心脏病学分册,2007,3(8):47-48.

8. 裴卫东,吴锡桂,惠汝太,等.家族性混合型高脂血症:临床诊断标准及遗传流行病学研究进展.高血压,2001,9(2):173-174.

9. 颜丽,付晓艳,周珊珊,等.ApoB和ApoAⅠ/ApoB比值在家族性高胆固醇血症与家族性混合型高脂血症鉴别诊断中的作用.上海交通大学学报:医学版,2016,36(5):671-675.

10. 中国成人血脂异常防治指南修订联合委员会.中国成人血脂异常防治指南(2016年修订版).中华心血管病杂志,2016,44(10):833-853.

11. 易思思,张凯,胡长平.普利醇药理作用的研究进展.国际病理科学与临床杂志,2009,29(4):342-345.

12. BRANDTS J,RAY K K. Bempedoic acid,an inhibitor of ATP citrate lyase for the treatment of hypercholesterolemia: early indications and potential. Expert Opin Investig Drugs,2020,29:763-770.

13. BANACH M,DUELL P B,GOTTO A M Jr,et al. Association of Bempedoic Acid administration with atherogenic lipids levels in phase 3 randomized clinical trials of patients with hypercholesterolemia. JAMA Cardiol,2020,5(1):1-12.

14. ARAI H,YAMASHITA S,YOKOTE K,et al. Efficacy and Safety of Pemafibrate Versus Fenofibrate in Patients with High Triglyceride and Low HDL Cholesterol Levels: A Multicenter, Placebo-Controlled, Double-Blind, Randomized Trial. J Atheroscler Thromb, 2018, 25:521-538.

15. PULIPATI V P,DAVIDSON M H. Recent advances and emerging therapies in management of dyslipidemias. Trends Cardiovasc Med,2021,31(7):419-424.

第五节　家族性载脂蛋白 B_{100} 缺陷症

家族性载脂蛋白 B_{100} 缺陷症（familial defective apolipoproteinB$_{100}$，FDB）是由于载脂蛋白（apolipoprotein，Apo）B_{100} 基因突变，引起血清低密度脂蛋白胆固醇（low density lipoprotein cholesterol，LDL-C）、总胆固醇（total cholesterol，TC）明显升高。患者主要表现为早发动脉粥样硬化、冠心病及高血压等，查体可发现脂性角膜弓、肌腱黄色瘤等，其治疗措施为他汀类药物的规范化应用。

一、概述

1985 年，Grandy 等首先报道 FDB，研究发现血清胆固醇水平中度升高的人群中，有少数受试者 LDL-C 在体内分解代谢速率缓慢，而其低密度脂蛋白受体（low density lipoprotein receptor，LDL-R）功能正常，推测可能是因 LDL-C 自身异常所致。

1989 年，Soria 等研究发现 $ApoB_{100}$ 基因第 26 外显子上的一个点突变，导致了 Apo 的 LDL-R 结合区的缺陷，从而使 LDL-C 与 LDL-R 的结合力下降而导致高胆固醇血症。

二、病因

FDB 为常染色体显性遗传病，经基因组筛选定位，目前仅确定 $ApoB_{100}$ 基因突变为其致病病因。

三、分子遗传学

$ApoB_{100}$ 基因

1. 结构　$ApoB_{100}$ 基因定位于第 2 号染色体短臂 23 区到 24 区（2p23~24），长约 43kb，由 29 个外显子和 28 个内含子组成，编码 4536 个氨基酸残基的单一多肽链，包括 27 个（或 24 个）氨基酸信号肽，相对分子质量约为 550kD。

$ApoB_{100}$ 基因外显子和内含子的大小差异显著，其中第 26 外显子长度为 7552bp，是人类基因组最长的外显子，编码 $ApoB_{100}$ 蛋白分子大半部分；而第 2 外显子最短仅为 39bp。$ApoB_{100}$ 基因第 27 内含子最短，长度为 107bp。

$ApoB_{100}$ 主要在肝脏中合成，少量在小肠合成。$ApoB_{100}$ 的 cDNA 序列，$ApoB_{100}$ 分子中含有 25 个半胱氨酸残基，其中有 11 个半胱氨酸残基集中分布在前面 500 氨基酸组成区域，形成链内二硫键，所以 N 端高度交联成典型球形结构，半胱氨酸残基通过硫酯键与软脂酸、硬脂酸相结合，使 ApoB 牢固连接脂质成分。$ApoB_{100}$ 中对脂类结合必要的结构区域在 2035~2506 和 4002~4527 氨基酸残基之间，这两个结构区域重复出现两性亲脂螺旋区段，另有一种结合脂质的重要结构是含疏水和亲水性氨基酸，交替排列的两性亲脂两折叠结构。这种结构分布在整个分子序列中，但集中于 4 个富含脯氨酸域，这种富含脯氨酸的重复序列是 $ApoB_{100}$ 所特有的，使 ApoB 能够将磷脂侧链深埋其间并使之紧密结合。由于 $ApoB_{100}$ 的两性螺旋和富含脯氨酸的疏水肽，以及可被脂酰化的半胱氨酸残基形成特殊结构，在极低密度脂蛋白（very low density lipoprotein，VLDL）和 LDL-C 从分泌到被清除的整个过程中，使螺旋能够与单层极性脂牢固地结合，从而使其不在脂蛋白分子间转换，这是与其他 Apo 不同之处。

2. 代谢　$ApoB_{100}$、甘油三酯（triglyceide，TG）及胆固醇在肝脏细胞合成后组装成 VLDL，并分泌入血，黏附于血管壁的脂蛋白脂酶（lipoprotein lipase，LPL）将 VLDL 的 TG 分解为自由脂肪酸及甘油，向外周组织提供能源物质，在此过程中 VLDL 转变为中间低密度脂蛋白(interme diatedensity lipoprotein, IDL)及 LDL-C。人 LDL-C 表面只含 1 分子 ApoB$_{100}$, LDL-C 通过其表面的 ApoB$_{100}$ 与 LDL-R 结合,在肝脏及外周组织被清除, ApoB$_{100}$ 决定血中 LDL-C、TC 水平。 ApoB$_{100}$ 主要存在于 LDL-C、IDL 及 VLDL 中,分别约占这三类脂蛋白中蛋白的 95%、60%、25%。

3.功能　研究表明, ApoB 合成速率及表达不受膳食或激素等因素的影响, ApoB 脂蛋白水平主要由清除因素所控制,并非由合成因素所调节。在正常情况下,每一个 LDL-C、IDL、VLDL 和脂蛋白(a)[lipoprotein(a),Lp(a)]中均含有 1 分子 ApoB$_{100}$,因为 LDL-C 占绝大多数,所以 ApoB 主要代表 LDL-C 水平,它与 LDL-C 水平成正相关。 ApoB 水平高低的临床意义与 LDL-C 相似。但在少数情况下,可出现 ApoB 升高而 LDL-C 正常,这提示血液中存在较多的小而密 LDL(small bense LDL, sLDL),也就是说对于 LDL-C 正常者测定 ApoB 也具有重要的临床意义。

ApoB 水平随年龄增高而上升趋势,至 70 岁以后 ApoB 不再上升而开始下降,其中 50 岁前男性高于女性, 50 岁后女性高于男性,正常情况下 ApoB 水平随 TG 和 LDL-C 水平增减而变动。正常参考值男性为 66~133mg/dL,女性为 60~117mg/dL (mg/dL×0.01=mmol/L)。

4.突变　ApoB$_{100}$ 基因突变类型主要为无义突变及移码突变等。

(1)常见突变位点为 ApoB$_{100}$ 基因 26 外显子发生点突变,绝大部分点突变发生在编码第 3500 位氨基酸的密码子上,即该位点的密码子由 CGG 突变为 CAG(CGG→CAG),导致 ApoB$_{100}$ 第 3500 位精氨酸(Arg)被谷氨酰胺(Gln)所置换 (Arg3500→Gln)。

(2)少见突变位点有第 456 位天冬氨酸(Asp)被天门冬酰胺(Asn)所置换(Asp456→Asn)、第 463 位精氨酸(Arg)被色氨酸(Trp)所置换(Arg463→Trp)、第 463 位精氨酸(Arg)被丙氨酸(Ala)所置换(Arg463→Ala)、第 3492 位苏氨酸(Thr)被异亮氨酸(Ile)所置换(Thr3492→Ile)、第 3500 位精氨酸(Arg)被色氨酸(Trp)所置换(Arg3500→Trp)、第 3516 位精氨酸(Arg)被赖氨酸(Lys)所置换(Arg3516→Lys)、第 3531 位精氨酸(Arg)被半胱氨酸(Cys)所置换(Arg3531→Cys)等。

四、发病机制

(一)致病病因

FDB 为单基因缺陷的常染色体显性遗传病,致病病因为 ApoB$_{100}$ 基因突变。 ApoB$_{100}$ 基因突变影响该蛋白受体结合区的空间构象和结合区附近的赖氨酸残基微环境,降低 LDL-R 结合力。

1.ApoB 脂蛋白组装、分泌有关的 ApoB 位点 ApoBα$_1$、β 区域(2~154、430~570、512~721 氨基酸残基区)是微粒体甘油三酯转运蛋白(microsomal triglyceride transfer protein, MTP)的结合位点, MTP 将 TG 转移给 ApoB,用于组装 VLDL。敲除 ApoBα$_1$、β 区域或将此区域带正电荷的精氨酸、赖氨酸置换为中性氨基酸,可消除 ApoB 与 MTP 间相互作用,阻止或减少 ApoB 分泌。①研究证实, ApoB 与 MTP 间相互作用可能是通过正负电荷相互吸引作用进行的,其中 Arg463→Trp、Arg463→Ala 突变时可降低 ApoB 分泌率 40%~50%,表明 ApoB 的 463 位精氨酸对 ApoB 的分泌至关重要,由此推知 ApoB 的 463 位精氨酸也是 MTP 结合的位点,对 VLDL 的组装、分泌起着决定性作用;②ApoB 的 463 位精氨酸与天门冬氨酸 456 间存在二硫键连接,其中 Asp456→Asn 突变时破坏此二硫键连接,显著降低 ApoB 和 VLDL 的分泌;③ApoB$_{100}$ 基因第 15~25 及 221~231 位精氨酸、赖氨酸被丝氨酸或谷氨酰胺置换时,明显降低 ApoB 及 VLDL 的分泌。

相反，$ApoB_{100}$ 由于构型的改变可暴露更多与 MTP 结合的位点，羧基端截断的 ApoB 及其组装含 ApoB 的脂蛋白分泌率显著增加。

2. 含 ApoB 脂蛋白受体结合有关的 ApoB 位点 ①$ApoB_{100}$ 基因第 3147～3157 与 3369 位带正电荷的碱性氨基酸残基，集聚区错义突变后可显著降低 $ApoB_{100}$ 与 LDL-R 的亲和力，引起 TC 明显升高，表明此两个区域是 $ApoB_{100}$ 与 LDL-R 结合区域；②虽然 $ApoB_{100}$ 基因第 3500 位精氨酸残基不位于 $ApoB_{100}$ 受体结合区域，但研究发现 Arg3500→Gln、Arg3500→Trp 错义突变时，可显著影响 $ApoB_{100}$ 受体结合区域的构象，导致 $ApoB_{100}$ 与其受体的亲和力明显降低，使含小而密的 ApoB 脂蛋白不能通过 LDL-C 被清除，大量潴留于血液中而引起 TC 升高。由于此突变不影响 $ApoB_{100}$ 与动脉壁内皮细胞外基质成分蛋白多糖的结合，血液中含小而密的 ApoB 脂蛋白容易潴留动脉壁内，驱动动脉粥样硬化的发生发展。

3. 动脉壁蛋白多糖结合有关的 ApoB 位点 ①研究证实，通过 LDL-C 表面的 ApoB 与动脉壁内皮细胞外基质成分蛋白多糖结合，介导了 LDL-C 潴留动脉壁内，直接引起动脉粥样硬化。$ApoB_{100}$ 带正电荷的碱性氨基酸集聚区，可与动脉壁内膜细胞外基质带负电荷的蛋白多糖的硫酸集团，以及重复二糖单位的羧基集团结合，介导含 $ApoB_{100}$ 的 LDL-C 潴留动脉内皮细胞，是动脉粥样硬化的最早病理改变；②大而轻 LDL（larger buoyant LDL，bLDL）的动脉内皮细胞外基质成分蛋白多糖结合性较低，但经过脂解后，sLDL 的动脉内皮细胞外基质成分蛋白多糖结合显著增多，推测可能由于脂解后 LDL-C 表面暴露了更多 $ApoB_{100}$ 的动脉内皮细胞外基质成分蛋白多糖结合点，使 LDL-C 致动脉粥样硬化作用显著增加，提示 LDL-C 表面 $ApoB_{100}$ 与动脉细胞外基质成分蛋白多糖相互作用，为介导 LDL-C 潴留动脉内皮细胞的重要原因，

也是引发动脉粥样硬化的关键因素。

（二）遗传学机制

1. FDB 患者血脂改变是受遗传、环境等综合因素的影响，在健康人群中 ApoE 多态性对血脂代谢有明显的影响，其中 FDB 患者 E3E4 胆固醇水平最低，而 E3E2 胆固醇水平最高。正常情况下，因含 ApoE4 脂蛋白分解代谢增加，引起肝脏 LDL-R 下调，继而肝脏摄取 LDL-C 减少，使胆固醇水平上升。在 FDB 患者中，这种生理性调节基础是由于 LDL-C 与 LDL-R 结合障碍而被减弱，这可解释 ApoE4 携带者患有 FDB 的胆固醇水平低于 ApoE3 携带者；而 ApoE2 携带者患有 FDB 的胆固醇水平高于 ApoE3 携带者。此外研究还发现，ApoE4 携带者 LDL-C 中胆固醇与 Apo 的比例高于 ApoE2 携带者。

2. FDB 患者绝大多数为杂合子型，纯合子型极为少见，但纯合子型患者病情较重，预后不良。杂合子型患者体内含有正常 LDL-C 和异常 LDL-C，LDL-C 多呈中度升高，较普通人群约高出 3.0mmol/L（1.0mmol/L = 38.67mg/dL）；而纯合子型患者体内只含异常 LDL-C，LDL-C 和 TC 多呈重度升高，其中 LDL-C > 7.0mmol/L，TC > 8.0mmol/L（1.0mmol/L = 38.67mg/dL）。人体内约有 20% 的 LDL-C 是经非 LDL-R 途径进行代谢，FDB 患者体内两种 LDL-C（正常 LDL-C 和异常 LDL-C）经由该途径的代谢速率不相同，正常 LDL-C（$ApoB_{100}$ 基因第 3500 位含精氨酸）经由 LDL-R 代谢的速率正常，而异常 LDL-C（$ApoB_{100}$ 基因第 3500 位含谷氨酰胺）则代谢缓慢，从而引起血液中 TC 和 LDL-C 显著升高。

五、临床表现

（一）症状

1. 发病率 FDB 在欧洲南部发病率约为 4/350；在欧洲的奥地利、丹麦、德国、意大利、英国

及北美等国家的白种人群中发病率为 1/500 ~ 1/700。

2. 地域 目前研究报道的 FDB 病例仅限于西欧及北美的高加索种族人群,其他地区研究报道少见。

3. 年龄 FDB 在儿童或青少年时期血液中 LDL-C、TC 水平已明显升高,并随着年龄的增长而继续升高,但 60 岁以后年龄效应减弱。

4. 早发动脉粥样硬化 由于 LDL-C、TC 在儿童或青少年时期即已开始升高,少数患儿出现早发动脉粥样硬化症状;多数患者在成人后才会出现心脏、脑、肾脏及外周血管等动脉粥样硬化症状。

5. 冠心病 FDB 是早发冠心病高危因素之一,其中 60 岁以前发生冠心病患者中本症约占 1/3。

6. 其他症状 FDB 患者常合并有高血压,其中以收缩压升高明显,其原因可能是由于动脉粥样硬化造成。

(二)体征

FDB 患者黄色瘤较为多见,黄色瘤是由于真皮内集聚大量吞噬胆固醇的巨噬细胞引起,黄色瘤常见部位有眼睑、肌腱及脂性角膜弓等。

1. 眼睑黄色瘤 位于双侧眼睑内眦处,呈淡黄色的扁平疣状隆起,质地软,称为眼睑黄色瘤。

2. 肌腱黄色瘤 位于跟腱、膝部、股直肌、肩三角及手足背伸侧的肌腱等处,称为肌腱黄色瘤,肌腱黄色瘤发生率约为 38%。肌腱黄色瘤为圆形或卵圆形皮下结节,质地硬,无压痛,与其皮肤粘连,边界清楚,可随肌腱活动。

3. 脂性角膜弓 眼睛角膜与眼睑交界处可见黄白色脂质弧状条纹,是由于胆固醇等脂质沉积所致,常见于成年人,其发生率约为 28%。

六、辅助检查

(一)实验室检测

1. 血脂 ①血清 TC、LDL-C 明显升高;②血清 TG、VLDL、高密度脂蛋白-胆固醇(high density lipoproteincholesterol,HDL-C)正常。

2. U935 细胞培养法 由于 U935 细胞的增殖受其培养液中 LDL-C 浓度的影响,而 U935 细胞不能有效地摄取 FDB 血中的 LDL-C,因而增殖明显减慢,通过细胞计数则可区别其培养中是 FDB 的异常 LDL-C 或正常 LDL-C。

3. MB19 免疫亲和层析法 本法可从 FDB 杂合子型患者血中分离出富含缺陷 $ApoB_{100}$ 的 LDL-C 部分。

4. $ApoB_{100}$ 基因突变 ①聚合酶链反应(polymerase chain reaciton,PCR)与等位基因特异性寡核苷酸(allelespecific oligonucleotide,ASO)分析法:应用 PCR 及 ASO 分析法可快速、准确发现 $ApoB_{100}$ 第 3500 位上的突变位点;②联合应用不对称性 PCR 和等位特异 PCR,并用三个寡核苷酸引物,检测 $ApoB_{100}$ 的 Arg3500→Gln 突变,本法可用于大样本调查,不需进行限制性内切酶消化步骤,以及不需与有放射活性的探针进行杂交;③混合样本法:筛选大系列样本中 $ApoB_{100}$ 的 Arg3500→Gln 突变时,如与快速 DNA 提取程序及单次 PCR 反应同时应用,具有简便快速、实用高效等优点;④限制性内切酶片段长度多态性(restriction fragment length polymorphism,RFLP):RFLP 技术可将个体 DNA 用特异的限制性内切酶切割所得到的基因片段、长度发生了改变,其原因是 DNA 中发生点突变、缺失突变、插入或重排等所致。

5. 家族成员 $ApoB_{100}$ 基因突变筛查 根据先证者 $ApoB_{100}$ 基因检测结果,对家系成员特定位点进行筛查,并根据家族史、临床病史及体格检查等综合分析,以明确家族成员的致病基因突变携带情况及患病风险。

(二)心电检查

1. 心电图 在儿童或青少年时期心电图可出现 ST 段改变和 T 波倒置或低平等变化,病随着年龄增长心电图改变更明显。

2.动态心动图 动态心电图可记录患者在静息、劳作及睡眠等状态下 ST 段下移或抬高、T 波倒置或低平演变,有助于发现不典型心肌缺血改变。

(三)超声检查

颈动脉超声检查可发现颈动脉内膜—中膜的增厚、斑块及狭窄等病变,并可对其性质、程度及范围做出定性、定量分析。

(四)影像学检查

1.计算机断层扫描血管成像(computed tomography angiography,CTA) CTA 是目前检查冠状动脉的钙化斑块主要无创性技术,临床常用冠状动脉钙化积分来评价冠状动脉钙化的性质、程度及范围等。

2.冠状动脉造影(coronary arteriography,CAG) CAG 检查可对冠状动脉管壁病变和固定狭窄部位的性质、范围及程度等做出定量分析,是诊断冠状动脉疾病金指标。

七、诊断

FDB 主要根据临床症状、体征及辅助检查等指标综合判断,其诊断依据为:①在儿童或青少年时期血清 TC、LDL-C 已明显升高;而血清 HDL-C、VLDL 和 TG 正常;②临床上有早发动脉粥样硬化、冠心病及黄色瘤等表现;③心电图及影像学检查显示动脉粥样硬化征象;④家族史阳性;⑤ApoB$_{100}$ 基因突变。

八、鉴别诊断

1.家族性高胆固醇血症(familial hypercholesterolemia,FH) FH 患者特征为血清 LDL-C、TC 显著升高,而 HDL-C 降低,临床表现为早发动脉粥样硬化及冠心病等;查体可发现眼睛角膜环、皮肤及肌腱黄色瘤等,与 FDB 的鉴别诊断主要依据基因检测。

2.多基因性高胆固醇血症(polygenic hypercholesterolemia) 本症患者血清 TC 水平轻度升高,TG 水平正常,与杂合子型 FH 患者相比,血清 TC 升高相对较低,查体多无皮肤黄色瘤,动脉粥样硬化不明显。

3.家族性混合型高脂蛋白血症(familial combined hyperlipidemia,FCHL) FCHL 患者为多基因遗传性疾病,具有明显的家族聚集性,可在同一家庭成员中甚至同一病人的不同时期,脂蛋白谱有明显的不同,表现血清 LDL-C、VLDL、TG、TC 及 ApoB 升高,其中血清 ApoB 升高>1200mg/L,而 HDL-C、ApoAI 降低;FCHL 患者临床上多无黄色瘤表现。

4.家族性异常 β-脂蛋白血症(familial dysbetalipoproteinemia,FD) FD 患者血液超速离心后进行电泳时 VLDL 不在正常的前 β-位置,而移至 β-位置;血清 TC 和 TG 明显升高,均>10mmol/L。患者常伴有手掌、肘部、膝关节等处出现结节性黄色瘤,并有特征性血液生化改变。临床上表现为早发动脉粥样硬化、冠心病等症状,此外实验室检测 ApoE 基因变异对其明确诊断很有帮助。

5.家族性高脂蛋白(a)血症〔familial hyperlipoproteinemia(a),FHLp(a)〕 FHLp(a)病因为 Lp(a)基因突变引起血清 Lp(a)水平显著升高,患者主要表现为动脉粥样硬化、血栓形成、脑卒中及外周血管疾病等;FDB 患者血清 Lp(a)水平不升高,有助于与 FHLp(a)鉴别诊断。

九、治疗

(一)药物治疗

1.他汀类

(1)常用药物:①普伐他汀钠片 10~20mg/次,1 次/天;②洛伐他汀片 10mg/次,1 次/天;③辛伐他汀片 10mg/次,1 次/天;④阿托伐他汀钙片 10mg/次,1 次/天。

（2）他汀类药物是治疗高胆固醇血症的首选，他汀类药具有抑制人体合成胆固醇的作用，服用他汀类药物较为安全，但需定期检测血清丙氨酸氨基转移酶（alanine aminotransferase，ALT）、天门冬氨酸氨基转移酶（aspartate aminotransferase，AST）及肌酸激酶（creative kinase，CK）的活性变化。

2. 胆酸螯合剂　考来烯胺片 100~200mg/次，3 次/天。考来烯胺为碱性阴离子交换树脂，在肠道内能与胆酸呈不可逆结合，因而阻碍胆酸的肠肝循环，促进胆酸随大便排出体外，阻断胆汁酸中胆固醇的重吸收，通过反馈机制刺激肝细胞膜表面的 LDL-R，加速 LDL-C 清除。

3. 抗氧化剂　普罗布考片 500mg/次，2 次/天。由于 FDB 患者体内 LDL 易被氧化，故应用抗氧化剂普罗布考可能对 FDB 患者有一定的潜在治疗作用。

（二）新型调脂药

1. Bempedoic acid（BA）　BA 180mg/次，1 次/天。BA 为 ATP 柠檬酸裂解酶抑制剂，作用于 HMG-CoA 还原酶上游，抑制胆固醇合成并增加 LDL 受体表达，仅在肝细胞中激活，无潜在的肌肉不良反应，可明显降低 TC、LDL-C 水平。

2. Inclisiran　Inclisiran 300mg/次，以初始剂量皮下注射，3 个月后重复，以后每 6 个月给药 1 次。Inclisiran 为小分子干扰核糖核酸（RNA），通过靶向阻断肝脏 PCSK9 合成，促进肝脏中 LDL-C 分解。初步临床应用提示，可明显降低 LDL-C 水平。

（三）LDL-C 净化疗法

LDL-C 净化治疗是通过物理方法来清除血液中升高的 LDL-C、TC。

1. 方法　每两周进行 1 次血液 LDL-C 净化，血液中 LDL-C、TC 水平基线越高，疗效反应越好。

2. 适应证　FDB 患者应用最大剂量的调脂药治疗 6 个月无效、不能耐受药物治疗或有禁忌证时，可采用 LDL-C 净化治疗。

（四）精准医疗

基因治疗是利用腺病毒载体和脂质体等基因递送技术，将正常 LDL-R 编码基因注入体内，可显著降低血液中 TC、LDL-C 水平，但基因治疗目前仍处于实验室探索阶段，尚无应用于临床。

参考文献

1. 印丹. 致动脉粥样硬化载脂蛋白 B 脂蛋白血症的研究进展. 国际检测医学杂志,2011,32(3):353-355.

2. GAFFNEY D, PULLINGER C R, OREILLY D S, et al. Influence of an asparagine to lysine mutation at amino acid 3516 of apolipoproteinB on low-density lipoproteinreceptor binding. ClinChim Acta,2002,321(1-2):113-121.

3. 李颖,冯建生,李文典. 载脂蛋白 B_{100} 受体结合缺陷新变种的检测. 中华医学杂志,2001,81(23):1434-1435.

4. 冯铮,狄静芳,曾山,等. 载脂蛋白 B_{100}3500 精氨酸→色氨酸突变的简便快速诊断. 岭南心血管病杂志,2002,8(1):10-12.

5. BRANDTS J, RAY K K. Bempedoic acid, an inhibitor of ATP citrate lyase for the treatment of hypercholesterolemia: early indications and potential. Expert Opin Investig Drugs,2020,29:763-770.

6. BANACH M, DUELL P B, GOTTO A M J, et al. Association of Bempedoic Acid administration with atherogenic lipids levels in phase 3 randomized clinical trials of patients with hypercholesterolemia. JAMA Cardiol,2020,5:1-12.

7. RAAL F J, KALLEND D, RAY K K, et al. ORION-9 Investigators. Inclisiran for the Treatment of Heterozygous Familial Hpercholesterolemia. N Engl J Med,2020,382:1520-1530.

8. RAY K K, WRIGHT R S, KALLEND D, et al. ORION-10 and ORION-11 Investigators Two Phase3 Trials of Inclisiran in Patients with Elevated LDL Cholesterol. N Engl J Med,2020,382:1507-1519.

9. 俞锐敏,周羽垃,蔡启陆. 国人家族性载脂蛋白 B_{100} 缺陷症的检测. 军医进修学院学报,2005,26(2):87-89.

第六节　家族性高乳糜微粒血症

家族性高乳糜微粒血症（familial chylomicronemia syndrome, FCS）又称脂蛋白脂肪酶缺乏症（Lipoprotein lipase deficiency）、Burger-Gruz综合征（Burger-Gruz syndrome）、原发性高脂蛋白血症Ⅰ型（primary hyperlipidemia type Ⅰ）等，是由于基因突变引起乳糜微粒（chylomicron, CM）和甘油三酯（triglyceide, TG）显著升高，而低密度脂蛋白胆固醇（low density lipoprotein cholesterol, LDL-C）及高密度脂蛋白胆固醇（high densitylipoprotein cholesterol, HDL-C）降低。患者在儿童时期即可发病，主要表现为早发动脉粥样硬化、肝脾肿大、脂性视网膜炎及皮肤疹性黄色瘤等症状，并具有潜在发生致命性急性胰腺炎的风险；防治措施为严格控制脂肪摄入量、调脂药物规范化应用和精准治疗等。

一、概述

1932 年，Burger 和 Gruz 首先报道本病，故又称 Burger-Gruz 综合征。

1960 年，Havel 等研究报道脂蛋白脂酶（lipoprotein lipase, LPL）基因突变是 FCS 致病病因。

1966 年，研究发现 HDL-C 和极低密度脂蛋白（very low density lipoprotein, VLDL）中载脂蛋白（apolipoprotein, Apo）CⅡ是脂解作用中必不可少的辅助因子，而 ApoCⅠ和 ApoCⅢ则是 LPL 的抑制因子，并且研究还发现，ApoCⅡ缺乏的家族成员均有 CM 明显升高。

1978 年，Breckenridge 等研究证实，ApoCⅡ基因突变也可引起 FCS。

1996 年，我国报道 FCS 患者血清 TG 显著升高，ApoCⅡ明显低下时可反复发作急性胰腺炎、脂性视网膜炎等。

2013 年，首个基因药物阿利泼金［Glybera（alipogene tiparvovec）］应用于临床治疗 LPL 活性缺乏患者，阿利泼金药标志着修复基因缺陷的精准医疗技术的一个里程碑。

2017 年，中国胆固醇教育计划委员会发布了高甘油三酯血症及其心血管风险管理专家共识。

2019 年，中华医学会心血管病学分会预防学组发布了动脉粥样硬化患者 TG 升高的管理中国专家共识。

2021 年，欧洲动脉粥样硬化学会（European atherosclerosis society, EAS）共识声明对富含甘油三酯脂蛋白（triglyceride-rich lipoprioritein, TRL）及其残余物的代谢和致动脉粥样硬化作用进行了总结，并提出了相应的治疗方案。

二、病因

FCS 为常染色体隐性遗传病，经基因组筛选定位，已确定 LPL 基因、ApoCⅡ基因、甘油磷酸肌醇锚定高密度脂蛋白结合蛋白 1（glycerin phosphate inositol anchoring high-density lipoprotein binding protein 1, GPIHBP1）基因、脂肪酶成熟因子 1（lipase maturation factor 1, LMF1）基因、ApoAⅤ基因的突变。

三、分子遗传学

（一）LPL 基因

1. 结构　LPL 基因定位于第 8 号染色体短臂 22 区（8p22），长 30～35kb，由 10 个外显子和 9 个内含子组成，编码 475 个氨基酸残基（包括 27 个氨基酸残基的信号肽），相对分子质量约为 65kD。

（1）外显子:第 1 外显子长度 276bp,编码 5′端非翻译区、信号肽区,以及第 1、2 位氨基酸残基;第 2 外显子长度 161bp,编码第 3~56 位氨基酸残基;第 3 外显子长度 180bp,编码第 57~116 位氨基酸残基;第 4 外显子长度 112bp,编码第 117~153 位氨基酸残基;第 5 外显子长度 234bp,编码第 154~231 位氨基酸残基;第 6 外显子长度 243bp,编码第 232~312 位氨基酸残基;第 7 外显子长度 121bp,编码第 313~352 位氨基酸残基;第 8 外显子长度 183bp,编码第 353~413 位氨基酸残基;第 9 外显子长度 105bp,编码第 414~448 位氨基酸残基;第 10 外显子长度 1950bp,为终止密码的最后一个碱基和 3′端非翻译区序列。

（2）内含子:研究发现,第 7 内含子中有一完整的 Alu 序列,长度 282bp,位于第 7 内含子的 1027~746 位,第 6 内含子中也存在 Alu 序列。Alu 序列在人类基因中占 3.0%~6.0%,推测其功能与基因转录调节、核内不均-RNA(heterogeneous nuclear RNA,hnRNA)加工及 DNA 复制启动有关,并且是基因重排的热点位置。利用限制性片段长度多态性(restriction fragment length polymorphisms,RFLPs)技术检测出 LPL 基因位点存在多态性,主要分布在 LPL 基因内含子和侧翼序列中,其中第 6 内含子中的 PvuⅡ多态位点和第 8 内含子中的 HindⅢ多态位点与高脂血症有关,这为高脂血症的家系连锁分析提供遗传标记,LPL 基因转录起点上游 73bp 区域是转录因子结合部位,5′侧翼区-27 位有"TATA"框,是 LPL 基因启动子所在部位。

LPL 分子可能由两个结构区域构成,即 N 端区和 C 端区,其中 N 端区包括 1~315 位氨基酸,形成一个以 β 折叠为主的近球形结构,它是 LPL 重要的功能区,是催化活性中心,构成 LPL 催化活性中心的 3 个氨基酸分别为丝氨酸 132、组氨酸 241 和天冬氨酸 156,用中性氨基酸取代活性中心附近的氨基酸,LPL 活性明显下降或消失;天冬酰胺 43 是 N 端区一重要的糖基化位点,它起着维持 LPL 正常三维结构的作用,对正常分泌的 LPL 活性功能具有重要意义。另外,N 端区第 279~282 位和 292~309 位氨基酸介导 LPL 与肝素结构;而 C 端区呈一个折叠的柱状连接在球形的 N 端区。C 端区的功能尚未完全清楚,多数研究认为与介导酶与底物接触,形成活性的 LPL 同源二聚体及间接参与酶解过程等有关。

2.代谢　LPL 在细胞的粗面内质网合成,新合成的 LPL 留在核周围内质网,属于无活性酶,由 mRNA 翻译合成的无活性 LPL,称为酶前体,再经糖基化后才转化成具有活性 LPL。LPL 从细胞中分泌目前认为有两种机制:①基本型分泌:细胞合成 LPL 后直接分泌,不贮存于细胞内,称为基本型分泌;②调节型分泌:某些细胞新合成的 LPL 贮存在分泌管内,一旦细胞受到一个合适的促分泌刺激 LPL 即分泌,称为调节型分泌,此时分泌往往大于合成。所有细胞都具有基本型分泌,只有少部分细胞兼有两种分泌形式。存在于细胞膜外表面的硫酸肝素糖蛋白(heparan sulfate proteoglycan,HSPG)使酶保持一种无活性的浓缩状态,然后通过一个尚未阐明的机制由肝素促使分泌,即肝素后刺激血液中得到活化的 LPL,分布在含 TG 的脂蛋白中,主要是分解 CM 和 VLDL 的 TG,并结合和附着在这些脂蛋白残粒中,可能作为肝摄取这些颗粒的信号。

3.功能　LPL 是血液循环中 TG 代谢的限速酶,pH 值为 7.5~9.0,LPL 与 ApoCⅡ比值等于 1∶1 时,TG 水解速度达到最大。LPL 主要功能:①LPL 水解 CM 和 VLDL 中的 TG 部分,为机体组织提供脂肪酸;②LPL 与脂蛋白相互作用而不依赖于其脂溶活性,使酶将脂蛋白结合到血管壁上,促进 TG 的水解及脂蛋白颗粒的摄取;③LPL 为 LDL 受体和其他 LDL 受体家族成员的配体;④LPL 可介导选择性摄取脂质相关蛋白和脂溶性维生素,促进脂蛋白之间颗粒脂质与表面 Apo 交换,参与磷脂和

Apo 向 HDL-C 的转移。

4. 突变　LPL 基因突变类型有剪接突变、错义突变、无义突变、插入突变及缺失突变等,常见突变位点有第 9 位天冬氨酸(Asp)被天冬酰胺(Asn)所置换(Asp9→Asn)、第 86 位色氨酸(Trp)被精氨酸(Arg)所置换(Trp86→Arg)、第 98 位丙氨酸(Ala)被苏氨酸(Thr)所置换(Ala98→Thr)、第 188 位甘氨酸(Gly)被谷氨酸(Glu)所置换(Gly188→Glu)、第 207 位脯氨酸(Pro)被亮氨酸(Leu)所置换(Pro207→Leu)、第 250 位天冬氨酸(Asp)被天冬酰胺(Asn)所置换(Asp250→Asn)、第 279 位亮氨酸(Leu)被精氨酸(Arg)所置换(Leu279→Arg)、第 279 位亮氨酸(Leu)被缬氨酸(Val)所置换(Leu279→Val)、第 291 位天冬酰胺(Asn)被丝氨酸(Ser)所置换(Asn291→Ser)、第 318 位天冬酰胺(Asn)被丝氨酸(Ser)所置换(Asn318→Ser)、第 418 位半胱氨酸(Cys)被酪氨酸(Tyr)所置换(Cys418→Tyr)、第 412 位谷氨酸(Glu)被赖氨酸(Lys)所置换(Glu412→Lys)等。

(二)ApoCⅡ基因

1. 结构　ApoCⅡ基因定位于第 19 号染色体长臂 13 区 2 带(19q13.2),长约 3.4kb,由 4 个外显子和 3 个内含子组成,编码 79 个氨基酸残基的单链多肽,相对分子质量约为 9.1kD。ApoCⅡ基因有两种多态性,其等电点分别为 4.86 和 4.69。

(1)外显子:第 1 外显子长度 29bp,包含 25 个核苷酸,编码 mRNA 的 5′末端的未翻译区;第 2 外显子长度 68bp,包含 68 个核苷酸,前 13 个核苷酸编码 mRNA 的 5′末端的未翻译区的其余部分,其余 55 个核苷酸与第 3 外显子的 5′端 11 个核苷酸共同编码了信号肽;第 3 外显子长度 160bp,由 160 个核苷酸组成,3′端的 149 个核苷酸与第 4 外显子的 5′端的 88 个核苷酸共同编码了 ApoCⅡ成熟肽;第 4 外显子长度 241bp,3′端 152 个核苷酸编码了 mRNA 的 3′末端未翻译区。

(2)内含子:第 1 内含子长度 2386bp,在 Met 密码子(翻译起始点)上游 13 位碱基处把 5′端非翻译区分为两段,将第 1 外显子和第 2 外显子隔开;第 2 内含子长度 1676bp,在编码信号肽的第 4 位氨基酸的密码子处把第 2 外显子和第 3 外显子隔开;第 3 内含子长度 296bp,在编码第 50 位氨基酸的密码子处将第 3 外显子和第 4 外显子隔开。

ApoCⅡ氨基酸组成有三个特点:①缺乏组氨酸和半胱氨酸;②含有较多的极性氨基酸;③含苏氨酸及丝氨酸较多。

ApoCⅡ是 CM、VLDL、HDL 的结构蛋白,分别占这三类脂蛋白中蛋白的 14.0%、7.0%～10.0%、1.0%～3.0%。ApoCⅡ正常水平为 30～50mg/L。

2. 代谢　ApoCⅡ主要在肝脏及小肠内合成,先合成含 101 个氨基酸残基,除去 22 个氨基酸信号肽,成为成熟含 79 个氨基酸残基的单链多肽。

3. 功能　①ApoCⅡ为 LPL 必需的辅助因子,它可激活多种来源的 LPL,只有 ApoCⅡ基因适度表达才能激活 LPL;②脂蛋白通过与 ApoCⅡ内其他双极性螺旋及 Apo 缔合,从而维持脂蛋白的稳定性;③血管内皮细胞位于血管内膜表面,具有抗血栓形成及选择通透性等生理功能;④ApoCⅡ可保护 LDL-C 诱导损伤的内皮细胞,在防止动脉粥样硬化形成发挥着重要的作用;⑤ApoCⅡ还可激活卵磷脂胆固醇酰基转移酶(lecihin:cholesterol acyl transferase,LCAT)、抑制 ApoE 介导的 β-VLDL 与 LDL 受体、LDL 受体相关蛋白(LDL receptor relatedprotein,LRP)的结合。

4. 突变　ApoCⅡ基因突变类型为缺失突变、剪接突变、插入突变等,常见突变位点为第 55 位赖氨酸(Lys)被谷氨酸(Glu)所置换(Lys55→Glu)等。

(三)LMF1 基因

1. 结构　LMF1 基因定位于第 16 号染色体短臂 13 区 3 带(16p13.3),编码 567 个氨基酸。

2. 功能　LMF1 基因是内质网内的伴侣分子,

含有 5 个跨膜结构域及 1 个保守的 C-末端结构域,参与了内质网中 LPL 及肝脂酶的成熟过程。

3. 突变　LMF1 基因 Y439X 提前终止突变的纯合性和 W464X 纯合无义突变,导致 LPL 活性及含量明显减少甚至缺失,引起 TG 显著升高。

（四）GPIHBP1 基因

1. 结构　GPIHBP1 基因定位于第 8 号染色体长臂 2 区 4 带(8q2.4),长 3976bp,由 4 个外显子和 3 个内含子组成,编码 184 个氨基酸蛋白。

GPIHBP1 有 4 个主要结构域:信号肽、氨基末端的酸性域、富含半胱氨酸的淋巴细胞抗原 6 (lymphocyte antigen,Ly6)结构域、糖基化磷脂酰肌醇(glycosylphosphatidyl inositol,GPI)锚定结构域。

2. 功能　GPIHBP1 在心肌、骨骼肌、脂肪组织及肺组织等高表达。GPIHBP1 主要定位在毛细血管内皮细胞的腔内,这也是 TG 脂解发生部位,表明 GPIHBP1 在 LPL 介导富含甘油三酯的脂蛋白脂解过程中发挥着重要作用。另外 GPIHBP1 还参与 LPL 从脂肪、肌肉细胞周围的间质向毛细血管内皮细胞管腔面的转运。

3. 突变　GPIHBP1 基因突变类型有错义突变、杂合突变、纯合突变及复合杂合突变等,常见突变位点有第 56 位甘氨酸(Gly)被精氨酸(Arg)所置换(Gly56→Arg)、第 65 位半胱氨酸(Cys)被丝氨酸(Ser)所置换(Cys65→Ser)、第 65 位半胱氨酸(Cys)被酪氨酸(Tyr)所置换(Cys65→Tyr)、第 68 位半胱氨酸(Cys)被甘氨酸(Gly)所置换(Cys68→Gly)、第 68 位半胱氨酸(Cys)被酪氨酸(Tyr)所置换(Cys68→Tyr)、第 89 位半胱氨酸(Cys)被苯丙氨酸(Phe)所置换(Cys89→Phe)、第 108 位苏氨酸(Thr)被丙氨酸(Ala)所置换(Thr108→Ala)、第 108 位苏氨酸(Thr)被精氨酸(Arg)所置换(Thr108→Arg)、第 115 位谷氨酰胺(Gln)被脯氨酸(Pro)所置换(Gln115→Pro)、第 175 位甘氨酸(Gly)被精氨酸(Arg)所置换(Gly175→Arg)等。

（五）ApoA V 基因

1. 结构　ApoA V 基因定位于第 11 号染色体长臂 23 区到 24 区(11q23~24),长 1889bp,由 4 个外显子和 3 个内含子组成,编码 366 个氨基酸残基的单链多肽,相对分子质量约为 39kD。

ApoA V 基因与 ApoA I -C Ⅲ -A Ⅳ 基因簇相距约为 30kb,含有 1 个 1107bp 的开放读码框。ApoA V 属于 ApoA I -C Ⅲ -A Ⅳ 基因簇,ApoA V 的 N 末端 1~146 氨基酸残基形成一个螺旋束,该螺旋结构具有亲水性。ApoA V 由肝脏特异性表达,分泌入血后存在 HDL-C、VLDL 及 CM 内。

2. 功能　ApoA V 是 2001 年人类首次通过小鼠和人类比较基因组测序时被发现的。ApoA V 是 TG 代谢的重要调控因子,ApoA V 进入成熟脂肪细胞后,1~146 氨基酸残基片段能结合脂蛋白,可降低 TG 水平的因子。正常人血液中 ApoA V 水平很低,为 125~180ng/mL,所以 ApoA V 的关联性和功能不能直接被发现。

3. 突变　常见 ApoA V 基因蛋白质提前终止(Q145X、Q139X、Q97X);少见 ApoA V 基因突变位点为第 19 位丝氨酸(Ser)被色氨酸(Trp)所置换(Ser19→Trp)。

四、发病机制

（一）致病病因

FCS 具有明显家族聚集性,可分为纯合子型和杂合子型。其中 LPL 基因突变是主要致病病因,约占 FCS 基因突变的 80% 以上,而 ApoC Ⅱ 基因、GPIHBP1 基因、LMF1 基因及 ApoA V 基因的突变致病约占 FCS 基因突变< 20%。

1. LPL 基因　LPL 基因突变位点已由结构区域遍及调控区、内含子及外显子,是基因突变最丰富的蛋白质之一。LPL 基因突变类型有碱基置换、移码突变及基因重排。

（1）碱基置换:碱基置换按性质又可分为错义

突变和无义突变,其中错义突变是指基因结构中某个碱基为另一个碱基取代,导致蛋白质分子中相应位置氨基酸改变,这类突变多集中在 LPL 活性中心所在的 N 端区。无义突变是指基因编码区发生突变后形成终止密码子,使翻译过程提前终止,导致合成肽链变短,血清 CM 及 TG 升高与此类突变有关,如突变位点在第 106 位氨基酸的编码基因上,产生短肽链产物不具有 LPL 催化功能,导致血清 CM 及 TG 升高;若突变位点在第 447 位丝氨酸(Ser)被苏氨酸(Thr)所置换(Ser447→Thr)时则不影响 LPL 活性。

(2)移码突变:移码突变是指在 DNA 分子中插入或缺失一个或几个核苷酸(但不是 3 个或 3 的倍数)造成这一位置以后的一列编码发生移位错误的突变,这种突变有的会生成终止密码而使翻译过程提前终止。有报道血清 CM 及 TG 升高的患者,其 G916 位碱基发生缺失,产生一个提前终止码,利用 Northern 印迹技术未检测到可测水平的 LPL mRNA,推测此移码突变可能导致 LPL mRNA 稳定性下降所致。

(3)基因重排:基因重排表现为大片段缺失或插入,目前发现第 6 外显子中 2.0kb 插入和第 9 外显子中 3.0kb 缺失,均可引起血液中 CM 及 TG 明显升高。

LPL 基因突变引起 LPL 活性明显降低或缺失,致使富含 TG 的脂蛋白(主要 CM)的积累。另外,ApoCⅡ基因编码的 ApoCⅡ存在于 HDL-C、CM 和 VLDL 中,是 LPL 激活的一个重要辅助因子,ApoCⅡ基因突变影响 LPL 的激活,从而引起血液中 TG 大量蓄积。

2.ApoCⅡ基因　ApoCⅡ是 LPL 激活剂为其必需的辅助因子,催化 CM 和 VLDL 中 TG 的水解时必须有 ApoCⅡ存在,LPL 才能表现有脂解的活性。

3.GPIHBP1 基因　LPL 功能分析表明,LPL 通过与 GPIHBP1 相互作用嵌合在血管内壁发挥脂蛋白酶作用。如果 LPL 基因发生突变造成蛋白质组成和结构的改变,而不能与 GPIHBP1 相互作用,致使 LPL 不能附着到血管内皮影响其发挥功能。

4.ApoAⅤ基因　ApoAⅤ与 GPIHBP1 之间存在一种紧密连接,即 ApoAⅤ带正电荷的肝素结合序列与 GPIHBP1 的酸性区相互连接,这种连接作用有利于促进 LPL 介导 CM 中的 TG 分解,当 ApoAⅤ带正电荷序列元件发生变异时,这种连接则会丧失从而影响 TG 的代谢。

(二)遗传学机制

1.CM 代谢　CM 是饮食高脂肪食物后,由肠道上皮细胞合成的富含 TG 的脂蛋白,并分泌入淋巴管。淋巴中 CM 为初级颗粒,初级颗粒进入血浆时丢失 ApoA,而获得 ApoC 和 ApoE 形成次级 CM。CM 在 LPL 作用下脱去 TG 形成表面残基和核心残基,表面残基中的 ApoC、游离胆固醇及磷脂转入盘状 HDL-C;核心残基则转入肝细胞,其脂类用于 VLDL 合成。CM 含有 ApoAⅠ,ApoAⅡ,ApoAⅣ和 ApoB$_{48}$,其中 ApoB$_{48}$含量多少与摄取食物的 TG 含量有关,ApoB$_{48}$是合成 CM 所必需的蛋白质,CM 从胸导管移行入血液过程中,其 Apo 的组份迅速改变。CM 获得 ApoC 和 ApoE 后,将 ApoAⅠ移行到 HDL-C,脱去 ApoAⅣ,使进入血液中的 CM 被末梢血管内皮细胞表面的 LPL 经 ApoAⅡ激活,并作用于其内的 TG,分解成为脂肪酸和单甘油脂肪酸,再进入肌肉、脂肪组织及心肌组织贮存或利用。CM 表面的磷脂和 Apo 向 HDL$_3$ 移行,颗粒变小,结果转变成 CM 残粒,分别被肝脏的 LDL 受体和清道夫受体(scavenger receptor,SR)识别并摄取。

CM 是人体血液中最大的脂蛋白颗粒,为 80~100nm,由于 CM 在血液中清除速度较快,半衰期仅为 10~15min,正常情况下进餐 3~4h 后血液循环中 CM 基本被清除。CM 生理功能是转运外源性脂类,主要是 TG,TG 在毛细血管中被水解成游离脂肪酸后进入组织贮存或利用,而外源性胆固醇则全部进入肝脏。

FHS 患者血清 CM、TG 水平显著升高,其中血清 TG 水平 > 11.3mmol/L(1.0mmol/L = 88.55mg/dL)时,空腹采血观察血样本时可发现,血浆外观呈乳白色混浊,若将其置于 4℃ 冰箱内 12h 后,可见血浆表层漂浮一层白色物,这是由于 CM 颗粒大、密度轻而上浮所致。正常血液中 CM、VLDL 的 TG 含量分别为 90%~95%、60%~65%,因此这两类脂蛋白统称为 TRL。TG 升高是反映 CM 或/和 VLDL 升高,因此凡是引起 CM 或/和 VLDL 升高的原因均可导致高甘油三酯血症。

2. LPL 基因突变引起血脂改变的机制 LPL 活性对于饮食中长链脂肪酸代谢至关重要,通常长链脂肪酸被包装到 TG 中,帮助将脂类从肠道运送到其他组织,随后 LPL 将 TG 分解为细胞能够处理的大小,但在 FCS 患者体内由于 LPL 活性缺乏不能分解 TG,因此细胞吸收饮食脂肪不良,使其仍然停留在血液中。在正常状态下用餐后 CM 很快在血液中被廓清,FCS 患者体内因血中 CM 廓清的功能受到损害,导致 TG 在血液中堆积而使得外观呈奶样。LPL 结构和功能异常直接引起血清 CM 及 TG 升高,患者体内 LPL 含量可能完全缺陷,用目前的检测方法测不出 LPL 的存在,也不可能在肝素注射后使血液中 LPL 活性下降,推测可能是一种异常 LPL 翻译后修饰所致,从而引起 CM 及 TG 升高。

LPL 功能变化与动脉粥样硬化发生发展与消退有一定的关联,外源性脂质吸收后形成 CM,再经 LPL 作用形成游离脂肪酸、CM 残粒。内源性脂质在肝脏产生后,经 LPL 作用形成 VLDL,再经肝脂酶变成中间低密度脂蛋白(intermediate density lipoprotein,IDL)、LDL-C。高甘油三酯血症产生的胆固醇含有较多的 VLDL 和 CM 残粒易被巨噬细胞摄取,进入动脉壁内膜致动脉粥样硬化发生,TG 升高也可使 HDL-C 降低。目前研究认为,小而密 LDL(smallbense LDL,sLDL)增加是促进动脉粥样

硬化发生发展的独立高危因素。

实验研究显示,LPL 具有防止和致动脉粥样硬化两方面作用:

(1)防止动脉粥样硬化发生:LPL 是水解血液中 TG 的限速酶,能降低 TG 和提高 HDL-C 水平,可抑制动脉粥样硬化发生发展。转基因兔实验研究显示,正常动脉内皮表达 LPL,可引起血液中 VLDL、IDL、LDL-C 下降,HDL-C 上升。

(2)致动脉粥样硬化作用:研究发现,在兔动物模型中 LPL 在动脉内皮损伤处表达,能引起脂质沉积并有巨噬细胞浸润,诱发动脉粥样硬化的形成,这可能与 LPL 在巨噬细胞膜上表现配体的作用有关,该作用促进巨噬细胞转化为泡沫细胞。

3. ApoCⅡ基因 ApoCⅡ中 C 端第 61~79 位氨基酸具有激活 LPL 的能力,研究表明,ApoCⅡ基因异常可引起 ApoCⅡ降低或缺乏,而 ApoCⅡ降低或缺乏又可导致 LPL 活性低下或缺失,继而引起 CM 明显升高,而 LDL-C 及 HDL-C 降低,因此 ApoCⅡ基因突变也是 FHS 发病机制之一。

4. GPIHBP1 基因 GPIHBP1 二聚体表面有一种高密度负电荷,能识别 LPL 及 ApoAⅤ,从而促进 CM 进行脂解,近来研究显示,ApoAⅤ降脂作用依赖 GPIHBP1 的参与。通过转染的中国仓鼠卵巢细胞(Chinese hamster ovary,CHO)研究显示,GPIHBP1 基因 Cys65→Tyr 突变时能到达细胞表面,但却失去了结合 LPL 的能力,给予一定剂量的肝素后也只有微量 LPL 进入血液中。研究表明,GPIHBP1 基因突变引起高乳糜微粒血症患者,其组织中 LPL 活性并未发生改变,而是由于 GPIHBP1 失去结合 LPL 的能力,使后者无法被转运至毛细血管管腔表面,致使其无法水解富含 TG 的 CM,从而引起 TG 等脂质代谢紊乱。

五、临床表现

(一)症状

1. 发病率 流行病调查显示,FCS 在普通人群

中发病率为 1/100000~1/1000000，但在加拿大魁北克地区发生率较高，其中法裔加拿大人群基因携带率可高达 1/40~1/85，患病率为 1/6382。FCS 家系系谱风险表明，患者父母及部分同胞的 LPL 活性仅为正常人的 50%。

2. 年龄　纯合子型和杂合子型 FCS 患者血清 TG 水平均显著升高，但纯合子型患者临床症状明显；而杂合子型患者临床表现不明显。大多数患者在 10 岁以前出现临床症状，约有 25% 的患者在 1 岁内发病，病情的严重程度与血清 CM 升高的程度有关。临床研究显示，当血清 TG>10mmol/L 时，是引发急性胰腺炎极高危因素。由于体内 LPL 活性显著降低或完全缺乏，影响了外源性（食物来源）TG 的分解代谢，引起体内 CM 大量的蓄积，从而引起临床症状和体征。

3. 精神症状　患者可有焦虑、社交退缩、抑郁、脑雾（brain fog）及全身疲劳等。

4. 黄色瘤　①眼睑黄色瘤，结膜颜色发暗，呈灰白色；②角膜脂肪性病变，角膜实质层局限性或弥漫性混浊，呈黄色分布于角膜中央或周边部；③可见角膜新生血管及前房胆固醇结晶。

5. 腹痛　FCS 患者就诊时常述有腹痛，呈发作性，其疼痛部位多位于腹部中央，可向背部放射，多在进食或饱餐后发生。

（二）体征

1. 疹状黄色瘤：皮肤疹状黄色瘤特征性表现为橘黄色或棕黄色的小丘疹，丘疹中心发白，在红斑状的基底上中心为黄色，疹状黄色瘤直径为 1.0~2.0mm，高出皮肤，类似于痤疮，好发于腹壁、背部、臀部及其他受压的部位，当血液中 TG>22.6mmol/L 时可突然出现，因此突然出现疹状黄色瘤应及时检测血脂。

2. 腹部　腹部查体可发现肝脏、脾脏呈不同程度肿大，脾区触痛；肿大的肝脏和脾脏中含有脂肪的巨噬细胞。

3. 眼睛　当血液中 CM 显著升高时，眼底镜检查可发现视盘色调发暗，血管普遍呈黄白色或灰白色，血管旁白鞘；视网膜颜色可呈黄色、奶油色或巧克力色。出现脂性视网膜炎为高乳糜微粒血症眼底特征性表现，有时可为诊断高乳糜微粒血症的第一线索，因此眼科医生应认识 FCS。脂性视网膜炎是可逆的，不会引起任何视觉损害。

（三）基因型—表型

1. LPL 基因突变　研究表明，LPL 基因突变后 LPL 质量和活性均降低或缺失，其中 Cys418→Tyr、Glu412→Lys 突变时可降低 LPL 结合 GPIHBP1 的能力，从而使 TG 代谢降解功能障碍，引起高甘油三酯血症。

2. ApoCⅡ基因突变　其中 Lys55→Glu 突变 ApoCⅡ过度表达或缺失时，均可引起血液中 CM 明显升高。

3. GPIHBP1 基因突变　Gln115→Pro、Cys65→Tyr、Cys65→Ser 或 Cys68→Gly 突变时可引起心肌、骨骼肌及脂肪组织的毛细血管内 LPL 结合能力降低或丧失，从而引起血液中 CM、LDL-C 大量聚集。其中 Gln115→Pro 突变时 LPL 活性水平降低明显，静脉注入肝素后 LPL 活性升高水平也很低。体外细胞培养研究也显示，Gln115→Pro 时虽能使 GPIHBP1 到达细胞表面，但与 LPL 结合能力很弱，结合力仅为正常的 5.0%。

4. ApoAⅤ基因突变　ApoAⅤ基因 Q145X、Q139X、Q97X 提前终止及 Ser19→Trp 突变时血液中 CM 显著升高，是诱发急性、慢性胰腺炎的高危致病病因。

（四）并发症

1. 胰腺源性糖尿病　在糖尿病患者中脂肪组织中 LPL 活性降低，经治疗后脂肪组织中 LPL 活性可提高。糖尿病和胰岛素抵抗是由于细胞因子分泌量增加，同样可以引起 LPL 活性降低。

2. 肥胖症　LPL 是未脂化的脂肪酸供给肌肉

和脂肪组织过程中的限速酶,与肥胖的发生密切相关。研究显示,脂肪组织和肌肉中 LPL 活性的高低,取决机体脂质是储藏或利用,因此脂肪组织中 LPL 活性升高与肥胖程度有关。

3.胰腺炎　近年来研究显示,FCS 引发胰腺炎约占各种原因引起胰腺炎的 38%。FCS 引起胰腺炎是由于 CM 栓子阻塞了胰腺微血管的血流,导致局限性胰岛细胞损害、坏死,另外炎症反应过程中释放出胰腺酶类,可产生自身溶解。

4.冠心病　由于 CM 颗粒较大难以透过血管内膜层,所以 FCS 患者冠心病或外周动脉粥样硬化表现不明显。但近年研究表明,餐后 CM 升高也是引起冠心病潜在的高危因素,其原因可能是由于 CM 代谢的 CM 残粒,被巨噬细胞表面受体所识别而摄取。

5.认知功能障碍　FCS 患者可能出现影响其工作能力的认知功能减退或障碍;情绪和心理的社会焦虑、社交退缩及抑郁等。

六、辅助检查

(一)实验室检测

1.血脂　①血清 CM、TG 显著升高;②脂蛋白电泳时 CM 位于原点,血清脂蛋白电泳时样品应新鲜,不能应用冻融样品;③CM 超速离心法正常值为阴性;④血清 LDL-C、HDL-C 降低;⑤由于 CM 中含胆固醇量很少,所以总胆固醇(total cholesterol,TC)正常或偏低;⑥血清 ApoC Ⅱ 水平可以判定有无 ApoC Ⅱ 分泌不足。

2.LPL 活性　LPL 存在于毛细血管腔的内皮表面上,在进行 LPL 活性测定时,需要先静脉注射一定量的肝素,使存留在毛细血管内皮上的 LPL 释放入周围血液中,以判断有无 LPL 缺失,通常按每千克体重 10 单位静脉注射,10min 后采静脉血再检测 LPL 活性。检测 LPL 活性的方法有放射性同位素标记法、比色法及滴定法等,其中放射性同位

素标记法灵敏、准确,但需同位素标记底物,其操作烦琐,耗时较长;比色法和滴定法简便快速,但灵敏度较低。

3.脂肪清除试验　脂肪清除试验为每天食用仅含 5.0g 脂肪的等热量膳食,3 天内血清 CM 消失和血清 TG 水平下降 80%,则为脂肪清除试验阳性。

4.基因突变　以基因组 DNA 为模板,借助多聚酶链式反应(polymerase chain reaction,PCR)扩增产物,用双脱氧末端终止法,对 LPL 基因、ApoC Ⅱ 基因、GPIHBP1 基因、LMF1 基因、ApoA Ⅴ 基因的 DNA 序列进行检测,如发现 FCS 相关基因突变时,应对家系成员进行特定位点筛查,并根据家族史、临床病史及体格检查等综合分析,以明确亲属成员的致病基因突变携带情况及患病风险。

(二)超声检查

1.腹部超声　①肝脏肿大;②胰腺轻度增大,周围边缘不清、渗液,胰腺内部回声不均匀为慢性胰腺炎表现;而胰腺低回声、粗大强回声为急性水肿型胰腺炎、急性出血坏死性胰腺炎表现。在急性胰腺炎后期,超声检查可显示胰腺周围脓肿或胰腺假性囊肿,表现为局限混合回声包块。

2.血管超声　颈动脉超声检查可对颈动脉内膜—中膜增厚、斑块及狭窄的性质、程度及范围作出定性、定量分析,并可长期随诊检查其病变的变化。

(三)组织学检查

1.骨髓穿刺　骨髓穿刺实验室检测可发现骨髓中含有类泡沫细胞。

2.病理组织　体表黄色瘤病理组织镜下可见,成串的巨噬细胞及巨噬细胞中含有大量 TG 和胆固醇酯。

七、诊断

1.血清 TG 升高定义

(1)2017 年中国胆固醇教育计划委员会制定

TG升高定义：①合适水平<1.7mmol/L；②边缘升高≥1.7mmol/L且<2.3mmol/L；③升高≥2.3mmol/L且<5.6mmol/L；④重度升高≥5.6mmol/L。

（2）2021年EAS制定血清TG升高定义：①正常>1.2mmol/L；②临界值1.2~1.7mmol/L；③轻度升高1.7~5.7mmol/L；④重度升高5.7~10mmol/L；⑤极高>10mmol/L。

2. 诊断FCS指标 ①血清TG明显升高；②如在饱餐后发作性腹痛时应高度怀疑因CM显著增高引起急性胰腺炎；③躯干、四肢的皮肤有疹状黄色瘤；④脂性视网膜炎；⑤家族史阳性；⑥实验室检测及超声检查；⑦相关致病基因突变。

八、鉴别诊断

1. 家族性高甘油三酯血症（familial hypertriglyceridemia，FHTG） FHTG是一种常染色体显性遗传性疾病，临床上与FCS很相似，其中血清TG明显升高，LDL-C和HDL-C降低，并且家族中其他成员有相似的高脂血症，临床主要表现为疹性黄色瘤、脂血症性视网膜炎，患者可伴有胰岛素抵抗、高血糖、高血压及高尿酸血症等，严重时可诱发急性出血性胰腺炎。FHTG患者脂肪清除试验为阴性，而FCS患者脂肪清除试验为阳性是二者鉴别诊断重要的指标。

2. 多基因性乳糜微粒血症（multifactorial chylomicronemia syndrome，MCS） MCS相对常见，也具有家族聚集性，易感性来自遗传变异的积累效应。临床表型和血脂表型取决于存在危险因素，患者TG和TC水平多为轻中度升高，其升高程度低于FCS，一般成年期发病常合并肥胖、代谢综合征等，但发生急性胰腺炎的风险较低。

3. 继发性CM升高 继发性CM升高的疾病有胰岛素依赖性糖尿病、胰腺炎、肾病综合征、阻塞性肝病、异常球蛋白血症、多发性骨髓瘤、盘状红斑狼疮、胸腺功能减退、卟啉尿等；因进食引起血液中

CM升高，当无脂肪饮食时血液中CM可消失。在临床因继发原因或进食引起CM升高容易鉴别诊断。

九、治疗

（一）预防

1. 控制饮食 药物治疗前应通过长期严格的低脂肪饮食，每天食物中的脂肪应限制为10~20g，或者能量摄入总量<15.0%，这样可减缓动脉粥样硬化发生发展。

2. 避免内生性TG的物质 避免应用可引起内生性TG的物质，如酒精、雌激素、利尿剂、抗忧郁剂及β-肾上腺素阻断剂等。

（二）调脂药

1. 贝特类药物

（1）常用药物：①非诺贝特胶囊100mg/次，3次/天；②吉非贝齐600mg/次，2次/天；③苯扎贝特：普通片200mg/次，3次/天，缓释片400mg/次，1次/天。

（2）作用机制：过氧化物酶体增殖物激活受体-α（peroxisome proliferatorsactivated receptor-α，PPAR-α）在肝脏、骨骼肌、肾脏、心脏和血管壁中高度表达。激活PPAR-α可使TG的CM、VLDL加速降解，而降低TG水平及升高HDL-C水平，故贝特类药适应证为高甘油三酯血症，或以TG升高为主的混合型血脂异常和高LDL-C血症。

2. 烟酸类药物 ①中效缓释型烟酸：第1~4周0.5g/次，1次/天；第5~8周1.0g/次，1次/天，以后视情况决定增减剂量，最大量2.0g/天，睡前服药，但该药不能掰开或嚼服，漏服药物时不要追加服用；②阿昔莫司0.25g/次，1~2次/天。烟酸类药物属B族维生素，有明显的调脂作用，但其调脂作用机制尚不完全清楚；不良反应有颜面潮红、高血糖、高尿酸及消化道不适等。

3. 不饱和脂肪酸药物 欧米伽-3脂肪酸

1粒/次,1次/天,餐后服用,与卵磷脂颗粒800~1000mg/次,1次/天合并使用,效果更佳。不良反应有恶心、消化不良、腹胀、便秘反应,偶见出血倾向。

(三)精准治疗

1. 阿利泼金(Glybera)药 2012年11月欧盟委员会已批准了世界首个基因治疗药物阿利泼金,该药得到欧盟委员会的批准标志着修复基因缺陷的新颖医疗技术的一个里程碑。基因治疗是通过有活性的基因取代患者有缺陷的基因,其中阿利泼金药物用一种腺相关病毒将有活性的LPL基因插入细胞内,从而使这些细胞能产生正常数量的酶。阿利泼金药物临床应用不仅能降低血液中TG,并能防治严重并发症的发生,而且只需单次注射即可多年受益,但其费用非常昂贵,使得患者的依从性降低,影响药物的推广应用。

2. Volanesorsen Volanesorsen 10mg/次,每4周1次。Volanesorsen是一种靶向ApoCⅢ的反义寡核苷酸药物,能够干扰mRNA蛋白质的翻译,即ApoCⅢ通过抑制LPL活性和肝脏富含甘油三酯脂蛋白的摄取来调节TG水平,可作为成年FCS患者控制饮食之外的辅助疗法。临床初步研究显示,应用volanesorsen药物治疗后患者TG明显降低,从而缓解患者症状和有效防治胰腺炎的发生。

(四)换血疗法

婴幼儿难以应用药物进行治疗时可试用换血疗法,可能对缓解症状有一定的作用,但换血疗法仅为病情紧急临时治疗措施。

十、遗传咨询

FCS为常染色体隐性遗传性病,每1例患者(同型合子)的兄弟姐妹有25%的机会患有本病;50%的机会成为没有症状的隐性携带者;25%的机会完全不携带突变的基因,所以不患本病。

参考文献

1. 席海瑞,卢大儒. 基因编辑与遗传病治疗. 科学,2019,71(1):19-23.

2. 中国胆固醇教育计划委员会. 高甘油三酯血症及其心血管风险管理专家共识. 中华心血管病杂志,2017,45(2):108-115.

3. 中华医学会心血管病学分会预防学组. 动脉粥样硬化患者甘油三酯升高的管理中国专家共识. 中华全科医学,2019,17(5):709-713.

4. GINSBERG H N,PACKARD C J,CHAPMAN M J,et al. Triglyceride-rich lipoproteins and their remnants: metabolic insights, role in atherosclerotic cardiovascular disease, and emerging therapeutic strategies-a consensus statement from the European Atherosclerosis Society. Eur Heart J. 2021,42(47):4791-4806.

5. 陈亚辉,陈垦,杨元生,等. LPL、GPIHBP1、apoA-V突变在高脂血症性急性胰腺炎发病中的作用. 世界华人消化杂志,2012,20(25):2364-2369.

6. 姜延志,邢淑华,芩王敏,等. 脂蛋白脂酶调控因子研究进展. 遗传,2013,35(7):830-838.

7. 穆云翔. 脂蛋白脂酶基因突变研究进展. 中国动脉硬化杂志,2002,10(4):358-361.

8. MOHANDAS M K,JEMILA J,AJITH KRISHNAN A S,et al. familial chylomicronemia synd rome. Indian J Pediatr,2005,72(2):181-183.

9. HEGELE R A,BERBERICH A J,BAN M R,et al. Clinical and biochemical features of different molecular etiologies of familial chylomicronemia. J Clin Lipidol,2018,12(4):920-927. e4.

10. BROWN W V,GAUDET D,GOLDBERG I,et al. Roundtable on etiology of familial chylomicronemia syndrome. J Clin Lipidol,2018,12(1):5-11.

11. 张艳冰,丁佑铭. 胰腺炎相关基因多态性的研究. 临床肝胆病杂志,2018,34(3):667-671.

12. 彭彦人,郭丹霞,郑华. 乳糜微粒血症的研究进展. 现代消化及介入诊疗,2020,25(6):822-825.

13. 刘立新,武云涛. 高甘油三酯血症临床新进展. 中国循证心血管医学杂志,2020,12(4):504-508.

14.管琅毅,丁玲,祝荫.高三酰甘油血症性胰腺炎的研究进展.中华胰腺病杂志,2021,21(5):383-387.

15.王小倩,孙备,李乐,等.高脂血症在急性胰腺炎发病机制中的研究现状.世界华人消化杂志,2017,25(6):498-503.

16. BROWN W V, GOLDBERG I, DUELL B, et al. Roundtable discussion：familial chylomicronemia syndrome：diagnosis and management. J Clin Lipidol, 2018,12(2):254-263.

17. POONURU S, PATHAK S R, VATS H S, et al. Rapid reduction of severely elevated serum triglycerides with insulin infusion, gemfibrozil and niacin. Clin Med Res, 2011,9(1):38-41.

18. WITZTUM J L, GAUDET D, FREEDMAN S D, et al. Volanesorsen and triglyceride levels in familial chylomicronemia syndrome. New England Jouenal of Medicine,2019,381(6):531-542.

19. ALEXANDER V J, XIA S, HURH E, et al. N-acetyl galactosamine-conjugated antisense drug to APOC3 mRNA, triglycerides and atherogenic lipoprotein levels. Eur Heart J, 2019,40(33):2785-2796.

第七节　家族性胆固醇酯转运蛋白缺陷症

家族性胆固醇酯转运蛋白缺陷症（familial cholesteryl ester transfer protein deficiency）是由于胆固醇酯转运蛋白（cholesterol ester transfer protein，CETP）基因突变，引起高密度脂蛋白胆固醇（high density lipoprotein cholesterol，HDL-C）显著升高，甘油三酯（triglyceide，TG）、总胆固醇（total cholesterol，TC）中度升高，载脂蛋白（apolipoprotein，Apo）AⅠ、ApoCⅡ、ApoCⅢ及ApoE轻度升高；患者主要表现动脉粥样硬化、冠心病等症状。

一、概述

1978年，Zilversmit等首先从人血浆中分离、纯化出CETP。

1987年，克隆人CETP基因的cDNA，并测定了CETP的完整结构。

1989年，Brown等首次报道一个日本家族9名成员，有高α-脂蛋白血症和CETP功能缺失，发现了CETP基因第14内含子中5′-端的鸟苷酸（G）被腺苷酸（A）取代，不能形成正常的mRNA和CETP。其中2例纯合子型患者血浆CETP活性和浓度均为零，HDL-C分别为6.42mmol/L、4.53mmol/L（1.0mmol/L=38.67mg/dL）；ApoAⅠ分别为239mg/dL、147mg/dL；而低密度脂蛋白-胆固醇（low density lipoproteincholesterol，LDL-C）和ApoB降低。4例杂合子型患者血浆CETP活性和浓度明显降低，而HDL-C轻度升高，HDL_2/HDL_3比值升高，ApoAⅠ水平正常。

1995年，Akita调查25名北京居民，检测出1例杂合子型患者，患者为男性63岁汉族，CETP基因第442位天冬氨酸（Asp）被甘氨酸（Gly）所置换（Asp442→Gly），血清TC为3.16mmol/L（1.0mmol/L=

38.67mg/dL）、LDL-C为1.42mmol/L（1.0mmol/L=38.67mg/dL）、HDL-C为1.32mmol/L。

1997年，Hui检测379名北京居民，研究发现16例杂合子型患者，CETP基因等位基因频率为2.1%，其中CETP基因Asp442→Gly突变时血清LDL-C、TC明显降低，HDL-C不升高；而日本研究显示，杂合子型患者CETP基因Asp442→Gly突变时血清LDL-C、TC无变化，HDL-C升高。

二、病因

家族性胆固醇酯转运蛋白缺陷症可能为常染色体显性遗传病，经基因组筛选定位，目前仅确定CETP基因突变为其致病病因。

三、分子遗传学

CETP基因

1.结构　CETP基因定位于第16号染色体长臂12区到21区（16q12~21），长21994bp，由16个外显子和15个内含子组成，编码493个氨基酸，其中17个氨基酸的信号肽和476个氨基酸的单链多肽，相对分子质量约为74kD。

CETP基因外显子长度为32~250bp，内含子长度为87~6300bp。CETP基因与卵磷脂胆固醇酰基转移酶（lecihin cholesterol acyl transferase，LCAT）基因、结合珠蛋白（haptoglobin，HP）基因邻近，成熟CETP含4个天冬酰胺N-糖基，其等电点为4.6~5.4。

2.多态性　由于遗传变异是多位点、多种类的，不同种族、不同人群的变异位置、性质可能不同，而使同一基因位点变异的基因型频率在不同种族、不同人群也不尽相同。其中位于第1内含子

277 号碱基的多态可被 TaqI 内切酶识别,形成 B_1 和 B_2 等位基因,组合成 B_1B_1、B_1B_2 和 B_2B_2 基因型,其多态性是 HDL 水平的影响因素,部分或全部 CETP 基因缺陷的结构基因突变使 HDL 升高。等位基因 B_1 与 CETP 浓度及活性升高有密切关联,其中基因型 CETP 活性 B_1B_1 型最高,B_1B_2 型次之,B_2B_2 型最低,临床研究表明,基因型 B_2B_2 型引发心肌梗死的概率最低。

CETP 是一种疏水糖蛋白,含有丰富的非极性氨基酸,其比例高达 45%。CETP 主要存在于肝脏、小肠、肾上腺、脾脏、脂肪组织及主动脉等组织,其中主动脉通过组织化学分析表明,CETP 大量存在于主动脉的泡沫细胞及动脉粥样硬化损伤处,经双重免疫染色法证实,泡沫细胞中的 CETP 多数由巨噬细胞产生,只有少数由平滑肌细胞产生。正常人血液中 CETP 浓度为 0.90~2.80mg/L。

3. 功能　CETP 对 HDL 水平、颗粒大小和构成有重要调节作用,促进各脂蛋白之间脂质的交换和转运,是胆固醇逆转运(reverse cholesteroltransport, RCT)过程中的关键酶之一,它将 HDL 中的胆固醇酯转运至含 ApoB 的脂蛋白,如 VLDL 和 LDL-C 中,并以等量的 TG 进行交换。外周组织(包括血管壁上的单核巨噬细胞)中的胆固醇外流与 HDL 结合后,被 LCAT 酯化成胆固醇酯后移入 HDL 核心,并可通过 CETP 转移给 LDL-C、极低密度脂蛋白(very low density lipoprotein, VLDL),再被肝脏的 LDL 受体及 VLDL 受体摄取入肝细胞,代谢为胆汁酸等成分排出体外,这是体内胆固醇排出的主要途径。

4. 突变　CETP 基因突变类型有点突变、错义突变、无义突变、缺失突变、插入突变及移码突变等,常见突变位点为第 14 位异亮氨酸(Ile)被丙氨酸(Ala)所置换(Ile14→Ala)、第 151 位亮氨酸(Leu)被脯氨酸(Pro)所置换(Leu151→Pro)、第 193 位异亮氨酸(Ile)被缬氨酸(Val)所置换(Ile193→Val)、第 282 位精氨酸(Arg)被半胱氨酸(Cys)所置换(Arg282→Cys)、第 296 位亮氨酸(Leu)被谷氨酰胺(Gln)所置换(Leu296→Gln)、第 314 位甘氨酸(Gly)被丝氨酸(Ser)所置换(Gly314→Ser)、第 373 位丙氨酸(Ala)被脯氨酸(Pro)所置换(Ala373→Pro)、第 405 位异亮氨酸(Ile)被缬氨酸(Val)所置换(Ile405→Val)、第 442 位天冬氨酸(Asp)被甘氨酸(Gly)所置换(Asp442→Gly)、第 451 位精氨酸(Arg)被谷氨酰胺(Gln)所置换(Arg451→Gln)、第 469 位缬氨酸(Val)被甲硫氨酸(Met)所置换(Val469→Met)等。

四、发病机制

(一)致病病因

CETP 基因缺陷可导致蛋白表达的异常,CETP 基因缺陷包括基因突变和染色体畸形,CETP 基因缺陷 CETP 浓度和活性降低,引起脂蛋白代谢发生显著变化,其中 CETP 介导含 ApoB 的脂蛋白中的 TG 与 HDL 中的 CE 交换降低,导致 HDL 中的胆固醇酯堆积,HDL 的质和量发生变化,最显著的变化特征是 HDL-C 和 ApoA I 水平升高。

1. HDL　HDL 是一种脂质和蛋白含量大致均等的异质性脂蛋白,根据不同成分、形状、大小和密度可分为不同的亚类,这些亚类所含的脂质、Apo、酶,以及脂质转运蛋白的数量与质量不同,因此具有不同的功能及临床意义。目前已确定 50 多种不同的 HDL 相关蛋白质,其中 Apo 有 ApoA I、ApoA II、ApoA IV、ApoE 及 ApoJ;脂质运载蛋白有 ApoD、ApoM 等。

根据密度大小可将 HDL 分为 HDL_1、HDL_2 和 HDL_3 三个亚类,其中 HDL_1 仅在摄取高胆固醇膳食后才在血液中出现,健康人血液中主要含 HDL_2 和 HDL_3;HDL_2 为体积较大、密度较小是成熟的颗粒;HDL_3 为体积较小、密度较大是未成熟的颗粒。根据形状及大小的不同,采用双向电泳—免疫印迹检测法可将 HDL 分为较小的盘状 preβ-HDL(由 Apo、磷脂、游离胆固醇组成的脂质单层)和较大的球状 α-HDL(含有一个胆固醇酯及 TG 组成的疏水核)两个亚类,其中 preβ-HDL 包括新生的 HDL(preβ$_1$-HDL)和圆盘状的 HDL(preβ$_2$-HDL);α-HDL 包括 HDL$_{2b}$、HDL$_{2a}$、HDL$_{3a}$、HDL$_{3b}$、HDL$_{3c}$。根据 Apo 的不同,可将 HDL 分为仅含 ApoA I 的 HDL,以及同时含 ApoA I 和 ApoA II 的 HDL 两个主要类别。ApoA I 是 HDL 的主要蛋白质,以及 SR-B I 的配体,可通过增强 ABCA1、LCAT 活性介导 RCT。研究发现,HDL$_2$ 较 HDL$_3$ 含有较多 ApoA I,而 HDL$_3$ 含有较多 ApoA II,临床研究显示,HDL$_2$ 较 HDL$_3$ 可能更具有较好心血管保护功能。

2.LDL　根据 LDL 颗粒大小和密度高低不同,可将 LDL 分为:大而轻 LDL(larger buoyant LDL,bLDL)、小而密 LDL(small bense LDL,sLDL),以及介入二者之间的中间 LDL(intermediate LDL,iLDL),研究表明,sLDL 与动脉粥样硬化的发生发展密切相关,而 bLDL 则无明显致动脉粥样硬化的作用。

(二)遗传学机制

CETP 是一种血浆蛋白,介导胆固醇酯和 TG 在脂蛋白之间的转运,将胆固醇酯转运入含有 ApoB 的 LDL 颗粒中,使得 VLDL 颗粒更多地向致动脉粥样硬化作用更强的、更易氧化的 LDL 颗粒转变,这一机制促使巨噬细胞因吞噬氧化的 LDL 颗粒而变成泡沫细胞。三磷酸腺苷结合盒转运体(adenosine triphosphate binding cassette,ABC)A1、ABCG1 及 B 类 I 型清道夫受体(scavenger receptorclass-B type I,SR-B I)介导巨噬细胞(泡沫细胞)中的胆固醇外流至新生的 pre-β-HDL,使其发展为成熟的富含经 LCAT 酯化的胆固醇。

家族性胆固醇酯转运蛋白缺陷症可分纯合子型和杂合子型,其中纯合子型患者 CETP 浓度和活性缺失;杂合子型患者 CETP 浓度及活性明显降低;CETP 浓度和活性缺失或降低,导致 HDL-C 和 ApoA I 水平升高,而对 LDL-C 和 ApoB 浓度几乎没有影响,因此带来心血管风险下降。目前研究显示,CETP 基因突变具有抗动脉粥样硬化和致动脉粥样硬化的功能,但其作用机制尚未完全清楚。

1.抗动脉粥样硬化　CETP 基因突变 CETP 浓度及活性明显降低,可引起脂蛋白代谢发生显著变化,其中 CETP 介导的含 ApoB 的脂蛋白中 TG 与 HDL 中胆固醇酯的交换降低,导致 HDL 中胆固醇酯的堆积,HDL 质和量发生变化,其特征是血清 HDL-C 和 ApoA I 水平升高,故具有抗动脉粥样硬化。流行病学研究表明,血液中 HDL-C 每升高 0.03mmol/L,患冠心病的危险性可降低 2.0% ~ 3.0%,即使校正了其他冠心病的危险因素也是如此。

2.致动脉粥样硬化　CETP 基因缺陷患者 LDL 颗粒直径显著变大,且均为 bLDL,可能因 CETP 水平下降,不能介导富含甘油三酯脂蛋白(triglyceride-rich lipoprotein,TRL)中的 TG 与 LDL 中的胆固醇酯交换的缘故。研究表明,在 CETP 降低患者加入 CETP 可改变 LDL 颗粒的大小;而另一方面,LDL 中 TG 与 HDL 中胆固醇酯的交换亦受影响,使 LDL 中胆固醇酯水平下降,导致 LDL 变小而具有致动脉粥样硬化的作用。经对冠心病研究发现,其中 CETP 基因第 15 外显子的第 55 个核苷酸碱基 A 变成 G,两个碱基的置换致使 CETP 基因 Asp442→Gly 错义突变时,导致 CETP 浓度和活性明显降低,冠心病发病率显著增加。

五、临床表现

(一)症状

1.发病率　本症目前尚无流行病调查研究报告,其发病率尚不清楚。

2.异质性　本症患者临床症状及体征多不明显或不典型,有的患者仅在血脂检测时发现其异常。

（二）体征

1. 脂质变化 血脂检测可发现：①血清 HDL-C 明显升高；②血清 TG、TC 中度升高；③血清 ApoA Ⅰ、ApoC Ⅱ、ApoC Ⅲ 及 ApoE 轻度升高。

2. 动脉粥样硬化 CETP 基因突变既有抗动脉粥样硬化的效应，也有致动脉粥样硬化的作用，所以在临床上有的患者可有心前区不适、胸闷及胸痛等不典型心肌缺血症状。

（三）基因型—表型

1. CETP 基因 Asp442→Gly 错义突变时 HDL-C 轻度至中度升高，颗粒变大，是发生冠心病独立的高危因素。

2. CETP 基因突变患者经对 LDL 颗粒直径及图形的研究表明，冠心病患者 LDL 亚组分的颗粒直径明显增大，提示可能为其致动脉粥样硬化性心血管病（atherosclerotic cardio vascular disease，ASCVD）高危因素。

3. 流行病学调查研究发现，日本普通人群中 CETP 基因 Ile14→Ala 发生率为 1.0%~2.0%，其中家族性高 α - 脂蛋白血症（familial hyperalphalipoproteinemia，FHALP）患者约有 20% 是由于 CETP 基因 Ile14→Ala 突变所致，并且研究认为 Ile14→Ala 突变时所致 FHALP 患者并不长寿。FHALP 患者主要表现为血清 HDL-C 和 ApoA Ⅰ 明显升高，ApoC Ⅲ 降低。

六、辅助检查

（一）实验室检测

1. 血脂 ①血清 HDL-C、TG、TC、ApoA Ⅰ、ApoC Ⅱ、ApoC Ⅲ 及 ApoE 等检测；②采用平衡密度梯度超速离心 LDL 显示出 16 个亚组分；③利用聚丙烯酰胺凝胶电泳法（polyacrylamide gel electrophoresis，PAGE）技术，LDL 显示两条区带，而正常人仅显示一条区带。

2. CETP 基因突变 ①利用酶联免疫法检测 CETP 浓度和活性水平；②多聚酶链式反应（polymerase chain reaction，PCR）及 DNA 测序可显示 CETP 基因突变位点，有助于判断是纯合子，还是杂合子；③根据先证者 CETP 基因检测结果，对亲属成员进行 CETP 基因突变位点检测，并根据家族史、临床病史及体格检查等综合分析，以明确亲属成员的致病基因突变携带情况及患病风险。

（二）心电检查

1. 心电图 心电图可显示 ST 段下移或抬高，T 波低平或倒置等改变。

2. 动态心电图 动态心电图可记录患者在静息、劳累及睡眠等状态下 ST 段、T 波的动态变化，以及心律失常的发生。

3. 运动负荷试验 运动负荷试验可分析运动时心肌供血状态，有助于判断冠状动脉粥样硬化的程度及范围等。

（三）超声检查

颈动脉超声检查可显示颈动脉病变的性质，并可对其进行动脉粥样硬化的程度及范围进行定性分析。

（四）影像学检查

1. 计算机断层扫描血管成像（computed tomography angiography，CTA） CTA 是目前检查冠状动脉粥样硬化斑块钙化的主要无创性技术，临床根据其粥样硬化钙化积分来评价冠状动脉病变的性质、程度及范围等。

2. 冠状动脉造影（coronary arteriography，CAG） CAG 检查可对冠状动脉管壁病变和固定狭窄部位的性质、范围及程度等做出定量的诊断。

七、诊断

目前诊断家族性胆固醇酯转运蛋白缺陷症主要指标：①HDL-C > 5.18mmol/L；②家族史阳性；③CETP 浓度和活性缺失或明显降低；④CETP 基

因突变。

八、鉴别诊断

1. FHALP　FHALP 是由于 CETP 基因和 ApoC Ⅲ基因的突变,引起血液中 HDL-C、ApoA Ⅰ升高,而 ApoC Ⅲ活性降低;患者多无明显的临床症状及体征,有的患者可出现动脉粥样硬化、心肌缺血、受损甚至梗死等。

2. 糖尿病(diabetes mellitus,DM)　DM 患者 CETP 基因突变及其多态性可影响 CETP 浓度和活性的变化,而胰岛素水平也可影响 CETP 浓度和活性的变化,但 DM 具有特征性临床症状及体征。

九、治疗

(一)调脂药

1. 他汀类调脂药　可选择如下药物 1 种:①辛伐他汀片 10mg/次,1 次/天;②阿托伐他汀钙片 10mg/次,1 次/天;③普伐他汀钠片 10~20mg/次,1 次/天;④洛伐他汀片 10mg/次,1 次/天。他汀类药物应用于以血清 TC、LDL-C 升高的患者。

2. 贝特类调脂药　非诺贝特胶囊 100mg/次,3 次/天,或者吉非贝齐 600mg/次,2 次/天。贝特类调脂药应用于以血清 TG 升高为主的患者。

(二)并发症防治

1. 普罗布考(丙丁酚)　普罗布考 500mg/次,2 次/天。普罗布考对有冠心病症状的患者有一定的疗效。

2. 欧米伽(Omega-3)脂肪酸　欧米伽-3 脂肪酸 1 粒/次,1 次/天,餐后服用。欧米伽有舒张血管、抗血小板聚集及抗血栓的功效。

长期服用调脂药时应定期检测血清丙氨酸氨基转移酶(alanine aminotransferase,ALT)、天冬氨酸氨基转移酶(aspartate aminotransferase,AST)、肌酸激酶(creative kinase,CK)、血糖及肾脏功能等血液生化指标。

十、预后

对家族性胆固醇酯转运蛋白缺陷症预后的评估需要临床表现与基因检测结合,个体诊断与家系验证结合,既要全面,也要个体化。一般临床上将血清 HDL-C 过高定义为男性≥3.0mmol/L,女性≥3.5mmol/L;而血清 HDL-C 降低定义为<1.0mmol/L。

近年临床研究提示,血清 HDL-C 过高或过低都会导致心血管疾病风险上升,血清 HDL-C 水平与心血管死亡的发生率曲线呈 U 形,其中位于 1.01~2.02mmol/L 之间的人群心血管疾病风险较低。经校正多种因素后,与血清 HDL-C 水平正常者相比,男性、女性血清 HDL-C 过高者心血管死亡率分别增加了 1.53 倍、1.89 倍。

临床研究发现,血清 HDL-C 为 1.76~1.83mmol/L 时心血管死亡风险最低,其中男性血清 HDL-C 为 1.65~1.76mmol/L 心血管病死亡风险最低,而女性血清 HDL-C 为 1.89~2.20mmol/L 心血管病死亡风险最低。血清 HDL-C 为 1.40~1.50mmol/L 时全因死亡风险最低,其中男性为 1.34~1.45mmol/L 时全因死亡风险最低,女性在 1.50~1.60mmol/L 时全因死亡风险最低,且与 HDL-C 水平为 1.45mmol/L 相比,每增加或降低 0.26mmol/L 全因死亡风险分别增加 3.0% 和 10.0%。

但是血清 HDL-C 过高与心血管死亡、全因死亡的发生率之间因果关系及发病机制,初步研究提示,可能是由于遗传变异及较高血清 HDL-C 水平时,HDL-C 的构象和功能发生了变化。

参考文献

1. ZANONI P,KHETARPAL S A,LARACH D B,et al. A Rare Loss-of-Function Variant in Scavenger Receptor Class B Type Ⅰ(SCARB1) Raises HDL Cholesterol and Increases Risk of Coronary Disease. Science,2016,351

（6278）：1166-1171.

2. 李国霖,王治平.小而密低密度脂蛋白与冠心病的最新进展.临床医学进展,2021,11(8):3523-3528.

3. BALLING M, NORDESTGAARD B G, LANGSTED A, et al. Small Dense Low – Density Lipoprotein Cholesterol Predicts Atherosclerotic Cardiovascular Disease in the Copenhagen General Population Study. Journal of the American College of Cardiology,2020,75,2873-2875.

4. 欧含笑,郭冰冰,田期先,等.巨噬细胞胆固醇转运相关蛋白研究进展.生物化学与生物物理进展,2017,44(2):139-147.

5. 熊绪琼,王兴宇,程卯生.胆固醇酯转运蛋白的研究进展.中国新药杂志,2005,13(10):874-877.

6. 汪俊军,陈大宁,强宏娟,等.胆固醇酯转运蛋白基因突变患者低密度脂蛋白亚组分颗粒直径增大.中国动脉硬化杂志,2000,8(3):217-220.

7. 官宝怡,赵福海.高密度脂蛋白胆固醇与心血管风险研究进展.心血管病学进展,2019,40(3):317-320.

8. MADSEN C M, VARBO A, NORDESTGAARD B G. Extreme high high – density lipoprotein cholesterol is paradoxically associated with high mortality in men and women:two prospective cohort studies. European Heart Journal,2017,38,2478-2486.

9. ZHONG G C, HUANG S Q, PENG Y, et al. HDL-C is associated with mortality from all causes, cardiovascular disease and cancer in a J-shaped dose-response fashion:a pooled analysis of 37 prospective cohort studies. Eur J Prev Cardiol,2020,27(11):1187.

10. XIANG A S, KINGWELL B A. Rethinking good cholesterol:a clinicians' guide to understandding HDL. Lancet Diabetes Endocrinol,2019,7(7):575-582.

第八节 家族性卵磷脂胆固醇酰基转移酶缺陷症

家族性卵磷脂胆固醇酰基转移酶缺陷症(familial lecithin cholesterol acyltransferase deficiency,FLD)是由于卵磷脂胆固醇酰基转移酶(lecihin cholesterol acyl transferase,LCAT)基因和载脂蛋白(apolipoprotein,Apo)A I 基因的突变所致,引起总胆固醇(totalcholesterol,TC)、甘油三酯(triglyceide,TG)升高,而高密度脂蛋白胆固醇(high density lipoprotein cholesterol,HDL-C)降低。患者主要表现为贫血、肾病和角膜混浊三联征;其主要治疗措施为低脂饮食、调脂药物规范化的应用及支持疗法等。

一、概述

1962 年,Glomset 首先分离出 LCAT 并命名。研究发现 LCAT 是血液中脂蛋白代谢的一种关键酶。

1967 年,Norum 等首次报道了一种以蛋白尿、贫血、血脂异常及角膜混浊为特点的家族性疾病,其病因为 LCAT 活性降低或缺失;临床表现血液中 TC、TG 及游离胆固醇磷脂酰胆碱升高,溶血卵磷脂降低等。

1989 年,经全国科学名词审定委员会审定发布 FLD 医学名词。

二、病因

FLD 为常染色体隐性遗传病,经基因组筛选定位,目前仅确定 LCAT 基因、ApoA I 基因的突变为其致病病因。

三、分子遗传学

(一)LCAT 基因

1.结构 LCAT 基因定位于第 16 号染色体长臂 21 区到 22 区(16q21~22),长约 4.2kb,由 6 个外显子和 5 个内含子组成,编码 416 个氨基酸,相对分子质量约为 47.09kD。

LCAT 分为 α-LCAT 和 β-LCAT 两种类型,LCAT 含有 6 个半胱氨酸残基(Cys),并在 Cys50~Cys74 之间形成一个疏水性的表面识别区域,这个区域在 LCAT 和底物脂蛋白的相互作用中起重要调节作用,其中一个色氨酸残基(Trp61)对 LCAT 活性有决定性作用。

2.代谢 LCAT 主要由肝脏合成及分泌,在小肠、脾、胰、胎盘及肾上腺等组织有 LCAT mRNA,表明也可合成 LCAT,LCAT 合成后释放入血,以游离或与脂蛋白结合的形式存在,其中存在于高密度脂蛋白(high density lipoprotein,HDL)约为 50%、极低密度脂蛋白(very low density lipoprotein,VLDL)约为 35%、低密度脂蛋白(low density lipoprotein,LDL)约为 1.0%。血液中 70%~80% 的胆固醇是胆固醇酯,均由 LCAT 催化而生成,LCAT 与 HDL 结合在一起,在 HDL 表面活性很高并起催化作用,另外在磷脂代谢中也有重要的作用,但对 VLDL 及 LDL 几乎不起作用。

3.功能 LCAT 是一种起催化作用的酶,选择底物是 HDL,特别是新生盘状或小球形的 HDL_3,LCAT 在脂蛋白代谢中的作用:①催化 HDL 的游离胆固醇酯化,促使新生的 HDL($pre\beta_1$-HDL)和圆盘状的 HDL($pre\beta_2$-HDL)转化为成熟的球状 HDL,从而使 HDL 经 $pre\beta_1$-HDL→$pre\beta_2$-HDL→HDL_3→HDL_2 的过程逐渐成熟;②参与胆固醇逆转运(reverse cholesterol transport,RCT),RCT 指周围组织、细胞内游离胆固醇与血液中脂蛋白或某些大分子结合而转运至其他组织(主要是肝脏)被利用的过程；③RCT 促进组织、细胞内胆固醇的清除、维持细胞内胆固醇稳定，从而防止了动脉粥样硬化发生发展；④正常参考值：其中应用放射免疫分析法（radio immunoassay，RIA）为 5.19~7.05mg/L；共同通基质法（common matrix method）为 262~502U/L；核素标记自身基质法（radionuclide labeling self-matrix method）为 58~79U/L。

4. 突变　LCAT 基因突变类型有无效突变、缺失突变及错义突变等，常见突变位点为第 123 位苏氨酸（Thr）被异亮氨酸（Ile）所置换（Thr123→Ile）、第 179 位甘氨酸（Gly）被精氨酸（Arg）所置换（Gly179→Arg）、第 347 位苏氨酸（Thr）被蛋氨酸（Met）所置换（Thr347→Met）等。

（二）ApoA I 基因

1. 结构　ApoA I 基因定位于第 11 号染色体长臂 23 区（11q23），长 1863bp，由 4 个外显子和 3 个内含子组成，编码 243 个氨基酸残基的单一多肽链，相对分子质量约为 28.3kD。

（1）外显子：外显子分布于 ApoA I 基因的不同区域，其中：①第 2 外显子编码大部分 ApoA I 前肽；②第 3 外显子编码 ApoA I 肽原和 NH_2 端序列；③第 4 外显子编码羧基端 200 个氨基酸残基。

（2）内含子：①第 1 内含子长度 197bp，位于 5′端非翻译区；②第 2 内含子长度 183bp，位于翻译区的 ApoA I 前肽区内；③第 3 内含子长度 588bp，插入翻译成熟 ApoA I 的第 43 氨基酸残基处。

经等点聚焦电泳证实，人 ApoA I 为不均一性，有 10 种不同的亚组分，至少有 6 种多态性，其等电点为 5.36~5.85。ApoA I 由肝脏和小肠合成，主要存在于 HDL_2、HDL_3、CM 中，约占这三类脂蛋白中蛋白的 65%、62%、33%。ApoA I 为 HDL 的重要组成部分，在 HDL 的形成和代谢过程中起到了重要的作用，与 HDL-C 水平呈正相关。

2. 功能　ApoA I 是 HDL 主要蛋白质和 B 类 I 型清道夫受体（scavenger receptor class B type I，

SR-B I）的配体，可通过增强三磷酸腺苷结合盒转运子 A1（adenosine triphosphate binding cassette transporter，ABCA1）和 LCAT 活性介导 RCT，从而使 HDL 能从动脉壁及周围组织中进行游离胆固醇的酯化，并将胆固醇酯转运入肝脏进行代谢，这对防止周围组织脂质沉积及动脉粥样硬化形成有重要意义。ApoA I 半衰期约为 5.8 天，正常参考值男性为 104~202mg/dL，女性为 108~225mg/dL。

3. 突变　ApoA I 基因突变类型有重排突变、缺失突变及无义突变等，常见突变位点有第 165 位脯氨酸（Pro）被精氨酸（Arg）所置换（Pro165→Arg）、第 173 位精氨酸（Arg）被半胱氨酸（Cys）所置换（Arg173→Cys）等。

四、发病机制

（一）致病病因

不同纯合子型和不同杂合子型的家族间，血液中 LCAT 含量和活性有明显不同，提示 FLD 有不同的基因表达，其中挪威患者血液中 LCAT 含量为正常人的 10%~20%；意大利的萨丁尼亚患者血液中 LCAT 含量为正常人的 5.0%~10.0%；而加拿大 1 个家族患者血液中 LCAT 含量测不到；目前我国对 FLD 含量和活性的研究报道较少，血液中 LCAT 含量和活性尚不清楚。

1. LCAT 基因　研究表明，LCAT 基因缺失的发病机制呈多相性，提示在多数受累的家族基因突变是独立的。LCAT 在血液中有 α-LCAT 活性和 β-LCAT 活性，其中 α-LCAT 活性只对 HDL_2 脂蛋白有活性，而 β-LCAT 活性只对前 β-脂蛋白、LDL-C 及 VLDL 有活性。FLD 患者中这两种活性均降低或缺失：①LCAT 基因突变可引起 LCAT 合成障碍或活性消失，从而导致游离胆固醇的酯化过程发生障碍，影响 RCT 和 HDL-C 的代谢，致使 TC、TG 明显升高，而 HDL-C 降低，VLDL 电泳时出现在 β-位置（正常情况下只有 LDL-C 出现在

β-位置);②LCAT 水平与 TG 呈负相关,FLD 患者 TG 升高的原因,可能是由于 TG 合成增多,或者脂蛋白脂酶(lipoprtein lipase,LPL)活性降低等因素所致;③LCAT 水平与 HDL-C 水平呈正相关,LCAT 活性缺乏使 HDL-C 成熟代谢过程受阻,引起 HDL-C 功能丧失;④HDL-C 异常在各种受损的组织中沉积和/或被吞噬细胞消化,其中沉积于肾脏可引起肾小球损伤。

2. ApoA I 基因 HDL 中 ApoA I 是 LCAT 生理激活剂,在 LCAT 发挥其催化过程中具有重要的功能。

(二)遗传学机制

FLD 患者可分为纯合子型和杂合子型,其中纯合子型患者 LCAT 含量和活性缺失,杂合子型患者 LCAT 含量及活性降低。LCAT 含量和活性缺失或降低可引起 HDL-C、ApoA I、TC、TG、VLDL 及游离胆固醇等合成、分泌及代谢的异常。

1. LCAT 可与 preβ$_2$-HDL 结合,使 HDL 分子表面卵磷脂 Sn-2 位上的酯酰基脱落,与胆固醇结合形成胆固醇酯。preβ-HDL 能从外周细胞中摄取胆固醇和磷脂,并且在血浆因子的作用下逐步成熟,最终形成球状 HDL 颗粒。LCAT 是 ApoA I 发挥 RCT 作用的关键因素,LCAT 缺失可引起血清 HDL-C、ApoA I、ApoA II、ApoB 及 ApoE 降低;而 TG 升高,同时还可引起 ApoA I 向小型圆盘状的脱脂化 preβ$_1$-HDL 和 α-HDL 聚集,初生圆盘状 HDL 脂化增多,造成 HDL 的功能紊乱和代谢异常,LCAT 激活可升高 HDL 水平。

2. ApoA I 调节 RCT 的作用与 ABCA1 有关,ABCA1 是通过三磷酸腺苷(adenosine triphosphate,ATP)作为其跨膜转运脂类的代谢产物能量来源。ApoA I 和 ABCA1 相互作用,与磷脂及胆固醇结合转变为新生的 HDL,消除过多的胆固醇,而 ApoA I 和 ABCA1 相互作用是 RCT 的第一步,故 ApoA I/ABCA1 转脂途径在胆固醇流出过程发挥核心的

作用。ABCA1 调节脂质流出是由 ApoA I 分子中 N 末端的螺旋束所控制,ApoA I 与 ABCA1 分子结合后,ApoA I 分子 C 端结构域中疏水性双 α-螺旋插入细胞膜磷脂双分子层中 ABCA1 活化的区域,然后在 ApoA I 的微溶解作用下,磷脂和胆固醇游离出来,与 ApoA I 形成 ApoA I/脂类复合体,并合成新生的 HDL。虽然 ApoA I 中心螺旋序列能够单独促进 ABCA1 调节的脂质流出,但 ApoA I 上 220~231 氨基酸残基是 ApoA I 和 ABAC1 相互作用的必要条件,这在 HDL 合成和脂质流出过程中是不可或缺的。ABCA1 能诱导细胞表面形成两种与 ApoA I 具有高度亲和力的活性位点,其中亲和力较高的位点是由脂质位点构成,而亲和力较低的位点是由 ApoA I 和 ABCA1 之间直接交互功能所构成,前者功能是参与初生 HDL 的装配,后者功能是调节 ApoA I 和 ABCA1 的相互作用。

ABCA1 胞内域有一个 PEST 序列,PEST 序列是指富含脯氨酸(Pro,P)、谷氨酸(Glu,E)、丝氨酸(Ser,S)、苏氨酸(Thr,T)的肽段。PEST 序列磷酸化后与泛素连接酶(ubiquitinligase,E3)结合,使 ABCA1 泛素化后经蛋白酶体降解。PEST 序列在 ABCA1 逆转胆固醇合成途径中发挥着重要的作用,消除 ABCA1 上的 PEST 序列会引起细胞内胆固醇流出减少。研究发现,ApoA I 能逆转 ABCA1 的降解,具有稳定 ABCA1 的作用,这种稳定作用可能是由于 ApoA I 诱导 PEST 序列上的 Thr-1286 突变和 Thr-1305 突变,从而导致 PEST 序列脱磷酸化所引起。

五、病理

(一)病理解剖

1. 组织学 肾脏损害可能是由于各种脂质成分在肾小球细胞内外沉积所致,其中蛋白尿可能是由于脂质吞饮泡和致密的膜样结构导致肾小球基底膜损伤。

2. 镜下所见

（1）血清 LDL、VLDL 异常，其中 VLDL 异常表现为 60nm 切迹状异常颗粒。

（2）LDL 异常有三种表现：①90nm 具有层状结构的大颗粒；②30~80nm 碟形颗粒；③20~22nm 球形颗粒。

（3）HDL 异常呈碟形或小球状，直径约为 6.0nm。

（二）病理生理

FLD 患者 VLDL、LDL-C、HDL-C 在组织器官中沉积或被吞噬细胞消化，最终形成镜下的"泡沫细胞""海蓝色组织细胞"。动脉和小动脉内的异常脂质沉积可造成内皮细胞脱离和坏死，引起进展性肾小球硬化及肾功能损害，其中蛋白尿是由于脂质吞饮泡和致密膜样结构导致肾小球基底膜受损而引起。

六、临床表现

（一）症状

1. 发病率　FLD 患者首先发现于北欧斯堪的纳维亚人（主要是挪威、瑞典），目前研究显示，FLD 在世界范围内均存在，但其发病率尚不清楚。

2. 贫血　①红细胞损害：轻度贫血较为普遍，可见以靶形异形和网状红细胞增多为特征，红细胞生存能力降低，渗透脆性降低。红细胞受损是由于红细胞膜脂质和脂蛋白成分紊乱，包括非酯化胆固醇增多、乙酰胆碱酯酶和鞘磷脂减少，胆固醇与磷脂比例增加等；②胆红素：间接胆红素轻度升高，提示可能存在轻度溶血。

3. 肾脏病变　FLD 患者肾功能受损早期表现为蛋白尿（0.5~1.5g/24h），家族中肾脏损害较为常见，主要由白蛋白和少量的 α_1 和 α_2 球蛋白构成，并随着年龄增长蛋白尿的严重程度增加，肾脏病变的症状表现明显。晚期表现为肾功能不全，尿液检测可发现红细胞管型、透明管型及颗粒管型

等，如伴有高血压时可加重病情。

4. 动脉粥样硬化　动脉粥样硬化表现差异较大，有的患者症状不明显或不典型；而有的患者可有明显临床症状。动脉粥样硬化可能是由于长期脂质代谢异常，造成动脉内皮细胞受损所致。

5. 冠心病　FLD 患者冠状动脉粥样硬化狭窄时可出现心肌缺血、损伤，临床表现为胸痛、胸闷等症状。

（二）体征

1. 角膜混浊　是由于眼睛角膜脂质沉积形成灰白色，呈散在的斑点，其边缘形成角膜环，所有患者幼年即出现角膜混浊类脂弓状物和灰色点状物覆盖在角膜基质上，可能是由于细胞外脂质包涵体的表现。

2. 眼底检查　视觉敏感度多数不受损害，少数患者视网膜动脉扩张、渗血等。

（三）基因型—表型

1. LCAT 基因突变

（1）突变类型：根据患者的临床表现及对患者体内相关变异蛋白功能分析，LCAT 基因突变可分为三种类型：①无效突变，无效突变可引起 LCAT 活性完全丧失，临床症状明显，实验室检测 LCAT 表达水平完全缺失；②错义突变，错义突变引起 LCAT 活性完全丧失或仅 α-LCAT 活性缺失，临床上症状明显，但实验室检测 LCAT 表达水平正常或降低；③缺失突变，缺失突变引起 LCAT 对 LDL 和/或 HDL 活性缺失，实验室检测 LCAT 表达水平降低。

（2）突变位点：①其中 Gly179→Arg 突变时可引起蛋白结构异常；②其中 Thr123→Ile、Thr347→Met 突变时可引起鱼眼病（fish-eye disease，FED）。FED 患者表现角膜逐渐变为多云模糊，这种角膜云雾状变化通常出现在青春期或成人早期，由散布在角膜上的胆固醇（混浊）的灰点组成；如鱼眼病进行性发展，角膜混浊加重，可能导

致严重视力障碍。

2. ApoAⅠ基因突变 其中 Pro165→Arg、Arg173→Cys 突变时可引起 ApoAⅠ蛋白质合成异常,造成 HDL 代谢紊乱和功能障碍,引起 ApoAⅠ及 HDL-C 明显降低。LCAT 活性降低致使 HDL 成熟过程受到影响,出现 $preβ_1$-HDL 增多,而 $HDL_{2α}$ 和 HDL_{2b} 减少,表现为 HDL-C 降低,TG 升高和 RCT 功能下降等。

七、辅助检查

(一)实验室检测

1. 血脂 ①血清游离胆固醇和 TC 升高;②血清 TG 轻度升高;③电泳检测 VLDL 时出现在 β-位置;④血清 HDL-C 明显降低,患者 HDL-C 有两个亚类,其中第一亚类分子量较大,在电泳中作为 $α_2$-球蛋白移动,另一亚类分子量较小。

美国国家胆固醇教育计划标准,将血清 HDL-C<1.04mmol/L(1.0mmol/L=38.67mg/dL)定义为低水平 HDL-C 或低 α-脂蛋白血症(hypoalphalipoproteinemia,HA);血清 HDL-C<0.52mmol/L 定义为极低 HDL-C。

2. 全血细胞计数 ①血红蛋白降低;②红细胞形态异常,骨髓涂片和外周血中存在增多的"靶细胞";红细胞结构异常可能与细胞膜异常的脂质成分有关。

3. 尿常规 尿液检测可发现蛋白尿、红细胞管型、透明管型及颗粒管型等。

4. LCAT 含量和活性测定 采用放射免疫法检测血中 LCAT 含量,应用胆固醇酯化率判断 LCAT 活性。FLD 患者 LCAT 含量和/或活性的缺失、降低。

5. 基因突变 采用等位基因特异性—多聚合酶链反应(allelespecific polymerase chain reaction,AS-PCR)检测发现患者 LCAT 基因、ApoAⅠ基因突变时,对其亲属成员进行该基因的级联检测,并根据家族史、临床病史及体格检查等综合分析,以明确家族成员的致病基因突变携带情况及患病风险。

(二)超声检查

1. 血管超声 血管超声检查可对颈动脉、主动脉、肾动脉及下肢动脉等血管病变的性质、程度及范围做出定性分析,并可长期对其病变进行随访,观察其病变演变的过程。

2. 腹部超声 腹部超声可对肾脏、肝脏的病变进行追踪随访,早期诊断其病变发生发展,并及时采取防治措施。

(三)组织学检查

1. 肾组织活检

(1)光镜检查:肾小球受累最明显,毛细血管壁增厚、基底膜不规则,其内常有半透明带或小泡;有时可见双轮廓的管壁,系膜区增宽呈淡染带,基质中显示小泡,使之呈蜂窝状外观。多数患者毛细血管腔中可发现数量不等的泡沫细胞,在间质组织、动脉和小动脉壁内可发现类似的泡沫细胞。在肾小球毛细血管腔中和系膜中可见呈海蓝色组织细胞的含脂质的细胞,随着肾小球病变的进展,可并发节段性硬化和蛋白沉积。

(2)电镜检查:①结构异常:超微结构异常非常明显,系膜基质和基底膜被透明带(腔隙)所穿透,透明带中有小的圆形致密结构或呈板层状外观,提示是由膜构成的膜包绕小体,可存在于毛细血管壁内皮下、基底膜内或上皮下,这些特殊结构也可位于包曼囊和肾小管基底膜、动脉、小动脉内皮下及间质组织,但均在细胞外的部位;②沉积物:超微结构存在沉积物,包括浓染的条纹状原纤维聚集物和细颗粒的电子致密物质,分布于毛细血管各个部位,主要位于上皮下及系膜基质;另一类型沉积物由聚集的圆形或层状致密结构组成,超微结构沉积物常在肾小球同一节段,同时存在也可单独存在。

2.其他组织活检 ①主动脉、肾动脉及髂骨：可发现细胞外膜包绕颗粒脂质，有时可见泡沫细胞；②肝脏：可见血管周围存在聚集的膜包绕颗粒，库普弗细胞（Kupffer cell）内有大而不规则、浓染的胞质内髓磷脂体，肝细胞内有圆形的脂滴；③脾脏：可有大的海蓝色组织细胞，胞质中充满致密多层膜状物（髓磷脂样小体），胞质内物质是由于吞噬了非酯化胆固醇和磷脂酰胆碱，脾窦常见细胞外膜包绕颗粒；④眼睛：也可见细胞外包涵体（膜包绕颗粒）。

八、诊断

1.初步诊断 ①蛋白尿、肾功能不全、角膜混浊、溶血性贫血；②阳性家族史；③血清 TC、游离胆固醇显著升高，血清 HDL-C 明显降低。

2.明确诊断 ①LCAT 含量及活性缺乏或降低；②LCAT 基因突变；③病理组织学检查可见特征性病变。

九、鉴别诊断

1.家族性高密度脂蛋白缺乏症（familial high disenty lipoprotein deficiency，FHD） FHD 患者血清 HDL-C 明显降低，血清 TC、ApoA I 及 LDL-C 呈不同程度降低，临床表现为早发动脉粥样硬化、冠心病、视觉障碍及橙黄色的扁桃体增生等症状，其中血清 HDL-C 显著低下是 FHD 特征性表现，据此有助于临床鉴别诊断。

2.获得性卵磷脂胆固醇酰基转移酶缺陷症（acquired lecithin cholesterol acyltransferase deficiency） 本症是由于自身抗体引起 LCAT 含量和活性降低，导致血清 HDL-C、ApoA I、TC 及 LDL-C 异常，病理检查类似 FLD，与膜性肾病相关，上皮下 LCAT 及 IgG 免疫沉积，在临床上详细了解发病史可发现其继发的病因，有助于明确诊断。

十、治疗

（一）调脂药

1.他汀类药物 他汀类调脂药应用于血清 TC、LDL-C 升高的患者：①普伐他汀钠片 10～20mg/次，1 次/天；②洛伐他汀片 10mg/次，1 次/天；③辛伐他汀片 10mg/次，1 次/天；④阿托伐他汀钙片 10mg/次，1 次/天。

2.贝特类调脂药 贝特类调脂药应用于血清 TG 升高的患者：非诺贝特胶囊 100mg/次，3 次/天，或者吉非贝齐 600mg/次，2 次/天。

3.胆固醇酯转移蛋白（cholest eroles tertransfer protein，CETP）抑制剂 研究显示，HDL 参与 RCT，将外周血管壁组织中的胆固醇转运给肝脏进行分解代谢，可延缓甚至逆转动脉粥样硬化斑块的进展，此外 HDL-C 还可能具有抗炎、抗氧化、抗血栓形成及稳定动脉内皮功能的作用。临床研究认为，HDL-C、ApoA 通过提高胆固醇溢出能力而实现其抗动脉粥样硬化作用，现有的调脂药物都有不同程度升高 HDL-C、ApoA 的作用，其中 CETP 抑制剂是近年来各大制药公司研究和开发新的药物热点，已有多个 CETP 抑制剂进入临床研究。

Anacetrapib 100mg/次，1 次/天。Anacetrapib 是一种重组人 CETP 和突变 CETP 的抑制剂，具有有效性、选择性及可逆性的特点，可提高 HDL-C，降低 LDL-C，但 Anacetrapib 药物目前尚未应用于临床。

（二）非药物治疗

1.血浆输注 血浆输注可暂时逆转异形红细胞，并使红细胞膜的胆固醇磷脂酰胆碱比率正常，但其远期疗效难以判断。

2.血液透析 定期检测肾功能，积极防治蛋白尿，及时纠正肾功能损伤，但血液透析不能增加 LCAT 活性。

3.肾脏移植 对于已进入肾病终末晚期出现

肾功能衰竭的患者,并且透析治疗效果不佳时应考虑肾移植。

参考文献

1. SAVEL J,LAFITTE M,PUCHEU Y,et al. Very low levels of HDL cholesterol and atherosclerosisa variable relationshipa review of LCAT deficiency[J]. Vasc Health Risk Manag,2012,8(4):357-361.

2. 窦晓兵,沃兴德,范春雷.卵磷脂胆固醇酰基转移酶 (LCAT)的基因突变与 LCAT 缺陷综合征.国外医学(分子生物学分册),2003,25(5):311-315.

3. 王晓黎,王冬冬,张锦.卵磷脂胆固醇酰基转移酶缺陷症 LCATG179R 突变的初步研究.中国医科大学学报,2012,41(5):405-408.

4. 张克兰,张思仲,郑克勤,等.卵磷脂胆固醇酰基转移酶基因单核苷酸多态性与冠心病脂代谢易感性的关联研究.中华医学遗传学杂志,2003,20(2):135-137.

5. 朱晓岩,侯荣耀,许宏伟,等.卵磷脂胆固醇酰基转移酶基因多态性与动脉粥样硬化性脑梗死的研究.中华老年心脑血管病杂志,2008,10(9):677-679.

6. 钟永忠,曾彩虹.遗传性卵磷脂胆固醇酰基转移酶缺乏症肾损害.肾脏病与透析肾移植杂志,2014,23(3):283-288.

7. OLDONI F,BALDASSARRE D,CASTELNUOVO S,et al. Complete and partial lecithin:cholesterol acyltransferase deficiency is differentially associated with atherosclerosis. Circulation,2018,138(10):1000-1007.

8. 黄冲,唐朝克.影响高密度脂蛋白胆固醇水平的相关基因的研究进展.中南医学科学杂志,2017,45(2):299-302.

9. RADER D J,DE GOMA E M. Approach to the patient with extremely low HDL-cholesterol[J]. J Clin Endocrinol Metab,2012,97(10):3399-3407.

10. 温宁馨,祖凌云.对于升高高密度脂蛋白药物胆固醇酯转运蛋白抑制剂的研究进展及其机制的探讨.中国心血管杂志,2017,22(3):231-233.

11. 饶甲环,马煜盛,龙洁旎,等.胆固醇酯转运蛋白抑制剂的研究进展.医学研究生学报,2019,32(7):776-779.

第九节　家族性异常β-脂蛋白血症

家族性异常β-脂蛋白血症(familial dysbetalipoproteinemia,FD)又称家族性Ⅲ型高脂蛋白血症(familial type Ⅲ hyperlipoproteinemia)、宽β-脂蛋白病(broad β-lipoprotein disease)、残粒移去障碍病(remnant removal disease)等,病因为载脂蛋白(apolipoprotein,Apo)E基因突变。患者血样本经超速离心后进行琼脂糖电泳时极低密度脂蛋白(very low density lipoprotein,VLDL)不在正常的前β-位置,而移至β-位置;血清总胆固醇(total cholesterol,TC)和甘油三酯(triglyceide,TG)明显升高;患者在临床上主要表现为黄色瘤、早发动脉粥样硬化、冠心病等。

一、概述

1954年,Gofman等最早描述FD患者临床表现为多发性肌腱黄色瘤和掌纹条状黄色瘤。

1967年,Fredrickson等提出FD具有家族聚集性,患者血浆脂蛋白经超速离心后,进行琼脂糖电泳时发现VLDL移至β-位置,而不是正常的前β-位置,因而称之这种VLDL为β-VLDL,经对其结构进行分析研究发现其胆固醇的含量非常丰富,检测血液中TC水平也明显升高。

1973年,Havel等首先发现FD患者ApoE基因异常,近年对ApoE基因与FD关系的研究取得显著的进展。

1982年,Rall等测出ApoE蛋白质一级结构,其后Taylor建立ApoE的cDNA序列;Breslow和Zannis首先测出ApoE基因在染色体上的定位及有3个等位基因异构体。

二、病因

FD为常染色体隐性遗传病,具有明显的家族聚集性,经基因组筛选定位,目前仅确定ApoE基因突变为其致病病因。

三、分子遗传学

ApoE基因

1.结构　ApoE基因定位于第19号染色体长臂13区2带(19q13.2),长3597bp,由4个外显子和3个内含子组成,编码299个氨基酸残基,分子量为34145。

ApoE基因编码317个氨基酸的ApoE前体,18个氨基酸的信号肽裂解和糖基化后,成熟的ApoE以299个氨基酸的蛋白质分泌。

ApoE基因第1~4外显子长度分别为44bp、66bp、193bp、860bp;第1~4内含子长度分别为760bp、1092bp、582bp。

人ApoE一级结构为一条单多肽链,二级结构是由α-螺旋、β-片层、β-转角和不规则结构组成。ApoE分子可被凝血酶水解为N端区和C端区2个区域:

(1)N端区:N端区(1~191)为可溶性球蛋白,相对分子质量约为22kD,N端区域较稳定,该片段的136~158位肽段为受体结合点,富含碱性氨基酸(赖氨酸和精氨酸),也属于肝素结合区,此片段为一个反平行的四螺旋束,是α-螺旋蛋白的一般折叠方式。

(2)C端区:C端区(216~299)相对分子质量约为10kD,螺旋程度很高,不稳定,是与脂蛋白的结合区,用截去了末端的变异体及合成多肽片段,进行ApoE羧基末端的检测表明,191残基以外羧基端存在三个螺旋,其中两个为A端(203~223和225~266),第三个(268~289)为一种G螺旋,与脂类或不同的脂质微粒、二甲基磷脂酰胆碱结合的表明,G 螺旋和第二螺旋的末端在脂质连结、ApoE 的四聚体化过程中起重要作用。

2.代谢 ApoE 是血液中重要的 Apo 之一,主要在肝脏、脑及巨噬细胞合成,其中肝脏细胞合成 ApoE 占 60%~75%,脾脏、肺脏及肾脏也能少量合成。

3.功能 ApoE 参与脂质的运输、储存及排泄,有修复组织、抑制血小板聚集及免疫调节等作用。①主要存在于 VLDL、乳糜微粒(chylomicron,CM)、中间低密度脂蛋白(intermediate density lipoprotein,IDL)及高密度脂蛋白(high density lipoprotein,HDL);②ApoE 是低密度脂蛋白(low density lipoprotein,LDL)受体的配体,也是 CM 残粒受体的配体,它与脂蛋白代谢有密切相关性;③ApoE 具有多态性,多态性是影响血脂水平重要因素;④参与激活水解脂肪的酶类、免疫调节及神经组织的再生。正常参考值为 30~50mg/L。

4.突变 ApoE 氨基酸序列的 112 位和 158 位两种氨基酸残基即精氨酸(Arg)和半胱氨酸(Cys)交换决定了异构体的种类,其中 ApoE2 在 112 位和 158 位这两个位置上均为 Cys;ApoE4 在 112 位和 158 位这两个位置上都是 Arg;ApoE3 在 112 位为 Cys,而 158 位是 Arg。研究表明,不同人群、不同种族的 ApoE 等位基因的频率分布不同,这可能是各人种冠心病发病率不同的原因之一,白人 ε2、ε3、ε4 等位基因的分布频率为 0.060、0.750、0.190,中国人 ε2、ε3、ε4 等位基因的分布频率为 0.053、0.884、0.063,研究显示,ε4 等位基因的分布频率白人较中国人较高。

ApoE 基因突变位点有第 13 位谷胺氨酸(Glu)被赖氨酸(Lys)所置换(Glu→Lys)、第 112 位半胱氨酸(Cys)被精氨酸(Arg)所置换(Cys112→Arg)、第 127 位甘氨酸(Gly)被色氨酸(Asp)所置换(Gly127→Asp)、第 136 位精氨酸(Arg)被丝氨酸

(Ser)所置换(Arg136→Ser)、第 142 位精氨酸(Arg)被半胱氨酸(Cys)所置换(Arg142→Cys)、第 145 位精氨酸(Arg)被半胱氨酸(Cys)所置换(Arg145→Cys)、第 146 位赖氨酸(Lys)被谷氨酸(Glu)所置换(Lys146→Glu)、第 146 位精氨酸(Arg)被半胱氨酸(Cys)所置换(Arg146→Cys)、第 158 位精氨酸(Arg)被半胱氨酸(Cys)所置换(Arg158→Cys)等。

四、发病机制

ApoE 基因有 3 个主要异构体(E2、E3、E4),是由位于同一基因位点上的三个等位基因(ε2、ε3、ε4)所编码,从而形成 6 种 ApoE 表型,即 3 种纯合子型 ε2/ε2、ε3/ε3、ε4/ε4(分别约占 1.0%、60.0% 和 2.0%)和 3 种杂合子型 ε3/ε2、ε4/ε2、ε4/ε3(分别约占 13.0%、2.0%、22.0%)。人群中 6 种 ApoE 表型或基因型分布不均匀,其中 ε3/ε3 发生频率约占 60%,常被称为"野生型";含 ApoE3 的杂合子(ε3/ε2、ε4/ε3)发生频率约占 30%;而 ε2/ε2、ε4/ε4、ε4/ε2 三者之和发生频率约占 10%。

富含 TG 的小肠性脂蛋白(CM)残粒和肝性脂蛋白(VLDL)残粒主要是通过受体介导的过程从循环血液中被清除,在这个过程中 ApoE 起着关键的作用。当 ApoE 基因突变时不能与肝脏脂蛋白受体进行正常结合,引起患者体内含 ApoE 的脂蛋白残粒代谢发生障碍,由于 CM、VLDL 及 IDL 均富含 ApoE,所以这些脂蛋白在体内聚积,从而引起 CM、VLDL 及 IDL 水平升高。

ApoE 多态性是动脉粥样硬化发生发展过程中个体差异的主要病因之一,研究表明,FD 主要病因为 ApoE2/2 携带者,患者 ApoE2 与 LDL 受体的亲和力仅为正常 ApoE3 和 ApoE4 的 1.0%~2.0%,ApoE2 在 FD 患者体内清除率显著降低,提示代谢障碍是由于配体缺陷引起,而不是受体异常所致。另外 FD 患者脂蛋白结构异常引起脂质代谢紊乱,

主要表现在 β-VLDL 中胆固醇含量增多，而 TG 减少。

五、临床表现

(一)症状

1. 发病率 FD 在普通人群中发病率约为 1/500000，但在北美和欧洲人群中 ApoE2 携带者约为 1.0%，且绝大多数 ApoE2 携带者并不表现为脂质代谢异常，仅有 2.0% 的 ApoE2 携带者有脂质代谢异常的表现。

2. 年龄 FD 在儿童和青少年期发病较为罕见，目前仅有少数个案病例报道。

3. 性别 FD 男性较女性多见，且男性患者的发病年龄较女性提前，女性通常在绝经期后才发病。若患者同时存在糖尿病或甲状腺功能异常，可使本病发病年龄提前。

4. 尿酸升高 FD 约有 50% 患者血清尿酸呈不同程度升高，但多数患者无临床症状，仅有 4.0% 患者临床有痛风的表现。

5. 血糖升高 FD 患者糖耐量试验可发现胰腺功能受损，所以有的患者可出现糖尿病症状。

6. 甲状腺功能异常 FD 患者甲状腺功能可出现异常，其中甲状腺功能减低时可加重血脂代谢紊乱；而甲状腺功能亢进则可减轻血脂代谢紊乱，甚至血脂异常变为正常。

(二)体征

1. 黄色瘤 FD 患者皮肤可出现结节样或结节疹状黄色瘤，常位于肘、膝和指关节等处，其中特征性表现为掌纹条状黄色瘤 (xanthoma striata palmaris)，即在手掌面皱褶处出现黄色的脂质沉着。手掌纹条状黄色瘤在其他类型的高脂蛋白血症较为少见，所以具有一定的临床诊断意义。

2. 间歇性跛行 临床研究显示，FD 患者动脉粥样硬化受累的血管常见于周围动脉，尤其多发于下肢动脉血管。动脉粥样硬化呈早发性或进展性加重，表现在行走、跑步时引起下肢疼痛，休息后好转；再行走或跑步时再次出现剧痛，即所谓间歇性跛行。间歇性跛行为下肢动脉粥样硬化性狭窄导致动脉血管供血不足引起耗氧量增加所致，其病因可能是由于 β-VLDL 显著升高。

(三)基因型—表型

1. ApoE2 ApoE2 约占 ApoE 异构体的 7.0%，ApoE2 脂肪代谢能力较强，可降低 LDL-C 水平，所以致动脉粥样硬化性心血管疾病 (atherosclerotic cardiovascular disease, ASCVD) 的风险较低。

2. ApoE3 ApoE3 约占 ApoE 异构体的 78.0%，ApoE3 对机体正常生理功能发挥关键作用。

3. ApoE4 ApoE4 约占 ApoE 异构体的 15.0%，ApoE4 对机体脂质的代谢和利用能力较低，大量脂质堆积于体内，引起脂质代谢紊乱，表现 LDL-C 升高，而 HDL-C 降低，是引起 ASCVD 潜在的高风险因素。

(四)并发症

1. 动脉粥样硬化 ApoE 调控血液中脂蛋白的脂解及清除，对胆固醇和脂蛋白代谢发挥关键的作用，ApoE 缺乏后由于不能清除残留在血液中的脂蛋白，而引起动脉粥样硬化发生发展，病变多发生在下肢周围动脉血管。ε4 等位基因是致动脉粥样硬化高危因素之一，其机制不仅限于对血脂代谢的影响，动脉粥样硬化病变区的 ApoE、脂蛋白脂酶 (lipoprtein lipase, LPL) 过度表达也可对病变产生直接的影响。实验研究表明，下肢周围动脉血管病变可能与 β-VLDL 显著升高有关，FD 若同时 TC 明显升高则动脉粥样硬化更为明显，且发病年龄较前。

2. 冠心病 ε4 等位基因是冠心病的易患因子，而 ε2 等位基因对冠心病有保护作用。临床荟萃分析发现，携带 ε4 等位基因较携带 E3/3 者患冠心病的风险升高 42%。临床研究显示，FD 约有 1/3 患者表现冠状动脉粥样硬化，其中男性患者冠心病出现症状年龄约为 40 岁,女性患者年龄约为 50 岁。

3. 心脏性猝死 经对尸检患者的右冠状动脉及冠状动脉左前降支分析发现,在年龄<53 岁男性患者中,携带 E3/4 基因型中动脉粥样硬化斑块的面积较携带 E3/3 患者显著增加,而在老年男性患者中没有这种关系,表明 ApoE 基因型在不同年龄阶段中所起的作用是不同的。

六、辅助检查

(一)实验室检测

1. 血脂 ①外观:试管内血清混浊,其顶部呈奶油样;②血清 TC 显著升高,为 7.77～26.0mmol/L (1.0mmol/L=38.67mg/dL);③血清 TG 明显升高,升高的程度与 TC 相同;④血清 IDL-C 明显升高;⑤正常 VLDL 含胆固醇酯为 10%～12%,FD 患者 VLDL 含胆固醇酯>25%;⑥血清 LDL-C 降低,HDL-C 正常或轻度降低;⑦采用超速离心法分离 VLDL,再将 VLDL 进行电泳,VLDL 移动至 β-位置;⑧血清残余脂蛋白-胆固醇(serum remnant lipoprotein cholesterol,RLP-C)富含甘油三酯的脂蛋白残粒,计算 RLP-C/TG、ApoE/ApoC Ⅲ比值可作为筛查、诊断 FD 重要指标。

2. 血液生化 检测肝脏功能、肾脏功能、血糖、糖化血红蛋白及甲状腺功能等。

3. ApoE 表型

(1)等电聚焦(isoelectric focusing,IEF)电泳技术:由于 3 种主要 ApoE 异构体 E2、E3 和 E4 的等电点分别为 5.89、6.02、6.68,其中 E4 比 E3 多一个正电荷,而 E2 比 E3 少一个正电荷,因此应用 IEF 电泳技术可以检测这些异构体间电荷差异,确定其不同的 ApoE 表型。

(2)免疫印迹法(immunoblotting):免疫印迹法又称蛋白质印迹(western blotting),血清脱脂后,经 IEF 电泳将 ApoE 与其他蛋白质分离,然后将凝胶中蛋白质转移到硝酸纤维素膜上,用抗 ApoE 抗体作为一抗进行免疫印迹反应或采用直接的免疫固定法,可灵敏而特异地显示出 ApoE 区带的位置,从而确定 ApoE 表型,此法是利用抗原-抗体的特异反应,排除了血清其他蛋白质的干扰,不需超速离心分离 VLDL,血清样本用量少,是国内外实验室检测 ApoE 表型常用方法之一。

(3)双相电泳(two-dimensional electrophoresis)技术:根据蛋白质的等电点和分子量的大小,分别在凝胶介质二维空间上对蛋白质分子进行等电点聚焦和电泳来分离与纯化蛋白质的方法。第一相应用 IEF 电泳将等电点不同的蛋白质分离,第二相根据蛋白质分子量不同及浓度的差异,应用十二烷基硫酸钠-聚丙烯酰胺凝胶电泳法(sodium dodecyl sulfate polyacrylamide gel electrophoresis method,SDS-PAGE)进行分离,以此确定 ApoE 表型,SDS-PAGE 可以解决 IEF 遇到的一些转录后修饰的问题,且可同时进行定性、定量分析。

4. 家族成员 ApoE 基因突变筛查 根据先证者的 ApoE 基因检测结果,对家系成员进行特定位点筛查,并根据家族史、临床病史及体格检查等综合分析,以明确家族成员的致病基因突变携带情况及患病风险。

(二)心电检查

1. 心电图 有的患者心电图可显示 ST 段下移或抬高,T 波低平或倒置等改变。

2. 动态心电图 动态心电图可记录患者在静息、劳累及睡眠等状态下 ST 段、T 波的动态变化,以及心律失常的发生。

(三)超声检查

颈动脉及下肢动脉超声检查可发现其动脉粥样硬化病变的性质、程度及范围,并对其做出定性分析。

(四)影像学检查

1. 计算机断层扫描血管成像(computed

tomography angiography, CTA) CTA 检查是目前检查冠状动脉钙化斑块的主要无创性技术,临床常用冠状动脉粥样硬化斑块钙化积分来评价冠状动脉钙化的性质、程度及范围等。

2. 冠状动脉造影(coronary arteriography, CAG) CAG 检查可对冠状动脉管壁病变和固定狭窄部位的性质、范围及程度等做出定量的诊断。

七、诊断

1. 初步诊断 ①血清 TG 升高 > 6.44mmol/L(1.0mmol/L = 88.55mg/dL), VLDL 与 TG 比值 ≥ 0.30(mg/mg);②家族史阳性;③掌纹条状黄色瘤为诊断 FD 提供线索。

2. 明确诊断 ①血清 TC 和 TG 同时升高,且增高的程度相似;②VLDL 含胆固醇酯 > 25%;③应用琼脂糖电泳法测定 VLDL 移动至 β - 位置;④ApoE 表型、ApoE 基因型的检测。

八、鉴别诊断

1. 家族性混合型高脂血症(familial combined hyperlipidemia, FCHL) FCHL 为多基因遗传性脂质代谢紊乱疾病,具有明显家族聚集性,可在同一家庭成员中甚至同一患者的不同时期,脂蛋白谱有明显不同,表现为血清 LDL-C、VLDL、TG、TC 及 ApoB 升高,其中 ApoB 升高 > 1200mg/L,而血清 HDL-C、ApoA I 降低;患者无黄色瘤,患者在临床上主要表现早发冠心病。

2. 家族性高胆固醇血症(familial hypercholesterolemia, FH) FH 特征为血清 LDL-C、TC 显著升高,而 HDL-C 降低,临床表现为早发动脉粥样硬化及冠心病,查体可发现眼睛角膜环、皮肤及肌腱黄色瘤等具有明确诊断价值。

3. 家族性高甘油三酯血症(familial hypertriglyceridemia, FHTG) FHTG 特征为血清 TG 明显升高,LDL-C 和 HDL-C 降低,VLDL 正常;

并且家族中其他成员有相似的高脂血症,特征性临床表现为脂血症性视网膜炎、疹状黄色瘤,黄色瘤多在躯干、上臂伸侧、臀部和大腿,在红斑基础上有直径为 1.0~5.0mm 的黄色小丘疹。患者多伴有胰岛素抵抗、高血糖、高血压及高尿酸血症等,有的患者可发生急性出血性胰腺炎。

九、治疗

(一)治疗性生活方式改变(therapeutic lifestyle change, TLC)

1. 控制饮食 FD 患者必须长期坚持 TLC,才能获得良好的临床益处,在满足每日必需营养需要的基础上控制总能量,合理选择各营养要素的构成比例,控制体重防止肥胖,戒烟戒酒,并坚持有规律的中等强度体育运动。

2. 共存代谢紊乱的治疗 FD 多合并共存代谢紊乱性疾病,如甲状腺功能减低、糖尿病、肥胖等,共存代谢紊乱性疾病的治疗首先是控制、治疗原发性疾病,这有助于 FD 患者调脂药物治疗达目标值。

(二)调脂药物

1. 他汀类药 FD 患者血清 TC 显著升高可应用他汀类药物:①普伐他汀钠片 10~20mg/次,1 次/天;②洛伐他汀片 10~20mg/次,1 次/天。

2. 贝特类药物 FD 患者血清 TG 明显升高可应用贝特类药物:①非诺贝特胶囊 0.1g/次,3 次/天;②吉非贝齐 0.6g/次,2 次/天。

(三)精准治疗

1. ApoE 表型 ①ApoE2 型:阿托伐他汀 10mg/次,1 次/天;瑞舒伐他汀 5~10mg/次,1 次/天;氟伐他汀胶囊 20mg/次,1 次/天。②ApoE4 型:普罗布考 0.5g/次,2 次/天。

2. Volanesorsen Volanesorsen10mg/次,每 4 周 1 次。Volanesorsen 是一种靶向 ApoCⅢ的反义寡核苷酸药物,能够干扰 mRNA 蛋白质的翻译,即 ApoC

Ⅲ通过抑制 LPL 活性和肝脏富含甘油三酯脂蛋白的摄取来调节 TG 水平。

3. Pemafibrate　Pemafibrate 0.2mg/次,1 次/天。Pemafibratewe 新型选择性 PPARα 调节剂,对 PPARα 活化的效力和选择性较非诺贝特高,可明显降低 TG 水平。临床应用贝特类药物极少数患者可发生脱靶效应(主要为肝肾受损),近年研究提示 Pemafibrate 具有明显降低 TG 作用,并且不发生脱靶效应。

参考文献

1. 潘永利,刘章锁. 脂蛋白肾病与载脂蛋白 E 基因突变. 中国实用医刊,2006,33(19):51-52.

2. HUANG Y. Mechanisms linking apolipoprotein E isoforms with cardiovascular and neurological diseases [J]. Curr Opin Lipidol,2010,2(4):337-345.

3. BLOM D J,ONEILL F H,MARAIS A D. Screening for dysbeta lipoproteinemia by plasmacholesterol and apolipoprotein B concentrations. Clin Chem,2005,51(5):904-907.

4. SONG Y,STAMPFER M J,LIU S. metanalysis:apolipoprotein E genotypes and risk for coronary heart disease[J]. AnnJntem Med,2004,141(2):137.

5. NICHOLS G A,PHILIP S,REYNOLDS K,et al. Increased cardiovascular risk in hypertriglyceridemic patients with statin - controlled LDL cholesterol. J Clin Endocrinol Metab. 2018,103(8):3019-3027.

6. AVERNA M,BANACH M,BRUCKERT E,et al. Practical guidance for combination lipidmodifying therapy in high- and very-high-risk patients:a statement from a European Atherosclerosis Society Task Force. Atherosclerosis,2021,325:99-109.

7. WITZTUM J L,GAUDET D,FREEDMAN S D,et al. Volanesorsen and triglyceride levels in familial chylomicronemia syndrome. N Engl J Med,2019,381:531-542.

8. ALEXANDER V J,XIA S,HURH E,et al. N - acetyl galactosamine - conjugated antisense drug to APOC3 mRNA,triglycerides and atherogenic lipoprotein levels. Eur Heart J,2019,40(33):2785-2796.

9. WITZTUM J L,GAUDET D,FREEDMAN S D,et al. Volanesorsen and triglyceride levels in familial chylomicronemia syndrome. New England Jouenal of Medicine,2019,381(6):531-542.

10. PULIPATI V P,DAVIDSON M H. Recent advances and emerging therapies in management of dyslipidemias. Trends Cardiovasc Med,2021,31(7):419-424.

第十节　家族性低β-脂蛋白血症

家族性低β-脂蛋白血症(familial hypo beta lipoproteinemia, FHBL)又称家族性低密度脂蛋白缺乏症(familial low density lipoprotein deficiency)等,其致病病因为载脂蛋白(apolipoprotein, Apo)B基因突变,引起血清总胆固醇(total cholesterol, TC)、低密度脂蛋白胆固醇(low density lipoprotein-cholesterol, LDL-C)及ApoB明显降低。其中杂合子型患者多无明显临床症状、体征,而纯合子型患者临床症状、体征明显;主要防治措施为补充维生素、限制饮食中长链脂肪酸及热量摄入等。

一、概述

1966年,Mars等首先报道1个家系三代中有9名家庭成员血清TC均低于2.62mmol/L(1.0mmol/L=38.67mg/dL),并伴有全血细胞计数中棘红细胞增多,将其命名为FHBL。

1974年,研究认为FHBL是一种罕见遗传性脂质代谢异常疾病,临床表现差异较大。

2006年,Zhao等报道了1名32岁非裔美国女性,身体健康并具有生育能力,血液生化检测LDL-C仅为0.36mmol/L(1.0mmol/L=38.67mg/dL)。

2007年,Hooper报道了1名21岁非洲女性,产后门诊查体时检测血清LDL-C水平只有0.4mmol/L。

2018年,我国在新疆哈萨克族进行流行病学调查研究,发现新疆哈萨克族普通人群血清LDL-C水平明显较低,并且动脉粥样硬化性心血管病(atherosclerotic cardiovascular disease, ASCVD)发生率显著降低。研究认为发生其机制可能是由于LIMA1(LIM domain and actin binding 1)基因缺失所致,该基因可调控血液中胆固醇吸收,这一发现为治疗高脂血症提供了新的药物研发靶点。

二、病因

FHBL多数为常染色体显性遗传病,少数为常染色体隐性遗传病,经基因组筛选定位,目前仅确定ApoB$_{100}$基因、ApoB$_{48}$基因的突变为其致病病因。

三、分子遗传学

(一)ApoB$_{100}$基因

1. 结构　ApoB$_{100}$基因定位于第2号染色体短臂23区到24区(2p23~24),长约43kb,由29个外显子和28个内含子组成,编码4536个氨基酸残基的单一多肽链,包括27个(或24个)氨基酸信号肽,相对分子质量约为550kD。

ApoB$_{100}$基因外显子和内含子的大小差异显著,其中第26外显子长度为7552bp,是人类基因组最长的外显子,编码ApoB$_{100}$蛋白分子大半部分;而第2外显子最短仅为39bp。ApoB$_{100}$基因内含子中第27内含子最短,长度为107bp。

ApoB$_{100}$主要存在于LDL、中间低密度脂蛋白(intermediate density lipoprotein, IDL)、极低密度脂蛋白(very low density lipoprotein, VLDL)中,分别约占这三类脂蛋白中蛋白的95%、60%、25%。ApoB$_{100}$分子呈网状包绕整个LDL分子,每1分子LDL颗粒只含有1分子ApoB$_{100}$,能覆盖表面的1/3至1/2,ApoB$_{100}$与LDL-R的结合区域位于其C端。

2. 功能　ApoB$_{100}$主要在肝脏合成,其功能有:①参与VLDL的合成、装配、分泌及脂质转运,是LDL、IDL和VLDL的结构蛋白;②在LDL-R介导LDL的内吞代谢过程中,ApoB$_{100}$是介导LDL与

LDL-R 结合必不可少的配体,参与调节血液中 LDL 的代谢和清除;③正常参考值男性为 66 ~ 133mg/dL,女性为 60 ~ 117mg/dL。

3. 突变　$ApoB_{100}$ 基因突变类型为无义突变、移码突变、错义突变及剪接位点突变等,$ApoB_{100}$ 基因的 cDNA 中某一核苷酸的变异或缺失均可引起 FHBL。

(二)$ApoB_{48}$ 基因

1. 结构　$ApoB_{48}$ 相对分子质量约为 264kD,$ApoB_{48}$ 生物合成是由 $ApoB_{100}$ 同一基因提供的 mRNA 所编码的,对肠源性和肝源性 ApoBcDNA 序列作对比研究发现,肝源性 ApoB cDNA 第 6666 位上的碱基 C,在肠源性 ApoB cDNA 中转换为 T,导致第 2153 个密码子 CAA(Gln)转变为 TAA(终止密码子),致使肠细胞内 ApoB mDNA 翻译提前终止,产物仅含 $ApoB_{48}$N 端的 2153 个氨基酸,随后 C 末端的异亮氨酸(Ile)裂解,甲硫氨酸(Met)2153 成为新的 C 末端,此即为 $ApoB_{48}$。

2. 代谢　$ApoB_{48}$ 在小肠合成,是组装乳糜微粒(chylomicron,CM)所必需的 Apo。小肠细胞分泌 CM 后进入淋巴液,并通过胸导管进入血液循环,再分布到毛细血管的内皮细胞,主要是骨骼肌和脂肪组织的毛细血管内皮细胞,脂肪酶可水解 CM 中 TG 的 80% ~ 90%,剩余的脂蛋白颗粒则称为 CM 残粒,再送到肝脏,被肝脂酶进一步水解代谢,最后被能识别 ApoE 残粒受体摄取。

3. 功能　$ApoB_{48}$ 是一种生理性截短型蛋白,其功能有:①$ApoB_{48}$ 是 CM 结构蛋白,以 1:1 比例存在于 CM 和 CM 残粒中,因此 $ApoB_{48}$ 水平可反映 CM 及 CM 残粒的数量;②$ApoB_{48}$ 参与外源性脂质的消化吸收和运输,由于在血液中分解速度很快,其生物半衰期仅为 5 ~ 10min,所以在血液中水平较低,仅相当于 $ApoB_{100}$ 的 0.1%,但在摄入含脂肪丰富的食物后,$ApoB_{48}$/$ApoB_{100}$ 比值可明显增加。

4. 突变　$ApoB_{48}$ 基因 EcoRI 内切酶位点第 29 外显子的多态性研究证实,其 12669 位 G-A 碱基的突变导致 4154 位密码子由 GAA 转变为 AAA,从而引起编码的氨基酸由谷氨酸 Glu)转变为赖氨酸(Lys)。

四、发病机制

(一)致病病因

ApoB 基因突变使终止密码子提前出现,从而生成不同长度的短型 ApoB 分子,基因突变产生病理性截短型 ApoB,目前已发现有 40 多种,并且新的截短型 ApoB 不断地被发现。截短型 ApoB 最短的是 $ApoB_2$;最长的是 $ApoB_{89}$,包括 $ApoB_2$、$ApoB_9$、$ApoB_{25}$、$ApoB_{27.6}$、$ApoB_{29}$、$ApoB_{31}$、$ApoB_{32}$、$ApoB_{32.5}$、$ApoB_{37}$、$ApoB_{39}$、$ApoB_{40}$、$ApoB_{46}$、$ApoB_{48}$、$ApoB_{49.6}$、$ApoB_{52.8}$、$ApoB_{54.8}$、$ApoB_{61}$、$ApoB_{67}$、$ApoB_{74.7}$、$ApoB_{82}$、$ApoB_{86}$、$ApoB_{87}$、$ApoB_{89}$ 等,但 $ApoB_{48}$ 是一种生理性截短型 ApoB。

病理性截短型 ApoB 可分为短截短型、长截短型,由于长短不一的截短型 ApoB 而引起 FHBL 发病,在基因学上存在着较大的异质性。

1. 病理性短截短型 ApoB　短于 $ApoB_{27.6}$ 的截短型 ApoB 称为短截短型 ApoB,短截短型 ApoB 可能是由于肽链太短,低于装配和分泌脂蛋白所需的长度阈值,所以在临床上难以在血中检测到。

2. 病理性长截短型 ApoB　长于 $ApoB_{27.6}$ 的截短型 ApoB 称为长截短型 ApoB,其中截短型 $ApoB_{31}$ ~ $ApoB_{67}$ 合成和分泌障碍,在血液中含量有不同程度的降低;截短型 $ApoB_{67}$ ~ $ApoB_{75}$ 因清除速度加快而导致其血液中水平下降。

(二)遗传学机制

目前研究认为,FHBL 可能是由于病理性截短型 ApoB 引起该脂蛋白的清除率增加、生成率降低及功能缺陷等。病理性截短型 ApoB 清除率增加是由于该蛋白与 LDL 受体亲和力增加所致,其中杂合子型 FHBL 患者 $ApoB_{100}$ 脂蛋白清除率增加的原因,可能是由于脂蛋白中的 ApoE 成分相比正常时增加,而 ApoE 与 LDL 受体的亲和力较 $ApoB_{100}$ 更大,以及血液中胆固醇降低引起 LDL 受体数目反馈性上调。目前病理性截短型 ApoB 生成率降低及功能缺陷的发病机制尚未完全清楚。

Apo 是一种双性蛋白质,其主要功能是参与脂蛋白代谢、脂蛋白颗粒脂质与血液之间的物质交换。不同脂蛋白颗粒上镶嵌的 Apo 互不相同,大部分 Apo 属于可交换蛋白,在参与脂蛋白代谢时可与其他脂蛋白上的成分进行交换,只有 ApoB 不与其他脂蛋白成分发生交换。ApoB 由小肠及肝脏合成后必须组装成脂蛋白,才能进入血液循环。病理性截短型 ApoB,可引起脂蛋白的结构、分泌及代谢等发生障碍。

1. LDL-C、ApoB、VLDL 及 IDL-C 降低　杂合子型 FHBL 患者肝脏合成 VLDL 减少,以及含有病理性截短型 ApoB(结构异常)的 VLDL,进入血液循环后可迅速被 LDL 受体摄取并降解,造成 VLDL 进一步降低,所以经由 VLDL 转变为 IDL,再到 LDL 途径所产生的 LDL 明显减少,引起血液中 LDL-C、ApoB、VLDL 及 IDL-C 显著降低。

2. 高密度脂蛋白胆固醇(high density lipoprotein cholesterol,HDL-C)升高　HDL-C 升高可能是由于甘油三酯(triglyceide,TG)降低,引起体内胆固醇酯转运蛋白(cholesterol ester transfer protein,CETP)所介导 HDL-C 和含 ApoB 脂蛋白之间的胆固醇酯,以及 TG 相互转移明显降低,从而减少了 HDL-C 中胆固醇酯的流出,最终引起 HDL-C 升高。

五、临床表现

(一)症状

1. 发病率　在临床上绝大多数患者为杂合子型 FHBL,发病率约为 1/500;而纯合子型 FHBL 患者罕见,发病率约为 1/1000000。

2. 血脂异常　FHBL 患者通常在临床上症状不明显或不典型,即使正常饮食血液中脂质仍然明显低下,其中 TC 为 1.80~3.11mmol/L,LDL-C 为 0.52~1.81mmol/L,而 HDL-C 正常或偏高。

3. 长寿　据人寿统计学初步研究提示,有的低 β-脂蛋白血症者预计寿命比普通人群延长 4~10 年,表现有长寿倾向。

4. 杂合子型 FHBL　多数杂合子型 FHBL 患者临床症状轻微,少数患者可有脂肪吸收不良的症状。

5. 纯合子型 FHBL　纯合子型 FHBL 患者在临床症状较为明显,常见有消化道及神经系统症状,其中消化道症状为脂肪泻;神经系统症状有感觉异常、共济失调、肌无力及构音障碍等,是由于脂肪吸收不良引起脂溶性维生素 A、D、E 及 K 等缺乏所致。

(二)体征

1. 杂合子型 FHBL　①深部跟腱反射减弱;②轻度色素性视网膜炎等。

2. 纯合子型 FHBL　①贫血貌;②眼球结膜轻度黄染;③进行性色素性视网膜炎;④脾脏肿大;⑤深部跟腱反射消失等。

3. 血清 TC 过低　血液中胆固醇是人体细胞膜、皮质激素和胆酸的基本成分,主要对维持免疫细胞稳定性、血细胞活力及血管壁弹性等有重要作用,如 TC 过低可能引起血管脆弱及细胞崩解,具有潜在诱发致命性出血的风险。

六、辅助检查

(一)实验室检测

1. 血脂

(1)杂合子型 FHBL:①血清 LDL-C 为 0.78~1.30mmol/L;②血清 TC 为 2.33~3.63mmol/L;③血清 ApoB、VLDL-C、IDL-C 降低,④血清 TG 轻度降低;⑤血清 HDL-C 正常或轻度升高;⑥经十二

烷基硫酸钠-聚丙烯酰胺凝胶电泳(sodium dodecyl sulfate polyacrylamide gel electrophoresis, SDS-PAGE)染色在 VLDL 组分中可检出痕量的 ApoB$_{48}$。

(2)纯合子型 FHBL:①血清 LDL-C、ApoB 极低或缺失;②血清 TC 明显降低;③血清 TG、CM 及 VLDL-C 降低。

2. 全血细胞计数　①血红蛋白降低;②外周血棘红细胞增多(正常值<0.3%)。

3. 血液生化　①维生素 A、D、E、K 降低;②胆红素升高;③丙氨酸氨基转移酶(alanine aminotransferase, ALT)和天门冬氨酸氨基转移酶(aspartate aminotransferase, AST)活性升高;④凝血指标中凝血酶原时间(prothrombin time, PT)延长。

4. ApoB 基因　先证者进行 ApoB 全基因序列检测,可明确基因突变类型、突变位点等有助于明确诊断及鉴别诊断;对其家族成员进行 ApoB 基因突变的级联检测,并根据家族史、临床病史及体格检查等综合分析,以明确家族成员的致病基因突变携带情况及患病风险。

(二)超声检查

1. 腹部超声　腹部超声检查可发现肝脏、脾脏肿大,以及脂肪肝等。

2. 血管超声　颈动脉超声检查可显示颈动脉粥样硬化的性质、程度及范围,FHBL 患者颈动脉内膜中层厚度为 1.0~1.4mm。

(三)组织学检查

1. 病理检查　病理检查已证实,FHBL 患者颈动脉粥样硬化斑块病变中含 ApoB$_{48}$ 占 ApoB$_{100}$ 的 1/3~1/5,较正常人明显增多。

2. 电镜检查　电镜下显示红细胞表面有针尖状突起,其间距不规则,突起的长度和宽度不一等。

七、诊断

FHBL 临床诊断线索主要是依据血清 TC、LDL-C、ApoB 明显降低,并根据血清 TC、LDL-C、

ApoB 降低的程度分为杂合子型、纯合子型。

1. 杂合子型 FHBL　①血清 LDL-C、TC、ApoB 明显降低;②家族史阳性;③ApoB 全基因序列检测。

2. 纯合子型 FHBL　①血清 LDL-C、TC、ApoB 极低或缺失;②消化系统和神经系统症状明显;③病理组织活检;④家系调查及 ApoB 全基因序列检测。

八、鉴别诊断

1. 无 β-脂蛋白血症(abetalipoproteinemia)　无 β-脂蛋白血症与纯合子型 FHBL 患者的表现很相似。无 β-脂蛋白血症是一种罕见的常染色体隐性遗传病,病因是由于微粒体甘油三酯转运蛋白(microsomal triglyceride transferprotein, MTP)基因突变,致使肠上皮细胞 CM 合成障碍,引起血清 TC<1.81mmol/L,血清 TG 极低或测不出;脂蛋白检测中无 LDL-C、VLDL,但杂合子型患者的父母血清脂蛋白可正常。MTP 基因突变也可引起食源性脂肪及脂溶性维生素 A、D、E 及 K 等吸收不良,临床表现为生长发育停滞、溶血、深部跟腱反射消失、共济失调、构音障碍、进行性色素性视网膜炎或失明等症状,通过家系调查和基因检测可明确诊断。

2. 乳糜微粒潴留病(chyloid microparticle retention disease)　乳糜微粒潴留病为常染色体隐性遗传病,因致病基因突变引起肠道 CM 合成障碍,血液中缺乏 CM,食源性脂肪吸收不良及脂溶性维生素 A、D、E 及 K 等吸收减少,临床表现为脂肪泻、营养不良、生长发育迟缓、贫血及肠细胞大量脂滴堆积等。

3. 继发性低 β-脂蛋白血症(secondary hypobeta lipoproteinemia)　继发性低 β-脂蛋白血症患者可由于营养不良、慢性胰腺炎、严重肝脏疾病及甲状腺功能异常等疾病,引起血清 TC、LDL-C、ApoB 呈不同程度降低,继发性疾病引起血脂异常

在临床与 FHBL 鉴别诊断并不难。

九、治疗

（一）治疗性生活方式改变（therapeutic lifestyle change，TLC）

1. FHBL 患者无明显临床症状，可不予以治疗，但应进行长期追踪随访及定期查体，并限制饮食中长链脂肪酸和热量的摄入，适当补充中链脂肪酸、不饱和脂肪酸，如多进食玉米等。

2. 对于体重超重或肥胖的患者，应积极多做有氧运动，纠正不良生活习惯，如戒烟戒酒；减少氯化钠的摄入量，少吃或不吃油腻、甜食及油炸食品等。

3. 预防：临床研究表明，通过婚前遗传学检查可避免杂合子型 FHBL 患者通婚，因为杂合子型与杂合子型通婚发生纯合子型的概率可达 25%。

（二）药物治疗

1. 维生素类 ①维生素 A 25000 单位/次，1 次/天；②维生素 D 5000 单位/次，1 次/天；③维生素 K 10mg/次，1 次/天；④维生素 E 100mg/kg/d。

2. 叶黄素 10mg/次，1 次/天。色素性视网膜炎患者补充叶黄素，因为叶黄素具有保护视网膜功效，是视网膜组织重要组成成分，应用叶黄素可提高视细胞活性的作用。

3. 对症治疗 ①贫血患者应个体化补充营养；②肝脏受损患者增加高蛋白的食物，避免应用对肝脏有损伤的药物；③动脉粥样硬化应采取 TLC 预防措施。

十、预后

研究已证实，LDL-C 升高是致 ASCVD 独立高危因素。经前瞻性研究、随机试验研究及孟德尔随机化研究等表明，血液中 LDL-C 水平与 ASCVD 风险之间存在剂量依赖性对数线性关系，降低 LDL-C 水平可明显防治 ASCVD 的发生发展。由此表明，FHBL 患者携带截短 ApoB 突变基因非但无害，反而可能有益于身体健康，但是 LDL-C 降至极低或超低水平，是否增加新发糖尿病、认知功能障碍、出血性脑卒中等临床不良事件发生率，有待于长期大量的循证医学研究证实。

参考文献

1. ZHAO Z，THUAKLI-WOSORNU Y，LAGACE T A，et al. Molecular characterization of Loss-of-function mutations in PCSK9 and identification of a compound heterozygote [J]. Am J Hum Genet，2006，79(3):514-523.

2. HOOPER A J，MARAIS A D，TANYANYIWA D M，et al. The C679X mutation in PCSK9 is present and lowers blood cholesterol in a Southern African population [J]. Atherosclerosis，2007，193(2):445-448.

3. ZHANG Y Y，FU Z Y，WEI J，et al. A LIMA1 variant promotes low plasma LDL cholesterol and decreases intestinal cholesterol absorption [J]. Science，2018，360(6393):1087-1092.

4. 郭凯，周尊海. 载脂蛋白 B 与动脉粥样硬化性心血管疾病研究进展. 心血管病学进展，2018，39(6):877-880.

5. SANKATSING R R，FOUCHIER S W，DE HAAN S，et al. Hepatic and cardiovascular consequences of familial hypobetalipoproteinemia. Arterioscler Thromb Vasc Biol，2005，25:1979-1984.

6. 刘欣，胡进. 低 β-脂蛋白血症伴高血压致反复脑出血一例. 实用心脑肺血管杂志，2010，18(10):1453.

7. TARUGI P，AVERNA M，DI LEO E，et al. Molecular diagnosis of hypobetalipoproteinemia：An ENID review. Atherosclerosis，2007，195:e19-e27.

8. 刘宇，李洪. 无 β-脂蛋白血症研究进展. 现代中西医结合杂志，2010，19(7):902-903.

9. FERENCE B A，GINSBERG H N，GRAHAM I，et al. Low-density lipoproteins cause atherosclerotic cardiovascular disease. Evidence from genetic, epidemiologic, and clinical studies. A consensus statement from the EuropeanAtherosclerosis Society Consensus Panel. Eur Heart J. 2017，38(32):2459-2472.

10. MACH F,BAIGENT C,CATAPANO A L,et al. 2019 ESC/
EAS Guidelines for the management of dyslipidaemias:lipid
modification to reduce cardiovascular risk. Eur Heart J,
2020,41(1):111-188.

11. GOROG D A,NAVARESE E P,ANDREOTTI F. Should
we consider low LDL cholesterol a marker of in-hospital
bleeding in patients with acute coronary syndrome
undergoing percutaneous coronary intervention? Eur
Heart J,2021,42(33):3187-3189.

12. KARAGIANNIS A D,MEHTA A,DHINDSA D S,et al.
How Low Is Safe? The Frontier of Very Low(< 30mg/
dL) LDL cholesterol. Eur Heart J, 2021, 42 (22):
2154-2169.

13. YANG Q,SUN D,PEI C,et al. LDL cholesterol levels
and in-hospital bleeding in patients on high-intensity
antithrombotic therapy:findings from the CCC-ACS
project. Eur Heart J, 2021,42(33):3175-3186.

第十一节 家族性高密度脂蛋白缺乏症

家族性高密度脂蛋白缺乏症（familial high disenty lipoprotein deficiency，FHD）又称丹吉尔病（Tangier disease）等，其致病病因为三磷酸腺苷结合盒转运子（adenosine triphosphate binding cassette transporter，ABC）A1 基因和载脂蛋白（apolipoprotein，Apo）A Ⅰ 基因的突变，引起高密度脂蛋白-胆固醇（high density lipoprotein cholesterol，HDL-C）极低或缺失，ApoA Ⅰ、总胆固醇（total cholesterol，TC）及低密度脂蛋白胆固醇（low density lipoprotein cholesterol，LDL-C）降低等；患者主要表现为早发动脉粥样硬化、冠心病、视觉障碍及橙黄色扁桃体增生等。

一、概述

1960 年，Fredrickson 在美国弗吉尼亚州丹吉尔（Tangier）岛发现两位兄弟血清 HDL-C 显著降低，而引起临床医生的重视，故称为 Tangier 病，以后 FHD 在英国、意大利、荷兰等国家陆续也被发现。

1975 年，Miller 等研究发现 8 例严重冠心病患者血脂水平为正常，仅血清 HDL-C 明显降低。研究指出，HDL-C 明显降低也可能是冠心病一个重要发病病因，但在当时并没有引起人们的重视。

1985 年，Brown 及 Goldstein 等研究认为，血液中 HDL-C 能通过胆固醇逆转运（reverse cholesterol transport，RCT）将血液和组织中多余的胆固醇携带至肝脏进行分解代谢，逆转动脉粥样硬化，同时还具有刺激前列环素生成、减少血小板聚集、抑制 LDL-C 氧化及内皮细胞凋亡等，这一理论奠定了脂蛋白代谢的理论基础。由于 Brown 和 Goldstein 在胆固醇代谢规律的研究工作中做出了卓越的贡献，于 1985 年被授予诺贝尔医学和生理奖。

1992 年，Genest 等研究认为，血液中 HDL-C 水平中度降低也是一种遗传性脂代谢紊乱性疾病，被命名为家族性低 α-脂蛋白血症（familial hypoalphalipoproteinemia，FHA）。

2007 年，中国成人血脂异常诊断和危险分层方案。

2012 年，美国国家胆固醇教育计划（National Cholesterol Education Program，NCEP）制定 HDL-C 异常诊断标准。

二、病因

FHD 为常染色体隐性遗传病，具有明显家族集聚性，经基因组筛选定位，目前仅确定 ABCA1 基因和 ApoA Ⅰ 基因的突变为其致病病因。

三、分子遗传学

（一）ABCA1 基因

1. 结构 ABCA1 基因定位于第 9 号染色体长臂 31 区 1 带（9q31.1），长约 149kb，由 50 个外显子和 49 个内含子组成，编码 2261 个氨基酸的膜转运蛋白，相对分子质量约为 254kD。

目前研究已发现，ABC 有 6 个家族，分别为 ABCA、ABCB、ABCC、ABCD、ABCE、ABCF，共 48 个家族成员，其中 ABCA 家族有 12 个成员，ABCA1 是其中之一。ABCA1 基因序列包含 1453bp 启动子，内含子和外显子为 146581bp。ABCA1 转录起始位点位于蛋氨酸密码子上游 315bp，编码 6783bp 开放阅读框架，转录起始位点上游 1453bp，是调节脂肪代谢转录因子的结合位点。ABCA1 具有跨膜结构域的对称结构，这个跨膜结构域是一个包括 6 个跨膜束片段和 1 个核苷酸结合结构域的串联重复序列。

2.代谢　在肝脏、胎盘、小肠及肺脏的 ABCA1 mRNA 表达水平最高,研究显示,肝细胞基底外侧膜 ABCA1 基因的表达维持血液中 HDL 水平,表明肝脏是体内负责 HDL 生成的主要场所。ABCA1 基因表达主要在巨噬细胞、T 细胞和 B 细胞,也可见于或纤维细胞、间质细胞和肝细胞等,其表达主要受肝 X 受体(liver X receptor,LXR)、视黄酸 X 受体(retinoid X receptor,RXR)的调控。

3.功能　ABC 存在于不同的组织,通过水解三磷酸腺苷(adenosine triphosphate,ATP)转运多种底物。ABCA1 基因是控制 HDL-C 形成的限速步骤,即控制 ApoA I 装配磷脂与游离胆固醇。ABCA1 基因以 ATP 为能源,促进细胞内游离胆固醇和磷脂的流出,在 RCT、胆固醇及 HDL-C 的代谢过程中起着重要的调节作用,因此 ABCA1 基因与心血管疾病有着密切的关系。

4.突变　ABCA1 基因突变类型有错义突变、无义突变、插入突变及缺失突变等,大部分突变在外显子区域,少数在内含子区域,ABCA1 基因突变主要在跨膜结构域(transmembrane domain,TMD)和核苷酸结合结构域(nucleotide-binding domain,NBD)。常见突变位点有第 225 位丙氨酸(Ala)被苏氨酸(Thr)所置换(Ala225→Thr)、第 590 位色氨酸(Trp)被丝氨酸(Ser)所置换(Trp590→Ser)、第 929 位苏氨酸(Thr)被异亮氨酸(Ile)所置换(Thr929→Ile)、第 937 位丙氨酸(Ala)被缬氨酸(Val)所置换(Ala937→Val)、第 1091 位甲硫氨酸(Met)被苏氨酸(Thr)所置换(Met1091→Thr)、第 1680 位精氨酸(Arg)被色氨酸(Trp)所置换(Arg1680→Trp)等。

(二)ApoA I 基因

1.结构　ApoA I 基因定位于第 11 号染色体长臂 23 区(11q23),长 1863bp,由 4 个外显子和 3 个内含子组成,编码 243 个氨基酸残基的单一多肽链,相对分子质量约为 28.3kD。

(1)外显子:外显子分布于 ApoA I 基因的不同区域,①第 2 外显子编码大部分 ApoA I 前肽;②第 3 外显子编码 ApoA I 肽原和 NH_2 端序列;③第 4 外显子编码羧基端 200 个氨基酸残基。

(2)内含子:①第 1 内含子长度为 197bp,位于 5'端非翻译区;②第 2 内含子长度为 183bp,位于翻译区的 ApoA I 前肽区内;③第 3 内含子长度为 588bp,插入翻译成熟 ApoA I 的第 43 氨基酸残基处。

经等点聚焦电泳证实,人 ApoA I 为不均一性,有 10 种不同的亚组分,至少有 6 种多态性,其等电点为 5.36~5.85。ApoA I 由肝脏和小肠合成,主要存在于 HDL_2、HDL_3、CM 中,约占这三类脂蛋白中蛋白的 65%、62% 和 33%。ApoA I 为 HDL-C 重要组成成分,在 HDL-C 的形成、代谢过程中起着重要作用,ApoA I 是反映 HDL-C 水平。

2.功能　ApoA I 是 HDL-C 主要蛋白质和 B 类 I 型清道夫受体(scavenger receptor class Btype I,SR-B I)的配体,可通过增强 ABCA1 和卵磷脂胆固醇酰基转移酶(lecihin cholesterol acyl transferase,LCAT)的活性介导 RCT,从而使 HDL-C 能从动脉壁及周围组织中进行游离胆固醇的酯化,并将胆固醇酯转运入肝脏进行分解代谢,这对防止周围组织脂质沉积及动脉粥样硬化的形成有着重要的临床意义。ApoAI半衰期约为 5.8 天;正常参考值男性为 104~202mg/dL,女性为 108~225mg/dL。

3.突变　ApoA I 基因突变类型有重排突变、缺失突变及无义突变等,其中 ApoA I 基因第 4 号外显子中 AAG(赖氨酸)的缺失(c.391_393 缺失;p. Lys131 del)时可明显影响 ApoA I／ABCA1 间相互作用,抑制了 HDL-C 生物合成。

四、发病机制

(一)致病病因

1.ABCA1 基因　ABC 所编码的蛋白参与生物

膜间物质的转运,每一ABC转运子对于转运的物质具有相对特异性,这是由跨膜功能区所决定的,而转运所需的能量则是由位于核苷结合折叠区的ATP降解提供。ABCA1具有ABC所有的特征,它的两端对称,每一端均由6个跨膜功能区及1个核苷结合折叠区构成,这两端由一带电荷的长序列和一高度疏水片段所连接。ABCA1基因编码的蛋白称作胆固醇流出调节蛋白(cholesterol efflux regulatory protein,CERP)或ABCA1蛋白,在RCT和HDL生成的起始阶段发挥着关键的作用,主要参与胆固醇和磷脂从肝外组织的流出,促使胆固醇转移给ApoA I和HDL。

ABCA1基因突变引起FHD,以及实验鼠模型敲除ABCA1基因均表现血液中HDL-C显著降低。其中纯合子型FHD患者血液中HDL-C极低或缺乏,HDL-C水平为0~0.052mmol/L(1.0mmol/L=38.67mg/dL);杂合子型FHD患者血液中HDL-C轻中度降低,HDL-C水平为0.52~1.30mmol/L。

2. ApoA I基因 ApoA I基因突变可阻断ApoA I多肽链全长的合成,导致ApoA I蛋白质的缺失或发生异常,从而影响HDL-C代谢。

(二)遗传学机制

1. HDL亚组分 HDL是脂蛋白中体积最小(直径5.8~13.0nm),密度最高[$(1.063~1.250)\times 10^3$ g/L]的一类极不均一的脂蛋白,不同的HDL亚类在颗粒大小、形状、密度、电荷、抗原性、理化性质及生物学功能上均有很大差异。其中根据颗粒的大小和密度不同,利用密度梯度超速离心法可将HDL分为HDL_1、HDL_2和HDL_3三个亚类,其中HDL_1仅在摄取高胆固醇膳食后才会在血液中出现。正常健康人血液中主要含HDL_2和HDL_3;HDL_2为体积较大、密度较小,是成熟的颗粒;HDL_3为体积较小、密度较大,是未成熟的颗粒。根据形状及大小的不同,采用电泳-免疫印迹法可将HDL分为较小的盘状preβ-HDL和较大的球状α-HDL

两种亚类,其中preβ-HDL包括新生的HDL($preβ_1$-HDL)和圆盘状的HDL($preβ_2$-HDL);α-HDL包括HDL_{2b}、HDL_{2a}、HDL_{3a}、HDL_{3b}、HDL_{3c}。

HDL由肝脏及小肠黏膜细胞合成,初期合成分泌入血的$preβ_1$-HDL含有少量极性脂质和1分子ApoA I,分子呈小颗粒状。$preβ_1$-HDL是一种松散而又相对柔韧的结合蛋白,这种松散构型可以容许血液中脂质与蛋白质所暴露的疏水部分快速结合$preβ_2$-HDL,由$preβ_1$-HDL互相融合而成,含有丰富的卵磷脂和两分子的ApoA I,两分子的ApoA I形成一对连续两性α-螺旋与磷脂双脂层圆盘平面相互平行,分子呈圆盘状。球状的α-HDL由$preβ_1$-HDL和$preβ_2$-HDL获取外周组织和其他脂蛋白的磷脂和游离胆固醇后逐渐形成,分子中含有丰富的胆固醇及4分子ApoA I。这4分子ApoA I彼此之间通过两性分子螺旋的疏水面而相互连接,从而形成四螺旋的束状结构,使球状α-HDL可以适应脂蛋白颗粒的脂质含量变化。研究发现,RCT实际上就是新生的preβ-HDL向成熟的α-HDL转化,即按$preβ_1$-HDL→$preβ_2$-HDL→HDL_3→HDL_2的递变步骤逐渐成熟的过程,$preβ_1$-HDL及$preβ_2$-HDL可以不断地从外周组织摄取磷脂和游离胆固醇逐渐成熟,并最终将胆固醇转运至肝脏进行转化利用。

2. HDL是一种脂质和蛋白含量大致均等的异质性脂蛋白,不同的HDL亚类具有相关性,但又各具有不相同的生理功能。研究发现,$preβ_1$-HDL虽然是游离胆固醇的有效接受体,但它的堆积则可能是$preβ_1$-HDL向$preβ_2$-HDL转化受阻,或者胆固醇酯化效率降低的缘故。$preβ_1$-HDL含量增加表明HDL成熟代谢障碍,$preβ_1$-HDL升高对HDL抗动脉粥样硬化作用有负面的影响。颗粒大的含胆固醇丰富的HDL_{2b}则决定血中胆固醇酯的流动方向,当血液中HDL_{2b}升高时,HDL胆固醇酯直接转运到肝脏,通过肝HDL受体进行摄取、转化和利用;然而 HDL$_{2b}$ 减少时,HDL 胆固醇酯在胆固醇酯转移蛋白(cholesterol estertransfer protein,CETP)作用下被转运至 VLDL 和 LDL-C,导致具有致动脉粥样硬化作用的脂蛋白中胆固醇酯的含量增加。

3.HDL-C 降低机制 ABCA1 在胆固醇从周围细胞流出和 HDL-C 生成的起始步骤起重要作用,被认为是 HDL-C 代谢的限速因子。FHD 患者是由于体内胆固醇外流过程中,HDL-C 介导的胆固醇流出、细胞内脂质转运的异常,脂质在网状内皮系统沉积,胆固醇自巨噬细胞流出异常导致泡沫细胞形成。由于细胞胆固醇外流障碍,新生 HDL-C 成熟受阻,不能形成成熟的 HDL-C,HDL-C 和 ApoA I 被迅速降解,所以 HDL-C 极低或缺乏。

NCEP 将血清 HDL-C < 1.03mmol/L 定义为低水平;HDL-C < 0.52mmol/L 定义为极低水平。我国将血清 HDL-C ≥ 1.54mmol/L 定义为理想水平;HDL-C 1.03 ~ 1.53mmol/L 定义为正常;HDL-C < 1.03mmol/L 定义为降低。

临床研究证实,血液中 HDL-C 降低是致动脉粥样硬化性心血管疾病(atherosclerotic cardiovascular disease,ASCVD)的独立危险因素,而升高 HDL-C 水平可延缓、防治甚至逆转已发生的动脉粥样硬化。前瞻性临床研究显示,血清 HDL-C 水平与冠心病的危险呈负相关,其中血清 HDL-C 水平每降低 0.026mmol/L 冠心病危险性增加 2.0% ~ 3.0%;而经调脂药物治疗后血清 HDL-C 水平每升高 0.13mmol/L 则冠心病危险性可降低 11%。

五、病理

病理检查显示,病理组织细胞及储存有胆固醇的泡沫细胞较为常见,与组织器官的病理变化相关;皮肤组织细胞和皮肤神经中的 Schwann 细胞中也储存有胆固醇酯,另外髓鞘和无髓鞘皮肤神经中也可有脂质贮存。

六、临床表现

(一)症状

1.发病率 FHD 目前尚无流行病调查研究报告,发病率尚不清楚,在临床上可能 FHD 患者较 FHA 罕见。

2.年龄 FHD 发病年龄通常在 30 ~ 60 岁出现临床症状和体征。

3.早发 ASCVD 血液中 HDL-C 水平极低或者几乎测不到的患者,在儿童或青少年时期即可发生 ASCVD;而血液中 HDL-C 水平轻度或中度降低的患者,在临床上多无明显症状及体征,仅少数患者可有动脉粥样硬化的表现。

(二)体征

1.HDL-C 降低 血液中 HDL-C 中度降低患者多无明显的体征,仅少数患者可有肝脾肿大、血小板减少性紫癜等。

2.HDL-C 几乎缺乏或极低,查体可发现 ①肝脾明显肿大,颈部及腋下的淋巴结肿大,是由于胆固醇酯储存于网状内皮细胞所致;②眼睛可发现视觉障碍及广泛角膜浑浊;③皮肤可发现丘疹或黄色瘤样病变等;④扁桃体、咽部呈橙黄色或黄灰色肿大,可伴有淋巴结肿大,是由于脂质沉积所致,这是 FHD 特征性表现,具有明确诊断意义,但在临床上易漏诊或误诊;⑤周围神经受损时可引起温觉及痛觉丧失,肌肉萎缩等;⑥少数患者可出现阿尔兹海默病的症状及体征,可能是由于胆固醇蓄积于脑组织而引起。

(三)基因型—表型

1.ABCA1 基因突变 其中 Ala225 → Thr、Trp590→Ser、Thr929→Ile、Ala937→Val、Arg1680→Trp 突变时 HDL-C 明显降低;而 Met1091→Thr 突变时 HDL-C 显著降低。

2.ApoA I 基因突变 ApoA I 基因突变致使

ApoA I 和/或 ABCA1 的功能异常,影响 HDL-C 和 ApoA I 的合成、分泌及代谢等,引起 HDL-C、ApoA I 明显降低。

七、辅助检查

（一）实验室检测

1. 血脂 ①血清 TC 降低,为 0.78~3.12mmol/L（1.0mmol/L=38.67mg/dL）;②血清 ApoA I 降低,约为正常人的 1/3;③血清 LDL-C 降低,约为正常人的 40%;④血清甘油三酯（triglyceide,TG）正常或轻度升高;⑤血清磷脂降低;⑥血清 HDL-C 明显降低或缺乏,血浆超速离心显示 HDL 不仅见于密度>1.063,亦可于<1.006;⑦脂蛋白电泳显示血清中 β-脂蛋白低于正常值的 1/10。

2. 免疫蛋白抗原性测定 免疫蛋白抗原性测定异常是由于 HDL-C 中含有门冬氨酸-Apo-苏氨酸（Asp-APOLP-Thr）减少,APOLP-Thr/APOLP-谷氨酰胺（Gln）比值为 1:11（正常比值为 3:1）。

3. 全血细胞计数 ①血红蛋白降低表现为溶血性贫血;②白细胞计数和血小板计数减少。

4. 基因突变 ABCA1 基因、ApoA I 基因的突变是 FHD 确诊指标,如发现 ABCA1 基因、ApoA I 基因的突变时,应对其家族成员进行 ABCA1 基因、ApoA I 基因的级联基因检测,并根据家族史、临床病史及体格检查等综合分析,以明确家族成员的致病基因突变携带情况及患病风险。

（二）心电检查

1. 心电图 多数患者心电图检查无异常,少数患者可有轻度心肌缺血改变。

2. 动态心电图 佩戴动态心电图在运动时可描记 ST-T 动态改变,有助于早期发现冠心病。

（三）超声检查

1. 腹部超声 腹部超声检查可发现肝脏、脾脏肿大及不同程度的脂肪肝等。

2. 血管超声 颈动脉超声检查可早期发现颈动脉内膜—中层厚度变化,尤其定期随诊有助于儿童观察颈动脉内膜—中层厚度的演变。

（四）其他有关检查

1. 肌电图 肌电图检查显示异常;周围神经病变伴腱反射消失。

2. 肠镜 肠镜检查可见弥漫性黏膜黄白色浑浊,肠段黏膜也可呈白色调,微小褐色斑密度降低,有时类似橘皮样改变,各肠段褐色圆形斑改变差异较大。

（五）组织学活检

1. 淋巴结 ①外观显示淋巴结组织呈黄色条纹;②镜下可见大量巨噬细胞聚集,苏木精-伊红染色法（hematoxylin-eosin staining,HE）显示巨噬细胞呈空泡状;③病理切片显示巨噬细胞聚集处苏丹黑染色呈强阳性、Schultz 反应（检测胆固醇）呈阳性,其内胆固醇含量可超过正常值 100 倍以上。

2. 扁桃体 对扁桃体增生肿大进行活检,病理检查显示为胆固醇酯沉积所致。

3. 肠黏膜 肠黏膜组织进行活检,病理检查显示肠道黏膜肌层内有泡沫细胞集簇。

八、诊断

1. 初步诊断 ①扁桃体呈橙黄色增生、角膜浑浊,并伴有不明原因肝脏、脾脏及淋巴结肿大;②血清 HDL-C 极低或缺乏;③血清 TC 降低;④血清乳糜微粒（chylo-micron,CM）残粒异常;⑤家族史阳性;⑥家族成员有早发 ASCVD 的患者。

2. 明确诊断 ①病理组织活检;②ABCA1 基因、ApoA I 基因的测序分析。

九、鉴别诊断

1. 家族性卵磷脂胆固醇酰基转移酶缺陷症（familial lecithin cholesterolacyl transferase deficiency,FLD） FLD 病因为卵磷脂胆固醇酰基转移酶基因和 ApoA I 基因的突变,引起血液中 TC、TG 升高,而 HDL-C 降低。临床主要表现为动脉粥样硬化、冠心病、贫血、角膜混浊等症状；累及肾脏时可出现蛋白尿，晚期患者则出现肾功能不全的症状。FHD 患者扁桃体呈橙黄色增生、角膜混浊，HDL-C 极低或缺乏；病理组织活检和基因突变检测有助于明确诊断。

2. 腺样体肥大（adenoid vegetation） FHD 患者可因扁桃体增生肿大及颈部淋巴结肿大而入耳鼻喉科进行治疗，但 FHD 患者扁桃体肿大呈橙黄色增生；而扁桃体肥大因炎症引起的，在临床上多表现咽喉疼痛、咳嗽及发热等症状，白细胞计数及中性分类明显升高，二者主要鉴别诊断点为血清 HDL-C 水平。

3. 贫血（anemia） FHD 患者全血细胞计数血红蛋白降低，表现为溶血性贫血，易漏诊或误诊入血液内科或消化内科进行治疗，只要在临床上常规检测血清 HDL-C、TC 有助于鉴别诊断。

4. 周围神经炎（peripheral neuritis） FHD 患者可表现四肢麻木、疼痛、疲乏及肌肉萎缩等症状，易误诊为周围神经病变，检测血清 HDL-C、TC 水平为正常，检测血脂是鉴别诊断要点。

十、治疗

（一）治疗性生活方式改变（therapeutic lifestyle change，TLC）

1. 改变不良生活习惯，如减少氯化钠的摄入量，戒烟戒酒，适量运动。临床研究表明，吸烟者如戒烟后可使血中 HDL-C 水平升高约为 20%。

2. 饮食以蔬菜水果、鱼类、五谷杂粮、豆类、橄榄油等为主减体重，临床研究证实，肥胖与超重的患者体重每减 3.0kg，血液中 HDL-C 水平可升高约为 0.025mmol/L。

（二）药物治疗

1. 烟酸类 烟酸类药物可提高 HDL-C 水平，同时降低 TG 水平，促进小而密 LDL（small bense LDL, sLDL）向大而轻 LDL（large buoyant LDL, bLDL）转变。常用药物有中效缓释型烟酸及阿昔莫司：①中效缓释型烟酸：第 1~4 周 0.5g/次，1 次/天；第 5~8 周 1g/次，1 次/天，以后视病情决定剂量的增减，最大量为 2.0g/天，睡前服药；②阿昔莫司 0.25g/次，1~2 次/天。注意事项：中效缓释型烟酸药物不良反应有颜面潮红、血糖升高、尿酸升高、消化道不适等；中效缓释型烟酸片不能掰开或嚼服，漏服时也不要追加服用。

2. 他汀类 阿托伐他汀钙片 10~20mg/次，1 次/天；匹伐他汀钙片 2~4mg/次，1 次/天；或者瑞舒伐他汀钙片 5~10mg/次，1 次/天等。

3. 贝特类 贝特类药物通过刺激肝脏 ApoA I 的表达和脂蛋白脂酶活性而使 HDL-C 生物合成增加。临床上多选择非诺贝特胶囊 0.1g/次，3 次/天；吉非贝齐片 0.6g/次，2 次/天；或者苯扎贝特缓释片 0.4g/次，1 次/天。

4. 胆固醇酯转移蛋白（cholest erolester transfer protein，CETP）抑制剂 CETP 抑制剂是近年来各大制药公司研究和开发新的药物热点，已有多个 CETP 抑制剂进入临床研究。

Anacetrapib 100mg/次，1 次/天。Anacetrapib 是一种重组人 CETP 和突变 CETP 的抑制剂，具有有效性、选择性及可逆性的特点，可提高 HDL-C，降低 LDL-C，但 Anacetrapib 药物目前尚未应用于临床。

5. 中药制剂 ①血脂康 600mg/次，2 次/天。血脂康的适应证为 ASCVD 的一级和二级预防，适用于轻度、中度胆固醇升高或胆固醇升高为主的混合性血脂异常，并且可与降压、降糖等药物联合使用。临床应用表明，血脂康安全性高、副作用小、不良反应主要为胃肠道不适。②脂必妥片（云南红曲）1050mg/次，2 次/天，脂必妥片疗效快、不良反应少，价格便宜。

（三）对症治疗

1. 扁桃体 FHD 患者如扁桃体明显增生，可行手术切除治疗。

2.冠心病 FHD 有家族史的患者应早期防治ASCVD,尤其对冠心病的预防,如抗血小板聚集药物、心肌能量代谢药物及血管扩张剂等应用。

3.周围神经病变 膳食中增加富含维生素类食品,必要时给予维生素 A、维生素 B 及维生素 C 等制剂进行治疗。

参考文献

1. 武阳丰,赵冬,周北凡,等.中国成人血脂异常诊断和危险分层方案的研究.中华心血管病杂志,2007,35(5):428-433.

2. RADER D J, DE GOMA E M. Approach to the patient with extremely low HDL - cholesterol [J]. J Clin Endocrinol Metab,2012,97(10):3399-3407.

3. 杨莉军,徐新,张社兵.三磷酸腺苷结合盒转运蛋白 A1 的研究进展.广东医学,2011,32(2):253-255.

4. 莫中成,欧含笑,易光辉.载脂蛋白 A- I 在高密度脂蛋白生物合成中的作用研究进展.生物化学与生物物理进展,2015,42(9):788-795.

5. 黄冲,唐朝克.影响高密度脂蛋白胆固醇水平的相关基因的研究进展.中南医学科学杂志,2017,45(3):299-302.

6. 唐朝克,杨永宗.三磷酸腺苷结合盒转运体 A1 在动脉粥样硬化发病学中的作用.中国老年学杂志,2003,23(9):623-626.

7. 唐吉斌,赵铁军.高密度脂蛋白胆固醇直接检测法的讨论进展.医学综述,2021,15(4):610-612.

8. POONURU S, PATHAK S R, VATS H S, et al. Rapid reduction of severely elevated serum triglycerides with insulin infusion, gemfibrozil and niacin. Clin Med Res, 2011,9:38-41.

9. 温宁馨,祖凌云.对于升高高密度脂蛋白药物胆固醇酯转运蛋白抑制剂的研究进展及其机制的探讨.中国心血管杂志,2017,22(3):231-233.

10. 饶甲环,马煜盛,龙洁旎,等.胆固醇酯转运蛋白抑制剂的研究进展.医学研究生学报,2019,32(7):776-779.

11. 中国老年学和老年医学学会心脑血管病专业委员会,血脂康(胶囊)临床应用中国专家共识组.血脂康(胶囊)临床应用中国专家共识(2017 修订版).中华内科杂志,2018,57(2):97-100.

第十二节 家族性高α-脂蛋白血症

家族性高α-脂蛋白血症（familial hyperalphalipoproteinemia，FHALP）又称Glueak综合征（Glueak syndrome）、长寿综合征（longevity syndrome）等，其致病病因为胆固醇酯转运蛋白（cholesteryl ester transfer protein，CETP）基因、载脂蛋白（apolipoprotein，Apo）CⅢ基因的突变，引起血清高密度脂蛋白胆固醇（high density lipoproteincholesterol，HDL-C）、ApoAⅠ明显升高，ApoCⅢ降低；患者在临床多无明显的症状及体征，有的患者可出现动脉粥样硬化、冠心病甚至心肌梗死等。

一、概述

20世纪60年代Framingham是第一个报道心血管风险与HDL-C水平呈负相关的研究，这一具有里程碑意义的发现激发了人们对HDL-C具有动脉粥样硬化保护机制的研究。

1974年，Glueck等对18个家系高α-脂蛋白血症患者进行调查研究，发现HDL-C值不具有双峰性，研究认为FHALP与环境因素有关，由于Glueck首先报道FHALP，故又称Glueck综合征。

1975年，Glueck等又对1个家系26名成员高α-脂蛋白血症进行研究，排除各种升高HDL-C继发因素后，发现该家系三代中呈垂直遗传，子代中有血脂异常者与正常者的比例为12∶13（0.923）接近1。

二、病因

FHALP可能为常染色体显性遗传病，经基因组筛选定位，目前仅确定CETP基因、ApoCⅢ基因的突变为其致病病因。

三、分子遗传学

（一）CETP基因

1. 结构 CETP基因定位于第16号染色体长臂12区到21区（16q12～21），长21994bp，由16个外显子和15个内含子组成，编码493个氨基酸，其中17个氨基酸的信号肽和476个氨基酸的单链多肽，相对分子质量约为74kD。

CETP基因外显子长度为32～250bp，内含子长度为87～6300bp。CETP基因与卵磷脂胆固醇酰基转移酶（lecihin cholesterol acyl transferase，LCAT）基因、结合珠蛋白（binding globin）基因邻近，成熟CETP含4个天冬酰胺N-糖基，等电点为4.6～5.4。正常人血液中CETP浓度为0.90～2.80mg/L。

2. 功能 CETP对HDL水平、颗粒大小和构成有重要调节作用，促进各脂蛋白之间脂质交换和转运，是胆固醇逆转运（reverse cholesteroltransport，RCT）过程中的关键酶之一，它将HDL中的胆固醇酯转运至含ApoB的脂蛋白，如极低密度脂蛋白（very low density lipoprotein，VLDL）和低密度脂蛋白胆固醇（low density lipoproteincholesterol，LDL-C）中，并以等量的甘油三酯（triglyceide，TG）进行交换，外周组织（包括血管壁上的单核巨噬细胞）中的胆固醇外流与HDL结合后，被LCAT酯化成胆固醇酯后移入HDL核心，并通过CETP转移给LDL、VLDL，再被肝脏的LDL受体及VLDL受体摄取入肝细胞，代谢为胆汁酸等成分排出体外，这是体内胆固醇排出的主要途径。

3. 突变 CETP基因常见突变为第14内含子和/或第442位天冬氨酸（Asp）被甘氨酸（Gly）所置换（Asp442→Gly）；但也有研究发现，FHALP患者的亲属成员 CETP 活性正常,表明可能还存在其他致病病因。

(二)ApoCⅢ基因

1. 结构　ApoCⅢ基因定位于第 11 号染色体长臂 23 区(11q23),长 3133bp,由 4 个外显子和 3 个内含子组成,编码 79 个氨基酸残基单一多肽链,相对分子质量约为 8.7kD。

ApoCⅢ基因第 1~4 外显子长度分别为 36bp、63bp、124bp、308bp;第 1~3 内含子长度分别为 600bp、125bp、1800bp。

2. 功能　ApoCⅢ是一种水溶性低分子蛋白质,在肝脏和小肠合成,主要分布于 VLDL、CM、HDL 中,占这三类脂蛋白中蛋白的 40.0%、36.0%、2.0%。主要功能:①ApoCⅢ通过抑制脂蛋白酯酶(lipoprtein lipase,LPL)活性影响血液中富含甘油三酯脂蛋白(triglyceride-rich lipoprotein,TRL)的脂解、转换及清除;②HDL 中 ApoCⅢ活性增加,肝脏对 HDL 的清除减慢,反之,HDL 中 ApoCⅢ活性减少,肝脏对 HDL 的清除加快。正常人血中 ApoCⅢ水平为 120~140mg/L。

3. 突变　研究发现 ApoCⅢ基因第 4 外显子发生 A→G 转换,导致 ApoCⅢ基因第 58 位赖氨酸(Lys)被谷氨酸(Glu)所置换(Lys58→Glu)。

四、发病机制

(一)致病病因

1. CETP 基因　CETP 基因由于遗传变异是多位点、多种类,不同种族、不同人群变异的位置及性质不同,而引起同一基因位点变异的基因型频率明显不同。其中位于第 1 内含子 277 号碱基的多态可被 TaqⅠ内切酶识别,形成 B_1 和 B_2 等位基因,组合成 B_1B_1、B_1B_2 和 B_2B_2 基因型。CETP 基因多态性是影响 HDL 水平的重要因素,CETP 基因缺陷使 HDL 升高,等位基因 B_1 与 CETP 浓度及活性升高有着密切关联,其中基因型 CETP 活性 B_1B_1 最高,

B_1B_2 次之,B_2B_2 型最低,临床研究表明,基因型 B_2B_2 引发心肌梗死的概率最低。

CETP 是一种疏水糖蛋白,含有丰富的非极性氨基酸,其比例高达 45%。CETP 主要存在于主动脉、肝脏、小肠、肾上腺、脾脏及脂肪等组织器官,其中主动脉通过组织化学分析表明,CETP 大量存在于主动脉粥样硬化损伤处和泡沫细胞内,经免疫组化双重染色技术研究证实,泡沫细胞内的 CETP 多数由巨噬细胞产生,只有少数由平滑肌细胞产生。

实验研究证实,CETP 基因缺陷引起纯合子型 FHALP,转运胆固醇酯的作用完全丧失。经多聚酶链式反应(polymerase chain reaction,PCR)及 DNA 测序确认,CETP 基因缺陷常在基因第 14 内含子的剪接供体位点上发生 G→A 突变,因此带有这种变异的纯合子型 FHALP 患者血液中 CETP 浓度及活性缺失,而杂合子型 FHALP 患者血液中 CETP 浓度及活性明显降低。

2. ApoCⅢ基因　由于 ApoCⅢ第 74 位苏氨酸残基所带唾液酸个数不同,又可分成 ApoCⅢ$_0$、ApoCⅢ$_1$、ApoCⅢ$_2$ 三个亚类。ApoCⅢ基因具有多态性,其等电点分别为 5.02、4.82、4.62。外显子分别编码 ApoCⅢ 不同的结构域,ApoCⅢ基因表达与抑制 TG 的分解代谢有关。ApoCⅢ基因突变影响 ApoCⅢ调节脂蛋白的分解代谢,继而引发动脉粥样硬化的发生发展。

(二)遗传学机制

1. CETP 基因　①HDL 升高:CETP 基因突变引起 CETP 浓度和活性缺乏或极低,致使 HDL 中胆固醇酯蓄积,TG 降低,无法转运给 VLDL 及 LDL,导致 HDL 升高,从而使 VLDL、LDL 的胆固醇酯减少和 TG 增加,这是因为从 HDL 将胆固醇酯转运给含 ApoB 脂蛋白的途径出现障碍所致,CETP 浓度和活性与 HDL-C 水平呈负相关;②LDL 降低:应用聚丙烯酰胺凝胶电泳技术(polyacrylamide gel electrophoresis,PAGE)显示正常人 LDL 仅显示一个

单一的区带,若 CETP 浓度和活性缺乏时 LDL 可显示两条区带,两个区带是属于密度相同,但理化性质不同的两种颗粒 LDL,其原因是因为 LDL 在成熟过程,有大而轻 LDL(large buoyant LDL,bLDL)途径和小而密 LDL(small bense LDL,sLDL)途径。CETP 具有促进 HDL 的胆固醇酯转运到 LDL 中,使其形成成熟均一的 LDL 的功能,因此 CETP 是 LDL 成熟的必需重要因素。

2. ApoCⅢ基因　研究表明,ApoCⅢ活性对于调控 TG 水平起着关键作用,ApoCⅢ基因突变时引起 TG 降低,而 HDL-C 和 ApoAⅠ升高。

五、临床表现

(一)症状

1. 发病率　FHALP 尚无流行病调查研究,其确切发病率尚不清楚。

2. 长寿　据人寿统计学初步研究提示,有的高 α-脂蛋白血症者预计寿命比普通人群延长 4~10 年,表现有长寿倾向。

3. 胸痛、胸闷　有的 FHALP 患者可由于动脉粥样硬化而引起冠心病症状,如胸闷、胸痛,尤其在劳累时可加重。

(二)体征

1. FHALP 患者体格检查多无异常发现,但也有的患者在青年时期可出现角膜混浊,早发动脉粥样硬化的体征等。

2. 血脂异常　①HDL-C、ApoAⅠ明显升高;②总胆固醇(total cholesterol,TC)轻度升高;③LDL-C 正常;④TG 降低。

(三)基因型—表型

1. CETP 基因突变　其中纯合子型 FHALP 患者血液中 CETP 浓度和活性极低或缺乏,而杂合子型 FHALP 患者血液中 CETP 浓度和活性约为正常人的 60%,CETP 浓度和活性缺乏、极低或轻度降低均可引起血液中 HDL-C、ApoAⅠ异常。

2. ApoCⅢ基因突变　其中 Lys58→Glu 突变时可引起 HDL-C 及 ApoAⅠ水平显著升高,而 TG 明显降低,提示该突变位点发生动脉粥样硬化的风险明显降低。

六、辅助检查

(一)实验室检测

1. 血脂　①血清 HDL-C 显著升高时,采用超速离心分离出 HDL$_2$、HDL$_3$,计算 HDL$_2$ 与 HDL$_3$ 比值;②检测血清 ApoAⅠ水平和生成率,FHALP 患者血清 ApoAⅠ水平和生成率均可升高;③血清 TC 轻度升高或正常;④LDL-C 与 HDL-C 比值< 1.21(正常人比值为≥2.36)。

2. 基因突变　①CETP 活性明显降低;②采用等位基因特异性-聚合酶链反应(allele specificity-polymerase chain reaction,AS-PCR)检测 CETP 基因突变;③应用 DNA 测序分析 CETP 基因、ApoCⅢ基因突变的类型;④对其家族成员进行 CETP 基因、ApoCⅢ基因突变的级联基因检测,并根据家族史、临床病史及体格检查等综合分析,以明确家族成员的致病基因突变携带情况及患病风险。

(二)心电检查

1. 常规心电图　心电图检查多数患者正常,少数患者可出现不典型心肌缺血改变。

2. 动态心电图　动态心电图监测可发现患者在运动状态下 ST 段下移或抬高,以及 T 波倒置的动态变化,有助于对心肌缺血、损伤的早期诊断及预后判断等。

(三)影像学检查

1. 计算机断层扫描血管成像(computed tomography angiography,CTA)　CTA 是检查冠状动脉粥样硬化钙化斑块的主要无创技术,临床常用冠状动脉钙化积分来评价冠状动脉病变的性质、程度及范围等。

2. 冠 状 动 脉 造 影(coronary arteriography,

CAG) CAG检查可对冠状动脉管壁病变和固定狭窄部位的性质、范围及程度等做出定量的诊断。

（四）组织学检查

病理组织进行皮肤成纤维细胞检查显示，HDL与细胞结合牢固，而进入细胞内的甚少。

七、诊断

诊断依据：①血清HDL-C、ApoAⅠ显著升高；②血清LDL-C正常，LDL-C与HDL-C比值降低；③CETP、ApoCⅢ浓度、活性降低或缺乏；④CETP基因和ApoCⅢ基因突变。

八、鉴别诊断

1. 家族性胆固醇酯转运蛋白缺陷症（familial cholesteryl ester transfer protein deficiency） 本症患者血清HDL-C显著升高，血清TG、TC中度升高，血清ApoAⅠ、ApoCⅡ、ApoCⅢ及ApoE轻度升高，临床表现动脉粥样硬化、冠心病等。而FHALP患者血清HDL-C、ApoAⅠ明显升高，血清ApoCⅢ明显降低，血清LDL-C正常，LDL-C与HDL-C比值降低。二者鉴别要点血清ApoCⅢ是升高还是降低。

2. 继发性HDL-C升高 继发原因有生理性、病理性及药物性等引起HDL-C轻度升高，其中生理性多见于过度劳作；病理性多见于肝脏疾病，如胆汁淤积性肝硬化、慢性肝炎、酒精性肝损伤及脂肪肝等；药物性为雌激素、胰岛素、避孕药、盐酸维生素E及肝素等长期应用。

九、治疗

（一）预防

1. 定期体格检查患者家族成员，如无症状、体格检查无动脉粥样硬化表现，可密切观察无须特殊治疗。

2. 预防动脉粥样硬化包括合理饮食、适量的体力活动、戒烟戒酒等；可预防性应用抗血小板药和调脂药等。

3. 补充脂溶性色素物质，叶黄素和玉米黄质是两种重要的类胡萝卜素成分，类胡萝卜素存在于蔬菜、水果等食物中的脂溶性色素物质，增加叶黄素和玉米黄质的摄入量，可使黄斑色素增加，增强黄斑色素可预防和减缓视网膜黄斑变性。

（二）药物治疗

1. 营养制剂 叶黄素750mg/次，1次/天；玉米黄质10mg/次，1次/天。叶黄素和玉米黄质对LDL-C氧化有抑制作用，有助于减缓动脉硬化进程；是眼睛的维生素，必不可少又需要额外补充。

2. 血脂康胶囊0.6g/次，2次/天。血脂康的适应证为动脉粥样硬化的一级或二级预防，可降低TC、LDL-C水平；临床应用表明，血脂康胶囊安全性高、副作用小，不良反应主要为胃肠道不适。

（三）对症治疗

1. 眼睛病变的治疗 ①黄氧化汞眼膏眼部涂搽，每日涂搽2~3次，黄氧化汞眼膏可促进局部循环及角膜混浊吸收；②角膜混浊位于中央严重影响视力时可行角膜移植术。

2. 冠心病的治疗 ①稳定性心绞痛：应用扩张血管剂、抗凝药、调脂药及心肌能量代谢药等综合治疗；②不稳定性心绞痛：经皮冠状动脉介入治疗（percutaneous coronary intervention，PCI）可改善缺血心肌的血流灌注，防治急性心肌梗死的发生。

十、预后

目前在临床上将血清HDL-C过高定义为男性≥3.0mmol/L（1.0mmol/L = 38.67mg/dL），女性≥3.5mmol/L；而血清HDL-C降低定义为<1.0mmol/L。既往研究认为，血清HDL-C升高具有可延缓甚至逆转动脉粥样硬化斑块的进展。但近年研究显示，血清HDL-C过高或过低均可能导致心血管疾病的风险升高，血清HDL-C水平与心

血管死亡的发生率曲线呈 U 型,而不是曾经认为的线性曲线,位于 1.01~2.02mmol/L 之间的人群心血管疾病风险最低。

国内研究发现,血清 HDL-C < 1.0mmol/L 与≥2.0mmol/L 时心血管死亡风险分别增加 23.0% 和 37.0%。血清 HDL-C 为 1.40~1.50mmol/L 时全因死亡风险最低,其中男性血清 HDL-C 为 1.34~1.45mmol/Lmg/dL)时全因死亡风险最低,而女性血清 HDL-C 为 1.50~1.60mmol/L 时全因死亡风险最低,且与 HDL-C 水平为 1.45mmol/L 相比,每增加或降低 0.26mmol/L,全因死亡风险可增加 3.0% 和 10.0%。

但血清 HDL-C 过高与心血管死亡率升高之间因果关系,有待于进一步循证医学的研究,初步研究提示,可能是由于遗传变异及较高血清 HDL-C 水平时,高密度脂蛋白的构象和功能发生了变化。

参考文献

1. 汪俊军,张春妮,庄一义.胆固醇酯转运蛋白在动脉粥样硬化中的作用.中国动脉硬化杂志,2008,15(6):473-475.

2. 刘晓艳,路倩,陈五军,等.高密度脂蛋白胆固醇水平相关的遗传学研究最新进展.生物化学与生物物理进展,2012,39(12):1145-1155.

3. 汪俊军,张春妮.胆固醇酯转运蛋白基因变异与血脂和动脉粥样硬化性心血管病的关系.医学研究生学报,2007,20(1):76-79.

4. 周代锋,蔡望伟,云美玲,等.应用等位基因特异性 PCR 检测胆固醇酯转运蛋白突变.海南医学院学报,2009,15(7):693-697.

5. 中国老年学和老年医学学会心脑血管病专业委员会,血脂康(胶囊)临床应用中国专家共识组.血脂康(胶囊)临床应用中国专家共识(2017 修订版).中华内科杂志,2018,57(2):97-100.

6. 官宝怡,赵福海.高密度脂蛋白胆固醇与心血管风险研究进展.心血管病学进展,2019,40(3):317-320.

7. MADSEN C M, VARBO A, Nordestgaard BG. Extreme high high-density lipoprotein cholesterol is paradoxically associated with high mortality in men and women: two prospective cohort studies. European Heart Journal,2017,38,2478-2486.

8. ZMY A, MYW A, JML A, et al. HDL-C, longitudinal change and risk of mortality in a Chinese cohort study. Nutr Metab Cardiovasc Dis,2021, 31(9):2669-2677.

9. ZHONG G C, HUANG S Q, PENG Y, et al. HDL-C is associated with mortality from all causes, cardiovascular disease and cancer in a J-shaped dose-response fashion: a pooled analysis of 37 prospective cohort studies. Eur J Prev Cardiol,2020,27(11):1187.

10. XIANG A S, KINGWELL B A. Rethinking good cholesterol: a clinicians' guide to understanding HDL. Lancet Diabetes Endocrinol,2019,7(7):575-582.

11. ZANONI P, KHETARPAL S A, LARACH D B, et al. A Rare Loss-of-Function Variant in Scavenger Receptor Class B Type I (SCARB1) Raises HDL Cholesterol and Increases Risk of Coronary Disease. Science,2016,351(6278):1166-1171.

第十三节 家族性高脂蛋白(a)血症

家族性高脂蛋白(a)血症〔familial hyperlipoproteinemia(a),FHLp(a)〕是由于脂蛋白(a)〔lipoprotein(a),Lp(a)〕基因和载脂蛋白(a)〔apolipoprotein(a),Apo(a)〕基因的突变,引起血液中 Lp(a)水平显著升高,患者主要表现为动脉粥样硬化、心肌梗死、血栓形成及脑卒中等,其治疗措施为烟酸类调脂药物及新型调脂药物的应用。

一、概述

1963 年,Kare Berg 在分析兔抗血清与人低密度脂蛋白胆固醇(low density lipoprotein - cholesterol,LDL-C)反应时,发现了一种与 LDL-C 相似的脂蛋白颗粒,进行电泳时位于 β-脂蛋白与前 β-脂蛋白之间,当时认为这是 LDL-C 的遗传变异,将其命名为 Lp(a)。

1974 年,Dahlén 等研究首先发现冠心病患者血浆脂蛋白谱中有一前 β-脂蛋白,实验室检测证实为 Lp(a),并认为 Lp(a)升高是致动脉粥样硬化的高危因素之一。

1987 年,McLean 等研究发现 Lp(a)与纤溶酶原具有高度同源性,认为 Lp(a)不仅是动脉粥样硬化的危险因素,也可能与血栓形成性疾病密切相关。

1993 年,日本学者提出高 Lp(a)血症的概念,随后经孟德尔随机化研究证实 Lp(a)和 LDL-C 升高,富含甘油三酯脂蛋白(triglyceride - rich lipoprotein,TRL)及残粒脂蛋白胆固醇(remnant lipoprotein cholesterol,RLP-C)增多,均与冠心病具有因果关系的脂蛋白。

2016 年和 2017 年,欧洲动脉粥样硬化学会(European Atherosclerosis Society,EAS)指南指出 Lp(a)>50mg/dL 存在显著风险,在治疗管理 LDL-C 后,建议对具有中高度心血管疾病风险的患者进行 Lp(a)筛查。

2016 年,中国成人血脂异常防治指南修订联合委员会发布《中国成人血脂异常防治指南(2016 年修订版)》,该指南指出在排除各种应激性升高的情况下,Lp(a)被认为是动脉粥样硬化性心血管病(atherosclerotic cardiovascular disease,ASCVD)独立的高危因素。

2019 年,美国国家脂质协会(National Lipid Association,NLA)发布了《2019 NLA 科学声明:临床实践中脂蛋白(a)的检测应用》,该声明指出 Lp(a)升高是 ASCVD 一个独立的危险因素,在临床上可根据血清 Lp(a)水平制定 ASCVD 的一级、二级防治措施。

2019 年,英国心脏医学、科学和研究委员会发布共识,根据 Lp(a)升高程度进行风险分层。

二、病因

FHLp(a)可能是常染色体显性遗传病,经基因组筛选定位,目前仅确定 Lp(a)基因、Apo(a)基因的突变为其致病病因。

三、分子遗传学

(一)Lp(a)基因

1.结构 Lp(a)基因定位于第 6 号染色体长臂 26 区到 27 区(6q26~27),相对分子质量约为 460~560kD。

电镜下 Lp(a)呈圆球形,直径约为 21nm,密度为 1.030~1.100g/mL;电泳时 Lp(a)在前 β 与 β 区带之间的位置。Lp(a)含胆固醇酯约为 36%、蛋白质约为 34%、磷脂约为 18%、游离胆固醇约为 9.0%、甘油三酯(triglyceide,TG)约为 3.0%。

根据 Lp(a)在 SDS 凝胶电泳中各异形体的迁移速度,可分为不同的表型:Lp(a)F、Lp(a)B、Lp(a)S₁、Lp(a)S₂、Lp(a)S₃、Lp(a)S₄、Lp(a)0,其中 Lp(a)F 比 ApoB₁₀₀ 迁移速度快,Lp(a)B 与 ApoB₁₀₀ 迁移速度相等,Lp(a)S₁、Lp(a)S₂、Lp(a)S₃ 及 Lp(a)S₄ 比 ApoB₁₀₀ 迁移速度慢。

2.代谢 Lp(a)不是由其他脂蛋白转化而来,也不能转化成为其他脂蛋白,是一类独立的脂蛋白。Lp(a)主要由肝细胞合成,Lp(a)以前体形式在肝细胞合成,存在于内织网或高尔基体内,加工成熟后很快分泌,分泌后以游离形式在胞外液。Lp(a)分解代谢主要经非特异性途径,另外肾脏也可能是分解代谢途径之一,Lp(a)半衰期为 3.0~3.5 天。

3.功能 Lp(a)浓度与 Apo(a)蛋白质的大小成反比,即 Apo(a)的分子量愈大,则 Lp(a)的浓度愈低;Apo(a)的分子量愈小,则 Lp(a)的浓度愈高,这主要由 Apo(a)基因的多态性所决定,并具有明显个体及种族的差异。

4.突变 Lp(a)基因突变及多态性可引起 Lp(a)分解代谢紊乱,致使血液中 Lp(a)明显升高。

(二)Apo(a)基因

1.结构 Apo(a)基因定位于第 6 号染色体长臂 2 区 6 带到 2 区 7 带(6q2.6~2.7),长约 175kb,由 11~46 个外显子和 10~45 个内含子组成,编码 4529 个氨基酸残基的成熟蛋白和 19 个氨基酸残基的信号肽,相对分子质量为 250~838kD。

Apo(a)呈链状包绕在 LDL 分子表面,是由高度糖化的单条肽链组成,占 Lp(a)总量的 25%~40%,Apo(a)与 LDL 装配是在血液循环中进行。Apo(a)基因中含有一个无酶活性的丝氨酸蛋白酶样的结构域,与纤溶酶原氨基酸序列同源程度高达 94%,其分子结构与纤溶酶原极为相似。纤溶酶原

是一种丝氨酸蛋白酶原,含有 791 个氨基酸残基,另外还有两种 Kringle 域,分别为 Kringle Ⅳ 结构和 Kringle Ⅴ 结构,其中 Kringle Ⅳ 结构有 10 型,分别为 Kringle Ⅳ 1~10,其中 Kringle Ⅳ 2 型含有不同数量的拷贝,Apo(a)的大小就取决于拷贝的数量。

2.功能 研究表明,Lp(a)能够干扰纤维蛋白的溶解,因为 Apo(a)可以竞争性的结合位于内皮细胞、单核细胞和血小板等表面的纤溶酶原受体,抑制纤溶酶原转变成为纤溶酶,从而降低血栓的溶解,但无论组织型纤溶酶原激活物、尿激酶或链激酶存在与否,Apo(a)均不显示蛋白酶的活性。

3.突变 常见突变位点为第 560 位精氨酸(Arg)被丝氨酸(Ser)所替换(Arg560→Ser)。

四、发病机制

(一)致病病因

1.Lp(a)基因 ①生理功能:Lp(a)是一独立存在的脂蛋白系统,其脂质成分与 LDL-C 极为相似,但是与 LDL-C 代谢方式显著不同。其中蛋白质部分主要由 ApoB₁₀₀ 和 Apo(a)组成,两者以双硫键共价相连,其比例因人而异,可为 2:1、1:2 或 1:1,但 Lp(a)在生物化学、生物物理、病理生理及发病机制等与 LDL-C 有着本质差别。②病理变化:Lp(a)能激活转化生长因子,刺激平滑肌细胞增生并提高其与外基质(蛋白黏多糖、纤维连接蛋白)结合,因 Lp(a)的 ApoB 部分更易与蛋白黏多糖结合,游离的 Apo(a)部分能诱捕更多富含胆固醇的颗粒,使巨噬细胞大量摄取经受体介导的 LDL-C 和 Lp(a)。

2.Apo(a)基因 Apo(a)基因是目前所发现人类最具多态性的蛋白质,多态性由 30 多个等位基因所控制。其中 Apo(a)基因中 Kringle-4 含有几个稀少的限制性酶切部位(NotI、SfiI、KspI、SvaI、KpnI),这为筛选 Apo(a)基因的多态性提供了帮助。Apo(a)基因与纤溶酶原基因邻近,与纤溶

原、凝血因子Ⅻ、巨噬细胞刺激因子等具有相同的基因位点。

(二)遗传学机制

大多数脂质代谢异常具有复杂数量、性状的特征,基因累积效应及其与环境因素相互作用是决定其发生发展。其中 Lp(a)水平变化归因于 Apo(a)基因多态性,Lp(a)水平与 Apo(a)分子大小呈负相关,约70%的 Lp(a)水平变化是由其大小变异引起,同样大小的 Apo(a)等位基因在 DNA 序列水平不同,可能有超过100个等位基因。相同大小但序列不同的等位基因在家族中随着不同的 Lp(a)水平一起遗传,调节 mRNA 水平的 Apo(a)基因区域变化,可能对 Lp(a)水平发挥独立的作用。

1. Lp(a)基因 ①Lp(a)可与 LDL 受体结合携带胆固醇进入动脉内皮下,被巨噬细胞吞噬后形成泡沫细胞,促进脂质斑块的形成及平滑肌细胞增殖。冠心病病理组织检查研究发现,动脉粥样硬化的动脉壁上有 Lp(a)的聚集,而血液中 Lp(a)水平与动脉壁上聚集的 Lp(a)含量呈正相关。②动脉粥样硬化的始动因素是由于动脉内膜受损,其中动脉内膜细胞外基质(extracellular matrixc,ECM)中的脂质和脂蛋白脂酶(lipoprtein lipase,LPL)可明显增强 Lp(a)在细胞基质中的停滞作用,当 LPL 存在时 Lp(a)在基质中的含量明显增加,表明 LPL 是 Lp(a)和 ECM 结合的激动剂,增强了 Lp(a)在动脉内膜迅速沉积而导致胆固醇的积聚,驱动 Lp(a)致动脉粥样硬化的发生发展。③Lp(a)沉积于动脉血管壁上竞争性抑制纤溶酶,促进纤溶酶原激活物抑制物1的表达,减少纤溶酶的生成,灭活动脉内皮细胞相关的组织因子途径抑制物,促进组织因子介导血栓形成。

2. Apo(a)基因 Apo(a)受单一位点的至少19个等位基因所控制,呈常染色体共显性遗传。Apo(a)可与 LDL-C 相互作用形成聚合物,其机制可能是 Apo(a)分子 Kringle Ⅳ区域与 Apo(a)的脯

氨酸残基结合,因此延长在动脉内膜下存留的时间,增加了氧化修饰的机会,可被巨噬细胞摄取而促进泡沫细胞形成,病理组织学研究表明,Apo(a)存在于动脉粥样硬化病灶中。

五、病理

应用免疫组化检测旋切的冠状动脉粥样硬化斑块的碎片进行研究发现,Lp(a)在粥样硬化斑块中普遍存在,而且不稳定型心绞痛较稳定型患者的含量明显增多。

氧化的 Lp(a)具有损害肾动脉内皮细胞的作用,并能增加血管张力,影响肾小球的血流动力学,加速肾脏疾病的进展。许多肾脏疾病肾小球内有 Lp(a)沉积,且沉积的程度与肾小球硬化的程度相关,但 Lp(a)如何沉积的机制尚不清楚。

六、临床表现

(一)症状

1. 发病率 FHLp(a)目前尚无流行病调查研究报道,其发病率尚不清楚,但在临床上 FHLp(a)可能并不是一种少见疾病。

2. 年龄 新生儿血清 Lp(a)约为成人的1/10,出生后6个月可达成人水平。研究发现有的个体血液中 Lp(a)水平很低,但并没有引起任何缺乏症或疾病,提示 Lp(a)低下无临床意义。

3. Lp(a)水平定义 正常参考值 Lp(a)0.01~300mg/L,呈明显偏态分布。Lp(a)理想水平<140mg/L;140~300mg/L 为边缘升高;300~500mg/L 为高危值;>500mg/L 为极高危值。

4. 影响 Lp(a)水平因素 目前研究认为 Lp(a)水平主要取决于遗传、种族等因素,几乎不受性别、年龄、饮食、运动及环境等因素的影响。

(二)基因型—表型

1. Lp(a)基因突变 Lp(a)基因突变引起 Lp(a)升高是左心房血栓形成的预测指标,也是非瓣

膜病性心房颤动患者发生血栓栓塞性疾病的独立高危因素。

2. Apo(a)基因突变 Apo(a)与纤溶酶原具有结构同源性,其中 Arg560→Ser 突变时因不能被尿激酶和组织型纤溶酶原激活物所激活,不具有纤溶酶的催化活性,但能抑制纤溶酶原在纤维蛋白溶解过程中的活性,表明可能具有潜在诱发血栓形成。

(三)并发症

1. 主动脉瓣狭窄 临床研究表明,Lp(a)、Apo(a)升高是动脉粥样硬化高危因素,其中 Lp(a)对数浓度每增加1个标准差,动脉粥样硬化的风险比上升1.2倍。而 Apo(a)能与纤溶酶原竞争与纤维蛋白、纤溶酶原受体的结合,阻止细胞表面纤维蛋白溶解系统的聚集。Lp(a)升高是引起钙化性主动脉瓣狭窄高风险因素之一,其中超声心动图测量主动脉瓣狭窄的程度与 Lp(a)升高水平密切相关,可作为主动脉瓣置换术指征之一。

2. ASCVD 临床研究表明,Lp(a)升高是致 ASCVD 遗传学变化独立的危险因素,其中 Lp(a)每升高 20mg/dL,ASCVD 发生风险增加 10%。英国生物样本数据库(UK Biobank)分析显示,当 Lp(a)≥150nmol/L 时 ASCVD 再发心血管事件的风险升高20.3%。

3. 冠心病 临床研究发现,Lp(a)>300mg/L 患者冠心病相对危险性升高2倍,如同时伴有 LDL-C 升高,冠心病相对危险性则升高 5~6倍,且随 Lp(a)水平升高发生冠心病的时间愈早。另外冠状动脉旁路移植(coronary artery bypass grafting,CABG)术后桥血管再狭窄的研究表明,Lp(a)升高的程度与桥血管狭窄的程度密切相关。

4. 缺血性卒中 临床研究显示,Lp(a)升高是脑卒中发生的危险因素之一,且 Lp(a)升高水平与脑卒中发生有量效关系。

5. 外周血管病变 临床研究表明,Lp(a)升高与外周动脉粥样硬化性疾病有一定的相关性,尤其

下肢动脉粥样硬化严重程度与 Lp(a)升高程度明显相关。

6. 血栓形成 Lp(a)可竞争性抑制组织型纤溶酶原激活物与纤溶酶原结合,从而抑制了纤溶酶原活化易于诱发血栓形成。

7. 肾功能减退 早期肾功能减退患者 Lp(a)水平开始升高,且 Lp(a)水平与肌酐清除率存在着恒定的关系,也是尿毒症并发心血管事件独立的危险因素之一。

七、辅助检查

(一)实验室检测

1. 血清 Lp(a) 血清 Lp(a)检测方法有酶联免疫吸附试验、免疫浊度法、琼脂糖凝胶电泳法、超速离心法及麦胚血凝素法等,其中酶联免疫吸附试验灵敏高、操作简便及不需特殊设备,可在各级医院常规应用;免疫浊度法快速简便及易于自动化,适合大批量样本的检测;琼脂糖凝胶电泳法操作简便、自动化程度高,适合临床实验室常规应用。

2. 血脂 ①LDL-C 升高;②总胆固醇(total cholesterol,TC)正常;③高密度脂蛋白-胆固醇(high density lipoprotein-cholesterol,HDL-C)降低。

3. 基因突变 根据先证者检测 Lp(a)基因及 Apo(a)基因的结果,对其亲属成员进行特定位点筛查,并根据家族史、临床病史及体格检查等综合分析,以明确亲属成员的致病基因突变携带情况及患病风险。

(二)超声检查

1. 血管超声 颈动脉超声检查可发现颈动脉粥样硬化的程度及范围。

2. 经胸超声心动图 经胸超声心动图显示心脏形态、结构及功能等。

3. 经食管超声心动图 食管超声心动图检查可清晰显示心房、心耳的形态及结构等,是精确判断心腔内是否有血栓形成的敏感而特异的无创性

检查方法。

（三）影像学检查

1. 计算机断层扫描血管成像（computed tomography angiography，CTA） CTA 为目前检查冠状动脉粥样硬化的斑块钙化主要无创性技术，可对冠状动脉粥样钙化的性质、程度及范围等作出定性、定量分析。

2. 冠状动脉造影（coronary arteriography，CAG） CAG 检查可显示冠状动脉病变的性质、程度及范围等，CAG 检查证实冠状动脉粥样硬化的程度与 Lp（a）、Apo（a）升高的水平密切相关。

八、诊断

1. 诊断依据 ①血清 Lp（a）、Apo（a）升高，LDL-C 升高，TC 正常，HDL-C 降低；②ASCVD 或血栓形成；③家庭成员中血清 Lp（a）、Apo（a）升高。

2. 明确诊断 Lp（a）基因、Apo（a）基因的突变及多态性检测。

九、鉴别诊断

1. 急性时相反应蛋白（acute phase reaction protein，APRP） 在机体发生炎症等情况下血浆各种炎性反应蛋白可显著升高称为 APRP，这是机体防御机制，其中在心脑血管疾病、糖尿病伴有并发症时血清 Lp（a）水平可长期呈不同程度升高；而不稳定型心绞痛、急性心肌梗死时血清 Lp（a）呈一过性快速显著升高。

2. 肿瘤疾病 消化道肿瘤、肺癌、宫颈癌等疾病血清 Lp（a）水平也可呈长期不同程度升高，因此血清 Lp（a）升高时应排除肿瘤等疾病，但肿瘤临床表现均具有其特征性临床症状、体征及影像学异常。

十、风险分层

近年临床研究表明，血清 Lp（a）升高是他汀药

物治疗后的心血管剩留风险，其中血清 LDL-C ＜ 1.8mmol/L（1.0mmol/L = 38.67mg/dL）的患者，如血清 Lp（a）明显升高，其 ASCVD 仍不断进展。英国心脏医学、科学和研究委员会制定的共识将人群 ASCVD 发生的风险，根据 Lp（a）升高的水平分为低风险、中度风险、高风险和极高风险。

我国研究认为血清 Lp（a）＞ 300mg/L 为 ASCVD 高危因素；美国心血管疾病一级预防指南中，将血清 Lp（a）≥500mg/L 列为 ASCVD 风险增强因素，且独立于其他风险因素，在临床上如下人群应定期检测血清 Lp（a）水平，有助于早期进行风险分层：①有心血管疾病或中风的病史者；②家族性高胆固醇血症患者；③有心血管疾病及 Lp（a）升高家族史者；④有反复发作心脏史；⑤长期服用他汀药物者等。

十一、治疗

由于血清 Lp（a）水平取决于 Apo（a）分子的大小，以及不受药物、饮食、运动等因素的影响，所以目前临床尚无公认的有效治疗措施。

（一）调脂药

1. 烟酸类药 中效型烟酸缓释片：①1～4 周：0.5g/次，1 次/天；②5～8 周：1.0g/次，1 次/天，以后视情况决定剂量的增减，最大量为 2.0g/天；③维持剂量推荐 1.0～2.0g/天。烟酸类药是 B 族水溶性维生素，在体内转化为烟酰胺，参与体内脂质代谢，可降低 Lp（a）水平，但烟酸类药可能增加新发糖尿病、出血、肌肉病变和感染的风险。

2. 他汀类药物 临床研究显示，在一级和二级预防心脑血管疾病中应用他汀类药物有益处。常用他汀类药物有：阿托伐他汀钙片 10～20mg/次，1 次/天，瑞舒伐他汀钙片 5～10mg/次，1 次/天，或者普伐他汀钠片 10～20mg/次，1 次/天。

3. 新型调脂药 目前研发新的药物有：前蛋白转化酶枯草溶菌素 9（proprotein convertase

subtilisin/kexin type 9，PCSK9）抑制剂、胆固醇酯转运蛋白（cholesteryl ester transfer protein，CETP）抑制剂、微粒体甘油三酯转运蛋白（microsomal triglyceride transfer protein，MTP）抑制剂及 ApoA 反寡义核苷酸药物等。

（1）PCSK9 抑制剂：①依洛尤单抗注射液（evolocumab）140mg/次，1 次/2 周，或 420mg/次，1 次/月，皮下注射；②阿利库单抗注射液（alirocumab）150mg/次，1 次/2 周，皮下注射。PCSK9 抑制剂可降低血清 Lp(a)、LDL-C，临床应用显示，PCSK9 能通过促进 LDL 受体内化调节 Lp(a)水平，防治 ASCVD 发生发展，减少心血管疾病事件的风险，但近年研究发现 PCSK9 抑制剂可增强血小板活化、血栓形成。

（2）CETP 抑制剂：安塞曲匹（anacetrapib）100mg/次，1 次/天。CETP 抑制剂可升高 HDL-C，降低 Lp(a)、LDL-C、TG。

（3）MTP 抑制剂：甲磺酸洛美他派（lomitapide）40mg/次，1 次/天。ApoB 存在于 LDL-C、Lp(a)的表面，细胞识别和摄取这类脂蛋白主要通过识别 ApoB 实现，因此抑制 ApoB 生成可降低 LDL-C、Lp(a)。MTP 缺乏可阻碍 ApoB 正常脂质化，导致其在细胞内降解。甲磺酸洛美他派为 MTP 抑制剂，可促进 ApoB 在细胞内降解，从而降低 Lp(a)水平。

（4）ApoA 反寡义核苷药 IONIS-APO(a)-LRx10mg/次，1 次/周。ApoA 反寡义核苷药物可减少肝脏中 ApoA 的合成，从而降低 Lp(a)水平，且具有良好的安全性和耐受性。

（二）对症治疗

1.雌激素　己烯雌酚 0.625mg/d，己烯雌酚对于血清 Lp(a)明显升高的患者有一定的疗效，合成类固醇羟甲雄吡唑和绝经后雌激素替代疗法，但对于降低 Lp(a)的疗效有待于进一步临床研究。

2.抗血小板聚集　阿司匹林 100mg/次，1 次/天。临床研究发现，阿司匹林治疗 4 周后可降低缺血性卒中患者血清 Lp(a)水平，且治疗前水平越高下降水平越明显。

3.维生素类　①维生素 C 100~200mg/次，3 次/天；②维生素 E 10~100mg/次，2~3 次/天。补充维生素类可降低血清 Lp(a)在体内的氧化修饰作用，从而达到预防及辅助治疗的目的。

（三）脂蛋白血液成分分离术

1.脂蛋白血液成分分离术方法学　脂蛋白血浆置换、双膜法过滤及选择性 LDL 吸收疗法等，脂蛋白血液成分分离术每周 1~2 次。

2.适应证　应用最大剂量的调脂药治疗 6 个月无效、不能耐受药物治疗或有禁忌证的患者。

3.临床意义　脂蛋白血液成分分离技术可使血液中 Lp(a)下降 60%，显著降低了心血管病风险，但治疗费用较高，有一定的潜在风险，难以成为临床常规治疗措施。

参考文献

1. KAMSTRUP P R, TYBJAERG-HANSEN A, STEFFENSEN R, et al. Genetically elevated lipoprotein (a) and increased risk of myocardial infarction. JAMA, 2009,301(22): 2331-2339.

2. NORDESTGAARD B G, CHAPMAN M J, RAY K, et al. Lipoprotein(a) as a cardiovascular risk factor: current status. European heart journal, 2010, 31 (23): 2844-2853.

3. CATAPANO A L, GRAHAM I, DE BACKER G, et al. 2016 ESC/EAS Guidelines for the Management of Dyslipidaemias. European heart journal,2016,37(39): 2999-3058.

4. TSIMIKAS S. A test in ontext: lipoprotein(a): diagnosis, prognosis, controversies, and emerging therapies [J]. J Am Coll Cardiol,2017,69(6):692-711.

5.中国成人血脂异常防治指南修订联合委员会,中国成人血脂异常防治指南(2016 年修订版).中华心血管病杂志,2016,44(10):833-853.

6. WILSON D P, JACOBSON T A, JONES P H, et al. Use of lipoprotein(a)in clinical practice：a biomarker whose time has come－A scientific statement from the National Lipid Association. Journal of Clinical Lipidology, 2019, 13 (3)：374-392.

7. CEGLA J, NEELY R D G, FRANCE M, et al. HEART UK Medical, Scientific and Research Committee. HEART UK consensus statement on Lipoprotein(a)：A call to action. Atherosclerosis, 2019, 291, 62-70.

8. 王柏山, 薛文成, 孟冬娅. 脂蛋白(a)代谢机制的研究进展. 中国实验诊断学, 2005, 9(4)：649-651.

9. 李运丽, 王岚峰. 脂蛋白(a)与心血管疾病的研究进展. 中国循证心血管医学杂志, 2017, 9(6)：766-768.

10. 孙荻, 曹晔萱, 李莎, 等. 纳入血浆脂蛋白(a)的家族性高胆固醇血症改良诊断模型的探索性研究. 中国循环杂志, 2020, 35(2)：130-136.

11. 李建军. 调脂治疗的新视野：脂蛋白(a)的临床意义应受到关注. 中华心血管病杂志, 2019, 47(5)：347-350.

12. PATEL A P, WANG M, PIRRUCCELLO J P, et al. Lp (a)(Lipoprotein[a] Concentrations and incident atherosclerotic cardiovascular disease：new insights from a large national biobank. Arterioscler Thromb Vasc Biol, 2021, 41(1)：465-474.

13. COASSIN S, ERHART G, WEISSENSTEINER H, et al. A novel but frequent variant in LPA KIV－2 is associated with a pronounced Lp(a) and cardiovascular risk reduction[J]. European heart journal, 2017, 38(23)：1823-1831.

14. TSIMIKAS S, MALLAT Z, TALMUD P J, et al. Oxidation-specific biomarkers, lipoprotein(a) and risk of fatal and nonfatal coronary events[J]. J Am Coll Cardiol, 2010, 56(12)：946-955.

15. MEHTA A, VIRANI S S, AYERS C R, et al. Lipoprotein (a) and family history predict cardiovascular disease risk. J Am Coll Cardiol, 2020, 76(7)：781-793.

16. 温文慧, 匡泽民, 王绿娅. 关注动脉粥样硬化性心血管病的残余风险：高脂蛋白(a)血症. 中华心血管病杂志, 2018, 46(2)：92-95.

17. 陈伟伟, 高润霖, 刘力生, 等. 中国心血管病报告 2016 概要. 中国循环杂志, 2017, 32(6)：521-529.

18. 马颖艳, 韩雅玲. 降脂治疗的新选择 PCSK9 抑制剂. 中华心血管病杂志, 2019, 47(2)：164-166.

19. QI Z, HU L, ZHANG J, et al. PCSK9(proprotein convertase subtilisin/kexin9) enhances platelet activation, thrombosis, and myocardial infarct expansion by binding to platelet CD36. Circulation, 2021, 143(1)：45-61.

20. Long-term safety and efficacy of anacetrapib in patients with atherosclerotic vascular disease. Eur Heart J, 2022, 43(14)：1416-1424.

第十四节　家族性植物固醇血症

家族性植物固醇血症(familial phytosterolemia, FP)又称谷固醇血症(sitosterolemia)、豆固醇血症(phytosterolemia)、β-谷固醇血症(β-sitosterolemia)等,其致病病因为三磷酸腺苷结合盒转运蛋白(adenosine triphosphate binding cassette transporter,ABC)G5基因、ABCG8基因的突变,导致肠道植物固醇吸收增加,肝脏排泄减少,从而引起植物固醇在血液、组织器官中积聚。多数患者表现为早发性肌腱黄色瘤、动脉粥样硬化性心血管疾病(atherosclerotic cardiovascular disease,ASCVD);少数患者出现溶血性贫血、血小板巨大或血小板减少等症状,患者预后不良,早期诊断及规范化调脂药物治疗,可预防并发症发生及降低病死率。

一、概述

1974年,Bhattacharyya和Connor首次报道了1个家系植物固醇血症,患者是1对患有肌腱黄色瘤的姐妹,两人实验室检测血清胆固醇水平正常,但植物固醇水平显著升高。

1998年,Grundy等研究认为植物固醇血症是一种罕见脂质代谢紊乱性遗传病。

2000年,Berge等研究发现植物固醇血症的致病病因为ABCG5基因、ABCG8基因的突变所致。

2006年,国内苏雁华等报道1个植物固醇血症家系,家系中患者为姐弟3人,其中2女1男,年龄分别为25岁、24岁、23岁,其父母为表兄妹婚配,姐弟3人的临床表现为自幼严重贫血、脾肿大及黄疸等。

2013年,我国制定发布的《中国居民膳食营养素参考摄入量》中推荐了植物甾醇特定建议值(specific proposed levels,SPL)、可耐受最高摄入量(tolerable upper intake levels,UL)值。

2019年,我国制定发布了《谷固醇血症诊疗指南2019年版》。

二、病因

FP为常染色体隐性遗传病,经基因组筛选定位,目前仅确定ABCG5基因、ABCG8基因的突变为其致病病因。

三、分子遗传学

ABCG家族

ABCG亚家族包括5个成员,分别为ABCG1基因、ABCG2基因、ABCG4基因、ABCG5基因、ABCG8基因,其中ABCG5基因、ABCG8基因与植物固醇血症有关。

1. 结构　ABCG5基因和ABCG8基因均定位于第2号染色体短臂21区(2p21),长约60kb。①ABCG5基因由15个外显子和14个内含子组成,编码sterolin-1蛋白含有651个氨基酸;②ABCG8基因由14个外显子和13个内含子组成,编码sterolin-2蛋白含有673个氨基酸。

2. 功能　ABCG5基因与ABCG8基因相距很近但转录方向相反,二者起始密码子仅相距374bp,ABCG5基因和ABCG8基因的氨基酸序列有28%相同,61%相似。与典型的ABC转运体具有12个跨膜结构和2个三磷酸腺苷(adenosine triphosphate,ATP)结合位点不同,而这两个sterolin蛋白却只含有6个跨膜结构和1个ATP结合位点,属于ABC半转运体,二者相互结合形成异二聚体成为完整的ABC转运体才能发挥转运作用。

实验研究表明,ABCG5和ABCG8在内质网中形成二聚体后移至高尔基体,然后靶向性的移动到细胞顶端浆膜上发挥作用。ABCG5 基因和 ABCG8 基因主要在肝细胞、胆管细胞、胆囊上皮细胞及小肠上皮细胞刷状缘表达,其中 ABCG5 基因主要在肝脏中毛细胆管的肝细胞中表达,表达相对较为弥散;而 ABCG8 基因则在靠近胆管的肝细胞中表达,表达主要多为顶端。这些表达特点表明 ABCG5、ABCG8 在调节固醇的转运,包括吸收和胆汁分泌等方面起到重要作用。ABCG5 基因和 ABCG8 基因转录受到肝 X 受体-α(liver X receptor-α,LXR-α)和肝受体同系物-1(liverXreceptor homologus-1,LRH-1)两类核受体调控。ABCG5 基因和 ABCG8 基因的功能是抑制小肠吸收、促进肝脏排泄固醇,ABCG5 和 ABCG8 作为跨膜转运蛋白,参与胆固醇逆转运(reverse cholesteroltransport,RCT),在减少肠道吸收固醇和促进肝脏排泄固醇,控制血液固醇水平,维持机体固醇平衡中发挥重要的作用。

3. 突变　ABCG5 基因和 ABCG8 基因突变类型有错义突变、无义突变及缺失突变等。

(1) ABCG5 基因:绝大多数亚洲人突变发生在 ABCG5 基因第 9 外显子,常见突变位点有第 289 位的精氨酸(Arg)被组氨酸(His)所置换(Arg289→His)、第 389 位精氨酸(Arg)被组氨酸(His)所置换(Arg389→His)、第 419 位精氨酸(Arg)被组氨酸(His)所置换(Arg419→His)、第 437 位天冬酰胺(Asn)被赖氨酸(Lys)所置换(Asn437→Lys)、第 550 位精氨酸(Arg)被丝氨酸(Ser)所置换(Arg550→Ser)等。

国内研究发现,ABCG5 基因 c. 831_849dup 和 c.1336 C > T(p. R446X)杂合突变,其中 ABCG5 基因 c. 831_849dup 杂合突变为母源,ABCG5 基因 c.1336C > T(p. R446X)杂合突变为父源。

(2) ABCG8 基因:绝大多数白人突变发生在 ABCG8 基因第 7 外显子,常见突变位点有第 361 位酪氨酸(Tyr)变为终止密码子、第 263 位精氨酸(Arg)被谷氨酰胺(Gln)所置换(Arg263→Gln)。国内研究发现 ABCG8 基因 c.923G > T(编码区第 923 号核苷酸由 G 变为 T)的纯合核苷酸变异,导致第 308 位甘氨酸(Gly)被缬氨酸(Val)所置换(Gly308→Val),该变异可能引起蛋白质功能受到影响。

四、发病机制

胆固醇存在于几乎所有动物的细胞膜中,是动物必需的成分。植物细胞膜中也有结构相似的物质,但并非胆固醇,这些与胆固醇结构相似的植物成分统称为植物固醇。植物固醇和胆固醇一样是 4 个环 3 个支链的"甾"字形结构,大多环中带有双键,这种植物固醇称为植物甾醇(Plant sterol)。有些不带双键的则称为植物甾烷醇(Plant stanol),但其功能与植物甾醇相似。自然界中的植物甾醇往往与脂肪酸结合形成植物甾醇酯(Plant sterol ester)或植物甾烷醇酯(Plant stanol ester)。很多情况下植物甾醇的概念是包括其相对应的酯的,所以说很多植物固醇结构与胆固醇高度类似,但是哺乳动物细胞不能利用植物固醇,因此正常人每天植物固醇从饮食中吸收量很低,仅约为 < 10mg,吸收的植物固醇被组装成乳糜微粒(chylomicron,CM)运输到肝脏,在肝脏胆固醇和植物固醇以极低密度脂蛋白(very low density lipoprotein,VLDL)和低密度脂蛋白(low density lipoprotein,LDL)的形式运送到周围组织中,或转化为胆汁酸被运出肝脏,或进入胆汁被排出体外。

ABCG5 基因和 ABCG8 基因的突变可引起肠道对植物固醇吸收增加、肝脏排泄减少、胆固醇合成减少,以及内源性胆固烷醇合成增加等,造成血液中植物固醇如谷固醇、菜油固醇及豆固醇等明显增多,其中谷固醇增多最为明显。正常人血液中植物固醇约占血液中总固醇的 0.2%,胆固烷醇(5-X 二氢胆固醇)约占血液中总固醇的 0.2%,而胆固醇约占血液中总固醇的99.6%。FP患者植物固醇约占血液中总固醇的20%,胆固醇约占血液中总固醇的80%。测定FP患者的植物固醇吸收率显示,纯合子型患者植物固醇吸收率为28%~63%,杂合子型患者植物固醇吸收率为15%~17%,而正常人植物固醇吸收率<5.0%。研究表明,纯合子型和杂合子型的患者谷固醇占血液中总固醇的比例及吸收率均显著增高。

研究显示,FP患者胆固醇合成减少与3-羟基-3-甲基戊二酰乙酰辅酶A(3-hydroxy-3-methyl glutaricacyl acetyl coa,HMG-CoA)还原酶活性下降有关,通过对植物固醇血症患者肠道黏膜细胞的HMG-CoA还原酶活性与固醇含量、成分的检测发现,患者肠道细胞微粒体HMG-CoA还原酶的平均活性约为正常人的50%,而血中固醇半衰期比正常人延长了2~10倍。固醇的缓慢转化和排泄的减少,引起LDL-C的摄入(通过LDL受体)增高,最终导致固醇升高。植物固醇本身难以引起动脉粥样硬化,但植物固醇血症可引发脂质代谢紊乱,从而导致ASCVD。植物固醇血症还可引起溶血性贫血、血小板巨大或减少,以及脾脏肿大等血液系统异常,可能是由于红细胞膜上的部分胆固醇被植物固醇取代,从而影响到红细胞膜的通透性和流动性,引起血浆渗透压变化所致。

五、病理

病理组织学检查显示,黄色瘤和动脉组织细胞内谷固醇、豆固醇及菜油固醇等固醇类明显增多。检测单核细胞固醇的组成表明,植物固醇及胆固烷醇均来源于血液;主动脉粥样硬化斑块中含有大量的酯化固醇。研究表明,固醇在血液中明显升高可能是诱发、加速动脉粥样硬化发生发展的高危因素。

病理学研究显示,植物固醇血症患者黄色瘤真皮中泡沫细胞聚集,真皮乳头中有粘蛋白沉积区。

电子显微镜显示,在泡沫细胞中含有许多膜结合的脂滴和多泡脂质体;在基底细胞层中有脂滴的圆形细胞;在基底层下方有丰富的粘蛋白沉积物。

六、临床表现

(一)症状

1.发病率 FP是一种罕见脂质代谢紊乱性疾病,其中ABCG5基因突变引起FP的发病率约为1/2600000;ABCG8基因突变引起FP的发病率约为1/360000。但近年由于临床医师对FP的认识提高,可能其发病率被低估了,如以实验室检测血液样本中植物固醇水平估测植物固醇血症的发病率可达5/10000;若以谷固醇>36.17μmol/L为植物固醇血症诊断标准,其发病率高达33.4/10000。

2.年龄 FP患者发病年龄为5~45岁。

3.性别 男性多于女性,并且男性发病早于女性。

4.少数患者出现关节炎、关节痛、间歇性跛行、乏力、面色苍白及皮肤出血等症状。

(二)体征

1.心脏听诊 少数患者在主动脉瓣听诊区闻及收缩期杂音或舒张期杂音,二尖瓣听诊区闻及收缩期杂音,杂音可随病情变化而改变,产生杂音是由于巨噬细胞吞噬了过多的植物固醇沉积于瓣膜组织,影响瓣膜功能所致。

2.肝脾肿大 腹部触诊可发现肝脾肿大,肝脾肿大可能是由于LDL-C、总胆固醇(total cholesterol,TC)及载脂蛋白(apolipoprotein,Apo)B等沉积所致。

3.黄色瘤 FP患者黄色瘤较为常见,且出现年龄较早,是儿童黄色瘤特征性皮肤表现。黄色瘤多发生于四肢伸侧如跟腱、指(趾)伸肌腱、肘部及膝盖等部位;也有患者为结节性黄色瘤,如经调脂治疗血脂达目标值后黄色瘤可稳定或者有逐渐消退的趋势。

（三）并发症

1.动脉粥样硬化 脂蛋白中植物固醇的积累可影响脂蛋白中胆固醇和植物固醇的稳定性,过量植物固醇被吸收后刺激巨噬细胞产生炎症因子,促进泡沫细胞和粥样斑块的形成,致早发 ASCVD 发生发展。

2.冠心病 研究显示含有植物固醇脂蛋白的巨噬细胞可能会吞噬游离的固醇及坏死的细胞,这可能会加速巨噬细胞的坏死,导致冠状动脉斑块破裂而发生心肌缺血、损伤或甚至梗死。

3.血液系统异常 血液中植物固醇含量增加,导致细胞膜中固醇成分中植物固醇比例增高,红细胞、血小板等细胞膜功能异常,出现血小板巨大、血小板减少及口型红细胞溶血等,患者多伴有皮下出血。

七、辅助检查

（一）实验室检测

1.植物固醇 色谱法是测定植物固醇水平敏感而特异的方法学,色谱法可分为气相色谱法、液相色谱法、气相质谱法及高效液相色谱法等。其中气相色谱法、液相色谱法是目前临床实验室常用的测定植物固醇水平的方法学,可以定量检测血液中植物固醇(谷固醇、菜油固醇、豆固醇等)的水平,并且可以同时检测胆固醇的水平。正常人血液中植物固醇水平仅为 $0.3 \sim 1.0 mg/dL$;而 FP 患者血液中植物固醇水平可高达 $10 \sim 65 mg/dL$。

2.脂肪餐耐量试验(fatty tolerant test,FTT) 对 FP 患者进行 FTT 可发现患者餐后血清固醇水平持续升高,其中植物固醇升高更明显。

3.血脂

(1)纯合子型患者:①LDL-C、ApoB 及 TC 升高;②高密度脂蛋白-胆固醇(high densitylipoprotein cholesterol,HDL-C)、ApoA I 降低;③HMG-CoA 还原酶活性降低;④LDL 受体异常。

(2)杂合子型患者:①TC 轻度升高;②ApoB、ApoA I 正常。

4.肝功能 ①血清丙氨酸氨基转移酶(alanine aminotransferase,ALT)、天门冬氨酸氨基转移酶(aspartate aminotransferase,AST)的活性升高;②血清总胆红素、直接胆红素及间接胆红素轻度升高。

5.全血细胞计数 ①红细胞显示为小细胞低色素性贫血,红细胞形态大小不均,其中有大扁平靶形红细胞和小裂口红细胞;②血小板巨大及血小板计数减少;③骨髓象示网织红细胞增生。

6.基因突变 FP 患者 ABCG5 基因或 ABCG8 基因突变时,应对其亲属成员进行 ABCG5 基因和 ABCG8 基因突变级联基因检测,并根据家族史、临床病史及体格检查等综合分析,以明确亲属成员的致病基因突变携带情况及患病风险。

（二）心电检查

1.心电图 少数患者早发动脉粥样硬化,心电图检查可发现心肌缺血变化。

2.动态心电图 在运动、劳作时可描记 ST-T 动态变化,有助于早期发现冠心病。

（三）超声检查

1.超声心动图 经胸超声心动图可显示主动脉瓣及二尖瓣的瓣膜增厚变硬的程度,多普勒超声心动图可显示血流的速度、方向及性质,在二维图像监视定位情况下,对心脏瓣膜反流量实时分析。

2.血管超声 颈动脉超声检查可发现颈动脉内膜—中膜呈不同程度的增厚,并可对其病变的性质、程度及范围进行定性分析。

3.腹部超声 腹部超声检查可发现肝脾肿大等。

（四）影像学检查

1.计算机断层扫描血管成像(computed tomography angiography,CTA) CTA 检查是目前检查冠状动脉粥样硬化斑块钙化的主要无创性技术,临床依据冠状动脉钙化积分可以评价狭窄的性质、程度及范围等。

2. 冠状动脉造影（coronary arteriography，CAG）　CAG检查可对冠状动脉管壁病变和固定狭窄部位的性质、范围及程度等做出定量的诊断。

（五）病理组织检查

对肘部、手伸肌腱及跟腱等部位的黄色瘤进行组织活检，可对黄色瘤组织内固醇的成分进行定量分析，有助于对FP患者植物固醇代谢紊乱做出明确诊断。

八、诊断

1. 筛查　儿童及青少年时期TC明显升高和皮肤黄色瘤时，应对患者及家庭成员进行ABCG5基因、ABCG8基因筛查。

2. 初步诊断　①儿童时期出现黄色瘤及ASCVD；②溶血性贫血；③血小板呈巨大或数量减少；④家族史阳性。

3. 明确诊断　①植物固醇水平显著升高；②病理组织检查显示植物固醇堆积；③ABCG5基因或ABCG8基因突变。

4. FP诊断流程　在临床上诊断FP流程见图4.2。

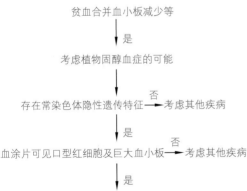

FP 诊断流程

存在以下一种或多种症状:早发冠心病、多发皮肤黄色瘤、贫血合并血小板减少等

↓是

考虑植物固醇血症的可能

↓

存在常染色体隐性遗传特征 ——否→ 考虑其他疾病

↓是

血涂片可见口型红细胞及巨大血小板 ——否→ 考虑其他疾病

↓是

高度怀疑植物固醇血症

↓是

以下项目至少1项阳性:ABCG5/ABCG8基因突变、植物固醇水平升高

↓

确诊为 FP

图 4.2　FP 诊断流程

九、鉴别诊断

1. 家族性高胆固醇血症（familial hypercholesterolemia，FH），FP和纯合子型FH在临床均可引起早期进展性ASCVD，但FH和FP在血液生化、血脂变化、发病机制及遗传特征等均有明显不同。其中FH患者血清LDL-C、TC显著升高，血清HDL-C降低，查体可发现眼睛角膜环、皮肤及肌腱黄色瘤，FH和FP致病基因不同，临床上检测其基因突变是鉴别诊断金指标。

2. 伊文综合征（Evans Syndrome）　伊文综合征是一种自身免疫性溶血性贫血，伴有血小板减少而引起紫癜等出血性倾向一种疾病。临床特征为血液中存在自身抗体，导致红细胞及血小板破坏过多，而造成溶血性贫血及血小板减少性紫癜，其病因可为原发性或继发性，在临床上只要想到FP，检测血脂及植物固醇水平即可明确诊断。

3. 血栓性血小板减少性紫癜（thrombotic thrombocytopenic purpura，TTP）　TTP是一种全身性微血管血栓—出血综合征，血栓可限制或阻断血流，引起大脑、肾脏及心脏等组织器官缺氧、缺血、损伤等，而在形成血栓的同时，还可消耗大量血液中的血小板而发生出血。在临床上依据症状、体征、遗传方式及特殊的血小板形态等，并常规检测全血细胞计数、血脂及植物固醇水平等有助于鉴别诊断。

十、治疗

治疗措施包括饮食控制和甾醇吸收抑制剂的应用，正确的饮食管理对FP患者的治疗中非常重要，通过适当的饮食管理及药物干预可以控制病情进展、防止并发症的发生及改善预后，因此及时诊断、早期干预，并正确认识这种疾病发病机制至关重要。

（一）治疗性生活方式改变（therapeutic lifestyle change，TLC）

1. 饮食调节 通过控制饮食可以使血液中植物固醇水平下降30%～40%，可以选择精加工的米饭来代替全谷饮食，避免食用高植物固醇类食物，如植物油、小麦胚芽、坚果、人造黄油、巧克力、贝类及海藻类等。

2. 婴儿喂养 母乳中胆固醇含量为90～150mg/L，而婴儿配方奶粉中胆固醇含量仅为0～4.0mg/L，因此在婴儿期喂养应以婴儿奶粉为主，减少或避免母乳喂养。

3. 预防性用药 ①补充脂溶性维生素A、D、E等有助于预防维生素缺乏；②补充铁剂及叶酸等可预防贫血等。

（二）调脂药

1. 胆固醇吸收抑制剂 依泽替米贝（依折麦布）10mg/次，1次/天。依泽替米贝作用机制是由于与尼曼—匹克C1型类似蛋白1（niemann-pick C1 like 1，NPC1L1）结合，抑制肠道甾醇的吸收，可明显降低血液中植物固醇水平，改善贫血，增加血小板计数和减少血小板平均体积而降低出血的风险。

2. 胆汁酸螯合剂 ①考来烯胺（消胆胺）成人3～4g/次，3次/天，儿童240mg/kg/d，分3次服。考来烯胺应从小剂量开始应用，可将药物溶于水、果汁及牛奶等餐前服；②盐酸考来替泊（降胆宁）开始剂量为5g/次，1次/天，1～2个月后增加至15g/次，2次/天。胆汁酸螯合剂是通过抑制回肠中胆汁酸的再吸收，并破坏胆汁酸的肠肝循环，降低血液中植物固醇水平。

依泽替米贝和考来烯胺两种药物可单独或联合应用。

3. 普利醇（policosanol） 普利醇20mg/次，1次/天，晚餐后口服。普利醇又称二十八烷醇，为新型调脂药，可降低TC、LDL-C、甘油三酯

（triglyceide，TG）和升高HDL-C，安全性和耐受性良好，副作用极微，对肝功能和肌酶几乎没有影响，所以可用于肝功能异常患者，以及与他汀类、贝特类药物联合应用。

（三）手术治疗

肝脏移植是FP患者晚期治疗有效措施之一，移植肝脏术后有助于排出多余的植物固醇，但是受病情的紧迫性、供体的可用性及医疗费用等诸多因素限制，使肝移植难以成为其主要治疗措施。

十一、遗传咨询

FP男女均为致病基因携带者，婚配生育时其子女患病的风险为50%，完全正常者概率为25%。如果家族的致病基因突变已经被确定，携带者则为高危家族成员，在怀孕、产前可通过绒毛、羊水进行检测以预防患儿的出生，也可出生时检测脐带血进行早期诊断。

参考文献

1. 苏雁华，王兆钺，曹丽娟. 伴有红细胞和血小板异常的植物固醇血症临床及基因研究. 中华血液学杂志，2006，27(11)：734-743.

2. 程义勇. 中国居民膳食营养素摄入量2013修订版. 营养学报，2014，36(4)：313-317.

3. 李亚丽，孙艳美，张宁. 植物固醇血症ABCG5基因突变1例. 中国医科大学学报，2018，47(2)：177-179.

4. 张红，程昕然，鄢力. 儿童ABCG5基因突变谷固醇血症诊治并文献复习. 重庆医科大学学报，2020，45(12)：1751-1756.

5. TADA H，OKADA H，NOMURA A，et al. Beneficial effect of ezetimibeatorvastatin combination therapy in patients with a mutation in ABCG5 or ABCG8 gene [J]. Lipids Health Dis，2020，19(1)：3.

6. 程仕彤，王银玲，周雯雯，等. 植物固醇血症的临床诊断现状及相关分子致病机制的研究进展. 临床检验杂志，2020，38(2)：126-129.

7. HUANNG D,ZHOU Q,CHAO Y Q,et al. Clinical features and genetic analysis of childhooddsitosterolemia：TWO case reports and literature reniew［J］. Medicine（Baltimore）,2019,98（15）:e15013.

8. 徐丽媛,杨娅,王绿娅,等.植物固醇血症与早发冠心病关系的研究进展.中国循证心血管医学杂志,2019,11（6）:754-756.

9. BRINTON E A,HOPKINS P N,HEGELE P A,et al. The association between herchole sterotemia and sitosterolemia,and report of a sitosterolemia kindred［J］.J Clin Lipidol,2018,12（1）:152-161.

10. YAGASAKI H,NAKANE T,TODA T,et al. Carotid intima media thickness in a girl with sitosterolemia carrying a homozygous mutation in the ABCG5 gene［J］. J Pediatr Endocrinol Metab,2017,30（9）:1007-1011.

11. 温文慧,王仲华,王绿娅,等.植物固醇血症致动脉粥样硬化作用研究进展.中国动脉硬化杂志,2018,26（12）:1285-1290.

12. OTHMAN R A,MYRIE S B,MYMIN D,et al. Effect of ezetimibe on low－ and high－density lipoprotein subclasses in sitosterolemia［J］. Atherosclerosis,2017,260:27-33.

13. TZAVELLA E,HATZIMICHAEL E,KOSTARA C,et al. Sitosterolemia：A multifaceted metabolic disorder with important clinical consequences. J Clin Lipidol,2017,11（4）:1095-1100.

14. 郑婉祺,李秀珍.谷固醇血症的诊治进展.国际儿科学杂志,2019,46（10）:760-763.

15. 房迪,梁黎莉,邱文娟,等.高脂血症之谷固醇血症三例的临床、基因分析及治疗效果.中华儿科杂志,2018,56（6）:435-439.

第十五节　多基因性高胆固醇血症

多基因性高胆固醇血症（polygenic hypercholesterolemia）又称家族性多基因性高胆固醇血症（familial polygenic hypercholesterolemia）、普通型高胆固醇血症（ommon hypercholesterolemia）等，其病因为多个致病基因微小的遗传缺陷累积效应所致，引起血液中总胆固醇（total cholesterol，TC）、低密度脂蛋白胆固醇（low density lipoproteincholesterol，LDL-C）轻度至中度升高；是临床上最常见的血脂异常类型，但患者在临床上多无明显的症状及体征。

一、概述

在临床上对高胆固醇血症患者进行致病基因筛查，发现大多数患者并没有已知相关致病基因突变。近年研究认为，这可能是由于多个致病基因微小的遗传缺陷累积共同作用的结果所致。

实验室检测以单核苷酸多态性（single nucleotiode polymorphism，SNP）的基因分型来区分多基因型和单基因型的家族性高胆固醇血症（familial hypercholesterolemia，FH）患者，研究显示，多基因原因的基因中经常发现多重基因突变。

二、病因

多基因高胆固醇血症可能为常染色体显性遗传病，经基因组筛选定位，目前仅确定载脂蛋白（apolipoprotein，Apo）E 基因、ApoB 基因有微小遗传缺陷。

三、分子遗传学

（一）ApoE 基因

1. 结构　ApoE 基因定位于第 19 号染色体长臂 13 区 2 带（19q13.2），长 3597bp，由 4 个外显子和 3 个内含子组成；编码 299 个氨基酸残基，分子量为 34145。

ApoE 基因编码 317 个氨基酸的 ApoE 前体，18 个氨基酸的信号肽裂解和糖基化后，成熟的 ApoE 以 299 个氨基酸的蛋白质分泌。

ApoE 基因第 1~4 外显子长度分别为 44bp、66bp、193bp、860bp；第 1~4 内含子长度分别为 760bp、1092bp、582bp。人 ApoE 一级结构为一条单多肽链，二级结构是由 α-螺旋、β-片层、β-转角和不规则结构所组成；双 α-螺旋结构是结合和转运脂质的结构基础。ApoE 分子可被凝血酶水解为 N-端区和 C 端区，ApoE 基因有三种等位基因 ε2、ε3 和 ε4，形成 6 种基因型，其中三种纯合子型为 ε2/ε2、ε3/ε3、ε4/ε4，分别约占 1.0%、60.0% 和 2.0%；三种杂合子型为 ε3/ε2、ε4/ε2、ε4/ε3，分别约占 13.0%、2.0%、22.0%。

2. 功能　①ApoE 是一种富含精氨酸的碱性蛋白，是血液中重要的 Apo 之一，主要存在于乳糜微粒（chylomicron，CM）、极低密度脂蛋白（very low density lipoprotein，VLDL）、高密度脂蛋白（high density lipoprotein，HDL）及中间低密度脂蛋白（intermediate density lipoprotein，IDL）；②ApoE 主要由肝脏合成和代谢，是低密度脂蛋白受体（low density lipoprotein receptor，LDL-R）、CM 受体的配体，与 CM 及 VLDL 的代谢密切相关性，其中 CM 残粒是通过 ApoE 与 LDL 受体相关蛋白（LDL receptor relatedprotein，LRP）结合而进行分解代谢，而 VLDL 则是通过 ApoE 与 LDL-R 结合而进行分解代谢；③参与激活水解脂肪的酶类、免疫调节及神经组织的再生；④正常血液中 ApoE 为 30~50mg/L。

3. 突变 ApoE 基因常见突变形式有：c. 90C > G、c. 149G > A、c. 388T > C、c. 526C > T、c. 942C > T 等。

（二）ApoB 基因

1. 结构 ApoB 基因定位于第 2 号染色体短臂 23 区到 24 区（2p23～24），长约 43kb，由 29 个外显子和 28 个内含子组成，其中 $ApoB_{100}$ 基因编码 4536 个氨基酸，相对分子质量约为 550kD；$ApoB_{48}$ 基因编码 2153 个氨基酸，相对分子质量约为 264kD。

2. 功能 ApoB 是 CM、LDL-C 和 VLDL 的主要 Apo，作为 LDL-R 的配体，包括 $ApoB_{100}$ 和 $ApoB_{48}$ 两种。

（1）$ApoB_{100}$：$ApoB_{100}$ 主要在肝脏合成，参与 VLDL 的合成、装配及分泌，主要功能是结合和转运脂质，以及参与脂类的代谢，是肝脏合成及分泌 VLDL 所必需的 Apo；正常参考值男性为 66～133mg/dL，女性为 60～117mg/dL（mg/dL×0.01 = mmol/L）。

（2）$ApoB_{48}$：$ApoB_{48}$ 在小肠合成，合成后作为 CM 主要蛋白质分泌入血，是 $ApoB_{100}$ 的 N 末端部分，在 CM 装配及分泌中起重要作用。

3. 突变 ApoB 基因常见突变形式有 c. 581C > T、c. 889C > T、c. 1594C > T、c. 2870T > C、c. 6110T > C、c. 7223C > T、c. 8267G > T、c. 8462C > T、c. 9164A > G、c. 10579C > T、c. 10707C > T、c. 10748A > T、c. 10828C > T、c. 11052A > T、c. 11585T > C 等。

四、发病机制

多基因遗传是指生物和人类的许多表型性状，是由不同座位的多基因协同决定，而非单一基因的作用，因而呈现数量变化的特征，故又称为数量性状（quantitative character）遗传。多基因遗传时每对基因的性状效应是微小的，所以称微效基因（minor gene），不同微效基因的累积，又称为累加基因（additive gene）。

在临床上血液中 TC、LDL-C 水平轻度至中度升高的患者较多，但对这些人群进行相关遗传基因检测研究，并没有发现已知引起 FH 的 LDL-R 基因、$ApoB_{100}$ 基因、前蛋白转化酶枯草杆菌蛋白酶 Kexin 9 型（pro-protein convertase subtilisin/kexin 9，PCSK 9）基因及 LDL-R 衔接蛋白 1（LDL-R adaptor protein 1，LDL-RAP1）基因的突变。

目前研究认为，这种 TC、LDL-C 水平轻度至中度升高的患者，可能是由于胆固醇代谢过程中有多个致病基因微小的遗传缺陷共同作用而引起，因每一个基因突变表型只会轻微增加 TC、LDL-C 水平，但是如果不同个体拥有多个引起 TC、LDL-C 水平异常的致病基因，其综合表达累积效应的结果就会引起 TC、LDL-C 水平明显升高，直到可以诊断为高胆固醇血症的标准。临床研究显示，引起这种高胆固醇血症的致病基因除了 ApoB 基因、ApoE 基因外，还可能因为有 LDL-R 结构、合成速度、与 LDL-C 结合及肝脏摄取 VLDL 残粒等微小缺陷，虽然这些微小缺陷目前尚无敏感而特异性检测方法，但均可引起血液中 TC、LDL-C 水平呈不同程度升高。

临床观察发现，多基因微小遗传缺陷与环境因素密切相关，反映了基因、饮食及环境因素之间的相互作用。环境因素中以饮食的影响最为明显，其中经常进食高胆固醇和高热量的食物，可导致肝脏 LDL-R 减少而引起 TC、LDL-C 水平升高。

五、临床表现

（一）症状

1. 发病率 临床研究显示，多基因高胆固醇血症在普通人群中较为常见，其中在成人中发病率约为 1.0%；第一代亲属成员中约有 7.0% 血清 TC、LDL-C 升高。

2. 年龄 在儿童期血液中 TC、LDL-C 水平多为正常,男性< 55 岁和女性> 55 岁多基因高胆固醇血症发病率较高,且随着年龄增长血液中 TC、LDL-C 水平逐渐升高。

3.家族史　患者可有早发性冠心病的阳性家族史,但在一级亲属成员中多数不表现显性遗传。

（二）体征

1.黄色瘤　多数患者无明显高胆固醇血症的体征,少数患者可在皮肤、手肘及跟腱等部位出现不典型或不明显的黄色瘤,但本症是致动脉粥样硬化性心血管疾病(atherosclerotic cardiovascular disease,ASCVD)潜在的高危因素。

2.血脂异常　血液中 TC、LDL-C 多表现轻度至中度升高;甘油三酯(triglyceide,TG)为正常或轻度升高。

（三）基因型—表型

1.ApoB 基因突变　$ApoB_{100}$ 基因和 $ApoB_{48}$ 基因的突变均可影响 ApoB 结构域的空间构象,引起与 LDL-R 亲和力下降,致使 LDL-C、TC 等在转运、分解及代谢发生异常,在临床上表现 LDL-C、TC 及 ApoB 的水平升高。

2.ApoB 基因多态性　目前对 ApoB 基因多态性的研究主要集中在 Xba Ⅰ、EcoR Ⅰ、Ins/Del 等位点,这些位点的多态性可明显影响 LDL-C、TC 及 ApoB 的水平。

六、辅助检查

（一）实验室检测

1.血脂　①血清 TC 轻度或中度升高;②血清 LDL-C 升高;③血清 TG 正常或轻度升高;④血清 HDL-C 降低。

2.基因突变　在临床上发现高胆固醇血症时应首先对已知引起 FH 的 LDL-R 基因、ApoB 基因、PCSK9 基因、LDL-RAP1 基因进行检测,如拟诊为多基因高胆固醇血症时应对可引起 LDL-C、TC 升高的基因谱进行微小遗传缺陷筛查,并根据先证者

相关致病基因检测的结果,对其家族成员进行 SNP 微基因分析,根据家族史、临床病史及体格检查等综合分析,以明确家族成员的致病基因突变携带情况及患病风险。

（二）心电检查

1.心电图　心电图检查多表现正常,也可表现不典型 ST 段下移或上抬,T 波倒置或低平等改变。

2.动态心电图　动态心电图可记录在劳作、运动及夜间休息的状态下 ST-T 动态演变,以及心律失常的发生发展等。

3.运动负荷试验　心电图运动负荷试验可显示在应激状态下有无心肌缺血,以及运动量的阈值,为防治冠心病提供量化指标。

（三）超声检查

颈动脉超声检查可判断颈动脉内膜—中膜粥样硬化的性质、程度及范围,并对其做出定性、定量的分析。

（四）影像学检查

1.计算机断层扫描血管成像(computed tomography angiography,CTA)　CTA 检查可显示冠状动脉有无粥样硬化斑块钙化灶,并对其斑块钙化灶进行积分,根据积分可定性分析冠状动脉狭窄性质、程度及范围等。

2.冠状动脉造影(coronary arteriography,CAG)　CAG 是判断冠状动脉畸形、发育不良及狭窄的金指标,并可对冠状动脉病变的性质、形态、范围及程度等进行定量诊断。

七、诊断

多基因性高胆固醇血症诊断主要依据:①亲属中有两名或两名以上成员血清 TC、LDL-C 水平轻度或中度升高,而血清 TG 正常;②无黄色瘤;③排除继发性引起 TC、LDL-C 升高;④具有多个相关致病基因微小缺陷。

八、鉴别诊断

1. FH　多基因性高胆固醇血症与杂合子型FH临床表现相似，但杂合子型FH致病病因主要为LDL-R基因突变，致使血液中LDL-C分解代谢能力降低，引起血清LDL-C、TC显著升高；患者主要表现为眼睛角膜环、皮肤、肌腱等部位黄色瘤，早发动脉粥样硬化及冠心病等，临床症状及体征明显，实验室检测有助于鉴别诊断。

2. 家族性载脂蛋白B_{100}缺陷症（familial defective apolipoproteinB_{100}，FDB）　FDB是由于ApoB_{100}基因突变，引起血液中LDL-C、TC水平明显升高。患者主要表现为早发动脉粥样硬化、冠心病及高血压等，查体可发现脂性角膜弓、肌腱黄色瘤等，检测ApoB_{100}基因突变有助于鉴别诊断。

九、治疗

多基因高胆固醇血症的治疗与其他类型的高胆固醇血症相同，但患者的疗效及预后较好，在调脂药物治疗前应首先改变不良的生活方式、习惯，并制定个体化治疗措施。

（一）调脂药

1. 他汀类药物　常用药物：①普伐他汀钠片10~20mg/次，1次/天；②洛伐他汀片10mg/次，1次/天；③辛伐他汀片10mg/次，1次/天；④阿托伐他汀钙片10mg/次，1次/天。他汀类药物抑制3羟基-3甲基戊二酸单酰辅酶A（1,3hydroxy 3 methyl glutaric acyl acetyl coa，HMG-CoA）还原酶，肝脏胆固醇合成减少及肝脏LDL-R上调，从而降低LDL-C水平。

2. 贝特类药　常用药物：①非诺贝特胶囊100mg/次，3次/天；②吉非贝齐600mg/次，2次/天；③苯扎贝特片200mg/次，3次/天。贝特类药物通过激活过氧化物酶体增殖子活化受体-α（peroxisome proliferators-activated receptor-α，PPAR-α）使TG的CM、VLDL加速降解，从而降低TG水平。

（二）中成药

1. 血脂康胶囊0.6g/次，2次/天。血脂康的适应证为ASCVD的一级或二级预防，适用于轻中度TC升高或以TC升高为主的混合性血脂异常，并且可与降压、降糖等药物联合使用。临床应用表明，血脂康安全性高、副作用小，不良反应主要为胃肠道不适。

2. 普利醇（Policosanol）　普利醇20mg/次，1次/天，晚餐后口服。普利醇又称二十八烷醇，是一种从精炼甘蔗蜡中提取出来的长链脂肪醇混合物，可降低TC、LDL-C、TG水平，升高HDL-C水平，安全性和耐受性良好，副作用极微，对肝功能、肌肉等无损伤。

应用降脂药物时应定期检测血清丙氨酸氨基转移酶（alanine aminotransferase，ALT）、天门冬氨酸氨基转移酶（aspartate aminotransferase，AST）、肌酸激酶（creative kinase，CK）、血糖及肾脏功能等血液生化指标。

参考文献

1. TRINDER M, FRANCIS G A, BRUNHAM L R, et al. Association of Monogenic vs Polygenic Hypercholesterolemia With Risk of Atherosclerotic Cardiovascular Disease [J]. JAMA Cardiol, 2020, 5(4):390-399.

2. TALMUD P J, SHAH S, WHITTALL R, et al. Use of low-density lipoprotein cholesterol gene score to distinguish patients with polygenic and monogenic familial hypercholesterolaemia: a case-control study. Lancet, 2013, 381(9874):1293-1301.

3. 中华医学会心血管病学分会动脉粥样硬化及冠心病学组、中华心血管病杂志编辑委员会. 家族性高胆固醇血症筛查与诊治中国专家共识. 中华心血管病杂志, 2018, 46(2):99-103.

4. TRINDER M, MARIA X L, CASTRO L D, et al. Risk of

Premature atherosclerotic disease in patients with monogenic versus polygenic familial hypercholesterolemia. Journal of the American College of Cardiology, 2019, 74 (4):512-522.

5. 刘颖望,赵水平,周安,等.载脂蛋白 E 基因多态性对血脂及高血压病的影响.中国动脉硬化杂志,2002,10 (6):517-520.

6. GOSSIOS T,ZOGRAFOU I,SIMOULIDOU,et al. Multimodal Treatment of Homozygous Familial Hypercholesterolemia. Curr Pharm DES,2018,24(31):3616-3621.

7. 王立,徐颜美,程竹君,等.胆固醇代谢紊乱的遗传学研究进展.遗传,2014,36(9):857-863.

8. SHARIFI M, FUTEMA M, NAIR D, et al. Polygenic Hypercholesterolemia and Cardiovascular Disease Risk. Current Cardiology Reports,2019,21(6):43.

9. 吴娜琼,李建军.2018 年美国心脏协会血脂管理指南解读.中国介入心脏病学杂志,2019,27(1):13-15.

10. 中国老年学和老年医学学会心脑血管病专业委员会,血脂康(胶囊)临床应用中国专家共识组.血脂康(胶囊)临床应用中国专家共识(2017 修订版).中华内科杂志,2018,57(2):97-100.

11. 易思思,张凯,胡长平.普利醇药理作用的研究进展.国际病理科学与临床杂志,2009,29(4):342-345.

第十六节　家族性部分脂肪代谢障碍

家族性部分脂肪代谢障碍（familial partial lipodystrophy，FPL）是由于基因突变无法将脂肪储存在正常组织器官的部位，致使血液中甘油三酯（triglyceide，TG）升高，脂肪在心脏或肝脏中堆积而引起一系列代谢紊乱，患者主要表现为心肌组织病变、动脉粥样硬化、肝脏损害及胰腺炎等。

一、概述

1885 年，Weir-Miechell 首次报道了部分性脂肪营养不良，后来又有报道患者有颈部、双臂、胸部及腹部等部位的脂肪营养不良，并伴有髋部和双腿的脂肪沉积增多。

1946 年，Lawrence 报道完全性脂肪营养不良，患者脂肪不良为全身性分布，呈完全性或斑片状，脂肪缺乏往往伴随着一系列代谢紊乱。

2019 年，临床应用反义 RNA 药物 Waylivra（volanesorsen）治疗 FPL，与安慰剂组相比，Waylivra 治疗组血中 TG 水平显著降低，肝脏组织内的脂肪明显减少。

二、病因

FPL 为常染色体显性遗传病、常染色体隐性遗传病或伴性遗传病，经基因组筛选定位，目前已确定核纤层蛋白（lamin，LMN）A 基因、锌金属钛酶（zinc metalloproteinases，ZMPSTE24）基因、过氧化物增殖体激活受体 γ（peroxisome proliferative activeatedreceptor，PPARG）基因、丝氨酸/苏氨酸激酶（serine/threoninekinase，AKT）2 基因、细胞死亡诱导 DNA 断裂因子相似蛋白（celldeath-inducing DFF45-likeeffector，CIDE）C 基因、脂滴包被蛋白（perilipin，PLIN）1 基因的突变。

三、分子遗传学

（一）LMNA 基因

1. 结构　LMNA 基因定位于第 1 号染色体长臂 21 区 2 带到 21 区 3 带（1q21.2～21.3），长约 56.7kb，由 12 个外显子和 11 个内含子组成，编码 664 个氨基酸，相对分子质量约为 72kD。

2. 功能　LMN 分为 LMNA、LMNC、LMNB1、LMNB2，其中 LMNA 表达与细胞的状态有关，而 LMNB1 和 LMNB2 几乎所有细胞均能表达。LMNA、LMNC 和 LMNB 共同组成细胞的核纤层，核纤层在维持核膜完整性、提供染色体锚着位点、调节细胞的分化，以及核周期性的解体和重组装的过程中发挥着重要作用。

3. 突变　LMNA 基因常见突变位点有第 482 位精氨酸（Arg）被谷氨酰胺（Gln）所置换（Arg482→Gln）、第 482 位精氨酸（Arg）被亮氨酸（Leu）所置换（Arg482→Leu）、第 527 位精氨酸（Arg）被组氨酸（His）所置换（Arg527→His）等。

（二）ZMPSTE24 基因

1. 结构　ZMPSTE24 基因定位于 1 号染色体短臂 34 区（1p34）。

2. 功能　ZMPSTE24 具有 7 个跨膜跨度，prelamin A 是 ZMPSTE24 唯一已知的哺乳动物底物。ZMPSTE24 基因编码内切酶 ZMPSTE24，此酶对 laminA 前体向成熟 laminA 转化过程中的翻译后处理起着重要作用。

3. 突变　ZMPSTE24 基因常见突变位点有第 248 位脯氨酸（Pro）被亮氨酸（Leu）所置换（Pro248→Leu）、第 94 位亮氨酸（Leu）被脯氨酸（Pro）所置换（Leu94→Pro）等。

（三）PPARG 基因

1.结构　PPARG 基因定位于第 3 号染色体短臂 25 区（3p25），长 146484bp，mRNA 编码两种形式的蛋白质，一种编码 476 个氨基酸残基，另一种编码 505 个氨基酸残基。

2.功能　PPARG 在脂肪、肝脏、骨骼肌、肾脏及胰腺等组织中有不同程度的表达，PPARG 基因编码的蛋白属于核受体过氧化物增殖体激活受体亚家族。PPAR 家族成员可以与类维生素 A 受体（vitamin a-like receptor，RXR）一同接合形成异型二聚物，该异型二聚物可以通过与特异 DNA 序列的结合调控多种基因的转录，该特异 DNA 序列通常称为过氧化物酶体增殖反应元件（peroxisome proliferating reaction element，PREE）。PPAR 家族成员已发现 PPARGα、PPARGδ、PPARGγ，其中 PPARG 基因编码的蛋白为 PPARGγ 亚型，主要负责脂类的分化代谢及糖代谢等。

3.突变　研究发现，PPARG 基因上多个启动子区和剪切位点呈多态性，PPARG 基因突变及多态性可引起脂质代谢异常。

（四）AKT2 基因

1.结构　AKT2 基因定位于第 19 号染色体长臂 13 区 1 带到 13 区 2 带（19q13.1～13.2），编码 802 个氨基酸残基，相对分子质量约为 60kD。

2.功能　AKT 家族有 3 个成员，分别为 AKT1/PKBα、AKT2/PKBβ 和 AKT3/PKBγ。其中 AKT2 是细胞内重要的信号转导分子，编码蛋白激酶 B，功能为参与细胞信号转导、细胞生长、肝糖原合成及胰岛素介导的葡萄糖转运等。

3.突变　AKT2 基因常见突变位点为第 17 位谷氨酸（Glu）被赖氨酸（Lys）所置换（Glu17→Lys）。

（五）CIDEC 基因

1.结构　CIDEC 基因定位于第 3 号染色体短臂 25 区 3 带（3p25.3），长约 169kb，由 6 个外显子和 5 个内含子组成，编码 238 个氨基酸，相对分子质量约为 27.3kD。

2.功能　CIDEC 表达受转录水平和翻译后水平的相关机制的调控，其功能是促进 TG 合成，抑制脂肪甘油三酯脂肪酶（adipose triglyceride lipase，ATGL）和激素敏感性脂肪酶（hormonesensitive triglyceride lipase，HSL）的活性，将 TG 分解为甘油和游离脂肪酸，降低血液中游离脂肪酸的水平。

3.突变　CIDEC 基因突变引起其表达异常或功能异常，与肥胖、糖尿病、脂肪肝等代谢性疾病的发生发展及转归等密切相关。

（六）PLIN1 基因

1.结构　PLIN1 基因定位于第 15 号染色体长臂 26 区 1 带（15q26.1），由 9 个外显子和 8 个内含子组成。

因 mRNA 的剪切方式不同，PLIN 可分为 A 型、B 型、C 型及 D 型 4 种氨基酸相同的亚型，其中 A 型相对分子质量约为 57kD；B 型相对分子质量约为 46kD；C 型相对分子质量约为 38kD；D 型相对分子质量约为 26kD。

2.功能　PLIN 的 A 型在脂肪细胞和类固醇生成细胞中表达；B 型在脂肪细胞和类固醇生成细胞有少量表达；而 C 型和 D 型仅在类固醇生成细胞中表达。

3.突变　PLIN1 基因常见突变位点有第 194 位脯氨酸（Pro）被丙氨酸（Ala）所置换（Pro194→Ala）。

四、发病机制

（一）致病病因

临床研究表明，FPL 致病病因为 LMNA 基因、ZMPSTE24 基因、PPARG 基因、AKT2 基因、CIDEC 基因及 PLIN1 基因的突变。

1.LMNA 基因　LMNA 基因可通过不同剪切形式编码 prelaminA 和 laminC，其中 prelaminA 经过转录后修饰如法尼基化（farnesylation），然后被锌金属肽酶 ZMPSITE24 降解后生成成熟体 laminA。laminA 和 laminC 是 A 型核纤层蛋白的两个亚型,A 型与 B 型核纤层蛋白 laminB 共同构成细胞的核纤层结构。另外 laminA 和 laminC 还可与染色体及转录因子结合,参与基因的转录调控。研究表明,laminA 和 laminC 是维持细胞核膜完整性,参与基因转录调控的重要蛋白。

2. ZMPSITE24 基因　ZMPSTE24 基因又称 FACE-1 基因。ZMPSITE24 是促进 laminA 成熟的关键酶,其突变导致 laminA 的合成障碍,引起细胞内蓄积大量 prelaminA。

3. PPARG 基因　PPARG 是脂肪组织分化调控的关键因素,PPARγ 有两个亚型,其中 PPARGγ1 广泛表达在全身组织;PPARGγ2 只在脂肪组织高表达;PPARGγ 是激活脂肪组织分化和脂肪酸合成的关键基因之一。

4. AKT2 基因　AKT2 是葡萄糖转运子在胰岛素刺激下向细胞膜转运过程中不可缺少的磷酸化激酶。

5. CIDE 基因　CIDE 家族主要包括 CIDEA、CIDEB 和 CIDEC(在小鼠称为 FSP27),其中 CIDEC 可以屏蔽 DFFA 与染色体的接触,参与脂滴形成,调节脂质的合成、代谢等;活化 DFFB 时可引起 DNA 片段化,诱发细胞凋亡。

6. PLIN1 基因　PLIN1 在脂滴表面的功能是稳定脂滴,保护其不受脂肪酶水解,未分化的前脂肪细胞不表达 PLIN1。

(二)遗传学机制

脂肪组织是人体最重要的内分泌器官之一,不仅脂肪细胞数量的改变可以影响内分泌代谢系统的平衡,而且脂肪细胞分布的异常也可导致多种代谢紊乱的发生。相关致病基因突变引起 FPL 患者脂肪分布异常各具特征性表现。

FPL 可分为 5 种亚型,分别为 FPL1 ~ FPL5。FPL 患者多发生在儿童、青少年或成人早期对称部位的脂肪缺失,相关基因突变的分子遗传学机制可能为:

1. LMNA 基因突变患者在儿童期脂肪分布正常,多在青春期发病,临床表现为心肌病变、脂肪组织萎缩或肥大,LMNA 基因突变可引起多种疾病。

2. ZMPSITE24 只识别核纤层蛋白 LaminA 的前体 prelaminA,ZMPSITE24 基因突变不能被剪切为成熟体 laminA,从而引起细胞内蓄积过多的 prelaminA,进而导致脂肪细胞的分化障碍。

3. PPARG 基因突变干扰正常基因的表达或由于单倍体数量不足而影响脂肪转录因子 PPARγ 的表达,影响脂肪组织的代谢。

4. AKT2 基因突变可导致脂肪细胞的分化障碍及胰岛素受体后信号转导障碍,引起脂肪细胞丢失和胰岛素抵抗等。

5. CIDEC 在脂肪代谢多个环节中发挥着重要作用,参与前体脂肪细胞分化成熟。CIDEC 基因突变脂肪组织减少部位残存的脂肪细胞内呈多房小油滴,但内脏、颈部及腋窝的脂肪组织不受影响,且脂肪组织结构基本正常。

6. PLIN 是脂肪细胞中脂滴表面含量最丰富的蛋白,PLIN 对 TG 的存储和分解具有重要的调控作用。

五、临床表现

(一)症状

1. 发病率　FPL 为罕见疾病,在普通人群中发病率为 1/8000000 ~ 1/10000000,其中女性多于男性,少数患者有明确的家族史。

2. 年龄　FPL 患者在婴幼儿时期脂肪分布基本正常,但随着年龄增长脂肪分布可出现选择性缺失。

3. 心功能不全　少数 FPL 患者可表现肥厚型心肌病,引起心功能不全。

4. 血脂异常　血清 TG、LDL-C、TC 及脂蛋白

（a）［lipoprotein（a），Lp（a）］升高；而血清 HDL-C 和 ApoA 降低。

（二）体征

1. 脂肪分布异常 查体可发现不同部位的脂肪组织萎缩和肥大的程度各异，其中病变位于四肢、腹部及胸部等部位表现为对称性脂肪缺失；而病变位于下颌、锁骨下及腹腔等部位表现为脂肪堆积肥大。

2. 心功能不全 颈静脉怒张，肝脾肿大及双下肢凹陷性水肿等。

（三）基因型—表型

1. LMNA 基因突变 ①LMNA 基因第 1 外显子或第 3 外显子突变时可引起充血性心力衰竭、传导阻滞及心房颤动等；②Arg527→His 突变时可导致下颌、锁骨下及腹腔等部位脂肪堆积肥大，也可合并糖尿病、高甘油三酯血症、低 HDL-C 血症及高游离脂肪酸血症等疾病。

2. ZMPSITE24 基因突变 ZMPSITE24 基因突变导致的疾病称为核纤层蛋白病，其突变引起皮下脂肪组织减少或缺失，主要表现在面部、躯干或四肢等部位。

3. PPARG 基因突变 PPARG 基因突变可表现高血压、皮下脂肪组织缺失，其中血压升高明显可能与肾素—血管紧张素系统活化有关；皮下脂肪组织缺失表现在四肢、臀部及大腿部等部位，残存的脂肪组织纤维化明显，但腹部皮下脂肪及内脏脂肪总量没有改变。

4. AKT2 基因突变 其中 Glu17→Lys 突变时可引起左侧半身肥大症和抑制脂肪酸从脂肪组织释放而诱发低血糖，但患者发生低血糖时可自行缓解。

5. CIDEC 基因突变 CIDEC 基因突变时患者血压升高和脂肪组织减少等，其中脂肪组织减少的部位主要位于四肢、臀部及皮下等。

6. PLIN1 基因突变 PLIN1 基因突变导致前脂肪细胞分化，后期无法完成脂滴表面的 PLIN 成分转换，细胞无法蓄积足够的 TG，最终表现出分化受阻的现象，临床表现典型 FPL 症状，并伴有高血压。

六、辅助检查

（一）实验室检测

1. 血脂指标 检测血清 TG、TC、LDL-C、ApoB、Lp（a）、HDL-C、ApoA 等指标。

2. 血糖指标 ①葡萄糖耐量试验（glucose tolerance tests，GTT）；②胰岛素释放曲线（insulin release curve，IRC）；③高胰岛素—正常血糖钳夹技术（euglycemic hyperinsulinemic clamp technique）。

3. 其他指标 ①血清补体 C3 降低；②游离脂肪酸升高；③蛋白尿、血尿、管型尿或白细胞尿等；④脂联素、胰岛素敏感性降低；⑤瘦素升高。

4. 基因突变 发现先证者相关基因突变时，应对其亲属成员进行该基因突变的级联基因检测，并根据家族史、临床病史及体格检查等综合分析，以明确亲属成员的致病基因突变携带情况及患病风险。

（二）血压测量

1. 居家血压 居家血压测量是观察血压长期变化的有效方法，每天定时测量血压并记录在案，有助于医师对病情分析及采取防治措施。

2. 动态血压 动态血压监测可显示血压动态变化曲线，尤其有助于对运动、昼夜状态下血压的量化分析。

（三）超声检查

1. 经胸超声心动图 FPL 患者心室腔呈不对称型肥厚但无扩大，舒张期室间隔厚度＞15mm，或者室间隔与后壁的比值＞1.3，表现为肥厚型心肌病改变。

2. 腹部超声 腹部超声检查可显示为淤血性肝脏肿大。

（四）影像学检查

胸部 X 线检查显示肺水肿、中上肺野纹理增粗或 Kerley 线等变化。

七、诊断

目前 FPL 尚无公认的诊断标准,现临床主要根据如下指标综合判断:①四肢、腹部和胸部等部位的脂肪减少或缺失,而下颌、锁骨下及腹腔等部位脂肪堆积肥大;②心肌肥厚;③血清 TG 升高、HDL-C 降低;④胰岛素抵抗;⑤阳性家族史;⑥相关致病基因突变等。

八、鉴别诊断

1. 先天性全身脂肪营养不良(congenital generalized lipodystrophy, CGL) CGL 为常染色体隐性遗传疾病,父母为近亲结婚者,临床主要表现为:①出生时或出生后出现广泛皮下脂肪组织缺乏;②儿童期表现为食欲亢进、生长加速及甲状腺功能正常的高代谢状态,性早熟、骨龄提前、肝脏肿大及部分智力低下;③严重胰岛素抵抗,青少年发病的糖尿病,高甘油三酯血症、脂肪肝,瘦素及脂联素水平下降;④类肢端肥大面容、黑棘皮症;⑤女性多毛、阴蒂肥大及不育等。

2. 获得性全身脂肪营养不良(acquired generalized lipodystrophy, AGL) AGL 患者临床主要表现为:①儿童或青春期发病,女性多见;②青春期出现皮下脂肪减少,肝脏肿大,黑棘皮症;③女性多毛及严重代谢紊乱如胰岛素抵抗、糖尿病;④与感染、自身免疫相关;⑤皮下组织活检可发现脂膜炎改变;⑥部分与桥本甲状腺炎、类风湿性关节炎、皮肌炎及干燥综合征等疾病并存。

九、治疗

(一)治疗性生活方式改变(therapeutic lifestyle change, TLC)

1. 饮食 ①摄入足量的蔬菜、水果、全麦谷物和橄榄油;②进食适量鱼肉、乳制品;③少食红肉、饱和脂肪及甜食等。

2. 营养平衡 患者每天热量中脂肪应 < 30%,而碳水化合物及单不饱和脂肪 > 60%。

(二)对症治疗

1. 高甘油三酯血症 常用药物:①非诺贝特胶囊 100mg/次,3 次/天;②吉非贝齐 600mg/次,2 次/天;③苯扎贝特片 200mg/次,3 次/天。

2. 高血压 琥珀酸美托洛尔缓释片 23.75~47.5mg/次,1 次/天;氨氯地平 5mg/次,1 次/天;卡托普利 6.25~12.5mg/次,3 次/天或培哚普利 4~8mg/次,1 次/天。

3. 胰岛素抵抗 ①盐酸二甲双胍缓释片 500mg/次,1 次/天;②盐酸吡格列酮 30mg/次,1 次/天。

4. 肥胖 ①大剂量生长激素可显著改善中心性肥胖;②醋酸舍莫瑞林(生长激素释放激素类似物)可增加机体瘦肉含量、减少内脏脂肪及降低 TG、TC 等。

(三)新型调脂药

1. Volanesorsen 药 Volanesorsen 10mg/次,每 4 周 1 次。Volanesorsen 是一种靶向 ApoC III 的反义寡核苷酸药物,能够干扰 mRNA 蛋白质的翻译,即 ApoC III 通过抑制 LPL 活性和肝脏富含甘油三酯脂蛋白的摄取来调节 TG 水平。volanesorsen 药已作为家族性高乳糜微粒血症(familial chylomicronemia syndrome, FCS)成人控制饮食之外的辅助疗法,经对 FPL 治疗表明,可明显降低 TG 水平。

2. 美曲普汀(metreleptin) 美曲普汀起始剂量为 2.5mg,根据患者的耐受性和体重减轻的情况可调整至 1.25~2.5mg,最大剂量为 10mg。美曲普汀是改善 FPL 患者的代谢指标,临床初步应用表明,对于 LMNA 基因、PPARG 基因突变引起的 FPL 患者有效。

参考文献

1. WITZTUM J L, GAUDET D, FREEDMAN S D, et al. Volanesorsen and triglyceride levels in familialchylomicronemia syndrome. New England Jouenal of Medicine,2019,381(6):531-542.

2. 魏苏宁,苏雪莹,徐国恒. 脂肪营养不良症的分子机制及临床特征. 生理科学进展,2015,46(5):347-353.

3. 王登川,郑慧玲,刘新光,等. Zmpste24 基因缺失与早老症. 中国生物化学与分子生物学报, 2016, 32(5):480-487.

4. 朱兰玉,刘恒,李东明,等. 儿童早老症四例临床特征及基因变异分析. 中华儿科杂志,2019,57(8):636-638.

5. 朱凌燕,刘建英. PPARγ 基因研究进展. 江西医药,2011,46(6):572-575.

6. 李秀珍,黄新疆. 先天性及获得性脂肪营养不良. 中华实用儿科临床杂志,2015,30(20):1533-1537.

7. 宋书娟,章远志,Nanbert Zhong. 核纤层蛋白病一个基因,多种疾病. 北京大学学报(医学版),2005,37(1):96-99.

8. DYMENT D A,GIBSON W T,HUANG L,et al. Biallelic mutations at ppargeause a congen ital, generalized lipodystrophy similar to the beradinelli-seipsyndrome. Eur J Med Genet,2014,57(9):524-526.

9. 赵向府,庄晓明. 脂肪营养不良综合征. 首都医科大学学报,2013,34(2):315-321.

10. ALEXANDER V J, XIA S, HURH E, et al. N-acetyl galactosamine - conjugated antisense drug to APOC3 mRNA, triglycerides and atherogenic lipoprotein levels. Eur Heart J,2019,40:2785- 2796.

11. SEKIZKARDES H,COCHRAN E,MALANDRINO N,et al. Efficacy of metreleptin treatment in familial partial lipodystrophy due to PPARG vs LMNA pathogenic variants [J]. J Clin Endocrinol Metab, 2019, 104(8):3068-3076.

第十七节　家族性脂质异常性高血压

家族性脂质异常性高血压（familial dyslipidemic hypertension，FDH）是近年来临床研究发现一个新的综合病症，其致病病因为基因突变，引起总胆固醇（total cholesterol，TC）、甘油三酯（triglyceide，TG）及低密度脂蛋白胆固醇（low density lipoprotein cholesterol，LDL-C）明显升高，高密度脂蛋白胆固醇（high density lipoprotein cholesterol，HDL-C）降低，并同时伴有血压升高。目前研究认为，脂质代谢紊乱与高血压同时存在是心脑血管疾病独立高危因素之一。

一、概述

1988年，Williams等研究发现高血压家系中有显著的脂质异常聚集现象，提示这两大危险因素可能有共同的遗传和环境基础，表现为同一家族中有两个以上的同胞于60岁前发生高血压病同时伴有1~3种脂质代谢紊乱，因此建议用FDH来描述此种综合病征。

1999年，Jones等研究发现FDH患者脂质代谢异常和血压升高从儿童即已开始，两者对病情相互促使发生发展，具有潜在的致命风险，所以不论年龄大小，只要发现TC、LDL-C、TG升高，同时伴有血压增高，要尽早制定个体化防治措施。

2016年，中国胆固醇教育计划血脂异常防治建议专家组，中华心血管病杂志编辑委员会血脂与动脉粥样硬化循证工作组及中华医学会心血管病学分会，制定发布了《高血压患者降胆固醇治疗一级预防中国专家共识》。临床研究表明，高血压与血脂异常是最常见动脉粥样硬化的危险因素，且二者具有协同作用，因此高血压同时调脂治疗对心脑血管疾病一级预防具有重要临床意义。

2019年，中国发布了《高血压患者血压血脂综合管理中国专家共识》，该共识综合各专业最新循证医学的证据，更新血压与血脂的知识；该共识对高血压患者血脂代谢异常的管理具有重要的临床指导意义。

2021年，中华医学会心血管病学分会高血压学组和中华心血管病杂志编辑委员会，发布了《中国高血压患者血压血脂综合管理的专家共识》，该共识对高血压患者动脉粥样硬化性心血管疾病（atherosclerotic cardiovascular disease，ASCVD）的危险分层、降压降脂目标值、药物选择原则及依从性提高策略等方面，为临床医师推荐了具体的建议。

二、病因

FDH可能为多基因遗传性疾病，经基因组筛选定位，仅确定载脂蛋白（apolipoprotein，Apo）E基因、ApoB基因、脂蛋白脂酶（lipoproteinlipase，LPL）基因的突变。

三、分子遗传学

（一）ApoE基因

1.结构　ApoE基因定位于第19号染色体长臂13区2带（19q13.2），长3597bp，由4个外显子和3个内含子组成，编码299个氨基酸残基，分子量为34145。

ApoE基因第1~4外显子长度分别为44bp、66bp、193bp、860bp；第1~4内含子长度分别为760bp、1092bp、582bp。人ApoE一级结构为一条单多肽链，二级结构是由α-螺旋、β-片层、β-转角和不规则结构组成，其双α-螺旋结构是结合和转运脂质的结构基础。ApoE分子可被凝血酶水解为N

端区和 C 端区二个区域。ApoE 基因有三种等位基因 $\varepsilon2$、$\varepsilon3$ 和 $\varepsilon4$，形成 6 种基因型，其中三种纯合子型为 $\varepsilon2/\varepsilon2$、$\varepsilon3/\varepsilon3$、$\varepsilon4/\varepsilon4$，分别约占 1.0%、60.0% 和 2.0%；三种杂合子型为 $\varepsilon3/\varepsilon2$、$\varepsilon4/\varepsilon2$、$\varepsilon4/\varepsilon3$，分别约占 13.0%、2.0%、22.0%。

2. 功能 ①ApoE 是一种富含精氨酸的碱性蛋白，是血浆重要 Apo 之一，主要存在于乳糜微粒（chylomicron，CM）、极低密度脂蛋白（very low density lipoprotein，VLDL）、HDL-C 及中间低密度脂蛋白（intermediate density lipoprotein，IDL）；②ApoE 主要由肝脏合成和代谢，是 LDL 受体及 CM 受体的配体，与 CM 及 VLDL 的代谢密切相关，其中 CM 残粒是通过 ApoE 与 LDL 受体相关蛋白（LDL receptor relatedprotein，LRP）结合而进行分解代谢，而 VLDL 则是通过 ApoE 与 LDL 受体结合而进行分解代谢；③参与激活水解脂肪的酶类、免疫调节及神经组织的再生；④正常人血液中 ApoE 为 30～50mg/L。

3. 突变 ApoE 基因具有多态性，ApoE 基因多态性与高血压密切相关，是高血压独立的高危因素，也是决定 TC 水平的遗传因素。

（二）ApoB 基因

1. 结构 ApoB 基因定位于第 2 号染色体短臂 23 区到 24 区（2p23-24），长约 43kb，由 29 个外显子和 28 个内含子组成，$ApoB_{100}$ 编码 4536 个氨基酸，相对分子质量约为 550kD；$ApoB_{48}$ 编码 2153 个氨基酸，相对分子质量约为 264kD。

2. 功能 ApoB 主要为 $ApoB_{100}$ 和 $ApoB_{48}$，其中 $ApoB_{100}$ 主要在肝脏合成入血液，参与 VLDL 的合成、装配及分泌，主要功能是结合和转运脂质；参与脂类的代谢，是肝脏合成及分泌 VLDL 所必需的 Apo，正常参考值男性为 66～133mg/dL，女性为 60～117mg/dL（mg/dL×0.01 = mmol/L）。$ApoB_{48}$ 在小肠合成后分泌入血液，是 CM 主要蛋白质，在 CM 装配及分泌中起着重要作用。

3. 突变 临床研究表明，$ApoB_{100}$ 和/或 $ApoB_{48}$ 升高同时伴有高血压的患者，ASCVD 发病率明显增加。

（三）LPL 基因

1. 结构 LPL 基因定位于第 8 号染色体短臂 22 区（8p22），长 30～35kb，由 10 个外显子和 9 个内含子组成，编码 475 个氨基酸残基（包括 27 个氨基酸残基的信号肽），相对分子质量约为 65kD。

2. 功能 LPL 是血液中 TG 代谢的限速酶，pH 值为 7.5～9.0 时，LPL 与 ApoC Ⅱ 比值等于 1：1 时 TG 水解速度达到最大。LPL 的功能有：①水解 CM 和 VLDL 中的 TG 部分，为机体组织提供脂肪酸；②与脂蛋白相互作用而不依赖于其脂溶活性，使酶将脂蛋白结合到血管壁上，促进 TG 的水解及脂蛋白颗粒的摄取；③是 LDL 受体和其他 LDL 受体家族成员的配体；④介导摄取脂质相关蛋白和脂溶性维生素，促进脂蛋白之间与表面 Apo 交换，参与磷脂、Apo 向 HDL-C 转移。

3. 突变 经对高血压致病基因组扫描显示，LPL 基因突变舒张压升高；而 LPL-G447 等位基因携带者的收缩压及脉压均降低。

四、发病机制

（一）致病病因

研究表明，ApoE 基因和 LPL 基因的突变及其多态性可能是 FDH 主要致病病因。

1. ApoE 基因 ApoE 基因与血压、TC 的水平具有相关性，其多态性影响血压的变化，也是血液中脂蛋白最显著的遗传因素。

2. LPL 基因 LPL 由 N 端区和 C 端区构成，其中 N 端区是 LPL 重要功能区，是催化活性中心；而 C 端区呈一个折叠柱状，与 N 端区相连；C 端区的功能尚未完全清楚。LPL 在细胞的粗面内质网合成，新合成 LPL 留在核周围内质网，属于无活性酶，由 mRNA 翻译合成的无活性 LPL，称为酶前体，再经糖基化后才转化成有活性 LPL。LPL 从细胞中分泌有两种机制:①基本型分泌:细胞合成 LPL 后直接分泌,不贮存于细胞内,称为基本型分泌;②调节型分泌:某些细胞新合成的 LPL 贮存在分泌管内,一旦细胞受到一个合适的促分泌刺激,LPL 即分泌,称为调节型分泌,此时分泌往往大于合成。所有细胞都具有基本型分泌,只有少部分细胞兼有两种分泌形式。存在于细胞膜外表面的硫酸肝素糖蛋白(heparan sulfate proteoglycan,HSPG)使酶保持一种无活力的浓缩状态,然后通过一个尚未阐明的机制由肝素促使分泌,即肝素后刺激血中得到活化的 LPL。分布在含 TG 的脂蛋白中,主要功能是分解 CM、VLDL 的 TG,并结合及附着在这些脂蛋白残粒上,可能作为肝脏摄取这些颗粒的信号。

研究表明,LPL 基因具有明显的多态性,而等位基因频率≥0.2 的常见基因多态性包括 Pvu Ⅱ、Hind Ⅲ、S447X,其中 LPLvu Ⅱ、Hind Ⅲ 酶切位点限制性片段长度多态性(restriction fragment length polymorphism,RFLP)与脂质代谢紊乱有密切相关性。

3.第 4 号染色体 经对家族性混合型高脂蛋白血症(familial combined hyperlipidemia,FCHL)的家庭成员伴有高血压患者,进行致病基因组扫描显示第 4 号染色体上的一个基因位点与收缩压有着显著的关联,同时这一位点也表现出影响血液中游离脂肪酸水平;经对致病基因组扫描结果表明,可能存在着影响血压和血脂的遗传因素。

(二)遗传学机制

FDH 患者特征性表现为高血压合并脂质代谢紊乱,并具有明显家族聚集性,但其发病机制尚不清楚。初步研究提示,发病机制可能与遗传基因缺陷、动脉血管内皮功能障碍、胰岛素抵抗、血管紧张素Ⅱ及环境因素等相互作用引起的。

1.动脉血管内皮功能障碍 脂质代谢紊乱时可引起动脉血管内皮细胞功能受损,而血压是受血

管内皮细胞功能的调节,氧化型 LDL(oxidized LDL,ox-LDL)升高是与血管内皮细胞受损最直接的表现。

2.胰岛素抵抗 原发性高血压、脂质代谢紊乱等存在胰岛素抵抗现象,其中胰岛素抵抗与收缩压、舒张压升高的幅度相关,与脂质代谢紊乱的程度相关,表现为血清 TC、TG 及 LDL-C 升高,HDL-C 降低。

3.血管紧张素Ⅱ 血管紧张素Ⅱ被公认为参与高血压发病机制之一,可致收缩压及舒张压明显升高,同时影响 TC、TG 及 LDL-C 水平,表明血压变化与脂质代谢相互影响。

五、临床表现

(一)症状

1.发病率 流行病学调查显示,我国高血压发病率约为 27.9%,高血压合并 1 种以上血脂异常约占 81.2%;其中合并 TC 升高约占 61.0%。FDH 发病率约占所有高血压病的 12.0%,约占 60 岁前发生高血压的 25.0%。由于我国人口基数大,因此 FDH 在临床较为常见。但我国高血压合并血脂异常患者的知晓率、治疗率和控制率比较低,分别仅为 23.7%、13.0% 及 6.5%。

2.血脂与血压 临床研究表明,脂质代谢紊乱与高血压之间存在生物学相互关联性,血脂与血压同时升高可表现为:①血清 TG 水平随着收缩压和舒张压增高而升高;②血清 TC、ApoB 水平与收缩压及舒张压升高的幅度呈正相关;③non-HDL-C 水平与舒张压升高的程度呈正相关;④血清 HDL-C 降低的程度与收缩压、舒张压升高的幅度呈负相关;⑤ApoE 基因多态性与血压的关系,可能通过影响血脂代谢而发挥作用。

(二)基因型—表型

1.ApoE 基因突变 临床研究提示,ApoE4/4 和 ApoE4/3 表型血液中 TC 升高、收缩压升高;而

ApoE3/2 表型血液中 TC 降低、收缩压降低。

2. ApoB 基因突变 经对高血压致病基因组扫描显示,收缩压升高的程度与 ApoB 相关致病基因突变位点有关。

(三)并发症

1. 动脉粥样硬化 血脂和血压同时升高可促使富含胆固醇脂蛋白颗粒进入动脉内皮下层,启动动脉粥样硬化形成,其中血压升高导致血流剪切力异常、血管紧张素Ⅱ释放增加、造成血管内皮受损、炎症介质释放增加及巨噬细胞聚集等促进动脉粥样硬化的发生发展。

2. 冠心病 高脂血症和高血压是冠心病的共同危险因素,临床经对血压正常、脂质代谢障碍性高血压及单纯性高血压研究表明,脂质代谢障碍性高血压在随访期间发展为冠心病比单纯性高血压的风险显著增加。

3. 脑血管病 血脂和血压同时升高是引起脑血管疾病首要高危因素,在我国脑卒中的发病率仍然呈不断增长的态势,可能与血脂异常及血压升高同时存在有关。

六、辅助检查

(一)实验室检测

1. 血脂 ①血清 TC、TG、LDL-C、ApoB 升高;②HDL-C 降低;③non-HDL-C(non-HDL-C = TC-HDL-C)升高。

2. 血糖 糖基化血红蛋白(glycosylated hemoglobin or glycated hemoglobin,GHb)、糖化血清蛋白(glycated serum protein,GSP)、空腹胰岛素(fasting plasma glucose,FPG)及 C 肽(C-peptide)等异常。

3. 尿液检测 尿糖及尿酮体等异常。

4. 基因突变 根据先证者基因检测结果,对其家族成员进行特定位点筛查,并根据家族史、临床病史及体格检查等综合分析,以明确家族成员的致病基因突变携带情况及患病风险。

(二)心电检查

1. 心电图 ①左心室高电压;②以 R 波为主导联 ST 段压低或 T 波低平、倒置;③电轴左偏等。

2. 动态心电图 动态心电图可记录在静息、运动及睡眠状态下 ST-T 动态变化及心律失常的发生发展等。

(三)血压

1. 诊室血压 我国和欧洲血压管理指南中将诊室血压≥140/90mmHg(1.0mmHg = 0.133kPa)为高血压诊断标准,而 2017 年美国心脏病学会(American college cardiology,ACC)、美国心脏病协会(American Heart Association,AHA)发布的高血压管理指南,基于收缩压干预试验(systolic blood pressure intervention trial,SPRINT)研究等新证据,将高血压的诊断标准从≥140/90mmHg 降至 130/80mmHg,定义 130~139/80~89mmHg 为 1 级高血压。

2. 动态血压监测 动态血压监测可显示血压动态变化曲线,尤其有助于对睡眠状态下血压变化进行量化分析,有助于判断病情变化倾向、早期诊断、制定个体化治疗措施、风险分层及预测预后等。

(四)超声检查

超声心动检查可发现 ①左心室室壁增厚、室壁运动幅度增强;②左心房可轻度增大;③E/A 比值降低,心脏舒张功能减退等。

(五)影像学检查

1. 胸部 X 线 胸片可显示①主动脉扩张、延伸迂曲;②主动脉结明显向左突出,心腰凹陷等征象。

2. 计算机断层扫描血管成像(computed tomography angiography,CTA) CTA 是目前检查冠状动脉粥样硬化斑块钙化灶的无创性技术,依据斑块钙化量化积分可分析冠状动脉狭窄的性质、程度及范围等。

七、诊断

目前 FDH 诊断主要依据：①血压升高和血脂异常同时存在；②家族史阳性，在同一家族中有 2 例以上的同胞患者；③早发 ASCVD；④ApoE 基因、ApoB 基因及 LPL 基因的突变。

八、鉴别诊断

1. 家族性高胆固醇血症（familial hypercholesterolemia，FH）　FH 患者主要病因是由于 LDL 受体基因突变所致，引起清除 LDL-C 的能力降低，表现为血清 TC、LDL-C 显著升高，HDL-C 降低等，查体可发现眼睛角膜环、皮肤及肌腱黄色瘤等，早期进展性 ASCVD。

2. 家族性混合型高脂蛋白血症（familial combined hyperlipidemia，FCHL）　FCHL 患者血液中脂蛋白谱有明显的不同，表现为血清 TG、TC、LDL、VLDL、ApoB 等升高；而 HDL、ApoA I 降低。临床表现为早发冠心病，并可伴有高血压、糖尿病

及肥胖等疾病。

3. 家族性高甘油三酯血症（familial hypertriglyceridemia，FHTG）　FHTG 患者血清 TG 明显升高，而血清 LDL-C、HDL-C 降低等，临床表现为疹性黄色瘤、脂血症性视网膜炎，患者多伴有胰岛素抵抗、高血糖、高血压及高尿酸血症等，主要并发症是由于 TG 显著升高而诱发急性出血性胰腺炎。

九、风险分层

我国人群心血管疾病的危险因素除了高血压外，其他危险因素包括：①年龄（男性≥45 岁或女性≥55 岁）；②吸烟；③糖尿病；④HDL-C 降低；⑤肥胖等。临床研究表明，高血压危险因素的影响明显高于其他危险因素，且 TC 升高合并高血压时缺血性心血管病（ischemic cardiovascular disease，ICVD）发病绝对危险显著高于合并其他危险因素，为此 2007 年中国制定了成人血压与血脂异常诊断、危险分层方案建议，见表 4.6。

表 4.6　中国人群血压与血脂异常的危险分层方案建议

合并其他危险因素	血清 TC 分层（mmol/L）	
	5.18~6.19	≥6.22
无高血压有≤2 个其他危险因素	低危（<2.5%）	低危（<5.0%）
高血压或有≥3 个其他危险因素	低危（<5.0%）	中危（5.0%~10%）
高血压且有 1~2 个其他危险因素	中危（5.0%~10%）	高危（10%~15%）
高血压且有≥3 个其他危险因素	高危（10%~15%）	极高危（>15%）

注：括号内百分数为 1 例 50 岁患者今后 10 年发生 ICVD 的绝对危险值，血清 TC 1.0mmol/L＝38.67mg/dL

中国人群血脂危险分层方案建议中对高危患者应积极进行调脂药物治疗，中危患者也应进行调脂药物治疗或定期复诊，而低危患者则需随诊观察。

十、治疗

血脂异常合并高血压的患者，降压、调脂的治疗需要同时启动，即使血脂不超出正常上限也应予以早期防治。为了提高依从性临床上已有降压联合降脂的单片复方制剂，有助于高血压和血脂异常

的治疗共同达标,临床研究已证实,对于中危老年患者应用降脂降压复方制剂能显著降低复合心血管事件发生率。

（一）目标值

我国分别在 2016 年《高血压患者降胆固醇治疗一级预防中国专家共识》、2019 年《高血压患者血压血脂综合管理中国专家共识》、2021 年《中国高血压患者血压血脂综合管理的专家共识》中制定了高血压风险分层及降脂目标值,见表 4.7。

表 4.7 高血压患者简易风险分层及 LDL-C 目标值（mmol/L）

临床状态	风险分层	LDL-C 目标值
ASCVD	极高危	<1.8
高血压合并糖尿病或≥2 个危险因素	高危	<2.6
高血压合并 1 个危险因素	中危	<3.4

注:危险因素为吸烟;低 HDL-C;男性≥45 岁;女性≥55 岁;血清 LDL-C 1.0mmol/L=38.67mg/dL

（二）调脂治疗

根据患者的脂质代谢紊乱类型决定调脂药物的选择,其中他汀类药物是首选药物,如 TC 与 TG 同时升高,也可联合调脂药物进行治疗。若根据致病基因突变的多态性,其中 ApoE2 突变型患者应选用他汀类,而 ApoE4 突变型患者则选用普罗布考。

1. 他汀类药物　①普伐他汀钠片 10～20mg/次,1 次/天;②洛伐他汀片 10～20mg/次,1 次/天;③阿托伐他汀钙片 10mg/次,1 次/天。

2. 贝特类　①非诺贝特胶囊 100mg/次,3 次/天;②吉非贝齐 600mg/次,2 次/天;苯扎贝特片 200mg/次,3 次/天。

他汀类药物治疗后血清 LDL-C 不达目标值的患者,加用 PCSK9 抑制剂或依折麦布,可进一步降低血清 LDL-C 水平,并且安全性较好。

3. 烟酸类　中效缓释型烟酸第 1～4 周:500mg/次,1 次/天;第 5～8 周:1000mg/次,1 次/天,以后视情况决定剂量的增减,最大量 2000mg/天,睡前服药。

4. 中药制剂

（1）血脂康胶囊:0.6g/次,2 次/天。血脂康的适应证为动脉粥样硬化性心血管疾病的二级预防和一级预防,适用于轻中度胆固醇升高或胆固醇升高为主的混合性血脂异常,并且可与降压、降糖等药物联合使用。临床应用表明,血脂康安全性高、副作用小,不良反应主要为胃肠道不适。

（2）普利醇（Policosanol）:普利醇 20mg/次,1 次/天,晚餐后口服。普利醇又称二十八烷醇,是一种从精炼甘蔗蜡中提取出来的长链脂肪醇混合物,可降低 TC、LDL-C、TG 和升高 HDL-C,安全性和耐受性良好,副作用极微,对肝功能和肌酶没有任何影响,并可用于肝功能异常的患者,与他汀类、贝特类药物联用安全性良好。

（三）降压药

FDH 患者降压、调脂同时治疗,有助于提高患者治疗依从性,以及血压、血脂的双达标。降压药物可选择钙拮抗剂、血管紧张素转换酶抑制剂、血管紧张素受体拮抗剂及 β-受体阻滞剂等。

1. 钙通道阻滞剂　氨氯地平 5.0mg/次,1 次/天,或盐酸地尔硫卓片 30mg/次,3 次/天。

2. 血管紧张素转换酶抑制剂　卡托普利 12.5mg/次,3 次/天,或培哚普利 4～8mg/次,1 次/天。

3. 血管紧张素受体拮抗剂　本剂常应用于血管紧张素转换酶抑制剂不能耐受的心功能不全患者,常用厄贝沙坦片 150～300mg/次,1 次/天;或坎地沙坦片 4～8mg/次,1 次/天。

4. β-受体阻滞剂　琥珀酸美托洛尔缓释片 23.75～47.5mg/次,1 次/天,或富马酸比索洛尔 2.5～5.0mg/次,1 次/天。

参考文献

1. 赵水平,刘颖望. 高血压与血脂异常相关性研究新进展. 高血压杂志,2004,11(3):192-195.

2. 中国胆固醇教育计划血脂异常防治建议专家组,中华心血管病杂志编辑委员会血脂与动脉粥样硬化循证工作组,中华医学会心血管病学分会流行病学组. 高血压患者降胆固醇治疗一级预防中国专家共识. 中华心血管病杂杂志,2016,44(8):661-664.

3. 陈源源,王增武,李建军,等. 高血压患者血压血脂综合管理中国专家共识. 中华高血压杂志,2019,27(7):605-614.

4. 中华医学会心血管病学分会高血压学组,中华心血管病杂志编辑委员会. 中国高血压患者血压血脂综合管理的专家共识. 中华心血管病杂志,2021,49(6):554-563.

5. 刘颖望,赵水平,周安,等. 载脂蛋白E基因多态性对血脂及高血压病的影响. 中国动脉硬化杂志,2002,10(6):517-520.

6. 陈琴,陈丽,耿敏学,等. 高血压与血脂异常的关系分析. 中国误诊学杂志,2006,6(21):4149-4150.

7. 许顶立. 高血压与脂质代谢紊乱. 中华心血管病杂志,2006,34(9):861-864.

8. 中国心血管病风险评估和管理指南编写联合委员会. 中国心血管病风险评估和管理指南. 中华预防医学杂志,2019,53(1):13-35.

9. 武阳丰,赵冬,周北凡,等. 中国成人血脂异常诊断和危险分层方案的研究. 中华心血管病杂志,2007,35(5):428-433.

10. YUSUF S,JOSEPH P,DANS A,et al. polypill with or without aspirin in persons without cardiovascular disease[J]. N Engl J Med,2021,384(3):216-228.

11. 田海静. 血压和血脂异常-心血管系统疾病的风险因素的研究新进展. 齐齐哈尔医学院学报,2013,34(9):1354-1356.

12. HAN Y,CHEN J,CHOPRA V K,et al. ODYSSEY EAST: alirocumab efficacy and safety vs ezetimibe in high cardiovascular risk patients with hypercholesterolemia and on maximally tolerated statin in China,India,and Thailand[J]. J Clin Lipidol,2020,14(1):98-108.

13. 中国老年学和老年医学学会心脑血管病专业委员会,血脂康(胶囊)临床应用中国专家共识组. 血脂康(胶囊)临床应用中国专家共识(2017修订版). 中华内科杂志,2018,57(2):97-100.

14. 易思思,张凯,胡长平. 普利醇药理作用的研究进展. 国际病理科学与临床杂志,2009,29(4):342-345.

第十八节　脑腱黄瘤病

脑腱黄瘤病(cerebrotendinous xanthomatosis，CTX)又称胆甾烷醇增多症(cholesteranolosis)、Van Bogaert病(Van Bogaert disease)等，其致病病因是由于固醇 27 - 羟化酶(sterol 27 - hydroxylase，CYP27A1)基因突变引起胆汁酸合成障碍，造成胆固醇及其中间代谢产物在心血管、神经系统等组织器官异常堆积，患者主要表现为早发动脉粥样硬化、冠心病及神经系统受损等。CTX 是一种可治遗传性代谢疾病，主要治疗措施为胆汁酸类药物和他汀类药物规范化应用。

一、概述

1937 年，Van Bogaert 等首先报道 CTX 临床表现，故又称 Van Bogaert 病。

1971 年，Salen 提出 CTX 发病机制为胆酸合成障碍遗传性代谢疾病，研究发现胆固醇代谢产物胆甾烷醇在体内异常蓄积，而引起心血管系统和神经系统受损等。

1991 年，Cali 等研究发现 CTX 致病病因为 CYP27A1 基因突变所致。

二、病因

CTX 是一种罕见的常染色体隐性遗传病，经基因组筛选定位，目前仅确定 CYP27A1 基因突变为其致病病因。

三、分子遗传学

CYP27A1 基因

1. 结构　CYP27A1 基因定位于第 2 号染色体长臂 33 区—长臂末端(2q33-qter)，长约 18.6kb，由 9 个外显子和 8 个内含子组成，编码 498 个氨基酸。

2. 功能　CYP27A1 酶是一类多功能细胞色素 P450 羟化酶，为 27 - 固醇的一个亚族。CYP27A1 酶存在于许多不同的组织线粒体内，其主要功能是催化胆汁酸的生物合成，维持体内胆汁酸的平衡，因而又被称为线粒体胆固醇 27 - 羟化酶。胆汁酸的合成有中性和酸性途径两种，前者又称经典通路为主要途径，CYP27A1 的功能是起始酶，能够在胆固醇的 27 位碳基处引入羟基变成 27 - 羟基胆固醇，进而通过一系列酶催化反应合成胆汁酸；后者又称替代途径，因产生酸性胆固醇所以称为酸性途径。CYP27A1 广泛存在于肝外组织，催化生成的 27 - 羟基胆固醇进入肝脏，进一步代谢为胆汁酸。

3. 突变　CYP27A1 基因突变类型有错义突变、无义突变、缺失突变、剪切位点突变及插入突变等，常见突变位点有第 127 位精氨酸(Arg)被色氨酸(Trp)所置换(Arg127→Trp)、第 293 位甲硫氨酸(Met)被亮氨酸(Leu)所置换(Met293→Leu)、第 339 位苏氨酸(Thr)被甲硫氨酸(Met)所置换(Thr339→Met)、第 362 位精氨酸(Arg)被半胱氨酸(Cys)所置换(Arg362→Cys)等。

四、发病机制

CTX 是由于 CYP27A1 基因突变引起的，国外研究发现 CYP27A1 基因突变 50% 发生在第 6 ~ 8 外显子之间；而我国研究发现 CYP27A1 基因突变多发生在第 2 外显子和第 5 外显子。

CYP27A1 基因突变所致 CYP27A1 酶活性减低或缺乏，导致 7a-羟基-4-胆甾烯-3-酮转化为胆汁酸和鹅脱氧胆酸(chenodeoxycholic acid，CDCA)通路受损，胆汁酸和 CDCA 生成减少，对

CYP27A1 的负反馈作用减弱,从而使胆甾烷醇(cholestanol)及胆汁酸生成增加,并异常堆积在心脏、脑、肌腱、晶状体及骨骼等组织器官内,引起早期进展性动脉粥样硬化性心血管病(atherosclerotic cardiovascular disease,ASCVD)、中枢-周围神经系统受损及视网膜病变等。

五、病理

1.脑组织 尸检脑组织病理检查可见多发脑白质脂质沉积,小脑或基底节区髓鞘脱失,肉芽肿样损害,病变区及血管周围大量巨噬细胞聚集,部分细胞内含髓鞘吞噬片。

2.腓肠神经 腓肠神经病理组织学检查可显示轴索变性、脱髓鞘及髓鞘再生而形成"洋葱皮样"改变。

六、临床表现

(一)症状

1.发病率 CTX 在普通人群中发病率约为1/70000,其中在高加索白人(Caucasians)人群中发病率约为 1/50000。在不同国家、地区及种族间发病率有较大差异,其中中国普通人群发病率可能极低。

2.异质性 CTX 发病隐匿,临床表现差异较大,极易误诊或漏诊,往往延误早期诊断及治疗,明显影响预后。

3.性别 女性发病率稍高于男性。

4.年龄 CTX 患者多在青年起病,首发症状平均年龄约为 19 岁,确诊平均年龄约为 35 岁。但发病年龄个体间差异较大,有的患者在婴幼儿时期即表现出严重的临床症状,而有的患者则到了中年时期才发病,并且由于临床表现多样性,即使同一患者症状先后出现间隔时间也较长,导致 CTX 患者往往在发病 10~20 年后才得到正确的诊断与治疗。

5.各年龄段表现 CTX 患者各年龄段临床症状不相同,其中:

(1)婴幼儿发病常表现为慢性腹泻症状,多为最早出现的症状,但常容易被忽视。

(2)幼年期可出现白内障,多数患者(约75%)在 10 岁前出现白内障,并随年龄增长出现视网膜动脉粥样硬化表现和胆固醇样物质沉积,伴随神经系统病变。

(3)少年至青年时期(20~30 岁)表现肌腱脂肪堆积而形成黄色瘤。

(4)成人主要表现 ASCVD、神经系统受损及骨质疏松等。

(二)体征

1.黄色瘤 黄色瘤多见于跟腱、手肘伸肌、膝盖及颈部等部位,少数也可发生于肺部、骨骼及中枢神经等组织器官。其中跟腱黄色瘤边界清楚、质硬,活动度差,轻度压痛,无搏动感等。

2.心血管病变 CTX 患者可有早发动脉粥样硬化、冠状动脉疾病等体征。

3.神经系统病变 ①中枢神经:智力障碍、痴呆、震颤麻痹、共济失调、肌张力障碍及精神异常等;②外周神经:感觉异常及肢体末端肌肉萎缩等体征。

七、辅助检查

(一)实验室检测

1.血液生化 ①血清胆甾烷醇水平增多(正常值< 14.2μmol/L),胆固醇偏低或正常,胆甾烷醇/胆固醇比值升高(正常值< 0.002);②血清 LDL-C 正常或降低;③CDCA 显著降低;④胆汁醇升高;⑤蛋白聚糖升高。

2.其他指标 ①胆汁中胆汁醇及蛋白聚醣上升;②脑脊髓液中胆甾烷醇及载脂蛋白 B(apolipoprotein,ApoB)升高;③尿液胆汁醇及蛋白聚糖升高。

3. 基因突变　发现患者 CYP27A1 基因突变及 CYP27A1 酶活性显著降低时,应对其亲属成员进行 CYP27A1 基因突变的级联基因检测,并根据家族史、临床病史及体格检查等综合分析,以明确亲属成员的致病基因突变携带情况及患病风险。

（二）超声检查

1. 肌骨超声　肌骨超声检查为跟腱黄色瘤首选无创性技术,其中轻度患者超声表现为跟腱增厚,跟腱内可见多发性灶状低回声病变;严重患者可在跟腱内出现较大的低回声包块,包块内部回声不均,通常伴有不规则的衰减,血液供应不明显等。

2. 血管超声　颈动脉超声检查可发现其内膜—中膜有不同程度增厚,并可对其病变的性质、程度及范围进行定性分析。

（三）影像学检查

1. 磁共振成像（magnetic resonance imaging, MRI）　①颅脑 MRI 检查可发现小脑、侧脑室周围白质、基底节、脑干对称性的长 T2 信号,同时伴有大脑、小脑萎缩,其中双侧小脑齿状核（dentatenuclei）软化、钙化灶是该病的主要神经影像学特征;②跟腱 MRI 检查可发现跟腱处多发异常增粗软组织影像,肌腱中有黄色瘤形成。

2. 磁共振波谱（magnetic resonance spectroscopy, MRS）　MRS 检查可发现病灶处乳酸（Lac）峰和脂质（Lip）峰增高,而 N-乙酰天门冬氨酸（N-acetylaspartic acid, NAA）峰降低。

（四）病理组织活检

1. 跟腱黄色瘤　跟腱黄色瘤活检病理检查可发现致密纤维结缔组织中弥散分布着胆固醇结晶、多核巨细胞、大量黄色瘤细胞堆积及泡沫细胞聚集等。

2. 皮肤黄色瘤　皮肤黄色瘤活检组织进行切片培养,可发现组织细胞中的 CYP27A1 酶活性显著降低。

3. 肺组织　肺组织活检病理检查显示双肺呈肉芽肿样损害,泡沫细胞聚集;支气管肺泡灌洗液样本中可发现脱落的泡沫细胞及巨细胞等。

八、诊断

CTX 诊断主要依据临床症状、体征、实验室生化检测、影像学检查、家族史及分子遗传学等综合分析判断,其中明确诊断需具有 CPY27A1 活性显著降低、CPY27A1 基因突变及组织活检发现特征性病理改变。

九、鉴别诊断

1. 家族性高胆固醇血症（familial hypercholesterolemia, FH）　FH 患者主要表现肌腱黄色瘤、早发动脉粥样硬化、冠心病等;血清总胆固醇（total cholesterol, TC）、低密度脂蛋白胆固醇（low density lipoprotein-cholesterol, LDL-C）显著升高。FH 患者致病基因为 LDL 受体基因突变,而 CTX 患者致病基因 CPY27A1 基因突变,根据临床症状、体征及实验室检测可明确诊断。

2. 家族性植物固醇血症（familial phytosterolemia, FP）　FP 患者也可表现肌腱黄色瘤、动脉粥样硬化、冠心病等症状及体征,但血液和组织中植物固醇显著升高,而血清 TC 水平正常,致病病因为三磷酸腺苷结合盒转运蛋白（adenosine triphosphate binding cassette transporter, ABC）G5 基因和 ABCG8 基因突变所致;而 CTX 患者致病基因 CPY27A1 基因突变,基因检测、临床表现及实验室检测有助于鉴别诊断。

十、治疗

（一）药物治疗

1. 胆汁酸类药物　胆汁酸类药物可使胆汁酸代谢正常化,胆汁酸类药物对胆固醇代谢的负反馈作用,降低脑脊液和血浆胆甾烷醇水平,改善受损的神经功能和非神经系统症状、体征,是目前治疗

CTX 有效药物:①CDCA 胶囊 500mg/次,2 次/天;②熊去氧胆酸胶囊 100mg/次,2 次/天;③氨基乙磺酸(牛胆酸)1200mg/次,3 次/天。

CDCA 药目前是治疗 CTX 首选的药物,应用 CDCA 药物治疗后患者的运动功能改善或稳定,电生理参数可恢复正常,脑容量参数稳定,并且部分改善了桥小脑束和内囊的纤维完整性。因此应尽早对 CTX 患者规范应用 CDCA 药物及他汀类药物等,是防治进展性神经系统损伤、恶化的关键。

2.他汀类药物　通过抑制 1,3 羟-3 甲基戊二酸单酰辅酶 A 还原酶的活性,有效减少胆固醇的合成,使血液中胆固醇下降,以及上调细胞表面 LDL 受体,加速 LDL 分解代谢;此外,还可抑制极低密度脂蛋白(very density lipoprotein,VLDL)合成,与胆汁酸类药物联合应用可增强其作用,常用他汀类药物有:①阿托伐他汀钙片 10~20mg/次,1 次/天;②瑞舒伐他汀钙片 5~10mg/次,1 次/天;③氟伐他汀钠胶囊 20mg/次,1 次/天;④洛伐他汀片 10mg/次,1 次/天;⑤匹伐他汀钙片 2~4mg/次,1 次/天;⑥普伐他汀钠片 10~20mg/次,1 次/天;⑦辛伐他汀片 10~20mg/次,1 次/天。

3.中成药　血脂康胶囊 0.6g/次,2 次/天。血脂康的适应证为动脉粥样硬化性心血管疾病的一级或二级预防,适用于轻、中度胆固醇升高或以胆固醇升高为主的混合性血脂异常,并且可与降压、降糖等药物联合使用。临床应用表明,血脂康安全性高、副作用小,不良反应主要为胃肠道不适。

(二)脂蛋白血液成分分离技术

脂蛋白血液成分分离方法有脂蛋白血浆置换、双膜法过滤及选择性 LDL 吸收等,但脂蛋白血液成分分离技术价格昂贵,且为有创性方法及存在一定的感染风险,故临床上较少应用。

1.适应证　①脂质代谢紊乱患者应用最大剂量调脂药治疗无效;②不能耐受药物治疗;③应用调脂药物有禁忌证的患者等。

2.方法　每周或每 2 周进行 1 次,应用过程中应定期检测全血细胞计数、凝血指标、肝功能、肾功能、血糖及心肌标志物等。

参考文献

1. 李敏,康娟,鲁传豪,等.基因和病理确诊的脑腱黄瘤病一例.中华神经科杂志,2017,50(5):372-374.

2. 马红蕊,王锁彬,梁军华,等.CYP27A1 基因复合杂合突变致脑腱黄瘤病三例.中华神经科杂志,2021,54(11):1176-1181.

3. 俞海,蒋雨平.脑腱黄瘤病的临床和疾病基因的表现.中国临床神经科学,2018,26(2):212-216.

4. 姚甲瑞,黄德晖,吴卫平.脑腱黄瘤病及 CYP27A1 基因突变研究进展.实用医技杂志,2015,22(6):614-616.

5. 张亮亮,王训,程楠.19 例中国人脑腱黄瘤病的临床特点分析.第二军医大学学报,2016,37(9):1180-1183.

6. 李霞,陈长春.脑腱黄瘤病 1 例临床特征及基因学分析.中国实用内科杂志,2020,40(7):609-611.

7. 王帅帅,周爱红,纪艾玲,等.脑腱黄瘤病的临床特征分析.中华神经医学杂志,2019,18(9):943-946.

8. 赵文艳,季光,刘亚玲,等.脑腱黄瘤病一家系并文献复习.中华神经科杂志,2020,53(8):587-593.

9. 高长泰,曹生有,赵致平,等.脑腱黄瘤病 1 例影像学表现.中国临床医学影像杂志,2020,31(9):677-6786.

10. 中国老年学和老年医学学会心脑血管病专业委员会,血脂康(胶囊)临床应用中国专家共识组.血脂康(胶囊)临床应用中国专家共识(2017 修订版).中华内科杂志,2018,57(2):97-100.

第十九节　溶酶体酸性脂肪酶缺乏症

溶酶体酸性脂肪酶缺乏症（lysosomal acid lipase deficiency，LALD）为溶酶体酸性脂肪酶 A（lysosomal acid lipaseA，LIPA）基因突变所致，引起溶酶体酸性脂肪酶（lysosomal acid lipase，LAL）活性缺失或降低，致使细胞内胆固醇酯、甘油三酯（triglyceide，TG）代谢障碍，继而在靶器官组织细胞内积聚，引发心血管系统、网状内皮系统、小肠黏膜及肾上腺皮质等组织器官病变。近年依据基因工程技术转基因生产的重组蛋白，初步应用表明，酶替代疗法可显著改善血脂代谢、肝功能障碍，降低心血管事件的发生率。

一、概述

LIPA 基因突变引起 LAL 活性缺失或降低，根据发病的年龄、症状、体征及预后等不同，可分为婴儿和幼儿期发病；儿童及成人期发病。其中婴儿和幼儿期发病称为沃尔曼病（Wolman disease，WD），儿童及成人期发病称胆固醇酯沉积病（cholesteryl ester storage disease，CESD）。

（一）WD

1956 年，Wolman 首次报道了 LAL 活性缺乏引起临床症状、体征等，并以其名字命名为 WD。

1961 年，Wolman 等报道了 3 个同胞，出生 3 个月后死亡，病理检查显示，肾上腺钙化，肝脏、脾脏、淋巴结、骨髓、小肠、肺及胸腺等器官组织发现黄色瘤样改变。

1992 年，Roytta 等报道出生 1 个月女婴皮肤活检证实为 WD。

2011 年，Lee 等报道 1 例 6 周龄的婴儿出现腹胀、肝脾肿大及肾上腺钙化症状，实验室检测 LAL 活性缺失；患儿因多器官衰竭而死亡。

（二）CESD

1968 年，Schiff 等报道了 1 个同胞中 10 余岁的弟弟、妹妹患有 CESD，实验室检测 LAL 活性降低。

1984 年，Besley 等报道了 1 例 39 岁患者，自 21 岁起反复出现全身不适、腹泻等症状，实验室检测 LAL 活性明显降低，病理组织学检查诊断为 CESD。

2015 年，美国首先在临床批准应用卡努马药物（kanuma）治疗 LALD，卡努马药物为酶替代药，卡努马药的活性成分为 sebelipase alfa。该药是美国西纳盖瓦（Synageva）生物制药公司开发转基因鸡生物反应器技术，能大量生产高活性的重组 LAL。

2019 年，我国发布《溶酶体酸性脂肪酶缺乏症诊疗指南（2019 版）》。

二、病因

LALD 为常染色体隐性遗传病，经基因组筛选定位，目前仅确定 LIPA 基因突变为其致病病因。

三、分子遗传学

LIPA 基因

1. 结构　LIPA 基因定位于第 10 号染色体长臂 23 区 2 带到 23 区 3 带（10q23.2～23.3），长约 38.47kb，由 10 个外显子和 9 个内含子组成，编码 441 个氨基酸，相对分子质量约为 45kD。

2. 功能　LIPA 基因编码 LAL，LAL 在粗面内质网中合成，糖基化后转移至内质网管腔。在溶酶体中将胆固醇、TG 水解成游离胆固醇、甘油和游离脂肪酸，从而防止在细胞内脂质堆积。

3. 突变　LIPA 基因突变类型有错义突变、无义突变、插入突变、缺失突变、剪接位点突变及复杂重组,已发现 50 余种突变位点。①错义突变:第 60 位甘氨酸(Gly)被缬氨酸(Val)所置换(Gly60→Val)、第 87 位甘氨酸(Gly)被缬氨酸(Val)所置换(Gly87→Val)、第 179 位亮氨酸(Leu)被脯氨酸(Pro)所置换(Leu179→Pro)、第 321 位甘氨酸(Gly)被色氨酸(Trp)所置换(Gly321→Trp)等;②无义突变:T22X、S106X、W140X、G266X、Q277X、Y303X 等;③插入突变有 634insT,351insA 等;④缺失突变有 159~166、435~436、第 3、4、8 外显子(Exon3、exon4、exon8)等。

国内报道了 1 例患儿 LIPA 基因第 4 外显子上 c. 318ins T,p. Phe106fsX4 的纯合子插入突变,即在 cDNA 上第 317bp 的胸腺嘧啶(T)后插入了 1 个 T,致使蛋白合成提前在第 110 位终止,新肽链从原来的 399 个氨基酸缩短至 109 个氨基酸,从而引起 LAL 活性缺乏,患儿的父母均为该突变的携带者。

四、发病机制

胆固醇在血液中存在的形式有两种,即游离胆固醇和胆固醇酯,其中胆固醇酯为胆固醇与脂肪酸结合,胆固醇酯占胆固醇的 60%~70%,游离胆固醇占胆固醇的 30%~40%。实验室应用酶速率法(在 37℃)测定胆固醇酯正常值为 2.34~3.38mmol/L(1.0mmol/L=38.67mg/dL)。

LAL 存在于人体内各种细胞内的溶酶体中,其主要功能为水解溶酶体中的胆固醇酯和 TG,其代谢产物为胆固醇、一酰甘油、二酰甘油和游离脂肪酸,这些代谢产物转至胞浆后参与再酯化、储积、膜结构、激素合成、胆酸合成及供能等各种生理作用。

LIPA 基因缺失、插入和无义突变均可导致多种人体组织溶酶体中 LAL 活性降低,其中 WD 患者 LAL 活性完全缺失,而 CESD 患者 LAL 活性明显降低,残留活性为 1.0%~12.0%。根据 LAL 活性值降低程度和临床表现,LALD 可分为两种临床表型,即 CESD 和 WD。

LALD 患者大量的胆固醇酯和 TG 不能被正常水解,从而沉积在细胞内,以网状内皮系统、小肠黏膜及肾上腺皮质病变最为显著。胆固醇酯和 TG 沉积于细胞内引起胞浆内游离胆固醇降低,内源性胆固醇合成增加,同时细胞内游离胆固醇减少致使高密度脂蛋白胆固醇(high density lipoproteincholesterol,HDL-C)流出减少,低密度脂蛋白胆固醇(low density lipoprotein-cholesterol,LDL-C)升高。脂质代谢紊乱在血管壁、肝脏及其他组织细胞内的长期贮积,导致早发动脉粥样硬化、肝纤维化、肾上腺钙化、网状内皮系统及小肠黏膜病变等。

五、临床表现

(一)症状

1. 发病率 LALD 发病率尚不明确,CESD 在普通人群中发病率约为 1/50000,WD 在活产婴儿检出率约为 1/350000,以犹太人多见;在美国洛杉矶地区的伊朗裔犹太人中同种族内发病率高达 1/4200。

2. WD WD 由于血液中 LAL 活性完全缺乏,婴儿常在出生后 2 个月内发病,主要表现为消化和血液系统症状,其中消化系统有反复恶心、呕吐、脂肪泻、腹胀及喂养困难,进行性肝脾肿大,生长迟缓。血液系统症状主要为贫血、血小板计数减少及凝血功能障碍等。WD 婴幼儿多在 3~6 个月因营养不良、肝功能损害及肾上腺皮质功能减退而死亡,且多在 1 岁内。

3. CESD CESD 患者血液中 LAL 活性降低程度与临床症状严重程度相关,多数患者症状及体征不典型,轻者不影响寿命。CESD 患者通常在儿童或成人时期发病,病情进展缓慢,病程迁延,往往以老年患者居多,在临床上可表现为①吸收不良:表现为呕吐、腹胀、腹泻等消化道症状;②肝功能损害:出现黄疸、脂肪肝、肝纤维化及肝硬化等,其中肝硬化可致食道下段胃底静脉曲张,具有潜在发生大出血的风险而危及生命;③脾功能亢进:表现贫血、血小板计数减少等;④动脉粥样硬化:早发冠心病、脑卒中等。

(二)体征

1. WD ①肝脾肿大明显;②低蛋白血症;③腱反射亢进、踝阵挛、角弓反张;④生长发育缓慢等。

2. CESD ①轻度肝脾肿大;②睑黄色瘤;③贫血貌等。

六、辅助检查

(一)实验室检测

1. 全血细胞计数 血红蛋白降低,血小板减少;外周血和骨髓淋巴细胞可见空泡样变。

2. 肝功能 ①丙氨酸氨基转移酶(alanine aminotransferase,ALT)、天门冬氨酸氨基转移酶(aspartate aminotransferase,AST)、谷氨酰转肽酶(glutamyl transpeptidase,GGT)活性升高;②血清胆红素水平增高;③白蛋白降低。

3. 凝血功能 凝血酶原时间(prothrombin time,PT)、凝血酶时间(thrombin time,TT)、活化部分凝血活酶时间(activated partial thromboplastin time,aPTT)、纤维蛋白原(fibrinogen,FIB)。

4. 血脂 血清总胆固醇(total cholesterol,TC)、载脂蛋白(apolipoprotein,Apo)B、TG、LDL-C 升高,血清 HDL-C 降低。

5. LAL 活性 ①LAL 活性降低;②干血纸片法(dried blood spot,DBS)检测外周血白细胞 LAL 活性,DBS 所需血样本量少,易于长期保存,因此 DBS 是筛查新生儿 WD 方法之一。

6. LIPA 基因 检测 LIPA 基因发现 2 个等位基因致病变异时,应对其家族成员进行 LIPA 基因突变的级联基因检测,并根据家族史、临床病史及体格检查等综合分析,以明确家族成员的致病基因突变携带情况及患病风险。

(二)影像学检查

1. 超声检查 腹部超声检查可发现①肝脾肿大、脂肪肝、肝纤维化及肝功能障碍;②肾上腺超声检查显示肾上腺增大或皮质钙化。

2. 计算机断层扫描(computed tomography,CT) CT 能提供清晰准确肾上腺图像,可对肾上腺增大伴皮质钙化引起肾上腺皮质功能不全进行定性、定量分析,有助于早期明确诊断及鉴别诊断。

(三)组织活检

1. 病理检查 ①肝细胞肿大,脂质空泡,胞浆呈泡沫样变;肝脏可见酯化的胆固醇、TG 在其积聚,脂肪变性或合并纤维化;②淋巴结皮质区淋巴滤泡增生,淋巴窦和副皮质区分布泡沫样细胞,淋巴结内 LAL 活性缺失或降低;③皮肤成纤维细胞培养 LAL 活性缺失或降低;④骨髓组织学检查可见泡沫样细胞;⑤肾上腺显示点状钙化为其特征性改变。

2. 羊水检测 先证者家庭成员产前筛查时,产前在超声引导下获取羊水,进行绒毛细胞 LAL 活性检测。

七、诊断

临床初步诊断 LALD 时应根据患者的发病时期、症状、体征及辅助检查综合判断,并依据 LIPA 基因突变、血清 LAL 活性缺失或降低,以及病理组织检查显示特征性改变,可明确诊断为 WD 或 LALD。

八、鉴别诊断

1. 戈谢病(Gauchers disease,GD) GD 是由于葡萄糖脑苷脂酶基因突变,导致脂质在组织和某些器官中积聚而影响其功能,患者临床表现为肝脏和脾脏进行性肿大,生长发育迟缓;骨髓涂片检测显示戈谢细胞及血清 LAL 活性升高可作出初步诊断,明确诊断需进行白细胞及皮肤成纤维细胞 β-

葡萄糖脑苷脂酶活性的测定,以及葡萄糖脑苷脂酶基因突变的检测。

2.尼曼—匹克病(Niemann - Pick disease,NPD)　NPD为家族性类脂质代谢障碍性疾病,其病因为溶酶体鞘磷脂酶基因突变导致鞘磷脂贮积,在临床上患儿主要表现腹部膨隆、肝脾肿大等;实验室检测血小板计数减少、肝功能异常及高脂血症。骨髓涂片发现典型尼曼—匹克细胞,检测外周血或成纤维细胞鞘磷脂酶活性明显降低,以及溶酶体鞘磷脂酶基因突变可明确诊断。

3.家族性高胆固醇血症(familial hypercholesterolemia,FH)　FH患者发病较早,是青少年时期常见的高脂血症。PH患者临床主要表现为皮肤及跟腱黄色瘤、早发和进展性动脉粥样硬化、冠心病及脑血管疾病等;FH患者致病基因为LDL受体基因,基因检测有助于明确诊断。

九、治疗

(一)药物治疗

1.对症支持治疗　①低脂饮食;②给予胃肠外营养;③糖皮质激素和盐皮质激素替代等。

2.他汀类药　他汀类药物任选下列一种:阿托伐他汀钙片10mg/次,1次/天;瑞舒伐他汀钙片5~10mg/次,1次/天;氟伐他汀钠胶囊20mg/次,1次/天;洛伐他汀片10mg/次,1次/天;匹伐他汀钙片2~4mg/次,1次/天;普伐他汀钠片10~20mg/次,1次/天;辛伐他汀片10~20mg/次,1次/天。

3.胆固醇吸收抑制剂　依泽替米贝(依折麦布)10mg/次,1次/天。

(二)非药物治疗

1.造血干细胞移植　异体造血干细胞移植可延长生存期,但异体造血干细胞移植有一定的风险。

2.肝移植　CESD、WD晚期患者病情难以控制,CESD、WD患者进行肝移植治疗可纠正因脂质代谢障碍而引起的并发症,但因受病情的紧迫性、供体的可用性及医疗费用等诸多因素限制。

(三)精准治疗

目前已应用于临床仅有卡努马药,卡努马药为酶替代治疗药物。

1.方法　卡努马药1.0mg/kg,静脉给药,每周注射1次,连续4周。

2.作用机制　卡努马药是依据基因工程技术,转基因鸡蛋清中含有大量重组LAL,从鸡蛋清中提取纯化出该酶(命名为卡努马)用于治疗CESD或WD患者。

3.疗效　卡努马药是全球第1例转基因鸡生产的重组蛋白药物,引起了全世界广泛的关注。临床初步应用显示,卡努马药可改善血脂异常、肝功能障碍,减轻胃肠道症状,延长患者生存时间,提高生活质量,减轻LALD患者肝纤维化的程度,以及降低心血管事件的发生率等,且其副作用少。

十、遗传咨询

LIPA是一种常染色体隐性遗传病,即当一个人(携带者)基因组携带单个致病基因时,并不会表现症状,但是当两个携带者结婚生子后,其后代可有1/4的概率表现出LAL活性完全缺失或明显降低。在临床应对所有患者及其家庭成员提供必要的遗传咨询,对于高风险胎儿应进行产前检查,并根据检测结果指导生育。

参考文献

1. LEE, T M, WELSH M, BENHAMED S, et al. Intragenic deletion as a novel type of mutation in wolman disease. Mol Genet Metab, 2011, 104(4):703-705.

2. ANGELIKA L, ERWIN. The role of sebelipase alfa in the treatment of lysosomal acid lipase deficiency. The Adv Gastroenterol, 2017, 107(7):553-562.

3. 宋岐,马威,李沁园,等. sebelipase alfa用于治疗溶酶体酸性脂肪酶缺乏症的药物. 临床药物治疗杂志, 2017,

15(1):71-74.

4. 朱燕凤,张婷,陈杨,等. Wolman 病临床及 LIPA 基因突变. 中国循证儿科杂志,2013,8(1):55-59.

5. VALLES-AYOUB Y,ESFANDIARIFARD S,NO D,et al. Wolman disease(LIPA p. G87V)genotype frequency in people of Iranian－Jewish ancestry. Genet Test Mol Biomarkers,2011,15(6):395-398.

6. 黄永兰,戚慧英,赵小媛,等. Wolman 病一例分析及 LIPA 基因新突变. 中华儿科杂志,2012,50(8):601-605.

7. STITZIEL N O,FOUCHIER S W,SJOUKE B,et al. Exome sequencing and directed clinical phenotyping diagnose cholesterol ester storage disease presenting as autosomal recessive hypercholesterolemia[J]. Arterioscler Thromb Vasc Biol,2013,33(12):2909-2914.

8. SINMON A,JONES. Rapid progression ard mortality of lysosomal acid lipase deficiency presenting in infants. Geneties in medicine,2016,18(5):452-458.

9. PULIPATI V P,DAVIDSON M H. Recent advances and emerging therapies in management of dyslipidemias. Trends Cardiovasc Med,2021,31(7):419-424.

第二十节　胆固醇7α-羟化酶缺乏症

胆固醇7α-羟化酶缺乏症(cholesterol 7α-hydroxylase deficiency)是由于胆固醇7α-羟化酶(cholesterol 7α-hydroxylase, CYP7A1)基因突变所致,引起CYP7A1活性明显降低,致使低密度脂蛋白胆固醇(low density lipoprotein-cholesterol, LDL-C)明显升高,患者主要表现早发动脉粥样硬化、冠心病及脑血管疾病等。

一、概述

实验研究发现,高碳水化合物喂养的小鼠模型CYP7A1表达明显降低,检测血液中TC显著升高。

近年研究发现CYP7A1是新的调脂作用靶点,CYP7A1可加快胆固醇转化为胆汁酸,具有降低胆固醇的功效。

二、病因

胆固醇7α-羟化酶缺乏症经基因组筛选定位,目前仅确定CYP7A1基因突变为其致病病因。

三、分子遗传学

CYP7A1基因

1.结构　CYP7A1基因定位于第8号常染色体长臂11区到12区(8q11~12),长约10kb,由6个外显子和5个内含子组成,编码503个氨基酸。

2.功能　CYP7A1是胆汁酸合成代谢经典途径的限速酶,其功能可加快胆固醇转化为胆汁酸,有降低胆固醇的作用。CYP7A1基因的表达受基因自身多态性、性别、昼夜节律、饮食、激素、细胞因子及药物等多种因素的调控,其中基因多态性与疾病、药物治疗反应存在着明显相关性,同时多种核受体参与了CYP7A1基因表达的调控,共同组成了

转录激活/抑制级联网络,维持体内胆汁酸合成及脂质代谢的动态平衡。

3.突变　CYP7A1基因突变及多态性可引起血液中脂质的合成、分泌及代谢紊乱,其中CYP7A1基因功能缺失突变携带者早发动脉粥样硬化的风险明显增加;纯合子型突变者血液中LDL-C、甘油三酯(triglyceide, TG)明显升高。研究还显示,CYP7A1基因多态性是决定LDL-C水平的一个遗传因素。

四、发病机制

(一)生理功能

CYP7A1又称胆固醇7α-单氧酶、细胞色素P4507A1酶,是肝脏特异性微粒体细胞色素P450酶系,该酶催化胆固醇在肝脏分解为胆汁酸,是该反应的限速酶。肝脏是维持胆固醇平衡的重要脏器,主要通过三条代谢途径发挥作用:①内源性胆固醇合成途径:此过程中醋酸盐转化成胆固醇并向细胞输送;②外源性途径:LDL受体家族成员相互结合,然后把其携带的胆固醇微粒从血液吸收到肝脏组织中;③分解代谢途径:胆固醇转化成胆汁酸,胆汁酸是机体排出胆固醇的主要途径,人体约50%的胆固醇是通过这种方式排出体外。机体有两条胆汁酸生存途径,即经典途径和替代途径,其中经典途径是胆汁酸合成主要途径,经典途径约占人体肝细胞总胆汁酸合成的70%以上,CYP7A1是胆汁酸合成唯一的限速酶。替代途径约占人体肝细胞总胆汁酸合成的9.0%,固醇27-羟化酶(sterol 27-hydroxylase, CYP27A1)是替代途径合成胆汁酸的限速酶。

(二)遗传学机制

CYP7A1基因表达受脂代谢相关多个因子的

调控,如肝核因子4α(hepatic nuclear factor4 alpha, HNF4a)、肝 X 受体(liver X - activated receptors, LXR)、小分子异源二聚体伴侣(small molecule heterodimer chaperone,SHP)、法尼醇受体(farnesol. receptor,FXR)、成纤维细胞生长因子 15/19 (fibroblast growth factor15/19,FGF15/19)及相关激素等以维持胆固醇代谢平衡。CYP7A1 基因的表达具有多成分、多靶点及多环节综合调节作用的特点,对维持胆固醇和胆汁酸的平衡起着重要的作用,但其具体调节机制有待进一步研究阐明。

CYP7A1 基因突变引起 CYP7A1 活性明显降低,活性降低致使胆固醇分解代谢障碍及胆汁酸合成下降,造成肝内胆固醇含量增加,胆固醇增加 LDL 受体下调,从而引起 LDL-C 升高。

对 CYP7A1 基因多态性的研究发现,AA 基因型血清总胆固醇(total cholesterol,TC)、LDL-C、脂蛋白(a)[lipoprotein(a),Lp(a)]低于其他基因型;CC 基因型血清高密度脂蛋白-胆固醇(high density lipoprotein cholesterol,HDL-C)高于其他基因型,提示 CYP7A1 基因多态性可能与儿童血脂水平相关,而在中老年人时发生脂代谢紊乱的风险明显增高。

五、临床表现

(一)症状

1. 发病率　国内外胆固醇 7α-羟化酶缺乏症尚无流行病调查研究报道,其确切的发病率尚不清楚。

2. 脂质异常　①血清 LDL-C 明显升高;②血清 TC、TG、Lp(a)、胆固醇酯、载脂蛋白(apolipoprotein,Apo)B 轻度升高或正常;③血清 HDL-C、ApoA 降低。

(二)基因型—表型

1. CYP7A1-278　在临床上经对男性血脂异常的患者采用饮食干预方法进行研究发现,CYP7A1-278 为 CC 纯合子型患者 TG 水平显著低于 AA 纯合子型,校正其他因素后与 AA 纯合子型相比,饮食干预治疗后 AC 杂合子型、CC 纯合子型的 TG 水平明显降低。

2. CYP7A1 启动子-278A > C 基因多态性　研究认为,在男性血脂异常个体中,CYP7A1 启动子-278A > C 基因多态性可能对控制饮食和改变不良生活方式的效果发生作用。

(三)并发症

1. 动脉粥样硬化　由于 CYP7A1 基因突变引起脂质代谢异常,是致动脉粥样硬化性心血管疾病(atherosclerotic cardiovascular disease,ASCVD)独立高危因素。

2. 冠心病　CYP7A1 基因突变及多态性引起 LDL-C 显著升高,而 HDL-C、ApoA 水平明显降低,在临床可引起早发缺血性心脏病。

六、辅助检查

(一)实验室检测

1. 血液生化　①检测血清 LDL-C、TC、TG、HDL-C、ApoB、ApoA、Lp(a)、胆固醇酯;②血清胆汁酸、白蛋白及胆红素等指标。

2. CYP7A1 基因　采用聚合酶链反应—限制性片段长度多态性方法(polymerase chainreaction/restriction fragment length polymorphism,PCR - RFLP)对 CYP7A1 基因多态性进行检测。根据先证者 CYP7A1 基因突变位点对其家族成员进行基因突变的级联检测,并根据家族史、临床病史及体格检查等综合分析,以明确家族成员的致病基因突变携带情况及患病风险。

(二)心电检查

1. 心电图　心电图可表现正常;也可呈不典型 ST 段水平下移或抬高,T 波低平或倒置等变化。

2. 动态心动图　动态心电图可发现 ST-T 动态演变及心律失常的发生发展,尤其在劳作、运动及夜间休息等状态下常规心动图难以描记时有助于明确诊断。

（三）超声检查

颈动脉超声检查可发现其内膜—中膜的病变，可对其增厚、斑块及狭窄进行定性、定量分析，如定期随诊可对其病变进展进行评估。

（四）影像学检查

1. 计算机断层扫描血管成像（computed tomography angiography，CTA）　CTA 检查可显示冠状动脉有无粥样硬化斑块钙化灶，并可对斑块钙化灶进行积分，定性、定量分析冠状动脉狭窄性质、程度及范围等。

2. 冠状动脉造影（coronary arteriography，CAG）　CAG 检查可对冠状动脉管壁病变和固定狭窄部位的性质、范围及程度等做出定量的诊断，是诊断冠状动脉疾病的重要指标。

七、诊断

胆固醇 7α-羟化酶缺乏症的临床诊断主要依据症状、体征、实验室检测及影像学检查综合判断，明确诊断需进行 CYP7A1 基因突变及多态性的检测。

八、鉴别诊断

1. 家族性高胆固醇血症（familial hypercholesterolemia，FH）　FH 患者主要是由于血清 LDL-C、TC 显著升高，HDL-C 降低，而引起早发和进展性动脉粥样硬化；查体可发现眼睛角膜环、皮肤及肌腱黄色瘤等。胆固醇 7α-羟化酶缺乏症患者主要为 LDL-C 明显升高，而 TC 轻度升高或正常，临床动脉粥样硬化表现不明显，根据临床表现和基因检测可明确诊断。

2. 溶酶体酸性脂肪酶缺乏症（lysosomal acid lipase deficiency，LALD）　LALD 是由于脂肪酶 A 基因突变引起溶酶体酸性脂肪酶活性降低而导致脂质代谢异常，由于溶酶体内胆固醇酯和 TG 积累，细胞内游离胆固醇减少造成内源性胆固醇合成增加，同时细胞内游离胆固醇减少致使 HDL-C 流出减少，最终表现为 LDL-C 升高，而 HDL-C 降低。

九、治疗

（一）药物治疗

1. 他汀类药物　根据病情任选下列药物一种：①阿托伐他汀钙片 10mg/次，1 次/天；②瑞舒伐他汀钙片 5～10mg/次，1 次/天；③氟伐他汀钠胶囊 20mg/次，1 次/天；④洛伐他汀 10mg/次，1 次/天；⑤匹伐他汀钙片 2～4mg/次，1 次/天；⑥普伐他汀钠片 20mg/次，1 次/天；⑦辛伐他汀片 10mg/次，1 次/天。临床及实验研究显示，长期应用他汀类药物可增加 CYP7A1 基因的表达，有助于治疗 CYP7A1 基因突变引起的脂质代谢异常。

2. 胆固醇吸收抑制剂　依泽替米贝片（依折麦布）10mg/次，1 次/天。常规剂量他汀类药物治疗后胆固醇水平仍不能达标、不适或不能耐受他汀类药物治疗的患者，可单独或联合应用。依泽替米贝为抑制食物和胆汁中的胆固醇吸收，减少肠道胆固醇向肝脏转运，降低肝细胞中胆固醇储存量，促进肝细胞对胆固醇的摄取和清除，最终降低胆固醇水平。

3. 中成药　①血脂康胶囊 0.6g/次，2 次/天；②普利醇（Policosanol）20mg/次，1 次/天，晚餐后口服。研究表明，中药制剂具有多成分、多靶点及多环节综合调节作用的特点，适应证为动脉粥样硬化的一级、二级预防，适用于轻度、中度胆固醇升高或混合型高脂血症，并且可与降压、降糖等药物联合使用；而且安全性和耐受性良好，副作用小。

（二）新型调脂药

Inclisiran 300mg/次，皮下注射，3 个月后重复，以后每 6 个月给药 1 次。小分子干扰核糖核酸 Inclisiran 是一种经化学修饰的双链核糖核酸，通过靶向阻断肝脏前蛋白转化酶枯草溶菌素 9

（proprotein convertase subtilisin/kexin type 9, PCSK9）合成,促进肝脏中 LDL-C 分解,可直接抑制肝脏中 PCSK9 的合成,在临床上有的患者即使应用大剂量他汀类药物仍不能使 LDL-C 达标,给药可使 LDL-C 水平显著降低。

参考文献

1. 杜雪,李进军,卢立志,等.胆固醇 7α-羟化酶基因研究进展.浙江农林大学学报,2013,30(5):755-760.

2. 李文凯,徐永吉,陆远富,等.阿托伐他汀诱导肝脏 CYP7A1 和时钟基因的表达.中国药理学通报,2016,32(5):739-740.

3. 杨颂,秦彦文.单基因脂代谢异常的研究进展.基础医学与临床,2018,38(4):557-562.

4. TAKAGI S, NAKAJIMA M, KIDA K, et al. MicroRNAs regulate human hepatocyte nuclear factor 4α modulating the expression of metabolic enzymes and cell cycle[J]. J Biol Chem,2010,285(7):4415-4422.

5. 邢万佳,高聆,赵家军.胆固醇 7α-羟化酶 CYP7A1 表达及调控相关研究进展.世界华人消化杂志,2016,20(16):1439-1446.

6. 曹杨,贝伟剑.胆固醇 7α-羟化酶调节的研究进展.广东药学院学报,2011,27(6):658-661.

7. 闫凛,梁超.胆固醇 7α-羟化酶的研究进展.临床医学进展,2018,8(1):64-68.

8. 王程强,王春红,张妍.胆固醇 7α-羟化酶基因多态性与小儿血脂的关系.海南医学院学报,2008,14(1):6-11.

9. BARCELOS A L, CHIES R, ALMEIDA S E, et al. Association of CYP7A1-278 A＞C polymerphism and the response of plasma triglyceride after dietary intervention in dyslipidemic patients[J]. Braz J Med Biol Res,2009,42(6):487-493.

10. 迟静,翟成凯,郭延波,等.CYP7A1 基因多态性对脂代谢异常人群影响.中国公共卫生,2013,29(4):491-493.

11. 范辉,郭姣.以调节胆固醇 7α-羟化酶为靶标的生物活性成分研究进展.中国新医药杂志,2011,20(8):692-693.

12. 中国老年学和老年医学学会心脑血管病专业委员会,血脂康(胶囊)临床应用中国专家共识组.血脂康(胶囊)临床应用中国专家共识(2017 修订版).中华内科杂志,2018,57(2):97-100.

13. LANDMESSER U, HAGHIKIA A, LEITER L A, et al. Effect of inclisiran, the siRNA against proprotein convertase subtilisin/kexin type 9, on platelets, immune cells and immunological biomarkers: a pre-specified analysis from ORION-1[J]. Cardiovasc Res,2021,117(1):284-291.

14. RAAL F J, KALLEND D, RAY K K, et al. ORION-9 Investigators. Inclisiran for the Treatment of Heterozygous Familial Hypercholesterolemia. N Engl J Med,2020,382:1520-30.

15. RAY K K, WRIGHT R S, KALLEND D, et al. ORION-10 and ORION-11 Investigators Two Phase 3 Trials of Inclisiran in Patients with Elevated LDL Cholesterol. N Engl J Med,2020,382:1507-1519.

第五章

遗传性血压异常病

第一节 概述

高血压是我国患病率较高、疾病负担较重的一种慢性疾病,2016 年国家卫生计生委(现为国家卫健委)发布的数据显示,我国 18 岁及以上成人高血压患病率约为 25.2%,并且有逐年增加的趋势。全球疾病负担研究显示,中国人群因高血压造成的伤残调整寿命年(disability adjusted life year,DALY)心血管病约占其 63.5%,其中约占心血管病的伤残损失寿命年(years lived with disability,YLD)和早逝损失寿命年(years of life lost,YLL)的 50.1%、64.5%,是心血管病负担的首位危险因素。因此普及全民预防高血压的科学知识,制定符合我国国情的全人群、高危人群及病人相结合的防治策略,提高高血压的知晓率、治疗率和控制率,是降低患病率、病残率及死亡率的根本。

血压异常性疾病的病因、发病机制的研究已从代谢水平、酶水平,发展到基因水平。基因的研究自 20 世纪 90 年代后期起越来越受到重视,其中功能克隆、候选基因策略、定位克隆及定位候选等均是血压异常基因研究的重点。近年遗传性高血压流行病学调查研究显示:①高血压有着明显的家族聚集性,约有 60% 高血压患者有家族史;②患有高血压的人群其亲属成员的高血压发病率及血压水平均高于其他人群;③夫妻双方患有高血压,子女发病的概率约为 46%,表明父母与子女之间可能着存在共同的遗传基础;④环境因素在高血压发病中也发挥重要的作用。

一、指南、共识及建议

(一)国外

1977 年,美国高血压预防、检测、评估与治疗委员会(the joint national committee on prevention detection evaluation and treatment of high blood pressure,JNC)发布了高血压诊断、治疗的指南,从此开启了高血压管理的探索。

1999 年,国际高血压学会(International Society of Hypertension,ISH)与世界卫生组织(World Health Organization,WHO)共同颁布高血压诊断及治疗的指南,对当时高血压管理产生了重要且深远的影响。

2003 年,欧洲高血压学会(European Society of Hypertension,ESH)和欧洲心脏病学会(European Society of Cardiology,ESC)联合发布了第一部欧洲高血压诊断及治疗的指南。

2020 年,ISH 发布了《全球高血压实践指南》,该指南对血压分级、危险分层、降压目标值及降压药物治疗策略等方面进行了推荐,并首次以实用的方式制定了基本标准和最佳标准等。

2021 年,ESH 发布了《2021 ESH 诊室和诊室

外血压测量的临床实践指南》，该指南总结了诊室和诊室外血压测量的推荐意见，为高血压患者进行动态血压监测和家庭血压测量提供建议及临床指导。

（二）国内

我国自 1959 年西安会议制定第 1 次高血压诊断标准，到 1979 年郑州会议先后对高血压的诊断标准进行了 4 次修订。

1999 年，卫生部（现为国家卫健委）及中国高血压联盟组织有关专家对中国高血压诊治标准进行第 5 次修订，发布了 1999 年版的《中国高血压防治指南》。

2005 年，中国高血压防治指南修订委员会及中国高血压联盟修订，发布了 2005 年版的《中国高血压防治指南》。

2010 年，中国高血压防治指南修订委员会及中国高血压联盟修订，发布了 2010 年版的《中国高血压防治指南》。

2012 年，中国医师协会高血压专业委员会，中国高血压联盟，中华医学会心血管病学分会制定发布了《家庭血压监测中国专家共识》。

2014 年，中华医学会心血管病学分会高血压学组，制定发布了《清晨血压临床管理的中国专家指导建议》。

2015 年，中华医学会心血管病学分会高血压学组，制定发布了《限盐管理控制高血压中国专家指导意见 2015》。

2018 年，中国高血压防治指南修订委员会，中国高血压联盟，中华医学会心血管病学分会，中国医师协会高血压专业委员会，中国医疗保健国际交流促进会高血压分会，中国老年医学学会高血压分会的专家，发布了《中国高血压防治指南 2018 年修订版》。该指南在借鉴国际先进经验的基础上，结合我国高血压防治工作实践，充分应用中国证据，形成具有中国特色的高血压预防、诊断、风险分层、

预后评估、靶器官治疗及精准医疗的指南。

2020 年，国家心血管病中心和国家基层高血压防治管理办公室，发布了《国家基层高血压防治管理指南（2020 版）》，本次更新保留了往年指南中的通俗易懂、可操作性强的内容，并在管理要求、血压测量、降压目标值、综合干预管理等方面进行了更新。同时 2020 版指南中首次加入了中医药相关内容，不仅丰富了指南内涵，更为广大基层中医医生提供了在高血压管理中应用中医药的实用指导。

2021 年，高血压心率管理多学科共识组制定发布《中国高血压患者心率管理多学科专家共识（2021 年版）》。流行病学研究显示，高血压伴心率增快是促发心血管疾病的高危因素之一，可增加心血管事件和死亡风险。

2022 年，中华医学会心血管病学分会高血压学组发布了《强化血压控制中国专家建议》，该指南建议将 130/80mmHg 作为降压的目标。

二、遗传模式

目前已公认，遗传机制在高血压发病过程中发挥着重要的作用，对于高血压遗传模式，现研究认为有单基因遗传模式和多基因遗传模式，其中多基因遗传模式主要见于原发性高血压；而单基因遗传模式仅见于某些继发性高血压，虽然单基因遗传性高血压占总高血压的比重较低，但其发病的致病病因明确，主要由单一基因发生突变而引起高血压疾病，且具有明显的家族聚集性，可引起早发性高血压病，甚至在儿童或青少年时期就开始发病。单基因遗传性高血压病如检测出相关致病基因突变，不仅可以有针对性精准医疗，且疗效比较好，还能防止致病基因遗传到下一代。

1. 单基因遗传性高血压　单基因遗传性高血压是指由一个基因突变即可引起高血压，为少见性疾病，一般符合孟德尔遗传定律，但临床表型亦受环境因素的影响。这类高血压一般发病早，多在青

少年发病,有明显高血压家族史,表现为中度、重度高血压或难治性高血压;伴有血中激素和生化水平异常,靶器官受损严重,并发症多,预后不良,常规抗高血压药物治疗效果不佳。根据检测血清肾素—血管紧张素—醛固酮系统(renin-angiotensin-aldosteronesystem,RAAS)、电解质、皮质醇和性激素的水平,结合病史、症状、体征、家族史及家系系谱分析等,可以确定其高血压的类型。

2. 多基因遗传性高血压　多基因遗传性高血压多采用全基因组关联分析(genome wide association study,GWAS),研究发现其发病具有高度的家族遗传性。多基因遗传性高血压存在多个"微效基因"的联合表达异常和/或缺陷,但不管是基因性高血压还是原发性高血压,其根本异常为水钠潴留和血管张力增加,因此两者的发病机制必然存在着相同点,所以基因性高血压患者中发生的基因突变,在原发性高血压患者中也可能存在基因缺陷,对原发性高血压相关致病基因缺陷的研究有一定的启发作用。

三、诊断

(一)血压测量技术

1. 研究史　自 1628 年生理学家 Harrey 创立了血液循环理论之后,人们就一直在探索行之有效的血压测量技术,并先后发明了有创(直接)测量技术和无创(间接)测量技术。有创测量血压起源于 1733 年英国牧师 Stephen Hales 将玻璃管插到马的颈动脉中,玻璃管内的血液高度波动证明血压的存在,但由于其方法为有创测量技术,难以在临床上应用。1876 年 Marey 提出恒定容积法(constant volume method)标志着人体无创性血压测量研究的开始,1896 年 Yon Recklinghausen 发明了示波法(oscillography)血压测量技术,1905 年苏联医生 Korotkoff 发现了柯氏音,奠定了柯氏音听诊法血压测量技术,使其成为诊室血压测量的金标准,后来

又陆续发明了超声法、动脉张力测量法等。柯氏音听诊法和示波法即分别用于水银柱血压计及电子血压计,为目前诊室血压测量的主要工具。

2. 方法学

(1)诊室血压测量(automated office blood pressure,AOBP):AOBP 为在诊室或医院内由医护人员采用台式水银血压计、自动或半自动血压计测量上臂肱动脉部位的血压值,是目前评估血压水平和临床诊断高血压并进行分级的标准方法和主要依据。该法测量规范准确、简单易行,但可出现白大衣效应及不易发现隐匿性高血压。

(2)家庭自测血压(home blood pressure monitoring,HBPM):HBPM 通常由被测者自我完成,也可由家庭成员协助完成,便于患者平时对血压的监测,可避免白大衣效应,有助于发现隐匿性高血压及评估血压长时变异,提高患者血压监测及血压控制的依从性,但 HBPM 测量不规范、血压计校正不及时和频繁测量造成精神紧张而影响血压准确判断;另外情绪障碍及焦虑的患者也不适宜采用 HBPM 测量。

(3)动态血压监测(ambulatory blood pressure measurement,ABPM):ABPM 是由自动血压测量仪器完成,测量次数较多及监测夜间睡眠期间的血压,可评估血压短时变异、晨峰现象和昼夜节律,了解血压形态(如构型、非构型、超构型)等,有助于确诊隐匿性高血压、顽固性高血压、单纯夜间高血压、清晨高血压等,为此我国制定发布了《2020 中国动态血压监测指南》,该指南详细介绍了动态血压计的选择、监测方法、结果判定、临床应用、适应证及特殊人群血压监测等内容。

3. 诊断标准　目前国内外高血压已有公认的统一诊断标准,但低血压尚无公认的统一诊断标准。

(1)高血压:2017 年美国心脏病学会(American College Cardiology,ACC)、美国心脏病协

会（American Heart Association，AHA）发布的高血压管理指南，基于收缩压干预试验（systolic blood pressure intervention trial，SPRINT）研究等新证据，将高血压的诊断标准从≥140/90mmHg 降至 130/80mmHg（1.0mmHg＝0.133kPa），定义 130～139/80～89mmHg 为 1 级高血压，这一重大改变引起学术界热议，而 2018 年 8 月发布的欧洲高血压管理指南，仍将诊室血压≥140/90mmHg 作为高血压的诊断标准。由于我国人口基数大，人均医疗资源有限，目前主要目标是提高高血压患者的知晓率、治疗率、控制率及依从性等。中国高血压防治指南（2018 年修订版）建议，一般高血压患者如无并发症或其他伴发疾病，血压应控制＜140/90mmHg（如能耐受可控制＜130/80mmHg）；其中高血压伴有糖尿病应控制＜130/80mmHg；65～79 岁高血压应控制＜140/90mmHg；＞80 岁高血压应控制在＜150/90mmHg。2022 年中华医学会心血管病学分会高血压学组发布《强化血压控制中国专家建议》，只要条件允许建议将 130/80mmHg 作为降压目标，并不会造成心脏或大脑的供血不足。

（2）低血压：低血压是指体循环动脉压力低于正常的状态，1996 年美国自主神经科学学会（American Autonomis Society，AAS）、美国神经病学会（American Academy of Neurology，AAN）制定了低血压的诊断标准：①从卧位转为立位 3min 以内，收缩压下降≥20mmHg 和/或舒张压下降≥10mmHg；②直立时收缩压＜80mmHg；③伴有或不伴有低灌注症状，低灌注症状包括头晕、目眩、视力模糊、乏力、精神疲惫、恶心及颈部疼痛等。

（二）基因诊断技术

基因遗传性高血压患者发病年龄较早，其中 30 岁之前发病的高血压患者中单基因致病者约占 1.72%，20 岁之前发病的高血压患者合并低钾血症中单基因致病者约占 13.3%，并且患者临床多表现为难治性高血压，服用 3～4 种降压药而血压仍不

能达标，靶器官受损严重，预后不良，其中年轻高血压患者脑卒中发生率约为 77%，心力衰竭发生率约为 67%，心肌梗死发生率约为 40%，慢性肾功能不全发生率约为 26%。传统诊断方法难以早期明确诊断基因遗传性高血压，但随着基因测序技术的发展，二代测序技术（next-generation sequencing，NGS）已广泛应用于基因遗传性高血压疾病的临床诊断和研究工作，三代测序技术也展示出潜在应用价值。NGS 与连锁分析（linkage analysis）结合不仅可以针对有先证者或已知致病基因突变位点的基因疾病进行诊断，也可发现新发、无先证者的致病基因突变，进而发现携带突变基因的家族成员。

1. 基因诊断的常用技术方法

（1）核酸分子杂交技术：包括 Southern 印迹（southern blot）杂交、Northern 印迹（northern blot）杂交、斑点杂交（dot blot）、原位杂交（in situ hybridization）等。

（2）聚合酶链式反应（polymerase chain reaction，PCR）技术：等位基因特异寡核苷酸探针（allele specific oligonucleotides，ASO）杂交法、单链构象多态（single-strand conformation polymorphism，SSCP）分析、限制性片段长度多态性（restriction fragment length polymorphism，RFLP）分析等。

（3）基因测序：基因测序是基因突变检测的最直接、最准确的方法，它不仅可确定突变的部位，还可确定突变的性质。

（4）DNA 芯片：又称为基因芯片（gene chip）、DNA 微阵列（DNA microarray）技术等，是利用核酸分子杂交原理，用于大规模筛选和基因表达的研究。

2. 植入前遗传学诊断（preimplantation genetic diagnosis，PGD） PGD 是指在胚胎植入前，通过辅助生殖技术对体外培养的胚胎进行活检取材和遗传诊断分析，帮助有生育已知遗传病患儿风险的夫妻挑选出不患该遗传疾病的胚胎，在避免带有遗传

缺陷患儿出生的同时规避了终止妊娠或反复流产的风险。

（三）基因诊断策略

对不同高血压疾病需要采用不同的基因诊断策略，目前大部分遗传性高血压的基因诊断多依赖于直接的 DNA 测序技术，通过对相关致病基因序列的分析，发现导致基因功能异常的各种形式的突变。

1. 先证者基因检测　临床上通常对有以下表现的高血压患者需要考虑进行基因检测：①青少年发病者，发病年龄＜40 岁；②临床表现为难治性高血压；③家族聚集性发病，但部分患者可为散发性基因突变引起。

2. 家族成员基因筛查　先证者发现明确的致病基因突变时，应对一级及二级的亲属进行该基因突变的级联基因筛查，并进行相应的实验室检测、临床检查及评估，以明确亲属的致病基因突变携带情况及患病风险等。

对临床疑诊为单基因遗传性高血压的患者进行基因检测的意义：①可筛选出相关致病基因，有利于针对性精准医疗；②对先证者的家族进行基因检测，检测所有携带致病基因的个体，做到早期发现及明确诊断；③有助于产前诊断；④有利于研究单基因遗传性高血压的基因型与临床表型之间的相关性等。

（四）明确诊断

准确诊断依据详细问询症状、家族史，全面体格检查（尤其是身体生长、外生殖器发育等情况）、实验室检测及影像学检查等，而相关致病基因突变的检测是诊断基因遗传性高血压的金标准。

1. 先证者发现致病基因突变，家族直系亲属通过 Sanger 测序进行同一基因突变检测，如果致病基因突变在家系中与疾病不连锁，使用目标基因靶向测序（targeted sequencing）、全外显子测序（whole exome sequencing，WES）、NGS 对不连锁患者重新

进行基因筛查，检测是否存在其他致病基因突变。近年来 WES 和 NGS 研究发现，与高血压相关的基因变异，可揭示了血压调控的新机制，为高血压治疗药物开发提供了新的靶点。目前研究较多的候选基因主要为 RAAS、心血管离子通道、血管活性物质及相关酶、G-蛋白信号传导系统、肾上腺素系统及水盐电解质代谢等。

2. 先证者发现携带意义未明的基因变异时，应通过家族史、家系系谱分析等明确其变异的致病性。

基因突变检测的确定不仅有助于基因遗传性心血管疾病患者及家族成员的早期诊断和鉴别诊断，还有助于治疗措施的制定、预后的判断、遗传筛查及选择性生育等均具有重要的指导意义。

四、治疗

（一）药物治疗

1. 治疗性生活方式改变（therapeutic lifestyle change，TLC）　高血压防治措施首先是进行 TLC，TLC 是预防血压升高及轻度高血压的有效防治措施，防治措施主要有：①氯化钠摄入量＜6g/d；②增加蔬菜、水果的数量及质量，提倡地中海饮食（以蔬菜水果、鱼类、五谷杂粮、豆类、橄榄油等为主）；③戒烟戒酒；④适量运动、控制体重达标；⑤保持心理、精神及神经健康等。

2. 药物治疗　常用降压药物应用原则为小剂量、长疗效、联合应用及个体化的治疗措施，常用降压药物种类有钙通道阻滞剂（calcium channel blocker，CCB）、血管紧张素转换酶（angiotension converting enzyme，ACE）抑制剂、血管紧张素 II 受体拮抗剂（angiotensin receptor blocker，ARB）、利尿剂、β-受体阻滞剂及 α-受体阻滞剂等，降压治疗的获益主要来自血压下降本身，所以血压下降达标优先于药物种类的选择。

（二）非药物治疗

1. 介入治疗　高血压介入治疗具有时间短、创

伤小、术后恢复快及并发症少等优点。

2.手术治疗　高血压是由于肿瘤、腺瘤或增生等疾病引起，手术切除是唯一有效的治疗方法，手术治疗效果好甚至可治愈。

（三）精准医疗

1.靶向治疗药物　基因遗传性高血压的降压药物治疗有其特殊性，常规降压药物往往疗效不佳，是临床难治性高血压的重要原因之一。对于单基因遗传性高血压早期准确的诊断，据此制定个体化治疗措施，采用特定的药物针对致病基因突变进行治疗，其降压的疗效较好，进而防治高血压引起的靶器官损害、预防并发症的发生、降低致残率及病死率等，如阿米洛利、氨苯蝶啶等药物治疗家族性假性醛固酮增多症（familial pseudoaldosteronism，FPHA）；螺内酯、依普利酮等药物治疗表征性盐皮质激素增多症（apparent mineralocorticoid excess，AME）；噻嗪利尿剂治疗家族性高钾性高血压（familial hyperkalemic hypertension，FHH）等。

2.PGD　严重高血压携带明确致病基因突变的患者，如有意愿并在符合伦理的前提下，可以通过选择性生育获得不携带该致病基因突变的后代。

3.基因治疗　近年基因治疗高血压的研究有正义基因（sense gene）、反义基因（antisense gene）、RNA干扰（RNA interference，RNAi）及RAAS等。

（1）正义基因：正义基因治疗是指以脂质体或病毒为基因载体，将目的基因转染到体内使之表达，以达到治疗高血压的目的。

（2）反义基因：反义基因治疗是根据靶基因的结构设计反义寡核苷酸（antisense oligodeoxynucleotide，AS-ODN），通过各种方式将AS-ODN导入靶细胞或机体，使其与双链DNA或mRNA结合，从而完全或部分抑制升血压相关基因的复制或表达，进而达到降压目的。

（3）RNAi：小干扰RNA（small interfering RNA，siRNA）和微小RNA（microRNA，miRNA）等非编码RNA为心血管疾病的治疗提供了新的可能，其中病毒是将RNA干扰药物导入体内的最好载体，经过化学修饰的siRNA可以避免激活免疫系统并降低脱靶效应。

（4）RAAS：RAAS为心血管功能调控的重要系统，是高血压基因治疗研究的重点之一，初步研究显示，重组人ACE2在高血压基因治疗中具有重要的临床应用价值。

五、遗传性血压异常病

近年由于基因检测技术的快速进步，对于遗传性血压异常性疾病可以进行早期诊断、家系筛查、风险评估、精准医疗及指导优生优育等。

目前已明确致病基因、具有家族聚集性的单基因遗传性高血压有20多种，包含40余种亚型。根据受累基因的功能，可将单基因高血压分为三类：第一类基因突变直接影响远端肾小管的远曲小管和/或集合管细胞的钠转运系统，增加水钠吸收，疾病有FHH、FPHA、AME、妊娠加重型高血压（pregnancy-aggravated hypertension，PAH）；第二类基因突变导致肾上腺类固醇合成异常，进而造成远端肾单位的盐皮质激素受体异常激活，远端肾小管钠转运失调，疾病有家族性醛固酮增多症（familial hyperaldosteronism，FHA）、11β-羟化酶缺乏症（11β-hydroxylase deficiency，11β-OHD）、17α-羟化酶缺乏症（17α-hydroxylase deficiency，17-OHD）、家族性糖皮质激素抵抗综合征（familial glucocorticoid resistance，FGR）；第三类基因突变以高血压为主要表现的内分泌瘤，在临床上主要疾病为家族性嗜铬细胞瘤（familial pheochromocytoma，FPCC）。

遗传性低血压疾病目前报道较少，其中致病基因明确、具有家族聚集倾向的仅有多巴胺β-羟化酶缺乏症（dopamine-β-hydroxylase deficiency，DBHD）。

参考文献

1. 邹玉宝,孙筱璐,王继征,等.单基因致病型高血压.中华医学前沿杂志,2016,8(5):16-22.

2. PADMANABHAN S, CAULFIELD M, DOMINICZAK A F. Genetic and molecular aspects of ypertension. Circ Res, 2015,116(6):937-959.

3. 陈晓平,崔兆强,林金秀,等.2020国际高血压学会全球高血压实践指南.中国医学前沿杂志(电子版),2020,12(5):54-60.

4. STERGIOU G, PALATINI P, PARATI G, et al. 2021European Society of Hypertension practice guidelines for office and out-of-office blood pressure measurement. J Hypertens,2021,39(1):1-9.

5. 华琦.中国高血压防治指南2005年修订版.中国心血管病研究,2006,4(2):85-88.

6. 中国高血压防治指南修订委员会及中国高血压联盟.中国高血压防治指南.中国医学前沿杂志,2011,3(5):42-93.

7. 中国医师协会高血压专业委员会,中国高血压联盟,中华医学会心血管病学分会.家庭血压监测中国专家共识.中华高血压杂志,2012,20(6):525-529.

8. 中华医学会心血管病学分会高血压学组.清晨血压临床管理的中国专家指导建议.中华心血管病杂志,2014,42(9):721-725.

9. 中华医学会心血管病学分会高血压学组.限盐管理控制高血压中国专家指导意见2015.中华高血压杂志,2015,23(11):1028-1034.

10. 中国高血压防治指南修订委员会,高血压联盟(中国),中华医学会心血管病学分会,等.中国高血压防治指南2018年修订版.心脑血管病防治,2019,19(1):1-44.

11. 国家心血管病中心,国家基层高血压防治管理办公室.国家基层高血压防治管理指南2020版.中国循环杂志,2021,36(3):209-221.

12. 高血压心率管理多学科共识组.中国高血压患者心率管理多学科专家共识(2021年版).中国医学前沿杂志(电子版),2021,13(4):38-48.

13. 中华医学会心血管病学分会高血压学组.强化血压控制中国专家建议.中华高血压杂志,2022,30(72):113-117.

14. 杨瑾,徐志峰,苏嘉,等.生物钟基因与心血管疾病的研究进展.中华心血管病杂志,2020,48(7):610-615.

15. 张艳,杨容泽,蒋清安.血压测量技术研究进展.医学诊断,2020,10(2):71-82.

16. STRISCIUGLIO T, FRANCO D, DI GIOIA G, et al. Impact of genetic polymorphisms on platelet function and response to anti platelet drugs[J]. Cardiovasn Ther, 2018,8(5):610-620.

17. 中国高血压联盟动态血压监测指南委员会. 2020中国动态血压监测指南.中国医学前沿杂志,2021,13(3):34-51.

18. 中国心血管病风险评估和管理指南编写联合委员会.中国心血管病风险评估和管理指南.中华预防医学杂志,2019,53(1):13-35.

19. 惠汝太,孔涛,赵晟.高血压相关基因研究进展.中国实用内科杂志,2019,39(1):27-37.

20. PATEL V B,ZHONG J C,GRANT M B,et al. Role of the ACE2/angiotensin 1-7axis of the reninangiotensin system in heart failure. Circ Res,2016,118(8):1313-1326.

21. BASU R, POGLITSCH M, YOGASUNDARAM H, et al. Roles of angiotensin peptides and recombinant human ACE2 in heart failure. J Am Coll Cardiol,2017,69(7):805-819.

22. 肖智林,楚志文,杨梅,等.药物基因组学导向高血压个体化用药的临床研究.中国实用内科杂志,2020,40(10):850-854.

第二节　家族性高钾性高血压

家族性高钾性高血压（familial hyperkalemic hypertension，FHH）又称戈登综合征（Gordon syndrome）、假性醛固酮减少症Ⅱ型（Pseudoaldosteronism typeⅡ）等，其病因为基因突变引起钠重吸收增加、钾分泌减少及肾素活性极低等，患者主要表现为高血压、高血钾、低肾素及代谢性酸中毒等，但肾小球滤过率（glomerular filtration rate，GFR）功能正常。预后取决于血压升高的程度及对利尿剂治疗的反应，其中血压升高显著和对噻嗪类利尿剂反应较差的患者，可发生心脏、脑及肾脏等靶器官严重并发症。

一、概述

1964年，Paver等报道了1例15岁少年，常规体格检查发现侧门齿缺失，血压180/120mmHg（1.0mmHg＝0.133kPa）显著升高；血清钾明显升高（7.0~8.2mmol/L），碳酸盐减少（20mmol/L），但血清肌酐、尿素清除率及尿浓缩功能等均正常。

1970年，Gordon等报道1例10岁少女，身材矮小，侧门齿缺失，下肢疲乏、无力及智力障碍等；血压160/110mmHg显著升高；血清钾8.5mmol/L明显升高，血清氯117mmol/L升高，而肾素活性极低，醛固酮排泄降低，酸中毒（血 HCO_3 14mmol/L、pH值7.3）；肾动脉造影、肾组织活检和尿浓缩功能等检查均为正常。

1973年，研究发现FHH有明显家族遗传聚集性，故被称为FHH。

2012年，Boyden等应用全外显子组测序（whole exome sequencing，WES）技术研究发现了Kelch样蛋白3（kelch-like protein 3，KLHL3）基因、清选蛋白3（cullin 3，CUL3）基因的突变。

二、病因

FHH为常染色体显性遗传病或常染色体隐性遗传病，经基因组筛选定位，已确定缺乏赖氨酸的丝氨酸/苏氨酸蛋白激酶（with no lysine kinase，WNK）1基因、WNK4基因、KLHL3基因、CUL3基因的突变。

三、分子遗传学

（一）WNK

WNK家族蛋白位于远端肾单位集合管，调控钾—氢交换、钠—氯吸收。WNK激酶结构包括激酶结构域、自抑制结构域和至少两个螺旋—螺旋结构域。由于WNK其激酶结构域第2亚单位高度保守的赖氨酸残基被半胱氨酸残基所替代，而得名With No K kinase（K为赖氨酸缩写），取首字母缩写为WNK。人WNK家族有4个成员，分别为WNK1、WNK2、WNK3、WNK4，其中WNK1、WNK4与FHH有关。

1. WNK1基因

（1）结构：WNK1基因定位于第12号染色体短臂13区33带（12p13.33），长约155.2kb，由28个外显子和27个内含子组成，编码2382个氨基酸，相对分子质量约为250kD。

（2）功能：WNK1基因具有多个转录起始点，且在不同组织中有不同的转录产物。研究显示，WNK1基因广泛表达于人体多种组织器官。WNK1有2个转录本，一个为全长转录本（fulllength WNK1，L-WNK1），其大小约为12kb，主要在骨骼肌和心脏组织中表达；另一个为短转录本（kidney-specific WNK1，KS-WNK1），其大小约为10kb，主要在远曲小管(distal convolu tedtubule,DCT)和连接小管(connecting tubule,CNT)表达,该转录本的产物无蛋白激酶活性。

(3)突变:研究发现,WNK1基因第1内含子分别约有41kb、22kb两种大片缺失。WNK1基因突变可导致WNK1活性改变,引起肾小管上皮多种转运蛋白功能的紊乱,Na^+、Cl^-的重吸收增加,分泌K^+减少,导致容量依赖性高血压,血钾及血氯升高等。

2.WNK4基因

(1)结构:WNK4基因定位于第17号染色体长臂21区到22区(17q21~22),长约16kb,由19个外显子和18个内含子组成,编码1243个氨基酸。

(2)功能:WNK4激酶仅在肾脏远端肾单位表达,在远曲小管主要表达于细胞间连接处,而在更远端肾单位细胞质内表达增多。WNK4可作用于肾脏远曲小管和集合管上的离子转运体和离子通道,使其表达数量降低,减少水、Na^+及K^+等的潴留,从而调控血压和离子的平衡。

(3)突变:WNK4基因突变类型主要为错义突变和无义突变等,常见突变位点有第560位谷氨酸(Glu)被甘氨酸(Gly)所置换(Glu560→Gly)、第561位脯氨酸(Pro)被亮氨酸(Leu)所置换(Pro561→Leu)、第562位谷氨酸(Glu)被赖氨酸(Lys)所置换(Glu562→Lys)、第564位天冬氨酸(Asp)被丙氨酸(Ala)所置换(Asp564→Ala)、第564位天冬氨酸(Asp)被组氨酸(His)所置换(Asp564→His)、第565位谷氨酰胺(Gln)被谷氨酸(Glu)所置换(Gln565→Glu)、第1169位赖氨酸(Lys)被谷氨酸(Glu)所置换(Lys1169→Glu)、第1185位精氨酸(Arg)被半胱氨酸(Cys)所置换(Arg1185→Cys)等。

(二)KLHL3基因

1.结构 KLHL3基因定位于第5号染色体长臂31区2带(5q31.2),长约120kb,由17个外显子和16个内含子组成。

2.功能 KLHL是kelch家族的成员之一,kelch家族主要参与调节细胞形态与结构,蛋白质的降解,基因表达及信号转导等。KLHL3是泛素连接酶E3复合体的组成部分之一,主要与底物连接并使其发生泛素化。KLHL3并可与WNK4及claudi-8蛋白相互结合,调节它们的泛素与降解等。

3.突变 KLHL3基因突变类型有错义突变、无义突变、缺失突变及剪切突变等,常见突变位点为第78位甲硫氨酸(Met)被缬氨酸(Val)所置换(Met78→Val)。

(三)CUL3基因

1.结构 CUL3基因定位于第2号染色体长臂36区2带(2q36.2),编码768个氨基酸残基,相对分子质量约为89.4kD。

2.功能 Cullin蛋白家族在不同物种之间是高度保守,在哺乳动物中通过N端结构域连接在不同的结合蛋白,可分为7种亚型,即Cullin1、Cullin2、Cullin3、Cullin4A、Cullin4B、Cullin5及Cullin7,其中Cullin3在细胞的周期、信号转导及发育等生理过程中发挥着重要作用。

3.突变 CUL3基因突变类型有错义突变、无义突变、插入突变、缺失突变及剪切突变等,常见突变位点多集中在与第9外显子剪切有关的部位。

四、发病机制

(一)致病病因

FHH有5个亚型,即FHH-A、FHH-B、FHH-C、FHH-D、FHH-E,其中FHH-B、FHH-C、FHH-D、FHH-E的致病病因,分别为WNK4基因、WNK1基因、KLHL3基因、CUL3基因的突变,而FHH-A的致病基因尚未完全明确,但已定位于第1号染色体长臂31区到42区(1q31~42)的区域,目前尚未被克隆。

1. WNK1 基因　肾脏的离子转运体系在血压的调控中起着重要作用,通过各种离子通道蛋白、交换子和转运体的功能来调节体内水、电解质、酸碱平衡及细胞外液容量,从而参与血压的调节。

2. WNK1 基因　WNK1 被认为是肾脏调节钠平衡和稳定血压的关键因素,在肾脏中 WNK1 表现为两种形式:KS-WNK1 和 L-WNK1,WNK1 激活上皮细胞钠通道(epithelial sodium channel,ENaC)和 NCC,因此激活钠的重吸收,KS-WNK1 被认为是通过显性负相作用抑制 L-WNK1 激酶的活性,并且可抑制其对 NCC 的效应。

3. WNK1 基因　WNK1 可以通过糖皮质激素激酶(serum glucocorticoid kinase,SGK)调节 ENaC 活性,WNK1 可诱导 SGK 磷酸化,进而使进行性下调基因 4 异构体(progressive downregulation of gene 4 isomer,NEDD4)磷酸化并抑制其功能,而 Nedd4 蛋白可通过网格蛋白(clathrin)依赖机制促进 ENaC 胞吞,从而使其活性减少,因此 WNK1 能够增加 ENaC 活性。另外 KS-WNK1 表达在醛固酮刺激后显著升高,并使 ENaC 介导钠离子转运增加;而 L-WNK1 表达无明显变化,表明 KS-WNK1 可能是醛固酮发挥保钠排钾生理功能的靶基因。

4. WNK4 基因　WNK4 基因定位于 17q21~22,突变位点多位于第 7 和 17 外显子,该区域是控制血压数量及性状遗传位点,与高血压的发生发展密切相关。WNK4 基因突变可使钾通道在细胞表面表达减少,导致肾脏泌钾减少继而引起体内血钾升高。

(二)遗传学机制

假性醛固酮减少症可分为Ⅰ型、Ⅱ型,其中Ⅰ型为常染色体隐性遗传,基因突变导致集合管上皮细胞钠通道蛋白亚单位功能丧失,钠重吸收功能障碍;肾小管细胞对内源性醛固酮反应性降低,但肾小球及其他功能正常。假性醛固酮减少症Ⅰ型在新生儿时期发病,由于盐丢失患儿临床表现为低钠性脱水,低血压等。假性醛固酮减少症Ⅱ型即 FHH,FHH 是一种少见的常染色体显性遗传性疾病,具有家族聚集性。

在生理状态下 WNK1 抑制 WNK4,WNK4 能降低钠—氯共转运体(Na^+-Cl^- cotransporter,NCC)在肾小管上皮细胞膜表面的表达,并且抑制 NCC 的功能;而 WNK1 对 NCC 没有直接作用,仅在 WNK4 存在的情况下,可完全阻断 WNK4 对 NCC 的作用。WNK1 基因和 WNK4 基因的突变致病各约占 FHH 基因突变的 9.0%。WNK1 基因和 WNK4 基因的突变均可增强 NCC 活性,导致钠重吸收增加。进一步研究发现,FHH-B 是由于 WNK4 基因错义突变导致 WNK4 抑制 NCC 的作用减弱,引起 NCC 活性增加而致病;而 FHH-C 是由于 WNK1 的第 1 内含子的大片缺失导致 WNK1 的 mRNA 水平明显升高,从而部分取消了 WNK4 对 NCC 的抑制,最终致使 NCC 活性增加而致病。

KLHL3 基因突变致病约占 FHH 基因突变的 48%,CUL3 基因突变致病约占 FHH 基因突变的 29%。研究发现 KLHL3 可与 WNK1、WNK4 结合发生泛素化从而使之降解,并可增强肾远端小管上皮细胞膜上钾通道(renal outer medullary potassium,ROMK)的转运功能,也可解释 FHH 患者 KLHL3 基因、CUL3 基因的突变出现高钾血症的原因,以及 CUL3 基因突变后可使 KLHL3 降解,从而增加 WNK1、WNK4 的表达,这两种机制共同的结果是远端肾单位 WNK1 和 WNK4 表达增加,NCC 活性增强及 ROMK 活性降低,钠重吸收增加,而钾分泌减少,导致水钠潴留引起高容量性高血压及高钾血症等。

五、临床表现

(一)症状

1. 发病率　FHH 尚无流行病调查研究报告,发病率尚不清楚。

2.年龄　FHH 自出生后生化即开始紊乱,从 20 岁开始血压逐渐明显升高,治疗效果较差,并发症较多。

3.高血压　FHH 患者的高血压病情及预后取决于血压升高的程度及对噻嗪类利尿剂治疗的反应,其中血压升高不明显和对应用噻嗪类利尿剂疗效好的患者,并发症发生率较低,预后较好;而血压升高显著及对应用噻嗪类利尿剂治疗反应较差的患者,心力衰竭、脑卒中、视网膜病变及高血压性肾病等并发症发生率较高,预后不良。

4.电解质紊乱　FHH 患者电解质紊乱主要表现为血清钾、氯升高;血清钙降低,并伴有代谢性酸中毒。患者往往对慢性高血钾有耐受性,但血钾显著升高时可出现肌无力、麻痹等。在临床上高血钾是发现 FHH 重要的线索和明确诊断主要指标,宜多次检测血清钾的水平。

(二)体征

1.体格检查　查体可发现少数患者可有身材矮小,智力不同程度低下或障碍等。

2.血压升高　血压升高的程度明显不同,其中收缩压为 140~220mmHg,舒张压为 90~120mmHg。

(三)基因型—表型

不同突变基因与 FHH 的临床表现有显著相关性,根据发病年龄和病情严重程度,通常 CUL3 基因突变 > KLHL3 基因突变 > WNK4 基因突变 > WNK1 基因突变。

1.WNK1 基因突变　WNK1 基因突变患者发病年龄较晚,一般在成人后才出现血压升高,且多数患者临床症状轻微或不明显。

2.WNK4 基因突变　其中 Glu560 → Gly、Pro561→Leu、Glu562→Lys、Asp564→Ala、Asp564→His、Gln565→Glu、Lys1169→Glu、Arg1185→Cys 突变时均可导致 WNK4 基因功能改变,从而引起高血压、血钾升高等。

3.KLHL3 基因突变　KLHL3 基因突变导致

KLHL3 蛋白抑制 NCC 膜表达的作用减弱,靶器官细胞膜 NCC 表达增加,影响肾脏 Na^+、Cl^- 的重吸收,引起 K^+、H^+ 的排泄不平衡而导致电解质紊乱。

4.CUL3 基因突变　CUL3 基因突变患者发病年龄较小,绝大多数患者在未成人前血压即已开始升高,并伴有血钾明显升高,临床上可出现代谢性酸中毒的症状。

六、辅助检查

(一)实验室检测

1.血液生化　①电解质:血清钾、氯、钠及血浆碳酸盐的水平;②动脉血 pH 值;③血浆肾素活性;④血浆醛固酮水平;⑤血清心房利钠肽(atrialnatriuretic polypeptide,ANP)水平。

2.肾功能　①血清肌酐、尿素氮及内生肌酐清除率;②尿浓缩功能试验;③尿钙水平。

3.基因突变　根据先证者基因检测的结果,对家系成员进行相关基因特定突变位点级联筛查,并根据家族史、临床病史及体格检查等综合分析,以明确亲属成员的致病基因突变携带情况及患病风险。

(二)心电检查

1.心电图　血钾升高时心电图早期表现为 T 波高尖、QT 间期延长,继而可出现 QRS 波群增宽、P-R 间期延长等;血清钾升高的程度与心电图改变密切相关,其中:

(1)血清钾 5.5~6.0mmol/L 时心肌细胞膜电位 3 相时间缩短,坡度陡峻;心电图表现为 T 波高耸、QT 间期缩短。

(2)血清钾 6.0~7.0mmol/L 时心肌细胞静期膜电位上移,0 相上升速度减慢;心电图表现为 QRS 波群增宽,呈不定型心室内阻滞图形。

(3)血清钾 7.0~8.0mmol/L 时心房肌受到抑制,心电图表现 P 波振幅减小,QRS 波群增宽明显。

(4)血清钾 8.0~10mmol/L 时心房肌已被高钾

血症所抑制,窦房结起搏功能尚存在,此时窦性激动经过结间束到达房室结进入心室,心电图表现P波虽消失,但QRS波群规则出现,此时称为窦室传导节律。

(5)血清钾>10mmol/L时心室肌普遍受到抑制,室内传导异常缓慢;心电图表现QRS波群增宽与T波融合而呈正弦形,可出现心房颤动、室性心动过速、心室扑动或心室停搏等危重缓慢性心律失常。

2.动态心电图　动态心电图监测可发现在活动、休息及睡眠状态下各种心律失常的发生发展,有助于早期发现血钾升高时心脏传导系统特征性的表现。

(三)影像学检查

1.超声心动图　心脏超声检查可显示左心室及室间隔肥厚,心脏舒张功能减退等。

2.磁共振成像(magnetic resonance imaging, MRI)　颅脑MRI检查可多角度、多参数的成像,清晰显示脑组织、脑血管的病变,其中弥散加权成像对诊断新发脑梗死有重要的价值。

七、诊断

FHH的诊断主要依据症状、体征、心电图及实验室检测等综合判断:①血钾明显升高;②血氯升高;③代谢性酸中毒;④血浆肾素活性降低;⑤肾小球滤过率正常;⑥心电图具有特征性改变;⑦家族史阳性;⑧相关致病基因突变。

八、鉴别诊断

1.原发性慢性肾上腺皮质功能减退症(chronic adrenocortical hypofunction)　本症可伴有肾小球滤过率正常,是由于肾上腺无法分泌足够的皮质醇所引发的疾病,其特征性表现为乏力、淡漠、易疲劳、血糖低、高血钾、精神障碍、嗜睡、昏迷等;有的患者也可出现食欲不振、消化不好、心音低钝、心脏缩

小、易发生低血糖及低钠血症等,详细了解病史及查体可以明确诊断。

2.肾小球滤过率下降　肾单位减少引起肾小球滤过率下降的疾病常见有:①系统性红斑狼疮;②环孢霉素性肾病;③糖尿病性肾病等,这些疾病均具有特征性临床表现、体征,实验室检测有助于鉴别诊断。

3.医源性　医源性常见非甾体类抗炎药物等,根据用药史、临床症状、体征及实验室肾小球滤过率、血浆肾素活性及醛固酮浓度等检测有助于明确诊断。

九、治疗

(一)预防

1.减少氯化钠摄入量　限制氯化钠的摄入量有助于降低血清钾、血清氯的水平,可起到辅助治疗的作用。

2.预防心律失常　血钾升高明显可引起特征性心律失常,怀疑本病时应及时采取预防措施。

(二)药物治疗

1.噻嗪类利尿剂　噻嗪类利尿剂治疗FHH非常有效,可使升高的血压降至正常水平,但长期应用可能产生高尿酸血症、高血糖血症及高血钙血症等,因此利尿剂宜从小剂量开始,并根据血压下降程度、血清钾、血清氯等电解质变化及时调整药物应用剂量。噻嗪类利尿剂常用药物有:

(1)氢氯噻嗪:①成人25~50mg/次,1~2次/天,根据降压疗效调整剂量;②婴儿(<6个月)3mg/kg/d,分2次服;③小儿1~2mg/kg/d,分2次服。

(2)氯噻酮:①成人:25~100mg/次,1次/天;如与其他降压药联合应用12.5mg~25mg/次,1次/天;②儿童:2mg/kg,1次/天,每周连服3日,并根据其疗效调整剂量。

2.纠正电解质紊乱　高血钾及代谢性酸中毒

时:①5%碳酸氢钠液纠正酸中毒,可提高血液中pH值,使血清钾转入细胞内;②10%葡萄糖酸钙溶液20mL,静脉泵入,防治血钾对心肌的毒性作用;③使用高糖加胰岛素静脉滴注,使血清钾转移到细胞内。

参考文献

1. BOYDEN L M,CHOI M,CHOATE K A,et al. Mutations in kelch-like 3 and cullin 3 cause hypertension and electrolyte abnormalities. Nature, 2012, 482(7383): 98-102.

2. 杜凤立,谢国红,吴会会,等.假性醛固酮减少症Ⅱ型的分子遗传学研究进展.国际心血管病杂志,2019,46(4):223-225.

3. 张雪梅,庄捷秋,李娟,等.WNK4通过激酶依赖途径抑制大电导钙激活钾通道的活性.中国药理通讯,2009,26(2):38-39.

4. 吕晶玉,边霁,由田,等.高钾饮食对大鼠肾脏WNK1不同转录本表达的作用及其意义.中华高血压杂志,2008,16(11):999-1002.

5. 李衍辉,梁雅灵,徐勇.泛素连接酶Cullin3的研究进展.广东医学,2015,36(20):3239-3241.

6. 宋雷,惠汝太.单基因遗传性心血管疾病基因诊断指南.中华心血管病杂志,2019,47(3):175-196.

7. 张屏,于汇民.单基因遗传性高血压的研究进展.循证医学,2016,16(6):370-374.

8. 由田,赵妍,邱广斌.醛固酮调控WNK4基因表达及其机制的研究.中华医学遗传学杂志,2013,30(3):297-300.

9. 张铁凝,吕晶玉.WNK4激酶在肾脏离子转运中的作用及机制.中华高血压杂志,2015,23(3):227-230.

10. SETHAR G H,ALMOGHAWI A,KHAN N,et al. Pseudohypoaldosteronism type Ⅱ:a young girl presented with hypertension,hyperkalemia and metabolic acidosis. J Coll Physicians Surg Pak,2018,28(3):S21-S22.

11. 王建华.高血钾症引起心电图改变的临床分析.西部中医药,2014,27(6):156-157.

第三节　家族性假性醛固酮增多症

家族性假性醛固酮增多症（familial pseudoaldosteronism，FPHA）又称低肾素性高血压综合征（low renin hypertension syndrome）、利德尔综合征（Liddle syndrome）等，致病病因为编码上皮细胞钠通道（epithelialsodium channel，ENaC）的基因突变，引起肾脏远曲小管对钠重吸收增加的一种单基因遗传性高血压疾病，患者主要表现为早发重度高血压、低血钾、肾素活性降低及代谢性碱中毒等；早期诊断和精准的治疗有助于预防因高血压、低钾血症等引起心脏、脑及肾脏等靶器官并发症。

一、概述

1959 年，Ross 报道了 1 例 13 岁男性患高血压、低血钾，疑为原发性醛固酮增多症，但尿液中醛固酮水平非常低，双侧肾上腺切除后病情并没有得到改善。

1963 年，Liddle 等报道 1 例家族中有多个同胞在青少年时期患有严重高血压，并伴有血清钾降低，尿钾排泄增多，代谢性碱中毒等。由于 Liddle 对本病进行详尽描述，故 FPHA 又称为 Liddle syndrome。

由于 Liddle 综合征的临床症状与原发性醛固酮增多症表现相似，但是血浆肾素活性水平和醛固酮水平非常低，且盐皮质激素受体拮抗剂螺内酯药治疗对其无效，因此 FPHA 被称为假性醛固酮增多症。

1993 年，Canessa 等克隆了大鼠上皮细胞钠通道 α-亚单位（sodium hannel，nonvoltage-gated lα，SCNN1A）基因；1994 年又分离出上皮细胞钠通道 β-亚单位（sodium channel，nonvoltage-gated lβ，SCNN1B）基因和上皮细胞钠通道 γ-亚单位（sodium channel，nonvoltage-gated lγ，SCNN1G）基因。

1994 年，Shiumkets 对 FPHA 患者家庭成员进行 ENaC 的基因检测，首次报道该家系是由于 SCNN1B 基因突变引起。

1995 年，Hansson 等临床研究证实，SCNN1G 基因突变是引起 FPHA 致病基因之一。

2002 年，Assadi 等报道了 1 例 10 周龄女婴确诊为 FPHA，为临床报道年龄最小的患者。

二、病因

FPHA 为常染色体显性遗传病，经基因组筛选定位，已确定 SCNN1A 基因、SCNN1B 基因、SCNN1G 基因的突变。

三、分子遗传学

（一）SCNN1A 基因

1.结构　SCNN1A 基因定位于第 12 号染色体短臂 13 区 3 带（12p13.3），长约 17kb，由 14 个外显子和 13 个内含子组成，编码 669 个氨基酸，相对分子质量约为 75kD。

2.功能　SCNN1A 基因对 ENaC 的功能起主导作用，是遗传性高血压的重要致病基因之一。

3.突变　SCNN1A 基因单核苷酸多态性位点 rs2228576 是位于第 14 外显子的 A 突变为 G，发生错义突变可能影响通道的表达数目及活性。

（二）SCNN1B 基因

1.结构　SCNN1B 基因定位于第 16 号染色体短臂 12 区（16p12），由 13 个外显子和 12 个内含子组成，编码 640 个氨基酸，相对分子质量约为 72kD。

2. 功能 SCNN1B基因第13外显子附近有两个编码富含脯氨酸的区域，其中第2区域为PPPxYxxL(脯氨酸Pro)、(任何氨基酸x)、(酪氨酸Tyr)、(亮氨酸Leu)结构域，此结构域对于ENaC通道功能的调节具有重要的作用。

3. 突变 SCNN1B基因突变类型有错义突变、无义突变及移码突变等，常见突变位点有第614位脯氨酸(Pro)被亮氨酸(Leu)所置换(Pro614→Leu)、第616位脯氨酸(Pro)被丝氨酸(Ser)所置换(Pro616→Ser)、第616位脯氨酸(Pro)被亮氨酸(Leu)所置换(Pro616→Leu)。

(三)SCNN1G基因

1. 结构 SCNN1G基因定位于第16号染色体短臂13区(16p13)，由13个外显子和12个内含子组成，编码649个氨基酸，相对分子质量约为74kD。

2. 功能 SCNN1G基因与SCNN1B基因相距约为400kb。SCNN1G基因编码上皮细胞非电压依赖性ENaC，调控肾脏远曲小管对水钠的重吸收。

3. 突变 SCNN1G基因突变类型有错义突变、无义突变、移码突变等，常见突变位点为第583位谷氨酸(Glu)被天冬氨酸(Asp)所置换(Glu583→Asp)。

四、发病机制

(一)致病病因

通过分子克隆技术已证实，人ENaC是由α、β、γ亚单位构成的复合体，分别由SCNN1A基因、SCNN1B基因及SCNN1G基因所编码。其中α亚单位是基本结构单位，为通道发挥作用所不可缺少的；β亚单位和γ亚单位是活性调节单位。α、β及γ亚单位约有35%的同源性，但它们的胞浆尾部都有一个高度保守的富脯氨酸区(P2区)，该区包含一个PPPxY序列，称为PY基序。分子伴侣蛋白YAP65(yes-associated protein)和泛素蛋白连接酶

神经前体细胞表达的进行性下调基因4异构体(progressive downregulation of gene 4 isomer, NEDD4)的WW结构域，可与正常β亚单位及γ亚单位的PY基序上富含脯氨酸的P2区特异结合，而使其磷酸化和/或通过笼形蛋白(clathrin)介导的内吞作用而抑制ENaC的活性。

FPHA是第二种阐明病因的单基因遗传性高血压疾病，基因突变引起肾脏远曲小管对钠重吸收增加，而排钾泌氢增多。红细胞也有类似肾小管细胞转运钠异常的缺陷，故FPHA是属于全身性遗传性钠转运异常的一种表现。其中功能获得性ENaC基因突变可引起一种遗传性高血压；而功能丧失性ENaC基因突变可导致一种遗传性低血压。

(二)遗传学机制

ENaC位于肾远曲小管、集合小管、皮质及髓质集合管腔膜顶侧紧密连接的上皮细胞膜，可将管腔液中的钠顺电化学梯度吸收到上皮细胞中，再由基底侧的Na^+-K^+-ATP酶泵到细胞间隙，重吸收入血液循环。ENaC是钠重吸收的限速步骤，是维持细胞外液钠稳态和血压稳定的重要因素，该通道对钠、锂有特异性，可以被氨苯蝶啶或阿米洛利药物特异性阻断。通过胞浆尾C末端的泛素化和内吞作用可调节ENaC的活性，另外醛固酮、血管升压素、胰岛素、细胞骨架、蛋白激酶A及蛋白激酶C等通路均可调节其活性。

正常人维持细胞外液的钠平衡和血压的主要因素是肾小管上皮细胞对钠的重吸收，而决定因素是钠通过极化膜上ENaC进入上皮细胞的速率，由此提示FPHA因ENaC被过度激活，引起钠重吸收增加，细胞外液容量扩张，而钾的外流与钠间接耦联，造成钾过度丢失导致低血钾及其特征性病理生理改变，故目前认为FPHA的发病机制之一是远端肾小管及集合管的ENaC被过度激活。

近年研究显示，朊酶类在ENaC功能调节方面发挥着重要的作用，醛固酮可通过血清和糖皮质激

素诱导的蛋白激酶 1（serum and glucocorticoid-inducible kinase 1,SGK1）信号通路增强小鼠模型肾脏 ENaC 对醛固酮的反应,增加肾小管对钠的重吸收;Pendrin 基因消融可通过改变钠通道开放的比例来降低通道的活性。

目前研究重点是集中在 Nedd4-2 对钠通道的调控机制,研究表明,ENaC 的泛素化状态对于上皮细胞钠吸收具有重要调节作用。E3 泛素连接酶 NEDD4-2（由 NEDD4L 基因编码）通过调节阿米洛利敏感型上皮细胞钠通道（ENaC/SCNN1）以调节钠的动态平衡。动物模型实验鼠 NEDD4-2 基因的敲除,可引起肾脏、脉络丛及脑核浆膜的 ENaC 过度表达,实验鼠对脑脊液钠和饮食诱导的高血压的敏感性增强,二者的作用能被钠通道阻断剂氨苯蝶啶阻断。但也有研究显示,ENaC 虽然可被 NEDD4-2 强效调控,但通过 NEDD4-2 干预其赖氨酸泛素化而被调控只是其调控机制之一。钠通道也受赖氨酸乙酰化的作用,乙酰化通过拮抗钠通道泛素化来增加上皮细胞钠的吸收。

五、临床表现

（一）症状

1. 发病率 临床研究显示,FPHA 在人群中发病率为 0.9%~1.5%,国外报道在高血压患者中 FPHA 的发病率约为 6.0%;我国年龄≤40 岁高血压患者中 FPHA 的发病率约为 1.0%,因此本病在临床并非少见。FPHA 发病率被低估的因素可能为:①临床医师认为 FPHA 罕见,对本病认识及重视程度不足;②原发性醛固酮增多症（primary aldosteronism,PA）的发病率为 5.0%~15.0%,在临床上较为常见,而其中一部分 FPHA 被误诊为 PA;③有的 FPHA 患者为缺乏遗传性家族史的散发病例。

2. 年龄 临床研究报道 FPHA 发病年龄最小为 10 周龄婴儿,最大为 72 岁,但大多数患者为 10~30 岁。

3. 家族史 本病具有家族遗传聚集性,其中父母一方如患病则子代再发风险为 50%。

4. 低血钾 低血钾患者可表现肌无力、周期性瘫痪、多尿及烦渴等,严重时出现手足抽搐、感觉异常,甚至发生猝死。

（二）体征

1. 血压与血钾 临床表现受基因外显率和其他因素的影响而差异较大,其中:①血压和血钾可表现为血压升高而血钾正常;②血压正常而血钾偏低;③血压及血钾均为正常,为隐匿发病。

2. 血压 因为血压的变化对摄入钠盐很敏感,故其临床表型受很大的影响,血压水平多为 150~180/90~110mmHg（1.0mmHg＝0.133kPa）。

3. 血钾 血清钾降低是常见的表现,但约有 50%患者血压升高而血清钾正常,血清钾一般为 2.4~2.8mmol/L;有时轻度血清钾降低,多为 3.0~3.6mmol/L;血清钾极低（1.8~2.2mmol/L）者很少见。

（三）基因型—表型

1. SCNN1A 基因突变 临床研究发现, SCNN1A 基因突变及其多态性不仅与高血压患病率密切相关,还可影响利尿剂氢氯噻嗪降压的疗效。

2. SCNN1B 基因突变 其中 Pro614→Leu、Pro616→Ser、Pro616→Leu 突变时既可引起高血压,也可引起低血压。

3. SCNN1G 基因突变 其中 Glu583→Asp 突变时可引起血压明显升高,血清钾降低。

（四）并发症

1. 高血压 患者高血压发病年龄较早,表现为早发性高血压,血压升高明显,多从儿童时期血压即开始升高;但也有患者症状隐匿,在青少年或成人时期才被发现血压异常。

2. 心脑血管疾病 FPHA 长期严重高血压患

者可引起心肌梗死、心律失常、心力衰竭、脑卒中等严重并发症,但引起严重并发症的发病机制尚不清楚。

3.肾脏疾病 FPHA 患者肾脏进行性硬化可引起肾功能不全,长期低血钾性碱中毒也可导致 Kaliopenic 肾病,伴有近曲小管云雾样肿胀和远侧肾小管功能改变,使肾脏酸化尿液、排泄酸负荷及浓缩尿液的功能降低。

六、辅助检查

(一)实验室检测

1.血生化 ①血浆 HCO_3^- 水平差别很大,有的患者无代谢性碱中毒,而有的患者 HCO_3^- 水平很高;②动脉血 pH 值升高,通常血钾越低,血浆 HCO_3^- 的水平越高;③血清钠水平升高,多为 $137\sim145mmol/L$;④红细胞内钠水平明显增加;⑤肾素活性降低;⑥醛固酮水平降低。

2.尿常规 ①尿钾增加;②尿钠减少;③尿醛固酮降低。

3.基因突变 FPHA 诊断是基于对 SCNN1A 基因、SCNN1B 基因、SCNN1G 基因进行 Sanger 测序验证或二代测序(next generation sequencing,NGS),根据先证者的基因检测结果,对家系成员进行特定位点级联筛查,并根据家族史、临床病史及体格检查等综合分析,以明确亲属成员的致病基因突变携带情况及患病风险。

(二)心电检查

1.心电图 早发高血压患者心电图可显示心室高电压、心室肥厚、ST 段下移或 T 波倒置等变化。

2.动态血压监测 动态血压监测有助于分析血压动态变化曲线,判断夜间血压下降的程度、时间等,有助于评价药物疗效等。

(三)影像学检查

1.超声检查 ①经胸超声心动图:由于长期血压升高可导致不同程度的室间隔肥厚、左心室肥厚或扩大,左心室射血分数降低等;②肾脏超声:可发现肾脏、肾上腺的形态及功能等变化。

2.磁共振成像(magnetic resonance imaging,MRI) 颅脑 MRI 检查可发现高血压引起脑缺血、脑梗死等脑血管病变。

(四)肾组织活检

病理肾组织检查可发现近曲小管腔膜有碎屑样变,肾小球旁器萎缩,肾素颗粒很少。患者限盐后血浆肾素活性和醛固酮水平不增加,反映肾小球旁器萎缩;有的患者可见肾小球细胞含量增多,偶见粘连等。

七、诊断

早发性高血压、顽固性低钾血症,并具有明确家族史的患者;根据病史、体征、实验室检测及基因突变可确定其高血压的类型。

1.初步诊断 ①年龄<30 岁不明原因中度或重度高血压;②有明确的家族史;③低钾血症、代谢性碱中毒;④血浆醛固酮、肾素活性水平降低;⑤24h 尿醛固酮含量极低或测不到;⑥螺内酯药物治疗无效。

2.明确诊断 ①肾组织活检;②SCNN1A 基因、SCNN1B 基因或 SCNN1G 基因的突变。

八、鉴别诊断

1.单基因遗传性高血压病(monogenic hereditary hypertension) 本病大部分单基因遗传性高血压影响远端肾单位水电解质转运和盐皮质激素的合成功能,诱发高血压的病理机制较为相似,主要是增加远端肾单位钠、氯重吸收、容量扩张而导致血压升高;鉴别诊断作用依据临床表现、治疗反应、醛固酮测定及相关致病基因突变等。

2.PA FPHA 临床症状、体征等与 PA 表现相似,二者主要鉴别点是 FPHA 血浆醛固酮水平降低,而 PA 血浆醛固酮水平增高;基因检测有助于明确诊断。

3. 肾小球旁器增生综合征(bartter syndrome) 本症临床表现为严重低血钾、碱中毒,血钠、血氯降低,血浆肾素—血管紧张素、醛固酮升高;血压正常伴多饮、多尿、便秘、脱水等,病理检查显示肾小球旁器肾上腺皮质球状带增生,肾小球旁器增生综合征与 FPHA 的临床表现、体征及实验室检测结果有助于鉴别诊断。

4. 表征性盐皮质激素增多症(apparent mineralocorticoid excess,AME) AME 是由于先天性 11-β 羟类固醇脱氢酶缺乏,引起血浆皮质醇水平增高。由于盐皮质激素受体与糖皮质激素受体在氨基酸序列上有很高的同源性,因此过多的皮质醇与盐皮质激素受体结合,发挥盐皮质激素样作用,患者青少年时期就有高血压、低血钾及第二性征缺乏等,AME 与 FPHA 鉴别诊断并不难。

5. 17α-羟化酶缺乏征(17α-hydroxylase deficiency,17-OHD) 17-OHD 致病病因是由于17α-羟化酶活性缺乏,引起孕烯醇酮和黄体酮不能相应转变为 17-羟孕烯醇酮和 17-羟孕酮,去氧皮质醇和皮质醇减少甚至完全缺乏、ACTH 分泌反应性增高及盐皮质激素的作用去氧皮质酮生成过量,而引发高血压、低血钾及第二性征缺乏等症状,17-OHD 与 FPHA 实验室检测即可鉴别诊断。

九、治疗

(一)维持水及电解质平衡的治疗

1. 补充氯化钾 在严重低血钾引起的肌肉麻痹及严重心律失常时,可短暂补充氯化钾,待血钾升至正常水平后即停止补钾,以免发生高钾血症。①用法:将 10% 氯化钾注射液 10~15mL,加入 5% 葡萄糖注射液 500mL 中静脉滴注;②禁忌:氯化钾注射液禁忌直接静脉滴注和静脉推注给药,必须用葡萄糖注射液稀释后才能静脉应用。

2. 补充镁 在补钾的同时需注意预防低镁血症,对血钾、血钙已恢复正常,但仍有血镁低下、伴有神经肌肉应激性增强和/或频发性期前收缩的患者,经静脉应用钙制剂仍然无效时,可给予镁制剂治疗。①用法:门冬氨酸钾镁注射液 10~20mL,加入 5% 葡萄糖注射液 500mL 中缓慢静脉滴注,1 次/天。门冬氨酸钾镁注射液 10mL 内含镁离子3.37mg、钾离子 13.33mg;②禁忌:门冬氨酸钾镁注射液禁忌直接静脉滴注和静脉推注给药,用葡萄糖注射液稀释后才能静脉应用,10% 氯化钾注射液与门冬氨酸钾镁注射液不能同时应用。

通过肾小管排钠潴钾,可使患者血钾迅速升高,代谢性碱中毒得到纠正,并使血压、血浆肾素活性及醛固酮水平恢复正常。

3. 限制氯化钠摄入量 低盐(钠摄入量<90mmoL/d)饮食可增强氨苯蝶啶或阿米洛利等药物的作用,在治疗中非常重要,因此采取低钠饮食,也可以纠正电解质紊乱和防止高血压的发生。

(二)药物治疗

1. ENac 拮抗药 ENac 拮抗药可有效控制血压和纠正低血钾,ENac 拮抗药需终身服用方能维持健康状态。在用药过程中实验室需定期检测血钾、血钠、血氯及血二氧化碳结合力等指标,根据检测结果及时调整药物的剂量,以免发生高血钾、低血钠和高血氯性酸中毒等。FPHA 患者血压升高对阿米洛利、氨苯蝶啶较为敏感,而对醛固酮抑制剂如螺内酯无效:复方盐酸阿米洛利片 5~10mg/次,1 次/天,根据疗效调整剂量,最大剂量为20mg/d;氨苯蝶啶 12.5~50mg/次,2 次/天。

2. 血管扩张药 硝酸异山梨酯片 5~10mg/次,2 次/天,或者单硝酸异山梨酯片 20mg/次,2 次/天。

3. β-受体阻滞药 富马酸比索洛尔片 2.5~5.0mg/次,1 次/天。

4. 增强 Nedd4-2 活性药物 增强 Nedd4-2 活

性的新药物研究有可能治疗 FPHA 重要措施之一，但由于 ENaC 在远端肾单位、结肠远端、肺上皮细胞、腮腺、汗腺及脑等组织器官均有表达，故新药的组织特异性为不容忽视的问题之一。

（三）手术治疗

肾移植是治疗 FPHA 有效的方法之一，肾移植术后其盐皮质激素的分泌可恢复正常，临床症状明显缓解。

参考文献

1. YANG K E,XIAO Y,TIAN T,et al. Molecular genetics of Lidde's syndrome［J］. Clin Chim Acta, 2014, 436: 202-206.

2. 史瑾瑜,陈香,任艳,等.一个中国人 Liddle 综合征家系的 SCNN1G 基因新突变及其临床特征.中华医学遗传学杂志,2010,31(2):132-135.

3. 史嘉翔,张春军,卜晓波,等.SLC12A3 和 SCNN1B 基因多态性与朝鲜族原发性高血压的相关性研究.中华医学遗传学杂志,2018,35(1):116-120.

4. 蒋晖.Liddle 综合征研究进展.心血管病学进展,2018,39(2):263-266.

5. 边欣怡,柳宛璐,石鑫玮,等.1 例 Liddle 综合征遗传咨询及产前诊断的临床分析.现代妇产科进展,2019,28(12):958-960.

6. LIU K,QIN F,SUN X,et al. Analysis of the genes involved in Mendelian forms of lowrenin hypertension in Chinese early-onset hypertensive patients［J］. J Hypertens, 2018, 36(3):502-509.

7. 董慧,杨艳玲.遗传性电解质紊乱与猝死.中国实用儿科杂志,2019,34(7):568-574.

8. 李岳华,杨坤瑾,张莹,等.Liddle 综合征上皮钠通道β亚单位基因突变及其临床随访研究.中国分子心脏病学杂志,2017,17(3):2086-2088.

9. 梁致如,高凌根,范利.Liddle 综合征研究进展.中华老年多器官疾病杂志,2016,15(5):387-391.

10. 王雨,汪贻熙,熊洪亮,等.Liddle 综合征妇女妊娠一例.中华心血管病杂志,2021,49(7):714-716.

11. WANG L P,YANG K Q,JIANG X J,et al. Prevalence of Liddle syndmnleamong young hypetension patients of undetemlined cause inachinese population［J］. J Clin Hypertens,2015,17(11):902-907.

第四节　表征性盐皮质激素增多症

表征性盐皮质激素增多症（apparent mineralocorticoid excess，AME）是由于11β-羟类固醇脱氢酶2（11β-hydroxysteroid dehydrogenase，type 2，11β-HSD2）基因突变，引起皮质醇无法代谢为皮质酮而大量蓄积，激活盐皮质激素受体（mineralocorticoid receptor，MR）造成水钠潴留。患者在青少年时期即出现血压升高、血钾降低及高钠血症等；主要表现为低肾素活性值、代谢性碱中毒、低醛固酮血症及第二性征缺乏等症状，易并发高血压性脑卒中、心律失常等，预后不良。

一、概述

1977年，Ulick等首先报道1例3岁女童诊断为AME，患儿临床表现严重高血压，实验室检测血清钾、肾素活性值及醛固酮水平均明显降低。

1994年，研究阐明AME为病因明确的第三种单基因遗传性高血压疾病。

二、病因

AME为常染色体隐性遗传病，经基因组筛选定位，目前仅确定11β-HSD2基因突变为其致病病因。

三、分子遗传学

11β-HSD2基因

1. 结构　11β-HSD2基因定位于第16号染色体长臂22区1带（16q22.1），长约6.2kb，由5个外显子和4个内含子组成，编码405个氨基酸残基，相对分子质量约为41kD；mRND大小1.9kb。

2. 功能　11β-HSD2结构中糖基化位点被脯氨酸包围，故不易被糖基化。11β-HSD2广泛分布于盐皮质激素靶组织，如肾皮质、远曲小管、集合管、直肠、乙状结肠、唾液腺、汗腺；另外在胎盘、肾上腺也存在。11β-HSD2的作用为皮质醇在肾小管局部转变成无活性的皮质素，在血液中皮质醇半衰期约为70min，醛固酮半衰期约为20min。

3. 突变　11β-HSD2基因突变类型有无义突变、错义突变、移码突变及整码突变等，突变多位于第3~5外显子和第3内含子，常见突变位点为第186位精氨酸（Arg）被半胱氨酸（Cys）所置换（Arg186→Cys）、第208位精氨酸（Arg）被半胱氨酸（Cys）所置换（Arg208→Cys）、第208位精氨酸（Arg）被组氨酸（His）所置换（Arg208→His）、第213位精氨酸（Arg）被半胱氨酸（Cys）所置换（Arg213→Cys）、第337位精氨酸（Arg）被半胱氨酸（Cys）所置换（Arg337→Cys）、第374位精氨酸（Arg）被谷氨酰胺（Gln）所置换（Arg374→Gln）等。

四、发病机制

生理情况下人体肾上腺皮质网状带分泌大量糖皮质激素（皮质醇10~20mg/d），球状带分泌少量盐皮质激素（醛固酮100~150μg/d），皮质醇分泌量是醛固酮的100倍以上。MR是非选择性的受体，皮质醇和醛固酮对MR有相似的亲和力，但由于肾脏内存在11β-HSD2，可将皮质醇转化生成不能激活MR的皮质酮，因此MR不会被糖皮质激素激活。

11β-HSD属于短肽链乙醇氧化还原酶家族成员，以N-末端结合于特定细胞的内质网上，另外接触反应区还存在一个倜文结构（CTGTA-CAG），类似于糖皮质激素的反应位点。11β-HSD可以催化氢化可的松与可的松的相互转化，11β-HSD有两个完全不同的同工酶,即 11β-HSD1 和 11β-HSD2,两种酶蛋白的氨基酸序列有 93% 是相同。

11β-HSD1 基因定位于第 1 号染色体长臂 32 区 2 带(1q32.2),长约 30kb,由 6 个外显子和 5 个内含子组成,编码 292 个氨基酸残基,相对分子质量约为 34kD;mRND 大小 1.5kb。主要分布于肝脏、肺、性腺、肾上腺、脑及脂肪组织等。11β-HSD1 是一个低亲和力 NADP$^+$ 依赖的脱氢酶/11-氧化还原酶,因此它既可将氢化可的松转化为可的松而灭活,也可将可的松转化为氢化可的松,参与了血脂代谢、高血压及肥胖等代谢综合征的病理生理过程,另外高水平的糖皮质激素暴露与神经系统功能紊乱、年龄相关性认知功能障碍等有关,但目前还未发现 11β-HSD1 基因突变引起 AME 的研究报道,只有 11β-HSD2 基因突变导致 AME 的研究报道。

11β-HSD2 基因突变导致 11β-HSD2 活性缺乏,皮质醇不能被转化成皮质酮,大量蓄积的皮质醇占据远端肾小管的 MR,激活转录因子及糖皮质激素激酶,使泛素连酶进行性下调基因 4-2 异构体(progressive downregulation of gene 4-2 isomer, DD4-2)磷酸化,磷酸化的 NEDD4-2 不能与上皮细胞钠离子通道(epithelial sodium channel, ENaC)结合进而灭活 ENaC,导致 ENaC 活性升高,钠重吸收增加,出现类似醛固酮增高的临床表现,如血压升高、血钾降低等,即称为 AME。11β-HSD2 基因突变不仅可导致基因表达降低或对底物的亲和力下降,也可引起 11β-HSD2 的稳定性降低,半衰期显著缩短等。

五、临床表现

根据 AME 发病年龄,在临床上可分为 AME-Ⅰ型和 AME-Ⅱ型,其中 AME-Ⅰ型又称儿童型;AME-Ⅱ 又称成人型。

(一)AME-Ⅰ型

1.症状及体征 AME-Ⅰ型患儿血中 11β-HSD2 活性极低或缺失,在儿童时期即出现血压升高,少数患者可表现为胎儿宫内生长发育迟滞,出生时体重较轻、身材矮小等,并且出生后不久血压开始升高;血清钠多为正常高值或升高,血清钾下降或正常。

2.并发症 病程较长的患者可因长期慢性低血钾、高血压等而并发肾钙质沉着、左心室肥厚等并发症。AME-Ⅰ型严重患者在幼年时期或青春期可发生死亡,死因多为颅内出血或严重心律失常所致。

(二)AME-Ⅱ型

1.症状及体征 AME-Ⅱ型患者的 11β-HSD2 活性部分缺陷,活性值为正常人的 10%~50%,但即使完全无 11β-HSD2 活性,也不会降至零,因为约有 5.0% 的皮质醇可通过另一种酶(可能为 11β-HSD1)转化为皮质素。

AME 患者除了 11β-HSD2 活性降低外,还可能存在 5β-还原酶(5β-reductase)活性降低,致使皮质醇的 5β-四氢代谢产物生成减少。

2.并发症 由于 AME-Ⅱ型患者的 11β-HSD2 活性部分降低,所以在临床上多无明显的症状及体征,预后较好。

(三)基因型—表型

临床研究显示,11β-HSD2 基因 Arg374→Gln 突变时可引起胎儿在宫内生长发育迟滞,孕妇有反复死产的病史,并且家族史为阳性等。

六、辅助检查

(一)实验室检测

1.血液生化 ①血管紧张素受体(angiotensin receptor, AT)-1、AT-2;②血浆醛固酮水平;③血浆游离皮质醇/皮质素的比值(皮质醇通过 11β-HSD2 的作用变成皮质素);④血浆肾素活性水平;⑤血清钾水平。

2.尿液生化 ①尿中皮质醇、皮质素及其代谢产物；②计算尿中氢化可的松与可的松的比值，正常比值为0.60，而AME患者明显升高。

3. 转化率　检测氢化可的松转化成可的松的转化率，正常人为90%～95%，而AME患者为0～6.0%。

4. 药物试验　①皮质醇负荷试验：口服皮质醇200mg，检测血液、尿液中皮质醇、皮质素及其代谢产物，计算皮质醇/皮质素的比值；②促肾上腺皮质激素（adrenocorticotropic hormore，ACTH）兴奋试验：ACTH兴奋试验后患者的病情恶化，皮质醇增多，11β-HSD2的底物及皮质醇/皮质素的比值增加。

皮质醇负荷试验和ACTH兴奋试验有助于AME确诊，也可发现无症状隐匿性患者。

5. 11β-HSD2活性　AME-Ⅰ型患者11β-HSD2活性极低或缺失；AME-Ⅱ型患者11β-HSD2活性明显降低。

6. 11β-HSD2基因　AME致病基因为11β-HSD2基因突变，根据先证者11β-HSD2基因检测结果，对其家系成员特定的11β-HSD2基因位点进行筛查，并根据其家族史、临床病史及体格检查等综合分析，以明确亲属成员的致病基因突变携带情况及患病风险。

（二）超声检查

1. 经胸超声心动图　AME患者长期血压升高时超声心动图检查，可显示左心房扩大、室间隔及左心室后壁肥厚，左心室舒张末期功能减低等。

2. 腹部超声　AME患者并发肾钙质沉着时腹部超声检查，可发现肾实质回声弥漫性增强，集合系统回声欠清晰，肾锥体内可见呈花瓣样分布的强回声后伴深影，以及肾血流减少等。

七、诊断

1. 初步诊断　在婴幼儿或青少年发病的高血压，患者并伴有下列情况可初步诊断为AME：①高血压伴低血钾；②高血压伴代谢性碱中毒和/或多

尿；③用一般降压药治疗效果不佳；④血压与氯化钠摄入量有关，氯化钠摄入量增多时，血压升高更明显，反之较轻，但不会自然降至正常；⑤出生时体重轻或伴有宫内生长发育迟滞而不能用胰岛素样生长因子（insulinlike growth factors，IGF）或生长激素（growth hormone，GH）缺乏来解释。

2. 明确诊断　①肾素活性值、醛固酮、AT-1及AT-2的水平很低或测不到；②血浆皮质醇/皮质素的比值明显升高；③11β-HSD2基因突变。

八、鉴别诊断

1. 原发性高血压（essential hypertension，EH）　EH患者血浆皮质素/皮质醇的比值正常，尿中和血浆皮质素与皮质醇的比值可间接反映11β-HSD2活性，正常人比值约为0.243，如比值<0.20，则表示可能存在11β-HSD2活性下降。但血浆皮质素/皮质醇的比值受肾功能的影响，在排除肾功能衰竭等干扰因素情况下，可用于判断11β-HSD2活性；在临床上只要实验室检测血浆醛固酮升高，即可排除AME。

2. 甘草综合征（liquorice syndrome）　甘草次酸可抑制11β-HSD2活性，在临床上应用过多的甘草及其类似物，或者甘珀酸钠（carbenoxolone）时也可引起水钠潴留、高血压、低血钾，以及对肾素—醛固酮系统的抑制，其临床表现与AME相似，但这是一种继发性AME，只要对患者详细询问用药史即可明确诊断。

九、治疗

（一）药物治疗

1. 口服钾制剂　①低血钾较轻时一般可给予口服氯化钾3.0～6.0g/d，分次服用即可纠正低血钾；②如患者需长期补钾，可予以氯化钾缓释片（补达秀）成人1.0g/次，2次/天。氯化钾缓释片可减少对胃肠道的刺激和血钾浓度的波动。

2. 静脉应用钾制剂　缺钾严重或禁食等原因

不能口服的患者则应予以静脉补钾,氯化钾溶于生理盐水或葡萄糖液中滴注:①用法:将 10%氯化钾注射液 10~15mL,加入 5%葡萄糖注射液 500mL 中缓慢静脉滴注;②注意:禁忌直接静脉滴注与推注给药,必须加入 5%葡萄糖注射液稀释后才能静脉滴注,并且用药时应严密心电监护观察心率、心律、血压及血氧饱和度等。

3. 降压药 ①复方盐酸阿米洛利片(amiloride)5mg/次,1~4 次/天,复方盐酸阿米洛利药物可明显增加 Na^+、Cl^- 和尿酸的排泄,可间接降低血压;②苯磺酸氨氯地平 5mg/次,1 次/天,或者非洛地平缓释片 5~10mg/次,1 次/天;③血管紧张素转化酶抑制剂:卡托普利 12.5mg/次,3 次/天,或者培哚普利 4~8mg/次,1 次/天。

4. 激素类药物 地塞米松片 0.75mg/次,1 次/天。地塞米松可抑制皮质醇,降低尿中游离皮质醇水平。

(二)预防

1. AME 引起的高血压呈盐敏感性、低肾素型,故限制氯化钠摄入量,有助于降低高血压。

2. 慢性肾功能不全的患者可进行血液透析治疗,有助于降低血钠水平、维持水电解质的平衡等,预防电解质紊乱。

参考文献

1. 钱守如,李玉红,田兆方,等.表征性盐皮质激素过多综合征.中国实用儿科杂志,2002,17(3):175.

2. 周子华,程龙献,廖玉华.单基因遗传性高血压.临床心血管病杂志,2009,25(10):721-722.

3. 徐琳,王广新,朱英翠,等.拟盐皮质激素增多综合征的研究进展.中国基层医药,2019,26(20):2552-2555.

4. 邹玉宝,孙筱璐,王继征,等.单基因致病型高血压.中国医学前沿杂志(电子版),2016,8(5):16-22.

5. 陈娜,姚兵.11β-羟化类固醇脱氢酶与 2 型糖尿病.中华内分泌代谢杂志,2003,19(3):243-247.

6. BASU R, POGLITSCH M, YOGASUNDARAM H, et al. Roles of angiotensin peptides and recombinant human ACE2 in heart failure. J Am Coll Cardiol, 2017, 69(7): 805-819.

7. 王兴友,陈杭薇,钱桂生.11β-羟基类固醇脱氢酶的研究.医学综述,2007,13(14):1050-1052.

8. 田振华,马向华.表观盐皮质类固醇激素过多综合征的研究进展.国际内科学杂志,2009,36(4):219-221.

9. 吴春丽,李娟,王晶.关于11β-类固醇脱氢酶的研究进展.海峡药学,2020,32(4):177-180.

10. ATANASOV A G, IGNATOVA I D, NASHEV L G, et al. Impaired protein stability of 11beta-hydroxysteroid dehydrogenase type 2: a novel mechanism of apparent mineralocorticoid excess. J Am Soc Nephrol, 2007, 18(4):1262-1270.

11. 崔同军.11β-羟基类固醇脱氢酶通过改变糖皮质激素活性参与机体多个病理环节.医学综述,2013,19(1):40-42.

第五节　妊娠加重型高血压

妊娠加重型高血压（pregnancy-aggravated hypertension, PAH）是由于盐皮质激素受体（nuclear receptor subfamily 3, group C, member 2, NR3C2）基因突变，引起盐皮质激素受体（mineralocorticoid receptor, MR）活性增加，致使血压升高，且在每次怀孕到中晚期血压即出现异常升高，甚至导致胎盘早剥、反复胎死腹中等；患者在临床可表现为一种难治性高血压疾病。

一、概述

（一）国外指南

2000年，Geller等首次提出PAH的诊断，另外在极少数男性高血压患者和未怀孕女性高血压携带者，服用醛固酮抑制剂螺内酯后，非但不出现血压下降，反而越来越高，临床上表现为难治性高血压，可能为PAH引起。

2013年，美国妇产科医师学会（American College of Obstetricians and Gynecologists, ACOG）发布了《妊娠期高血压疾病指南》，将妊娠期高血压分为：①妊娠期高血压；②子痫前期/子痫；③慢性高血压；④慢性高血压并发子痫前期/子痫。

2018年，国际妊娠期高血压研究学会（International Society for the Study of Hypertension in Pregnancy, ISSHP）发布了《妊娠期高血压疾病指南》，将妊娠期高血压分为①妊娠前高血压或妊娠20周前新发现的高血压，包括3个亚型：慢性高血压（原发性或继发性）；白大衣性高血压；隐蔽性高血压；②妊娠20周后发生的高血压，包括3个亚型：一过性妊娠高血压；妊娠高血压；子痫前期（新发或由慢性高血压演变）。

2020年，国际高血压学会（International Society of Hypertension, ISH）发布了《ISH国际高血压实践指南》，将妊娠期高血压分为：①慢性高血压；②妊娠期高血压；③慢性高血压合并妊娠期高血压伴有蛋白尿；④子痫前期；⑤子痫；⑥HELLP综合征。

（二）国内指南

2012年，中华医学会妇产科学分会妊娠期高血压疾病学组，组织有关专家根据国内外研究进展，参考国外的研究指南，并结合我国国情和临床治疗经验，经反复讨论修改，最终形成《妊娠期高血压疾病诊治指南（2012版）》。本指南遵循循证医学的理念，对有关治疗方案做出证据评价，以进一步规范我国妊娠期高血压疾病的临床诊断和治疗。

2015年，中华医学会妇产科学分会妊娠期高血压疾病学组，在国内外最新研究进展、指南和共识的基础上，结合我国国情和临床实践经验，组织有关专家在《妊娠期高血压疾病诊治指南（2012版）》的基础上，经反复讨论修改制定了我国《妊娠期高血压疾病诊治指南（2015）》。

2020年，中华医学会妇产科学分会妊娠期高血压疾病学组，在《妊娠期高血压疾病诊治指南（2015）》的基础上，参考了2018年ISSHP分类诊断标准，结合我国国情、临床研究及实践经验，遵循循证医学理念，提出应重视妊娠期的临床预警信息，强化产前检查，提高早期识别、诊断能力及精准医疗，制定发布了《妊娠期高血压疾病诊治指南（2020）》。

二、病因

PAH为常染色体显性遗传病，经基因组筛选定位，目前仅确定NR3C2基因突变为其致病病因。

三、分子遗传学

NR3C2 基因

1. 结构 NR3C2 基因定位于第 4 号染色体长臂 31 区 1 带到 31 区 2 带（4q31.1~31.2），长约 400kb，由 10 个外显子和 9 个内含子组成，编码 984 个氨基酸，相对分子质量约为 107kD。

2. 功能 NR3C2 主要表达于心脏、肾脏、结肠、中枢神经系统、褐色脂肪组织及汗腺等，具有一个 N 端富含半胱氨酸的 DNA 结合区和一个 C 端类固醇结合结构域，该结构域由一个假定的铰链区隔开。NR3C2 是属于核受体家族成员之一，是一个配体依赖的转录因子，对盐皮质激素、糖皮质激素亲和力相同，与皮质酮无亲和力。可通过直接促进肾脏水钠滞留而影响血压，而且对心血管功能、行为认知、细胞凋亡及脂肪代谢等也有重要的影响。

3. 突变 NR3C2 基因常见突变位点为第 810 位丝氨酸（Ser）被亮氨酸（Leu）所置换（Ser810→Leu）。其中 NR3C2 基因突变致使受体的第 5 螺旋和第 3 螺旋间发生分子交互，其构象发生改变，导致该突变受体在无配体结合时也处于半激活状态（活性增加 25%~27%），并可与生理状态下醛固酮受体拮抗剂如螺内酯和黄体酮结合并被激活。

四、发病机制

盐皮质激素是调节机体血压的重要因素，通过结合相应的 MR，促进肾脏对钠的重吸收，引起体内水钠潴留，从而导致血压升高的发生。正常情况下，妊娠期妇女的黄体酮水平可升高几十倍甚至上百倍，但不会引发严重的高血压。

PAH 是由于编码 MR 的基因 NR3C2 突变所致，NR3C2 突变导致 MR 的活性增加，使得钠吸收持续性增加，在妊娠期可使女性患者血压陡然显著升高，并进行性加重，以至于有的孕妇不得不终止妊娠。血压升高多在孕 20~21 周后发生，推测可能是基因突变致使 MR 敏感性增加，能够与黄体酮等非盐皮质激素结合。

PAH 不仅仅只发生于怀孕女性患者，NR3C2 基因突变携带者在非妊娠期女性和男性也会出现重度高血压，甚至发生难治性高血压；实验室检测血浆肾素活性水平和血浆醛固酮水平明显降低等。

NR3C2 基因不仅能够引起编码蛋白功能增加，而且有些突变也可致使盐皮质激素受体功能缺失，导致 I 型假性低醛固酮血症，又称 Cheek-Perry 综合征。

五、临床表现

（一）症状

1. 发病率 PAH 发病率占所有妊娠期高血压的 6.0%~8.0%。

2. 年龄 PAH 发病年龄多为中青年人，大多数在 30 岁以前发病。

3. 女性 PAH 大数为怀孕女性，极少数未怀孕女性为 PAH 引起。

4. 男性 在临床上难治性高血压患者中有极少数男性为 PAH 引起，文献报道 15 岁男性难治性高血压的案例为 PAH 引起。

（二）体征

1. 血压 妊娠女性在孕 20~21 周时出现血压异常升高，甚至导致胎盘早剥、反复胎死腹中等，可表现为一种难治性高血压疾病。而有极少数男性或非怀孕女性高血压患者，在服用醛固酮抑制剂螺内酯后，非但血压不降低，反而越来越高，这是 PAH 患者特征性高血压表现，因此在临床上发现中青年女性、男性诊断为难治性高血压时也应进行 NR3C2 基因筛查。

2. 妊娠期高血压定义 妊娠期高血压定义为间隔至少 4h，2 次收缩压 ≥140mmHg（1mmHg = 0.133kPa）和/或舒张压≥90mmHg。妊娠期高血压按血压升高的程度可分为：轻度 140~150/90~

109mmHg；重度≥160/110mmHg。

3. 孕检　妊娠期 20～21 周后血压升高的孕妇如不伴有蛋白尿，无靶器官功能损害，胎儿生长发育一般不受影响，但应定期随访检查血压，胎儿心率及心律等。

4. 并发症　由于妊娠加重型高血压可引起全身小动脉痉挛，外周血液循环阻力增加，而导致母亲及胎儿的心脏、脑及血管受损，甚至危及母亲及胎儿的生命安全，因此延误诊治，患者往往出现严重并发症。

（三）基因型—表型

NR3C2 基因 Ser810→Leu 突变时在妊娠 20～21 周后血压开始明显升高，可呈进行性加重，临床表现为难治性高血压或高血压急症，患者应用醛固酮受体拮抗剂螺内酯、依普利酮等药物无效，并有可能加重病情。

六、辅助检查

（一）实验室检测

1. 血液生化　①肾素活性值降低；②醛固酮水平降低；③黄体酮水平在不同时期差别较大，其中卵泡期黄体酮正常值＜3.2nmol/L；黄体期黄体酮正常值为 9.5～89.0nmol/L；妊娠早期为 63.6～95.4nmol/L；妊娠中期为 159～318nmol/L；妊娠晚期为 318～272nmol/L；而在绝经期黄体酮值＜2.2nmol/L。

2. 胎盘生长因子（placental growth factor, PLGF）　PLGF 正常参考值在妊娠 20～23 周为 60pg/mL；妊娠 24～31 周为 130pg/mL；妊娠 32～35 周为 70pg/mL。PLGF 可用于对子痫前期进行病情预测、鉴别诊断及制定治疗措施等。

3. 其他检测指标　①全血细胞计数；②血清电解质、肝功能、肾功能、血糖、凝血功能；③尿液白蛋白/肌酐比值，尿蛋白定量检测等。

4. 基因突变　PAH 采用单链构象多态性方法

（single strand conformation polymorphism, SSCP）可分析所有 NR3C2 基因编码区，如发现 NR3C 基因突变时应对其亲属成员进行该基因突变的级联基因检测，并根据家族史、临床病史及体格检查等综合分析，以明确亲属成员的致病基因突变携带情况、患病风险及判断预后等。

（二）血压检查

1. 自测血压　对于明确诊断为 NR3C2 基因携带者，居家应定时测量，记录女性怀孕期间血压、心功能、肾功能及脑血管的变化，为临床医师制定个体化治疗措施提供依据。

2. 动态血压　动态血压监测有助于判断、分析女性怀孕期间血压动态变化规律，尤其在休息、活动及睡眠状态下血压变化特点，有助于早期诊断及鉴别诊断慢性高血压、白大衣高血压、隐蔽性高血压等。

（三）超声检查

1. 超声心动图　难治性高血压患者超声心动图检查可显示，左心室、室间隔肥厚，长期高血压心室腔也可扩大及心脏舒张功能减退等。

2. 妇科 B 超　孕妇 B 超检查可了解血压波动对胎儿在宫内发育速度与孕周是否相符、羊水量是否正常、有无宫内缺氧及胎盘附着位置等情况。

七、诊断

1. 初步诊断　①女性在孕 20～21 周后血压突然显著升高，并呈进行性加重；②血浆肾素活性水平、醛固酮浓度及血清钾水平明显降低；③难治性高血压发病年龄在 20～30 岁的男性和未怀孕女性。

2. 明确诊断　①个人史及家族史阳性；②CR3A2 基因突变。

八、鉴别诊断

1. 子痫（eclampsia）　子痫患者临床表现为持

续性高血压、蛋白尿、头痛、视觉障碍及呼吸困难等，继而出现全身抽搐等症状。依据临床症状、体征、实验室检测及基因突变有助于子痫与 PAH 的鉴别诊断。

2. 难治性高血压(resistant hypertension，RH)　RH 定义为应用 3 种降压药物治疗 4 周后血压仍不能达标。在临床引起 RH 常见疾病有肾实质性高血压、肾血管性高血压、原发性醛固酮增多症及阻塞性睡眠呼吸暂停综合征等，但这些疾病有其特征性症状及体征，与 PAH 在临床有少数男性和未怀孕女性表现为 RH 不同，PAH 特征性表现为 30 岁前血压显著升高，呈进行性加重；实验室检测 CR3A2 基因突变有助于鉴别诊断。

九、治疗

(一)预防

1. 生活方式改变　减重及限盐，因 PAH 患者属于盐敏感性高血压，推荐每日食盐摄入量控制在 6g (尿钠排泄 100mmoL/d)以下，有助于降低血压。

2. 体重指数　注意营养均衡，对于孕妇在妊娠期体重指数的增长应保持在孕期推荐的合理范围。

3. 禁忌　PAH 患者禁忌应用醛固酮受体拮抗剂，因为醛固酮受体拮抗剂可加重血压升高的程度和进一步降低血钾水平。

4. 哺乳期女性高血压　哺乳期女性高血压不提倡应用甲基多巴类、利尿剂类等药物，因为前者可能增加产后抑郁症的发生率；而后者可能造成哺乳期血容量不足而引起电解质紊乱。

5. 降压目标　妊娠期高血压的孕妇血压控制目标目前尚无统一，由于妊娠期间血压的特殊性，在降压的同时，还需考虑子宫—胎盘血流的灌注，因此降压药物的选择和目标值的确立应当慎重。

6. 终止妊娠　PAH 患者如不能耐受高血压症状或出现相应高血压并发症的孕妇，应及时终止妊娠并要避免以后再次妊娠，但终止妊娠的时机应由产科医生评估确认。

(二)药物治疗

1. 药物治疗时机　①孕妇血压 ≥140/90mmHg 时即进行生活方式干预，同时考虑启动药物治疗，药物治疗过程中应严密监测血压、靶器官有无损害；②对于血压 ≥160/110mmHg 的孕妇，为妊娠期高血压急症，产科医师应与心内科医师联合治疗。

目前治疗妊娠期高血压常用口服药有二氢吡啶类钙阻滞剂、α 和 β 肾上腺素能受体阻滞剂等。

2. 二氢吡啶类钙阻滞剂　硝苯地平缓释片 10~20mg，2 次/天，可用于妊娠期各个阶段，尤其是妊娠中晚期重度高血压患者。

3. α 和 β 肾上腺素能受体阻滞剂　盐酸拉贝洛尔片 100~200mg，2 次/天，根据血压调整剂量。

参考文献

1. 饶海英，邹虹，漆洪波. 妊娠期高血压疾病指南 2013 年版. 中国实用妇科与产科杂志，2014,30(10):739-734.

2. International Society for the Study of Hypertension in Pregnancy (ISSHP). Hypertensive disorders of pregnancy: ISSHP classification, diagnosis, and management recommendations for international practice. Hypertension, 2018,72(1):24-43.

3. UNGER T, BORGHI C, CHARCHAR F, et al. 2020 International Society of Hypertension global hypertension practice guidelines. J Hypertens, 2020,38(6):982-1004.

4. 中华医学会妇产科学分会. 妊娠期高血压疾病诊治指南(2012 版). 中华妇产科杂志，2012,47(6):476-480.

5. 杨孜，张为远. 妊娠期高血压疾病诊治指南(2015). 中华妇产科杂志，2015,50(10):721-728.

6. 中华医学会妇产科学分会妊娠期高血压疾病学组. 妊娠期高血压疾病诊治指南(2020). 中华妇产科杂志，2020,55(4):227-238.

7. 叶肖燕. 高血压患者血清 miR-124、NR3C2 蛋白水平变化及意义. 山东医药，2015,55(27):64-65.

8. 邹玉宝，孙筱璐，王继征，等. 单基因致病型高血压. 中国医学前沿杂志(电子版)，2016,8(5):16-22.

第六节　家族性醛固酮增多症

家族性醛固酮增多症（familial hyperaldosteronism, FHA）是由于肾上腺皮质分泌过多醛固酮，导致潴钠排钾、血容量增多，肾素—血管紧张素系统活性受到抑制的一种单基因遗传性疾病，患者主要表现为早发高血压、血浆醛固酮升高及血钾降低等。病情严重及病程迁延可引起心肌肥厚、心力衰竭及肾功能不全等，因此早期明确诊断，并根据其类型进行精准治疗至关重要。

一、概述

1966 年，Sutherland 等在临床上报道了 FHA-Ⅰ型症状及体征，患者多为青年时期发病，肾上腺病理检查显示为结节性增生。

1992 年，Stowasser 等报道了 FHA-Ⅱ型临床症状及体征，患者病情程度不一，肾上腺病理类型为腺瘤或增生，抑或同时存在。

2011 年，Choi 等研究发现了 FHA-Ⅲ型，患者在肾上腺组织及外周血 DNA 中检测显示，内向整流钾通道 J 亚家族成员 5（potassium inwardlyrectifing channel, subfamilyJ, member5, KCNJ5）基因突变。

2016 年，美国内分泌学会（American Endocrine Society, AES）发布了《原发性醛固酮增多症的管理、病例筛查、诊断及治疗》指南。

2016 年，中华医学会内分泌分会肾上腺学组发布了《2016 原发性醛固酮增多症诊断治疗的专家共识》。

2020 年，欧洲高血压学会（European Society of Hypertension, ESH）发布了《原发性醛固酮增多症的遗传学、流行、筛查和确认》共识声明。

2020 年，中华医学会内分泌学分会发布了《原发性醛固酮增多症诊疗共识》。

二、病因

FHA 为常染色体显性遗传病，经基因组筛选定位，已确定 11β-羟化酶（11β-hydroxylase, CYP11B）的同工酶融合形成 CYP11B1/CYP11B2 嵌合基因、电压门控氯离子通道 2（chloride channel2, CLCN2）基因、KCNJ5 基因、电压依赖型钙通道 α_1H 亚基（calcium channel, voltagedependent, alpha 1H subunit, CACNA1H）基因的突变。

三、分子遗传学

（一）FHA-Ⅰ型
致病基因为 CYP11B1/CYP11B2 嵌合基因。

1. 结构　CYP11B1/CYP11B2 嵌合基因定位于第 8 号染色体长臂 21 区到 22 区（8q21~22），长 6030bp，由 9 个外显子和 8 个内含子组成。

CYP11B 有 2 种同工酶，即 CYP11B1 和 CYP11B2，CYP11B2 又称醛固酮合成酶。CYP11B1 和 CYP11B2 是线粒体细胞色素 P450 单氧化酶，其合成之初均含有 503 个氨基酸残基，切除信号肽后生成含 479 个氨基酸残基的成熟蛋白，其中 CYP11B1 基因相对分子质量约为 51kD，CYP11B2 基因相对分子质量约为 49kD。

2. 功能　醛固酮是肾素—血管紧张素—醛固酮系统（renin-angiotensin-aldosterone system, RAAS）的最终产物，主要通过盐皮质激素受体作用于远端肾小管上皮细胞，促进肾脏对水和钠的重吸收，以维持水和电解质的平衡。正常生理条件下，醛固酮是在肾上腺皮质的球状带中由胆固醇通过一系列生化反应转化而成，许多羟化反应参与了这一过程，催化这些羟化反应的酶是一些特异性的细胞色素 P450 酶。CYP11B2 是细胞色素 P450 家族的一员,它负责醛固酮合成的最后一步。从 11-去氧皮质酮开始,醛固酮合酶催化一个 11β-羟化反应,紧随其后是一个 18-羟化反应和一个 18 氧化反应,最终生成醛固酮。

3. 突变 FHA-I 型患者第 8 号染色体不仅含有正常的 CYP11B1 和 CYP11B2,而且形成一个新的 CYP11B1/CYP11B2 嵌合基因。实验室采用 Southern 印迹法或长距离聚合酶链式反应(polymerase chain reaction,PCR)可以检测 CYP11B1/CYP11B2 嵌合基因。

(二)FHA-II 型

致病基因为 CLCN2 基因。

1. 结构 CLCN2 基因定位于第 3 号染色体长臂 27 区到 28 区(3q27~28),由 24 个外显子和 23 个内含子组成,编码 898 个氨基酸。

2. 功能 CLCN2 基因是编码电压门控氯离子通道蛋白,CLCN2 表达广泛,细胞肿胀、超极化和细胞内酸性 pH 可激活该通道。CLCN2 基因携带产生细胞膜上氯离子通道的信息,在肾上腺特殊的细胞中,这些氯离子通道可以调节膜电压和醛固酮的产生,这些患者体内该基因突变导致膜电位改变及醛固酮过量的产生,从而引起血压升高。

3. 突变 1993 年澳大利亚调查了一个大家族总共有 8 个家庭,8 个家庭成员中包括儿童及青少年时期患病的患者,研究发现一个此前未发现与高血压有关的基因突变,即为 CLCN2 基因。2018 年研究证实了 FHA-II 型致病基因为 CLCN2 基因,CLCN2 基因突变引起肾上腺产生过多的醛固酮。

(三)FHA-III 型

致病基因为 KCNJ5 基因,是 2011 年被发现的 FHA 类型。

1. 结构 KCNJ5 基因定位于第 11 号染色体长臂 24 区 3 带(11q24.3),长 2912bp,由 5 个外显子

和 4 个内含子组成,编码 419 个氨基酸。

2. 功能 KCNJ 基因家族有 15 个成员,其中 KCNJ5 也称内向整流钾离子通道(inwardly rectifier potassium channel,Kir3.4)。KCNJ 基因编码 G 蛋白耦联的内向整流型钾离子通道(G protein gated inward rectifier K⁺channel,GIRK4)蛋白,属于 Kir 家族,由两部分组成:孔道构成蛋白 GIRK 亚单位和 G 蛋白耦联受体。GIRK 蛋白存在 5 种不同亚单位,分别为 GIRK1~GIRK5(或 Kir3.1~Kir3.5)。GIRK 通道各亚单位分布于哺乳动物心脏、脑、肾脏、肾上腺、脾脏、睾丸、卵巢及脂肪等组织细胞,且不同组织器官的表达也不尽相同。GIRK 亚单位由 M1、M2 两个疏水片段组成,二者之间的肽段形成 P 区,P 区和 M2 片段对钾离子的选择性起重要作用。

3. 突变 常见突变位点有第 151 位甘氨酸(Gly)被精氨酸(Arg)所置换(Gly151→Arg)、第 158 位苏氨酸(Thr)被丙氨酸(Ala)所置换(Thr158→Ala)、第 168 位亮氨酸(Leu)被丙氨酸(Ala)所置换(Leu168→Ala)。

(四)FHA-IV 型

致病基因为 CACNA1H 基因。

1. 结构 CACNA1H 基因定位于第 16 号染色体短臂 13 区 3 带(16p13.3),长约 82.4kb,由 35 个外显子和 34 个内含子组成,编码 2353 个氨基酸,相对分子质量约为 259kD。

2. 功能 根据钙离子通道传导性和对电压敏感性的不同,可分为 T 型钙离子通道、L 型钙离子通道、N 型钙离子通道 3 种亚型。其中 T 型钙离子通道基因包括 CACNA1G、CACNA1H、CACNA1I,分别编码 Cav3.1、Cav3.2、Cav3.3;CACNA1H 在心脏、肾脏、肝脏及脑等组织器官中高度表达。

3. 突变 CACNA1H 基因突变可引起早发高血压、醛固酮增多症,也可改变神经元兴奋性等。

四、发病机制

(一)致病病因

肾上腺皮质由 3 层构成,分别为球状带(zona glomerulosa)、束状带(zona fasciculata)和网状带(zona seticularis)。在生理情况下,CYP11B2 在肾上腺皮质球状带表达,受血管紧张素Ⅱ支配,其功能合成醛固酮;CYP11B1 在肾上腺皮质束状带表达,受促肾上腺皮质激素(adrenocorticotropichormore,ACTH)调控,是糖皮质激素合成的限速酶。

根据致病基因及发病机制原发性醛固酮增多症(primary aldosteronism,PA)可分为 FHA 和散发性 PA 两种类型,其中 FHA 根据其致病基因的不同可分为 FHA-Ⅰ型、FHA-Ⅱ型、FHA-Ⅲ型和 FHA-Ⅳ型;散发性 PA 主要有醛固酮腺瘤(aldosterone-producing adenoma,APA)、特发性醛固酮增多症(idiopathic hyperaldosteronism,IHA)、原发性肾上腺皮质增生(primary adrenal hyperplasia,PAH)、分泌醛固酮的肾上腺皮质癌(adrenal cortical carcinoma secreting aldosterone,APC)、异位醛固酮肿瘤(ectopic aldosterone tumor)等。

(二)遗传学机制

FHA-Ⅰ型:FHA-Ⅰ型又称糖皮质激素可治疗性醛固酮增多症(glucocorticoid-remediable aldosteronism,GRA),是第一个被阐明病因的单基因遗传性高血压疾病。人类第 8 号染色体含有两个调节肾上腺皮质激素分泌的基因:即 CYP11B1 基因和 CYP11B2 基因,这两个基因不仅具有高度序列同源性,而且外显子序列约 95%,内含子序列约 90% 的排列完全相同,两基因呈前后排列,中间仅间隔约为 40kb。FHA-Ⅰ型发病机制是由于两条第 8 号染色单体在减数分裂期基因重组时染色体错误配对不等交换,造成第 8 号染色体上 CYP11B1 的调控序列与 CYP11B2 编码序列融合形成一个新的"嵌合基因",嵌合基因的 5′ 端为部分 CYP11B1,3′ 端为部分 CYP11B2。CYP11B1/CYP11B2 嵌合基因在束状带表达,不受血管紧张素Ⅱ和血钾的调控,而受 ACTH 的调控,具有 CYP11B2 活性。

FHA-Ⅱ型:FHA-Ⅱ型又称 ACTH 非依赖性醛固酮增多症,FHA-Ⅱ型其激素及生化改变与 FHA-Ⅰ型十分相似,多数患者出现肾上腺皮质增生或肾上腺瘤,抑或同时存在,FHA-Ⅱ型患者特征性表现为醛固酮不能被地塞米松抑制试验所抑制、家族史阳性及 CLCN2 基因突变。

FHA-Ⅲ型:KCNJ5 基因突变是导致醛固酮生成增多的发病机制,可能与钾离子通道激活能够增加 CYP11B2 表达有关。肾上腺球状带细胞具有独特的钾离子敏感性,钾离子通道能够控制肾上腺球状带细胞上的电压膜通道,是血管紧张素传递信号的重要分子靶点。KCNJ5 基因突变导致钾离子通道选择性改变,细胞外钠离子浓度远高于钾离子,钠离子内流,肾上腺皮质细胞膜去极化,激活电压钙离子通道引起细胞内钙离子增加,进一步上调了包括钙调蛋白及钙调蛋白激酶在内的醛固酮合成和细胞增殖的相关酶表达,造成双侧肾上腺增生,产生醛固酮、18-羟皮质醇(18-hydroxycortisol,18-OHF)和 18-氧皮质醇(18-oxocortisol,18-oxoF)。

FHA-Ⅳ型:致病病因为 CACNA1H 基因突变所致,CACNA1H 基因编码 Cav3.2。电压依赖性钙离子通道是位于细胞膜的跨膜异源多聚体蛋白质,它的开放与电压有关,为电压依赖性。

五、病理

(一)病理解剖

肾上腺紧邻两侧肾脏上极,右侧肾上腺呈三角形,左侧肾上腺呈半月形,一般右侧肾上腺位置稍高于左侧肾上腺。肾上腺的正常形态常为"人"字形或倒"V"形或倒"Y"形。肾上腺质软,呈淡黄色,其大小约为 $5×3×1cm^3$,重约 7.0g。

1. 肾上腺腺瘤 ①大体观察包膜完整,切面呈橘黄色;②镜下显示肿瘤由大透明细胞组成;③电镜可见瘤细胞线粒体嵴呈小板状,显示球状带细胞特征。

2. 肾上腺增生 肾上腺增生有皮质增生、髓质增生和皮质髓质增生3种病理类型:①肾上腺皮质增生多表现为双侧肾上腺弥漫性增生,少数为局灶性增生,可含有小结节;②肾上腺髓质增生多为双侧性,但也可单侧发生,呈弥漫性或小结节样改变,没有包膜,其增生的髓质细胞可伸入到两翼及尾部内,髓质/皮质比发生根本变化,镜下增生的髓质细胞与正常的嗜铬细胞相似,没有特异性变化;③肾上腺皮质与髓质之间联系紧密,受共同的机制所调控,二者间也可以相互调控。

3. 肾脏 ①近曲小管上皮细胞空泡形成水肿、变性、颗粒样变及上皮脱落;②远曲小管及集合管呈颗粒样变、萎缩扩张;③严重患者有小管坏死,尤其近曲小管为显著,常继发性肾盂肾炎;④肾小球呈玻璃样变,周围纤维化而引起功能障碍;⑤长期高血压患者肾小动脉管壁常增厚、肾小球旁细胞数目减少及颗粒消失等。

(二)病理生理

FHA主要病理生理改变是大量醛固酮潴钠和排钾,钠的潴留导致细胞外液扩张,血容量增多,血管壁内及血液循环钠离子浓度增加;醛固酮还加强血管对去甲肾上腺的反应,引起高血压。细胞外液扩张到一定程度后,引发体内排钠系统的反应,使水钠潴留停止,出现所谓"脱逸"现象,因而避免了细胞外液的进一步扩张和出现水肿。此与血容量升高后心房受牵张而刺激血清心房利钠肽(atrialnatriuretic polypeptide,ANP)分泌有关,升高的ANP因其利钠、利水效应,最终导致钠代谢相对平衡。

大量醛固酮引起尿中排钾,同时粪、汗、唾液中也可失钾,由于缺钾引起神经、肌肉、心脏及肾脏的

功能障碍。细胞内大量钾离子丢失后,钠离子、氢离子进入细胞内导致细胞内酸中毒,细胞外液氢离子减少,pH值上升。碱中毒时细胞外液游离钙离子减少,加上醛固酮促进尿镁离子排出,可使血镁降低,故可出现肢端麻木和手足抽搐等症状。

由于醛固酮分泌增多,钠潴留导致细胞外液与血容量增多,使肾入球小动脉内压上升而反馈抑制球旁细胞与致密斑细胞分泌肾素,引起血液中肾素活性值降低。

六、临床表现

(一)症状

1. 发病率 流行病学调查表明,在所有高血压患者中PA发病率占8.0%~13.0%,国内报道难治性高血压患者中PA发病率约为7.1%。其中FHA-Ⅰ型在PA患者中发病率为0.5%~1.0%,但在儿童高血压患者中发病率约为3.1%;FHA-Ⅱ型在成年PA患者中发病率为2.8%~6.0%;FHA-Ⅲ型和FHA-Ⅳ型罕见,其发病率尚不清楚。

2. 肌无力或麻痹 低血钾通常先累及双下肢,引起肌无力或麻痹,严重患者四肢均受累,甚至影响吞咽、呼吸,其中麻痹的发生与低血钾的水平、细胞内外钾离子浓度的梯度差等有关。肌无力或麻痹常突然发生,可在任何时间出现,在清晨起床时表现为忽感双下肢不能自主移动。症状轻重不一,持续时间从数小时至数日,多为4~7天,一般可自行恢复,重者需给予钾制剂治疗。

3. 手足抽搐 患者出现手足抽搐是由于游离血钙降低伴低镁血症引起的。

(二)体征

1. 高血压 FHA血压多数患者为中度升高,少数患者可表现为难治性高血压或高血压急症,其中以舒张压升高较为明显,患者诉头痛、头晕、耳鸣及弱视等。病程较长患者可出现心脏、脑血管及肾脏等靶器官损害。

2. 心脏受损　表现心肌肥厚、胸闷、胸痛、冠状动脉瘤及主动脉夹层等，晚期可出现心功能不全；低血钾时可诱发期前收缩、阵发性室上性心动过速甚至心室颤动。

3. 肾病变　长期低血钾可引起肾小管上皮细胞呈空泡样变性，导致肾脏浓缩功能减退，患者出现多尿、夜尿增多及口干等症状。

4. 脑血管损害　一过性脑缺血发作、脑卒中及视网膜出血等。

（三）各型的特征

1. FHA-Ⅰ型　①FHA-Ⅰ型患者多在20岁前出现血压升高，血压常重度升高；②40岁前出现脑出血（颅内动脉瘤引起），发病较早患者致残、致死的发生率较高，预后不良；③半数患者低血钾降低；④患者对糖皮质激素治疗敏感，使用小剂量地塞米松治疗后症状可以缓解。

2. FHA-Ⅱ型　FHA-Ⅱ型发病年龄在20岁以上，FHA-Ⅱ型是一种非糖皮质激素可抑制FHA，主要表现为血浆醛固酮与肾素的比值（aldosterone to renin ratio，ARR）升高。

3. FHA-Ⅲ型　FHA-Ⅲ型发病多为儿童，文献报道出生后4个月发病的患儿。FHA-Ⅲ型病情多较为危重，表现为严重高血压、低钾血症、醛固酮增多等，有的患儿可并发心肌缺血或脑血管病变等。

4. FHA-Ⅳ型　FHA-Ⅳ型发病年龄多在10岁以下，但患儿的临床症状及体征不明显或不典型。

七、辅助检查

（一）实验室检测

1. 电解质　血钾降低，血氯、血镁轻度降低；血钠、pH值及CO_2-CP升高。由于钠、钾代谢受盐的摄入量、药物及疾病严重程度等因素影响，因此在检测前需停用2~4周利尿剂，并反复多次同步测定血、尿的电解质及pH值。另外饮食中氯化钠摄入量不应低于100mmol/d，以保证肾脏正常的钠-

钾交换，并使碱性尿液得以显现。要在固定钠、钾饮食条件下观察2~3天钠、钾代谢变化，其间观测的指标可作为以后试验的对照，并据此选择筛选检查项目。如血钾无明显降低选择高钠试验；若血钾明显降低选用低钠试验、钾负荷试验或螺内酯试验。

2. 醛固酮水平　FHA血浆醛固酮水平明显升高，血浆醛固酮水平和肾素活性依赖于钠摄入量和基础醛固酮水平，因此测定醛固酮水平时要注意：①如不限钠血浆醛固酮＞15ng/dL（500pmol/L）有较高的诊断意义；②螺内酯是影响醛固酮分泌的最重要药物，必须停用至少6周，如果病情允许，应同时停用血管紧张素转换酶抑制剂至少2周；③低血钾影响醛固酮分泌，应在血钾基本正常情况下进行检测才具有诊断意义。

3. 血浆肾素活性　血浆肾素水平测定仅能检测其酶活性，而不是直接检测其分泌量，肾素使血管紧张素原裂解产生血管紧张素受体-1（angiotensin receptor，AT-1），将待测血浆置于37℃，1小时后用放射免疫法测定AT-1水平。血浆肾素活性以单位时间内产生的AT-1量来表示，正常参考值为每小时0.77~4.6nmol/L（参考值依赖于体位、钠摄入量及血容量变化等），血浆肾素活性水平测定的误差较大，且重复性较差。

4. ARR　由于随机ARR在许多生理条件下是相当恒定，是一项简单易行，敏感而特异的筛查指标。正常参考值ARR（ng/mL/h）上限为17.8，ARR＞20~25提示为FHA，ARR＞50诊断FHA的敏感性为92.0%，特异性可达100%。注意事项：①在临床上血浆醛固酮浓度≥15ng/dL，或者ARR≥20的高血压患者都应进一步检查；②如高血压伴低血钾的患者，血浆醛固酮浓度和肾素活性均升高，或者血浆醛固酮浓度及肾素活性均降低，此时的ARR无诊断意义。

5. 地塞米松抑制试验　地塞米松2.0mg/d，口服共4~6周。地塞米松主要用来筛查FHA-Ⅰ型患者,整个试验过程中FHA-Ⅰ型患者血、尿醛固酮一直被抑制,血浆醛固酮在服药后较服药前抑制80%以上有诊断意义,其中以服药后血浆醛固酮<4.0ng/dL为临界值,诊断FHA-Ⅰ型的敏感性约为92%,特异性可达100%。

6.尿液生化 ①正常人尿中醛固酮<10μg/d(28nmol/d),FHA患者尿中醛固酮排出量高于正常;②尿比重多为1.010~1.015,呈碱性;③尿钾增多是FHA特征性表现之一。

7.基因突变 基因筛查对FHA患者及其亲属成员的明确诊断有着重要意义,尤其对于年龄<20岁的PA患者、早发脑卒中及家族史阳性,应进行CYP11B1/CYP11B2嵌合基因、CLCN2基因、KCNJ5基因及CACNA1H基因的检测,发现相关致病基因突变时应对其亲属成员进行级联基因检测,并根据家族史、临床病史及体格检查等综合分析,以明确亲属成员的致病基因突变携带情况及患病风险。

目前实验室检测CYP11B1/CYP11B2嵌合基因采用Southern印迹法或长距离PCR方法,既敏感又特异,并具有快速、稳定,且能对基因的嵌合位点进行定位。

(二)心电检查

1.心电图 FHA患者由于长期低血钾累及心脏,心电图可出现:①U波明显;②QT间期延长;③T波增宽、减低或倒置;④T波与U波融合成双峰等。

2.动态心电图 动态心电图监测可发现在运动状态下ST段及T波改变,有助于分析低血钾诱发的心律失常性质及潜在致命性风险程度等。

(三)超声检查

1.经胸超声心动图 经胸超声心动检查可显示左心室增厚,心脏舒张功能减退。

2.腹部超声 腹部超声检查肾上腺是临床常规筛查指标,可显示肾上腺直径>1.3cm的腺瘤,但对于较小肾上腺病变难以显现。

(四)影像学检查

1.电子计算机断层扫描(computed tomography,CT) 肾上腺CT检查的空间分辨率高,是评价肾上腺疾病的定位主要方法。肾上腺CT扫描可作为初始检查指标,以诊断其亚型分类及定位,并除外可能是肾上腺皮质癌的较大肿块。由于肾上腺体积小,位于腹膜后,检查较为困难,故应采用高分辨率CT连续薄层(≤3.0mm)及对比剂增强扫描,并行冠状位及矢状位三维重建成像。肾上腺CT检查有以下几种表现:①外观正常;②单侧大腺瘤(>1.0cm);③单侧肾上腺侧肢轻微增厚;④单侧微腺瘤(≤1.0cm);⑤双侧大腺瘤或微腺瘤(或二者并存)。

2.核素扫描 根据碘131(^{131}I)标记胆固醇在肾上腺转化为皮质激素的原理,用扫描法可显示腺瘤及增生组织的^{131}I浓集,如在地塞米松抑制期进行核素扫描,不仅能显示皮质形态,还能反映皮质功能的状态。检查前3天开始服用碘化物(复方碘溶液,5滴/次,3次/天)和地塞米松抑制试验(2.0mg/次,4次/天)直至检查结束,其目的是封闭甲状腺对示踪放射碘的摄取和抑制ACTH释放。第4天给予示踪剂^{131}碘-6-碘甲基-19-去甲基胆固醇(^{131}I-6-iodomethyl-19-demethylcholesterol,NP-59),48h后双侧肾上腺摄取不对称者提示为腺瘤,表现为一侧肾上腺有放射性浓集;而72h后两侧摄取对称则提示为双侧增生,表现为两侧均有放射性浓集。诊断准确率约为72%,如结合CT扫描对肾上腺病变的准确分辨率可达92%。NP-59可用于APA和IHA的鉴别诊断,但在单侧或双侧显影决定肿瘤的大小时,如肿瘤体积很小可呈双侧显影而误诊为特发性双侧增生,或将单侧显影的IHA错判为APA;单侧显影亦见于其他非醛固酮分泌性肾上腺肿瘤或结节。如肾上腺CT正常,放射性碘化胆固醇扫描不会提供更多信息,所以此项检查仅在其他检查结果有矛盾时选用。

3.肾上腺静脉取血术(adrenal veins ampling, AVS) 双侧 AVS 检测是诊断 FHA 的金标准,在介入科的协助下主要是判断和对比:

(1)判断插管是否成功,肾上腺静脉与下腔静脉皮质醇比值≥2.0 为插管成功。

(2)判断病变部位,无 ACTH 刺激时:①测定左右两侧醛固酮皮质醇比值,如≥2.0,升高侧为优势侧,结合 CT 扫描,可以判断病变部位,指导手术治疗;②若比值<1.5,则为两侧等分泌,可以考虑药物治疗;③如在 1.5~2.0 之间,则需要进一步分析或随访。

(3)有 ACTH 刺激时:①如左右两侧比值≥4.0,则升高侧为优势侧;②若<3.0,则说明无优势侧,即等分泌。

因双侧肾上腺静脉插管的技术难度较大,失败率较高,且为有创性检查方法,偶尔可引起肾上腺出血或血栓形成等,故临床上不列为常规检查项目。

八、诊断

1.筛查 对于以下患者应进行 FHA 筛查:①ARR 升高为 FHA 首选筛查指标;②持续性血压>160/100mmHg(1.0mmHg=0.133kPa)、难治性高血压(联合使用含利尿剂在内的 3 种降压药物,血压>140/90mmHg);③超常规药物控制高血压(联合使用 4 种及以上降压药物,血压<140/90mmHg);④高血压合并自发性或利尿剂所致的低钾血症;⑤高血压合并肾上腺意外瘤;⑥早发(<40 岁)高血压、脑卒中,并家族史阳性;⑦患者中一级亲属患有高血压;⑧高血压合并阻塞性呼吸睡眠暂停综合征等。

2.初步诊断 依据临床表现、实验室生化检查及肾上腺 CT 扫描等,可分为临床拟诊断、形态学诊断、功能性诊断。①临床拟诊断:临床诊断主要依据临床症状、体征、家族史等做出初步判断;②功能性诊断:功能性诊断是根据实验室生化检测的结果进行分析,可作出功能性诊断;③形态学诊断:形态学诊断主要依据影像学检查判断肾上腺病变的性质、程度、是否为肾上腺增生或哪一侧肾上腺发生增生,以及决定治疗措施选择等。

3.明确诊断 当 PA 在 20 岁前被诊断或在多个家庭成员中被诊断时,应考虑 FHA,其中:FHA-Ⅰ型:地塞米松抑制试验呈阳性,血浆 18-OHF、18-oxoF 增高及可检测到 CYP11B1/CYP11B2 嵌合基因突变;FHA-Ⅱ型:在一个家系中有 2 例以上患者、ARR 持续升高、试验阳性及 CLCN2 基因突变;FHA-Ⅲ型:血浆醛固酮显著升高,KCNJ5 基因突变、螺内酯等降压药物治疗无效的患者;FHA-Ⅳ型:实验室检测 CACNA1H 基因突变。

九、鉴别诊断

1.家族性假性醛固酮增多症(familial pseudoaldosteronism,FPHA) FPHA 为家族性单基因遗传病,是由于编码远端肾小管上皮细胞钠通道蛋白 β-链或 γ-链的基因发生活化突变,使钠通道活性增高,钠重吸收增强,钠—钾交换和钠—氢交换过度加强,导致高血压、低血钾和碱血症,但尿酸化正常。RAAS 受抑制,肾上腺影像学检查无异常,患者螺内酯药物治疗无效,而应用肾小管钠重吸收抑制剂氨苯蝶啶药物治疗效果良好。

2.表征性盐皮质激素增多症(apparent mineralocorticoid excess,AME) AME 是由于血液中的皮质醇无法代谢为皮质酮而大量蓄积,激活盐皮质激素受体,导致水钠潴留。患者青少年时期即出现血压升高、血钾降低、低肾素活性、低醛固酮血症及第二性征缺乏等临床特征有助于明确诊断。

3.先天性肾上腺皮质增生症(congenital adrenal hyperplasia,CAH) CAH 是由于 11β-羟化酶缺乏,在临床上患者可表现高血压、低钾血症,并伴有性发育异常等,其中男性患者表现为性早熟,女性患者为女性假两性畸形,详细查体有助于鉴别诊断。

十、治疗

FHA 的治疗措施取决于患者病因和对药物的反应,其中 FHA-Ⅰ型患者首选给予生理剂量的糖皮质激素治疗;FHA-Ⅱ型患者行肾上腺切除术,双侧肾上腺增生应用醛固酮拮抗剂治疗,不能手术或不能应用抗醛固酮拮抗剂或血压控制不良的患者,则需要增加降压药;FHA-Ⅲ型轻微患者可应用醛固酮拮抗剂和/或其他降压药物,而严重患者需要行双侧肾上腺切除术。

(一)药物治疗

1.糖皮质激素 地塞米松起始治疗量为 0.125~0.25mg/d,或者醋酸泼尼松起始治疗量为 2.5~5.0mg/d。注意事项:地塞米松和醋酸泼尼松药物均应在睡前服用,并且宜从最小剂量开始应用。

2.螺内酯 螺内酯为一线用药,起始治疗量为 20mg/次,1 次/天,如病情需要可逐渐增加量,最大剂量为 40mg/次,2 次/天。

3.依普利酮 依普利酮为二线药物,起始治疗量为 25mg/次,2 次/天。注意螺内酯和依普利酮对肾功能不全 3 期的患者慎用,而肾功能不全≥4 期的患者禁忌应用。

4.其他降压药物 降压疗效不好时可联合应用血管紧张素转换酶抑制剂、血管紧张素受体拮抗剂及钙离子拮抗剂等,可能对部分患者有一定的疗效。其中血管紧张素转换酶抑制剂卡托普利 12.5mg/次,3 次/天,或者培哚普利 4~8mg/次,1 次/天;血管紧张素受体拮抗剂缬沙坦 80mg/次,1 次/天;钙离子拮抗剂苯磺酸氨氯地平 5mg/次,1 次/天。

(二)手术治疗

1.手术方法 目前腹腔镜下肾上腺切除术是治疗醛固酮瘤或单侧肾上腺增生的首选方法,本法具有手术时间短、创伤小、术后恢复快及并发症少等优点。其中 FHA-Ⅱ型醛固酮腺瘤患者行肾上腺切除术;而双侧肾上腺增生患者应用醛固酮拮抗剂治疗,不能使用抗醛固酮拮抗剂或者血压控制不达标的患者,则需要加用其他降压药物;严重 FHA-Ⅲ型患者行双侧肾上腺切除术可使血压和血钾恢复正常。

2.术前准备 应纠正高血压、低血钾等,一般术前准备时间为 2~4 周。肾上腺手术后高血压可以治愈,低血钾可以得到纠正。

3.术后治疗 术后第 1 天即可停用螺内酯,同时减少其他药物剂量。术后前几周由于对侧肾上腺抑制作用尚未解除,应提高钠盐摄入量。如有明显低醛固酮血症表现,需暂时服用氟氢可的松行替代治疗:氟氢可的松成人口服 0.05~0.1mg/次,2 次/天。

4.术后随访

(1)目的:①了解治疗效果、评估治疗措施是否正确;②可发现多发醛固酮;③了解药物疗效及副作用等。

(2)内容:①临床症状、血压监测的评估;②常规检测血液电解质、肝功能、肾功能、血浆肾素活性、血液及尿液醛固酮的水平;③肾上腺 CT 扫描检查了解对侧肾上腺和/或患侧残留腺体情况;④药物治疗患者需进行治疗前后肾上腺对比评估。

(3)措施:①术后短期内即可复查血浆醛固酮浓度和肾素活性水平,了解早期生化变化;②第 1 次随访时间为术后 4~6 周,主要观察血压、电解质及有无手术并发症;③术后 3 个月可进行氟氢可的松抑制试验;④以后每半年随诊 1 次。

十一、预后

FHA 未经有效治疗的患者,约有 20% 可发展成为难治性高血压或高血压急症,并且是诱发心肌梗死、心律失常及脑卒中等高危因素。另外,如发生意外急症或创伤时则易出现肾上腺功能低下甚至肾上腺危象而导致死亡。

参考文献

1. FUNDER J W, CAREY R M, MANTERO F, et al. The management of pri-mary aldosteronism: case detection, diagnosis, and treatment: an en-docrine society clinical practice guideline[J]. J Clin Endocrinol Metab, 2016, 101 (5): 1889-1916.

2. 中华医学会内分泌分会肾上腺学组. 2016原发性醛固酮增多症诊断治疗的专家共识. 中华内分泌代谢杂志, 2016, 32(3): 188-195.

3. European Society of Hypertension. Genetics, prevalence, screening and confirmation of primary aldosteronism: a position statement and consensus of the Working Group on Endocrine Hypertension of The European Society of Hypertension. J Hypertens, 2020, 38(10): 1919-1928.

4. 中华医学会内分泌学分会. 原发性醛固酮增多症诊断治疗的专家共识(2020版). 中华内分泌代谢杂志, 2020, 36(9): 727-736.

5. 宋雷, 惠汝太. 单基因遗传性心血管疾病基因诊断指南. 中华心血管病杂志, 2019, 47(3): 175-196.

6. SCHOLL U I, STOLTING G, SCHEWE J, et al. CLCN2 chloride channel mutations in familial hyperaldosteronism typeII. Nat Genet, 2018, 50(3): 349-354.

7. 孔祥冉, 王广新, 郝瑞, 等. 家族性醛固酮增多症的分子遗传学研究进展. 中国心血管病研究, 2019, 17(2): 101-103.

8. 袁文祺, 宁光. 一种新的遗传性原发性醛固酮增多症: 家族性醛固酮增多症III型. 中华内分泌代谢杂志, 2008, 24(6): 679-680.

9. TUNDER J W. The Genetic Basis of Primary Aldosteronism. Curr Hypertens Rep, 2012, 14(2): 120-124.

10. 张弘, 谷卫, 贾敏月, 等. 原发性醛固酮增多症遗传学研究进展. 浙江大学学报(医学版), 2014, 43(5): 612-618.

11. 黄盼, 杨淑珺, 陈欢, 等. 血浆醛固酮/肾素浓度比值在筛查原发性醛固酮增多症患者中的诊断价值. 西安交通大学学报(医学版), 2020, 41(3): 400-404.

12. 夏俊锋, 龚开政, 张振刚. 盐皮质激素受体拮抗剂的研究进展. 中国老年学杂志, 2019, 34(3): 724-727.

13. ROSSI G P, MAIOLINO G, FLEGO A, et al. Adrenalectomy Lowers Incident Atrial Fibrillation in Primary Aldosteronism Patients at Long Term. Hypertension, 2018, 71(4): 585-591.

第七节 11β-羟化酶缺乏症

11β-羟化酶缺乏症(11β-hydroxylase deficiency,11β-OHD)是由于11β-羟化酶(11β-hydroxylase,CYP11B)基因突变,引起CYP11B1酶活性降低或缺失;患者主要表现为低肾素性高血压、低钾血症、高雄激素血症等,其中男性患者表现性早熟,女性患者表现假两性畸形;治疗措施主要是应用糖皮质激素等药物。

一、概述

1955年,首次报道11β-OHD患者的症状、体征及实验室检测等,患者主要表现为高血压、血浆肾素活性降低等。

1998年,Merk等报道11β-OHD患者CYP11B1基因突变,突变为剪接位点第5内含子第318位鸟嘌呤(G)突变为腺嘌呤(A)。

2001年,研究发现11β-OHD患者CYP11B1基因突变为2种复杂重排,为CYP11B1/CYP11B2基因嵌合体的形成。

2016年,中华预防医学会出生缺陷预防与控制专业委员会新生儿筛查学组,中国医师协会青春期医学专业委员会临床遗传学组,中华医学会儿科学分会内分泌遗传代谢发布了《先天性肾上腺皮质增生症新生儿筛查共识》,该共识为新生儿筛查血标本采集人员、实验检测人员及临床医师提供先天性肾上腺皮质增生症的筛查、诊疗及随访的原则及建议。

2019年,国家卫生健康委临床检验中心新生儿遗传代谢病筛查室间质评委员会,发布了《新生儿先天性肾上腺皮质增生症筛查与诊断实验室检测技术专家共识》,该共识为先天性肾上腺皮质增生症的筛查、明确诊断、预防及降低患儿生理和心理造成的影响,提高人口素质提出建议。

二、病因

11β-OHD为常染色体隐性遗传病,经基因组筛选定位,目前仅确定CYP11B1基因突变为其致病病因。

三、分子遗传学

CYP11B1基因

1. 结构 CYP11B1基因定位于第8号染色体长臂21到22区(8q21~22),长6030bp,由9个外显子和8个内含子组成,编码479个氨基酸残基,相对分子质量约为51kD。

2. 功能 CYP11B1基因在肾上腺皮质束状带高度表达,而在球状带少量表达。CYP11B1基因是线粒体细胞色素P450单氧化酶,合成初期含有503个氨基酸残基,切除24个末端氨基酸残基的线粒体信号肽序列后生成的成熟蛋白。

3. 突变 CYP11B1基因突变类型有错义突变、无义突变、点突变、缺失突变、插入突变、剪接突变、小片段缺失、大片段缺失及复杂重排等,其中错义突变及无义突变约占70%。大多数突变位点聚集在第2外显子和第6~8外显子,常见突变位点有第88位甲硫氨酸(Met)被异亮氨酸(Ile)所置换(Met88→Ile)、第116位色氨酸(Trp)被甘氨酸(Gly)所置换(Trp116→Gly)、第159位脯氨酸(Pro)被亮氨酸(Leu)所置换(Pro159→Leu)、第165位丙氨酸(Ala)被天冬氨酸(Asp)所置换(Ala165→Asp)、第366位精氨酸(Arg)被半胱氨酸(Cys)所置换(Arg366→Cys)、第401位苏氨酸(Thr)被丙氨酸(Ala)所置换(Thr401→Ala)、第

448 位精氨酸（Arg）被组氨酸（His）所置换（Arg448→His）、第 448 位精氨酸（Arg）被半胱氨酸（Cys）所置换（Arg448→Cys）、第 453 位精氨酸（Arg）被谷氨酰胺（Gln）所置换（Arg453→Gln）、第 454 位精氨酸（Arg）被半胱氨酸（Cys）所置换（Arg454→Cys）等。

四、发病机制

（一）生理功能

肾上腺皮质由球状带、束状带及网状带组成，其中球状带位于最外层，占皮质的 5.0%~10.0%，是盐皮质激素-醛固酮的唯一来源。束状带位于中间层，是最大的皮质带，约占 75%，是皮质醇和少量盐皮质激素的合成场所。网状带位于最内层，主要合成肾上腺雄激素和少量雌激素。

正常肾上腺以胆固醇为原料合成糖皮质激素、盐皮质激素、性激素（雄激素、雌激素和孕激素）三大类主要激素，都是胆固醇的衍生物。肾上腺皮质激素生物合成过程中主要有 6 种酶：分别为胆固醇侧链裂解酶（cholesterol side-chain lyase）、17α-羟化酶（17α-hydroxylase）、11β-羟化酶（11β-hydroxylase）、18-羟化酶（18-hydroxylase）、3β-羟类固醇脱氢酶（3β-hydroxysteroid dehydrogenase）、21α-羟化酶（21α-hydroxylase）等，任何一种酶缺陷均可导致某一种或几种皮质激素的合成障碍，表现为肾上腺皮质功能不全，按酶缺陷分类分别称为 11β-OHD、17α-羟化酶缺乏症（17α-hydroxylase deficiency，17-OHD）、21α-羟化酶缺乏症（21α-hydroxylase deficiency，21-OHD）、3β-羟类固醇脱氢酶缺乏症（3β-hydroxysteroid dehydrogenase deficiency，3β-HSD）、20,22-碳链酶缺乏症（20,22-carbon chain enzyme deficiency）、类固醇激素急性调节蛋白（steroid hormone acute regulatory protein，StAR）缺陷症及 17β-羟类固醇脱氢酶（17β-hydroxysteroid dehydrogenase，17β-HSD）缺陷症等，其中 11β-OHD 和 17-OHD 患者在临床上表现为血压升高。

（二）遗传学机制

CYP11B 有 2 种同工酶，即 CYP11B1 和 CYP11B2。其中 CYP11B1 位于线粒体内膜，催化 11-去氧皮质醇、11-去氧皮质酮分别转变为皮质醇、皮质酮的关键酶。CYP11B1 活性明显降低或缺失可导致 11-去氧皮质醇和 11-去氧皮质酮生成显著减少，促肾上腺皮质激素（adrenocorticotropic hormore，ACTH）反馈性生成增多；酶催化反应步骤的前体类固醇 11-去氧皮质醇、11-去氧皮质酮和雄激素蓄积，使女性患者表现为男性化。由于过多的 11-去氧皮质酮这一中间产物也具有盐皮质激素作用，故导致水钠潴留、血容量扩张，而引起血压升高、血钾降低等。CYP11B2 又称醛固酮合成酶，CYP11B2 只在球状带表达，CYP11B2 不仅以 CYP11B1 的功能催化 11-去氧皮质酮为皮质酮，同时他还具有醛固酮合成所需的 18-羟化酶和 18-氧化酶的作用，此过程受血管紧张素-Ⅱ 和血钾的调控。

五、临床表现

（一）症状

1. 发病率　11β-OHD 在活产新生儿中发病率约为 1/100000~1/250000，但在犹太和阿拉伯普通人群中发病率约为 1/5000~1/7000；11β-OHD 占先天性肾上腺皮质增生症的 5.0%~8.0%。

2. 地区及民族　由于奠基者效应（founder effect）来自摩洛哥的西班牙犹太人、中东的犹太人及阿拉伯人的研究报道较多。

（二）各型特征

11β-OHD 临床症状、体征差异较大，根据临床表现可分为经典型、非经典型，其中经典型 11β-OHD 临床症状和体征明显；而非经典型 11β-OHD 临床症状及体征不明显。

1. 经典型 11β-OHD　经典型 11β-OHD 患者主要表现为高血压、生长发育及性器官异常。①高血压：患者自青少年时期血压开始升高，但血压升高的程度明显不同，有的患者为重度高血压，也有患者为轻度高血压，但患者若长期重度高血压则可引起心肌组织、脑血管及视网膜的病变；②生长加速：患者无论男性或女性，在儿童时期均可出现生长加速、骨龄提前，如不及时治疗最终表现为身材矮小；③皮肤色素沉着：患者皮肤可有色素沉着，可能与 ACTH 升高水平有关；④性器官异常：男性患者假性性早熟，阴茎过早发育等，但睾丸无增大；女性患者阴蒂肥大，并有不同程度的阴唇融合等。

2. 非经典型 11β-OHD　非经典型 11β-OHD 根据病情又可进一步分为迟发型、隐型。①迟发型：迟发型患者血压多为正常，女性患者青春期出现多毛、月经不规律及不孕等；男性患者可能仅表现为阴毛早现；②隐型：隐型患者病情较轻，血压正常，出生时外生殖器发育正常，也无相关临床症状及体征等。

（三）基因型—表型

CYP11B1 基因 Thr401 → Ala 突变时引起 CYP11B1 酶活性明显降低；而 Arg448 → His 或 Arg448→Cys 突变时导致 CYP11B1 酶活性缺失。CYP11B1 酶活性降低或缺失均可引发血压升高、血钾降低及性器官异常等。

六、辅助检查

（一）实验室检测

1. 新生儿筛查　11β-OHD 筛查方法有酶联免疫吸附测定（enzyme linked immunosorbent assay，ELISA）、时间分辨荧光免疫分析法（time-resolved fluoroimmunoassay，TRFIA）、液相色谱-串联质谱法（liquid chromatography-tandem mass spectrometry，LC-MS/MS）等。

2. 血液生化　①血浆 ACTH 水平、雄激素水平及 17α-羟孕酮水平升高；②血浆皮质醇水平、肾素活性及醛固酮水平降低；③血清钾降低。

3. 尿液生化　尿中 17-羟皮质醇水平及 17-酮类固醇水平增多。

4. 基因突变　先证者检测 CYP11B1 基因突变时，对于其亲属成员应进行特定位点筛查，并根据家族史、临床病史及体格检查等综合分析，以明确亲属成员的致病基因突变携带情况及患病风险。

（二）血压检查

1. 随机血压　患者多在儿童后期至青春期发现高血压，所以需要在诊室或居家进行随机观察血压变化。

2. 动态血压　由于有的 11β-OHD 患者高血压症状表现不明显或轻微血压波动，怀疑 11β-OHD 时应进行动态血压检查，以发现潜在的高血压。

（三）超声检查

1. 经胸超声心动图　经胸超声心动图可显示室间隔及左心室呈不同程度的肥厚。

2. 妇科超声　妇科超声检查可显示阴道、子宫及卵巢等器官的大小、形态及功能是否正常。

（四）影像学检查

1. 磁共振成像（magnetic resonance imaging，MRI）　肾上腺 MRI 检查可对肾上腺不同方向进行扫描，同时可显示冠状面、矢状面的图像，且图像清晰，并可对肾上腺病变的范围及程度做出定量的分析，有助于指导制定手术治疗方案。

2. 电子计算机断层扫描（computed tomography，CT）　肾上腺 CT 检查可对肾上腺提供清晰、准确的影像图像信息，并可对肾上腺是否增生做出诊断。

七、诊断

1. 初步诊断　①女性男性化，男性假性性早熟；②青少年低肾素性高血压；③血浆 ACTH、雄激素及 17α-羟孕酮的水平升高；④血浆皮质醇、肾素活性及醛固酮的水平降低；⑤尿中 17-羟皮质醇、17-酮类固醇的水平增多。

2.明确诊断　①性器官异常；②CYP11B1 基因突变。

八、鉴别诊断

1.17-OHD　17-OHD 是由于 17α-羟化酶基因突变，导致 17α-羟化酶活性缺失或明显降低而引起皮质醇和性激素显著减少，盐皮质激素生成增多；临床表现为高血压、低血钾、女性性腺发育不良或男性女性化等，实验室检测有助于鉴别诊断。

2.21-OHD　21-OHD 临床表现与 11β-OHD 类似，但 21-OHD 患者无高血压表现。21-OHD 在临床上可分为 3 个类型，即失盐型、单纯男性化型和非经典型，其中失盐型患者 21α-羟化酶活性严重缺失，皮质醇和醛固酮缺乏，而雄激素分泌过多；单纯男性化型女性患者表现为假两性畸形，男性患者表现为假性性早熟；非经典型患者临床表现较轻，女性第二性征无发育等。21-OHD 和 11β-OHD 各有特征性表现及生化指标异常，二者鉴别诊断不难。

九、治疗

(一)药物治疗

1.糖皮质激素替代治疗　糖皮质激素替代治疗需要终生应用，由于 11β-OHD 应用糖皮质激素药物的剂量因人而异，因此在治疗过程中应根据患者的临床表现、尿酮皮质类固醇排量/24h、骨龄和身体直线生长速度随时调整药物的用量。

(1)2 岁以下儿童：醋酸可的松 20~25mg/kg，肌肉注射，连续 5 天；根据病情以后 1.5~20mg/kg，每 3 天肌肉注射 1 次。如遇应激情况时则改为每天注射。

(2)2 岁至青春期前儿童：替代治疗改为口服

制剂，按体表面积每日氢化可的松 18mg/m²，分次服用；或者醋酸可的松 22mg/m²，分次服用。

(3)青春期以后：改用长效糖皮质激素制剂，按体表面积每日可选择如下 1 种：醋酸泼尼松 3.7mg/m²，分次服用；甲基泼尼松龙 2.4mg/m²，分次服用；地塞米松 0.23mg/m²，分次服用。

体表面积(m²)计算公式：

体表面积(m²) = 0.0061×身高(cm) + 0.0128×体重(kg) - 0.1529

2.高血压治疗　有的患者单纯应用糖皮质激素治疗并不能完全使血压恢复正常时，需要加用利尿剂、钙拮抗剂等降压药。①利尿剂：氢氯噻嗪片 25~50mg/次，1~2 次/天，或者螺内酯片 20~40mg/次，2~3 次/天；②钙拮抗剂：苯磺酸氨氯地平片 5mg/次，1 次/天，或者非洛地平缓释片 5~10mg/次，1 次/天。

(二)手术治疗

1.生殖器整形术　①阴蒂成形术：女性患者的阴蒂成形术宜在经过治疗病情稳定后进行；②阴道成形术：阴道成形术可在成人后进行。

2.肾上腺增生　11β-OHD 患者重度高血压时，若病因为肾上腺增生所致，宜手术切除过度增生的肾上腺，手术后可有效降低高血压。

十、遗传咨询

1.患者父母的风险评估　若患者纯合隐性基因致病，则患者的父母应该是致病基因的携带者，如再生育时须做孕前评估。

2.患者同胞的风险评估　在患者同胞中有 1/4 是患者；1/2 为致病基因携带者；1/4 是正常者。

参考文献

1.中华预防医学会出生缺陷预防与控制专业委员会新生儿筛查学组，中国医师协会青春期医学专业委员会临床遗传学组,中华医学会儿科学分会内分泌遗传代谢.先天性肾上腺皮质增生症新生儿筛查共识.中华儿科杂志,216,54(6):404-409.

2. 国家卫生健康委临床检验中心新生儿遗传代谢病筛查室间质评委员会.新生儿先天性肾上腺皮质增生症筛查与诊断实验室检测技术专家共识.中华检验医学杂志,2019,42(12):1014-1019.

3. 郭玉宝,孙筱璐,王继征,等.单基因致病型高血压.中国医学前沿杂志(电子版),2016,8(5):16-22.

4. 张曼娜,李小英.11β-羟化酶缺陷症研究进展.国际内分泌代谢杂志,2011,31(1):66-69.

5. 韩俗,田浩明.先天性肾上腺增生症-11β-羟化酶缺乏症的分子遗传学研究进展.中华内分泌代谢杂志,2006,22(6):596-599.

6. 袁文华,陈晓昕,刘鹏,等.CYP11B1基因移码突变致11β-羟化酶缺乏症1例报告.医学前沿,2017,7(13):228-229.

7. 易如海,赵淑好,颜晓芳,等.CYP11B1基因c.1157C＞T纯合突变导致11β-羟化酶缺陷症临床及家系分析.中华高血压杂志,2020,28(10):941-946.

8. ATANASOV A G,IGNATOVA I D,NASHEV L G,et al. Impaired protein stability of 11beta-hydroxysteroid dehydrogenase type 2:a novel mechanism of apparent mineralocorticoid excess. J Am Soc Nephrol,2007,18:1262-1270.

9. 孙首悦,张曼娜,杨军,等.11β-羟化酶缺陷症临床和基因型分析.中华医学杂志,2011,91(42):2999-3002.

10. 许岭翎,陆召麟,戴为信,等.11β-羟化酶缺陷症9例临床特征与治疗分析.中国实用内科杂志,2007,27(7):519-522.

第八节 17α-羟化酶缺乏症

17α-羟化酶缺乏症（17α-hydroxylase deficiency, 17α-OHD）是由于17α-羟化酶（17α-hydroxylase, CYP17A）基因突变，导致CYP17A1酶活性明显降低或缺失，引起盐皮质激素生成明显增多，皮质醇和性激素显著减少。患者主要表现为青春期前出现高血压、低血钾、女性性腺发育不良或者男性女性化等，其治疗措施主要为补充糖皮质激素及性激素等。

一、概述

1966年，Biglier等首先报道1例46岁17α-OHD患者，临床表现为高血压、低血钾、性腺器官不发育及雌激素减少等。

1982年，我国首次报道1例17α-OHD患者的临床症状、体征及实验室检测结果。

2016年，中华预防医学会出生缺陷预防与控制专业委员会新生儿筛查学组、中国医师协会青春期医学专业委员会临床遗传学组及中华医学会儿科学分会内分泌遗传代谢，共同制定发布了《先天性肾上腺皮质增生症新生儿筛查共识》，该共识为新生儿筛查血标本采集人员、实验检测人员及临床医师提供先天性肾上腺皮质增生症的筛查、诊断、治疗及随访的原则及建议。

2019年，国家卫生健康委临床检验中心新生儿遗传代谢病筛查室间质评委员会，发布了《新生儿先天性肾上腺皮质增生症筛查与诊断实验室检测技术专家共识》，该共识为先天性肾上腺皮质增生症的筛查、明确诊断、预防及改善其患儿生理和心理所造成的影响，提高人口素质提供建议。

二、病因

17α-OHD为常染色体隐性遗传病，经基因组筛选定位，目前仅确定CYP17A1基因突变为其致病病因。

三、分子遗传学

CYP17A1基因

1. 结构　CYP17A1基因定位于第10号染色体长臂24区3带（10q24.3），长7003bp，由8个外显子和7个内含子组成，编码508个氨基酸，相对分子质量约为57kD。

2. 功能　CYP17A1基因在肾上腺皮质束状带、网状带、卵巢卵泡细胞、睾丸间质细胞等组织表达。CYP17A1基因含两个重要的结构域：折叠区域和血红素结合区，氨基酸435~455之间的序列高度保守，在CYP17A1酶活性的表达方面发挥关键作用。

3. 突变　CYP17A1基因突变类型有小片段碱基重复、碱基缺失、错义突变、无义突变、复合杂合突变及早出现终止密码子等。国内研究常见突变为第8外显子的4个碱基对重复。基因突变发生在基因编码区域时可导致氨基酸改变，缺失或插入可引起框移突变，三联体密码的阅读方式改变可造成蛋白质氨基酸排列顺序发生改变，翻译出蛋白质可能完全不同而影响酶活性功能。其中第96位精氨酸（Arg）被亮氨酸（Leu）所置换（Arg96→Leu）、第96位精氨酸（Arg）被色氨酸（Trp）所置换（Arg96→Trp）、第347位精氨酸（Arg）被组氨酸（His）所置换（Arg347→His）、第347位精氨酸（Arg）被半胱氨酸（Cys）所置换（Arg347→Cys）、第362位精氨酸（Arg）被半胱氨酸（Cys）所置换（Arg362→Cys）、第373位组氨酸（His）被亮氨酸（Leu）所置换（His373→Leu）、第406位色氨酸

（Trp）被精氨酸（Arg）所置换（Trp406→Arg）、第417位苯丙氨酸（Phe）被半胱氨酸（Cys）所置换（Phe417→Cys）突变时可导致蛋白长度的缩短和序列的改变，而引起CYP17A1酶活性明显降低或缺失。

四、发病机制

（一）生理功能

肾上腺皮质由球状带、束状带、网状带组成，其中球状带位于最外层，占皮质的5.0%～10.0%，是盐皮质激素—醛固酮的唯一来源；束状带位于中间层，是最大的皮质带，约占75%，是皮质醇和少量盐皮质激素的合成场所；网状带位于最内层，主要合成肾上腺雄激素和少量雌激素。

正常肾上腺以胆固醇为原料合成糖皮质激素、盐皮质激素、性激素（雄激素、雌激素和孕激素）三大类主要激素，都是胆固醇的衍生物。肾上腺皮质激素生物合成过程中主要有6种酶：分别为胆固醇侧链裂解酶（cholesterol side-chain lyase）、17α-羟化酶（17α-hydroxylase）、11β-羟化酶（11β-hydroxylase）、18-羟化酶（18-hydroxylase）、3β-羟类固醇脱氢酶（3β-hydroxysteroid dehydrogenase）、21α-羟化酶（21α-hydroxylase）等，任何一种酶缺陷均可导致某一种或几种皮质激素的合成障碍，表现为肾上腺皮质功能不全，按酶缺陷分类分别称为11β-羟化酶缺乏症（11β-hydroxylase deficiency，11β-OHD）、17α-OHD、21α-羟化酶缺乏症（21α-hydroxylase deficiency，21-OHD）、3β-羟类固醇脱氢酶缺乏症（3β-hydroxysteroid dehydrogenase deficiency，3β-HSD）、20,22-碳链酶缺乏症（20,22-carbon chain enzyme deficiency）、类固醇激素急性调节蛋白（steroid hormone acute regulatory protein，StAR）缺陷症及17β-羟类固醇脱氢酶（17β-hydroxysteroid dehydrogenase，17β-HSD）缺陷症等，其中17α-OHD及11β-OHD患者在临床上

表现为血压明显升高。

（二）遗传学机制

CYP17A1酶是一种细胞色素P450酶，为P450酶家族成员之一，定位于细胞内质网，在全身各组织器官均有表达，主要功能有：①孕烯醇酮和黄体酮的17-羟化；②催化17-羟孕酮转化为雄烯二酮和17-羟孕烯醇酮转化为去氢表雄酮（dehydroepiandrosterone，DHEA）。CYP17A1基因突变导致其酶活性缺失，引起肾上腺去氧皮质醇和皮质醇合成减少或缺乏，致使其对下丘脑垂体的负反馈作用减弱，刺激促肾上腺皮质激素（adrenocorticotropic hormore，ACTH）分泌产生大量具有生物活性的中间产物，如黄体酮、孕烯醇酮、去氧皮质酮及皮质酮等，并兴奋肾上腺皮质球状带产生醛固酮，导致钠潴留、高血容量、高血压、碱中毒和低血钾等。17α-OHD患者体内皮质酮水平可升高超过正常值50～100倍；而去氧皮质酮水平可升高超过正常值1000倍。多数情况下肾素-血管紧张素系统受抑制，醛固酮分泌降低。ACTH长期升高可刺激肾上腺皮质束状带的17-去氧通路，导致以去氧皮质酮、18-去氧皮质酮和18-羟皮质类固醇为主的盐皮质素生成增加，此型患者的高血压是上述激素协同作用的结果。

CYP17A1酶活性丧失或降低阻断了C-19类固醇的形成，导致雄激素和雌激素减少或缺乏，形成两性畸形；男性胎儿表现为女性化，因仍有副中肾管抑制因子，子宫、输卵管退化，阴道呈盲端。

五、临床表现

（一）症状

17α-OHD患者临床表现为青春期前出现高血压、低血钾、性腺器官发育异常及肾上腺皮质功能减退等症状。

1. 发病率　欧美国家研究认为，17α-OHD是

先天性肾上腺皮质增生症中较为罕见类型,发病率极低。但我国研究显示,17α-OHD约占先天性肾上腺皮质增生症的1.0%,在临床上并非罕见,这可能是由于在我国汉族中存在着CYP17A1常见的两种突变类型,即第6外显子的移码突变(Y329Kfs)和第8外显子中9bp的缺失(D487_F489del),这两种突变在中国普通人群中具有祖先效应,其杂合子型携带者的频率在中国普通人群约为1/3000。

2.性别　女性多于男性。

3.高血压　高血压多在青春期前出现,有的7~8岁即出现高血压,一般为轻度至中度血压升高,其中轻度高血压患者占10%~15%;重度高血压时可伴有头痛、头晕等症状,且对降压药物疗效较差。

4.低血钾　低血钾患者表现为四肢无力、疲劳、夜尿,严重者出现软瘫。

5.肾上腺皮质功能减退　大部分患者症状轻微甚至缺乏症状,只有少数患者表现为容易疲劳、感染及皮肤色素沉着等。

6.骨骺改变　骨骺闭合延迟、骨质疏松,表现为骨龄落后于实际年龄,也有部分患者身高较一般同龄人偏高;骨密度检查常提示骨质疏松。

(二)体征

1.女性生殖器官异常　对于女性(46,XX)至青春期乳房不发育或发育欠佳,内外生殖器为外阴幼女式,原发性闭经、无阴毛及腋毛;体型瘦高、肤色黧黑,到了青春期年龄无性成熟表现。CYP17A1酶活性部分缺乏的患者可有乳房增大、不完全第二性征发育等。

2.男性生殖器官异常　对于男性(46,XY)由于性激素前体的降低,造成睾酮、双氢睾酮的减少,患者表现为外生殖器男性化不足,出现女性化的外生殖器。在生长发育过程中,逐渐出现阴蒂肥大、疝气或腹股沟睾丸等;缺乏胡须,无腋毛及阴毛,无喉结及变声等。

六、辅助检查

(一)实验室检测

1.新生儿筛查　17α-OHD筛查检测方法有酶联免疫吸附测定(enzyme linked immunesorbent assay,ELISA)、时间分辨荧光免疫分析法(time-resolved fluoroimmunoassay,TRFIA)、液相质谱-串联质谱法(liquid phase mass spectrometry-tandem mass spectrometry,LC-MS/MS)等。

2.血液生化　①血清钾降低;②血清碳酸氢盐(HCO_3^-)、动脉血二氧化碳分压($PaCO_2$)升高;③pH值增大等。

3.肾上腺皮质激素　①CYP17A催化反应的产物(如皮质醇、17-羟孕酮、雄烯二酮、脱氢表雄酮等)均显著降低;②由于ACTH反馈性增高,可导致中间代谢产物(如孕烯二酮、黄体酮、去氧皮质酮、皮质酮等)积累,致使孕烯醇酮和黄体酮升高,去氧皮质酮及皮质酮显著升高;③血浆肾素活性及浓度明显降低;④醛固酮合成减少。

4.性激素　①血浆睾酮、雌二醇明显降低或检测不到;②血浆促卵泡生成素(follicle stimulating hormone,FSH)、促黄体生成(luteinizing hormone,LH)分泌增多。

5.尿液生化　检测尿中17-酮皮质类固醇、17-羟皮质类固醇及孕三酮的水平。

6.基因突变　先证者为CYP17A1基因突变时,应对其亲属成员进行CYP17A1基因特定位点筛查,并根据家族史、临床病史及体格检查等综合分析,以明确亲属成员的致病基因突变携带情况及患病风险。

7.染色体核型检测　染色体核型分析有助于对性别的鉴别判断。

(二)超声检查

1.女性生殖器超声　女性生殖器超声检查有

助于了解子宫、性腺及阴道发育情况,可发现子宫、卵巢缺如或者幼稚子宫等。

2.男性生殖器超声 男性生殖器超声检查可发现睾丸异位,异位部位多见于腹腔、腹股沟等。

(三)影像学检查

1.X线检查 骨关节X线检查显示为骨质密度轻度至重度减低,骨小梁稀疏,骨龄小于实际年龄,骨骺延迟闭合等。

2.电子计算机断层扫描(computed tomography,CT) 肾上腺CT扫描可提供肾上腺清晰、准确的影像信息,可早期发现肾上腺单侧或双侧呈弥漫性或结节状增生、肥大等,有助于对肾上腺病变做出定性及定量的诊断。

3.磁共振成像(magnetic resonance imaging,MRI) 肾上腺MRI检查可对肾上腺不同方向进行扫描,同时可显示冠状面、矢状面的图像,且图像清晰,并可对肾上腺病变的范围及程度作出定量的分析。

七、诊断

1.初步诊断 在临床上发现青春期或逾青春期女性第二性征不发育的患者,尤其合并有难治性高血压、低血钾;血浆皮质醇、睾酮和雌二醇降低;而血浆ACTH升高时应初步诊断17α-OHD。

2.明确诊断 初步诊断本病时应进一步详细查体和检查生殖器官,并对其家族史信息进行深入了解;实验室检测CYP17A1基因突变是明确诊断的金标准。

八、鉴别诊断

1.原发性醛固酮增多症(primary aldosteronism,PA) 高血压与低血钾同时存在时,内科医师往往首先考虑为PA,容易忽略阴毛、腋毛及乳房的检查。PA主要特征为血浆醛固酮水平明显增高、皮质醇正常及肾素活性降低;醛固酮拮抗

剂可有效地控制高血压及纠正低血钾等。

2.11β-OHD 11β-OHD也可有高血压、低血钾、皮肤色素加深、血浆皮质醇降低、ACTH升高,双侧肾上腺增生;但11β-OHD的性征异常迥然不同,表现雄激素过多,男性表现性早熟,女性表现男性化、原发性闭经及假两性畸形等。

3.21-OHD 21-OHD患者占先天性肾上腺皮质增生症的90%~95%。在临床上21-OHD可分为3个类型,即失盐型、单纯男性化型和非经典型,其中失盐型患者21-羟化酶严重缺乏,皮质醇和醛固酮缺失,而雄激素分泌过多;单纯男性化型患者女性表现为假两性畸形,男孩表现为假性性早熟;非经典型患者临床表现较轻,女性第二性征无发育。

九、治疗

(一)高血压的治疗

1.盐皮质激素受体拮抗剂 ①螺内酯20~40mg/次,2~3次/天;②依普利酮25mg/次,2次/天。螺内酯和依普利酮具有降压保钾,同时能阻断过量盐皮质激素对心脏和肾脏等靶组织的毒性反应。

2.①血管紧张素转化酶抑制剂:卡托普利12.5mg/次,3次/天;依那普利10mg/次,1次/天。②血管紧张素Ⅱ受体拮抗剂:缬沙坦80mg/次,1次/天;厄贝沙坦150mg/次,1次/天。

(二)糖皮质激素替代治疗

适当的糖皮质激素替代治疗可抑制过高的皮质酮,有助于纠正低肾素性高血压、低血钾和碱中毒,根据年龄用药物。

1.2岁以下儿童 醋酸可的松20~25mg/kg,肌肉注射,连续5天;根据病情以后1.5~20mg/kg,每3天肌肉注射1次。如遇应激情况时则改为每天注射。可的松的剂量因人而异,在治疗过程中应根据患者的临床表现、24h尿17-酮类固醇排量、骨龄及

身体直线生长速度而及时调整剂量。

2.2 岁至青春期前儿童 每日按体表面积口服氢化可的松 18mg/m^2，分次服用；或者醋酸可的松 22mg/m^2，分次服用。

3. 青春期以后患者 每日按体表面积口服如下一种：①醋酸泼尼松 3.7mg/m^2，分次服用；②甲基泼尼松龙 2.4mg/m^2，分次服用；③地塞米松 0.23mg/m^2，分次服用。

体表面积（m^2）计算公式：

体表面积（m^2）＝0.0061×身高（cm）+0.0128×体重（kg）-0.1529

注意事项：①糖皮质激素替代治疗需终生服药；②治疗早期时可能出现低血压、低钠血症等症状；③在补充糖皮质激素后仍有高血压者可加用钙离子通道阻滞剂，如苯磺酸氨氯地平片 5mg/次，1 次/天。

（三）性激素替代治疗

1. 女性患者 从 13 岁开始口服结合雌激素 0.3mg/d，或者炔雌醇 5.0μg/d，连服 21 天，后 10 天加服安宫黄体酮 10mg/d，每月 1 个周期。根据患者对治疗的反应，可逐渐增加结合雌激素或炔雌醇的剂量，力求以最小有效剂量维持第二性征，撤退出血和预防骨质疏松。

2. 男性患者 口服十一酸睾酮胶丸 40mg/次，2~3 次/天；或十一酸睾酮注射液 125~250mg/次，每 2~3 周肌肉注射 1 次，并根据患者的反应及时调整剂量。

3. 染色体核型 46, XY 对染色体核型为 46, XY 患者，社会性别为女性，应预防性地切除发育不良和位置不正常的睾丸，以防睾丸恶变的风险；并适当补充雌激素，以促进其"女性"第二性征的发育，以女性抚养。

4. 染色体核型 46, XX 对染色体核型为 46, XX 患者，适当补充雌激素，使乳房有所发育，维持女性形象；青春期后女性患者给予雌孕激素序贯疗法建立人工周期，以促进其"女性"第二性征的发育，并根据是否有生育能力决定何时加用孕激素。

十、遗传咨询

17α-OHD 呈常染色体隐性遗传，只有纯合子型（aa）才会发病，而杂合子型（Aa）为携带者。由于致病基因频率低，大多属两个携带者婚配所生后代，患者同胞中将有 1/4 患者，近亲婚配的风险明显增加。隐性致病基因频率为 0.1%~1.0%，随机婚配出生纯合子型的概率为 1/10000~1/1000000；若为表兄妹近亲结婚，有 1/8 基因相同，出现 aa 的概率为 1/1600~16000，比随机婚配高 6~60 倍。

参考文献

1. 中华预防医学会出生缺陷预防与控制专业委员会新生儿筛查学组，中国医师协会青春期医学专业委员会临床遗传学组，中华医学会儿科学分会内分泌遗传代谢. 先天性肾上腺皮质增生症新生儿筛查共识. 中华儿科杂志，2016，54（6）：404-409.

2. 国家卫生健康委临床检验中心新生儿遗传代谢病筛查室间质评委员会. 新生儿先天性肾上腺皮质增生症筛查与诊断实验室检测技术专家共识. 中华检验医学杂志，2019，42（12）：1014-1019.

3. 马婧，杜雅丽，权金星. 17α-羟化酶缺陷症诊治研究新进展. 国际内分泌代谢杂志，2020，40（5）：323-325.

4. ATANASOV A G, IGNATOVA I D, NASHEV L G, et al. Impaired protein stability of 11beta - hydroxysteroid dehydrogenase type 2: a novel mechanism of apparent mineralocorticoid excess. J Am Soc Nephrol, 2007, 18: 1262-1270.

5. 周尊林，郑宝钟，王笑红. 家族性 17α-羟化酶缺陷型肾上腺性征异常. 中华泌尿外科杂志，2002，23（6）：335-337.

6. 杨军，李小英. 17α 羟化酶/17, 20 碳链裂解酶缺陷症研究进展. 上海交通大学学报：医学版，2006，26（1）：13-16.

7. Hannah-Shmouni F, Chen W Y, Merke DP. Genetics of

congenital adrenal hyper plasia[J]. Endocrinol Metab Clin N Am,2017,46(2):435-458.

8. 郑瑞芝,虎子颖,杨俊朋,等.五例17α-羟化酶缺陷症患者的 CYP17A1 基因突变分析. 中华医学遗传学杂志,2019,36(9):877-881.

9. 宋萍,王勇,刘焦枝,等.17α-羟化酶缺乏症影像学特征（附1例报告并文献复习）.中国临床医学影像杂志,2019,30(10):757-759.

10. 赵芳玉,王新玲.17α-羟化酶缺陷症的临床研究进展. 疑难病杂志,2018,17(12):1391-1394.

第九节 家族性糖皮质激素抵抗综合征

家族性糖皮质激素抵抗综合征（familial glucocorticoid resistance, FGR）是由于糖皮质激素受体（glucocorticoid receptor, GR）功能缺陷，致使糖皮质激素不能与 GR 结合，血液中促肾上腺皮质激素（adrenocorticotropic hormone, ACTH）、皮质醇及尿中皮质醇的水平明显升高，患者主要表现为高血压、低钾性碱中毒等；但多数患者无典型的临床症状及体征，可能仅有实验室检测指标的异常。

一、概述

1968 年，Schwatz 等首先报道 6 例哮喘患者在大剂量糖皮质激素治疗后，患者的哮喘症状无缓解，据此提出糖皮质激素抵抗的概念。

1991 年，Hurley 等首先报道 3 例 FGR 患者的临床症状、体征及辅助检查结果，实验室检测发现，糖皮质激素受体基因（nuclear receptor subfamily3, groupC, member1, NR3C1）突变。

1999 年，核受体委员会（nuclear receptors committee, NRC）将 GR 及其基因正式命名为 NR3C1，并经人类基因命名委员会（human gene nomenclature committee, HGNC）核准。

2001 年，Ruiz 报道 2 例散发的原发性糖皮质激素抵抗患者，实验室检测发现 NR3C1 基因为杂合错义突变。

二、病因

FGR 为常染色体显性遗传病或常染色体隐性遗传病，经基因组筛选定位，目前仅确定 NR3C1 基因突变为其致病病因。

三、分子遗传学

NR3C1 基因

1.结构　NR3C1 基因定位于第 5 号染色体长臂 31 区到 32 区（5q31~32），长约 12kb，由 10 个外显子和 9 个内含子组成，其中 GRα 编码 777 个氨基酸，相对分子质量约为 94kD；GRβ 编码 742 个氨基酸，相对分子质量约为 90kD。

NR3C1 第 1 外显子为 5′末翻译区序列，第 2 外显子编码受体的氨基端部分，第 3 外显子 3 和第 4 外显子 4 编码 DNA 结合区（DNA binding dormain, DBD），第 5~9 外显子共同编码羧基端配基结合区（ligand binding dormain, LBD）。

2.功能　NR3C1 经选择性剪接可生成 5 种亚型，分别为 GRα、GRβ、GRγ、GRp（即 GRd）、GRA；GR 主要生理存在形式为 GRα、GRβ，其中以 GRα 为主。正常情况下，GR 与糖皮质激素结合后可调节糖皮质激素应答基因的表达，产生相应的生物学效应。GRα 是介导糖皮质激素作用的主要成分，而 GRβ 是起抑制 GRα 活性的负性调节作用。近年研究发现，细胞内 GRβ 与 GRα 比值对糖皮质激素效应起关键作用，其中 GRβ 与 GRα 比值降低提示对糖皮质激素治疗敏感；而 GRβ 与 GRα 比值升高则可能为糖皮质激素抵抗。

3.突变　NR3C1 突变类型有错义突变、无义密码子、移码突变、接合位点及选择性接合突变等，常见突变位点有第 363 位天冬酰胺（Asn）被丝氨酸（Ser）所置换（Asn363→Ser）、第 477 位精氨酸（Arg）被组氨酸（His）所置换（Arg477→His）、第 559 位异亮氨酸（Ile）被天冬酰胺（Asn）所置换（Ile559→Asn）、第 571 位缬氨酸（Val）被丙氨酸（Ala）所置换（Val571→Ala）、第 641 位天冬氨酸（Asp）被缬氨酸（Val）所置换（Asp641→Val）、第 679 位甘氨酸（Gly）被丝氨酸（Ser）所置换（Gly679→Ser）等。

四、发病机制

(一)生理功能

糖皮质激素由肾上腺皮质束状带合成、分泌,受下丘脑—垂体—肾上腺轴(hypothalamuspituitary-adrenal axis,HPA)调控,正常人体肾上腺每天分泌 15~25mg 皮质醇(氢化可的松),其中上午 8 时许达峰值。内源性糖皮质激素分泌入血后,约有 5.0% 血液循环的可的松处于游离状态,这部分游离的可的松即为活性治疗分子。其他约 95% 的可的松则与可的松结合球蛋白(又称皮质激素运载蛋白)结合而处于非活性状态,其中 2/3 与糖皮质激素结合球蛋白(glucocorticoid binding globulin)结合,1/3 与清蛋白结合。游离的糖皮质激素是活性形式,可经肾脏排泄,正常人经尿液排泄量约为 50~100μg/24h。与血浆蛋白结合的糖皮质激素无生物活性,不能被代谢、降解及从肾脏排泄,有利于转运。血液中可的松的半衰期约为 90min,主要通过肝脏进行代谢,代谢产物主要由肾脏排出。

糖皮质激素在体内主要与 GR 特异结合而发挥作用,具有调节碳水化合物、蛋白质、脂肪和水、盐、电解质的代谢,调节机体内环境的平衡,提高中枢神经系统的兴奋性及抑制炎症反应等多种生理、病理过程。

(二)遗传学机制

糖皮质激素类药物(地塞米松、醋酸泼尼松等)已广泛应用于临床进行激素替代、免疫抑制、肿瘤化疗及拮抗应激等治疗,临床多数患者经糖皮质激素治疗能取得满意疗效,但有少数患者对糖皮质激素治疗低反应性或无反应性,即为糖皮质激素抵抗。糖皮质激素抵抗可分为原发性激素抵抗和获得性激素抵抗,其中原发性激素抵抗大多因先天遗传,通常表现为 FGR,也有少部分患者可能为 NR3C1 基因新发突变,表现为散发性;而获得性激素抵抗多为肿瘤、免疫性疾病的患者在治疗过程中表现对糖皮质激素的反应性降低甚至无反应。作为介导糖皮质激素作用的最重要的分子,GR 异常可能是发生糖皮质激素抵抗的发病机制之一。

NR3C1 基因点突变、非编码序列的改变、染色体缺失或其他变化等,均可能会损伤 GR 作用的分子机制,从而改变 GR 对糖皮质激素的敏感性。NR3C1 除了产生无功能的 GR 外,也可导致 GR 数量的减少。NR3C1 基因多态性可致使相关细胞因子,如白介素 4(interleukin4,IL4)或各种诱导糖皮质激素抵抗的因子过度表达,从而导致糖皮质激素抵抗。

NR3C1 突变导致 GR 活性受损,组织对糖皮质激素敏感性降低,HPA 负反馈性活性增强,ACTH 分泌增加,皮质醇升高,不能被 11β-羟基类固醇脱氢酶 2(11β-Hydroxysteroid dehydrogenase type 2,11β-HSD2)活性完全降解,残留的细胞内皮质醇参与激活盐皮质激素受体,引起血压升高。同时 ACTH 增多致使具有盐皮质激素作用的前体物质(如去氧皮质酮、皮质酮等)增多,激活盐皮质激素受体也可引起血压升高。

基因变异包含"突变"和"多态性"两类,NR3C1 基因突变及多态性均与糖皮质激素抵抗有关。

五、临床表现

(一)症状

1. 发病率　FGR 的发生率尚无流行病调查报道。

2. 异质性　FGR 患者临床表现多种多样,这与机体糖皮质激素抵抗程度、肾上腺盐皮质激素和雄激素代偿性分泌增多,以及靶组织器官对两者的敏感度不同有关;在临床上只有实验室指标的异常,多数患者无明显临床症状。

3. 性别　雄激素分泌增多所引起的临床症状则因性别不同而异。①女性患者表现月经不规则或闭经;②男性成人患者可出现精子数目减少而不能生育。

4. 杂合子和纯合子 杂合子型患者在临床多无任何症状;纯合子型患者可有症状,但轻重不一。纯合子型患者表现为起病较早,病情逐渐加重,一般表现为乏力、倦怠、纳差、体重减轻及头晕等症状。

5. 低钾性碱中毒 可能由于尿液排钾增加而引起低钾性碱中毒,患者表现为恶心、呕吐;严重时可出现嗜睡、全身肌肉软弱、无力等症状。

6. 心血管疾病 糖皮质激素分泌、代谢的差异与心血管事件的危险因素相关,这些因素主要与应激或兴奋刺激后的皮质醇分泌量有关,而与基础分泌量关系不密切。NR3C1 基因的 5′端变异的纯合子,每日皮质醇的分泌总量和晚间分泌量均升高。

7. 低血糖 FGR 纯合子型患者的低血糖发生率较高,反复发作低血糖的患者可引起脑发育障碍和智力低下等。

(二)体征

1. 女性 女性查体可发现多毛、痤疮及秃顶等;阴毛初现提前和外生殖器两性畸形。另外女性患者可有肥胖,可能与 HPA 功能的异常有关。后者可能被中枢神经系统中的 GR 反馈控制,其功能缺陷可表现为对 HPA 活动的反馈调节障碍,并进一步导致腹部肥胖。

2. 男性 青春期前男性生长发育提前(包括身高、第二性征和外生殖器等),但睾丸大小与实际年龄相符。

3. 血压升高 患者血压可呈不同程度升高,是由于盐皮质激素分泌过多,致使动脉对内源性儿茶酚胺的作用敏感性增强,血容量扩大等因素有关。

4. 低钾性碱中毒 ①呼吸表浅;②心率增快、心音低钝及各种心律失常;③肠鸣音减弱或消失;④腱反射减弱或消失等。

(三)基因型—表型

1. NR3C1 基因 Asn363→Ser 突变时可引起外周组织对糖皮质激素的敏感性增加,携带者收缩压和舒张压明显升高,总胆固醇(total cholesterol, TC)及甘油三酯(triglyceride,TG)升高。

2. NR3C1 基因 Asp641→Val 点突变时可引起严重糖皮质激素抵抗,临床表现为高血压、低钾性碱中毒;血浆 ACTH、皮质醇的水平明显升高等。

六、辅助检查

(一)实验室检测

1. 性激素 检测血浆雄烯二酮、睾酮、脱氢表雄酮、硫酸脱氢表雄酮、皮质醇、ACTH 水平等。

2. 血液生化 血清钾、钠、氯、镁等;动脉血二氧化碳结合力等。

3. 血脂 血清 TC、TG、低密度脂蛋白胆固醇(low density lipoprotein cholesterol,LDL-C)、高密度脂蛋白胆固醇(high density lipoprotein cholesterol, HDL-C)、载脂蛋白(apolipoprotein,Apo)等。

4. 尿液常规 ①尿液皮质醇水平;②尿液pH 值。

5. 基因突变 NR3C1 基因检测方法有变性高效液相色谱法 denatured high performance liquid chromatography,DHPLC)和 DNA 测序等。NR3C1 突变是确诊 FGR 的金指标,如发现先证者 NR3C1 突变时,应对其亲属成员进行 NR3C1 特定位点筛查,并根据家族史、临床病史及体格检查等综合分析,以明确亲属成员的致病基因突变携带情况及患病风险。

(二)心电检查

1. 心电图 心电图检查显示 P 波幅度增大、ST 段下移、T 波低平及 U 波改变等。

2. 动态心电图 动态心电图可发现在静息、运动及睡眠状态下 ST 段、T 波动态演变,以及心律失常的发生发展,并有助于对心律失常的性质及程度进行定量分析。

(三)超声检查

1. 经胸超声心动图 FGR 患者可显示室间隔

及左心室后壁呈不同程度的肥厚;左心室末期舒张功能减低等。

2.生殖器超声检查　①女性外生殖器可表现两性畸形;②男性外生殖器可表现生长发育提前等。

七、诊断

临床诊断 FGR 主要依据:①临床症状及体征;②高血压、低钾性碱中毒;③外生殖器和第二性征异常;④阳性家族史;⑤血浆皮质醇和尿中皮质醇水平明显升高;⑥血浆 ACTH 升高;⑦检测 NR3C1 基因突变。

八、鉴别诊断

1.家族性单纯性糖皮质激素缺乏症(familial simple glucocorticoid deficiency)　本症患者可表现为原发性肾上腺功能不全,一般不伴有盐皮质激素缺乏,是由于 ACTH 受体突变引起的。患者常伴有身材高大,皮肤色素沉着,面部呈特征性改变,如内眦赘皮折明显、前额突出等。血浆 ACTH 升高,可有反复发作性低血糖;而血清皮质醇降低,但肾素—血管紧张素—醛固酮系统的功能正常。

2.先天性肾上腺增生症(congenital adrenal hyperplasia)　有雄激素增多临床表现的女性和男性假性性早熟者应与先天性肾上腺皮质增生症进行鉴别诊断,后者血清皮质醇正常或偏低;根据实验室检测有血清皮质醇升高且不被小剂量地塞米松所抑制,应与具有分泌皮质醇功能的肾上腺意外瘤、抑郁性精神病、慢性酒精中毒引起的假性皮质醇增多症等疾病进行鉴别诊断。

九、治疗

FGR 患者没有临床症状则无须治疗,对于有临床症状的患者,应采取个体化治疗措施,以控制临床症状为目标。

(一)药物治疗

1.地塞米松　0.75mg/次,1~3 次/天。地塞米松可抑制垂体 ACTH 分泌,使临床症状得到明显改善。长期应用地塞米松治疗可使血压下降至正常,其中女性患者的多毛、秃顶和月经不规则均可得到明显好转,甚至完全恢复正常;血浆皮质醇、雄烯二酮和睾酮也可下降至正常。由于患者对糖皮质激素的作用不敏感,故长期应用也不会引起副作用,故治疗应维持终生。

2.低钾性碱中毒　血钾在 3.5~4.0mmol/L 不需补钾,增加新鲜蔬菜、果汁及肉类等摄入量即可;血钾在 3.0~3.5mmol/L 时根据病情补钾,补钾可将 10%氯化钾溶液稀释于果汁或牛奶中,餐后口服。

3.高血压　可选择培哚普利 4~8mg/次,1 次/天;缬沙坦 80mg/次,1 次/天;或苯磺酸氨氯地平 5mg/次,1 次/天。

4.血脂异常　以血清 TC 升高为主应用他汀类药物,以血清 TG 升高为主应用贝特类药物。

(二)手术治疗

女性外生殖器两性畸形的手术治疗应根据患者症状、体征,以及辅助检查的结果,制定个体化精准治疗方案。2015 年中华医学会产科学分会制定发布了《女性生殖器官畸形诊治的中国专家共识》,该共识对女性外生殖器两性畸形的诊断和治疗具有指导意义。

参考文献

1.宋雷,惠汝太.单基因遗传性心血管疾病基因诊断指南.中华心血管病杂志,2019,47(3):175-196.

2. KRUPOVES A, MAC K D, DESLANDRES C, et al. Variation in the glucocorticoid receptor gene (NR3C1) may be associated with corticosteroid dependency and resistance in children with Crohn's disease [J]. Pharmacogenet Cenomics,2011,21:454-460.

3. SZWEBEL T A, JEUNNE L C. Cardiovascular risks of

corticosteroids[J]. Presse Med,2012,41:384-392.

4.闫宇翔,董晶,刘佑琴,等.NR3C1 基因多态性与心血管疾病危险因素相关性.中国公共卫生,2015,31(4):385-389.

5.梁燕.糖皮质激素抵抗机制的研究近况.中国当代医药,2016,23(8):21-23.

6.王培,刘仁慧,王秀娟.糖皮质激素抵抗机制的研究进展.中国实验方剂学杂志,2011,17(6):283-286.

7.叶建伟,丁洁.糖皮质激素受体基因变异与糖皮质激素抵抗关系的研究进展.中华儿科杂志,2003,41(11):870-873.

8.中华医学会产科学分会.女性生殖器官畸形诊治的中国专家共识.中华妇产科杂志,2015,50(10):729-733.

第十节　家族性嗜铬细胞瘤

家族性嗜铬细胞瘤（familial pheochromocytoma, FPCC）为起源肾上腺和肾上腺外嗜铬组织的肿瘤，其病因是由于基因突变致使嗜铬细胞瘤分泌大量儿茶酚胺物质，引起血压突然显著升高及代谢紊乱等，患者表现恐惧、极度焦虑等，可突发急性心肌缺血、急性肺水肿、高血压脑病、心力衰竭甚至休克等。主要治疗措施是在急性发作性血压升高时应用α-肾上腺能受体阻滞剂控制血压，明确诊断可通过手术治愈。

一、概述

1886 年，Felix Fräkel 描述 1 例 18 岁女性患者因恶性高血压死亡，尸检中证实肾上腺有占位性病变。

1896 年，病理学家 Manasse 研究发现，肾上腺髓质的肿瘤经铬盐处理后，细胞染色为棕黄色。

1912 年，病理学家 Pick 将希腊文的黑色（phaios）、颜色（chroma）和细胞（kytos）三个词合成一个新词 pheochromocytoma（嗜铬细胞瘤）被一直沿用至今。

1926 年，Roux 与 Mayo 首次成功地切除了嗜铬细胞瘤。

1947 年，Calkins 和 Howard 首先报道了 FPCC 患者的症状、体征及实验室检测的特征。

1965 年，Williams 等报道了 17 例嗜铬细胞瘤患者中，有 6 例患者有家族史，其发生率为 35.3%。

2004 年，世界卫生组织（World health organization，WHO）将来源于肾上腺髓质分泌儿茶酚胺的肿瘤定义为嗜铬细胞瘤（pheochromocytoma）；将来源于肾上腺外交感神经节分泌儿茶酚胺的肿瘤定义为副神经节瘤（paraganglioma）。

2016 年，中华内分泌学分会肾上腺组为了规范嗜铬细胞瘤及副神经节瘤的诊断和治疗，制定了《嗜铬细胞瘤和副神经节瘤诊断治疗的专家共识》。

2020 年，中华医学会内分泌学分会根据嗜铬细胞瘤及副神经节瘤近年的分子遗传学、表观遗传学、肿瘤病因学、靶向药物及基因治疗等方面进展，组织有关专家修订了 2016 年版嗜铬细胞瘤和副神经节瘤诊断治疗的专家共识，发布了《嗜铬细胞瘤和副神经节瘤诊断治疗专家共识（2020 年版）》。

二、病因

FPCC 为常染色体显性遗传病，经基因组筛选定位，已确定琥珀酸脱氢酶（succinate dehydrogenase，SDH）基因、琥珀酸脱氢酶组装因子 2（succinate dehydrogenase assembly factor2，SDHAF2）、抑癌基因（von hippel-lindau，VHL）、神经纤维瘤病基因 1 型（neurofibromatosis type1，NF-1）基因、受体酪氨酸激酶（receptor tyrosine kinase，RET）基因、跨膜蛋白 127（transmembrane protein 127，TMEM 127）基因、髓细胞增生原癌基因伙伴蛋白 X（myelocyomatosis oncogene-associated factor X，MAX）基因、延胡索酸水合酶（fumarate hydratase，FH）基因的突变，以及内皮 PAS 域蛋白 1（endothelial PASdomainprotein 1，EPAS 1）基因的胚系和/或体系突变。

三、分子遗传学

（一）SDH 基因

SDH 结合于线粒体内膜，是三羧酸循环和线粒体呼吸链的重要组成部分，SDH 是由 5 个基因编码的复合体,分别为 SDHA 基因、SDHB 基因、SDHC 基因、SDHD 基因及编码其调节因子 SDHAF2 基因。其中 SDHA 和 SDHB 是亲水蛋白,形成酶催化域;而 SDHC 及 SDHD 是疏水蛋白,将复合体锚定于线粒体内膜。研究发现,SDHA 基因、SDHB 基因、SDHC 基因及 SDHD 基因的突变与嗜铬细胞瘤、副神经节瘤发病有关。

1. SDHA 基因

(1)结构:SDHA 基因定位于第 5 号染色体短臂 15 区(5p15),长约 38kb,由 15 个外显子和 14 个内含子组成。

(2)功能:SDHA 基因编码的蛋白质组成 SDH 的活性中心,在机体整体水平,部分组织细胞具有保护自身免受基因毒性损伤的生理特点;在副神经节瘤细胞中,SDHA 基因突变阻止琥珀酸发生累积。

(3)突变:SDHA 基因常见突变位点为第 189 位半胱氨酸(Cys)被甘氨酸(Gly)所置换(Cys189→Gly)、第 585 位精氨酸(Arg)被色氨酸(Trp)所置换(Arg585→Trp)等。

2. SDHB 基因

(1)结构:SDHB 基因定位于第 1 号染色体长臂 35 区到 36 区(1q35~36),长约 40kb,由 8 个外显子和 7 个内含子组成,编码 280 个氨基酸,相对分子质量约为 30kD。

(2)功能:SDHB 基因编码线粒体复合物 II 的铁硫蛋白,铁硫蛋白是一类含铁蛋白,其中铁原子与无机硫原子或者蛋白质肽链上半胱氨酸残基的硫相结合,铁硫蛋白通过铁的价态变化,传递琥珀酸释放的电子。

(3)突变:SDHB 基因突变类型有无义突变、错义突变及移码突变等,常见突变位点有第 94 位精氨酸(Arg)被赖氨酸(Lys)所置换(Arg94→Lys)、第 131 位脯氨酸(Pro)被精氨酸(Arg)所置换(Pro131→Arg)、第 132 位脯氨酸(Pro)被精氨酸

(Arg)所置换(Pro132→Arg)、第 197 位脯氨酸(Pro)被精氨酸(Arg)所置换(Pro197→Arg)、第 242 位精氨酸(Arg)被半胱氨酸(Cys)所置换(Arg242→Cys)等。

3. SDHC 基因

(1)结构:SDHC 基因定位于第 1 号染色体长臂 21 区到 23 区(1q21~23),长约 50kb,由 6 个外显子和 5 个内含子组成,编码 169 个氨基酸,相对分子质量约为 15kD。

(2)功能:SDHC 编码琥珀酸—辅酶 Q 氧化还原酶中细胞色素 b 大亚基(cytochrome b large subunit,cybl)。

(3)突变:SDHC 基因突变类型有无义突变、错义突变及移码突变等,常见突变位点有第 1 位甲硫氨酸(Met)被异亮氨酸(Ile)所置换(Met1→Ile)、第 72 位精氨酸(Arg)被半胱氨酸(Cys)所置换(Arg72→Cys)、第 81 位脯氨酸(Pro)被亮氨酸(Leu)所置换(Pro81→Leu)、第 92 位天冬氨酸(Asp)被酪氨酸(Tyr)所置换(Asp92→Tyr)、第 158 位亮氨酸(Leu)被脯氨酸(Pro)所置换(Leu158→Pro)等。

4. SDHD 基因

(1)结构:SDHD 基因定位于第 11 号染色体长臂 23 区(11q23),长约 19kb,由 4 个外显子和 3 个内含子组成,编码 160 个氨基酸,相对分子质量约为 12kD。

(2)功能:SDHD 基因编码琥珀酸-辅酶 Q 氧化还原酶细胞色素 b 小亚单位(cytochrome b small subunit,cybs)。SDHC 和 SDHD 组成细胞色素 b,是一类含有铁卟啉辅基的色蛋白。细胞色素 b 属于红色细胞素,其中铁卟啉辅基所含的铁可以呈两价(还原型),也可呈三价(氧化型),因此细胞色素 b 可以通过铁的氧化型、还原型而起到传递电子的作用。

(3)突变:SDHD 基因突变类型有无义突变、错义突变及移码突变等,常见突变位点有第 95 位亮

氨酸(Leu)被脯氨酸(Pro)所置换(Leu95→Pro)、第 139 位亮氨酸(Leu)被脯氨酸(Pro)所置换(Leu139→Pro)等。

5. SDHAF2 基因

(1)结构:SDHAF2 基因定位于第 11 号染色体长臂 12 区 2 带(11q12.2),由 4 个外显子和 3 个内含子组成。

(2)功能:SDHAF2 编码一种共价结合所必需的蛋白质,从而使 SDHA 发挥功能。

(3)突变:SDHAF2 功能丧失性突变杂合子,该基因产物与 SDH 依赖的呼吸和 SDHA 黄素化有关。

(二)VHL 基因

1. 结构　VHL 基因定位于第 3 号染色体短臂 25 区到 26 区(3p25~26),长约 15kb,由 3 个外显子和 2 个内含子组成,编码 213 个氨基酸残基,相对分子质量约为 30kD。

VHL 基因编码 VHL 蛋白,包括 α-结构域和 β-结构域,其中 64~154 位氨基酸属于 β-结构域,由第 1 外显子和第 2 外显子编码,该结构域是底物蛋白的结合位点。

2. 功能　VHL 产生去甲变肾上腺素(3-甲氧基去甲肾上腺素)和去甲肾上腺素。

3. 突变　VHL 基因突变类型有缺失突变、无义突变、错义突变及移码突变等,常见突变位点为第 188 位亮氨酸(Leu)被缬氨酸(Val)所置换(Leu188→Val)。

(三)NF-1 基因

1. 结构　NF-1 基因定位于第 17 号染色体长臂 11 区 2 带(17q11.2),长约 350kb,由 59 个外显子和 58 个内含子组成,编码 2818 个氨基酸,相对分子质量约为 327kD。

2. 功能　NF-1 主要在肾上腺髓质、神经元及神经膜细胞中表达。编码神经纤维瘤蛋白为肿瘤抑制蛋白,通过加快降低原癌基因 P21-ras(在细胞

内有丝分裂信号传导系统中起主要作用)的活性从而减缓细胞增殖。

3. 突变　NF-1 基因由于序列较长,且存在很多的突变类型,因此临床诊断主要依赖于患者的临床表现。

(四)RET 基因

1. 结构　RET 基因定位于第 10 号染色体长臂 11 区 2 带(10q11.2),长约 60kb,由 21 个外显子和 20 个内含子组成,编码 1114 个氨基酸。

2. 功能　RET 是一种跨膜蛋白,由胞外区、跨膜区和胞内酪氨酸激酶活性区三部分组成,在正常器官和成年组织类型中起着维护作用,当生长因子与受体的胞外区域结合后就会触发一系列细胞内的链式化学反应,根据受体所接受的信号,引起细胞的分裂、成熟并发挥相应功能。

3. 突变　RET 基因突变可产生一种非配体介导的二聚作用,从而使 RET 蛋白磷酸化,激活下游信号传导途径,导致肿瘤的发生,其中 RET 基因出现点突变或基因重排时与嗜铬细胞瘤的发生有关。

(五)TMEM127 基因

1. 结构　TMEM127 基因定位于第 2 号染色体长臂 11 区 2 带(2q11.2),由 3 个外显子和 2 个内含子组成,相对分子质量约为 127kD。

2. 功能　TMEM127 基因编码一种跨膜蛋白和 3 个预测的跨膜结构域,该蛋白与早期内质体结构对应的泡状细胞器亚群、高尔基体和溶酶体有关,并可能参与这些结构之间的蛋白质运输。

3. 突变　嗜铬细胞瘤患者亲属成员中发现了 TMEM127 基因胚系突变,但与副神经节瘤无关。

(六)MAX 基因

1. 结构　MAX 基因定位于第 14 号染色体长臂 23 区(14q23),由 5 个外显子和 4 个内含子组成。

2. 功能　编码髓细胞增生原癌基因伙伴蛋白 X 蛋白,通过与 DNA 特殊序列结合而调节基因转

录,导致细胞生长、分化的改变。

3.突变 在 MAX 基因突变患者中发现存在父系遗传的倾向,即仅有来自父亲的突变携带者会产生肿瘤。

(七)FH 基因

1.结构 FH 基因定位于第 1 号染色体长臂 42 区 3 带到 43 区(1q42.3～43),由 10 个外显子和 9 个内含子组成。

2.功能 FH 有线粒体型和细胞质型两种存在形式,其中线粒体型 FH 主要参与三羧酸循环,催化延胡索酸转变成 L-柠檬酸;而细胞质型 FH 则主要是参与氨基酸和延胡索酸的代谢。

3.突变 FH 基因突变时 FH 活性降低或丧失,导致细胞内延胡索酸大量积累,糖酵解加强。与琥珀酸类似,延胡索酸竞争性抑制缺氧诱导因子—脯氨酸羟化酶的活性,起到活化缺氧诱导因子-α 的作用。

(八)EPAS1 基因

1.结构 EPAS1 基因定位于第 2 号染色体短臂 16 区到 21 区(2p16～21),长约 120kb,由 15 个外显子和 14 个内含子组成,编码 869 个氨基酸,相对分子质量约为 96.5kD。

2.功能 EPAS1 mRNA 在肺脏、心脏及胎盘等血管丰富的组织器官内含量较高。EPAS1 是由缺氧诱导因子-2α 和缺氧诱导因子-1β 组成的异二聚体蛋白质复合物,缺氧诱导因子-2α 为调节亚单位,由 4 个结构域组成。EPAS1 主要作用于能量代谢、铁代谢、血管生长、血管收缩及骨骼造血等相关的基因。

3.突变 EPAS1 基因为嗜铬细胞瘤和副神经节瘤在缺氧诱导因子转录、氧化磷酸化及血管新生等方面会激活不同的基因。

四、发病机制

嗜铬细胞肿瘤是指起源于部位为肾上腺和肾

上腺外嗜铬组织的肿瘤,前者称为嗜铬细胞瘤,后者称为副神经节瘤。超过 1/3 的嗜铬细胞瘤、副神经节瘤患者存在胚系基因突变,基因突变发病年龄较早,表现为多灶、双侧或出现非嗜铬组织转移,常伴有家族史或临床综合征等。

(一)儿茶酚胺

1.儿茶酚胺的合成、释放 嗜铬细胞瘤细胞内的儿茶酚胺的合成、释放与正常肾上腺髓质中的嗜铬细胞不同,但嗜铬细胞瘤细胞中的嗜铬颗粒在形态和生理功能上与正常肾上腺髓质内的嗜铬颗粒完全一致。嗜铬颗粒内富含肾上腺素和去甲肾上腺素,但两者比例在不同的嗜铬颗粒内并不相同,由于肾上腺素合成时必须有高浓度的糖皮质激素存在,故除肾上腺内及主动脉旁的嗜铬体(Zuckerkandl 器)内的肿瘤细胞产生较多的肾上腺素外,其他部位的肿瘤细胞一般仅能合成去甲肾上腺素,此特点有助于对肿瘤的定位诊断。可能是由于酪氨酸羟化酶(tymsinehydroxylase,TH)的反馈抑制受损,儿茶酚胺的合成调节有所改变,肿瘤细胞合成儿茶酚胺的水平或多或少地要较正常的嗜铬细胞为高。肾上腺髓质也受神经支配,儿茶酚胺的释放与神经冲动不一致,肿瘤的血流变化、直接加压、血管紧张素Ⅱ增加、化学和药物刺激等,均可致使肿瘤细胞组织中的儿茶酚胺释放,但其机制尚不清楚。

2.儿茶酚胺的排泄 大部分嗜铬细胞瘤中的嗜铬颗粒所含的去甲肾上腺素较肾上腺素多,因此大部分患者尿中以去甲肾上腺素占优势,从而临床上表现为 β-受体兴奋为主,然而除非分别检测尿中的肾上腺素和去甲肾上腺素,大部分病人难以从临床表现上来判断所排泄儿茶酚胺的种类。肿瘤细胞仅合成和分泌肾上腺素的机制未明,苯乙醇胺-N-甲基转移酶(phenylethanolamine - N - methltransferase,PNMT)是催化去甲肾上腺素转换为肾上腺素的唯一限速酶,此类肿瘤细胞表达 PNMT

量大,与其他类型的嗜铬细胞瘤比较,PNMT仅在分泌肾上腺素的肿瘤细胞中表达,并与17α-羟化酶及其受体蛋白一同表达。这表明控制肾上腺素生成量的PNMT在肾上腺素分泌性嗜铬细胞瘤细胞呈过度表达,而过度表达的原因是由于皮质醇和早期生长反应基因-1(earlygrowthresponsegene1,Egr-1)含量丰富。

FPCC患者肿瘤细胞内含有大量的儿茶酚胺,但血中和尿中的儿茶酚胺及儿茶酚胺代谢产物增加很少,一般不引起临床症状,其机制尚不清楚,此时临床早期明确诊断较为困难。在嗜铬细胞瘤早期,多巴胺及多巴胺代谢产物(高香草酸)的排泄为正常,如尿中多巴胺及高香草酸的排泄增加,多提示恶性的可能性较大。

3.正常参考值 儿茶酚胺包括肾上腺素、去甲肾上腺素和多巴胺。①血液:肾上腺素为10~100pg/mL,去甲肾上腺素为100~500pg/mL,多巴胺为<30pg/mL;②尿液:尿中儿茶酚胺有2.0%~5.0%以原型随尿排出,其中肾上腺素为<20μg/d,去甲肾上腺素为<80μg/d;3-甲氧基-4-羟基苦杏仁酸(3-methoxy-4-hydroxymandelic acid,VMA)是儿茶酚胺代谢的终产物,正常值为2.0~6.8mg/d。

尿中去甲肾上腺素类物质包括甲氧基肾上腺素、甲氧基去甲肾上腺素,正常人甲氧基肾上腺素及甲氧基去甲肾上腺素排出总量<1.3mg/d。尿中去甲肾上腺素类物质为儿茶酚胺的代谢产物,半衰期较长、不易产生波动、受药物影响较小,且不受儿茶酚胺分泌短期变化的影响,所以其诊断价值较高,尤其对无症状、血压正常、体积较小及分泌儿茶酚胺量少的肿瘤。

4.肿瘤大小与儿茶酚胺水平 肿瘤的大小与游离的儿茶酚胺转化为儿茶酚胺代谢产物的比例有关。小的嗜铬细胞瘤,肿瘤内的儿茶酚胺的浓度低,但其排出多,故尿中VMA与儿茶酚胺的比例低;反之大的嗜铬细胞瘤,肿瘤内儿茶酚胺浓度高,但排出少,尿中VMA与儿茶酚胺的比例高。因为小肿瘤排出率高,因此分泌未代谢的儿茶酚胺,具有生物学活性并可产生临床表现,这类肿瘤往往在很小时即可诊断。相反对于能储存较多的儿茶酚胺的肿瘤,在肿瘤内儿茶酚胺即可转化为其代谢产物,分泌有生物活性的儿茶酚胺少,因此在出现临床症状之前,肿瘤就已经较大。

5.肿瘤产生的其他物质 嗜铬细胞瘤除能合成肾上腺素和去甲肾上腺素外,也能合成、分泌一些肽类物质,如促肾上腺皮质激素(adrenocorticotropic hormone,ACTH)、促肾上腺皮质激素释放激素(corticotropin-releasing hormone,CRH)、生长激素释放激素(growth hormone releasing hormone,GHRH)、降钙素基因相关肽(calcitonin gene-related peptide,CGRP)、甲状旁腺素相关肽(parathyroid hormone related protein,PTHrP)、舒血管肠肽(vasoactive intestinal peptide,VIP)、心钠素(atrial natriuretic peptide,ANP)、神经肽Y物质(neuropeptide Y substance,NPY)、生长抑素(somatostatin,SST)、促红细胞生成素(erythropoietin,EPO)、肾上腺髓质素(adrenomedullin,AM)、黑素细胞刺激素(melanocyte stimulating hormone,MSH)等,但这些肽类物质合成及分泌增多的机制尚不清楚。

(二)致病病因

FPCC主要致病病因为SDH基因、VHL基因、RET基因及NF-1基因的突变,其他基因突变所占嗜铬细胞瘤基因突变的比例较少。

1.SDH基因 SDH基因突变致病占总嗜铬细胞瘤/副神经节瘤基因突变的14.0%~19.0%,其中SDHA基因突变致病约占嗜铬细胞瘤/副神经节瘤基因突变<3.0%;SDHB基因突变致病占嗜铬细胞瘤/副神经节瘤基因突变的8.0%~10.0%;SDHC基因突变致病占嗜铬细胞瘤/副神经节瘤基因突变的1.0%~2.0%;SDHD基因突变致病占嗜铬细胞

瘤/副神经节瘤基因突变的 5.0%~7.0%；SDHAF2 基因突变致病均为副神经节瘤,但所占比例尚不清楚。

2. VHL 基因、RET 基因及 NF-1 基因　其中 VHL 基因突变致病占总嗜铬细胞瘤/副神经节瘤基因突变的 7.0%~10.0%；RET 基因突变致病占总嗜铬细胞瘤/副神经节瘤基因突变的 5.0%~6.0%；NF-1 基因突变约占总嗜铬细胞瘤/副神经节瘤基因突变的 3.0%。

3. 其他基因　MEM127 基因突变是 2005 年发现与嗜铬细胞瘤发病相关的致病基因,其突变致病占总嗜铬细胞瘤/副神经节瘤基因突变＜2.0%；MAX 基因编码的转录因子调节 MYC/MAX/MXD1 轴,编码的蛋白参与细胞的生长、代谢和血管生成等,其突变致病占总嗜铬细胞瘤/副神经节瘤基因突变的 1.0%~2.0%,均为嗜铬细胞瘤；FH 基因突变所占嗜铬细胞瘤基因突变的比例尚不清楚,FH 基因致病性突变所致的 FH 合成缺陷,导致诸多代谢产物改变及信号通路异常等,可能促进肿瘤发生发展。

(三)遗传学机制

嗜铬细胞瘤是一种常染色体显性遗传病,在所有内分泌肿瘤类型中具有较高的遗传度,但患者之间存在着显著的遗传异质性。

人类孟德尔遗传在线数据库(online mendelian inheritance in man,OMIM)的分类方法是根据 SDH 亚单位和 SDHAF2 基因发现的时间顺序,将遗传性副神经节瘤分为 1~5 型。其中 1 型致病基因为 SDHD 基因突变,具有父系遗传性,外显率较高；2 型致病基因为 SDHAF2 基因突变,目前仅有欧洲患者家族成员中有报道；3 型致病基因为 SDHC 基因突变,是一种罕见的常染色体显性遗传；4 型致病基因为 SDHB 基因突变,外显率为 25%~50%；5 型致病基因为 SDHA 基因突变,外显率较低。遗传性副神经节瘤 1~5 型目前缺乏临床诊断标准,只能依据实验室检测相关基因突变进行诊断。

SDHA 基因、SDHB 基因、SDHC 基因及 SDHD 基因的突变,可导致线粒体有氧电子传递呼吸链通路异常,使线粒体内琥珀酸累积,从而抑制脯氨酰羟化酶,导致缺氧诱导因子脯氨酸残基羟化受阻、降解减少,进而在缺氧诱导因子的诱导下促进血管内皮生长因子及其受体等基因的转录,造成组织缺氧。在缺氧状态下,编码线粒体酶的 SDH 基因突变可能存在于这些肿瘤中。目前研究已发现,SDH 基因突变可引起线粒体功能障碍,进而影响细胞凋亡的调控,并诱导血管内皮细胞生长因子的转录,在嗜铬细胞瘤的发生发展过程可能起一定作用。

VHL 基因 3 个外显子均可发生突变,其中 β-结构域(由第 1 外显子和第 2 外显子编码)的氨基酸突变破坏了 VHL 与底物蛋白的结合。VHL 基因通过影响细胞周期的调控、mRNA 的稳定性及缺氧诱导基因表达而发挥作用。VHL 基因是一个抑癌基因,发生突变后肿瘤易在特殊易感组织中出现,包括中枢、视网膜及神经嵴来源细胞等。生殖细胞系突变决定 VHL 家族的肿瘤易感素质及发病情况,而 VHL 基因的体细胞系突变则与所发生肿瘤的恶性倾向有关。

RET 生理配体为神经胶质细胞源性神经营养因子(glial cell line derived neurotrophicfactor,GDNF)家族,该家族共包括 neurturin、persephin、artemin 及 GDNF 四个成员。RET 激活是由 GDNF 受体(GDNF receptor,GFR)α_1、$GFR\alpha_2$、$GFR\alpha_3$、$GFR\alpha_4$ 四个受体和 GDNFs 四个配体之间的相互作用来完成。$GFR\alpha$ 能特异性结合 GDNFs 家族成员,促使 RET 蛋白受体的磷酸化并使 RET 进入激活状态,激活与细胞增殖、迁移和分化有关的下游信号通路:一条是 Ras/Raf/MEK/ERK-MAPK 通路,另一条是 PI3K/Akt/mTOR 通路；其他通路还有 PLC-γ 通路、JAK-STAT 通路等。

NF-1基因突变与嗜铬细胞瘤的双侧病变及肿瘤多灶性有关,但其发病机制尚不清楚。

五、病理

(一)正常解剖

肾上腺紧邻两侧肾脏上极,右侧肾上腺呈三角形,左侧肾上腺呈半月形,一般右侧肾上腺位置稍高于左侧肾上腺。腺体分肾上腺皮质和肾上腺髓质两部分,周围部分为皮质,内部为髓质,皮质和髓质在发生、结构与功能等方面均不相同,实际上是两种内分泌腺。

肾上腺皮质较厚,位于表层,约占肾上腺的80%,从外往里可分为球状带、束状带和网状带三部分。球状带细胞分泌盐皮质激素,主要是醛固酮;束状带细胞分泌糖皮质激素,主要是皮质醇;网状带细胞分泌性激素,主要是脱氢雄酮和雌二醇等。

肾上腺髓质上皮细胞排列成索,吻合成网,细胞索间有毛细血管和小静脉;此外还有少量交感神经节细胞。上皮细胞形态不一,核圆,位于细胞中央,胞质内有颗粒,如经铬盐处理后呈棕黄色,故称为嗜铬细胞。

(二)病理解剖

FPCC常为多发性,也多位于肾上腺内,可累及双侧肾上腺,而肾上腺外少见;在儿童患者中肾上腺外和双侧肾上腺的嗜铬细胞瘤的发病率较高。

1.肾上腺 肾上腺外嗜铬细胞瘤占散发性嗜铬细胞瘤的15%~20%,肿瘤可在交感神经节内或节外,与肾上腺外嗜铬组织的解剖分布一致。大部分在腹部,可位于腹膜后腹主动脉前、左右腰椎旁间隙、肠系膜下动脉开口处、主动脉旁的嗜铬体;还可见于颈动脉体、颈静脉窦、肾上极、肾门、肝门、肝及下腔静脉之间、腹腔神经丛、近胰头处、髂窝、近髂窝血管处、卵巢内、膀胱内、直肠后等处。胸部常位于纵隔后交感神经干上,也可位于心包、心脏等部位。

肾上腺外嗜铬细胞瘤具有多发性、多病灶性的特点,且恶性的发生率较高,表现为肿瘤切除后易复发和远处转移。

(1)形态改变:肾上腺内嗜铬细胞肿瘤大小不等,直径<10cm,多为3.0~5.0cm,平均重量约为10g。肿瘤呈圆或椭圆形,极少数为哑铃型;常有完整包膜,易发生坏死、囊变及出血。90%嗜铬细胞瘤起源于肾上腺髓质,瘤体切面为灰红至黄褐色,可伴有出血、坏死、囊性变或钙化。恶性嗜铬细胞瘤的直径较良性肿瘤大,在外观形态上两者无明显差异,其中恶性肿瘤可有包膜的浸润,血管内可见瘤栓形成。

(2)组织化学法:嗜铬细胞瘤用组织化学方法又可分为两型:一类为肾上腺素细胞、胞体大和数量多;另一类为去甲肾上腺素细胞、胞体小及数量少。

(3)光学显微镜:镜下肿瘤间质血管丰富,肿瘤细胞质富含颗粒,可见核内假包涵体,细胞核呈多形性。细胞质内可见空泡,多伴有脂褐素、神经黑素和黑色素沉着;而淀粉样变、梭形细胞、透明细胞及嗜酸性变少见。

(4)电镜:镜下可见细胞核周围有密集的肾上腺素细胞和去甲肾上腺素细胞,两种细胞富含嗜铬颗粒,但两种细胞胞质内颗粒的构造不同。

(5)免疫组化:免疫组化检测单克隆抗体MIB1阳性细胞率有助于鉴别诊断良性、恶性嗜铬细胞瘤,其中肾上腺的良性肿瘤MIB1阳性率低,而恶性肿瘤MIB1阳性率高,故当MIB1阳性细胞率>2.0%时,高度提示为恶性嗜铬细胞瘤。

2.心肌病变 嗜铬细胞瘤分泌的激素可引起心肌局灶性心肌坏死,病理特点为心肌收缩带坏死(contmction band necrosis),临床表现类似心肌梗死,这种改变与交感神经过度兴奋、心肌再灌注所引起损害类似,可能与过多的 Ca^{2+} 进入细胞内

（三）病理生理

肾上腺内的肿瘤主要分泌肾上腺素，而肾上腺外的肿瘤主要分泌去甲肾上腺素。去甲肾上腺素和肾上腺素都可使血压升高，但其作用机制不同，其中去甲肾上腺素使周围血管阻力增高、心率减慢和心排血量降低等；肾上腺素兴奋心肌、心率增快及心排血量增加等；仅分泌多巴胺的肿瘤很少，多巴胺可引起低血压、心率加快及多尿等，且肿瘤多为恶性。

研究发现，FPCC 基因缺陷的胚胎，一部分外胚层的神经嵴细胞可迁移至身体的其他部位，衍化成特殊的细胞群即 APUD（amine precursor uptake decarboxylation）细胞系统。肿瘤可分泌多肽物质，形成以嗜铬细胞瘤为主的各型内分泌腺瘤综合征，常与多发性内分泌瘤病Ⅱa 型和/或Ⅱb 型、神经外胚层发育异常同时存在。另外 FPCC 还可能并发神经纤维瘤病、视网膜血管瘤及脑脊髓血管网状细胞瘤等疾病。

FPCC 是在先天性遗传因素基础上逐渐发育而生成，其病理演变过程可能是：某种遗传刺激素→肾上腺髓质细胞增生→结节性增殖→微型腺瘤→嗜铬细胞瘤，当具有明显临床症状时肿瘤已形成至较大的体积。

六、临床表现

嗜铬细胞瘤曾被认为是 10% 肿瘤、6H 肿瘤，其中 10% 肿瘤是指：10% 为肾上腺外、10% 为恶性、10% 为家族性、10% 为儿童、10% 为双侧、10% 为多发性等，但近年研究显示以往所谓的各个 10% 均被低估了。6H 肿瘤是指：高血压（Hypertension）、头痛（Headache）、心悸（Heart palpitations）、多汗（Hyperhidrosis）、高代谢状态（Hypermetabolism）、高血糖（Hyperglycemia）。

（一）症状

1. 发生率　嗜铬细胞瘤发病率较低，普通人群中年总发病率为 2~8/1000000，嗜铬细胞瘤占高血压的 0.05%~0.20%，其中 FPCC 占嗜铬细胞瘤的 6.0%~10.0%。

既往研究认为，嗜铬细胞瘤是少见疾病，但近年随着对其基础深入研究，影像学检查设备及实验室检测技术的快速进步，临床医师对 FPCC 的认识和诊断水平不断地提高，FPCC 可从高血压患者中筛查出来。国外尸检研究证实，嗜铬细胞瘤患者中生前从未被怀疑过的高达 75% 以上。由于我国人口基数大，因此本病在我国病例数量并不少见。

2. 异质性　嗜铬细胞瘤临床表现各种各样，从无症状至突发性高血压脑病、心力衰竭或休克等，其病因可能是由于基因缺陷、外显率不均一性及肿瘤细胞存在嵌合染色体等有关。

3. 年龄　FPCC 多发生于成年人，发病年龄以 20~40 岁多见，但也有报道新生儿及 92 岁老年人患者。

4. 性别　男女发病率大致相等，但儿童患病中男性较女性多见，男女比例约为 2∶1。

5. 家族史　①肾上腺双侧发病中约 50% 为家族性，提示手术治疗时应探查双侧肾上腺；②同一家族的发病成员，发病年龄和肿瘤部位往往相同；③恶性发生率较低；④与一些家族性综合征的疾病基因改变有关。

6. 高血压　①特征性表现为血压突然升高，血压数分钟即达到高峰，其中血压升高形态呈持续性约占 50%，间歇性约占 45%，逐渐性约占 5.0%；②血压升高发作持续时间不一，其中 50% 患者时间约为 15min，80% 患者<60min，很少>24h；③发作频率不一，多者 24h 内数次，少者数月 1 次，但随病程的进展，发作频率逐渐增加，时间逐渐延长；④阵发性高血压可伴：剧烈头痛、大汗淋漓、恐惧或有濒死感；心悸、心动过速、心律失常及胸痛；恶心、呕吐及上腹部紧迫感等症状；⑤血压突然升高的诱因：情绪激动、体位改变、大小便；腹部触诊、灌肠、术前麻醉;创伤;某些药物等。

7. 低血压　少数患者可出现直立性低血压,高血压患者在未服降压药物突然出现休克时应高度怀疑嗜铬细胞瘤引起,其原因可能与血容量不足或突触前受体被去甲肾上腺素兴奋有关。

8. 三联征　阵发性血压升高同时伴有头痛、心悸、多汗是嗜铬细胞瘤典型的症状,被称为嗜铬细胞瘤"三联征",患者还可同时伴有震颤、苍白等症状。

9. 少见症状　①儿童常因胫骨远端循环障碍感到踝关节疼痛;②下肢动脉强烈收缩则可引起间歇性跛行;③男女交合时血压可突然升高;④排尿时突然出现头晕及血压明显升高提示嗜铬细胞瘤可能位于膀胱内;⑤患者可出现体温升高达40℃以上,同时伴有高血压脑病、急性肾功能衰竭、急性呼吸衰竭或休克等;⑥突发性血糖升高、乳酸增多等。

（二）体征

1. 血压　典型表现为血压骤升,收缩压>200mmHg（1mmHg = 0. 133kPa）,舒张压>130mmHg。查体可发现皮肤苍白、视力模糊、复视等;发作终止后可出现面部及全身皮肤潮红、发热、流涎、瞳孔缩小及尿量增多等。

2. 听诊　①肺部听诊可闻及双肺干湿性啰音;②心脏听诊可闻及心率增快、期前收缩、阵发性心动过速等。

（三）基因型—表型

1. SDH 基因

（1）SDHA 基因突变发病年龄为27~55岁,其中嗜铬细胞瘤约占 16.7%,副神经节瘤约占83.3%;恶性瘤占0~14.3%。

（2）SDHB 基因突变发病年龄为6~77岁,其中嗜铬细胞瘤约占 25.2%,副神经节瘤约占 77.5%;恶性瘤约占30.7%。SDHB 基因突变可能是嗜铬细胞瘤或肾上腺外嗜铬细胞瘤的标志,并提示肿瘤易

于复发,多见于腹膜后的副神经节瘤和恶变的副神经节瘤。

（3）SDHC 基因突变发病年龄为 13~73 岁,仅见于副神经节瘤。

（4）SDHD 基因突变发病年龄为 10~96 岁,其中嗜铬细胞瘤约占 23.9%,副神经节瘤约占91.5%,恶性约占 3.5%。SDHD 基因突变可能是嗜铬细胞瘤或肾上腺外嗜铬细胞瘤的标志,可作为早期诊断、鉴别良性与恶性的金标准。

（5）SDHAF2 基因突变发病年龄为 20~59 岁,仅见于副神经节瘤。

2. VHL 基因突变　发病年龄为 5~67 岁,嗜铬细胞瘤约有 50% 累及双侧,其中嗜铬细胞瘤约占90.3%,副神经节瘤约占18.6%;恶性约占 3.4%。

3. RET 基因突变　发病年龄为 4~73 岁,均为嗜铬细胞瘤,恶性约占 2.9%。

4. NF-1 基因突变　发病年龄为 1~74 岁,其中嗜铬细胞瘤约占 95.3%,副神经节瘤约占 6.1%;恶性约占 9.3%。主要临床表现为皮肤多发性神经纤维瘤、牛奶咖啡斑、虹膜色素缺陷瘤及腋窝雀斑等。

5. TMEM127 基因突变　发病年龄为 21~72 岁,其中嗜铬细胞瘤约占 95.7%,副神经节瘤约占8.7%;恶性约占 4.3%。

6. MAX 基因突变　发病年龄为 17~47 岁,MAX 基因突变可引起单侧或双侧肾上腺嗜铬细胞瘤,恶性约占 25%。

（四）并发症

1. 急性心肌缺血　心肌缺血是由于嗜铬细胞瘤分泌的儿茶酚胺引起,临床上可表现为急性心肌缺血、损伤甚至心肌梗死。

2. 急性肺水肿　嗜铬细胞瘤引起急性肺水肿是由于儿茶酚胺直接作用于肺部血管,引发肺静脉收缩、毛细血管压升高及血管壁渗透压增加等因素所致,因此在临床上如患者血压波动较大,且伴有

急性肺水肿应考虑嗜铬细胞瘤的诊断。

3. 脑卒中　嗜铬细胞瘤引起血压突然升高时可并发脑卒中,因此对于年龄较小突发性脑卒中的患者需要排除嗜铬细胞瘤。

4. 血管性认知障碍(Vascular cognitive impairment,VCI)　长期高血压可引起脑血管病变已被公认,研究认为血压升高的程度与 VCI 密切相关,其中 Framingham 研究发现,收缩压 > 140mmHg 的中年患者未来发生痴呆的风险增加 50% 以上。

七、辅助检查

(一)实验室检测

1. 全血细胞计数　由于嗜铬细胞瘤释放大量儿茶酚胺,可引起白细胞增多及白细胞核左移等。

2. 血液生化　患者血压突发性升高时可伴有血糖升高、乳酸增多等。

3. 儿茶酚胺测定　①血中及尿中去甲肾上腺素类物质升高是诊断嗜铬细胞瘤早期唯一的生化指标,检测血中和尿中肾上腺素、去甲肾上腺素及 3-甲氧基酪胺的水平是筛查和随诊嗜铬细胞瘤、副神经节瘤患者的首选指标;②肾上腺素和去甲肾上腺素的测定值高于正常参考值上限 3~4 倍时是嗜铬细胞瘤和副神经节瘤的典型特征,进行纵向比较可以反映肿瘤的相对大小。

在临床上应注意一些药物可能影响检测结果,如对乙酰氨基酚、拉贝洛尔、索他洛尔、甲基多巴、三环抗抑郁药、丁螺环酮、酚苄明、单胺氧化酶抑制剂、拟交感药物、可卡因、柳氮磺吡啶、左旋多巴等,必要时应停药后检测。

4. 基因检测　嗜铬细胞瘤患者术前均应进行基因检测,因为嗜铬细胞瘤患者多携带生殖突变,尤其是多发、复发、早发(年龄 < 45 岁)的患者。根据先证者的基因检测结果,对家系成员进行特定位点筛查,并根据家族史、临床病史及体格检查等综合分析,以明确亲属成员的致病基因突变携带情况、患病风险及判断预后等。

(二)激发试验

激发试验仅对阵发性血压升高患者影像学检查和实验室检测不能确诊时才考虑采用的检查方法,因激发试验有一定风险,特别对持续性高血压(> 160/110mmHg)或高龄高血压的患者不宜进行激发试验,以免发生意外。

1. 冷加压试验　试验前停用降压药 1 周以上,镇静剂停用 2 天以上,将受试者手臂浸入冰水后监测血压变化。

2. 胰高糖素试验　先做冷加压试验,待血压稳定后,注射胰高糖素 1.0mg 后 3.0min 内,如血浆儿茶酚胺水平升高 3 倍以上或血压较冷加压试验最高值增高 20/15mmHg 以上则为阳性,可考虑诊断为嗜铬细胞瘤。

在临床上患者即使有适应证,也应首先做冷加压试验,观察患者的血管反应性,并随时备好 α-受体阻滞剂(酚妥拉明),以备用于激发试验后可能出现的严重高血压或者高血压危象。

(三)抑制试验

对持续性高血压的诊断有疑问的患者可作抑制试验,抑制试验应用药物有可乐定、喷托铵等。

1. 可乐定(colondine)0.3mg 口服。可乐定具有兴奋 α₂ 受体,抑制交感神经末梢释放去甲肾上腺素和肾脏分泌肾素的作用,故可降低血压。

2. 喷托铵(pentolium)2.5mg 静脉注射。喷托铵是神经节阻断剂,也有降压作用。

可乐定和喷托铵应用后其中对嗜铬细胞瘤患者血中升高的儿茶酚胺无影响,或者虽有所下降但却不能降至正常;而对非嗜铬细胞瘤患者血中升高的儿茶酚胺可以降至正常。抑制试验方法较为安全、简便,有助于鉴别诊断。

(四)血压检查

1. 自测血压　自测血压便于患者平时对血压的监测,自我观察血压变化规律;对突发性高血压可发现其血压升高的诱因、血压升高的程度、持续时间及血压波动引起的症状及体征等,有助于嗜铬细胞瘤的早期诊断。

2. 动态血压监测　动态血压监测有助于确诊隐匿性高血压、顽固性高血压、单纯夜间高血压及清晨高血压等,尤其通过分析血压变化曲线发现血压突然升高的诱因,为嗜铬细胞瘤鉴别诊断提供依据。

(五)心电检查

1. 心电图　①窦性心动过速;②交界性心律;③T波低平或倒置;④QT间期延长;⑤QRS波群低电压;⑥左心室肥大等。

2. 动态心电图　动态心电图可发现活动、休息及睡眠时室上性、室性心律失常及传导阻滞,其中室上性心律失常多见房性期前收缩、房性心动过速、交界性心动过速等;室性心律失常常见室性期前收缩、R on T、室性心动过速等;而传导阻滞为束支传导阻滞、房室传导阻滞等。

(六)超声检查

1. 腹部超声　嗜铬细胞瘤腹部超声检出率高,操作简便快速,用于临床初步诊断筛查,可检出肾上腺内直径>2.0cm的肿瘤。超声可显示瘤体有包膜,边缘回声增强,内部为低回声均质等;如肿瘤较大,生长较快时内部可有出血、坏死或囊性变,超声可表现为无回声区。但超声对于过小或肾上腺外一些特殊部位的肿瘤(如颈部、胸腔内等)不能显示。

2. 经胸超声心动图　经胸超声心动图检查可发现左心房增大,室间隔及左心室后壁肥厚,左心室末期舒张功能减低等。

(七)影像学检查

1. 计算机断层扫描(computed tomography, CT)　CT检查能提供肾上腺更清晰准确的图像,其中肾上腺内的肿瘤可检查到0.5~1.0cm,肾上腺外的肿瘤可检查到1.0~2.0cm。有助于对超声拟

诊的鉴别诊断:①嗜铬细胞瘤1.0~2.0cm时其密度均一,CT值在40~50HU,均匀强化;②肿瘤较大、出血或坏死时,其坏死区域密度较低;③髓质增生者CT检查可显示肾上腺体积增大,但无肿瘤影像学改变。

CT检查对嗜铬细胞瘤检出率可达90%以上,其中对肾上腺内的嗜铬细胞瘤检出率几乎达100%;而对肾上腺外的嗜铬细胞瘤检出率约为70%。CT检查除了对嗜铬细胞瘤检出率高,也可同时准确显示肿瘤与周围血管、组织及脏器的解剖关系。

2. 磁共振成像(magnetic resonance imaging, MRI)　MRI对肾上腺检查可作不同方向的扫描,同时显示冠状面、矢状面的图像,且图像清晰,可检出较小的肿瘤。MRI检查可呈三维成像,有利于观察肿瘤与周围血管、组织、器官的解剖关系。由于无放射损害,不需注射造影剂,适用于婴幼儿、孕妇及肾上腺外的嗜铬细胞瘤患者。

3. 单光子发射型计算机断层显像(single photon emission computed tomography, SPECT)　SPECT应用显像剂为^{131}碘—间位碘代苄胍(^{131}I-metaiodobenzylguanidine, ^{131}I-MIBG)是诊断嗜铬细胞瘤的一种灵敏度高、特异性强的指标,既可定性又可定位。该检查显像剂是一种肾上腺素能神经阻滞剂,可被嗜铬细胞摄入,由标记的放射性核素示踪,故能显示嗜铬细胞瘤的部位,适用于有典型临床症状而超声和CT检查未发现的肿瘤,尤其对多发、异位或转移的嗜铬细胞瘤,以及肾上腺髓质增生的患者,可以提供全身的信息,其诊断效率优于超声及CT检查。^{131}I-MIBG检查除用于诊断外,还可用于治疗恶性嗜铬细胞瘤、肾上腺髓质增生等。

八、诊断

(一)筛查

1. 嗜铬细胞瘤患者具有下列情况应进行筛

查 ①具有家族史者;②双侧、多发或肾上腺外;③年龄<20岁;④患者及其家属成员具有其他系统病变。

2. 筛查内容 ①家族史的问询进行家系系谱分析;②详细全面的体检;③实验室检测及影像学检查;④患者及一级亲属相关致病基因检测。

(二)诊断

1. 定性诊断 ①血中肾上腺素>200pg/mL、去甲肾上腺素>2000pg/mL,对嗜铬细胞瘤诊断特异性为95%,敏感性为85%;②尿中儿茶酚胺及其代谢产物明显升高。

2. 定位诊断 ①超声检查是嗜铬细胞瘤定位的无创性首选方法;②CT和MRI检查可提供清晰准确的图像,是明确诊断的指标;③^{131}I-MIBG是诊断嗜铬细胞瘤的一项敏感而特异性指标。

3. 明确诊断 ①相关致病基因突变;②病理组织检查是诊断本病的金指标。

九、鉴别诊断

1. 嗜铬细胞瘤良性与恶性 鉴别诊断嗜铬细胞瘤良性与恶性较为困难,无论在组织学方面还是生化方面都缺乏公认统一的诊断标准。肿瘤累及包膜或侵入血管不能作为判断嗜铬细胞瘤恶性的依据,只有在无嗜铬细胞的组织(如淋巴、骨骼、肝脏、肺脏等)内发现嗜铬细胞时才能决定为恶性转移。嗜铬细胞瘤切除后应半年至1年进行^{131}I-MIBG检查,随访时间越长,发现其为恶性的概率越高。采用流式细胞仪检测、细针穿刺活检组织或切除肿瘤细胞中的DNA,有助于鉴别诊断良性或恶性,其中有多倍体或异倍体者常为恶性,应严密随访。

2. 副神经节瘤(paraganglioma,PGL) 肾上腺外的嗜铬细胞瘤多位于头颈部,临床症状和体征与肾上腺内嗜铬细胞瘤相似;其他部位有的患者可有特征性症状,如嗜铬细胞瘤位于膀胱内在排尿时可突然出现血压显著升高;CT和MRI检查未发现肾上腺病变时,影像学功能定位检查有时可发现病灶所在的部位。

3. 肾上腺髓质增生症(adrenal medulla hyperplasia,AMH) AMH病因不明,临床可出现阵发性高血压或持续性高血压,并呈进行性加重。发作时常伴头痛、心悸及多汗等症状,与嗜铬细胞瘤表现相似,但发作诱因常为精神刺激、劳累等。体格检查时压迫腹部不会诱发高血压发作或加剧,病程较长的患者不一定逐渐加重及发作频率增加,有时可出现症状缓解、由重至轻或由轻至重;高血压对α-受体阻滞剂治疗反应较好。实验室检测儿茶酚胺及其代谢产物明显升高,尤其高血压发作之后;影像学检查可显示肾上腺增生特征性图像改变,有助于鉴别诊断。

4. 原发性高血压(primary hypertension,EH) EH患者可呈现高交感神经兴奋性,表现为心悸、多汗、焦虑及心排血量增加等,但患者尿中儿茶酚胺水平正常,尤其是在焦虑发作时留尿液检测儿茶酚胺水平有助于鉴别诊断。另外测定血浆双羟苯乙烯甘醇与去甲肾上腺素的比值,有助于对嗜铬细胞瘤与EH的鉴别诊断,其中嗜铬细胞瘤患者其比值<0.5,而EH患者其比值>2.0。

十、治疗

(一)药物治疗

嗜铬细胞瘤明确诊断后应立即药物控制血压,以免发生高血压危象。

1. α-受体阻滞药 盐酸酚苄明10~20mg/次,2次/天,或者盐酸哌唑嗪1.0~2.0mg/次,2次/天。

2. β-受体阻滞剂 盐酸普萘洛尔初始剂量10mg/次,2~3次/天,逐渐增加剂量;或盐酸艾司洛尔注射液负荷量0.25~0.5mg/kg静脉滴注,以0.05mg/kg/min开始,逐渐递增至0.2mg/kg/min,每次增加剂量前应先给负荷量。因使用α-受体阻滞剂后,β-受体兴奋性增强可引起心动过速、心收缩力增强及心肌耗氧量增加等,使用β-受体阻滞剂可改善症状,但不应在未使用α-受体阻断剂的情况下单独使用β-受体阻断剂,否则可能导致急性肺水肿、心力衰竭或诱发高血压危象等严重并发症。

3. 钙通道阻断剂 苯磺酸氨氯地平5.0mg/次,1次/天;或者非洛地平缓释片5~10mg/次,1次/天。

4. 血管紧张素转换酶抑制剂 卡托普利12.5mg/次,3次/天;或培哚普利4~8mg/次,1次/天。

5. 儿茶酚胺合成抑制剂 α-甲基对位酪氨酸初始剂量为250mg/次,3次/天,逐渐增加剂量,并根据血压,血中及尿中儿茶酚胺水平而调整剂量。

6. ^{131}I-MIBG治疗 ^{131}I-MIBG既可用于诊断,也可对恶性及手术不能切除的嗜铬细胞瘤患者进行治疗,常用剂量为100~250mCi。

7. 高血压急症 ①患者首先抬高床头;②立即应用甲磺酸酚妥拉明注射液2.5~5mg静脉泵入,当血压降至160/100mmHg时可停止应用,继之以10~15mg溶于5%葡萄糖生理盐水500mL中缓慢静脉滴注,如疗效不好时可应用硝普钠;③硝普钠注射液开始按0.5μg/kg/min静脉泵入给药,根据治疗反应以0.5μg/kg/min递增,逐渐调整剂量,常用剂量为3μg/kg/min。静脉应用药物时应严密对心率、心律、血压及血氧饱和度的监测,随时调整剂量,以防血压骤降,并监测氰化物等血药浓度的变化。

8. 心律失常

(1)窦性心动过速、室上性心动过速:选择性β₁-受体阻滞药与α-受体阻滞药合用:①β-受体阻滞药:阿替洛尔6.25~12.5mg/次,2次/天,或者酒石酸美托洛尔25~50mg/次,2次/天;②α-受体阻滞药:甲磺酸酚妥拉明40mg/次,1次/天,或者盐酸酚苄明10mg/次,1次/天。

(2)室性心动过速:β-受体阻滞药与α-受体

阻滞药同时合用,以免因β₂受体阻断后扩张小动脉作用消失,加重高血压。

(二)手术治疗

手术切除肿瘤是唯一有效的治疗方法,手术治疗效果好,但具有一定的风险。术前准备充分和手术过程精准处理,是降低手术风险及手术获得成功的关键。

1. 术前准备

(1)酚苄明:初始剂量10mg/d,口服,平均递增为0.5~1.0mg/kg/d,分为2次,直至血压接近正常,大多数患者需40~80mg/d。盐酸酚苄明常用于术前准备,服药过程中应严密对心率、心律、血压及血氧饱和度的监测,一般用药2周左右可考虑手术。

(2)扩容:术前日输血400mL、代血浆制品或右旋糖酐500mL,以及平衡生理盐水等,术前1天输液量应在3000mL左右。①扩容是一项十分重要的措施,嗜铬细胞瘤分泌过量的儿茶酚胺使外周血管强烈收缩,血管床容积减少,血容量绝对不足;②一旦切除肿瘤儿茶酚胺减少、血管床开放及容量不足就成为主要矛盾,术前在控制血压的情况下,预充一定的血容量,再辅以术中扩容,这不但可使术中血压平稳,而且可防止术中因血容量不足而大量快速扩容而诱发急性心力衰竭、急性肺水肿等严重并发症;③术前用药不可用阿托品,因阿托品可抑制迷走神经,使心率加速而诱发心律失常。

2. 术中措施

(1)甲磺酸酚妥拉明注射液2~5mg静脉应用,用于手术中控制血压或高血压危象,但不适于长期应用。

(2)手术过程:①手术切口的选择可根据具体情况而定,对于术前定位明确的单侧肾上腺肿瘤可采用第11肋间切口;②术前定位不明确,需要手术探查者,或双侧肾上腺多发性肿瘤、肾上腺外肿瘤则宜采用上腹部横向弧形切口;③对于特殊部位的肿瘤则选择适当的相应切口；④手术操作宜轻柔，特别是分离肿瘤时不宜挤压，以免儿茶酚胺分泌突然增加，导致血压显著波动，与大血管粘连紧密的嗜铬细胞瘤，包膜外剥离有困难时，可采用包膜下切除，这样可避免损伤大血管引起大出血的危险；⑤术中常规测中心静脉压及桡动脉压，并保证三条输液通道，其一用以补充血容量，其二备用以输注降压药物，其三备用以输注升压药物，保证对升压与降压的平衡调节。

3. 术后措施　①在肿瘤切除后，患者血压很快下降；②如术后仍存在持续性高血压，可能是肿瘤未切除干净或已伴有原发性高血压、肾性高血压；③术后 72h 内继续监护不容忽视，以中心静脉压、血压和尿量的连续观察作为调整输液速度和输液量的依据是简单而合理的方法；④手术后 7~10 天儿茶酚胺即可恢复正常水平，因此在术后 1 周时要检测儿茶酚胺或其代谢物以明确肿瘤是否完全切除。

4. 随访　手术后随诊发现复发、转移或新发肿瘤，通常的转移部位为局部或远处的淋巴结、骨骼、肝脏及肺脏等组织器官。目前主张术后所有患者均应终身随访，随访的内容包括体格检查、血压管理，检测血中、尿中的儿茶酚胺及其代谢产物，必要时行影像学检查等。

十一、预后

恶性嗜铬细胞瘤患者 5 年生存率 <50%，良性嗜铬细胞瘤患者术后 5 年生存率可 >95%，术后复发率 <10%。术前在准备充分的情况下，手术死亡率为 2.0%~3.0%。嗜铬细胞瘤手术后高血压的治愈率 >70%，约 30% 患者可能仍有持续性高血压或高血压复发，但应用降压药物治疗多具有良好的疗效。

参考文献

1. 中华内分泌学分会肾上腺组. 嗜铬细胞瘤和副神经节瘤诊断治疗专家共识. 中华内分泌代谢杂志, 2016, 32 (3):181-187.

2. 中华医学会内分泌学分会. 嗜铬细胞瘤和副神经节瘤诊断治疗专家共识(2020 版). 中华内分泌代谢杂志, 2020,36(9):737-750.

3. 宋雷, 惠汝太. 单基因遗传性心血管疾病基因诊断指南. 中华心血管病杂志, 2019,47(3):175-196.

4. 曹智发, 陈伟才, 杨佩佩, 等. 肿瘤 SDH 基因突变的研究进展. 生物化学与生物物理的研究进展, 2017,44 (1):31-43.

5. 葛延山, 周艳宏. SDHA 与肿瘤细胞代谢. 生物化学与生物物理进展, 2018,45(6):612-628.

6. GHAZI A A, KHAH A M, KAMANI F, et al. A novel succinate dehydrogenase type B mutation in an Iranian family. Its genetic and clinical evaluation. Hormones, 2014,13(4):568-573.

7. SAGONG B, SEO Y J, LEE H J, et al. A mutation of the succinate dehydrogenase B gene in a Korean family with paraganglioma. Familial Cancer, 2016,15(4):601-606.

8. 赵芳玉, 郭艳英, 王新玲. 嗜铬细胞瘤/副神经节瘤分子遗传学的研究进展. 国际泌尿系统杂志, 2019,39(2): 335-338.

9. 李名浩, 刘培华, 于安泽, 等. 嗜铬细胞瘤/副神经节瘤分子遗传学机制研究进展. 中国医学工程, 2017, 25 (1):16-20.

10. HOUVRAS Y. Completing the Arc:targeted inhibition of RET inmedullary thyroid cancer[J]. J Clin Oncol, 2012, 30(2):200-202.

11. 段敬柱, 唐以军. 嗜铬细胞瘤致心源性休克 1 例报告. 微循环学杂志, 2020,30(20):57-59.

12. 古宏兵, 梁朝朝, 郝宗耀, 等. 家族性肾上腺嗜铬细胞瘤的特点及诊治分析. 临床泌尿外科杂志, 2010,25 (7):553-554.

13. 邓建华, 李汉忠. 嗜铬细胞瘤/副神经节瘤遗传基因研究进展. 中华医学杂志,2015,95(15):1193-1195.

14. MCGRATH E R,BEISER A S,DECARLI C,et al. Blood pressure from mid-to late life and risk of incident dementia[J]. Neurology,2017,89(24):2447-54.

15. 袁文祺,王卫庆. 遗传性嗜铬细胞瘤的基因筛查策略.

上海医学,2009,32(2):151-153.

16. 闫丽辉,尹艳丽. 嗜铬细胞瘤围手术期病人血压变化的观察分析. 世界最新医学信息文摘,2019,19(47):55-56.

第十一节 多巴胺 β-羟化酶缺乏症

多巴胺 β-羟化酶缺乏症(dopamine-β-hydroxylase deficiency,DBHD)是由于多巴胺 β-羟化酶(dopamine-β-hydroxylase,DBH)基因突变,引起中枢神经系统或周围自主神经元合成去甲肾上腺素和肾上腺素障碍,患者主要表现头晕、头痛、疲劳、脸色苍白、呼吸困难、共济失调甚至晕厥等直立性低血压。

一、概述

1986 年,Robertson 首次报道 DBHD 临床表现、体征及实验室检测结果等,研究认为 DBHD 是一种先天遗传性疾病,大多数患者成年才被发现,是因为在婴幼儿时期对 DBHD 缺乏认识,延误早期诊断及治疗。

2014 年,Chelsea 药厂研制的屈昔多巴胺囊药物上市,可用于治疗 DBHD 等神经源性直立性低血压(neurogenic orthostatic hypotension,NOH)。

二、病因

DBHD 可能为常染色体隐性遗传病或常染色体共显性遗传病,经基因组筛选定位,目前仅确定 DBH 基因突变为其致病病因。

三、分子遗传学

DBH 基因

1.结构 DBH 基因定位于第 9 号染色体长臂 34 区(9q34),长约23kb,由 12 个外显子和 11 个内含子组成,mRNA 全长约为 3.0kb,编码 603 个氨基酸,包含 25 个氨基酸的信号肽,相对分子质量约为 290kD。

2.功能 DBH 为含铜原子(Cu^{2+})蛋白质,DBH 存在于神经细胞的囊泡内,催化多巴胺生成去甲肾上腺素,是去甲肾上腺素能神经元的标志酶。

3.突变 DBH 基因突变类型有插入突变、缺失突变及缺义突变等。DBH 基因是血清 DBH 活性的主要数量性状基因位点,并且某一个或几个碱基位点的多态性可以影响其活性的大小。

四、发病机制

DBH 以二聚体和/或四聚体存在于肾上腺髓质的嗜铬颗粒、外周和中枢去甲肾上腺素,以及肾上腺神经元的稠密度核的突触囊泡内。每单体亚单位含 2 个 Cu^{2+},以非共价键结合的 4 个亚单位通过二硫桥连接为二聚体,维持 DBH 活性的重要因子有 Cu^{2+}、分子氧和维生素 C。人体内的 DBH 有溶解状态和膜结合状态二种形式,突触囊泡排颗粒时溶解状态的酶释入裂口,可能是血液中 DBH 的来源。

DBH 作为一种儿茶酚胺合成酶,对去甲肾上腺素的合成与更新发挥着重要作用,在基因的调控下,血浆 DBH 活性在不同个体间表现出广泛的遗传性。DBH 主要生理功能是多巴胺转变为去甲肾上腺素和肾上腺素,当其缺乏时去甲肾上腺素和肾上腺素合成障碍,血液中去甲肾上腺素和肾上腺素明显减少或缺失,而多巴胺水平升高,导致血压调节紊乱,血管扩张,表现严重直立性低血压。

动物实验研究发现,去甲肾上腺素减少时产热降低,表现体温下降;而多巴胺增多时也可引起体温下降,故 DBHD 患者可出现低体温、交感神经功能紊乱等症状。

五、临床表现

(一)症状

1. 婴幼儿　患儿出生后两周才睁眼,表现为延迟睁眼及上睑下垂等,并伴有低血压、低体温及低血糖等,有的患儿可出现癫痫样发作,可能是由于低血压或低血糖引起。

2. 儿童　儿童患者常在运动后出现低血压,表现运动能力降低和运动耐量受限。

3. 成人　患者随着年龄增长可出现直立性低血压或劳力性低血压,轻度症状为头晕、头痛、心悸、脸色苍白、易疲劳、食欲不振及消化不良等;重度症状为呼吸困难、步态不稳、视物模糊、全身无力、共济失调甚至晕厥等,常发生在晨起、天气炎热或饮酒后。成人性成熟正常,其中男性患者可能出现延迟射精或射精无能,夜尿增多及轻度行为异常等;女性患者月经初潮、经期等均正常等。

(二)体征

1. 直立性低血压　直立性低血压是指由卧位变为直立体位(或头部倾斜60°以上)的3min内,收缩压下降≥20mmHg 和/或舒张压下降≥10mmHg。

2. 严重低血压　①直立时收缩压低于80mmHg;②直立时收缩压比卧位下降40mmHg 以上;③严重低血压时可增加发生心血管突发事件、全因死亡的风险。

3. 心率增快　低血压时心率增快,但心率增快与直立时收缩压下降的程度不呈比例。

4. 其他体征　①眼科检查瞳孔呈不同程度缩小;②神经检查深反射迟钝、肌张力低下等。

六、辅助检查

(一)实验室检测

1. 血液生化　①血清去甲肾上腺素极低或缺乏,多巴胺明显升高;②血糖、血镁水平降低;③血清尿素氮升高。

2. 尿液生化　尿中多巴胺水平明显升高。

3. 基因检测　如发现先证者 DBH 基因突变时应对其亲属成员进行特定位点级联筛查,并根据病史、症状及体征等综合分析,以明确家族成员的致病基因突变携带情况及患病风险。

(二)血压测量

1. 随机血压　血压测量的方法有诊室测量、家庭自测,其中诊室血压测量是目前评估血压水平、临床判断血压高低及进行分级的标准方法和主要依据;家庭自测血压便于患者随时对血压的观察,可发现隐匿性低血压。

2. 动态血压监测　动态血压监测可记录在工作、休息及睡眠等状态下血压的变化,有助于评估血压短时变异和昼夜节律,尤其由卧位变为直立体位时血压的变化。

(三)心电检查

1. 心电图　婴幼儿、儿童时期心电图可出现窦性心律不齐、窦性心动过缓等;成人心电图可表现T 低平或倒置,以及室上性或室性心律失常等。

2. 动态心电图　动态心电图可记录分析窦性静止,ST 段下移或上抬,T 波低平或倒置,以及各种心律失常的发生发展。

3. 平均信号心电图　平均信号心电图检查有助于分析发作性晕厥的诱因、发病机制及鉴别诊断等。

七、诊断

诊断指标　①严重直立性低血压;②血浆去甲肾上腺素水平极低或缺失,而多巴胺水平明显升高;③去甲肾上腺素与多巴胺的比值<1;④DBH 基因突变。

八、鉴别诊断

1. 血管迷走性晕厥(vasovagal syncope,VS)　VS 患者晕厥多因疼痛、恐惧、情绪紧张、空气污浊及疲劳等引起,晕厥前有短时的前驱症状,如头晕、恶心、苍白、出汗等；晕厥发生与体位改变无关，晕厥时血压下降、心率减慢而微弱、面色苍白等，但恢复较快，无明显后遗症。

2. 特发性直立性低血压（idiopathic orthostatic hypotension，IOH）　IOH 是包括自主神经系统在内的中枢神经系统广泛变性的一种少见的疾病，患者均为散发性，临床表现除直立性低血压外，尚有发汗障碍、阳痿等其他自主神经功能障碍，以及锥体系、锥体外系、小脑性共济失调等躯体神经系统的症状为特点。

3. 家族性自主神经功能障碍（familial dysautonomia，FD）　FD 多在婴儿时期发病，早期死亡率较高，仅见于德系（Ashkenazi）犹太民族。FD 交感神经和副交感神经均受损，可表现情绪不稳定，血浆去甲肾上腺素与多巴胺的比值>1。

九、治疗

（一）预防

1. 睡眠时可将床头位抬高 20~30cm，从卧位起坐或起立时动作要缓慢，当出现头晕的征兆时应立即采取下蹲位或躺下，头要尽量放低。

2. 进行全身慢性肌肉运动，可促使静脉血液的回流，预防头晕、头痛、恶心及晕厥等发生发展；也可穿用有弹性的紧身衫裤。

3. 每日定时测量血压并记录在案，定期分析血压变化曲线，必要时进行动态血压监测，观察夜间睡眠时血压变化，为临床医生诊断、治疗提供依据。

（二）药物治疗

1. 屈昔多巴胶囊　屈昔多巴胶囊药物（通用名：droxidopa，商品名：Northera）是一种人工合成的去甲肾上腺素前体药物。当交感神经系统受损时，屈昔多巴在 L-芳香族氨基酸脱羧酶的作用下，外周和中枢神经通过脱羧作用转化为去甲肾上腺素，从而使神经系统去甲肾上腺素水平升高，可改善直立性低血压引起的临床症状。屈昔多巴胶囊成人起始剂量为 100mg/次，1 次/天，隔日剂量递增 100mg，增至适宜的维持剂量，标准维持剂量为 100~200mg/次，3 次/天。注意事项：①屈昔多巴胶囊患者服用后的疗效存在着明显差异，所以服用时应根据患者的年龄、症状及用药后的反应等进行增减用量；②高血压、动脉粥样硬化、甲状腺功能亢进等患者禁用；③严重不良反应为神经阻滞剂恶性综合征，神经阻滞剂恶性综合征主要临床表现为肌肉僵硬、体温升高、自主神经功能失调、谵妄及血清肌酸激酶活性值明显升高等。

2. 盐酸米多君片　盐酸米多君片可增加立位血压，改善其伴随的诸如乏力、晕厥、视力模糊、疲劳等症状。盐酸米多君药青春期和成年人患者为 1.25mg/次，1 次/天，如有必要可增至 2.5mg/次，2 次/天。注意事项：①盐酸米多君片起始剂量宜从低剂量开始，谨慎地增至维持剂量；②盐酸米多君片禁忌应用于高血压、嗜铬细胞瘤、肾脏疾病、青光眼、前列腺增生及甲状腺功能亢进等疾病；③长期应用盐酸米多君片的患者应定期检查肾功能。

3. 氟氢可的松　本药主要为盐皮质激素的作用，促进肾小管重吸收钠而保留水，增加血容量，并提高去甲肾上腺素对于血管 α-受体的敏感性，从而达到升高血压的作用。氟氢可的松成人 0.05~0.1mg/次，2 次/天。

4. 中成药　中药方剂有生脉饮、炙甘草汤加减，方剂中有党参、生地、麦冬、当归、枳壳等中药，患者一日一剂。本方剂具有益气滋阴、宁心安神的功效，可以纠正直立性低血压，改善患者头晕、目眩等症状。

参考文献

1. 杨玉菡,蒋雨平.屈昔多巴的临床应用进展.中国临床神经科学,2017,25(6):680-688.
2. 谢小虎,周文华.巴胺β羟化酶基因与药物滥用相关研究进展.中国药物滥用防治杂志,2008,14(5):270-273.

3. 黄立红. 多巴胺 β 羟化酶缺乏症研究进展. 中华现代临床医学杂志, 2003, 1(12): 72-74.

4. 孟云, 朱言亮. 血浆多巴胺 β 羟化酶与阿尔茨海默病相关性研究. 中国实验诊断学, 2015, 19(9): 1505-1507.

5. 万彩笺, 卢德成. 体位性低血压的最新进展. 重庆医学, 2019, 48(增刊上): 199-201.

6. 中国高血压联盟动态血压监测指南委员会. 2020 中国动态血压监测指南. 中国医学前沿杂志, 2021, 13(3): 34-51.

7. 张志叶, 王莉. 治疗神经源性低血压新药屈昔多巴. 中国新药杂志, 2015, 24(19): 2164-2166.

第六章

遗传性血管病

第一节　概述

　　血管不仅是血液循环的通道,也是血液循环与血管平滑肌之间的中介组织,除了具有天然屏障作用外,血管内皮细胞可合成、分泌多种激素及生物活性物质,既可由血液循环将其送到远距离的特异性组织、靶器官等引起特异的生物学反应,又可在其局部进行自分泌(autocrine)、旁分泌(paracrine)或胞内分泌(intracrine)而发挥生物学效应。激素或生物活性物质在血液中浓度很低,在纳克(10^{-9}g,ng)或皮克(10^{-12}g,pg)水平,但对组织器官的影响却是很大,如在调节机体的新陈代谢过程,调节细胞外液的量和组成成分,保持机体内环境理化因素的相对稳定,调控机体生长发育与生殖功能,以及增强机体对环境的适应性与抵抗力等。

一、血管壁

　　血管壁从管腔面向外一般依次分为内膜、中膜和外膜,其中动脉壁内膜、中膜及外膜分层明显;静脉壁较动脉壁为薄,内膜、中膜及外膜的分层不明显;毛细血管与小动脉相连,毛细血管壁非常薄,仅由一层内皮细胞构成。

(一)内膜

　　血管生物学选择性将血管壁分成各种不同的细胞成分:内膜层的内皮细胞、中膜层的平滑肌细胞和外膜层的成纤维细胞等,其中内膜是由内皮

(endothelum)和内皮下层(subendothelial layer)组成。

　　1. 内皮

　　(1)结构:1865 年 His 首先提出了内皮的概念,而 20 世纪 50 年代以前,人们对血管内皮功能的研究较少,仅看作是血管内壁的屏障。1967 年 Vane 发现内皮细胞合成并分泌前列腺素 K(prostaglandin kpgi 2,PGI-2),从此开创了血管内皮的研究。1976 年 Ross 等创立内皮细胞损伤学说;1980 年 Furchgott 等首先提出内皮依赖舒张因子(endotheliumderived relaxing factor,EDRF)的概念;1987 年 Palmer 等研究证实,内皮释放的一氧化氮(nitriteoxide,NO)可以解释 EDRF 生物学的作用,且 EDRF 和 NO 是等同的,临床研究还表明,NO 具有明显抗衰老和抗凋亡的作用。1988 年 Yanagisawa 等从内皮细胞中分离出一种有极强的收缩血管和促进血管增生作用的物质,被称为内皮素(endothelin,ET)。1993 年 Ross 提出内皮功能障碍的概念,从而完成了对内皮从结构到功能,从生理到病理的认识飞跃。现已研究证实,血管内皮不仅具有屏障功能,而且是一个十分活跃的代谢及内分泌器官,其功能众多,可通过产生和释放各种活性物质,以维持血管正常生理功能和血液供应状态。由于血管内皮细胞直接与内环境接触,故此易

于受到各种病理因素(如高血脂、高血糖、自由基等)的影响。因此血管内皮功能紊乱作为心脏、脑及血管疾病发病的始动因素和关键环节,已日益成为医学界关注的研究重点和热点。

解剖研究动脉、毛细血管和静脉的超微结构发现,血管腔内皮层、微泡、胞间连接,以及细胞骨架具有一些特异化结构,这些结构可能在局部行使特殊的功能。成人全身血管内皮细胞数约有 1.2×10^{18} 个,厚度约为 $0.1 \sim 1.0\mu m$,内皮细胞表面积约为 $400m^2$,总重量约为 $1.5kg$。血管内皮细胞腔面为带负电荷的血浆膜,由葡萄糖胺多糖、寡糖、糖蛋白、糖脂及唾液酸结合物等所组成。内皮细胞的腔面主要为支持性结构,连接内皮细胞与基底层的纤维,其纤维突穿透弹性层与邻近平滑肌形成肌内皮细胞相连。

血管内皮细胞是人体最大、最广泛的组织细胞,血管内皮细胞是沿血流方向纵向排列的单层排列的扁平、菱形或多边形细胞,内皮细胞长轴多与血液流动方向一致,细胞核居中,核所在部位略隆起,细胞基底面附着于基板上。电镜下显示,内皮细胞长 $25 \sim 50\mu m$,宽 $10 \sim 15\mu m$,排列紧密。内皮细胞腔面有稀疏而大小不一的胞质突起,表面覆以厚为 $30 \sim 60nm$ 的细胞衣,相邻细胞间有紧密连接、缝隙连接及 $10 \sim 20nm$ 的间隙。内皮细胞核淡染,以常染色质为主,核仁大而明显,在胞质内有发达的高尔基复合体、粗面内质网及滑面内质网。内皮细胞超微结构的主要特点是胞质中有丰富的吞饮小泡,直径为 $60 \sim 70nm$。这些小泡是由细胞游离面或基底面的细胞膜内凹形成,然后与细胞膜脱离,经细胞质移向对面,又与细胞膜融合,将小泡内所含物质放出,故小泡有向血管内外输物质的功能。细胞质内还可见成束的微丝和外包单位膜的杆状细胞器,长约 $3.0\mu m$,直径 $0.1 \sim 0.3\mu m$,呈长圆形内有 $6 \sim 26$ 条,直径约 $15nm$ 的平行细管,称为 Weibel-Palade 小体。Weibel-Palade 小体是内皮细胞特有的细胞器,一般认为该小体是合成和储存与凝血有关的第Ⅷ因子相关抗原(factor Ⅷ related antigen,FⅧ)的结构。此外,α-颗粒膜蛋白(α-granule membrane protein-140,GMP-140)也储存在 Weibel-Palade 小体内,当内皮细胞受到凝血酶、组胺、1-去氨基-8D-精氨酸加压素(1-desamino-8D-arginine vasopressin,DDAVP)等刺激时,血管性血友病因子(von willebrand factor,vWF)、GMP-140 等成分释放出来。

(2)功能:完整的血管内皮细胞为血液中的抗血小板、抗凝及纤维蛋白溶解系统之间的相互作用提供了光滑的表面,同时参与凝血、抗凝及纤维蛋白溶解系统,便于维持凝血和抗凝之间的平衡状态,保证血液在血管内正常流动。

(3)意义:血管内皮细胞衰老或受损后自基底膜脱落,入血液循环外周血中,成为循环内皮细胞(circulating endothelial cells,CEC)、外周血内皮祖细胞(endothelial progenitor cell,EPC)、内皮微粒(endothelial microparticles,EMP),目前临床已将 CEC、EPC、EMP 水平变化作为直接观察活体血管内皮损伤的特异性标志物。

2.内皮下层 内皮下层是位于内皮和内弹性膜之间的薄层结缔组织,内含少量胶原纤维、弹性纤维,有时有少许纵行平滑肌;有的动脉的内皮下层深面还有一层内弹性膜,由弹性蛋白组成,膜上有许多小孔。在血管横切面上,因血管壁收缩,内弹性膜常呈波浪状,一般以内弹性膜作为动脉内膜与中膜的分界。

(二)中膜

中膜层位于内膜和外膜之间,其厚度及组成成分因血管种类而异,其中大动脉以弹性膜为主,间有少许平滑肌;中动脉主要由平滑肌组成。

1.平滑肌

(1)结构:平滑肌纤维呈长梭形,长约 $200\mu m$,直径约为 $8.0\mu m$;而小血管壁平滑肌纤维长约

20μm。平滑肌主要分布于血管、气管及胃肠等组织器官,血管平滑肌纤维较内脏平滑肌纤维细,并常有分支,肌纤维间有中间连接和缝隙连接。研究表明,血管平滑肌是成纤维细胞的亚型,在中动脉发育中,平滑肌纤维可产生胶原纤维、弹性纤维和基质。在病理状态下,动脉中膜的平滑肌可移入内膜增生并产生结缔组织,使内膜增厚,是动脉粥样硬化发生的重要病理过程。血管平滑肌可与内皮细胞形成肌内皮连接(myoendothelial junction),平滑肌可借助于这种连接,接受血液或内皮细胞的化学信息。研究表明,除已知的肾入球微动脉特化的平滑肌能产生肾素外,其他血管的平滑肌也具有分泌肾素和血管紧张素原的能力,与内皮细胞表面的血管紧张素转换酶共同构成肾外的血管肾素和血管紧张素系统。

(2)功能:大多数平滑肌接受神经支配,包括来自自主神经系统的外来神经支配,其中除小动脉一般只接受交感神经系统一种外来神经支配外,其他器官的平滑肌通常接受交感和副交感两种神经支配。平滑肌细胞被激活时,细胞外 Ca^{2+} 进入膜内,但平滑肌细胞中靠近膜的肌浆网也构成了细胞内 Ca^{2+} 贮存库。一些兴奋性递质、激素或药物同肌膜受体结合时,通过 G-蛋白在胞浆中产生第二信使,引起 Ca^{2+} 库中的 Ca^{2+} 释出。因平滑肌的细肌丝中不存在肌钙蛋白,因而 Ca^{2+} 引起平滑肌细胞中粗肌丝、细肌丝相互滑行的横桥循环的机制与骨骼肌不同。目前认为,横桥的激活开始于它的磷酸化,而这又依赖称为肌凝蛋白激酶的活化,其过程是 Ca^{2+} 先结合于胞浆中一种称为钙调蛋白的特殊蛋白质,后者结合 4 个 Ca^{2+} 之后才使肌凝蛋白激酶活化,三磷酸腺苷(adenosine triphosphate,ATP)分解,由此产生的磷酸基结合于横桥并致使横桥处于高自由状态。比起平滑肌来,平滑肌横桥激活的机制需要较长的时间,这与平滑肌收缩的缓慢相一致。

2. 胶原纤维

(1)结构:胶原纤维直径为 0.5~20μm,胶原纤维的生化成分主要为 Ⅰ 型胶原蛋白,胶原蛋白由成纤维细胞分泌,于细胞外聚合成胶原原纤维,再经少量黏合成胶原纤维。电镜观察,胶原原纤维直径约为 10~200nm,每根原纤维上具有 64nm 明暗交替的周期性横纹,其化学成分是 Ⅰ 型和 Ⅱ 型胶原蛋白,胶原纤维具有很强的韧性和抗拉力,但弹性较差。

(2)功能:中膜的胶原纤维起维持张力作用,具有支持功能。

3. 弹性纤维

(1)结构:弹性纤维直径约为 0.1μm,直行、有分支并相互交织成网,弹性纤维在大血管是由平滑肌细胞产生。电镜观察,弹性纤维是由微原纤维和均质的弹性蛋白构成,弹性蛋白构成纤维的核心区,电子密度低,核心外是由微原纤维形成管状的鞘包绕着。弹性纤维富于弹性而韧性差,与胶原纤维交织在一起,使疏松结缔组织既有韧性又有弹性,以保持其连接的组织和器官的形态、位置相对恒定并有一定的可变性,随着年龄的增长,其弹性可逐渐减弱乃至消失。

(2)功能:弹性纤维具有使扩张的血管回缩作用。

(三)外膜

外膜是由疏松结缔组织构成,结缔组织以成纤维细胞为主,是血管壁与组织之间的分界层。

1. 结缔组织

(1)结构:结缔组织是由细胞、纤维和细胞外间质组成,其中细胞有成纤维细胞、巨噬细胞、浆细胞、肥大细胞等;纤维包括胶原纤维、弹性纤维和网状纤维,主要有联系各组织和器官的作用;基质是略带胶黏性的液质,填充于细胞和纤维之间,为物质代谢交换的媒介,纤维和基质又合称间质,是结缔组织中最多的成分。

（2）功能：①成纤维细胞：成纤维细胞具有重要的生物合成和免疫调节能力，其主要功能是合成细胞外基质（extracellular matrixc，ECM），分泌和释放多种细胞因子及血管活性物质，如 NO、成纤维细胞生长因子（fibroblast growth factor，FGF）、转化生长因子-β（transforming growth factor-β，TGF-β）、单核细胞趋化蛋白 1（monocyte chemotactic protein 1，MCP1）、前列腺素 E2（prostaglandin E2，PGE2）、烟酰胺腺嘌呤二核苷酸磷酸（nicotinamide adenine dinucleotide phosphate，NADP）氧化酶等；②巨噬细胞：巨噬细胞具有吞噬、杀灭病原菌及异物等作用，分泌参与炎症反应的生物活性介质，以及摄取并处理抗原并把抗原信息递呈给淋巴细胞等；③浆细胞：浆细胞具有合成、贮存抗体的功能，参与体液免疫反应等；④肥大细胞：肥大细胞是一种免疫细胞，在过敏、抗原性水肿及其他免疫球蛋白 E 依赖性免疫反应中起关键作用。

二、毛细血管

（一）结构

毛细血管是体内分布最广、管壁最薄、口径最小的血管，仅能容纳 1 个红细胞通过。管壁主要由一层内皮细胞构成，在内皮外面有一薄层结缔组织，其内径为 6.0~9.0μm，长 0.2~4.0mm，毛细血管互相联系成网状结构。电镜下，可根据毛细血管内皮细胞结构的特点，将其分为连续毛细血管、有孔毛细血管及窦状毛细血管 3 型。

1. 连续毛细血管 连续毛细血管的特点为内皮细胞相互连续，细胞间有紧密连接等连接结构，基膜完整，细胞质中有许多吞饮小泡。

2. 有孔毛细血管 有孔毛细血管内皮细胞不含核的部分很薄，有许多贯穿细胞的孔，孔的直径一般约为 60~80nm，许多器官的毛细血管的孔有隔膜封闭，隔膜厚约 4.0~6.0nm，较一般的细胞膜薄，内皮细胞基底面有连续的基板。

3. 窦状毛细血管 窦状毛细血管内皮细胞之间常有较大的间隙，故又称不连续毛细血管，不同器官内的窦状毛细血管结构常有较大的差别，某些内分泌腺的窦状毛细血管内皮细胞有孔和有连续的基板。

（二）功能

毛细血管结构的特征为管壁薄及有较高的通透性，使血液中的氧气和营养物质能通过管壁快速进入组织；而组织中的二氧化碳及代谢产物也能通过管壁迅速进入血液，排出体外，从而完成血液与组织间的气体交换和物质交换等。

三、遗传性血管病

本章著述为致病基因明确的遗传性血管疾病有：家族性主动脉瘤（familial aortic aneurysm，FAA）、Loeys-Dietz 综合征（Loeys-Dietz syndrome，LDS）、血管型 Ehlers-Danlos 综合征（vessel Ehlers-Danlos syndrome，vEDS）、马方综合征（Marfan syndrome，MFS）、遗传出血性毛细血管扩张症（hereditary hemorrhagic telangiectasia，HHT）、遗传性血管性水肿（hereditary angioedema，HAE）、家族性肺动脉高压（familial pulmonary arterial hypertension，FPAH）、家族性心脏黏液瘤（family cardiac myxoma，FCM）。

参考文献

1. 李毅，秦俭. 血管内皮功能的研究进展. 检验医学与临床，2010，7（13）：1391-1393.

2. 马彩云，柳学华，王韶屏，等. 内皮功能障碍与冠心病的研究. 心肺血管病杂志，2016，35（6）：482-484.

3. 苏恩勇，高传玉. 内皮功能障碍与心血管疾病关系的研究进展. 中华实用诊断与治疗杂志，2018，32（6）：622-624.

4. 高爽，王臻楠，顾耘. 血管内皮细胞功能障碍与动脉粥样硬化关系的研究进展. 中西医结合心脑血管病杂志，2018，16（20）：2966-2970.

5. 李萍. 血管内皮细胞病理生理作用的研究进展. 微循环学杂志, 2014, 24(4):1-7.

6. 张晶晶, 游咏, 李熠, 等. 内皮-间质转化与心血管疾病的研究进展. 生物化学与生物物理进展, 2015, 42(7):606-615.

7. PINARD A, JONES G T, MILEWICZ D M. Genetics of thoracic and abdominal aortic diseases [J]. Circulation Research, 2019, 124(4):588-606.

8. 武玉多, 谷孝艳, 何怡华, 等. 遗传性主动脉疾病的研究现况. 中国医药, 2020, 15(3):467-469.

第二节 家族性主动脉瘤

家族性主动脉瘤（familial aortic aneurysm，FAA）是由于基因突变所致，导致主动脉近段或腹主动脉形成的动脉瘤，由于高血压、动脉粥样硬化或增龄等因素可致使动脉瘤发生夹层或破裂，患者发病急骤病情凶险，死亡率高；降低其并发症及死亡率主要措施是早期明确诊断和精准医疗。

一、概述

1831 年，James Syne 首次报道了腹主动脉破入下腔静脉，引起主动脉—下腔静脉瘘。

1951 年，DuBost 等报道对诊断腹主动脉瘤患者施行手术切除治疗，首次成功治愈腹主动脉瘤。

1991 年，Parodi 首先成功应用带膜支架腔内搭桥治疗腹主动脉瘤，使动脉瘤的治疗进入了一个新的阶段。

2008 年，中华医学会外科学分会血管外科学组发布了《腹主动脉瘤诊断与治疗指南》。

2010 年，由美国心脏病学会基金会（American college of Cardiology foundation，ACCF）、美国心脏病协会（American heart association，AHA）、美国胸外科协会（American association of thoracic surgeons，AATS）、美国放射学会（Americaninstitute of radiation，ACR）、美国卒中协会（American stroke association，ASA）、心血管麻醉医师协会（Association of cardiovascular anesthesiologists，SCA）、心血管造影与介入协会（Society for cardiovascular angiography and interventions，SCAI）、介入放射学协会与血管内科协会（Association of interventional radiology and vascular endometrics，ARAVM）共同制定发布了《美国胸主动脉疾病诊断与治疗指南》。

2014 年，欧洲心脏病学会（European Society of Cardiology，ESC）发布了《主动脉疾病诊断和治疗指南》。

2017 年，国家卫计委（现为国家卫健委）公益性行业科研专项及国家科技支撑计划项目专家委员会，发布了《主动脉夹层诊断与治疗规范中国专家共识》。

2019 年，中国国家心血管病专家委员会血管外科专业委员会，发布了《遗传性胸主动脉瘤/夹层基因检测及临床诊疗专家共识》，旨在阐述基因检测在遗传性胸主动脉病诊断及筛查中的作用，以及明确诊断后针对各种类型胸主动脉病患者提出医疗和生活方式管理方面的建议。

2020 年，美国血管外科学会（Society for vascular surgery，SVS）发布了《胸降主动脉瘤腔内修复最新指南》。

二、病因

FAA 为常染色体显性遗传病、常染色体隐性遗传病或 X 连锁遗传病，经基因组筛选定位，已确定原纤维蛋白-1（fibrillin-1，FBN-1）基因、转化生长因子-β 受体（transforming growth factor-β receptor，TGFBR）1 基因、TGFBR2 基因、Ⅲ型胶原前胶原 α_1（collagen type Ⅲ alpha 1，COL3A1）基因、肌动蛋白 α_2（actin alpha 2，ACTA2）基因、肌球蛋白重链 11（myosin heavy chain，MYH11）基因的突变。

三、分子遗传学

（一）FBN-1 基因

1.结构 FBN-1 基因定位于第 15 号染色体长臂 21 区 1 带（15q21.1），长约 237.5kb，由 65 个外

显子和 64 个内含子组成,编码 2871 个氨基酸,相对分子质量约为 320kD。

FBN-1 富含半胱氨酸蛋白单体,FBN-1 的前体含有一些结构特异区,如类表皮样生长因子区(epidermal-like growth factor region,EGF-like)和潜在转化生长因子结合蛋白(Latent TGFB binding protein,LTBP)结构区。

2. 功能　FBN-1 为一种糖蛋白,是构成细胞外微纤维蛋白(直径为 10～20nm)的主要蛋白之一。微纤维可作为弹性蛋白沉积及弹性纤维形成的骨架,微纤维与弹性蛋白的结合形成弹性纤维,在组织中提供弹性支持作用。因此 FBN-1 基因突变可影响微纤维的结构和功能,进而影响到机体结缔组织的功能。

3. 突变　FBN-1 基因突变类型有无义突变、错义突变、缺失突变、移码突变及早期终止密码子出现等,常见突变为第 2793 位酪氨酸(Tyr)被半胱氨酸(Cys)所置换(Tyr2793→Cys)。

（二）TGFBR1 基因

1. 结构　TGFBR1 基因定位于第 9 号染色体长臂 33 区到 34 区(9q33～34),长约 61kb,由 11 个外显子和 10 个内含子组成,编码 503 个氨基酸,相对分子质量约为 53kD。

2. 功能　参与精氨酸磷酸化、信号转导、跨膜受体蛋白丝氨酸/苏氨酸激酶信号转导途径、TGFBR 复合体的组装等。

3. 突变　TGFBR1 基因常见突变位点为第 487 位精氨酸(Arg)被谷氨酰胺(Gln)所置换(Arg487→Gln)。

（三）TGFBR2 基因

1. 结构　TGFBR2 基因定位于第 3 号染色体短臂 24 区 2 带到 25 区(3p24.2～25),长约 109kb,由 9 个外显子和 8 个内含子组成,编码 567 个氨基酸,相对分子质量为 70～85kD。

2. 功能　TGFBR2 为糖蛋白,TGFBR2 胞浆区具有丝氨酸/苏氨酸激酶区,这种结构也见于活化受体 II(Activated receptor II,ACTR II)和 ACTR IIB。

3. 突变　TGFBR2 基因突变发生在 TGFBR2 激酶结构域的保守氨基酸(丝氨酸/苏氨酸)序列,常见突变位点有第 460 位精氨酸(Arg)被半胱氨酸(Cys)所置换(Arg460→Cys)、第 460 位精氨酸(Arg)被组氨酸(His)所置换(Arg460→His)等。

（四）COL3A1 基因

1. 结构　COL3A1 基因定位于第 2 号染色体长臂 24 区 3 带到 31 区(2q24.3～31),长约 44kb,由 52 个外显子和 51 个内含子组成。

每个外显子都是由编码三肽 Gly-X-Y 的 9 碱基对核苷酸重复序列组成,其中 Gly 为甘氨酸,X 和 Y 代表除甘氨酸以外的其他氨基酸。

2. 功能　COL3A1 基因编码 III 型胶原蛋白,III 胶原蛋白存在于血管壁、皮肤和肠壁等。胶原蛋白和弹性蛋白是主要的细胞外基质,是形成动脉壁的弹性及对牵拉抵抗性的主要因素。

3. 突变　COL3A1 基因突变可导致皮肤、动脉血管壁、子宫壁及消化道壁等变为薄弱。

（五）ACTA2 基因

1. 结构　ACTA2 基因定位于第 10 号染色体长臂 22 区到 24 带(10q22～24),长约 70kb,由 10 个外显子和 9 个内含子组成,相对分子质量约为 43kD。

2. 功能　ACTA2 是一种肌动蛋白,又称 α-肌动蛋白、α-肌动蛋白-2、主动脉平滑肌或 α-平滑肌肌动蛋白(α-smooth muscle actin,α-SMA)。ACTA2 是 6 种不同肌动蛋白亚型之一,参与平滑肌的收缩,是肌动蛋白重要组成部分,而平滑肌收缩是在肌动蛋白与肌球蛋白交联前提下产生,因此 ACTA2 基因突变影响平滑肌的收缩功能。

3. 突变　ACTA2 基因突变类型主要为错义突变,常见突变位点有第 185 位精氨酸(Arg)被谷氨酰胺(Gln)所置换(Arg185→Gln)、第258位精氨酸(Arg)被半胱氨酸(Cys)所置换(Arg258→Cys)。

(六)MYH11基因

1. 结构　MYH11基因定位于第16号染色体短臂13区11带(16p13.11),长度为153898bp,由40个外显子和39个内含子组成。

2. 功能　平滑肌的肌动蛋白由两条重链和四条轻链组成,其中重链二聚体的长C-末端呈α-螺旋体;N-端隐匿于肌动蛋白的马达结构中,包含三磷酸腺苷(adenosine triphos phate,ATP)和肌动蛋白通过轻链横桥的连接应点。

3. 突变　MYH11基因突变类型主要为点突变,点突变可导致主动脉中层区域变性,平滑肌细胞显著减少,从而引起FAA。

四、发病机制

(一)致病病因

FAA致病病因为FBN-1基因、TGFBR1基因、TGFBR2基因、COL3A1基因、ACTA2基因及MYH11基因的突变。

1. FBN-1基因　FBN-1基因突变可引起主动脉壁弹性纤维减少,造成主动脉不断扩张而形成动脉瘤或夹层。转化生长因子-β(transforming growth factor-β,TGF-β)具有促进细胞增殖、分化或引起细胞凋亡,对细胞外基质的形成有重要意义。

2. TGFBR1基因和TGFBR2基因　TGFBR1和TGFBR2是跨膜的丝氨酸/苏氨酸激酶的受体,TGF-β先与TGFBR2结合,然后两者再与TGFBR1结合,才能激活细胞内信号传导途径。TGFBR1基因和TGFBR2基因的突变可能引起TGF-β不能有效发挥形成细胞外基质的作用,从而导致主动脉壁变薄,管壁逐渐扩张而形成主动脉瘤或夹层。

3. COL3A1基因　胶原蛋白是由三条肽链(α_1、α_2、α_3)呈螺旋形缠绕而成的绳索状分子。根据这三条肽链结构的不同,迄今已发现了27种胶原蛋白,其中在动脉壁中有5种胶原蛋白:即Ⅰ、Ⅲ、Ⅳ、Ⅴ、Ⅵ,他们是由内皮细胞、平滑肌细胞及成纤维细胞合成,Ⅰ型与Ⅲ型胶原蛋白约占动脉壁内胶原蛋白总量的80%~90%。COL3A1基因的基因型可分为三型:野生纯合子型(GG)、突变杂合子型(GA)、突变纯合子型(AA)。

4. ACTA2基因　ACTA2被认为是肌成纤维细胞的标志,ACTA2基因杂合突变可能使α-肌动蛋白表达异常,干扰肌动蛋白的组装,影响血管平滑肌收缩功能和主动脉壁的完整性,从而引发动脉瘤的形成。

5. MYH11基因　MYH11基因编码平滑肌细胞的肌球蛋白重链,平滑肌细胞内的收缩单位产生的张力,用来抵抗血压对血管壁的冲击,正常的平滑肌收缩单位对于保持动脉壁的完整性十分重要,平滑肌收缩单位受损可致主动脉瘤的发生发展。

(二)遗传学机制

解剖学上主动脉分为升主动脉(长约50mm,管径为20~37mm)、主动脉弓、胸主动脉、腹主动脉。主动脉根部包括主动脉窦、主动脉瓣和冠状动脉开口,其中正常成人主动脉根部直径男性平均约为40mm,女性约为34mm。主动脉直径主要受年龄、性别、体型及血压等因素的影响。大动脉管壁的结构是由内膜、中膜及外膜构成,其中内膜主要由单层内皮及内弹力层组成,其功能是预防血栓及动脉粥样硬化。中层由弹力蛋白、胶原纤维及平滑肌细胞组成,这些成分决定主动脉壁弹性,主动脉弹性能协调一个心动周期的心搏量,使脉冲血流变成较平稳的血流并维持主动脉壁的完整性。外膜主要由胶原纤维、外弹力层及小血管(滋养血管)组成,这些小血管供应主动脉壁及周围神经的营养。

FAA不同家系外显率不一,具有显著的遗传异质性,临床表现差异较大,MYH11基因突变是首个报道引起平滑肌细胞异常收缩改变导致FAA。其中 ACTA2 基因突变致病占 FAA 基因突变的 10%~15%；TGFBR2 基因突变致病约占 FAA 基因突变的 5.0%；FBN-1 基因突变致病约占 FAA 基因突变的 4.0%；TGFBR1 基因突变致病约占 FAA 基因突变的 1.0%；而 COL3A1 基因、MYH11 基因的突变致病约占 FAA 基因突变的 2.0%。目前仍约有 2/3 的 FAA 患者无法用已知的致病基因突变来解释，表明还有较多致病基因或其他因素没有被发现。

近年来通过生物信息学技术寻找主动脉夹层的分子遗传标志物，探讨细胞外基质降解、弹力纤维断裂、平滑肌细胞表型转化、炎症过程与主动脉夹层发病机制。将有助于对有遗传背景的主动脉瘤患者进行早期诊断，判断病情变化倾向，制定防治措施，降低遗传性主动脉瘤的患病率、致残率及病死率等。

五、病理

(一)病理解剖

1. 正常解剖　正常主动脉分 4 部分：①主动脉根部：主动脉瓣环、主动脉瓣尖、主动脉窦；②升主动脉：窦管交界处延伸至头臂干起始部；③主动脉弓：起于头臂干起始部，至主动脉峡部；④降主动脉：起于左锁骨下动脉与动脉韧带间的峡部，经脊柱前方，穿膈肌进入腹腔。

2. 病理改变　解剖分型 Stanford 根据夹层动脉瘤发生的部位、范围及升主动脉是否受累分为 Stanford A 型和 Stanford B 型。

(1)形态改变：在急性动脉瘤夹层中，夹层的内外壁组织水肿、脆弱，夹层中可见血栓及流动的血液，主动脉壁呈蓝色，伴肿胀，在外壁薄弱处有血液渗出，但大多数急性主动脉夹层的主动脉直径不扩大，而慢性主动脉夹层的主动脉直径扩大，主动脉外壁可见洋葱状板层结构。主动脉夹层可以沿主动脉顺行撕裂，也可以逆行撕裂，还可以同时向两个方向撕裂。撕裂可以发生在裂口形成后的数秒

内，还可以发生在血压波动无法控制的情况下。其中 Stanford B 型夹层较少发生逆行撕裂，逆行撕裂波及主动脉弓部的概率为 10%~15%；顺行撕裂通常呈螺旋状，并累及降主动脉圆周的外 1/2~2/3，很少局限于降主动脉上部。主动脉夹层向腔外破裂的位置，主要取决于腔内原发性撕裂的位置，其中心包积血是主动脉夹层死亡的主要原因之一。

(2)组织学变化：主动脉夹层病理上最突出的变化是中膜退行性改变，其中急性期主动脉壁出现严重的炎症反应；而慢性期可见新生的血管内皮细胞覆盖于夹层腔内层表面。

(3)光学显微镜：①弹性纤维断裂、囊性中层退行性病变及中层坏死等病理改变，并非动脉夹层所特有，正常主动脉亦可见这些组织学变化；②上述病变的严重程度随年龄的增加而加重；弹性纤维断裂、囊性中层退行性变、中层坏死、纤维化均与主动脉夹层的发生无必然联系。主动脉夹层可发生于大致正常的动脉壁；③主动脉夹层的中膜内层弹性纤维断裂的程度比中膜外层严重，主动脉夹层纤维断裂的程度比其他区域严重；④主动脉夹层大多合并动脉粥样硬化病变，但病变程度均不严重，并不存在严重动脉粥样硬化在中膜引起的瘢痕性病变；⑤慢性主动脉夹层撕裂路径附近区域出现新生毛细血管，并呈现红细胞外渗现象。

(4)透射电镜：平滑肌细胞中肌丝减少或消失，内质网扩张等。

(5)免疫组化：平滑肌细胞表达骨桥蛋白增加，提示在主动脉瘤中平滑肌细胞由收缩型向合成型转化。

(二)病理生理

1. Stanford A 型夹层　发生在升主动脉的急性夹层多累及整个主动脉弓，仅有 10% 的病人局限于升主动脉或主动脉弓，大多夹层向远端发展，内脏动脉有不同程度受累。冠状动脉所在的瓣叶常会夹层逆行撕裂而失效，进而脱垂的瓣膜进入左心室

导致急性主动脉衰竭。主动脉瓣另外两个瓣膜常因冠状动脉对其内膜、中膜及外膜的固定作用而免遭受破裂螺旋力的撕裂。

夹层累及降主动脉及锁骨下动脉开口远端时，可进而累及锁骨下动脉及头臂干，并常可累及主动脉远端。夹层的多个出口并不少见，内脏常受累及，其开口常来源于假腔，急性升主动脉夹层往往导致主动脉破裂或心脏压塞。

2.Stanford B 型夹层 在急性期主要并发症是夹层破裂和脏器缺血，其中急性期病死率＞30%。夹层破裂的诱发因素包括高血压控制不良、假腔高速血流、夹层出口过小和主动脉直径增大。由于夹层裂口和假腔的位置特殊，使得急性期 Stanford B 型夹层发生于左侧胸腔，同时发生胸膜破裂、血栓形成而发生死亡。另外破裂还可发生在纵隔、右侧胸腔、腹膜后或腹腔；少数患者夹层破裂可进入心包、食管、气管及肺内等。

缺血并发症是由于夹层累及降主动脉、腹主动脉分支引起，夹层发生缺血并发症的原因有 3 种机制：①假腔压迫真腔造成分支动脉开口狭窄；②夹层进入分支动脉壁引起分支动脉管腔狭窄；③夹层裂口（入口和出口）撕裂的内膜活瓣封闭了分支动脉开口。

六、临床表现

(一)症状

1.发病率 FAA 年发病率为 0.295/10000～5/100000。

2.年龄 多见于 50～70 岁，其中女性＜40 岁多发生在妊娠后期，其发生率约占 50%。

3.性别 男性多于女性，男女比例约为 2∶1。

4.疼痛 FAA 发生时大多数患者症状为疼痛，并且根据体表疼痛位置可以判断其动脉瘤发生的部位，其中颈部或下颌疼痛多提示为主动脉弓部动脉瘤；而后背、肩胛或左肩疼痛常表示为降主动脉瘤。

5.血压变化 发病时血压可骤然升高，其中近端夹层累及锁骨下动脉时一侧上臂可呈低血压，如两侧手臂血压差异 ≥ 20mmHg（1.0mmHg = 0.133kPa），应怀疑主动脉夹层；若夹层延伸到髂总动脉时下肢血压降低，并感下肢麻木、乏力等。

正常大腿血压高于上肢血压 20～40mmHg，踝部血压比上肢血压高 4～10mmHg，若下肢血压反而低于上肢血压，或测量踝臂指数（踝部收缩压/上臂收缩压正常为 1.0～1.3），如＜0.9 提示主动脉夹层。

6.压迫症状 部分主动脉瘤可有压迫症状：①左喉返神经受压引起声音嘶哑；②气管或支气管受压引起喘鸣音；③肺部受到压缩引起呼吸困难；④食管受压引起吞咽困难；⑤上腔静脉受压引起头颈部位水肿。

7.少数患者可无症状，仅在胸部 X 线检查或者计算机断层扫描血管成像（computed tomography angiography，CTA）检查时偶然被发现。

(二)体征

1.水肿 主动脉瘤如压迫上腔静脉可出现颜面、颈部及上肢水肿。

2.触诊 主动脉弓部动脉瘤可在胸骨上窝触及异常搏动；胸主动脉可在腹部正中偏左触及一韧性包块，搏动明显。

3.听诊 在瘤体部可闻及收缩期杂音；若弓部动脉瘤影响主动脉根部，可引起主动脉瓣关闭不全，主动脉瓣区听诊可闻及舒张期杂音。

(三)基因型—表型

不同的基因突变引起临床症状、体征差异较大，其治疗时机也不相同。

1.FBN1 基因突变 FBN1 基因突变致使微纤维蛋白的分子断裂、装配受阻，易于被蛋白水解酶水解，导致微纤维缺失，从而引起主动脉疾病。

2.TGFBR1 基因突变 其中 Arg487→Gln 突变

时是发生 FAA 高危因素,胸主动脉最大内径 >42mm 时应密切监测病情变化,并考虑采取手术治疗措施。

3. TGFBR2 基因突变　患者如胸主动脉最大内径>42mm 时应定期随诊,监测主动脉内经的变化,如动脉内经进展性扩大应考虑手术治疗。

4. COL3A1 基因突变　COL3A1 基因突变诱发动脉血管、胃肠道及子宫等组织器官破裂发生严重并发症,尤其在妊娠时期和分娩过程需采用防治措施。

5. ACTA2 基因突变　其中 Arg258→Cys 突变时易患烟雾病,引起短暂性脑缺血发作和卒中。如发现携带该基因突变的患者应早期制定个体化防治措施,其中胸主动脉最大内径>45mm 时应密切监测病情变化,并考虑采取手术治疗措施。

6. MHY11 基因突变　MHY11 基因突变家系成员表现为升主动脉瘤,携带异常 MHY11 等位基因的个体常表现出动脉粥样硬化,是潜在发生动脉瘤的高危因素。

七、辅助检查

(一)实验室检测

1. 全血细胞计数　急性期白细胞增多、中性粒细胞比例升高及红细胞沉降率增快等。

2. 血液生化　①心肌标志物:如累及心肌时可诱发心肌缺血,检测血清心肌肌钙蛋白(cardiac troponin,cTn)I、cTnT 可呈不同程度升高;②血清淀粉酶:病变累及肠系膜上动脉时可有血清淀粉酶活性升高;③D-二聚体:主要反映纤维蛋白溶解功能,血清 D-二聚体水平升高提示发生主动脉夹层。主动脉夹层患者特征性表现为血清 D-二聚体水平迅速升高至高值,而其他疾病引起血清 D-二聚体升高是逐渐升高。D-二聚体在 FAA 发生第 1 小时其诊断价值最高,患者检测如阴性时不能完全排除其诊断,仍有可能是壁内血肿和穿透性溃疡,但血

清 D-二聚体水平升高呈动态变化时,在临床其重要意义在于鉴别诊断;④血清尿素氮、肌酐等肾功能指标异常。

3. 脑脊液　病变若累及颈总动脉、椎动脉时脑脊液检测可发现红细胞增多。

4. 尿液生化　病变累及肾动脉时检测尿液可发现尿蛋白、红细胞及管型等。

5. 基因突变　依据先证者基因检测的结果,对家系成员特定突变位点进行筛查,并根据家族史、临床病史及体格检查等综合分析,以明确亲属成员的致病基因突变携带情况及患病风险。国内外专家指南和共识均阐述了相关致病基因检测在主动脉疾病的诊断、治疗及管理中的重要意义,并提供了具体的指导方案。

(二)心电检查

1. 心电图　①累及主动脉瓣和原有高血压者可出现左心室肥厚;②累及冠状动脉时可出现病理性 Q 波、ST 下移或上抬及 T 波倒置等改变;③出现期前收缩、室性心律失常及传导阻滞等。

2. 动态心电图　动态心电图监测可显示患者在静息、运动及睡眠状态下 ST-T 演变及心律失常的发生发展。

(三)超声检查

在临床上以超声为诊断指标筛查腹主动脉瘤,其患病率约为 1.0%。其中对腹主动脉瘤患者的家庭成员进行超声检查显示,同胞发生率为 13% ~ 32%,后代发生率约为 14.5%。

1. 经胸超声心动图　①主动脉根部内径 >40mm,主动脉壁回声带间距>15mm(正常为 7.0mm);②主动脉腔内可有分离的内膜片、真假双腔征象。

2. 多普勒超声心动图　多普勒超声心动图可显示血流的速度、方向及血流的性质,在二维图像监视定位情况下,显示主动脉夹层内正负双向湍流信号,以及内膜破口的实时多普勒频谱图的特征。

3.经食管超声心动图 经食管超声心动图检查可清楚显示主动脉壁双重回声、剥脱内膜飘带样声影、内膜破口位置及真假腔血流等。

4.血管内超声 血管内超声是利用导管将一高频微型超声探头导入血管腔内进行探测,再经电子成像系统来显示血管组织结构和几何形态的微细解剖信息,能较全面观察主动脉夹层,在明确内脏动脉与真假腔定位等方面有独特的优势,被认为是明确诊断动脉病变可靠的指标。

(四)影像学检查

1.胸部X线 胸片可显示:①主动脉夹层时可出现上纵隔增宽;②主动脉增宽延长及外形不规则;③主动脉内膜钙化影与外膜间距>10mm(正常为2.0~3.0mm)等,且有动态改变;④有时尚可见食管气管移位、心包胸腔积血或左心室肥大等征象;⑤可发现动脉瘤的钙化轮廓,但约有25%患者没有钙化,X线平片看不到。

2.数字减影血管造影术(digital subtraction angiography,DSA) DSA应用计算机程序进行两次成像完成,在注入造影剂之前,首先进行第1次成像,并用计算机将图像转换成数字信号储存起来;注入造影剂后,再次成像并转换成数字信号,两次数字相减,消除相同的信号,得知一个只有造影剂的血管图像。这种图像可清晰和直观显示被撕裂内膜,将主动脉腔分为真假二腔,真腔变窄或畸形歪曲,以及主动脉外形增宽等,且能确定有无主动脉瓣关闭不全及冠状动脉等动脉分支病变等。

3.CTA CTA能提供整段主动脉及周围结构信息,能快速鉴别不同的主动脉病变。CTA越来越智能化及普及,随着扫描器数目增多,应用回顾性、前瞻性心电门控技术及高级后处理软件,解决了运动伪影,使图像更清晰、扫描时间更短及可视性更好。成像包括平扫扫描和增强扫描,扫描范围从胸廓入口到双股总动脉水平,其中进行三维重建技术,可以明确动脉瘤的大小、波及的范围,以及与周围组织器官的解剖关系。动态成像可对手术治疗方案的确立或腔内干预更有帮助,CTA已取代DSA作为主动脉成像的金标准之一。但CTA检查时有极少数患者可发生过敏反应、肾脏毒性及电离辐射性损害等,其中为预防对肾脏毒性临床多应用等渗盐水或碳酸溶液扩容,以减少对肾脏毒性作用。

4.心脏磁共振成像(cardiac magnetic resonance,CMR) CMR具有良好的软组织对比分辨率,扫描视野大,可获各个方位及不同角度的斜断面清晰图像,已成为评价心脏结构和功能的金标准之一。CMR平扫与钆造影剂延迟增强(late gadolinium enhancement,LGE)成像可提高其分辨力,能够准确辨别主动脉细微的改变,有助于明确诊断主动脉瘤、主动脉夹层、主动脉壁间血肿及主动脉壁炎等病变。

八、诊断

(一)临床诊断

1.初步诊断 由于主动脉瘤患者发病隐匿,表型高度异质且有不同程度的重合,临床初步诊断主要依据症状、体征、家族史、实验室检测、超声心动图及影像学检查等综合分析。

2.明确诊断 相关致病基因突变的检测可在患者症状完全表现之前明确诊断,具有无可比拟的优势,因此基因检测是明确诊断的金标准,并且对于治疗方案的选择及预后风险分层等也具有一定的指导意义。

(二)基因诊断

国内外发布主动脉瘤诊断的基因检测推荐:

1.Ⅰ级推荐 ①胸主动脉瘤或夹层患者的一级亲属成员推荐进行主动脉成像检查,以发现无症状性患者;②确诊的主动脉瘤和(或)主动脉夹层,检测有FBN1基因、TGFBR1基因、TGFBR2基因、COL3A1基因、ACTA2基因、MYH11基因的突变患者,其一级亲属成员需进行遗传学检测和医学咨询,然后只有那些有基因突变的亲属成员才需行主动脉成像检查。

2. Ⅱa级推荐 ①如一个或多个主动脉瘤、主动脉夹层患者的一级亲属成员被确诊为主动脉扩张、动脉瘤或动脉夹层,应对其二级亲属成员进行影像学检查;②对于有主动脉瘤或主动脉夹层的家族史患者,应进行 ACTA2 基因序列检测,以此可以判断其遗传易感性是否由 ACTA2 基因突变所致。

3. Ⅱb级推荐 ①研究证实,TGFBR 基因、TGFBR2 基因、MYH11 基因的突变可引起家族性主动脉瘤和/或主动脉夹层,故对于有家族史,以及与 TGFBR 基因、TGFBR2 基因、MYH11 基因的突变所致临床特征性表现的患者,可以考虑检测这些基因的基因序列;②若主动脉瘤或主动脉夹层患者的一个或多个一级亲属成员被发现有主动脉扩张、主动脉瘤或主动脉夹层,应考虑推荐其咨询遗传学专家。

九、鉴别诊断

1. 假性动脉瘤(pseudoaneurysm,PSA) PSA 为动脉壁破裂出血而形成的壁外血肿,瘤壁无主动脉壁的全层结构,仅内膜面覆盖纤维结缔组织,大多由于血管外伤所致。PSA 好发于主动脉弓降部、导管韧带及左锁骨下动脉开口处;局部主动脉壁感染或术后切口渗漏也可形成血肿。CTA 检查表现为紧贴主动脉壁的软组织肿块,破口未闭合时可与主动脉相通,增强后中心强化,周边可见大量血栓形成,并可见破口;少数 PSA 患者由于瘤体压迫主干正常的动脉血管,瘤腔内血流缓慢易形成附壁血栓造成血块凝滞和机化。

2. 主动脉夹层动脉瘤(aortic dissecting aneurysm,ADA) ADA 多见于男性老年人。夹层动脉瘤多从血管树的血流剪应力量强处及血压变动最明显处(升主动脉、主动脉弓)出发,血流从内膜破裂处钻入病理性疏松的中膜,并顺血流方向将

中膜纵行劈开,形成一个假血管腔。这种假血管腔也可再次破入真血管腔内,血流如同一个迂回旁道。ADA 的病因较多,发病机制尚不明,在临床上可见于先天性血管畸形、代谢性结缔组织疾病、梅毒性主动脉炎、动脉粥样硬化及甲状腺功能过低时血管壁蛋白多糖增多等疾病。

十、治疗

(一)药物治疗

1. 降压药 硝普钠起始量 0.5μg/kg/min 静脉滴注或泵入,根据血压逐渐调整剂量,常用剂量为 3μg/kg/min。静脉应用药物时应严密心电监测血压变化,随时调整药物的剂量,以防血压骤然下降,并监测氰化物等血药浓度的变化。

FAA 发病危急,多数患者合并高血压,高血压驱动主动脉夹层迅速扩张,有效降压能抑制夹层扩张,若血压过高可用硝普钠等降压药物使血压达理想水平,对稳定病情十分重要。动脉瘤患者如不合并糖尿病及其他危险因素时,血压可控制在 140/90mmHg 以下,若合并糖尿病及慢性肾病时血压应控制为 130/80mmHg 以下。

2. 镇静止痛药 阿司匹林 300~600mg/次,3 次/天,或吲哚美辛肠溶片 25mg/次,2~3 次/天。镇静止痛药物可降低左心室收缩力,控制过快心率,减轻对主动脉壁的冲击力等。

3. β-受体阻滞剂 琥珀酸美托洛尔缓释片 23.75~47.5mg/次,1 次/天,或富马酸比索洛尔 5.0mg/次,1 次/天。除非有禁忌证,否则所有主动脉瘤患者均应给予 β-受体阻滞剂,以减少主动脉扩张的发生率。

4. 对于无须手术治疗的小的动脉瘤或患者不同意手术,应严格控制血压、调节血脂、戒烟等降低引起动脉粥样硬化的危险因素。

(二)手术治疗

近年来血管外科的治疗技术进展迅速,尤其集

中于复杂主动脉夹层和动脉瘤的治疗方面,发展出了烟囱技术、开窗技术、分支支架技术、药物涂层技术、腔内减容技术等在内的多种新技术、新理念等。

1. 无症状升主动脉瘤患者 ①无症状升主动脉瘤患者,升主动脉或主动脉根部≥55mm 时需行手术修补治疗;②由遗传介导的主动脉瘤,其中升主动脉或主动脉根部直径在 40~50mm 时,即应根据具体情况考虑手术修补;③如主动脉直径每年增长≥5mm,即使其直径<55mm 也应考虑手术治疗;④曾经行主动脉瓣修补或置换的患者,其升主动脉或主动脉根部直径≥45mm 需行手术治疗;⑤家族性主动脉瘤患者身高(m)与升主动脉或主动脉根部最大面积(cm^2)的比值>10,应考虑选择性主动脉置换;⑥研究已证实,TGFBR1 基因、TGFBR2 基因的突变成人患者,经超声心动图检查主动脉最大内径>42mm,或经 CTA、CMR 检查主动脉最大外径为 44~46mm,可考虑手术修补主动脉瓣。

2. 有症状升主动脉瘤患者 有症状的患者高度提示动脉瘤扩展,应尽快对患者进行评估并考虑手术治疗。

3. 主动脉弓部瘤患者 ①涉及主动脉弓部的胸主动脉瘤可考虑行部分主动脉弓置换联合升主动脉修补术;②由于夹层导致主动脉弓部损害及渗出不断增加,主动脉弓部呈瘤样时行完全性主动脉弓部置换;③当瘤体完全位于主动脉弓部、慢性夹层导致主动脉弓部扩张、远端的弓部瘤累及到降主动脉时应行完全性主动脉弓部置换;④无症状患者主动脉弓部直径≥55mm 应行手术治疗,且单纯的主动脉弓部粥样硬化性动脉瘤的手术风险较低;⑤单纯直径<40mm 主动脉弓部瘤患者,应在 12 个月内复查 CTA 或 CMR 观察瘤体是否扩大;⑥单纯直径≥40mm 主动脉弓部瘤患者,应在 6 个月内复查 CTA 或 CMR 观察瘤体是否扩大。

4. 降主动脉瘤患者 ①慢性主动脉夹层患者,尤其是合并结缔组织疾病,腹主动脉直径≥55mm时推荐手术治疗;②直径>55mm 的外伤性降主动脉瘤、囊状动脉瘤、术后假性动脉瘤强烈推荐行血管内支架;③胸腹动脉瘤伴终末缺血或动脉粥样硬化性狭窄,推荐可额外行血管成形术;④胸腹主动脉瘤患者,血管内支架受限且手术死亡率增加时,当主动脉直径≥60mm 或<60mm 而伴有结缔组织疾病时,可考虑采用选择性手术治疗。

5. 腔内隔绝术 该术具有创伤小、疗效确切及恢复快,使不能耐受常规手术的患者成为可能。

十一、预后

主动脉夹层的发生率目前尚无法确切的统计,一般认为 Stanford A 型夹层的早期病死率高于 Stanford B 型,后者更常见具有慢性病程。胸主动脉夹层中以 Stanford A 型患者约有 2/3 在急性期死于夹层破裂、心脏压塞、心律失常、主动脉功能衰竭或冠状动脉狭窄等并发症。Stanford B 型夹层约有 75% 可以度过急性期,但其 5 年生存率<15%,多数患者死于动脉夹层破裂。

十二、遗传咨询

由于 FAA 是一种常染色体显性遗传病,FAA 患者与正常人进行婚配,其子女的发病概率为 50%。ACTA2 基因突变的患者具有早发卒中和冠状动脉疾病的风险,如先证者有 1 位及以上的一级亲属成员有主动脉瘤或夹层的临床表型,其二级亲属成员应进行相关致病基因突变检测、影像学检查等。

参考文献

1. 中华医学会外科学分会血管外科学组. 腹主动脉瘤诊断与治疗指南. 中国实用外科杂志, 2008, 28(11):916-918.

2. HIRATZKA L F, BAKRIS G L, BECKMAN J A. 2010 ACCF/AHA/AATS/ACR/ASA/SCA/SCAI/SIR/STS/SVM Guidelines for the diagnosis and management of

patients with thoracic aortic disease. a report of the american college of cardiology foundation/american heart association task force onpractice guidelines, american association for thoracic surgery, american college of radiology, american stroke association, society of cardiovascular anesthesialogists, society for cardiovascular angiography and interventions, society of interventional radiology, society of thoracic surgeons, and society for vascular medicine. J Am Coll Cardiol,2010,55(14):e27-129.

3. ERBEL R, ABOYANS V, BOILEAU C, et al. 2014 ESC Guidelines on the diagnosis and treatment of aortic diseases: Document covering acute and chronic aortic diseases of the thoracic and abdominal aorta of the adult the task force for the diagnosis and treatment of aortic diseases of theeuropean society of cardiology(ESC). Eur Heart J,2014,35(41):2873-2926.

4. 孙立忠. 主动脉夹层诊断与治疗规范中国专家共识. 中华胸心血管外科杂志,2017,33(11):641-654.

5. 国家心血管病专家委员会血管外科专业委员会. 遗传性胸主动脉瘤/夹层基因检测及临床诊疗专家共识. 中国循环杂志,2019,34(4):319-325.

6. 曾照祥,冯家恒,冯睿,等. 2020年美国血管外科学会(SVS)胸降主动脉瘤诊治临床实践指南解读. 临床外科杂志,2021,29(1):13-15.

7. 董松波,郑军,孙立忠. 遗传综合征与主动脉瘤及夹层的关系. 心肺血管病杂志,2012,31(5):523-526.

8. 汪鹏,王月丽,杨燎. 一例FBN1基因变异所致家族遗传性胸主动脉瘤/夹层患者临床表现及遗传学分析. 中华医学遗传学杂志,2022,39(4):452-456.

9. 谢恩泽华,丘俊涛,吴进林,等. 主动脉夹层发病机制研究进展. 中国胸心血管外科临床杂志,2020,27(9):1081-1086.

10. 杨锦,李昭辉,周建. 家族性胸主动脉瘤及主动脉夹层突变基因的研究进展. 中国血管外科杂志,2020,12(4):348-352.

11. 杨航,罗明尧,殷昆仑,等. 遗传性主动脉疾病基因检测的应用. 中国循环杂志,2016,31(3):304-306.

12. 杜杰,李玉琳,李杨. 遗传学在胸主动脉瘤/夹层精准诊疗中的应用. 临床心血管病杂志,2019,35(2):100-103.

13. MOLL F L, POWELL J T, RAEDRICH G D, et al. Management of abdominal aortic aneurysms clinical practice guidelies of the european socity for vascular surgery. European Journal of Vascular & Endovascular Surgery,2011,41(1):S1-S58.

14. 刘长建,刘昭. 腹主动脉瘤规范化治疗争议与共识. 中国实用外科杂志2017,37(12):1345-1349.

15. AHMAD W, MYLONAS S, MAJD P, et al. A current systematic evaluation and meta-analysis of chimney graft technology in aortic arch diseases[J]. Vasc Surg,2017,66(5):1602-1610.

第三节　Loeys-Dietz 综合征

Loeys-Dietz 综合征(Loeys-Dietz syndrome, LDS)为基因突变引起心血管系统、骨骼系统、颅颜及皮肤等部位的结缔组织疾病,其中主动脉根部扩张和动脉迂曲是其最为重要的病变。由于主动脉根部扩张和动脉迂曲易诱发动脉瘤或夹层,预后严重不良,因此早期明确诊断具有重要的临床意义,目前主要治疗措施是采取手术治疗。

一、概述

2005 年,Loeys 和 Dietz 在研究马方综合征(marfan syndrome,MFS)时首次对 LDS 患者进行了系统描述,临床主要表现为心血管系统、骨骼系统、面部及皮肤肌肉等组织器官异常,故以两人名字命名此综合征,研究认为 LDS 是一种遗传性结缔组织疾病。LDS 与 MFS、血管型 Ehler-Danlos 综合征(vessel Ehlers-Danlos syndrome,vEDS)有共同的特征,并存在较多表型重合而极易误诊。由于 LDS 是新近被定义的一种疾病,既往被诊断为 MFS 或不典型 MFS 的病人可能是 LDS 患者。

2014 年,欧洲心脏病学会(European Society of Cardiology,ESC)制定发布了主动脉疾病诊断和治疗指南。

二、病因

LDS 为常染色体显性遗传性结缔组织病,经基因组筛选定位,已确定转化生长因子-β 受体(transforming growth factor-β receptor,TGFBR)1 基因、TGFBR2 基因、转化生长因子-β(transforming growth factor-β,TGF-β)2 基因、TGF-β$_3$ 基因、抗十肽同系物(mothers against decapentaplegic homolog,SMAD)3 基因的突变。

三、分子遗传学

(一)TGFBR1 基因

1.结构　TGFBR1 基因定位于第 9 号染色体长臂 33 区到 34 区(9q33~34),长约 61kb,由 11 个外显子和 10 个内含子组成,编码 503 个氨基酸,相对分子质量约为 53kD。

2.功能　参与精氨酸磷酸化、信号转导、跨膜受体蛋白丝氨酸/苏氨酸激酶信号转导途径、TGFBR 复合体的组装等。

3.突变　TGFBR1 基因突变类型主要为错义突变,常见突变位点有第 318 位甲硫氨酸(Met)被精氨酸(Arg)所置换(Met318→Arg)、第 400 位天冬氨酸(Asp)被甘氨酸(Gly)所置换(Asp400→Gly)、第 487 位精氨酸(Arg)被脯氨酸(Pro)所置换(Arg487→Pro)等。

(二)TGFBR2 基因

1.结构　TGFBR2 基因定位于第 3 号染色体短臂 24 区 2 带到 25 区(3p24.2~25),长约 109kb,由 9 个外显子和 8 个内含子组成,编码 567 个氨基酸,相对分子质量约为 70~85kD。

2.功能　TGFBR2 为糖蛋白,TGFBR2 胞浆区具有丝氨酸/苏氨酸激酶区,这种结构也见于活化受体Ⅱ(Activated receptor Ⅱ,ACTR Ⅱ)和 ACTRⅡB。

3.突变　TGFBR2 基因突变类型主要为错义突变,常见突变位点有第 336 位酪氨酸(Tyr)被天冬酰胺(Asn)所置换(Tyr336→Asn)、第 355 位丙氨酸(Ala)被脯氨酸(Pro)所置换(Ala355→Pro)、第 357 位甘氨酸(Gly)被色氨酸(Trp)所置换(Gly357→Trp)、第 528 位精氨酸(Arg)被半胱氨酸

(Cys)所置换(Arg528→Cys)、第 528 位精氨酸(Arg)被组氨酸(His)所置换(Arg528→His)等。

（三）TGF-β2 基因

1. 结构　TGF-β2 基因定位于第 1 号染色体长臂 41 区(1q41)，由 7 个外显子和 6 个内含子组成，编码 112 个氨基酸，相对分子质量约为 25kD。

TGF-β 有 TGF-β1、TGF-β2、TGF-β3 三种亚型。单体 TGF-β 的 112 个氨基酸残基是由含 400 个氨基酸残基的前体分子(per-pro-TGF-β)从羧基端裂解而来,per-pro-TGF-β 的 N 端含有一个信号肽,在分泌前被裂解掉,成为非活性状态的多肽链前体(pro-TGF-β),通过改变离子强度、酸化或蛋白酶水解切除 N 端部分氨基酸残基,所剩余的羧基端部分形成有活性的 TGF-β。

2. 功能　TGF-β 及其受体在心肌细胞和非心肌细胞均有表达,其中在心肌中 TGF-β 主要由成纤维细胞和肌成纤维细胞产生。TGF-β1、TGF-β2 和 TGF-β3 在生物学作用方面非常相似,但在有些作用方面可有很大差异,如 TGF-β2 对血管内皮细胞和造血祖细胞的生长抑制作用仅为 TGF-β1 和 TGF-β3 的 1.0%。TGF-β2 功能:①TGF-β2 在细胞的增殖、分化、胚胎发育、胞外基质形成、骨形成和重建,以及肿瘤的抑制、转移、扩散等方面起着重要的作用;②TGF-β2 可抑制白细胞介素(interleukin,IL)-2 依赖的 T 细胞生长,并且能抑制肿瘤发生发展中的免疫监视,因而以一种自分泌方式促进肿瘤生长;③TGF-β2 可影响杀伤细胞的活力,降低 IL-2、IL-6、IL-10 及 γ-干扰素(interferon gamma,IFN-γ)等细胞因子的表达。

3. 突变　TGF-β 信号通路中的基因控制着胚胎发育,细胞分化及凋亡,其中 TGF-β2 基因突变可导致 TGF-β 信号通路异常,引起 LDS 发生发展。

（四）TGF-β3 基因

1. 结构　TGF-β3 基因定位于第 14 号染色体长臂 23 区到 24 区(14q23～24),长 5457bp,由 7 个外显子和 6 个内含子组成,编码 112 个氨基酸残基,相对分子质量约为 25kD。

2. 功能　TGF-β 具有广泛的生物学功能,能为炎症、组织修复和胚胎发育等发挥作用。近年研究发现,TGF-β 对细胞的生长、分化及免疫功能等方面也具有重要的调节作用。TGF-β3 在组织修复过程中刺激靶细胞(成纤维细胞、血管内皮细胞等)细胞外基质合成和加快血管化进程,且促进创面愈合和减轻瘢痕的形成。TGF-β3 在哺乳动物胚胎发育过程中促进形态的发生、心脏瓣膜的形成等起着重要作用,并对脊椎形成、肢端发芽、出牙、面骨及调控骨的形成,并影响成年的骨再生等。

3. 突变　TGF-β3 基因突变可引起 TGF-β 信号通路障碍,导致 LDS 发生发展。

（五）SMAD3 基因

1. 结构　SMAD3 基因定位于第 15 号染色体长臂 22 区 33 带(15q22.33),长约 161kb,由 13 个外显子和 12 个内含子组成,编码 425 个氨基酸。

Smads 蛋白可分为 3 个结构域,即 MH1 区、MH2 区和 L 区,根据结构至少包括 9 种 Smad 蛋白,即 SMAD1～SMAD9。

2. 功能　Smads 家族蛋白将 TGF-β 信号从细胞表面受体传导至细胞核的过程中起着关键性作用,且不同的 Smads 介导不同的 TGF-β 家族成员的信号转导。TGF-β 作为配体形成的受体复合物,激活 Smads 进入核内,共同激活或抑制它们调节靶基因的转录。

3. 突变　SMAD3 基因突变类型有无义突变、移码突变等,突变可能导致其功能丧失。

四、发病机制

LDS 主要致病病因为 TGFBR1 基因和 TGFBR2 基因的突变,其中 TGFBR2 基因突变致病约占 LDS 基因突变的 70%;TGFBR1 基因突变致病约占 LDS 基因突变的 20%,两者约占 90% 以上;而 TGF-β2

基因、TGF-β3 基因及 SMAD3 基因的突变所占 LDS 基因突变的比例较少。

TGF-β1 基因、TGF-β2 基因和 TGF-β3 基因均含有 7 个外显子，核苷酸序列有高度同源性，所编码的前体分子 C 端者有 9 个保守的半胱氨酸（Cys），提示 TGF-β1 基因、TGF-β2 基因和 TGF-β3 基因可能来自一个共同的祖先基因。TGF-β 作为讯息传递途径的一分子，可与 TGF-β 受体蛋白结合，形成受体-结合蛋白的复合体。此受体-结合蛋白的复合体可活化一组被称作 SMAD。SMAD 一旦被活化，与受体蛋白结合形成包含由 SMAD3 基因制造的 SMAD 一个蛋白复合体。SMAD 复合体可移动至细胞核中与特定的 DNA 区域结合，以控制特定基因的活性及调节细胞的增殖。

LDS 相关致病基因突变可影响 TGF-β 生化路径，尤其可对以血管及骨骼为主的相关结缔组织功能造成影响。TGFBR1 基因及 TGFBR2 基因能提供制造 TGF-β 受体蛋白，TGF-β 受体蛋白存在于细胞膜上，可协助讯息从细胞表面传递至细胞内、控制细胞生长、细胞分裂（增殖）及处理使哪些细胞成熟，以执行功能（细胞分化）的讯息传递。TGF-β 受体蛋白也能够协助骨骼和血管的发育，参与细胞外基质、网格蛋白及在细胞间隙形成其他分子的构成。TGFBR1 基因和 TGFBR2 基因的突变可导致不具功能性的 TGF-β 受体蛋白产生，虽然在此状况下所产生的受体不具功能性，然而仍会有细胞讯息传递的发生，其频率甚至会比在正常受体功能状况时还要高，由此提示，有其他未知的机制能补偿因缺乏受体活性对细胞讯息传递所造成的影响。但过度活化的细胞讯息传导可破坏结缔组织、细胞外基质及机体发展等，引起 LDS1 型、LDS2 型的各种临床表型。

五、临床表现

LDS 在临床上主要表现为心血管系统、骨骼系统、面部、眼睛、皮肤及肌肉等组织器官异常。

（一）症状

1. 发病率　LDS 尚无流行病学调查研究报告，发病率尚不清楚，可能＜1/1000000。

2. 年龄　发病多从青少年开始，病程迁延，病情严重程度差别较大，有的患者未经手术的患者平均寿命仅 26 岁。

3. 外显率　LDS 患者相关致病基因突变的外显率较高，几乎可达到 100%。

（二）心血管系统病变

心血管系统病变主要表现为主动脉根部扩张和动脉迂曲。

1. 主动脉根部扩张　主动脉根部扩张或剥离是 LDS 患者最常见及最严重的临床表现，其发生率约为 98%，其中主动脉扩张部位以窦部为主，极易引起主动脉夹层甚至破裂。主动脉病变从青少年时期已开始发病，最终将发展为主动脉根部扩张或夹层。

2. 动脉迂曲　动脉迂曲可累及全身血管，其中头部和颈部血管受累最为常见，大多数患者伴有以头部和颈部为主的外周动脉广泛迂曲，动脉迂曲本身并无不良的影响，但可作为临床诊断的重要依据。

3. 少数 LDS 患者可伴有先天性心脏病，如二叶式主动脉瓣畸形、房间隔缺损或动脉导管未闭等。

（三）骨骼系统病变

1. 四肢　①细长，呈蜘蛛指（趾）；②双臂平伸指距大于身长，双手下垂过膝，下半身比上半身长；③关节松弛或手指挛缩；④马蹄内翻足等。

2. 胸部　①漏斗胸或鸡胸；②颈椎畸形；③脊柱侧凸等。

（四）面部和眼睛病变

1. 颜面　①眼距过宽；②悬雍垂裂或腭裂；③颅缝早闭；④耳大且低位等。

2. 眼睛　①晶体状脱位或半脱位；②高度近

视;③白内障;④视网膜剥离;⑤虹膜震颤等。

（五）皮肤和肌肉病变

1.皮肤 ①透亮的肌肤;②易瘀伤;③营养不良性瘢痕等。

2.肌肉 ①肌肉不发达;②肌张力低下呈无力型体质;③可有韧带、肌腱及关节囊伸长、松弛等。

（六）基因型—表型

根据不同的致病基因突变所引起的临床表型可分为4型:

1.LDS1型 致病病因为TGFBR1基因突变,临床主要表现心血管系统、骨骼系统、面部、眼睛、皮肤及肌肉等病变的症状。

2.LDS2型 致病病因为TGFBR2基因突变,临床主要表现心血管系统、骨骼系统、皮肤、肌肉等病变症状,但无面部及眼睛的病变临床表型。

3.LDS3型 致病病因为SMAD3基因突变,临床主要表现心血管系统和骨骼系统病变的症状,少见面部、眼睛、皮肤及肌肉等病变的临床表型。

4.LDS4型 致病病因为TGF-β2基因突变,临床主要表现心血管系统、骨骼系统、皮肤及肌肉等病变的症状,无面部及眼睛的病变临床表型。

六、辅助检查

（一）实验室检测

1.血管损伤标志物 循环内皮细胞（circulating endothelial cells,CEC）、外周血内皮祖细胞（endothelial progenitor cell,EPC）、内皮微粒（endothelial microparticles,EMP）、高敏C-反应蛋白（high-sensitivity C-reactive protein,hs-CRP）等。

2.基因突变 LDS患者发现相关基因突变同时对其进行全外显子测序（whole exome sequencing,WES）、序列分析、多重连接依赖探针扩增技术（multiples ligation-dependent probe amplification,MLPA）或单核苷酸多态性微阵列技术（single nucleotide polymorphism array,SNP array）

进行缺失/重复分析,根据先证者基因检测结果,对其家系成员进行特定位点筛查,并根据家族史、临床病史及体格检查等综合分析,以明确亲属成员的致病基因突变携带情况及患病风险。

（二）心电检查

1.心电图 LDS患者心电图检查可发现ST段压低、T波低平或倒置,P波时限异常及QRS波群形态异常等。

2.动态心电图 动态心电图监测患者在休息、活动及睡眠状态下ST-T演变及心律失常的发生发展等。

（三）超声检查

1.经胸超声心动图 经胸超声心动图检查可显示主动脉根部病变的性质、严重程度等,尤其可明确诊断是否伴有先天性心脏病。

2.多普勒超声心动图 多普勒超声心动图检查可显示血流的速度、方向及血流的性质;在二维图像监视定位下,可清晰显示主动脉夹层内正负双向湍流信号,以及内膜破口实时多普勒频谱图像。

3.经食管超声心动图 经食管超声心动图检查可清晰显示主动脉根部扩张、夹层的形态,血管弯曲的性质、程度及范围等;并可对主动脉壁双重回声、剥脱内膜飘带样声影、内膜破口位置及真假腔血流等进行定量判断。

4.血管超声 血管超声检查可对全身体表血管病变进行定性分析,LDS患者头部和颈部血管可发现动脉迂曲等病变。

（四）影像学检查

1.眼科检查 ①裂隙灯检查可发现晶状体全脱位或半脱位;②超声生物显微镜或眼前节光学相干断层扫描成像技术（optical coherence tomography,OCT）检查,可辅助对晶状体半脱位的诊断和治疗,提供浅前房、虹膜晶状体接触、房角关闭、晶状体悬韧带的稀疏、拉长及晶状体半脱位的范围等。

2. 计算机断层扫描血管成像（computed tomography angiography，CTA）　CTA检查可发现主动脉根部扩张、扭曲，形成的动脉瘤、夹层、分离及管腔内闭塞等病变的性质、范围及程度等进行行定性、定量分析，为制定治疗方案提供依据。

3. 磁共振血管造影（magnetic resonance angiography，MRA）　MRA检查可对主动脉扭曲、动脉瘤或动脉夹层等血管病变进行定性、定量评估，其中血管弯曲常见于头部和颈部血管。MRA检查可从头部到骨盆进行三维重建，精确确定整个动脉及其分支的病变范围、程度，且MRA检查过程无电离辐射，可术前、手后多次复查观察其病变的动态变化。

七、诊断

LDS诊断基于先证者和家族成员临床特征性症状、体征及影像学检查等综合分析。

1. 初步诊断　LDS三联征：①主动脉扭曲、动脉瘤或夹层；②悬雍垂裂或腭裂；③眼距过宽。

2. 明确诊断　①家族史阳性；②超声心动图及影像学检查异常；③相关致病基因突变。

八、鉴别诊断

LDS与MFS、vEDS具有相似的临床症状及体征，但选择手术治疗方式、时机及预后等不尽相同，因此LDS患者的鉴别诊断具有重要意义，除了特征性临床表现外，最终其鉴别诊断主要依据相关致病基因突变的检测。

1. MFS　LDS与MFS有重叠的临床表型，即主动脉根部动脉瘤和骨骼异常，其中骨骼异常如颧骨发育不全、细长指（趾）、胸壁畸形、脊柱侧凸、屈曲指及关节松弛。但与MFS相比，LDS病程进展较快，主动脉夹层的发病率和病死率较高。

2. vEDS　vEDS是一种系统性胶原组织发育障碍遗传性疾病，是由于Ⅲ型胶原前胶原 α_1（collagen type Ⅲ alpha 1，COL3A1）基因突变引起胶原蛋白合成和代谢异常，患者主动脉及子宫的破裂最为凶险，且预后严重不良。

九、治疗

LDS需要医学遗传学、心内科、心外科、眼科、骨科及胸外科等多学科医师共同制定治疗措施。

（一）预防

1. 生活方式改变　①应尽量避免身体接触型的活动、激烈运动及肌肉等长收缩运动；②患者可进行中度有氧活动以维持身体活动性；③避免应用刺激心血管系统的药物；④避免可导致关节损伤或疼痛的活动；⑤避免从事可产生气胸、对抗呼吸阻力（如吹奏铜管乐器）或正压换气（如潜水）等活动。

2. 医疗过程　①患者如有二尖瓣和/或主动脉瓣膜返流时，在进行牙科检查或手术时应预防亚急性细菌性心内膜炎，可预防性应用抗生素；②鉴于颈椎畸形的高危险性，在进行医疗插管或颈部检查前应先行X线检查，了解颈椎畸形的形态及程度，以确保医疗插管或颈部检查的安全性。

3. 女性患者　①女性患者在怀孕之前要进行相关致病基因筛查，确定相关致病基因突变的风险；②妊娠期间及分娩后应定期主动脉影像学检查，预防在妊娠、分娩期及产后发生主动脉剥离/血管破裂或子宫破裂。

（二）手术治疗

1. 心血管　LDS患者应根据病情选择合适的手术方式，其中保留瓣膜的主动脉根部置换术（valve-sparing aortic rootreplacement，VSRR）或个性化主动脉根部外部支持（personalized external aortic root support，PEARS）是临床研究的重点。LDS患者在儿童或青少年时期就应考虑选择进行手术治疗的时机和方式，目前VSRR方法已成为首选。临床应用表明，VSRR疗效较好，术后5~10年的生存率较高，但因术后主动脉瓣反流或动脉瘤复发等原因需要再次进行手术，尤其是患者存在严重LDS亚型，因此长期对患者的随访和定期复查至关重要。

2. 骨骼 ①颈椎、脊柱畸形的患者可实施手术来避免脊髓受损;②畸形足可通过实施骨科手术纠正;③骨的过度生长及韧带松弛等可导致很多严重的问题,应由骨科医师进行精准医疗。

3. 颅颜 ①对于悬雍垂裂或腭裂应进行整形外科手术治疗;②有弱视危险的幼儿应早期进行有效的折光和视觉矫治。

十、遗传咨询

(一)先证者

1. 先证者的父母 ①约有 25% 的先证者有一位患病的父母;②约有 75% 的先证者为新发基因突变所致;③如已知先证者有相关致病基因突变,对其父母双亲均应进行相关致病基因突变的分子遗传学检测;若基因突变未知,应对父母进行 LDS 临床表型评估及全面临床检查。

2. 先证者的同胞 ①同胞的风险取决于父母的遗传状态;②如父母一方患病,同胞发病风险是 50%;③若父母体健,则同胞发病风险较低,但比普通人高很多(已有体细胞突变和生殖细胞嵌合的案例报道)。

3. 先证者的后代 ①LDS 患者每个孩子都有 50% 的概率遗传该基因突变;②LDS 患者外显度可达到 100%,遗传父母致病基因突变的子女在临床上均可有心血管系统、骨骼系统、面部、眼睛、皮肤及肌肉等病变的临床表型,但临床表型的严重程度无法预测。

(二)婚育

1. 携带者 具有新发相关致病基因突变的家庭,应考虑患者的任何一方父母有常染色体显性的致病背景和/或有临床依据的疾病,患者也极有可能携带该基因突变,婚配时应考虑是否进行相关基因检测。

2. 确定遗传风险 ①在怀孕前进行相关基因突变的检测;②咨询下一代发病的风险和生殖选择等;③将 DNA 储存在标本库(通常是从白细胞中提取出来的)以备将来使用,因未来检测方法和技术的进步,对基因、等位基因变异与 LDS 的研究提高,有助于精准医学治疗。

参考文献

1. 李军,赖颢,王春生. Loeys-Dietz 综合征与主动脉疾病. 中华胸心血管外科杂志,2013,29(12):730-733.

2. ERBEL R, ABOYANS V, BOILEAU C, et al. 2014ESC guidelines on the diagnosis and treatment of aotic diseases: document covering acute and chronic aortic diseases of the thoracic and abdominal aorta of the adult the task force for the diagnosis and treatment of aortic diseases of the european society of cardiology(ESC). Eur Heart J, 2014, 35(41):2873-2926.

3. 宋雷,惠汝太. 单基因遗传性心血管疾病基因诊断指南. 中华心血管病杂志,2019,47(3):175-196.

4. 肖子亚,姚晨玲,顾国嵘. 主动脉夹层发病机制基因概述. 中华心血管病杂志,2016,44(7):642-645.

5. 胡馗. Loeys-Dietz 综合征的诊断及治疗进展. 复旦学报(医学版),2022,49(1):138-143.

6. DHOUIB A, BEGHETTI M, DIDIER D. Imaging findings in a child with Loeys-Dietz syndrome syndrome. Circulation,2012,126(4):507-508.

7. 崔金帅,晁文晗,高秉仁,等. 主动脉根部疾病手术选择的研究进展. 中国胸心血管外科临床杂志,2019,26(5):504-508.

8. AUGOUSTIDES J G, PLAPPERT T, Bavaria JE. Aortic decision-making in the Loeys-Dietz syndrome:aortic root aneurysm and a normal-caliber ascending aorta and aortic arch. The Journal of Thoracic and Cardiovascular Surgery, 2009,138(2):502-503.

9. PATEL N D, CRAWFORD T, MAGRUDER J T, et al. Cardiovascular operations for Loeys-Dietz syndrome: Intermediate-term results. The Journal of Thoracic and Cardiovascular Surgery,2017,153(2):406-412.

第四节　血管型 Ehlers-Danlos 综合征

血管型 Ehlers-Danlos 综合征(vessel Ehlers-Danlos syndrome, vEDS)又称弹力过度性皮肤毛细管破裂征(hyperelastic skin capillary rupture sign)是一种系统性结缔组织遗传病,以结缔组织中胶原纤维发育异常为病理基础,临床主要表现血管脆性增加、肠道或子宫易碎性等,其中血管脆性增加易诱发主动脉夹层、血管出血,女性怀孕期间是潜在发生子宫破裂高危因素。

一、概述

1901 年,丹麦皮肤科医生 Ehlers 和法国内科医生 Danlos 首先描述本病的临床症状、体征及实验室检测等,研究认为是由于机体结缔组织异常引起的疾病,故本病称为 Ehlers-Danlos 综合征(Ehlers-Danlos syndrome, EDS)。

1949 年,Johnson 研究发现 EDS 有阳性家族史,首先提出 EDS 发病具有家族遗传倾向。

1955 年,Jansen 研究认为 EDS 是由于遗传因素导致结缔组织中胶原蛋白异常所致。

1972 年,Pinnel 首先发现并报道 EDS 分子生物学的证据。

1998 年,国际根据 EDS 的临床症状、体征、影像学检查、家系分析、特殊生化检测及基因分析等,将其分为 I ~ XI 型,其中 IV 型即 vEDS。vEDS 患者通常病情危重,并发症多,病死率较高,预后严重不良;其他各类型以结缔组织病变为主,预后较好,预期寿命与正常人群相似。

二、病因

vEDS 多数患者为常染色体显性遗传病,少数患者为常染色体隐性遗传病或 X 连锁隐性遗传病,经基因组筛选定位,目前仅确定 III 型胶原前胶原 α_1(collagen type III alpha 1, COL3A1)基因突变为其致病病因。

三、分子遗传学

COL3A1 基因

1. 结构　COL3A1 基因定位于第 2 号染色体长臂 24 区 3 带到 31 区(2q24.3~31),长约 44kb,由 52 个外显子和 51 个内含子组成。

2. 功能　COL3A1 基因每个外显子都是由编码三肽 Gly-X-Y 的 9 碱基对核苷酸重复序列组成,其中 Gly 为甘氨酸,X 和 Y 代表除甘氨酸以外的其他氨基酸。COL3A1 基因编码 III 型胶原蛋白,胶原蛋白是由三条肽链(α_1、α_2、α_3)呈螺旋形缠绕而成的绳索状分子。根据这三条肽链结构的不同,迄今已发现了 27 种蛋白,其中在动脉血管壁中有 5 种:即 I、III、IV、V、VI 型胶原蛋白,由内皮细胞、平滑肌细胞及成纤维细胞共同合成。III 型胶原蛋白是由三条 α_1 链按右手螺旋形式的同源三聚体,是形成动脉壁的弹性和对牵拉抵抗性的主要因素。

3. 突变　常见突变位点为第 435 位脯氨酸(Pro)被苏氨酸(Thr)所置换(Pro435→Thr)、第 468 位脯氨酸(Pro)被亮氨酸(Leu)所置换(Pro468→Leu)、第 698 位丙氨酸(Ala)被苏氨酸(Thr)所置换(Ala698→Thr)等。

四、发病机制

III 型胶原蛋白主要分布在动脉管壁、胃肠道、子宫及胎盘等组织中,另外皮肤和韧带组织内也少量存在 III 型胶原蛋白。III 型胶原是由三条 α-前胶原蛋白构成的异源三聚体,其中心部分构成三聚体螺旋结构,在细胞内由 COL3A1 基因指导合成的三条前 α_1 Ⅲ型胶原蛋白链,形成前Ⅲ型胶原分子;在细胞外 N-末端与 C-末端蛋白酶对前Ⅲ型胶原分子进行修饰,形成呈现三股螺旋结构的细长Ⅲ型胶原,Ⅲ型胶原直径约 67nm。

vEDS 发病机制一般认为是由于中胚层细胞发育不全导致胶原蛋白转录、翻译过程缺陷,或者翻译后各种酶缺陷致使其合成障碍而引起。COL3A1 基因的基因型可分为三型:野生纯合子型(GG)、突变杂合子型(GA)、突变纯合子型(AA)。研究表明,COL3A1 基因突变致病约占本病所有类型基因突变的 90%,其中 COL3A1 基因突变 50% 源自患者的父母,另 50% 为自发基因突变所致。COL3A1 基因编码Ⅲ型胶原蛋白,Ⅲ型胶原蛋白是蛋白质家族的一种高分子生物,是多种结缔组织和组织外基质的主要组成成分。

在Ⅲ型胶原蛋白合成、分泌或结构的异常时可引起 vEDS,其中由于基因点突变致剪接错误而引起基因的多个外显子缺失,致使胶原蛋白合成减少或蛋白不稳定,其中 Pro435→Thr、Pro468→Leu 或 Ala698→Thr 突变时 COL3A1 稳定性下降。在蛋白水平上 mRNA 数量正常,故合成和分泌蛋白量接近正常,但前胶原单体结构有异常,对蛋白水解酶的水解作用特别敏感。在细胞水平有些胶原蛋白合成量基本正常,但分泌量却仅有正常人的 10%~15%,未被分泌的胶原蛋白滞留在粗面内质网中被缓慢地降解。

COL3A1 基因突变表现多种多样,在Ⅲ型胶原蛋白合成及分泌减少,或者胶原蛋白结构异常时均可导致这些结构破裂、穿孔和剥离的风险增加。临床研究表明,COL3A1 基因功能性变异是中国人群中颅脑内动脉瘤形成遗传性高危因素之一。

五、病理

vEDS 病理检查可显示:①真皮胶原缺乏、排列紊乱,有的呈螺纹状、基质染色淡;②在纤维囊内、脂肪和黏液质构成的假性肿瘤可呈钙化状;③血小板超微结构异常时可引起血小板黏附、聚集的功能降低等。

六、临床表现

(一)症状

1. 发病率 vEDS 发病率为 1/100000~1/250000,vEDS 约占 EDS 所有类型的 4.0%,但真实发病率可能并非罕见,因许多症状轻微的 vEDS 患者并未就医,或被医生忽视而漏诊、误诊。

2. 性别 vEDS 男性多见。

3. 血管病变 ①Ⅲ型胶原蛋白主要存在于血管壁和胃肠壁,因此Ⅲ型胶原蛋白的质和量异常都会使血管壁和胃肠道壁薄而脆,引起动脉自发性破裂、壁间或囊性动脉瘤的形成而危及生命;②致死性并发症在少儿时期很少发生,但随着年龄增加其发病率明显增加,其中在 20 岁前发病约占 25%,40 岁前发病可达 80% 以上;③年轻人发生脑出血、心脏性猝死应进行 vEDS 相关检查,排除或明确 vEDS 的诊断;④vEDS 血管瘤发生和破裂部位:其中腹部血管约占 50%,颈部约占 25%,四肢血管约占 25%;其中腹部血管各个部位均可发生,但主要发生在大中动脉的大血管上,血管发生破裂往往无法预测。

4. 腹痛 急性腹痛和侧腹部剧痛是动脉破裂或肠道破裂的常见表现,在临床上如发现年轻患者出现难以解释的动脉破裂、肠道及肝脏破裂,或者腹膜后内出血时,应高度警惕 COL3A1 基因突变引起,尤其是有家族史或亲属成员发生过类似突发事件的情况下。

5. 少见症状 少数患者可表现关节过度弯曲等骨骼系统病变,以及脑血管畸形等并发症。

(二)体征

1. 皮下血管 vEDS 患者查体可发现皮肤菲

薄,可以透见皮下的网状静脉,易于皮下出血、瘀斑,但无皮肤过度伸展。

2. 心脏　vEDS 患者在二尖瓣、主动脉瓣听诊区可闻及收缩期杂音或舒张期杂音。

3. 皮肤瘀斑或血肿　vEDS 患者面部和皮肤的皮下瘀斑、血肿,是由于血管脆性增加所致,但患者凝血功能是正常。面部和皮肤特征性表现在 vEDS 患者中虽然不是主要表现,但往往是最先被发现,患者和医生常根据这些表现而确定诊断。

4. 妊娠期症状　女性 vEDS 患者在妊娠期可发生胎膜早破、子宫破裂、软产道(膀胱、尿道)破裂、产后子宫出血等,其中妊娠子宫破裂是较少见的严重并发症,其发生率为 5.0%~12.0%,多发生在妊娠末 2 周内和分娩过程中。

（三）其他类型的临床表现

1. 血管　眼睑毛细血管扩张、皮下静脉清晰可见。

2. 面部　突眼、高颧骨、鼻梁窄、嘴唇薄或者无耳垂等。

3. 皮肤　①皮肤变薄、光滑柔软;②皮肤受伤后不容易愈合,愈合后瘢痕增大,留下烟纸样皱褶瘢痕;③皮肤弹性过度,松手后皱褶皮肤可迅速恢复正常。

七、辅助检查

（一）实验室检测

1. 全血细胞计数　消化道出血时血红蛋白降低、红细胞及血小板计数减少等。

2. 生化指标　①束臂试验阳性;②血清免疫球蛋白(immunoglobulin,Ig)A、IgG、IgM 降低,E-玫瑰花结形成试验(Erythrocytes rosette formation,ERT)异常。

3. 基因突变　先证者一级亲属有 1 位及以上患有主动脉扩张、动脉瘤或动脉夹层,根据先证者 COL3A1 基因突变位点,对其亲属成员进行该突变位点级联基因检测,并根据家族史、临床病史及体格检查等综合分析,以明确亲属成员的致病基因突变携带情况及患病风险。

（二）超声检查

1. 血管超声　血管超声检查可发现腹部、颈部、四肢等部位的血管病变,并可对其部位进行定期随诊检查,有助于发现血管病变的变化,及时采取治疗措施。

2. 心脏超声　超声心动图检查可发现二尖瓣脱垂、关闭不全,主动脉狭窄及主动脉夹层等病变。

3. 妇科超声　妊娠女性超声检查内容包括早期妊娠、宫颈长度、解剖扫描及晚期妊娠检查等。

（三）影像学检查

1. X 线检查　①显示皮下有散在的圆形钙化结节,结节中心为透光区,四周环绕浓密阴影,也可为弥漫性或斑点状钙化;②肘、膝关节间隙增宽、半脱位或完全脱位等。

2. 计算机断层扫描血管成像(computed tomography angiography,CTA)　CTA 可显示主动脉狭窄、主动脉瓣及二尖瓣关闭不全、动脉主干自发性破裂、夹层主动脉瘤、动静脉瘘及其他先天性心脏畸形等。由于 vEDS 患者血管脆性增加,应用 CTA 检查时进行血管造影注射对比剂时,流速应适当减慢。对于无临床症状先证者的一级亲属成员,检出明确致病基因突变时建议早期进行检查、明确诊断及制定干预措施,并在发生主动脉扩张前每年进行 1 次详细体检,主动脉扩张后应每半年进行 1 次检查,以发现和监测主动脉扩张的动态变化。

3. 磁共振成像(magnetic resonance imaging,MRI)　颅脑 MRI 对脑血管病变具有无创伤性和高分辨率,是一项敏感而特异诊断指标,尤其有助于早期发现无症状的细小脑血管病变。

（四）皮肤组织活检

1. 表皮各层增厚、真皮弹力纤维增加,胶原纤维肥大,排列疏松紊乱或呈涡轮状等。

2. 血管增多,管壁增厚,皮下脂肪减少;损伤处可见异物巨细胞、胶原纤维包囊及中心可有脂性假肿瘤等。

3. 皮肤活检显示弹力纤维、胶原纤维与胶原纤维互相结合不佳,通过培养纤维母细胞可分析其产生的Ⅲ型前胶原。

八、诊断

(一)诊断指标

1. 主要诊断指标 ①薄而透明的皮肤;②动脉、肠道和子宫的易碎性及破裂;③特征性面容。

2. 次要诊断指标 ①肢体皮肤早老;②小关节过度活动、肌腱和肌肉破裂;③足畸形;④早发静脉曲张;⑤颈—海绵窦瘘;⑥气胸、血气胸;⑦牙龈萎缩;⑧阳性家族史、亲属成员有猝死患者。

(二)明确诊断

主要诊断指标≥2个及检测COL3A1基因突变即可确诊。

九、鉴别诊断

1. 马方综合征(Marfan syndrome,MFS) MFS病变主要累及中胚叶的骨骼、心脏、肌肉、韧带和结缔组织,以及家族史阳性。骨骼畸形最常见,表现为全身管状骨细长、手指和脚趾细长呈蜘蛛脚样;心脏二尖瓣关闭不全或脱垂、主动脉瓣关闭不全;眼睛晶体半脱位、视网膜剥离等呈高度近视。MFS患者有特征性临床症状及体征,影像学检查有助于鉴别诊断。

2. 皮肤松弛症(cutis laxa,CL) CL是一种以皮肤松弛为特征,临床主要表现为皮肤过度伸展,但外力消失后皮肤不能很快恢复原来位置,无皮肤变薄、血管脆性增加,也无伤口难以愈合等症状,详细查体及影像学检查与vEDS鉴别诊断并不难。

十、治疗

(一)药物治疗

1. 强心药 西地兰(去乙酰毛花苷)注射液0.2mg稀释后缓慢静脉泵入,无效时可在20~30min后再给予0.2mg,或口服地高辛0.125~0.25mg/次,1次/天。洋地黄类药物有助于纠正心功能不全,但长期应用时应定期检测血清地高辛浓度。

2. 利尿药 呋塞米注射液20mg/次,1次/天,或氢氯噻嗪片25mg/次,1次/天。

3. 对症治疗 ①消化道出血时应给予输血和止血药物;②合并感染时选用有效的抗生素。

(二)手术治疗

手术治疗原则:①如轻度外伤时应及时处理出血及血肿;②尽量减少不必要的有创检查及手术等,如需要手术缝合应加压包扎;③发生关节脱位时则需及时复位,并用绷带固定数周。

1. 腔内修复术 近年来腔内修复技术蓬勃发展,相对于常规手术,腔内修复术具有创伤小、疗效确切及恢复快等,这些优点使许多不能耐受常规手术治疗的患者成为可能。

2. 血管切除或人工移植物治疗 vEDS患者合并无法控制的大出血时为挽救患者生命,需立即住院观察,必要时需进行紧急手术治疗,手术治疗时应注意:①因vEDS患者血管壁具有高度脆性,手术治疗风险极高,临床医师在术中应尽量缩小探查范围,避免对周围组织的损伤;②采取简单有效的措施以减少损伤,如非重要血管可行结扎处理,同时注意动作轻柔,缝合不能有张力;③术后关注伤口愈合及密切监护,警惕术后大出血所导致的严重并发症甚至死亡;④手术过程中发现血管壁脆性高、止血困难时,多采用血管切除及使用人工移植物。

(三)精准治疗

COL3A1基因携带者如胸主动脉内径为40~50mm时具有潜在致命性,建议提前进行手术以避免发生主动脉破裂。

十一、预后

vEDS 常因症状隐匿而难以早期诊断,尤其是在没有家族史的情况下,患者常因大中动脉的自发性破裂或消化道穿孔而威胁生命,手术治疗难度较大,且往往不成功,死亡率较高,生存平均年龄<50岁。因此定期随诊、密切观察病情变化对 vEDS 患者至关重要,尤其在儿童及青少年时期已确诊,应予以更多关注和心理支持。女性怀孕时期发生子宫或血管破裂,产妇的死亡率可高达12%,为减少与宫缩及止血相关风险,在产程开始前即应进行剖宫产手术。

参考文献

1. 李笑,魏茂增,徐峰.基因检测技术在主动脉夹层诊疗中的价值及展望.中华检验学杂志,2016,39(9):670-672.

2. 胡琦,姜洪伟.关于 COL3A1 基因的研究进展.世界最新医学信息文摘(连续型电子期刊),2020,20(58):51-52.

3. 彭定天,胡诗俊,程道宾.COL3A1 基因多态性与颅内动脉瘤的相关性研究.临床医药文献,2016,3(34):6784-6785.

4. NAING B T, WATANABE A, TANIGAKI S, et al. Presymptomatic genetic analysis during pregnancy for vascular type Ehlers-Danlos syndrome[J]. Int Med Case Rep J,2014,7:99-102.

5. 朱坤举,王培光,张学军.Ehlers-Danlos 综合征及其致病基因研究进展.国际遗传学杂志,2010,(3):113-116.

6. WHEELER S M, RUSSO M, WILSON-MURPHY M, et al. Gynecologic and Surgical Complication Ehlers-Danlos syndrome[J]. Obstet Gynecol, 2014, 123(2 Pt 2 Suppl 2):431-433.

7. 朱玉方,庞琦.胶原蛋白基因与颅内动脉瘤形成的关系.中国脑血管病杂志,2008,5(5):233-236.

8. BALLABIO E, BERSANO A, BRESOLIN N, et al. Monogenic vessel diseases related to ischemic stroke: a clinical approach. J Cereb Blood Flow Metab, 2007, 27(10):1649-1662.

9. KIM J G, CHO W S, KANG H S, et al. Spontaneous Carotid-Cavernous Fistula in the Type IV Ehlers-Danlos Syndrome[J]. J Korean Neurosurg Soc,2014,55(2):92-95.

10. 郑日宏,管珩,张杰峰,等. Ehlers-Danlos 综合征的外科治疗及家系报告.中华外科杂志,2002,40(7):491-494.

11. BYERS P H, BELMONT J, BLACK J, et al. Diagnosis, natural history, and management in vascular Ehlers-Danlos syndrome. Am J Med Genet C Semin Med Genet, 2017, 175C(1):40-47.

12. NAKANISHI K, TAJIRI N, NAKAI M, et al. Recurrent arterial aneurysm rupture of the upper extremity in a patient with vascular-type Ehlers-Danlos syndrome[J]. Interact Cardiovasc Thorac Surg,2014,19(4):702-704.

13. 桂欣钰,李方达,任华亮.血管型 Ehlers-Danlos 综合征的研究进展.中华普通外科杂志,2016,31(2):173-174.

第五节 马方综合征

马方综合征（Marfan syndrome，MFS）又称蜘蛛足样指（趾）综合征（arachnodactyly syndrome）、长指晶状体半脱位综合征（Long finger lens subluxation syndrome）、先天性中胚层营养不良（congenital mesodermaldystrophy）等。MFS 为常染色体显性遗传，具有基因多态性、明显家族聚集性的结缔组织疾病，近年在其发病机制、基因突变、RNA 水平、信号通路及调节因子等方面的研究均取得了显著进步。MFS 患者起病年龄早，病程进展快，患者主要表现心血管系统、骨骼系统及眼睛等特征性病变，其中在新生儿时期多因心脏瓣膜发育不良引起严重充血性心力衰竭而死亡；成人患者死亡常由于主动脉根部发生进行性瘤样扩张，具有潜在动脉夹层或破裂致命性风险，因此选择手术治疗时机非常重要。

一、概述

1896 年，Marfan 首次报道 1 例 5 岁女性儿童，临床表现为特殊纤细且长的四肢，呈蜘蛛指（趾）；1902 年 Achavd 报道 MFS 具有明确的家族史；1912 年 Salle 和 1914 年 Boerger 分别报道 MFS 患者眼睛病变、心血管病变的特征性表现，从而形成了一个完整的综合征。

在临床上具有心血管、眼睛、骨骼的病变，以及家族史阳性的患者为典型 MFS；而仅有心血管病变的患者为隐性 MFS。

1931 年，Weve 研究认为 MFS 为常染色体显性遗传病，其病变为中胚层组织发育异常所致。

1943 年，Baer 等病理研究认为，MFS 患者可合并各种先天性心血管畸形。

1982 年，Abraham 等提出 MFS 患者主要病理改变为主动脉弹性蛋白异常、桥粒蛋白及异桥粒蛋白减少，而赖氨酰残基相应增加；实验室检测发现患者尿中羟脯氨酸排泄量增多，血中黏蛋白及黏多糖升高等。

1991 年，研究发现原纤维蛋白（fibrillin，FBN）1 基因突变，是 MFS 致病基因之一。

2001 年，欧洲心脏病学会（European Society of Cardiology，ESC）发布世界上首个有关主动脉疾病的指南《主动脉夹层的诊断和治疗》。

2014 年，ESC 制定发布了《主动脉疾病诊断和治疗指南》，该指南修订了 2001 年主动脉夹层的诊断和治疗的指南，全面总结了主动脉疾病的发生发展，将主动脉视为一个整体器官的理念。

2017 年，国家卫计委（现为国家卫健委）公益性行业科研专项及国家科技计划项目专家委员会，制定了《主动脉夹层诊断与治疗规范中国专家共识》。

2019 年，中国国家心血管病专家委员会血管外科专业委员会，制定了《遗传性胸主动脉瘤/夹层基因检测及临床诊疗专家共识》。

二、病因

MFS 为常染色体显性遗传病，经基因组筛选定位，已确定 FBN1 基因、FBN2 基因、转化生长因子-β 受体（transforming growth factor-β receptor type，TGFBR）1 基因、TGFBR2 基因、肌动蛋白 α_2（actin alpha2，ACTA2）基因、肌球蛋白重链 11（myosin heavy chain，MYH11）基因、肌球蛋白轻链激酶（myosin light-chain kinas，MYLK）基因、抗十肽同系物（mothers against decapentaplegic homolog，SMAD）3 基因的突变。

三、分子遗传学

（一）FBN1 基因

1. 结构　FBN1 基因定位于第 15 号染色体长臂 21 区 1 带（15q21.1），长约 237.5kb，由 65 个外显子和 64 个内含子组成，编码 2871 个氨基酸，相对分子质量约为 320kD。

2. 功能　FBN1 富含半胱氨酸蛋白单体，FBN1 的前体含有一些结构特异区，如类表皮样生长因子区（epidermal-like growth factor region，EGF-like）和潜在转化生长因子结合蛋白（Latent TGFβ binding protein，LTBP）结构区。

3. 突变　FBN1 基因突变类型有点突变、错义突变、无义突变、读码框碱基缺失或插入等，突变位点有第 239 位精氨酸（Arg）被脯氨酸（Pro）所置换（Arg239→Pro）、第 929 位苏氨酸（Thr）被脯氨酸（Pro）所置换（Thr929→Pro）、第 1409 位半胱氨酸（Cys）被丝氨酸（Ser）所置换（Cys1409→Ser）、第 2185 位异亮氨酸（Ile）被苏氨酸（Thr）所置换（Ile2185→Thr）等。

（二）FBN2 基因

1. 结构　FBN2 基因定位于第 5 号染色体长臂 23 区到 31 区（5q23~31），长约 350kb，由 65 个外显子和 64 个内含子组成，相对分子质量约为 320kD。

2. 功能　FBN2 基因所产生的蛋白在结构、数量及序列上均与 FBN1 基因相似，但两者在功能上具有明显不同。FBN2 主要存在于弹性组织中，其功能是在胚胎早期发育中促进弹性纤维形成中发挥重要作用。

3. 突变　FBN2 基因突变可引起 FBN2 结构和数量降低，导致转化生长因子-β（transforming growth factor-β，TGF-β）释放失控，组织中 TGF-β 量显著增加。

（三）TGFBR1 基因

1. 结构　TGFBR1 基因定位于第 9 号染色体长臂 33 区到 34 区（9q33~34），长约 61kb，由 11 个外显子和 10 个内含子组成，编码 503 个氨基酸，相对分子质量约为 53kD。

2. 功能　参与精氨酸磷酸化、信号转导、跨膜受体蛋白丝氨酸/苏氨酸激酶信号转导途径、TGFBR 复合体的组装等。

3. 突变　TGFBR1 基因突变类型主要为错义突变，目前已发现突变位点有 123 个，常见突变位点为第 253 位甲硫氨酸（Met）被异亮氨酸（Ile）所置换（Met253→Ile）和第 312 位甘氨酸（Gly）被丝氨酸（Ser）所置换（Gly312→Ser）。

（四）TGFBR2 基因

1. 结构　TGFBR2 基因定位于第 3 号染色体短臂 24 区 2 带到 25 区（3p24.2~25），长约 109kb，由 9 个外显子和 8 个内含子组成，编码 567 个氨基酸，相对分子质量约为 70~85kD。

2. 功能　TGFBR2 为糖蛋白，其胞浆区具有丝氨酸/苏氨酸激酶区，这种结构也见于活化受体Ⅱ（activated receptorⅡ，ACTRⅡ）和 ACTRⅡB。

3. 突变　TGFBR2 基因常见突变位点有第 308 位亮氨酸（Leu）被脯氨酸（Pro）所置换（Leu308→Pro）、第 449 位丝氨酸（Ser）被苯丙氨酸（Phe）所置换（Ser449→Phe）、第 537 位精氨酸（Arg）被半胱氨酸（Cys）所置换（Arg537→Cys）等。

（五）ACTA2 基因

1. 结构　ACTA2 基因定位于第 10 号染色体长臂 22 区到 24 带（10q22~24），长约 70kb，由 10 个外显子和 9 个内含子组成，相对分子质量约为 43kD。

2. 功能　ACTA2 是一种肌动蛋白，又称 α-肌动蛋白、α-肌动蛋白-2、主动脉平滑肌或 α 平滑肌肌动蛋白（α-SMA）等。

3. 突变　ACTA2 基因突变类型主要为错义突变，常见突变位点为第 160 位甘氨酸（Gly）被丝氨酸（Ser）所置换（Gly160→Ser）。

（六）MYH11 基因

1. 结构　MYH11 基因定位于第 16 号染色体短臂 13 区 11 带（16p13.11），长度为 153898bp，由 40 个外显子和 39 个内含子组成。

2. 功能　MYH11 基因编码平滑肌细胞特殊的肌球蛋白重链，是平滑肌细胞收缩单元的重要组成部分，平滑肌的肌动蛋白由两条重链和四条轻链组成，重链二聚体的长 C 末端呈 α-螺旋体。N 端隐匿在肌动蛋白的马达结构中，包含了三磷酸腺苷（adenosine triphosphate，ATP）和肌动蛋白通过轻链横桥的连接应点。

3. 突变　常见 MYH11 基因第 37 外显子发生错义突变、第 32 内含子左侧的拼接部位出现核苷酸替换。

（七）MYLK 基因

1. 结构　MYLK 基因定位于第 3 号染色体长臂 21 区（3q21），长约 340kb，由 34 个外显子和 33 个内含子组成，编码 1147 个氨基酸，相对分子质量约为 108kD。

2. 功能　MYLK 主要功能是对肌球蛋白轻链进行磷酸化，其活性直接影响肌动蛋白与肌球蛋白的相互作用并引起细胞中心张力的改变。

3. 突变　MYLK 基因突变导致钙离子-钙调蛋白（calmodulin，CaM）-MYLK 通路功能异常，引起平滑肌的收缩功能减弱，进而影响主动脉的弹性。

（八）SMAD3 基因

1. 结构　SMAD3 基因定位于第 15 号染色体长臂 22 区 33 带（15q22.33），长约 161kb，由 13 个外显子和 12 个内含子组成，编码 425 个氨基酸。

2. 功能　Smads 蛋白可分为 3 个结构域，即 MH1 区、MH2 区和 L 区，根据结构至少包括 9 种 Smad 蛋白，即 SMAD1~SMAD9。Smads 家族蛋白将转化生长因子-β（transforming growth factor-β，TGF-β）信号从细胞表面受体传导至细胞核的过程中起着关键性作用，且不同的 Smads 介导不同的 TGF-β 家族成员的信号转导。

3. 突变　目前研究已发现 SMAD3 基因突变位点有 61 个。

四、发病机制

（一）致病病因

目前研究表明，FBN1 基因突变是 MFS 主要致病病因，其突变致病占 MFS 基因突变的 70%~90%，而 FBN2 基因、TGFBR1 基因、TGFBR2 基因、ACTA2 基因、MYH11 基因、MYLK 基因及 SMAD3 基因的突变致病仅占 MFS 基因突变的 10%~30%。

1. FBN1 基因　FBN 分布于弹性和非弹性组织中，具有高度重复结构，是构成细胞外微纤维蛋白（直径为 10~12nm）的主要蛋白之一。微纤维可作为弹性蛋白沉积及弹性纤维形成的骨架，微纤维与弹性蛋白的结合形成弹性纤维，在组织中提供弹性支持作用。FBN1 有 5 个结构域，即表皮生长因子（epidermal growth factor，EGF）样区域、钙结合表皮生长样因子（calcium-bound epidermal growthlike factor，cb-EGF）区域、TGF-β 结合蛋白样区域及两个杂合区域。结构域中任何一个位点的变异均可影响相关 RNA 的转录和蛋白质的表达，其中 cb-EGF 结构域的突变可导致 FBN1 运输、蛋白质折叠及分泌的异常。

目前研究已发现 MFS 患者 FBN1 基因突变位点分布于其整个基因，突变位点已超过 1800 多个，其中第一个被发现突变位点为 Arg239→Pro 和 Cys1409→Ser 突变。随着分子生物学技术的发展，FBN1 基因不断有新的突变位点被发现，另外 MFS 患者 FBN1 基因绝大多数突变对一个家族通常是具有独特性，只有 20% 的突变在多个家族中重复出现。

2. FBN2 基因　FBN2 基因突变引起 TGF-β 在组织器官中含量显著增加，在非典型 MFS 中发挥了重要致病作用。

3. TGFBR1 基因 其中 Met253→Ile、Gly312→Ser 突变时发生在 TGFBR1 蛋白的丝氨酸-苏氨酸激酶结构域内。

4. TGFBR2 基因 TGFBR2 基因突变染色体发生断裂,具有与 MFS 相似的心血管系统及骨骼系统的临床表型,所以 TGFBR 基因突变引起的临床综合征被称为 MFS2 型。其中 Leu308 → Pro、Ser449→Phe、Arg537→Cys 突变时可影响 TGFBR2 中丝氨酸/苏氨酸激酶结构域的一些保守氨基酸,引起 TGFBR2 功能缺失,降低了 TGT-β 信号的强度。

5. ACTA2 基因 ACTA2 是 6 种不同肌动蛋白亚型之一,参与平滑肌的收缩,是肌动蛋白重要组成部分,而平滑肌收缩是在肌动蛋白与肌球蛋白交联前提下产生,因此 ACTA2 基因突变可影响平滑肌的收缩功能。

6. MYH11 基因 MYH11 基因出现核苷酸替换和错义突变时可引起带电荷的精氨酸被不带电荷的谷氨酰胺代替,不仅影响肌球蛋白粗丝螺旋结构的稳定性及装配,也可导致主动脉中层退化和血管平滑肌过度增生。

7. MYLK 基因 MYLK 基因编码 MYLK 在肌肉收缩及细胞迁移等方面,发挥着重要生理的作用,其突变明显 MYLK 活性功能。

8. SMAD3 基因 TGF-β 作为配体形成的受体复合物,激活 Smads 进入核内,共同激活或抑制它们调节靶基因的转录。

(二)遗传学机制

目前 MFS 的发病机制尚未完全清楚,经基因组学、后基因组学、蛋白质组学和环境基因组学等研究表明,MFS 可能是由于基因突变和环境等因素共同作用所致,因此通过分子生物学、遗传学和生物信息学等技术,可从基因、蛋白、细胞、组织、器官、家系及环境等因素各方面进行研究,对于阐明 MFS 的发病机制及遗传学特征具有重要意义。

1. FBN1 结构和功能的紊乱源于突变单体的形成,目前尚未完全研究清楚 MFS 患者与正常者之间量的差异是否由于 FBN 合成失败,还是源于异常高分子结构蛋白水解退变的易感性增高所造成。FBN1 基因突变所致 MFS 发病机制有 4 种假说:①FBN1 基因突变对微纤维蛋白发挥显性负效应作用,突变 FBN1 单体干扰 FBN 的聚合及微纤维蛋白的聚集;②FBN1 基因在保持弹性纤维稳定性上有着重要的作用,FBN1 基因突变破坏了弹性纤维的稳定性,提示 MFS 血管病理改变,是生理状态下血流动力学慢性张力的作用,但生物机制存在缺陷弹力纤维基质的结果;③FBN1 基因突变增加了 FBN1 对蛋白及水解酶的敏感性,导致 FBN1 蛋白变得易于被降解;④FBN1 基因突变后相互作用而引起 TGT-β 信号转导失调。

2. FBN1 蛋白包绕在主动脉壁中层的弹力纤维外周,在 MFS 的发生发展中起着重要的作用。当 FBN1 基因突变时其构象发生改变,引起活化 TGF-β 过度释放,进而激活主动脉中层平滑肌细胞内 TGF-β 的经典及非经典传导通路,通过非经典的 TGF-β 信号传导通路引起细胞外信号调节激酶(extracellular signal-regulated kinase,ERK)等蛋白的表达上调。激活的信号通路导致平滑肌细胞分泌大量的炎症因子、细胞因子和基质金属蛋白酶(matrix metalloproteinase,MMP)等,致使主动脉中层炎症反应增强、炎性细胞浸润及弹力纤维降解,从而促使动脉瘤或动脉夹层的发生发展,同时研究还表明,微小 RNA-29b(micro RNA-29b,miR-29b)也参与了 MFS 患者动脉瘤进展所引发的促纤维化过程中,胶原及其他基质蛋白表达的增加直接受 miR-29b 水平下降的控制。研究表明,TGF-β 经典及非经典的传导通路并不是仅有的发病途径,近年研究还发现新的信号通路,这为 MFS 干预治疗提供了新的靶点。

3. 对 MFS 患者 FBN 分析表明,绝大多数基因突变导致了蛋白中最主要的构件即cb-EGF单元异常,这种异常可造成蛋白分子的钙离子结合能力降低,使得分子不能正常折叠,分子的整体结构不稳定,并易于被蛋白酶所分解;异常的FBN不能形成正常的微纤维,继而导致弹性纤维的异常。

五、病理

(一)病理解剖

1. 形态改变 ①升主动脉扩张而形成慢性主动脉夹层瘤;②心脏瓣膜呈黏液性水肿改变,瓣膜呈气球形、腱索增粗,心脏肥大和二尖瓣钙化;③在蜘蛛指及凹陷的胸部或舟状胸部都表示了四肢管状骨、手指和肋骨纵轴过度增长,可能是由于骨膜纤维成分缺陷的结果。

2. 镜下所见

(1)主动脉:MFS患者主动脉壁的典型病理改变为内侧囊性变性、弹性纤维组织破坏、细胞外基质降解及血管平滑肌细胞凋亡:①主动脉中层弹力组织稀疏、碎裂,伴有平滑肌呈不规则的螺纹状改变,胶原量增加,主动脉中层并可见异染性物质呈囊状空泡散在的分布;②主动脉夹层瘤形成者,显示为囊状中层坏死和弹力纤维中度变性,伴以平滑肌束紊乱;③主动脉瓣的组织病理改变为正常结构破坏和丧失,囊状变性和组织纤维细胞丧失,④在主动脉和肺动脉中层有酸性黏多糖沉积。

(2)皮肤改变:表现为有空泡状退行性病变及弹力纤维排列紊乱。

(3)关节滑膜改变:关节滑膜改变为弹力纤维变性、胶原增多及异染性物质呈散在性囊状分布等。

(二)病理生理

1. MFS患者发病过程中主要病变为血管平滑肌,血管内皮细胞功能障碍也是其病理生理之一,因此保护内皮细胞功能可预防主动脉根部的病变发生发展。

2. 由于动脉中层病变管腔扩大,内膜与中层的附着力下降,在内外力作用下导致内膜撕裂,血液流入内膜与中层之间使之剥离,向周径及长径方向发展,而形成动脉瘤或动脉夹层。

六、临床表现

(一)症状

1. 发病率 MFS在人群中发病率国外报道为6.5/100000~2/10000;国内报道约为17/100000。

2. 性别 MFS在性别和种族上无差别,但主动脉扩张伴主动脉瓣关闭不全多为男性,而怀孕期间女性发生动脉夹层多为MFS引起的。

3. 年龄 MFS发病年龄差异较大,有的患者5岁即发病,也有患者60岁后才发病。

4. 家族史 大多数患者家族史阳性,但有15%~30%的患者可由于自身基因发生突变引起,这种自发性突变率约为0.01%。

(二)心血管系统体征

1. 主动脉病变 主动脉病变为主动脉中层坏死、囊样扩张,按其发生率依次为主动脉根部扩张伴主动脉瓣关闭不全、升主动脉瘤、主动脉夹层分离等,其中升主动脉扩张是MFS特征性表现之一,在主动脉瓣听诊区可闻及收缩期及舒张期杂音。

2. 二尖瓣病变 由于二尖瓣黏液样变性,使瓣叶变薄、过长或腱索伸长等可引起二尖瓣脱垂伴关闭不全;在二尖瓣听诊区可闻及收缩期及舒张期杂音。

3. 心室扩大 心室扩大,其中左心室扩大较为明显,是诱发室性心律失常高危因素。

4. 冠状动脉病变 冠状动脉受累时可引起心肌缺血、损伤甚至心肌梗死。

5. 伴先天性心血管畸形 有的患者可伴有房间隔缺损、室间隔缺损、动脉导管未闭、肺动脉狭窄及扩张等。

(三)骨骼系统体征

骨骼病变是MFS特征性表现之一,是诊断本病重要线索。

1. 身材瘦高　四肢细长，尤其是前臂和大腿：①身高多>180cm；②指距>身高（双手平伸，两中指距离-身高>7.6cm，有诊断价值）；③下半身（从耻骨联合到足底）>上半身（从头顶至耻骨联合），其比值>0.92（正常人≤0.92）。

2. 蜘蛛指/趾样　①指（趾）特别长，呈典型蜘蛛样改变，手与身高之比>11%，足与身高之比>15%；②拇指征：拇指内收，其余4指握拳，拇指尖端超出手掌下侧缘，约有50%患者具有此征；③腕征：用一只手握住另一只手的桡骨茎突下方，拇指与小指在不加压条件下可接触，具有此征者约占82%；④掌骨指数及指骨指数均增大，其中正常人掌骨指数右手第2~5掌骨长宽之比为5.5~8.0；⑤其他指（趾）异常：可有杵状指、指（趾）蹼、手掌薄及扁平足等。

3. 颜颅异常　①头长、面窄、凸腭；②头颅指数>75.9；③双眼距过宽或过窄、下颌长；④齿列不齐、缺智齿等；⑤耳前伸或下垂、耳轮菲薄，形似老人等。

4. 胸椎畸形　①鸡胸；②扁平胸；③漏斗胸等。

5. 脊椎畸形　①驼背；②脊椎侧突；③脊椎裂等。

（四）眼睛

1. 高度近视　双侧晶状体脱位或半脱位常引起严重的屈光不正和视力障碍，其中晶状体全脱位可引起高度近视，其原因是睫状肌悬韧带萎缩。

2. 其他体征　①角膜异常扁平；②眼球增长；③虹膜和睫状肌低张力；④视网膜剥离；⑤虹膜震颤；⑥白内障；⑦斜视；⑧瞳孔缩小；⑨继发性青光眼等。

（五）其他系统体征

1. 硬脊膜膨出　硬脊膜膨出是MFS特征性表现之一，以腰骶部硬脊膜膨出为多见，与其他三征（心血管系统病变、骨骼系统畸形、高近视）病情严

重程度没有一定关系。有的患者可同时合并脑膜瘤，可能是由于细胞外基质缺陷所致。

2. 少见　①蛛网膜下腔囊肿；②盆腔脊膜膨出；③皮下脂肪稀少，肌肉发育不良；④关节松弛、膨胀性萎缩纹或皱纹；⑤腹股沟疝、脐疝或横膈疝等。

（六）基因型—表型

MFS临床表型复杂多变，即使同一家系同一等位基因的突变，也会出现严重程度不同的临床表型，目前尚不能通过致病基因突变推测其临床表型，由此表明除了基因突变，MFS患者临床表型还可能受环境等其他因素的影响。

1. FBN1基因突变　FBN1基因研究中发现，同样突变类型在不同的家族中，以及在同一个家族的不同成员之间有着明显不同的临床表型，其中：①FBN1基因第24~32外显子突变，是引起新生儿MFS主要突变位点，患儿在临床上主要表现二尖瓣、三尖瓣功能不全；②FBN1基因第25~36外显子突变，致使cb-EGF结构域中的半胱氨酸残基被取代，从而影响该区域的二硫键形成，二硫键一旦无法形成，FBN1的稳定性也将下降；③FBN1基因第44~49外显子突变，可增强TGF-β信号和SMAD3信号的内源活性，TGF-β信号通路增强可引发主动脉瘤样扩张；④FBN1基因第1~10外显子和第59~65外显子突变，仅表现迟发型及轻度心血管系统表型。

2. TGFBR1基因突变　TGFBR1基因突变可引起严重心血管系统病变，易引发年轻患者主动脉夹层和远离主动脉根部的动脉瘤形成，具有潜在的致命性。

3. TGFBR2基因突变　TGFBR2基因突变是MFS2型致病病因，MFS2型具有与细胞外基质TGF-β信息传递相关的结缔组织疾病，临床主要表现心血管系统病变、骨骼系统异常，易发生致命性主动脉病变的并发症，但没有眼睛病症；MFS2型

TGFBR2 基因常见突变位点为 Leu308 → Pro、Ser449→Phe、Arg537→Cys 等。

4. ACTA2基因突变　其中 Gly160→Ser 突变时可能引起蛋白多糖聚集、弹性纤维缺失断裂及血管平滑肌细胞凋亡等病变，而引起心血管系统病变。

七、辅助检查

(一)实验室检测

1. 血液生化　检测羟基脯氨酸、黏多糖、透明质酸、硫酸胶质 A 及硫酸胶质 C 等。

2. 尿液检测　24h 尿液羟脯酸水平。

3. 基因突变　在临床上初步诊断 MFS 时应首先检测 FBN1 基因，但 FBN1 基因外显子多、基因大及没有常见的突变位点等，给 FBN1 基因突变筛查带来难度，且基因突变筛查可能存在假阳性。如 FBN1 基因无异常，再检测 FBN2 基因、TGFBR1 基因、TGFBR2 基因、ACTA2 基因、MYH11 基因、MYLK 基因及 SMAD3 基因等，若发现其突变时应对其亲属成员进行该基因突变的级联基因检测，并根据家族史、临床症状、体征及影像学检查等综合分析，以明确亲属成员的致病基因突变携带情况及患病风险。

4. 基因检测方法

(1) 变性高效液相色谱分析(denaturing high performance liquid chromatograph, DHPLC)：DHPLC 检测具有自动化、高通量、速度快、价格低廉，以及灵敏而特异等优点，适用于基因突变的大规模筛查，检测未知单核苷酸多态性可达到 95% 以上。

(2) 变性梯度凝胶电泳(denaturing gradient gel electrophoresis, DGGE)：DGGE 对各种突变尤其是点突变较敏感，检测时无须标记，并且几乎可检测出所有突变，但无法确定突变位置，DNA 片段大小限制在 100~500bp，需要专门设备检测，且需计算机对序列进行分析。

(3) 限制性片段长度多态性分析(restriction fragment length polymorphism, RFLP)：RFLP 可用于证实患者的突变位点，为产前诊断提供确切诊断依据。

(4) 高分辨率溶解曲线(high resolution melting, HRM)：HRM 无须基因序列特异性探针，不受碱基位点的局限，可以同时检出已知或未知突变与单核苷酸多态性，灵敏度和精确度可达 100%，但需专业仪器，技术及反应条件要求高。

(5) 多重连接探针扩增技术(multip1ex ligation dependent probe amplification, MLPA)：MLPA 可以用于拷贝数异常的检测。

(6) 直接测序(direct sequencing)：是基因突变检测的金标准，可以确定突变基因类型及位点，但价格较贵，不适合大样本量基因突变的筛查。

(7) 其他方法：构象敏感凝胶电泳(conformation sensitive gel electrophoresis, CSGE)和单链构象多态性分析(single strand conformation polymorphism, SSCP)的基因突变检出率为 60%~90%，且检测过程较为烦琐。

5. 基因 cDNA 序列筛查　基因 cDNA 序列筛查突变基因，不仅可以检测整个编码区基因突变，还可以检测基因剪接位点的突变，其中 cDNA 筛查方法检测 FBN1 基因突变的检出率可达 90%。

应用 CSGE、DHPLC 和直接测序等方法不仅可以检测基因组 DNA(genomic DNA, gDNA)中的突变基因，还可以检测导致 RNA 快速降解的基因。

(二)超声检查

1. 经胸超声心动图

(1) 主动脉根部扩张：①主动脉宽度 > 22mm/m² 体表面积，②主动脉内径 > 37mm，③左心房/主动脉比率 ≤ 0.7，具备 3 项中的 2 项者可以确诊。

(2) 主动脉瓣关闭不全征象。

(3) 二尖瓣脱垂及二尖瓣关闭不全征象。

(4) 主动脉夹层分离患者发现相应的征象。

（5）其他心血管畸形。

2. 超声生物显微镜或光学相干断层扫描技术（optical coherence tomography，OCT） OCT检查可对浅前房、虹膜晶状体接触、房角关闭、晶状体悬韧带的稀疏、拉长及晶状体半脱位的范围等，提供量化诊断及指导治疗等。

3. 晶状体脱位超声检查 晶状体脱位超声表现偏离原位，半脱位时晶状体位于前房或向一侧；全脱位时晶状体完全位于玻璃体内。可表现为梭形、椭圆形或圆形的回声，边缘回声增强增粗，转动眼球时可见晶状体随玻璃体活动而移动。

（三）影像学检查

1. 裂隙灯检查（slit lamp examination，SLE） SLE可发现眼睛晶状体全脱位或半脱位。

2. X线检查 ①指骨细长；②胸片可发现主动脉根部宽度明显扩张，主动脉逆行造影可显示升主动脉呈花瓶样扩张及左心室增大；③掌骨指数：右手第2~5掌骨长宽之比8.1~8.3提示为MFS，≥8.4可以确诊；④指骨指数：右手环指近端指骨长宽之比，女性>4.6，男性>5.6，可以确诊。

3. 计算机断层扫描血管成像（computed tomography angiography，CTA） CTA检查可发现主动脉夹层分离、撕裂及管腔内闭塞等病变，对病变的性质、范围及程度等进行定量分析。

4. 心脏磁共振成像（cardiac magnetic resonance，CMR） CMR检查可早期对主动脉夹层分离、撕裂及管腔内闭塞等病变进行定量诊断，可准确分析主动脉病变的性质、范围及程度等，且无电离辐射损害，是一项敏感而特异性诊断指标。

（四）病理组织检查

主动脉瘤病理组织采用免疫组织化学（immuno histo chemistry，IHC）的SP（streptavidin perosidase）法和苏木精—伊红（hematoxylin eosin，HE）染色法检查，可发现MMP2蛋白过度分泌，而MMP组织抑制剂2（MMP tissue inhibitor，TIMP2）

蛋白表达降低。

八、诊断

（一）首次提出MFS的诊断标准

1964年Wilnor和Finbys首先提出MFS的诊断标准。

（二）修订MFS诊断标准

1979年Reed等从心血管、眼睛、骨骼及家族史4个方面系统阐述了MFS临床表现和诊断依据，将MFS诊断标准修订为4项。

（三）Berlin诊断标准

1986年第七届人类遗传学国际大会制订了MFS国际诊断标准，称为Berlin（柏林）诊断标准。由于Berlin诊断标准将MFS诊断范围无意扩大了，根据这一诊断标准，一些有MFS阳性家族史的患者被过度诊断，这些有MFS家族史的人群并没有相关致病基因突变和/或基因突变所引起的临床表型，如升主动脉扩张/夹层、漏斗胸、鸡胸、脊柱侧弯、晶状体脱位及脑硬脊膜膨出等。

（四）Ghent诊断标准

1996年国际专家组为了规范和提高MFS诊断和鉴别诊断，重点在于区别MFS和其他疾病引起相似MFS的疾病，专门制订了MFS诊断标准，称为Ghent（比利时的根特市）诊断标准。Ghent诊断标准较为严格对MFS诊断和筛查制订了多条主要标准和次要标准，同时规定了这一标准中的必备诊断条件和相关参考条件。1996年Ghent诊断标准：

1. 骨骼系统

（1）主要标准：以下表现至少有4项：①鸡胸；②漏斗胸需外科矫治；③上部测量/下部测量的比例减少，或上肢跨长/身高的比值>1.05；④腕征及指征阳性；⑤脊柱侧弯>20度，或脊柱前移（侧弯计）；⑥肘关节外展减小（<170度）；⑦中踝中部关节脱位形成平足；⑧X线片检查确定任何程度的髋臼前凸（髋关节内陷）。

（2）次要标准：①中等程度的漏斗胸、关节活动异常增强、高腭弓、牙齿拥挤重叠；②面部表征：长头（正常头颅指数为 75.9 或以下）、颧骨发育不全、眼球内陷、缩颌、睑裂下斜。

骨骼系统受累需符合标准：具有 2 项主要标准或 1 项主要标准加 2 项次要标准。

2. 眼睛

（1）主要标准：晶状体脱位。

（2）次要标准：①异常扁平角膜（角膜曲面计测量）；②眼球轴长增加（超声测量）；③虹膜或睫状肌发育不全致瞳孔缩小。

眼睛系统受累需符合标准：具有主要标准或至少 2 项次要标准。

3. 心血管系统

（1）主要标准：①升主动脉扩张伴或不伴主动脉瓣反流，以及至少 Valsava 窦扩张；②升主动脉夹层。

（2）次要标准：①二尖瓣脱垂伴或不伴二尖瓣反流；②主肺动脉扩张（在无瓣膜或外周肺动脉狭窄及其他明显原因下，年龄 < 40 岁）；③二尖瓣环钙化（年龄 < 40 岁）；④降主动脉或腹主动脉扩张或夹层（年龄 < 50 岁）。

心血管受累需符合标准：具有 1 项主要标准或 1 项次要标准。

4. 肺脏

（1）主要标准：无。

（2）次要标准：①自发性气胸；②肺尖肺大泡（胸片证实）。

肺脏受累需符合标准：具有 1 项次要标准即可认为肺系统受累。

5. 皮肤和体包膜

（1）主要标准：无。

（2）次要标准：①皮纹萎缩（牵拉痕），与明显超重、妊娠或反复受压等无关；②复发性疝或切口疝。

皮肤和体包膜受累需符合标准：具有 1 项次要标准即可认为皮肤或体包膜受累。

6. 硬脑（脊）膜

（1）主要标准：MRI 或 CTA 发现硬脊膜膨出。

（2）次要标准：无。

7. 家族或遗传史

（1）主要标准：①父母、子女或兄弟姊妹之一符合该诊断标准；②FBN1 基因中存在已知导致 MFS 的突变；③存在已知的与其家族中 MFS 患者相同的 FBN1 基因单倍型。

（2）次要标准：无。

家族或遗传史：由于家族或遗传史在诊断中意义重大，必须具有 1 项主要标准。

（五）2010 年 Ghent 诊断标准修订版

1996 年 Ghent 诊断标准的优点为较为客观对 MFS 多系统病变进行分型，包括具有诊断高度特异性的主要标准和单一系统的次要标准。Ghent 诊断标准要求诊断 MFS 必须具备两个不同系统的主要标准和第三个系统的次要标准，在符合 MFS 诊断标准的患者中 95% 具有 FBN1 基因突变。1996 年 Ghent 诊断标准的不足之处，是由于 MFS 大多数病变特点是年龄依赖性的，所以 Ghent 诊断标准的敏感性相对较低，这可能延误具有 MFS 阳性家族史患儿的诊断。另一个影响 MFS 诊断敏感性的原因是由于 MFS 病变具有多样性和多变性，也可见于其他疾病及其相关组织病变中，并且难于鉴别诊断，有鉴于此 2010 年专家们对 Ghent 诊断标准进行了修订，并发布了 Ghent 诊断标准修订版。2010 年 Ghent 诊断标准修订版显著特点是加大了对致病基因突变筛查的重视程度，一旦发现相关致病基因突变，为明确诊断 MFS 提供了证据，并有助于在亲属成员发病前进行相关致病基因的筛查。

2010 年 Ghent 诊断标准修订版：

Z 评分：Z 评分计算公式：主动脉根径实测值与平均值的差值（单位 mm）再除以标准差。Z 评分是一种评价主动脉根部扩张程度的方式，评分值越高,主动脉根部扩张越严重。

1.无家族史的患者,满足以下任一标准,可诊断 MFS

(1)主动脉根部 Z 评分≥2、晶状体异位,并排除 Sphrintzene-Goldberg 综合征、Loeyse-Dietz 综合征、血管型 Ehlerse-Danlos 综合征等类似疾病。

(2)主动脉根部 Z 评分≥2,并检测到致病性 FBN1 基因突变。

(3)主动脉根部 Z 评分≥2,系统评分≥7(见表 6.1),并排除 Sphrintzene-Goldberg 综合征、Loeyse-Dietz 综合征、血管型 Ehlerse-Danlos 综合征等类似疾病。

(4)晶状体异位,并检测到与主动脉病变相关的 FBN1 基因突变。

2.有家族史的患者,满足以下任一标准,可诊断 MFS

(1)晶状体异位,并具有 MFS 家族史。

(2)系统评分≥7(见表 6.1),具有 MFS 家族史,并排除 Sphrintzene-Goldberg 综合征、Loeyse-Dietz 综合征、血管型 Ehlerse-Danlos 综合征等类似疾病。

(3)主动脉根部 Z 评分≥2(年龄>20 岁),或 Z 评分≥3(年龄<20 岁),具有 MFS 家族史,并排除 Sphrintzene-Goldberg 综合征、Loeyse-Dietz 综合征、血管型 Ehlerse-Danlos 综合征等类似疾病。

MFS 系统评分标准:系统评分是全面评价全身各器官、系统所表现出的 MFS 特征性症状的方式,达到 7 分认为有诊断参考价值,见表 6.1。

表 6.1　2010 年 Ghent 的系统评分标准

指标	评分
指征和腕征	3
指征或腕征	1
鸡胸	2
漏斗胸或胸部不对称	1
足跟畸形	2

（续表）

指标	评分
扁平足	1
气胸	2
硬脊膜膨出	2
髋臼前凸	2
上部/下部量减小的比例(成年白人<0.85,黑人<0.78),臂长/身高的比值增加(>1.05),且无严重脊柱侧弯	1
脊柱侧弯或胸腰椎后凸	1
肘关节外展减小	1
面征(5 个中有 3 个):长头畸形、眼球内陷、睑裂下斜、颧骨发育不全、缩颌	1
皮纹	1
近视(屈光度>300°)	1
二尖瓣脱垂	1

九、鉴别诊断

1.血管型 Ehlerse-Danlos 综合征(vessel Ehlers-Danlos syndrome,vEDS)　vEDS 患者临床表现为特征性面容、血管脆弱、肠道或子宫易碎性及家族史阳性等,与 MFS 鉴别诊断要点是 MFS 患者不表现血管脆弱、皮肤过度伸展等症状。

2.弹性假黄瘤病(pseudoxanthoma elasticum,PXE)　PXE 可发生主动脉瘤和松弛性皮损,皮损表现为丘疹或斑丘疹,边界清楚呈点状、圆形、椭圆形或融合成片,局部高起。另外该病有特征性视网膜血管样色素纹理;无关节异常、无肢端骨细长及蜘蛛指等。

3.高胱氨酸尿症(homocystinuria,HCU)　HCU 为一种先天性甲硫氨酸代谢异常的疾病,临床上可表现晶体脱位、肢端异常、胸及脊柱异常等;但尿常规检测异常、全身性骨质疏松、血管栓塞及反应迟钝等在 MFS 患者不出现。

4.先天性挛缩性细长指(趾)病(congenital contractural arachnodactyly,CCA)　CCA 致病基因

为 FBN2 基因突变,具有与 MFS 相类似的骨骼系统异常症状,如肢体细长、蜘蛛指,与 MFS 不同的是关节挛缩,手指呈屈曲状,而不是关节松弛。FBN2 基因主要参与胚胎早期发育中弹力纤维的形成,而引起 MFS 的 FBN1 基因主要参与微纤丝的结构组成。因 FBN1 基因、FBN2 基因的分布和功能不同,受累器官亦有所不同,CCA 不具有 MFS 患者的眼睛异常及心血管系统病变。

5. 主动脉瓣关闭不全(aortic insufficiency,AI) 风湿性 AI 患者在主动脉听诊区可闻及收缩期杂音及舒张期杂音,但 MFS 患者心脏杂音与风湿性 AI 患者心脏杂音鉴别诊断要点在于心脏听诊的部位、性质及程度等有明显不同,并且风湿性 AI 患者有其不同的病史、症状及体征,实验室检测及超声心动图检查有助于鉴别诊断。

十、治疗

(一)药物治疗

药物治疗主要目的是减缓心血管病变的进展速度,推迟并发症的发生,选择适当手术治疗时机。

1. 一般治疗 ①避免剧烈运动;②防治感染;③补充大量维生素 C,这对脯氨酸、赖氨酸羟化形成胶原有益。

2. 激素 美雄酮 5mg/次,1 次/天,可长期应用。美雄酮为同化雄激素,应用后可促进蛋白合成,防止结缔组织损害。

3. β 受体阻滞剂 盐酸普萘洛尔片 5~10mg/次,3 次/天;或琥珀酸美托洛尔缓释片 23.75~47.5mg/次,1~2 次/天。β 受体阻滞剂的药理学原理是基于通过减弱心肌收缩力和降低血压来减低主动脉近端的压力,延缓主动脉瘤的扩张。但该药并不能阻止 MFS 患者主动脉平滑肌细胞的囊性退变的发生发展。

4. 血管紧张素 Ⅱ 受体拮抗剂 氯沙坦钾片 50mg/次,1 次/天,或厄贝沙坦片 150mg/次,1 次/

天。研究表明,氯沙坦钾片和厄贝沙坦片可减少 TGT-β 活性,减缓主动脉扩张的速度等。

(二)手术治疗

MFS 手术治疗涉及很多学科,例如心脏外科、血管外科、眼科、骨外科、胸外科等,且外科手术治疗后的再手术率较高。

1. 心血管病变 心血管病变最大的危害是心脏和大血管的病变,常见主动脉夹层和瓣膜病变,手术方式是置换人工血管和心脏瓣膜,手术方式有多种。

(1)手术治疗指征:①严重主动脉瓣关闭不全或二尖瓣关闭不全;②主动脉夹层分离;③合并其他先天性心脏畸形。

(2)心脏手术方法:常用主动脉根部替换术,主动脉根部替换术时关键是冠状动脉开口的移植,因为患者冠状动脉开口常有异常或有多个开口,需要术者灵活设计手术方案,以保证心脏血供。

2. 眼部病变 眼部病变可根据其病变的程度,酌情纠正或争取早期手术治疗,以预防影响视力。

(三)精准治疗

1. 诱导多能干细胞(induced pluripotent stem cells,iPSC)技术 通过对致病基因突变类型与结构功能的变化进行对应关系的研究表明,在临床上可以依据致病基因突变位点的不同,将患者分为不同的组别,并根据不同组别的发病机制给予相对应的精准治疗,目前研究的精准治疗有 iPSC 技术。iPSC 技术可以获得与 MFS 患者基因型—临床表型一致的心血管平滑肌细胞,在体外建立 MFS-iPSC 血管模型,在其模型通过 CRISPR 技术等,与遗传药理学研究相结合,根据患者的基因型研究新的治疗靶点及开发新的药物。

2. 阻隔遗传基因 MFS 患者通过基因检测在孕前筛查出来,将遗传基因阻隔避免传到下一代。目前常用有产前诊断和植入前遗传学诊断,其中产前诊断是在孕期通过羊水等方法检测出基因缺陷,一旦确诊终止其妊娠。植入前遗传学诊断（preimplantation genetic diagnosis，PGD），PGD 是指在胚胎植入前，通过辅助生殖技术对体外培养的胚胎进行活检取材、遗传诊断分析等，帮助有生育 MFS 患儿风险的夫妻挑选出不患 MFS 的胚胎，避免带有 MFS 遗传缺陷患儿出生，从根本上阻断 MFS 在家系中的传递，同时规避了终止妊娠或反复流产的风险。

十一、预后

限制大运动量的体育活动可以减缓和延迟心血管病变的发生发展，MFS 自然病程发展的速度个体差异性较大，但总体研究表明患者预后险恶。

根据流行病学调查表明，约有 1/3 患者死于 32 岁前，约有 2/3 死于 50 岁左右，平均死亡年龄约为 40 岁，死亡主要原因是主动脉瘤破裂引起致命性大出血；另外约有 1/3 的 MFS 患者合并二尖瓣脱垂和/或主动脉根部扩张的并发症，如不提前综合精准干预治疗，心脏并发症是引发猝死高危因素。新生儿 MFS 病情往往发展较快，致死的病因多为心力衰竭。

十二、遗传咨询

MFS 为常染色体显性遗传病，外显率较高，如父母一方患病，其子女发病的概率约为 50%；如父母双方均患病，其子女发病的概率约为 75%，但 MFS 患者有 15%~25% 无阳性家族史，可能为新的相关致病基因突变所致。

1. 患者　①如有正常的生育能力及亲属成员，应进行相关致病基因检测，这对于指导患者及其亲属成员婚配生育，以及对其后代进行产前诊断具有十分重要的意义；②向患者解释 MFS 的遗传类型、表型特征、基因表达的异质性及预后等；③给予 MFS 患者提供早期治疗建议、预防并发症及保健等方面知识。

2. 孕妇　①产前诊断为 MFS 的患胎，目前多主张终止妊娠；②为具有明确家族史的胎儿提供产前监测，监测指标有心率、心律等；并定期检查孕妇的血压、血氧饱和度等；③妊娠期间的血流动力学改变及激素变化可增加 MFS 患者危险性，一般认为主动脉根部直径在 40~42mm 不宜妊娠，晚期妊娠者超声检查如升主动脉直径>45mm，应在妊娠 38 周行剖宫产。

参考文献

1. ERBEL R, ABOYANS V, BOILEAU C, et al. 2014 ESC Guidelines on the diagnosis and treatment of aortic diseases：Document covering acute and chronic aortic diseases of the thoracic and abdominal aorta of the adult the task force for the diagnosis and treatment of aortic diseases of the european society of cardiology（ESC）. Eur Heart J，2014，35（41）：2873-2926.

2. 孙立忠. 主动脉夹层诊断与治疗规范中国专家共识. 中华胸心血管外科杂志，2017，33（11）：641-654.

3. 国家心血管病专家委员会血管外科专业委员会. 遗传性胸主动脉瘤/夹层基因检测及临床诊疗专家共识. 中国循环杂志，2019，34（4）：319-325.

4. 谢恩泽华，公兵，赵锐，等. 马方综合征发病机制的研究进展. 中华心血管病杂志，2019，47（8）：664-668.

5. 宋雷，惠汝太. 单基因遗传性心血管疾病基因诊断指南. 中华心血管病杂志，2019，47（3）：175-196.

6. 贺晶，高凌根. 马方综合征的分子遗传学研究进展. 中华保健医学杂志，2015，17（5）：421-424.

7. 王洪利，侯森，王波，等. FBN1 基因新发突变致马凡综合征 1 例报告并文献复习. 临床儿科杂志，2019，37（7）：541-544.

8. 张琳，张莹，范鹏，等. FBN1 基因钙结合转化生长因子结构域终止突变基因型表型研究. 中国分子心脏病学杂志，2018，18（3）：2513-2516.

9. 余昕宇，魏翔. 马方综合征相关 FBN1 突变的研究进展. 临床心血管病杂志 2018，34（11）：15-18.

10. 于长江，杨珏，方妙弦，等. 马方综合征患者原纤维蛋白-1基因新发突变分析. 中华胸心血管外科杂志, 2017,34(7):424-428.

11. 张宜澜,吴锦林,朱星红. 颈动脉夹层病因学研究进展. 医学综述,2009,15(23):3594-3596.

12. 俞波,张婷,刘振华,等. 马方综合征患者妊娠并发主动脉夹层的诊断和治疗策略. 中国体外循环杂志, 2021,19(3):188-192.

13. MA W G,ZHU J M,CHEN Y,et al. Aortic dissection during pregnaney and postpartum in pctients with Mafan syndrome:a 21-year clinical experience in 30 patients [J]. Eur J Cardiothorac Surg,2020,58(2):294-301.

14. 周倩,廖健,程余婷,等. 马方综合征口腔颌面部症状的研究进展. 实用医学杂志,2020,36(1):127-130.

15. LOEYS B L,DIETZ H C,BRAVERMAN A C,et al. The revised ghent nosology for the Marfan syndrome. J Med Genet. 2010,47(7):476-485.

16. VERBRUGGHE P, VERHOEVEN J, CLIJSTERS M et al. The effect of a nonpeptide angiotensin II type 2 receptor agonist,compound 21,on aortic aneurysm growth in a mouse model of Marfan syndrome[J]. J Cardiovasc Pharmacol,2018,71(4):215-222.

第六节　遗传出血性毛细血管扩张症

遗传出血性毛细血管扩张症（hereditary hemorrhagic telangiectasia，HHT）又称毛细血管扩张综合征（telangiectasia syndrome）、Rendu‐Osler‐Weber 综合征（Rendu‐Osler‐Weber syndrome）、Babington 综合征（Babington syndrome）等，致病病因为基因突变导致血管壁发育及结构异常的出血性遗传性疾病。病理变化为毛细血管、小血管壁变薄，仅由一层内皮细胞组成，周围缺乏结缔组织支持，以致局部血管扩张、扭曲。患者主要表现为自发性或轻伤时反复出血，多发生鼻衄、牙龈出血；内脏出血以呕血、黑便为多见，也可有咯血、血尿、月经过多、眼底或颅内出血等；纯合子型患者预后严重不良。

一、概述

1864 年和 1865 年，Sutton、Babington 等首先报道 HHT，患者具有家族遗传倾向，在临床上表现具有特征性。

1896 年，Rendu、1901 年 Osler 和 Weber 等先后对 HHT 临床症状、体征、诊断及治疗等方面进行了较为详细的论述，故本病也称 Rendu‐Osler‐Weber 综合征。

1909 年，Hanes 等以彩图的形式报道 HHT 的病因、病理改变、发病机制、诊断及治疗等临床特点。

2000 年，国际基金科学顾问委员会（Scientific Advisory Committee of International Fund，SACIF）制定了 HHT 诊断标准。

2014 年，遗传性出血性毛细血管扩张症指南制定工作组，发布了遗传性出血性毛细血管扩张症诊断和治疗国际指南，该指南为遗传性毛细血管扩张症的诊断、治疗和并发症的预防提供循证医学的证据和指南。

二、病因

HHT 为常染色体显性遗传病，经基因组筛选定位，已确定内皮糖蛋白（Endoglin，ENG）基因、激活素受体样激酶 1（activin receptor‐like kinase1，ALK1）基因、抗十肽同系物（mothers against decapentaplegic homolog，SMAD）4 基因的突变。

近年通过基因定位的连锁分析，发现第 5 号染色体长臂 31 区 3 带到 32 区（5q31.3～32）和第 7 号染色体短臂 14 区（7p14）区域的相关位点也与 HHT 发病相关，但是 5q31.3～32 和 7p14 这两个相关区域导致 HHT 的具体基因尚未确定。

三、分子遗传学

（一）ENG 基因

1.结构　ENG 基因定位于第 9 号染色体长臂 33 区到 34 区 1 带（9q33～34.1），长约 35kb，由 14 个外显子和 13 个内含子组成，编码 658 个氨基酸残基，相对分子质量约为 180kD。

ENG 结构包含胞外区（Extracellular region）、疏水性跨膜区（Hydrophobic transmembrane region）和胞内区（Intracellular region）。

2.功能　ENG 是内皮细胞的整合跨膜蛋白，以同源二聚体的形式存在，是转化生长因子‐β（transforming growth factory‐β，TGF‐β）Ⅲ型受体的辅助性受体，主要表达于新生血管内皮细胞及胎盘合体滋养细胞表面，调节细胞增殖、分化，影响细胞外基代谢、血管生成和血管壁结构的完整性。

3.突变　ENG 基因突变类型有缺失突变、插入突变、错义突变及重复突变等,突变位点分别位于 5'UTR 区、外显子及内含子。

(二)ALK1 基因

1.结构　ALK1 基因定位于第 12 号染色体长臂 11 区到 14 区(12q11~14),长约 15kb,由 10 个外显子和 9 个内含子组成,编码 503 个氨基酸残基。

ALK1 由 N-端胞外区、跨膜区和几乎全由丝氨酸-苏氨酸激酶区组成的胞内区三部分组成。

2.功能　ALK1 蛋白是同源二聚体跨膜糖蛋白,它是内皮细胞表面的 TGF-β 超家族的Ⅰ型受体,为Ⅰ型丝氨酸—苏氨酸激酶域上有高度同源性,其主要表现在内皮细胞表面和其他富含血管的组织,如肺脏和胎盘。

3.突变　AKL1 基因突变类型有缺失突变、插入突变、错义突变及重复突变等,突变位点可位于外显子、内含子。

(三)SMAD4 基因

1.结构　SMAD4 基因定位于第 18 号染色体长臂 21 区(18q21),长 2689bp,由 11 个外显子和 10 个内含子组成,编码 552 个氨基酸。

Smads 蛋白可分为 3 个结构域,即 MH1 区、MH2 区和 L 区,根据结构至少包括 9 种 Smad 蛋白,即 SMAD1~SMAD9。

2.功能　Smads 家族蛋白将 TGF-β 信号从细胞表面受体传导至细胞核的过程中起着关键性作用,且不同的 Smads 介导不同的 TGF-β 家族成员的信号转导。

3.突变　SMAD4 基因位于 TGF-β 信号网络的下游交汇点,SMAD4 基因功能失活或表达低下时可影响 TGF-β 信号的转导。

四、发病机制

(一)致病病因

HHT 致病病因主要为 ENG 基因、ALK1 基因

的突变,其中 ENG 基因突变致病占 HHT 基因突变的 39%~59%;ALK1 基因突变致病占 HHT 基因突变的 25%~57%;而 SMAD4 基因突变致病仅占 HHT 基因突变的 1.0%~2.0%。

1.ENG 基因　ENG 是 TGF-β1 和 TGF-β3 的受体复合物组成部分,TGF-β 信号受 TGF-β 受体Ⅰ型和 TGF-β 受体Ⅱ型的调节。因 ENG 结构类似于 β 聚糖,故可与 TGF-β 三种同型异构体相结合,在 ENG 存在时 TGF-β 与细胞表面的Ⅱ型受体(TβRⅡ)结合后加速,TβRⅡ磷酸化Ⅰ型受体(TβRⅠ),活化 TβRⅠ和 TβRⅡ胞内结构域的丝氨酸/苏氨酸蛋白激酶,扩大对 TGF-β 的应答效应,进而磷酸化下游转录因子(Smads 蛋白系统)导致核内与血管新生、血管形成有关的转录事件发生。

2.ALK1 基因　ALK1 是 TGF-β 超家族的Ⅰ型细胞表面受体,与 TGF-β 受体Ⅰ型/TGF-β 受体Ⅱ型结合后,被 TGF-β 受体Ⅱ型磷酸化,使其下游的 SMAD 1/5 活化并进入胞核,进而启动血管发育的相关基因。ALK1 在胞内区有高度保守的 GS 序列(SGSGSGLP),在细胞内的信号转导过程中起着重要作用,这一区域的突变将引起氨基酸的极性、电荷、结构和疏水性等改变,从而引起蛋白质结构的异常,致使蛋白质不稳定折叠,或产生无功能的突变蛋白,造成下游信号转导过程的磷酸化障碍,进而影响由 SMAD1 基因、SMAD5 基因、SMAD8 基因介导的下游信号转导。研究表明,TGF-β 信号转导障碍时可影响毛细血管内皮细胞的发育。

3.SMAD4 基因　TGF-β 作为配体形成的受体复合物,激活 Smads 进入核内,共同激活或抑制它们调节靶基因的转录,其中 SMAD4 是 TGF-β 信号转导通路的重要组成部分,在毛细血管分化过程中发挥着重要的作用。

(二)遗传学机制

目前研究认为,HHT 分子生物学基础是 TGF-β 信号转导紊乱,而引起血管发育结构异常。

TGF-β 有三种亚型,分别为 TGF-β1、TGF-β2、TGF-β3。TGF-β 单体相对分子质量约为 12.5kD,再以二硫键形成有功能的同源二聚体,相对分子质量约为 25kD。单体 TGF-β 的 112 个氨基酸残基是由含 400 个氨基酸残基的前体分子(per-pro-TGF-β)从羧基端裂解而来,pre-pro-TGF-β 的 N 端含有一个信号肽,在分泌前被裂解掉,成为非活性状态的多肽链前体(pro-TGF-β),通过改变离子强度、酸化或蛋白酶水解切除 N 端部分氨基酸残基,所剩余的羧基端部分形成有活性的 TGF-β。TGF-β 受体存在着 Ⅰ、Ⅱ、Ⅲ型三种形式,其相对分子质量分别为 53kD、70~85kD、250~350kD。

TGF-β 及其受体在心肌细胞和非心肌细胞中均有表达,心脏中的 TGF-β 主要由成纤维细胞和肌成纤维细胞产生。TGF-β 具有调节内皮细胞迁移、增殖、分化及细胞外基质合成等多种生理功能,对血管的生成、发育及血管稳态调控等具有重要的作用。近年研究发现,TGF-β 对细胞的生长、分化及免疫功能等方面也具有重要调节作用。动物实验研究表明,无论是配体、受体,还是胞内信号介导者,敲除的小鼠均表现严重血管发育异常。

ENG 基因、ALK1 基因及 SMAD4 基因同属于 TGF-β 超家族成员,3 个基因突变已确定为 HHT 致病基因。根据分子遗传学机制的不同,HHT 可分为 3 型,其中 ENG 基因突变引起 HHT 称为 1 型 HHT;ALK1 基因突变引起 HHT 称为 2 型 HHT;SMAD4 基因突变引起 HHT 称为 3 型 HHT。

五、病理

HHT 病理变化可发生于全身各组织器官的细小血管,尤其是皮肤、黏膜和内脏的毛细血管、小动脉及小静脉管壁结构异常,血管壁变薄;有的部位毛细血管壁和小动脉壁仅由一层内皮细胞组成,外围包裹一层疏松结缔组织,缺乏正常血管壁的弹力纤维及平滑肌的成分。同时血管壁失去对交感神经和血管壁活性物质调节的反应能力,缺乏正常的舒缩功能,以至在血流的冲击下,病变部位的血管可发生结节状或瘤状扩张,严重时可形成动静脉畸形、动静脉瘤等而引起出血。

六、临床表现

HHT 主要表现为皮肤、黏膜及内脏等组织器官的小血管发育、结构异常,而引起血管迂曲扩张而反复出血。

（一）症状

1. 发病率　HHT 在地理上广泛较为分布,但发病率有明显差别,其中法国安省(Ain)地区发病率为 1/2351;丹麦菲英岛(Funen)发病率约为 1/3500;加勒比海瓜德罗普的背风群岛(Leeward islands)发病率为 1/5155;美国佛蒙特州(Vermont)发病率约为 1/16500;北爱尔兰发病率为 1/39216;北美洲发病率约为 1/10000;日本秋田县发病率为 1/5000~1/8000。我国尚无 HHT 流行病学调查报告,发病率尚不清楚,但我国人口基数庞大,推测其 HHT 患者并非罕见。

2. 种族　HHT 患者阿拉伯人和黑人罕见,而白人病例研究报道较多。

3. 年龄　10 岁以前患者出血多为鼻衄,内脏出血一般 20~30 岁出现,也有内脏出血发生在儿童和婴儿时期。

4. 出血　最突出的症状是受累血管破裂而出血,且常在同一部位反复出血。儿童时期多见鼻衄,到青少年期鼻衄渐趋好转;而内脏出血机会增加,以胃肠道出血较多见。其他出血可有咯血、血尿、眼底出血、月经过多、蛛网膜下腔出血等。

（二）体征

1. HHT 自出生时或生后不久发生于口腔、鼻黏膜、面部、颈部、枕后及头皮部,单侧、双侧、散发或多发。病变呈针尖样、斑点状、斑片状或小结节状,也可呈血管瘤样或蜘蛛痣样,可高出皮肤表面,加压后消失,用玻片轻压有时可见小动脉搏动。最初皮肤或黏膜上有一个大小不一,淡红色或暗红,或紫红色皮损。患儿哭闹后颜色加深,界限清楚,形状各异,不高出皮肤,局部则较高。

2. 压迫后部分或全部褪色,表面光滑,随年龄增长,如儿童或青壮年有可能在其上有症状或结节状损害,多数患者发生在小腿和足部,表现为疼痛性紫蓝色结节和斑块,尚可破溃。

3. 肝脏受累,因流经肝动脉—静脉瘘的血流量增多而出现肝大,可有肝区疼痛及一定程度的压痛,局部有时可触及一搏动性肿块,触之有震颤。①听诊可闻及连续性血管杂音;②动脉—静脉瘘的分流可产生高动力循环状态,并可产生高排量充血性心力衰竭;③可因肺动脉-静脉瘘而引起低氧血症、继发性红细胞增多症;④慢性失血或频繁大量出血可致缺铁性贫血等。

(三)基因型—表型

1. ENG 基因突变　实验研究表明,敲除 ENG 基因的大鼠在妊娠 10~14 天发生死亡,死亡原因是血管发育不良。

2. SMAD4 基因突变　临床研究发现 SMAD4 基因突变时患者常发生鼻衄,多为鼻黏膜弥漫性微血管出血;查体还可发现皮肤及黏膜的毛细血管扩张等。

(四)并发症

1. 肺动静脉畸形　肺动静脉畸形的发生率为 4.6%~7.0%,常见于 1 型 HHT 患者。1 型 HHT 患者常表现为运动耐受性差、咯血、反复肺部感染及呼吸困难等。肺部听诊可闻及湿性啰音,原因可能为:①异常血管出血致血胸;②肺毛细血管滤过功能受到破坏,引起小栓子进入体循环;③肺动静脉畸形左向右分流时引起中风或一过性脑缺血发作的发生率较高,发生率可高达 50%;④少数患者可发生脑脓肿,发生率为 5.0%~14.0%。

2. 脑动静脉畸形　①脑动静脉畸形发生率约

为 11.0%,主要发生在新生儿和儿童时期,常伴有高输出量充血性心力衰竭、游走性头痛;②微动脉瘤及扩张的毛细血管破裂致脑出血。

3. 肝动静脉畸形　①肝动静脉畸形可导致患者高动力循环状态,引起肝硬化、肝性脑病、食管胃底静脉曲张;②部分患者肝功能进行性损害,也可表现为胆道受累,如碱性磷酸酶活性升高,胆道造影显示异常等。

七、辅助检查

(一)实验室检测

1. 全血细胞计数　缺铁性贫血,也有患者表现红细胞计数增多。

2. 血液生化　动脉血氧分压(arterial oxygen partial pressure,PaO_2)降低,B 型钠尿肽(brain natriuretic peptide,BNP)和氨基末端脑钠素前体(amino terminal pro brain natriuretic peptide,NT-proBNP)水平升高。

3. 基因突变　①产前基因检测通常在妊娠 10~12 周获取绒毛膜标本,或妊娠 15~19 周穿刺获得胎儿脱落细胞标本,对标本提取 DNA 进行分析;②对患者及亲属成员 ENG 基因、ALK1 基因及 SMAD4 基因检测,有助于明确诊断及早期发现未发病的患者;③基因检测适应证:明确诊断为 HHT 患者;临床表现不典型可疑患者;父母双方或一方为 HHT 患者,应对其子女及亲属成员进行相关致病基因筛查。

(二)超声检查

1. 超声心动图　经胸超声心动图检查可显示,左心室增大、左心室收缩末期容量增加及左心室射血分数降低等。

2. 腹部超声　腹部超声检查可发现肝脏肿大。

(三)影像学检查

1. 毛细血管内窥镜　①毛细血管内窥镜检查可见小血管扩张扭曲,有的管壁菲薄扩张的血管聚集成较大的血管团;②内脏出血患者在脏器局部可见相应的病变,如胃肠道黏膜呈点状血管扩张。

2. 胸部 X 线 胸片可显示肺内血管病变,血管束与肺门相连表现为硬币样致密影。

3. 计算机断层扫描 (computed tomography, CT) HHT 患者进行颅脑、肺脏及肝脏的 CT 检查,可早期发现其动静脉畸形,尤其有助于准确诊断肺动静脉瘘。

4. 磁共振成像 (magnetic resonance imaging, MRI) MRI 检查是诊断颅脑、肝脏的动静脉畸形的敏感而特异性指标,并可对其病变的性质、范围及程度进行定量分析。

八、诊断

(一)诊断标准

1. 2000 年国际 HHT 诊断标准 ①鼻衄:反复、自发性鼻出血;②毛细血管扩张:位于典型部位(如嘴唇、口腔、手指及鼻部等)的多发毛细血管扩张;③内脏损害:胃肠毛细血管扩张、动静脉畸形(如肺脏、肝脏、颅脑、脊椎等部位);④家族史:根据上述诊断患者一级亲属中至少有 1 位被诊断为 HHT。

以上 4 项指标中> 3 项确诊为 HHT;> 2 项疑诊为 HHT;< 2 项排除 HHT。

(二)临床诊断

1. 初步诊断 多处毛细血管扩张、同部位反复出血及家族史阳性。

2. 明确诊断 影像学检查和 DNA 分析可明确诊断,其中提取 DNA 进行分析有助于诊断未发病的患者。

九、鉴别诊断

1. 先天性血管畸形 (congenital vascular malformation,CVU) CVU 中毛细血管畸形表现毛细血管壁薄弱,以致不能收缩,患儿多自出生时或生后不久发生于面部、颈部、枕后、头皮部,可单侧、

双侧、散发或多发。最初皮肤或黏膜上有一个大小不一、淡红色或暗红、或紫红色皮损,自针尖大小至一个肢体或半侧躯干,哭闹后颜色加深,界限清楚,形状各异,不高出皮肤,局部则较高,压迫后,部分或全部褪色,表面光滑。随年龄增长,如儿童或青壮年有可能在其上有症状或结节状损害,多数发生在小腿和足部,可表现为疼痛性紫蓝色结节和斑块,尚可破溃。病理真皮上中部毛细血管扩张随年龄增长,毛细血管扩张可增多,并延及真皮深层和皮下。

2. 蜘蛛状血管瘤 (spider angioma,SAs) SAs 多发生在正常儿童、孕妇,肝病患者也可发现,发病病因不明,可能与雌激素有关。皮损形态似蜘蛛足,肉眼可见放射状毛细血管扩张,检查稍隆起,压后可见动脉性搏动;大小不等,大的直径为 1.0~1.5cm。好发于面部、颈部、手部,亦可发生于躯干上部,多数患者为单发,常常在一侧,多发者应排除肝脏疾病。发生在鼻黏膜、唇部的蜘蛛状毛细血管扩张,与 HHT 类似。如发生在儿童,多数持续存在,难以自然消退;若发生在孕妇,有望分娩 6 个月后消失,再妊娠时有可能在原处复发,持续不退者亦屡见不鲜。

十、治疗

(一)预防

1. HHT 目前治疗主要是对症治疗和支持疗法,尚无有效的根治方法,其中止血应尽可能采用非创伤性技术,手术止血应特别注意扩张的毛细血管极易术中和术后发生出血。

2. 患者每天应用鼻腔润滑剂进行湿润,避免用力擤鼻子、抠鼻垢、抬重物,以及防止大便燥结等。

3. 对于内脏动静脉畸形进行治疗之前,应该对患者进行多学科医师会诊,共同制定治疗方案,注意抗凝剂的使用,如阿司匹林、非类固醇抗炎剂等。

(二)对症治疗

1. 鼻衄治疗 HHT 引起鼻衄应避免使用电和

化学烧灼术治疗,其中:①对鼻衄尤其是影响患者正常活动或危及健康时,应考虑采用介入治疗方法;②轻度鼻衄应用激光疗法是最有效方法之一;③严重鼻衄时应由耳鼻喉科专家进行厚皮移植,其疗效较好;④对于复发性鼻衄则应使用经导管栓塞疗法。

2. 贫血 ①硫酸亚铁片 200~400mg/次,3次/天,或葡萄糖酸亚铁片 300~600mg/次,3次/天,口服硫酸亚铁片或葡萄糖酸亚铁片疗效较好;②黄体酮 10~20mg/次,1次/天,肌内注射5~7天为1个疗程。临床应用表明,雌激素治疗可减少输血;③在临床上检测贫血与鼻衄出血量不一致时,应使用内窥镜、肠系膜或腹腔血管造影术、放射性核素检查,查明贫血原因、部位,应用加热器探针内窥镜、双囊或激光是局部治疗方法;小的出血部位或较大的动静脉畸形,可进行外科手术治疗。

3. 肺动静脉畸形 患者有呼吸困难、运动耐受力低、低氧血症等表现,提示为肺动静脉畸形应及时对症治疗,其中肺动静脉畸形的血管直径>3.0mm 时应用可开启气囊的导管栓塞疗法和不锈阻流圈是有效的治疗措施。

4. 脑动静脉畸形 脑动静脉畸形血管直径>10mm 时通常进行神经血管外科、栓塞法或定向性放射外科治疗。

5. 肝动静脉畸形 肝动静脉畸形可继发肝功能受损、心功能不全等,可考虑采用栓塞法治疗肝动静脉畸形,但栓塞法可能引起致死性肝梗死严重并发症。

十一、预后

HHT 发生肺内或肝内动静脉瘘,患者预后不良,死亡率约为 10%。对于可疑相关致病基因携带者应进行家系系谱分析,并对携带者进行风险评估。由于纯合子型的婴幼儿因严重出血常夭折,难以存活;而杂合子型患者则预后较好,有记录活到

80 岁以上的患者。

十二、遗传咨询

1. 生育前咨询 ①明确诊断为 HHT 女性在妊娠前,要对肺动静脉畸形进行筛查和治疗;②患有 HHT 和未经治疗的肺动静脉畸形已妊娠的女性,具有潜在发生肺出血高风险,因此要早期进行预防;③在产前需鉴定 HHT 家庭成员的等位基因型。

2. 生育后咨询 ①HHT 约有 20%患者无阳性家族史;②如父或母是 HHT 患者,其子女患 HHT 风险为 50%;③若父母均为 HHT 患者,其子女患 HHT 的风险为 75%,有一孩子可表现严重 HHT;④纯合子型患者较杂合子型患者病情严重,预后严重不良。

3. 基因检测 HHT 外显率随年龄增长而升高,40 岁时外显率可达 97%。父母患病时应对其子女及亲属成员进行 ENG 基因、ALK1 基因及 SMAD4 基因筛查。

参考文献

1. SHVLIN C L, GUTTNSACHER A E, BUSCARINI E, et al. Diagnostic. criteria for hereditary hemorrhagic tclangiectasia (Rendu–Osler–Weber Syndrome). Am J Med Genet,2009,91(1):66-67.

2. 籍灵超,贾婧杰,张静,等.遗传性出血性毛细血管扩张症诊断和治疗国际指南.中国医学文摘耳鼻咽喉科学,2014,29(1):40-57.

3. 贾婧杰,张静,王洪田.遗传性出血性毛细血管扩张症临床特点及基因研究.国际耳鼻咽喉头颈外科杂志,2012,36(2):102-106.

4. 李丽娟,朱丽.遗传性出血性毛细血管扩张症的研究进展.中国医药导报,2010,7(18):7-11.

5. 籍灵超,张静,贾婧杰,等.遗传性出血性毛细血管扩张症 Smad4 基因的筛查.中华耳科学杂志,2015,13(2):319-321.

6. FERNANDEZ L A, RODRIIGUEZ F S, FRANCISCO J, et

al. Hereditary hemorrhagic telangiectasia, a vascular dysplasia affecting the TGF－β aignaling pathway[J]. Clinical Medicine&Research,2006,4(1):66-78.

7. MARIN I, DOUGLAS R, KATHARINE J. Oulcome of septal dermoplasly in pctients with hereditary hemorrhagic telangiectasia[J]. Laryngoscope, 2005, 115 (2): 301-305.

8. 陈慧,骆杰伟,杨柳青,等.遗传性出血性毛细血管扩张症:一家系研究与文献复习.中国分子心脏学杂志,2008,8(4):225-228.

9. 鲁锦国,孙明利,吕滨,等.遗传性出血性毛细血管扩张症相关性肺动脉高压六例的临床特征.中华心血管病杂志,2011,39(2):164-167.

第七节　遗传性血管性水肿

遗传性血管性水肿（hereditary angioedema，HAE）又称遗传性 C1 抑制物缺乏症（hereditary C1 inhibitor deficiency），为基因突变所致常染色体显性遗传病，患者主要表现为反复发作性、自限性皮肤及黏膜下水肿，其中上呼吸道黏膜水肿可引起呼吸困难或窒息而危及生命，是一种具有潜在高危的疾病，临床明确诊断后应长期预防性用药治疗。

一、概述

1888 年，William Osler 首次报道了 HAE，其临床特点为水肿，水肿可发生在人体任何部位，并具有明显的遗传倾向。

1963 年，Donaldson 等研究证实 HAE 是由于补体因子 1－酯酶抑制剂（complement 1 esterase inhibitor，C1－INH）浓度或功能的降低所致。

1998 年，研究发现缓激肽（bradykinin）可能是引起血管性水肿的主要介质。

2002 年，Han 等首先建立了 HAE 小鼠动物模型，对其敲除相关致病基因进行研究。

2019 年，中华医学会变态反应学分会和中国医师协会变态反应医师分会，发布了我国 HAE 的诊断和治疗专家共识。

二、病因

HAE 为常染色体显性遗传病，多为杂合体方式遗传，具有家族聚集性，经基因组筛选定位，目前已确定 C1－INH 基因、凝血因子Ⅻ（coagulation factor Ⅻ，FⅫ）基因、血管生成素 1（angiopoietin1，ANGPT1）基因、纤溶酶原（plasminogen，PLG）基因的突变。

三、分子遗传学

（一）C1-INH 基因

1. 结构　C1－INH 基因定位于第 11 号染色体长臂 11 区到 13 区 1 带（11q11～13.1），长约 17kb，由 8 个外显子和 7 个内含子组成，编码 478 个氨基酸，相对分子质量约为 104kD。

2. 功能　C1－INH 主要在肝脏合成，其次为单核细胞、血管内皮细胞、成纤维细胞及噬细胞等，正常人血液中 C1－INH 浓度为 0.2mg/mL，等电点为 2.7～2.8，半衰期为 64～68h。HAE 患者血液中 C1－INH 半衰期缩短，为 30～40h，较正常人缩短 40%～60%。

3. 突变　Ⅰ型 C1－INH 基因突变类型有错义突变、无义突变、移码突变、大的缺失或重复、小的缺失/插入等；Ⅱ型 HAE 基因几乎均位于第 8 外显子，主要表现为反应环及近铰链区的碱基点突变。

（二）FⅫ基因

1. 结构　FⅫ基因定位于第 5 号染色体长臂 33 区到长臂末端（5q33－qter），长约 11.9kb，由 14 个外显子和 13 个内含子组成，编码 596 个氨基酸，相对分子质量约为 80kD。

2. 功能　FⅫa 主要功能是激活 FⅪ使其转变为 FⅪa，并由此启动内源性凝血途径。

3. 突变　正常人血浆中 FⅫ是以酶原的形式存在，而当血液与带负电荷的异物表面接触时，FⅫ即会在激肽释放酶原（plasminogen kallikrein，PK）和高分子量激肽原（high molecular weight kininogen，HMWK）参与下活化为具有酶解活性的 FⅫa。

（三）ANGPT1 基因

1. 结构 ANGPT1 基因定位于第 8 号染色体短臂 22 区 3 带到 23 区（8p22.3～23），由 9 个外显子和 8 个内含子组成，编码 498 个氨基酸，相对分子质量约为 75kD。

2. 功能 ①抑制内皮细胞凋亡和促进内皮细胞生存；②减少血管的萎缩及退化；③促进内皮细胞出芽、迁移及趋化；④稳定血管和防止渗漏等。

3. 突变 ANGPT1 基因突变引起信号肽、N 端卷曲螺旋结构域及 C 端类纤维蛋白原结构域的氨基酸序列改变，血管生成素功能发生障碍。

（四）PLG 基因

1. 结构 PLG 基因定位于第 6 号染色体长臂 26 区到 27 区（6q26～27），长约 52.5kb，由 19 个外显子和 18 个内含子组成，编码 791 个氨基酸的单链糖蛋白，相对分子质量约为 93kD。

第 1 外显子编码信号肽，前激肽和每个 K 区均由 2 个外显子编码，其余 6 个外显子编码蛋白酶部分。

2. 功能 PLG 主要由肝脏合成，其次为肾脏、骨髓及嗜酸性粒细胞等，PLG 合成后以酶原的形式入血，正常值为 60～125mg/L。

3. 突变 PLG 为纤溶系统中心组分，在其激活剂的作用下转变为活性形式的纤溶酶，进而降解纤维蛋白原并能溶解血栓。

四、发病机制

（一）致病病因

目前研究发现，HAE 主要致病病因为 C1-INH 基因、FⅫ基因、ANGPT1 基因及 PLG 基因的突变。

1. C1-INH 基因 C1-INH 有两个结构域，即 C 端丝氨酸蛋白酶抑制结构域、N 端非丝氨酸蛋白酶抑制结构域。C1-INH 是丝氨酸蛋白酶抑制剂家族成员之一，对血浆中的多种蛋白具有抑制作用。

2. FⅫ基因 FⅫ自氨基酸末端起分别为Ⅱ型纤维连接蛋白区、表皮生长因子区、Ⅰ型纤维连接蛋白区、Kringle 区、富脯氨酸区及催化区，其中前 5 个区为调节区，调节区在 FⅫ与异物表面及其他分子间的相互作用中发挥重要作用。催化区是 FⅫ发挥酶解功能的关键部位所在，其结构与组织型纤溶酶原激活物（tissuetype plasminogen activator，t-PA）或尿激酶型纤溶酶原激活剂（urokinase-type plasminogen activator，u-PA）相似，含有激酶区和丝氨酸蛋白酶区，活化部位由位于丝氨酸蛋白酶区的组氨酸（His）393、天冬氨酸（Asn）442 和丝氨酸（Ser）544 残基组成。

3. ANGPT1 基因 ANGPT1 有信号肽、N 端卷曲螺旋结构域、C 端类纤维蛋白原结构域，其中：①信号肽由 10 个疏水氨基酸组成，与血管生成素分泌到细胞外有关；②N 端卷曲螺旋结构域约由 180 个氨基酸构成，该结构域的氨基酸序列折叠弯曲，形成卷曲螺旋四级结构，这一结构可能与血管生成素和其他蛋白形成多聚体有关；③C 端类纤维蛋白原结构域具有高度保守性，与血管生成素的生物学功能密切相关。

4. PLG 基因 人类 PLG 有两种不同类型，即谷氨酸-PLG（Glu-PLG）及赖氨酸-PLG（Lys-PLG）。单链 PLG 在 t-PA 或 u-PA 的作用下，裂解精氨酸（Arg）560-缬氨酸（Val）561 之间肽链，形成双链纤溶酶，即活化的纤溶酶。其中一条为重链，包含 561 个氨基酸残基；另一条为轻链，包含 230 个氨基酸残基。

（二）遗传学机制

C1-INH 的蛋白酶抑制作用使其成为血浆级联系统中重要调节物质，直接影响血管性水肿的发生发展。HAE 依据补体水平及功能可分为 3 型，Ⅰ型和Ⅱ型是由 C1-INH 基因缺陷引起，其中 85% 的患者为Ⅰ型 HAE，其特征为 C1-INH 功能及浓度均明显降低；15% 的患者为Ⅱ型 HAE，其特征仅为

C1-INH 功能降低,但浓度正常或增高。Ⅰ型和Ⅱ型 HAE 患者临床表现可完全相同,但其分子生物学特性存在着显著的差异,其中 C1-INH 基因突变的异质性,主要反映在Ⅰ型 HAE 患者,突变分布于整个基因。Ⅰ型 C1-INH 基因突变不能表达或分泌 C1-INH 到细胞处;Ⅱ型 C1-INH 基因突变表达的蛋白无功能,但具有抗原活性。C1-INH 基因缺陷导致 C1-INH 浓度明显降低或无功能,使 C1 酯酶活性失去抑制作用而过度活化,引发 C1 的底物 C2 和 C4 过度分解,引起 C2 和 C4 水平下降。

HAE 患者由于 C1-INH 浓度明显降低或无功能,因不涉及组胺及免疫机制,因此对抗组胺药、糖皮质激素及肾上腺素治疗无效。C2 和 C4 的分解,释放出血管活性多肽物质缓激肽,缓激肽作用于毛细血管后的小静脉,引起血管扩张及局限性水肿。缓激肽是引起 HAE 临床症状的主要介质,但由于缓激肽性质不稳定,在血液中半衰期短暂,仅约为 15 秒,因此实验室常规测定其敏感性低,特异性差,所以在临床上难以取得 AHE 患者在急性水肿发作期缓激肽水平升高的直接证据。

Ⅲ型 HAE 致病病因为 FⅫ基因突变引起的,检测血浆 C1-INH 功能、浓度及补体 C4 均为正常,患者绝大多数为女性,是激素依赖性遗传性血管水肿,可能为 X 连锁遗传。

近年临床及实验研究发现了 ANGPT1 基因突变和 PLG 基因突变也可引起 HAE,其中 ANGPT1 基因突变引起结构域改变可能导致血管生成素的生物功能障碍;PLG 基因突变可能影响 t-PA 或 u-PA 生理功能。

五、临床表现

(一)症状

1. 发病率　HAE 发病率为 1/10000~1/50000,约占所有血管性水肿的 2.0%,但我国目前尚缺乏流行病学的数据。

2. 异质性　HAE 患者反复发生皮肤、黏膜水肿,尤其发生在呼吸系统是一种潜在致命性疾病,但患者临床表现差异较大。

3. 年龄　发病年龄多在儿童时期,有 50%~75% 的患者在 10 岁前发病;另约有 1/3 的患者在 10~20 岁首次发病。

4. 家族史　HAE 约有 80% 患者具有家族史。

(二)体征

HAE 水肿特征性表现为发作性、局限性及自限性,水肿可发生于人体任何部位,其中常见的部位有皮肤、呼吸系统、消化系统等。

1. 皮肤　水肿表现在眼睑、口唇、面颈部、躯干、四肢及外生殖器等。

2. 呼吸系统　水肿发生在咽后壁、喉头、呼吸道时出现声音嘶哑、呼吸困难、窒息甚至会危及生命,从发生到窒息平均约为 4 个小时,死亡率可高达 11%~40%,是 HAE 主要死因之一。

3. 消化系统　消化系统黏膜发生水肿时则表现为腹痛、腹泻、恶心及呕吐等;腹部检查可有触痛,但无肌强直及反跳痛等体征。

4. 水肿诱发因素　水肿可在轻微的碰撞、挤压及剧烈运动时发生,局部皮肤发亮、隆起,其形态不一,可蔓延成片,一般持续 48~72h 后自然缓解。

六、辅助检查

(一)实验室检测

1. 血液生化　①检测血浆 C1-INH 浓度和功能,其中婴幼儿(<1 岁)C1-INH 浓度和功能正常时,需要在 1 岁以后定期复查;②血清补体 C4;③C-反应蛋白(C-reactive protein,CRP);④凝血指标;⑤红细胞沉降率(erythrocyte sedimentation rate,ESR)。

2. 全血细胞计数(complete blood count,CBC)　CBC 检测红细胞数、血红蛋白含量、血小板计数、白细胞数及分类等。

3.过敏原 实验室寻找过敏原,排除由于食品、果蔬、海鲜及环境等因素引起水肿,有助于对症防治。

4.基因突变 根据先证者基因检测结果,对其家系成员进行 C1-INH 基因、ANGPT1 基因、FⅫ基因及 PLG 基因的特定突变位点筛查,并根据家族史、临床病史及体格检查等综合分析,以明确亲属成员的致病基因突变携带情况及患病风险。

(二)影像学检查

1.心电图 水肿发生累及心血管系统时心电图可出现 ST-T 改变、室上性或室性心律失常发生发展等。

2.腹部超声 腹部超声检查可显示,肠壁增厚、游离腹水及肠运动过强或减弱等黏膜水肿的表现,腹部超声检查是一项敏感而特异性指标,并有助于明确消化系统黏膜发生水肿病因。

3.胸部 X 线 胸片可显示气管、肺脏发生水肿时变化,有助于判断肺功能,以及有无炎性反应等。

七、诊断

目前在临床主要依据病史、家族史、临床表现及血清补体检测,C1-INH 功能或浓度的 50% 作为标准,诊断指标:

(一)临床指标

1.主要指标 ①自限性、非炎性皮下水肿,不伴荨麻疹,呈复发性,每次发作症状常持续 12h 以上;②无明显诱因的自限性腹痛,呈复发性,每次发作症状常持续 6h 以上;③复发性喉水肿。

2.次要指标 ①复发性水肿和/或腹痛;②复发性水肿和/或喉水肿;③家族史阳性。

(二)实验室指标

1.年龄>1 岁,在 2 次不同的时间检测 C1-INH 浓度<正常的 50%。

2.年龄>1 岁,在 2 次不同的时间检测 C1-INH 功能<正常的 50%。

3.C1-INH 基因突变导致蛋白合成和/或功能障碍。

诊断标准:1 项主要临床标准和 1 项实验室指标,即可明确诊断。

八、鉴别诊断

1.急腹症(acute abdominal pain) 由于 HAE 引起消化道黏膜水肿时可表现为剧烈腹痛,伴有腹泻、恶心及呕吐等症状,需与急腹症进行鉴别诊断,详细询问病因、症状、家族史,实验室检测及仔细腹部查体可明确诊断。

2.过敏性水肿(allergic edema) 患者水肿发生在服药过程或有过敏病史,其中过敏所致水肿呈风团疹表现,而服用血管紧张素转换酶抑制剂导致水肿多发生在面部、口唇、舌部及咽喉等部位,多出现夜间睡眠前咽喉剧痒无痰。实验室血清学检测及对抗组胺药、糖皮质激素有效等有助于鉴别诊断。

九、治疗

(一)预防

1.HAE 明确诊断后应加强护理、增加营养以提高患者的抵抗力和免疫力,应尽量减少或防止诱发因素如手术、口腔及有创检查等;预防皮肤、呼吸及消化系统的感染等。

2.躯干、四肢等部位轻度皮下水肿多数患者无须紧急处理,也可在局部冷湿敷,并对其精神安慰、密切观察病情变化。

(二)药物治疗

1.弱雄激素 ①达那唑胶囊 200mg/次,2~3 次/天,根据病情用药剂量减至最小有效剂量维持,定期检测血清标志物及肝功能;②不良反应:毛发增长、体重增加、女性男性化、月经紊乱、脂溢性皮炎及肝损害等;③禁忌证:妊娠期、哺乳期妇女,儿童及前列腺癌患者等禁忌应用。

2.抗纤维蛋白溶解药物　氨基己酸片1.0g/次,3次/天,口服。氨基己酸具有抑制纤溶酶活化作用,减少补体激肽的生成从而减轻水肿的发生。

（三）急性发作期治疗

1.新鲜血浆 10~20mL/kg,可应用于急性发作期的治疗。

2.保持呼吸道通畅　患者出现呼吸困难、窒息为急性喉头水肿时应给予气管插管,必要时可行气管或环状软骨切开术,以挽救生命。

3.低容量性休克　由于胃肠道黏膜水肿引起腹痛、腹泻、呕吐等所致低容量性休克时应及时给予解痉镇痛及止吐等药物,并积极补充液体。

（四）新的研发药物

近年国外临床上应用新的研发药物有:C1-INH 替代疗法、缓激肽受体拮抗剂及血浆激肽释放酶抑制剂等,临床初步应用表明,这些药物均具有一定的疗效,并且副作用少及安全性较高。

1.C1-INH 替代疗法　①血源性 C1-INH(pd-C1-INH)10~20U/kg,静脉给药。不良反应有恶心、呕吐、腹痛、腹泻、头痛及肌肉痉挛等;②重组人C1-INH(rhC1-INH)100U/kg,静脉给药。

2.缓激肽受体拮抗剂　爱替班特(ecatibant)30mg,皮下注射。

3.血浆激肽释放酶抑制剂　艾卡拉肽(ecallantide)30mg/m^2,皮下注射。

参考文献

1. 支玉香,安利新,赖荷,等.遗传性血管性水肿的诊断和治疗专家共识.中华临床免疫和变态反应杂志,2019,13(1):1-4.
2. CICARDI M, ABERER W, BANERJI A, et al. Classification diagnosis and approach to treatment for angioedema: consensus report from the Hereditary Angioedema International Working Group. Allergy,2014,69(5):602-616.
3. BORK K, BARNSTEDT S E, KOCH P, et al. Hereditary angioedema with normal C1-inhibitor ctivity in women[J]. Lancet,2000,356(9225):213-217.
4. 崔玉艳,张志灵.遗传性血管性水肿发病机制研究进展.陕西医学杂志,2007,36(10):1402-1405.
5. 吕红莉,张学军,杨森.遗传性血管性水肿分子遗传学进展.国际皮肤性病学杂志,2006,32(5):306-308.
6. VARGA L, FARKAS H. rhC1INH: a new drug for the treatment of attacks in hereditary angioedema caused by C1-inhibitor deficiency[J]. Expert Rev Clin Immunol,2011,7(2):143-153.
7. BERNSTEIN J A, RELAN A, HARPER J R. Sustained response of recombinant human C1 esterase inhibitor for acute treatment of hereditary angioedema attacks[J]. Ann Allergy Asthma Immunol,2017,118(4):452-455.
8. 任华丽,张宏誉.遗传性血管性水肿患者C1-INH和C4测定结果.临床检测杂志,2005,23(3):216-217.
9. 张凌凡,赵宇晗,李智慧,等.遗传性血管性水肿治疗药物的临床研究进展.世界临床药物,2020,41(4):319-322.

第八节　家族性肺动脉高压

家族性肺动脉高压(familial pulmonary arterial hypertension,FPAH)为基因突变所致,病理特征性改变为进行性肺动脉内膜增生、平滑肌细胞肥大及外膜增厚等,导致血管重构和小肺动脉闭塞,引起肺血管阻力不可逆性升高;在静息状态下肺动脉平均压力>25mmHg 及肺毛细血管楔压<15mmHg,患者主要表现为活动后呼吸困难、胸痛、胸闷、晕厥及下肢水肿等。由于近年靶向药物及综合治疗措施的临床应用,可明显改善患者的生存质量,降低致残率及致死率。

一、概述

(一)国际研究

1891 年,德国内科医师 Romberg 对 39 例肺血管疾病死亡患者进行尸检后提出了"肺血管硬化"的概念,是肺动脉高压(pulmonary arterial hypertension,PAH)疾病命名的雏形。

1950 年,右心导管检查(right heart catheterization,RHC)技术在临床上被广泛应用时发现了 PAH。

1951 年,Dresdale 等首次提出了原发性 PAH 和继发性 PAH 的概念。

1954 年,David 等首先报道原发性 PAH 有家族性发病的遗传倾向,研究发现 1 例女性患者的姐妹和儿子均患有原发性 PAH。

1973 年,第一届 PAH 会议在瑞士日内瓦(Geneva)召开,主要针对 PAH 发病机制及治疗策略等进行了讨论,规范 PAH 临床和病理名称,同时号召开展国际性登记注册制度,对其基础、临床进行研究。

1998 年,世界卫生组织(World Health Organization,WHO)举办第二届 PAH 会议在法国依云(Evian)举行,本次会议制定 PAH 的 Evian 分类标准,首次对 PAH 的危险因素进行分类,并根据纽约心脏学会(New york heart association,NYHA)心功能分级法,制定了 PAH 功能分级标准。Evian 分类根据病因的不同,对肺循环高压进行规范的分类,同时废除了继发性 PAH 这个诊断名称。PAH 在这次分类中被列为第一亚类,分为散发性和家族性两种类型。本次会议推动了 PAH 病因及发病机制的研究,主要表现:①分子生物学、发育生物学及遗传学等基础研究得到了快速发展;②临床研究、自然病程和流行病学的研究也取得明显成果。

2000 年,研究发现骨形成蛋白受体(bone morphogenetic protein receptor,BMPR)2 基因突变为 PAH 的主要致病原因,从而确立了遗传因素在 PAH 中的作用。

2003 年,第三届 PAH 会议在意大利威尼斯(Venice)举行,对 PAH 的诊断分类重新进行修订,将 PAH 根据病因进行分类,分为特发性肺动脉高压(idiopathic PAH,IPAH)和 FPAH。在此之前,曾将 IPAH 称为散发的原发性 PAH,与 FPAH 统称为原发性 PAH。本届会议将原发性 PAH 患者具有家族史称为 FPAH,而不具有家族史称为 IPAH。

2008 年,WHO 第四届 PAH 专题会议在美国加州(California)召开,对 PAH 的筛查、诊断及治疗等进行了部分的调整和完善。

2013 年,第五届 PAH 专题会议在法国尼斯(Nice)举行,在维持原有整体构架的基础上进行了修订,新的 PAH 临床分类严谨地体现了目前关于特发性、各种先天性或获得性因素所致 PAH 的认识水平。

2015 年,在英国伦敦(London)举行 PAH 会议,欧洲心脏病学会(European Society of Cardiology,ESC)和欧洲呼吸学会(European Respiratory Society,ERS)联合制订了 PAH 诊断和治疗指南。

2018 年,第六届世界肺高血压会议在法国尼斯(Nice)举行,对 PAH 的定义和诊断分类进行了修订和更新。

2020 年,ERS 发布了《慢性血栓栓塞性肺动脉高压的专家共识》,该共识对临床医师提高慢性血栓栓塞性肺动脉高压的认知、早期诊断水平及规范化治疗等具有指导意义。

(二)国内研究

2007 年,中华医学会心血管病学分会和中华心血管病杂志编辑委员会制定了肺动脉高压筛查诊断与治疗专家共识,该共识参考国外 PAH 的定义、临床分类、诊断流程和治疗策略等,结合我国国情对 PAH 的筛查、诊断与治疗等提出了切实可行的建议,为规范、提高临床医生诊断和治疗 PAH 水平发挥着重要作用。

2010 年,中华医学会心血管病分会肺血管病学组和中华心血管病杂志编辑委员会组织国内 PAH 的专家,对我国 2007 年版 PAH 筛查诊断与治疗专家共识进行了修订更新,制定了 2010 年中国肺高血压诊治指南。

2018 年,中华医学会心血管病学分会肺血管病学组和中华心血管病杂志编辑委员会参考近年国内外 PAH 基因检测、影像学诊断和靶向治疗的进展,对 PHA 进行了修订和更新,制定了肺高血压诊断和治疗专家共识 2018。

2021 年,中华医学会呼吸病学分会肺栓塞与肺血管病学组、中国医师协会呼吸医师分会肺栓塞与肺血管病工作委员会、全国肺栓塞与肺血管病防治协作组及全国肺动脉高压标准化体系建设项目专家组,根据近年 PAH 领域诊断和治疗不断更新、

国内外在不同领域发表的 PAH 相关指南和共识,为了更好指导临床医师的诊断和治疗,组织国内呼吸与危重症医学、心血管病学、风湿病学、影像学、基础医学、循证医学等领域的多学科专家制订了中国肺动脉高压诊断与治疗指南(2021 版)。

二、病因

FPAH 为常染色体显性遗传病,经基因组筛选定位,已确定 BMPR2 基因、BMPR1B 基因、小凹蛋白(caveolim,CAV)1 基因、钾离子通道蛋白 3(potassium ion channel protein3,KCNK3)基因、抗十肽同系物(mothers against decapentaplegic homolog,SMAD)9 基因、内皮素(endothelin,ET)1 基因、羟色胺转运体(serotonin transporter,SERT)基因的突变。

三、分子遗传学

(一)BMPR2 基因

1. 结构　BMPR2 基因定位于第 2 号染色体长臂 33 区到 34 区(2q33~34),长约 190kb,由 13 个外显子和 12 个内含子组成,编码 1038 个氨基酸。

BMPR2 基因第 1~3 外显子编码 BMPR2 细胞外的部分;第 4 外显子编码跨膜区;第 6~11 外显子编码激酶区;第 12 外显子编码位于细胞内的蛋白的长 C 末端。

2. 功能　骨形成蛋白(bone morphogenetic protein,BMP)最初是从骨髓中被分离出并以其具有成骨作用而被人们所认识,随着研究的深入,发现 BMP 还具有调控细胞增殖、分化及凋亡等多种生物学功能。

3. 突变　BMPR2 基因突变类型有错义突变、无义突变、移码突变、拼接突变、片段缺失、插入和重排的突变等,常见突变位点有第 347 位半胱氨酸(Cys)被精氨酸(Arg)所置换(Cys347→Arg)、第 386 位谷氨酸(Glu)被缬氨酸(Val)所置换(Glu386→Val)、第 491 位精氨酸(Arg)被色氨酸

(Trp)所置换(Arg491→Trp)等。

（二）BMPR1B 基因

1. 结构　BMPR1B 基因定位于第 4 号染色体长臂 22 区到 24 区（4q22~24），编码 502 个氨基酸，相对分子质量约为 56.9kD。

2. 功能　BMP 受体分为 I 型和 II 型，其中 I 型受体包括 BMPR1A、MBPR1B、ACVR1A 三个亚型；II 型受体包括 MBPR2、ACVR II A、ACVR II B 三个亚型。

3. 突变　MBPR1B 属于 MBP I 型受体，具有相似的结构，在不同细胞中特异的 MBP 配体与不同的 MBP I 型受体结合。

（三）CAV1 基因

1. 结构　CAV1 基因定位于第 7 号染色体长臂 31 区 1 带（7q31.1），由 4 个外显子和 3 个内含子组成，编码 178 个氨基酸，相对分子质量为 21~24kD。

2. 功能　CAV 可分 CAV1、CAV2 和 CAV3 三种，其中 CAV1 又有 α、β 两种异构体。CAV1 是小凹的重要蛋白，应用电子显微镜在细胞膜上观察到一些内陷的烧瓶样结构，命名为小凹。

3. 突变　研究发现，CAV1 可在细胞膜水平对 TGF-β 信号传导进行修饰，提示 CAV1 基因突变与 BMPR2 基因突变在 PAH 病理状态下存在相互作用。

（四）KCNK3 基因

1. 结构　KCNK3 基因定位于第 2 号染色体短臂 23 区（2p23），由 3 个外显子和 2 个内含子组成。

2. 功能　KCNK3 基因的功能是维持细胞膜的静息电位，使平滑肌舒张进而扩张血管。

3. 突变　KCNK3 基因突变类型有错义突变、杂合错义突变等，突变位于高度保守蛋白质区，常见突变位点为第 203 位甘氨酸（Gly）被天冬氨酸（Asp）所置换（Gly203→Asp）。

（五）SMAD9 基因

1. 结构　SMAD9 基因定位于第 13 号染色体长臂 12 区到 14 区（13q12~14），编码 400~500 个氨基酸，相对分子质量为 42~60kD。

2. 功能　Smads 蛋白可分为 3 个结构域，即 MH1 区、MH2 区和 L 区，根据结构至少包括 9 种 Smad 蛋白，即 SMAD1~SMAD9。

3. 突变　实验研究显示，敲除小鼠 SMAD9 基因动物模型表现出 PAH 的肺组织病理学改变及 PAH 临床特征，证实 SMAD9 基因突变可导致 PAH 的发生发展。

（六）ET1 基因

1. 结构　ET1 基因定位于第 9 号染色体长臂 3 区 3 带到 3 区 4 带（9q3.3~3.4），长 12464bp，由 5 个外显子和 4 个内含子组成，编码 21 个氨基酸，相对分子质量约为 2.4kD。

2. 功能　ET 有三种在氨基酸构成上存在差异的同源异肽：即 ET1、ET2 和 ET3，它们来源于血管内皮细胞和平滑肌细胞，具有强大的促血管收缩和强力促有丝分裂作用。ET 首先以一种旁分泌的方式激活特定的受体，再通过这些在不同组织中广泛分布的受体引起复杂的生理反应。

3. 突变　研究表明，PAH 患者和实验性 PAH 血管壁 ET1 产生和分泌异明显增多，从而引起肺血管病理变化。

（七）SERT 基因

1. 结构　SERT 基因定位于第 17 号染色体长臂 11 区 1 带到 12 区（17q11.1~12），长约 31kb，由 14 个外显子和 13 个内含子组成，编码 630 个氨基酸，相对分子质量为 68kD。

2. 功能　SERT 具有介导促增殖的作用，与 PAH 发病直接相关。

3. 突变　SERT 基因突变及启动子区域的多态性可能参与了 PAH 发生发展。研究发现 IPAH 患者约有 65% 为长基因（L）等位基因的纯合子，正常对照人群约有 27% 为 L 等位基因的纯合子。

四、发病机制

(一)致病病因

FPAH 是一种进展性难治性疾病,目前发病机制尚无完全了解,可能是多个相关致病基因突变相互作用的结果。近年来研究认为,BMPR2 基因突变是 FPAH 主要致病病因,BMPR2 基因突变致病约占 FPAH 基因突变的 50%~80%,而 BMPR1B 基因、CAV1 基因、KCNK3 基因、SMAD9 基因、ET1 基因及 SERT 基因的突变致病仅约占 FPAH 基因突变的 5.0%。另外目前仍有 15%~45% 的 FPAH 患者无法用已知的致病基因突变来解释,表明可能还存在没有被发现的致病性突变的基因,因此在临床上对于疑似患者,应进行长期随访、定期身体检查、实验室检测及影像学检查等。

1. BMPR2 基因 BMP 的表达和生物活性受多重调控,在转录水平上,BMP 的表达在生长发育过程中是动态变化。BMPR2 为转化生长因子-β (transforming growth factor-β, TGF-β)受体超家族成员之一,具有丝氨酸/苏氨酸激酶活性,通过与肺血管内皮和平滑肌细胞膜上相邻的跨膜蛋白 BMPR1 和 BMPR2 结合,以级联磷酸化的形式将信号传递至胞内而发挥作用。

2. BMPR1B 基因 Ⅰ型受体决定了信号传递的特异性,其中 BMPR1A 和 MBPR1B 可与 MBPR2 结合而形成复合物。

3. CAV1 基因 CAV1 是小凹的主要构成物质和标志性蛋白,细胞膜上小凹的直径为 50~100nm。细胞膜小凹是细胞膜表面异化的微功能区,该功能区内富含各种信号传导通路的受体,对启动细胞信号瀑布式的传递起着非常重要的作用,如 TGF-β 超家族、一氧化氮(nitric oxide, NO)途径、G-蛋白耦联受体(G-protein coupled receptor, GPCRs)途径等与 PAH 相关的信号传导都依赖于小凹的正常形成。

4. KCNK3 基因 KCNK3 基因突变导致钾离子通道蛋白功能丧失,引起肺血管收缩,抑制凋亡导致肺血管重构和肺血管增殖等。

5. SMAD9 基因 Smads 家族蛋白将 TGF-β 信号从细胞表面受体传导至细胞核的过程中起着关键性作用,且不同的 Smads 介导不同的 TGF-β 家族成员的信号转导。TGF-β 作为配体形成的受体复合物,激活 Smads 进入核内,共同激活或抑制它们调节靶基因的转录。

6. ET1 基因 ET 受体有 ETA 和 ETB 两种受体,其中 ETA 受体对 ET1 的亲合力比 ET3 大 10 倍;ETB 受体则对所有 3 种同源异肽有着相同的亲和力。研究证实,PAH 患者肺组织内和血浆中 ET 水平明显增加,肺血管清除 ET1 能力下降,是诱发肺动脉病变重要致病病因。ET 主要通过血管平滑肌细胞的 ETA 受体,以及血管平滑肌细胞与非血管内皮细胞的 ETB 受体发挥作用。ETA 受体和 ETB 受体共同介导平滑肌细胞增生,ETA 受体介导血管收缩,ETB 受体主要通过 ET1 的清除,使血管扩张或收缩,血中 ET1 水平与 PAH 的严重程度和预后明显相关。ET1 半衰期短暂(< 5.0min),在血液中很快与组织上的受体结合,清除部位主要在肺和肾脏。

7. SERT 基因 启动子区域的多态性涉及了两个等位基因,为编码 44 个碱基插入的 L 和编码 44 个碱基缺失的短基因(S),L 等位基因和 S 等位基因在启动子区域所形成的功能多态性,位于转录起始部位上游约 1.0kb 的位置,L 等位基因的转录效率是 S 等位基因的 2~3 倍。

(二)遗传学机制

BMPR2 基因突变位点均可使 BMP 信号通路传导障碍,引起 mRNA 或蛋白水平异常,最终导致单倍剂量不足。单倍剂量不足是遗传性 PAH 的重要发病机制,其含义是当一个等位基因突变后,另外一个野生型等位基因表达水平不能满足正常生理功能需要,引起相关细胞和组织发生一系列病理生理的变化,而 BMP 信号通路在遗传性 PAH 发生发展的整个过程中发挥着重要作用。

目前已发现 20 多种 BMP,其中在血管平滑肌细胞和血管内皮细胞的 BMP 主要分为两大类:第一类为 BMP2 和 BMP4,与 BMP 同源性>92%,对 I 型受体的亲和力高于 II 型受体;BMPR2 基因缺陷的 PAH 大鼠研究显示,BMP2、BMP4 介导的抑制细胞增殖的信号通路减弱。第二类为 BMP5、BMP6、BMP7 及 BMP8 与 BMP 同源性<60%,它们与激活素配体共享其 II 型受体(activin like receptor II,ActR II),在突变情况下 BMP7 与 ActR II a 亲和力高,故由 BMP7/ActR II a 介导的 BMP 信号通路增强,但其机制尚不清楚。

BMPR2 基因突变导致其表达减少,引起 BMPR2 介导的 BMP 信号通路减弱。生理状态下,BMP 配体与 BMPR2 结合产生持续性信号活性,而与 ActR II a 结合则产生间断性或暂时性的信号,不足以使 BMPR2 发挥其抑制增殖的正常生理功能,故不能防止 PAH 进一步的进展。

FPAH 为常染色体显性遗传病,具有致病基因外显率不完全、表现度不一和发病年龄变异等特点,提示遗传修饰因素参与了 FPAH 发生发展的调控,因为致病基因外显率不完全,因此大多数基因突变携带者并不发病。另外父子间也可遗传,表明不是 X 染色体遗传。目前有关 FPAH 的基因型和临床表型之间的关系还没有完全明确,对于某一携带致病基因的个体,是否会发病、发病年龄的早晚、病情的严重程度及进展速度等,均无法根据其基因型来预测。研究发现,FPAH 可能存在未知外源和内源的调控因素导致遗传早现(genetic anticipation)现象,即在世代传递过程中有发病年龄逐代超前,病情症状逐代加重和进展更快的现象。另外近年来随着对 PAH 遗传学的深入研究,PAH 家系中隔代遗传的现象经常发生。

在 PAH 发病过程中血管收缩、过度增值及在位血栓是 3 个重要环节,TGF-β/BMP 信号通路可能主要通过调控增值和凋亡而致病,其他血管收缩及原位抗凝通路上的基因突变也可能是产生 PAH 的原因,或对 TGF-β/BMP 信号通路起调控作用。另外全基因组关联分析(genome wide association study,GWAS)发现,小脑肽-2(cerebellin 2,CBLN-2)前体位点、凝血酶致敏蛋白-1(thrombin sensitization protein-1,TSP-1)、组织型纤溶酶原激活剂抑制物(tissue plasminogen activator inhibitor,PAI)等也可能与 PAH 有关。

五、病理

FPAH 病变部位主要在肺循环中的小动脉和细小动脉,其特征性改变为内皮细胞增生、毛细血管前非肌性肺小动脉的异常肌化和血管平滑肌细胞增生,从而导致肌性肺小动脉中层的增厚、原位血栓形成,以及内皮细胞的血管增生性丛样病变等。正常状态下肺循环是一种高容量、低压力及低阻力的系统,上述病理改变使肺动脉压力和肺血管阻力不断增加,最终引起进行性右心功能衰竭,甚至死亡。

(一)病理解剖

1. 内膜增生 内膜增生可引起肺血管床减少,内膜增生可分为两种类型:①内膜细胞增生:病变处于较早的阶段,具有可逆性;②向心性板层性内膜纤维性:由肌成纤维细胞核弹力纤维组成,被丰富的无细胞结缔组织基质分隔,多为不可逆性,表明病情进展到了较为严重阶段。

2. 中膜增厚 小动脉中膜增厚和无肌层的泡内动脉肌化为特征:①小动脉中膜增厚主要是由平滑肌细胞肥厚和增殖,弹力纤维增加,泡内动脉肌化,以及结缔组织基质的增加等构成;②因病变广泛导致肺血管收缩性增强、松弛性下降;③小动脉和泡内动脉中层横断面积增加、管腔变小及阻力增加。

3.原位血栓形成　偏心性内膜板层样纤维化于肺血管随机分布,可能是局部血栓形成及再通的结果。

4.血管增生性丛样病变　①是由成肌纤维细胞、平滑肌细胞和结缔组织基质作为衬里的内皮管道局灶性增生,局部于小肺动脉和泡内肺动脉,并有动脉壁扩张和部分破坏;②病变内有纤维蛋白血栓、血小板,病变可进入血管周围结缔组织;③多发生在小动脉分叉或新生动脉发源处,PAH易发生在血管外径<100μm的细小动脉。

5.肺动脉重构　肺动脉血管壁组织重构引起肺动脉压呈持续升高,且为不可逆状态。肺动脉重构病理改变可分为:①细胞的改变:内皮细胞和平滑肌细胞的增殖、凋亡失去平衡及功能的改变;②血管间质的变化:胶原蛋白、弹性蛋白、纤维连接蛋白及细胞黏合素等生成增加,致血管僵硬度增加而弹性下降。

(二)病理生理

1.BMPR2基因　BMPR2基因是TGF-β超家族的成员,在调节细胞的生长和分化中发挥重要作用,但BMPR2基因突变与肺血管病变之间的关系尚未完全明了,目前研究认为:①BMPR2基因与其配体结合后,可以通过激活血管平滑肌细胞内Smad信号通路,对p38丝裂原活化蛋白激酶(mitogenactivated protein kinase, MAPK)依赖的信号转导通路产生阻抑作用,从而发挥抗增生效应;②当BMPR2基因杂合突变后,因突变杂合子的蛋白产物减少,不足以行使正常功能,Smad信号通路被部分阻断,其抗增生效应减弱,从而出现肺血管平滑肌细胞增生和凋亡的失衡,最终导致肺血管病变;③由于FPAH致病基因外显率较低,表明环境因素也可能参与本病的发生发展。

2.肺动脉内皮细胞功能失调　肺血管收缩和舒张是由肺血管内皮细胞分泌的收缩因子和舒张因子共同调控,其中前者主要有血栓素和ET等,后者主要为前列腺素I_2和NO等。内皮细胞受损时可引起收缩和舒张因子失去平衡,导致内皮细胞分泌收缩因子或舒张因子增高或降低,内皮细胞受损也可引起原位血栓的形成。

3.肺动脉平滑肌细胞K^+通道缺陷　电压依赖性K^+通道(voltage-dependent K^+ channel, Kv)对于维持膜电位和调节细胞内游离Ca^{2+}浓度非常重要,若抑制Kv可导致细胞内K^+积聚,引起膜电位升高而去极化,激活L型电压门控Ca^{2+}通道,Ca^{2+}进入细胞内导致血管收缩,并引起血管收缩及启动平滑肌细胞增殖,参与血管壁组织重构。

六、临床表现

(一)症状

PAH患者大多数就诊时间较晚,因早期肺动脉压轻度升高多无明显的自觉症状,但随病情进展可出现不同程度的症状,最常见的症状为活动后气促,其他有症状为胸痛、晕厥、咯血、声音嘶哑、下肢水肿、恶心及呕吐等。

1.发病率　IPAH普通人群发病率为2/100000~5/1000000;IPAH中有6.0%~10.0%患者为FPAH。

2.年龄　IPAH发病年龄多为20~40岁,约有15.0%患者发病年龄<20岁。

3.性别　IPAH患者女性与男性比例约为1.7:1.0,女性发病率高于男性。

4.呼吸困难　呼吸困难是PAH最早出现的症状,约有60%的患者以劳力性呼吸困难为首发症状,并随着病程的进展所有患者均可出现不同程度的呼吸困难,严重时患者休息时呼吸困难也不消失。

5.胸痛　约有40%患者有胸痛的病史,胸痛是心肌缺血所致,其原因可能是由于冠状动脉供血不足、右心肥厚而引起。

6.晕厥 约有 40%患者曾发生过晕厥,晕厥可能与心排血量下降导致脑供血不足有关,因此在临床上如发现有晕厥史的患者应进行肺部影像学检查。

7.咯血 PAH 患者出现咯血,可能是由于肺毛细血管前微血管瘤破裂或代偿扩张的支气管动脉破裂而引起。

8.声音嘶哑 是由于肺动脉扩张机械性压迫左侧喉返神经所致,临床较为少见,病情好转后可消失。

9.消化道症状 恶心、呕吐为右心功能不全,可伴有腹胀、纳差、腹泻及肝区疼痛等症状;也有的患者消化道出血而引起贫血。

(二)体征

1.视诊 ①颈静脉怒张;②口唇、指(趾)、甲床等部位发绀;③心前区隆起。

2.触诊 ①剑突下抬举性搏动;②肝触诊肿大;③不同程度的腹水;④双下肢水肿等。

3.听诊 ①肺动脉第二心音亢进伴分裂;②肺动脉瓣区闻及收缩早期喷射性喀喇音;③三尖瓣区闻及收缩期杂音;④右心室第四心音奔马律;⑤肺部听诊闻及肺内泡音、呼吸音粗、低顿,分别表明肺淤血、肺纤维化或肺内渗出增多等。

4.雷诺现象 PAH 患者出现雷诺现象时肺动脉平均压多已>45mmHg,提示预后不良,尤其是女性患者。

5.心功能分级 目前推荐使用 1998 年 WHO 第二届 PAH 会议制定的 PAH 心功能分级,与 NYHA 心功能分级相比,强调晕厥症状的重要性。晕厥症状是评估病情严重程度及预后的重要指标,PAH 心功能分级:

Ⅰ级:体力活动不受限:一般体力活动不引起呼吸困难、乏力、胸痛加剧或晕厥等。

Ⅱ级:体力活动轻度受限:静息状态下无症状,但一般体力活动可引起呼吸困难、乏力、胸痛加剧

或晕厥等。

Ⅲ级:体力活动明显受限:静息状态下无症状,但轻微体力活动即引起呼吸困难、乏力、胸痛加剧或晕厥等。

Ⅳ级:不能从事任何体力活动,并可能出现右心功能衰竭的体征,即静息状态下可出现呼吸困难和/或乏力,并且任何体力活动均可加重其症状。

(三)基因型—表型

1.BMPR2 基因突变 BMPR2 基因携带者外显率仅为 20%~27%,有的患者很早就发病,有的患者终生不发病。

2.CAV1 基因突变 CAV1 基因是目前发现的第一个间接参与 TGF-β 信号通路的 PAH 致病相关基因,降低 CAV1 表达可增强 TGF-β 信号通路的活性,增加胶原蛋白的产生,以及促进心房心肌纤维化。基于 CAV1 在肺循环功能的重要作用,对 CAV 及其基因的调控修饰有可能成为研发治疗 PAH 药物的新靶点。

3.KCNK3 基因突变 其中 Gly203→Asp 突变时可导致钾通道的电流减少,引起肺血管收缩、重构或增值等病变发生发展。

4.ET1 基因突变 ET1 是迄今为止所发现的最强的血管收缩因子,研究显示,PAH 患者血液中 ET1 水平明显升高。

5.SERT 基因多态性 临床研究表明,慢性阻塞性肺部疾病 SERT 呈 L 等位基因型患者,常伴有 SERT 转录增加和严重 PAH,提示 L 等位基因纯合子可能易诱发 PAH。动物模型实验研究证实,5-羟色胺可使 BMPR2 基因敲除的小鼠更易患 PAH,因此 SERT 基因可能是 BMPR2 基因的一个修饰基因。

七、辅助检查

(一)实验室检测

1.血液生化 ①电解质;②D-二聚体;③动脉、静脉血气分析;④肝脏、肾脏和甲状腺的功能等。

2. 生物标志物 B 型钠尿肽（brain natriuretic peptide，BNP）、N 末端 B 型利钠肽原（N-terminal pro-B-type natriure peptide，NT-proBNP）、C-反应蛋白（C-reactive protein，CRP）、红细胞沉降率（erythrocyte sedimentation rate，ESR）等，其中 BNP 可用于评价右心功能；而 NT-proBNP 多用于评估 PAH 患者预后。

3. 心肌肌钙蛋白（cardiac troponin，cTn） PAH 患者心功能不全时心肌细胞 cTnI、cTnT 释放入血。

4. 肺血管床病变标志物 BMP 信号通路是参与 PAH 发病的重要信号通路，且其受体配体在肺血管中特异性表达。BMP 以自分泌和旁分泌的方式发挥作用，因此检测外周血中 BMP 水平也可反映肺血管床病变的严重程度。

5. 基因突变 基因突变的不完全外显和遗传异质性使得 PAH 的遗传学特点表现复杂，但由于近年的检测方法的改进，FPAH 患者中基因突变阳性检出率在不断提高。以往最常用的方法是对 BMPR2 基因的蛋白编码区和外显子/内含子交界区进行测序分析，但其阳性检出率仅为 50%，近年采用多重连接探针扩增（multiplex ligationdependentendent probeamplification，MLPA）结合实时聚合酶链反应（polymerase chain reaction，PCR）技术、逆转录-PCR（reverse transcription PCR，RT-PCR）测序分析法，可提高检测出 BMPR2 基因的大片段缺失、重复突变及剪接异常的检出率。由于 BMPR2 基因突变是 PAH 主要致病基因，所以国外已有中心实验室将其列入临床常规检测项目中。

6. 家系系谱 对有明确家族史的患者应绘制家系系谱，并对所有直系亲属进行临床检查。对先证者进行相关基因突变检测，发现其突变时应对亲属成员进行级联基因检测，检测的意义：①可以确定检测对象是否携带致病性遗传变异，明确病因；②患者的基因分型有助于进行危险分层，制定精准治疗方案；③可以发现遗传性 PAH 患者的亲属成员中携带致病基因突变，为尚未发病的亲属成员提供早期预警；④携带 BMPR2 基因突变的患者临床表型恶劣，预后不良；⑤携带先证者基因突变的直系亲属成员为高危患者；⑥指导携带者的婚配、生育等。

（二）心电检查

1. 心电图 ①肺性 P 波、$V_1 \sim V_3$ 导联 R 波振幅升高；②QRS 电轴右偏、QRS 波群增宽≥120ms；③Ⅰ 导联 S 波振幅＞22mm；④右心室肥大提示 PAH＞40mmHg；⑤右束支传导阻滞；⑥QTc 间期延长；⑦ST 段降低、T 波倒置等。

2. 动态心电图 动态心电图有助于发现心律失常，其中病情晚期时可出现阵发性房性心动过速、心房扑动或心房颤动等，而室性心律失常较为少见。

3. 6 分钟步行距离（6 minutes walking distance，6 MWD） 入选患者受试前进行心电图、血压检查等，嘱受试者在平坦的地面划出一段长达 30.5m 的直线距离，两端各置一椅作为标志。①方法：患者在其间往返运动，速度由自己决定，在旁的检查人员每 2.0min 报时 1 次，并记录患者可能发生的不适（气促、胸闷、胸痛等）症状，如患者不能坚持可暂停或中止试验；②6.0min 结束后计算其步行距离；③判断标准：1 级＜300m，2 级 300～374.9m，3 级 375～449.5m，4 级＞450m；3～4 级的患者为接近正常或达到正常。6MWD 是客观评价 PAH 患者运动耐量方法之一，具有设备要求简单、经济、重复性好，以及便于规范化操作等优点，也是评价药物疗效的指标之一。但 6MWD 可能受患者身高、体重、性别、年龄、合并疾病、性格及情绪等多种因素的影响，在临床分析结果时应予以充分考虑。

（三）超声检查

1. 经胸超声心动图 ①测量三尖瓣反流速度；②肺动脉收缩压等于右心室收缩压，可通过多普勒超声心动测量收缩期右心室与右心房压差来估测右心室收缩压；③三尖瓣瓣环收缩期位移（tricuspid annular plane systolic excursion，TAPSE）是反映右心室收缩功能间接性指标，与患者预后密切相关，其中 TAPSE ＜ 16mm 提示右心室收缩功能减退；④心肌做功指数（myocardial performance index，MPI）也是一个判断预后的指标，正常值为 0.39±0.05，研究发现 MPI 每增加 0.1，其死亡风险增加 1.3 倍；⑤超声心动图检查右心室收缩压与右心导管监测的右肺动脉收缩压密切相关，同时超声心动图检查可发现右心房、右心室增大，室壁运动幅度减低等，并可探测到心内分流、瓣膜病变及肺动脉压升高等表现，是 PAH 最常用的诊断方法之一；⑥超声心动图定期复查对于无症状基因突变携带者，有助于早期诊断和制定精准干预措施，预防其发生发展；⑦二维斑点追踪超声心动图技术测量右心室应变和应变率，与 PAH 运动耐量和危险分层相关；⑧三维超声心动图测量的右心室游离壁应变、右心室容量和右心室射血分数等，可用于 PAH 的危险分层。

2. 腹部超声　腹部超声检查可了解腹部组织器官的结构、形态及功能等，可早期发现肝脾肿大、肝淤血、腹水、肝静脉及门静脉扩张等，为 PAH 患者的病因筛查及右心功能判断等提供线索。

（四）影像学检查

1. 胸部 X 线　①右心房、右心室扩大；②右下肺动脉增宽、肺门宽度增加、肺动脉圆锥膨突、肺动脉段凸出；③中心肺动脉扩张与外周血管纤细或呈残根状，二者形成鲜明对比的"截断现象"；④心胸比率增大。

2. 核素肺通气/灌注扫描（ventilation/perfusion，V/Q）显像　V/Q 显像是判断 PAH 患者是否存在肺动脉狭窄或闭塞性病变（包括栓塞性疾病等）的重要检查指标。V/Q 显像时出现多发性节段性或小叶性缺损，则高度提示慢性栓塞性PAH，其敏感性较高，但特异性较低。

3. 多层螺旋计算机断层扫描（multislice spiralcomputed tomo graphy，MSCT）　MSCT 检查具有扫描速度快、空间和时间的分辨率高等优点，并

可任意方向重建，在肺血管检查中可以避免呼吸运动伪影对图像的影响。MSCT 肺动脉造影不仅可以三维显示肺动脉形态，其薄层重建图像更可同时观察肺实质、间质、纵隔及心脏等结构，因此已成为 PAH 诊断和治疗前评价的重要方法之一，MSCT 可测量：①主肺动脉直径和/或主肺动脉直径与升主动脉直径的比值，估测 PAH 的程度；②显示肺实质"马赛克"征，即肺组织内高密度和低密度区相间是非特异性征象，多见于肺血管病变引起的 PAH，③肺段动脉管径不规则变化提示慢性血栓栓塞性PAH；④显示右心功能不全的征象，如右心扩大、室间隔平直或突向左心室、下腔静脉造影剂反流等。

MSCT 检查的特异性可达 100%，对于有或无PAH 表现的患者，肺动脉容积分析与肺动脉平均压有很强的相关性，对亚段肺动脉的显示率可达94%，而且对 5 级肺动脉的显示率也达 80% 以上。

4. 磁共振血管成像（magnetic resonance angiography，MRA）　MRA 是依靠流动血液与周围静态组织内质子间的差异来显示血流速度、方向和血管形态学等，通过图像后处理可立体显示肺血管结构和分布。MRA 具有无电离辐射性损害及无须造影剂，尤其适合孕妇、肾功能不全或对含碘对比剂过敏的患者。常规 MRA 技术有时间流逝法（time of flight，TOF）和相位对比法（phase contrast，PC），两法均可获得二维和三维图像，并能使动脉、静脉同时成像。研究表明：①可清晰显示肺动脉及其分支，其中慢性 PAH 患者可表现为右肺动脉干直径增大，中央肺动脉扩张，对主肺动脉、左右肺动脉及肺叶动脉的显示率均为 100%，肺段动脉显示率为90% 以上，肺段以下动脉的显示率为 81%；②可直接评价心腔大小、形态和功能，并具有较高的重复性，可用于评估心排血量、每搏输出量、心室射血分数及肺动脉弹性等功能参数；③如右心室容量增加，右心室射血分数及每搏量降低时提示患者预后不良。

5. 血管扩张试验法　①NO（$T_{1/2}$ 15 ~ 30s）10 ~

20ppm 吸入 10min；②前列环素（$T_{1/2}$3～5min）2ng/kg/min 静脉注射，以后每 10～15min 加 2ng/kg/min，直至耐受，一般不超过 10ng/kg/min，用药至少 60min；③腺苷（$T_{1/2}$5～10s）50μg/kg/min 静脉注射，以后每 2min 增加 50μg/kg/min，直至耐受；④阳性标准判断：应用后肺动脉平均压下降≥10mmHg，且肺动脉平均压值下降到≤40mmHg，同时心排血量增加或不变。

6.RHC　RHC 是确诊 PAH 的金标准。自外周静脉(右颈内静脉、股静脉或左前臂静脉等)插入导管，经腔静脉、右心房、右心室到达肺动脉。正常人肺动脉平均压(海平面，静息状态下)为 14.0±3.3mmHg，上限不超过 20mmHg。

(1)零点校准：仰卧位时胸前壁和床面中间的位置作为零点校准位，代表左心房所在水平。

(2)导管和操作路径选择：漂浮导管可测量肺小动脉楔压，并配合相应功能组件进行热稀释法分析心排血量、肺循环阻力等血流动力学参数，为 PAH 的诊断、分级等提供依据，不仅是诊断和评价 PAH 的标准方法之一，也是进行鉴别诊断、评估病情和判断疗效的重要指标。

(3)主要参数：①上腔或下腔静脉压力及血氧饱和度；②右心房、右心室收缩压、舒张压、平均压、右心室舒张末压及血氧饱和度；③肺动脉收缩压、舒张压、平均压及血氧饱和度；④心排血量、心指数；⑤全肺血管阻力；⑥小肺动脉阻力；⑦体循环阻力；⑧肺毛细血管楔压；⑨混合静脉血氧饱和度（oxygen saturation of mixed venoseblood，SvO_2）。

7.肺动脉造影　肺动脉造影技术条件要求高，并具有潜在的风险，如对比剂过敏、对比剂肾病、右心衰竭加重、肺动脉高压危象甚至猝死等，因此肺动脉造影应尽量选择等渗对比剂，对于血流动力学不稳定的患者行肺动脉造影检查应谨慎。造影时应适当减缓注射流速及减少造影剂量，肺动脉造影目前主要用于复杂病例的鉴别诊断，或为拟作介入、手术治疗的患者。

8.肺功能检查　PAH 患者由于血管的张力增高，肺组织僵硬度增加，可表现为轻度限制性通气功能障碍；同时肺小动脉扩张压迫终末呼吸道或肺泡也可引起轻度气道阻塞；大部分 PAH 患者的弥散功能表现为轻度或中度下降。

八、诊断

(一)初步诊断

由于 PAH 没有特征性临床表现，早期诊断较为困难，尤其是儿童患者，易于误诊、漏诊。在排除已知引起肺动脉压力升高的继发因素后，如在一个家系中发现≥2 例的 PAH 患者，应初步诊断为 FPAH，但有两点需要注意：即个人病史和家族史。

1.个人病史　某些致病因素或环境因素也可使一个家族中出现多名 PAH 患者，在诊断 FPAH 前必须将可能引起 PAH 的其他继发因素排除，以避免将继发因素引起 PAH 误诊为 FPAH。

2.家族史　由于 FPAH 是一种常染色体不完全外显性遗传病，从而给 FPAH 诊断带来一定的困难，有些家系中家族史采集不够完整、全面，或患病家族成员被误诊为其他疾病，都可能造成 FPAH 漏诊或误诊；即使采用相关致病基因(如 BMPR2 基因)突变的检测，如果基因突变位于启动子或内含子区域，也可能造成 FPAH 漏诊。因此对于 IPAH 患者详细了解家族史，进行家族级联基因筛查，获取完整三代以上的家族史，以避免 FPAH 患者漏诊或误诊。

(二)明确诊断

1.超声心动图　超声心动测量肺动脉收缩压≥40mmHg；三尖瓣反流速度＞3.4m/s。

2.胸部 X 线　①右下肺动脉增宽≥15mm，其横径与气管横径之比值≥1.07；②肺动脉圆锥凸出高度≥7.0mm，肺动脉段凸出高度≥3.0mm；③截断现象。

3.V/Q 显像　①多发性节段性缺损；②小叶性

缺损。

4. MSCT　①主肺动脉直径＞29mm，主肺动脉直径与主动脉直径的比值≥1.0；②肺段动脉管径不规则变化与马赛克灌注。

5. MRA　①右肺动脉直径＞28mm；②肺动脉由近及远逐渐变细。

6. RHC　①WHO 规定 PAH 的诊断标准为海平面静息状态下，RHC 测定肺动脉收缩压＞30mmHg 和/或肺动脉平均压＞25mmHg，或者运动状态下肺动脉平均压＞30mmHg；②肺毛细血管楔压＜15mmHg 及肺血管阻力＞3WU（1WU＝80dyn·s·cm^{-5}）；③SvO_2 正常参考值为 68%～77%，平均为 75%。

九、鉴别诊断

1. 慢性血栓栓塞性 PAH　临床主要表现：①常有深静脉血栓形成且病程较长，一般在数年以上；②胸部 X 线检查显示肺动脉缺支，肺血分布不均匀，肺部阴影等；③动脉血氧分压（arterial oxygen partial pressure，PaO_2）及动脉血二氧化碳分压（partial pressure of arterial blood carbon dioxide，$PaCO_2$）降低；④肺动脉增强 CT 和 V/Q 显像的检查有助于鉴别诊断。

2. 结缔组织疾病引起的 PAH　临床主要表现：①患者多为中青年女性；②可有间断发热，皮肤、关节、肌肉及骨骼等异常；③雷诺现象、多浆膜腔积液、心脏、肾脏、血液等组织器官受累；④间质性肺病征象；⑤ESR 增快、CRP 及类风湿因子（rheumatoid factor，RF）升高；⑥血清免疫指标异常等。

十、风险分层

对于 PAH 患者病情和预后的判断，2018 年 WHO 第六届世界肺高压大会推荐使用简化的风险分层指标，见表 6.2。

表 6.2　成人 PAH 患者风险分层

指标	低风险	中风险	高风险
WHO 心功能分级	Ⅰ级、Ⅱ级	Ⅲ级	Ⅳ级
6MWD	＞440m	165～440m	＜165m
NT-proBNP	＜300ng/L	300～1400ng/L	＞1400ng/L
右心房压力	＜8mmHg	8～14mmHg	＞14mmHg
心脏指数	≥2.5L/min^{-1}/m^{-2}	2.1～2.4L/min^{-1}/m^{-2}	≤2.0L/min^{-1}/m^{-2}
SvO_2	＞65%	60%～65%	＜60%

注：风险分层判断标准：①低风险：至少 3 个低风险指标且无高风险指标；②中风险：介入低风险指标和高风险指标之间；③高风险：至少 2 个高风险指标，其中必须包括心脏指数和 SvO_2。

十一、治疗

近年随着对 PAH 发病机制的深入研究，其治疗措施获得了长足的进步，尤其是靶向药物单独和联合应用，有望在一定程度上改善患者生存质量，提高治愈率，降低死亡率。研究表明，对于 FPAH 患者的治疗和预后有赖于早期明确诊断及精准治疗，因此对所有初步诊断为 PAH 患者，都应转诊到专科医院由专科医师进行诊断和治疗。

（一）治疗性生活方式改变（therapeutic lifestyle change，TLC）

PAH 患者常伴有不同程度的精神紧张和心理抑郁，医师应于高度重视，积极开展心理疏导，告知患者注意如下事项：

1. TLC　①不要长期卧床,鼓励适当活动,但避免过重体力活动;②每天氯化钠摄入量<2.4g;③防治流行性感冒及链球菌性肺炎等呼吸道疾病。

2. 药物禁忌　①避免服用食欲抑制剂及收缩上呼吸道的药物;②注意某些药物与治疗 PAH 药物的相互作用,如优降糖、环孢菌素、硝酸盐类及雌激素避孕药等可能有潜在的风险。

3. 避孕　女性 PAH 患者应严格采取避孕措施,因 PAH 患者常发生死胎、早产及宫内发育迟缓。研究表明,女性 PAH 患者在妊娠期死亡率高达 30%~50%,避孕措施包括口服避孕药、曼月乐(Mirena)宫内节育器等措施。

4. 出行　PAH 患者在乘飞机时可能会出现低氧状态(指尖氧饱和度<85%),因此心功能较差(心功能Ⅲ级、Ⅳ级)或 PaO_2<60mmHg 时需谨慎乘飞机,如需乘飞机时应在飞行过程中有氧气支持。另外,PAH 患者应避免前往高海拔(>1500m)地区。

(二)一般治疗

1. 吸氧　低氧是导致肺血管收缩的主要因素之一,持续低流量吸氧能够改善缺氧和降低肺动脉压力,慢性低氧血症患者(PaO_2<60mmHg)应长程氧疗,使动脉血氧饱和度(arterial oxygen saturation,SaO_2)>92.0%。

2. 洋地黄类药物　地高辛 0.125~0.25mg/次,1 次/天,口服;或者西地兰(去乙酰毛花苷)注射液 0.2mg 稀释后缓慢静脉泵入。洋地黄类药物可改善 PAH 患者的右心室功能不全,并能增加静息时右心排血量约 10%,继而缓解左心室受挤压等,可应用于心脏扩大、心排血量低的患者,尤其是伴有心房颤动的患者。

3. 利尿剂　呋塞米注射液 20mg/次,1 次/天;或螺内酯 20mg/次,2 次/天。根据患者心功能情况适当应用利尿剂,可减轻右心衰竭、改善症状及提高生活质量等,但应用利尿剂应密切观察其电解质变化,避免低钾血症、肾前性氮质血症等。

4. 华法林钠片　华法林钠片 2.5mg/次,1 次/天,应根据实验室检测凝血指标的国际标准化值(international normalized ratio,INR)进行调整用量。PAH 患者如无抗凝禁忌证可考虑长期抗凝治疗,华法林钠片治疗后可延长患者生存时间,主要原因是患者肺血管床可原位血栓形成,加重肺血管病变。因此建议 PAH 患者常规服用华法林钠片,并使 INR 达标。应用抗凝药时需考虑患者出血的风险,所以抗凝治疗应制定个体化用药剂量。

5. 补充铁剂　蔗糖铁注射液用生理盐水稀释,稀释液配好后应立即使用,首选给药方式是滴注。缺铁在 PAH 患者中较为普遍,缺铁可使 PAH 患者运动耐量下降,病死率增加,并且这种铁缺乏与贫血无关,铁替代治疗宜静脉用药。

6. 钙通道阻滞剂　盐酸地尔硫卓片 30mg/次,2~3 次/天,或磺酸氨氯地平 2.5~5.0mg/次,2 次/天。应密切观察其安全性和有效性,根据病情调整剂量,用药原则是基础心率快(>60 次/min)的患者考虑应用盐酸地尔硫卓类药物,而基础心率慢(<60 次/min)的患者考虑应用二氢吡啶类药物。钙通道阻滞剂不良反应:①通气/灌注失调加重,增加肺内分流,PaO_2 下降;②矛盾性肺动脉压升高;③诱发心力衰竭或肺水肿;④猝死。

应用钙通道阻滞剂需住院观察,通常从小剂量开始,并需密切观察用药反应,尤其是用药早期和增加剂量时。

(三)靶向药物

自从 1996 年临床应用依前列醇治疗 PAH 患者预后得到了明显改善,成为 PAH 治疗史上里程碑式的药物。目前靶向药物有前列环素类似物、内皮素受体拮抗剂、5 型磷酸二酯酶抑制剂、鸟苷酸环化酶激动剂等。

1. 前列环素类似物　前列环素可刺激腺苷酸环化酶,使平滑肌细胞内环磷酸腺苷(cyclic

adenosine monophosphate,cAMP)浓度升高,进而扩张血管。前列环素是目前最强力的内源性血小板聚集抑制剂,且具有细胞保护和抗增殖作用。研究发现,PAH患者肺动脉中前列环素合成酶表达减少,尿中前列环素代谢产物降低,表明PAH患者前列环素代谢通路下调。近年已有多种人工合成的前列环素用于临床治疗PAH,这些药物尽管药代动力学特征不同,但药效学作用相似。

(1)依洛前列素溶液:雾化吸入,成人依洛前列素溶液10~20μg/次,4次/天,每次吸入的剂量应因人而异。伊洛前列素治疗中度、重度PAH,短期内应用可改善6MWD、血流动力学参数,提高生存时间等。常见不良反应有咳嗽、头痛、鼻出血等;少数患者可有发热症状。

(2)依前列醇注射溶液2.0~4.0ng/kg/min,逐渐增至20~40ng/kg/min,静脉泵入。

(3)曲前列尼尔注射液1.25ng/kg/min,静脉给药,逐渐增至20~40ng/kg/min。

(4)贝前列素片40~120μg/次,4次/天。

(5)司来帕格片200μg/次,2次/天,每周上调200μg至耐受剂量,最大剂量为1600μg。

2.内皮素受体拮抗剂

(1)波生坦片62.5~125mg/次,2次/天。波生坦适用于心功能分级Ⅰ~Ⅲ级患者一线用药,该药可明显提高患者的运动耐量、改善心功能,降低肺动脉压和NT-proBNP水平。由于波生坦片有潜在肝损害的不良反应,因此在治疗期间应每月检测1次肝功能,如血清丙氨酸氨基转移酶(alanine aminotransferase,ALT)和天门冬氨酸氨基转移酶(aspartate aminotransferase,AST)活性值升高达正常值上限3倍以上时应减少药物用量或停药。

(2)马昔腾坦片10mg/次,1次/天。马昔腾坦片可延缓PAH患者临床恶化进程,改善患者心功能、提高运动耐量及血流动力学参数等。

3.5型磷酸二酯酶抑制剂 肺血管含大量5型磷酸二酯酶,而5型磷酸二酯酶是环磷酸鸟苷(cyclic guanosine monophosphate,cGMP)的降解酶,其抑制剂可通过NO/cGMP通路发挥血管舒张作用。在临床上应用5型磷酸二酯酶抑制剂时应避免与硝酸酯类、鸟苷酸环化酶激动剂等药物合用,以免引起严重低血压。

(1)枸橼酸西地那非片20~80mg/次,3次/天。枸橼酸西地那非片为强力、高选择性的5型磷酸二酯酶抑制剂,能改善PAH患者的运动耐量、心功能及血流动力学;常见不良反应有头痛、脸红、消化不良及鼻衄。

(2)他达拉非片10~20mg/次,1次/天。他达拉非片是目前上市的5型磷酸二酯酶抑制剂中唯一的长效制剂。

(3)盐酸伐地那非片5~10mg/次,2次/天。盐酸伐地那非片也是一种高选择性5型磷酸二酯酶抑制剂,临床应用表明,可改善PAH患者的运动耐量、心功能和血流动力学参数,且耐受性较好。

4.鸟苷酸环化酶激动剂 利奥西呱片1.0mg/次,3次/天,逐渐增至2.5mg/次,3次/天。利奥西呱片是一种新型的可溶性鸟苷酸环化酶激动剂,可单独或与NO协同提高血中cGMP水平。常见不良反应有消化道症状,如恶心、呕吐、腹泻等,少数患者可出现低血压、咯血等症状。

(四)精准治疗

PAH最有希望的治疗是基因治疗,基因正进入研究阶段,其中survivin是凋亡抑制蛋白家族成员,为目前发现最强的凋亡抑制因子。PAH患者肺动脉survivin基因过度表达,吸入腺病毒携带的survivin突变体对野百合碱诱导的PAH大鼠进行基因治疗,可降低肺血管阻力、右心室肥大和肺动脉中膜肥厚。体内外实验研究表明,抑制survivin可诱导肺动脉平滑肌细胞凋亡,降低增殖,因此抑制PAH患者中survivin的不适当表达,将成为靶向治疗PAH的新策略。

(五)手术治疗

1.肺移植或心肺联合移植 对于规范、精准治疗后无效或心功能分级为Ⅲ级以上的患者,可考虑肺移植或心肺联合移植手术。临床初步研究显示,PAH患者术后1年、3年生存率分别约为70%、50%。但受病情的紧迫性、供体的可用性及医疗费用等诸多因素限制,使肺移植或心肺联合移植难以成为其主要治疗措施。

2.球囊房间隔造口术(balloon atrial septostomy,BAS) ①适应证:BAS通过右向左分流降低右心房压力,增加左心室前负荷和心排血量,尽管BAS可因右向左分流增加,而导致SaO_2降低,但心排血量增加可改善体循环氧气运输,并降低交感神经过度兴奋,BAS可作为重症PAH姑息性治疗手段或肺移植前的过渡性治疗措施;②方法学:BAS多采用球囊逐级扩张法,但瘘口再闭塞率仍然较高,因而血流动力学改善难以长期维持;③禁忌证:右心房压力>20mmHg,静息状态SaO_2<85%等。

十二、预后

FPAH患者预后不良,死亡率较高;不同患者病情进展差异也很大,但大多数患者病情是逐渐恶化。研究表明,未经治疗的心功能分级为Ⅰ级或Ⅱ级的PAH患者平均生存时间约为5年;而Ⅲ级、Ⅳ级的PAH患者平均生存时间分别仅为2.5年和半年。美国国立卫生研究院(National Institutes of Health,NIH)研究表明,未经治疗PAH患者的中位生存时间约为2.8年,其中1年、3年、5年的生存率分别约为68%、48%、34%;儿童患者的预后较成人更差。

十三、遗传咨询

遗传变异是导致PAH的重要病因,并与PAH的发展及预后密切相关。FPAH是一种常染色体不完全显性遗传性病,携带致病基因的个体发病的概率约为20%,即该病的外显率为20%。先证者的基因突变一般来源于其父亲或母亲,其父亲或母亲携带该致病基因的概率分别为50%,患病的概率约为10%(50%×20%),但在极少数情况下先证者也可为自发突变,其父母基因型和表型均正常。如先证者的基因突变来源于其父亲或母亲,那么先证者的同胞携带该致病基因的概率为50%,患病的概率约为10%(50%×20%)。对于先证者的子女,其携带该致病基因的概率也为50%,患病的概率也为10%(50%×20%)。先证者的亲属是PAH高危人群,应进行相关致病基因的筛查,对于携带致病基因但尚未发病的个体应定期进行影像学检查,为FPAH患者的家庭成员提供遗传咨询,预测家庭成员发生PAH的风险,实现对无症状家属的早期预警,并指导家庭生育。如果夫妻双方经过实验室检测发现均携带相关致病基因,建议不要生育,喜欢孩子者可领养子女。如果已经怀孕,可以在妊娠15~18周进行羊膜腔穿刺或妊娠12周进行绒毛取材来获取胎儿细胞,对胎儿细胞的DNA进行产前检测,可明确宫内胎儿是否携带致病基因突变,一经确诊可以选择流产。如未来母亲是PAH患者,由于怀孕本身就是PAH危险因素之一,因此建议不生育;若未来父亲是PAH患者,可运用植入前遗传学诊断(preimplantation genetic diagnosis,PGD)技术,通过辅助生殖技术对体外培养的胚胎进行活检取材,遗传诊断分析等,选择和植入不携带遗传变异的受精卵,根除子代患PAH的风险。

参考文献

1. BADESCH D B,CHAMPION H C,SCANCHEZ M A,et al. Diagnosis and assessment of pulmonary arterial hypertension. J Am Coll Cardiol,2009,54:s55-65.

2. SIMONNEAU G,GATZOULIS M A,ADATIA I,et al. Updated clinical classification of pulmonary hypertension [J]. J Am Coll Cardiol,2013,62(25 Suppl):D34-41.

3. 何建国,杨涛.2015年ECS/ERS肺动脉高压诊断与治疗指南.中国循环杂志,2015,30(11):29-34.

4. 徐希奇,荆志成.第六届世界肺高血压会议:聚焦肺高血压定义与诊断分类更新.协和医学杂志,2018,9(3):197-201.

5. 2020年欧洲呼吸学会.慢性血栓栓塞性肺动脉高压的专家共识.实用老年医学,2021,35(6):660-664.

6. 中华医学会心血管病学分会,中华心血管病杂志编辑委员会.肺动脉高压筛查诊断与治疗专家共识.中华心血管病杂志,2007,35(11):979-987.

7. 中华医学会心血管病分会肺血管病学组,中华心血管病杂志.2010年中国肺高血压诊治指南.中国医学前沿杂志(电子版),2011,3(2):62-82.

8. 中华医学会心血管病学分会肺血管病学组,中华心血管病杂志编辑委员会.肺高血压诊断和治疗指南专家共识2018.中华心血管病杂志,2018,46(12):933-964.

9. 中华医学会呼吸病学分会肺栓塞与肺血管病学组,中国医师协会呼吸医师分会肺栓塞与肺血管病工作委员会,全国肺栓塞与肺血管病防治协作组,等.中国肺动脉高压诊断与治疗指南(2021版).中华医学杂志,2021,101(1):11-51.

10. 曾绮娴,熊长明.肺动脉高压遗传基因研究进展.中华医学杂志,2017,97(8):632-634.

11. 宋雷,惠汝太.单基因遗传性心血管疾病基因诊断指南.中华心血管病杂志,2019,47(3):175-196.

12. 赵林,袁安慧,王晓建,等.肺动脉高压遗传修饰因素的研究进展.中华心血管病杂志,2016,44(9):817-820.

13. 李娜,李林臣.肺动脉高压相关基因研究进展.河北北方学院学报(自然科学版),2016,32(2):54-56.

14. HUMBERT M, SITBON O, CHAOUAT A, et al. Pulmonary arterial hypertension in France: results from a national registry[J]. Am J Respir Crit Care Med, 2006, 173(9):1023-1030.

15. LAU E, GIANNOULATOU E, CELERMAJER D S, et al. Epidemiology and treatment of pultmonary arterial hypertension [J]. Nat Rev Cardiol, 2017, 14(10):603-614.

16. BRITTAIN E L, THENNAPAN T, MARON B A, et al. Update in pulmonary vascular disease 2016 and 2017 [J]. Am J Respir Crit Care Med, 2018, 198(1):13-23.

17. 仲红艳,唐珊,赵飞飞,等.肺动脉高压关键基因的筛选及生物信息学分析.中国循环杂志,2020,35(8):793-800.

18. 罗勤,柳志红.肺动脉高压靶向药物治疗原则与进展.中国循环杂志,2020,35(6):611-614.

第九节　家族性心脏黏液瘤

家族性心脏黏液瘤（family cardiac myxoma，FCM）又称黏液瘤综合征（myxoma syndrome）、复合黏液瘤病（compound myxomatosis）等，是起源于心腔内膜良性肿瘤，瘤体可引起不同程度的血流机械性阻碍和影响房室瓣功能，患者在临床上特征性表现为心脏杂音随体位的改变而变化。病程迁延，病情进展较快时可出现心功能不全、心律失常及栓塞等症状，主要治疗措施为手术切除肿瘤。

一、概述

1845年，报道首例左心房黏液瘤患者，但直至1951年前在临床上心脏黏液瘤的诊断主要为回顾性诊断，且是根据尸体解剖检查而明确诊断，尚无通过临床症状、体征或辅助检查而确诊病例报道。

1952年，在临床上进行冠状动脉造影时确诊首例左心房黏液瘤。

1954年，首次在体外循环下成功切除左心房黏液瘤。

1993年，Burke等对心脏黏液瘤进行免疫组化研究显示，黏液瘤起源于原始基质细胞，这种细胞具有沿着内皮质分化的能力。

2004年，日本对心脏黏液瘤患者家系的基因检测显示，FCM可能与相关致病基因突变有关。

二、病因

FCM为常染色体显性遗传或X连锁显性遗传，经基因组筛选定位，目前仅确定环磷腺苷依赖的磷酸激酶A调节亚基1a（protein kinase cAMP-dependent regulatory type I alpha，PRKAR1A）基因突变为其致病病因。

三、分子遗传学

PRKAR1A基因

1. 结构　PRKAR1A基因定位于第17号染色体长臂24区2带（17q24.2），长约130kd，由11个外显子和10个内含子组成，编码381个氨基酸，相对分子质量约为42.98kD。

2. 功能　蛋白激酶（protein kinase A，PKA）是一种丝氨酸/苏氨酸蛋白激酶。PRKAR1A基因编码PKA的调节亚基（PKAR），PKAR有4种调节亚型，即PRKAR1A、PRKAR1B、PRKAR2A及PRKAR2B，调节亚型均由各自的基因编码，并且具有不同的表达模式，其中PRKAR1A和PRKAR2A表达较为广泛，而PRKAR1B及PRKAR2B主要在脑及脂肪组织中表达。

3. 突变　PRKAR1A基因突变类型有单碱基替换、小的缺失/插入（≤15bp）、组合重排或者几个相对较大的缺失等，PRKAR1A变异受突变序列mRNA无义介导衰变（nonsensemediated mRNA decay，NMD）影响，引起PRKAR1A单倍剂量不足。

四、发病机制

心脏黏液瘤的病因学和组织发生学目前尚不清楚，一般认为属于肿瘤性新生物，起源于多潜在原始间叶细胞或心内膜下血管形成贮存细胞，其中多潜在原始间叶细胞可向不同方向分化，即上皮细胞、成纤维细胞、造血细胞或平滑肌细胞等。经尸检研究发现，在房间隔组织学中显示近卵圆窝的心内膜有黏液样或黏液纤维组织，提示黏液瘤由胚胎未分化的间叶组织发展而来。

原发性心脏肿瘤的基因突变是分子生物学基

础,即心脏肿瘤的致病基因呈现明显的遗传性。研究表明,致病基因可能是通过改变心肌细胞蛋白的结构和功能,从而启动肿瘤的发生发展,世界卫生组织组织(World Health Organization,WHO)对心脏黏液瘤定义是由散在于黏液基质中的间质细胞组成的一种肿瘤。

PRKAR1A 基因是一个抑癌基因,其编码 PKA1α 调节亚基蛋白在正常情况下与 PKA 的催化亚基 C 构成四聚体(2 个 α 调节亚基和 2 个 C 催化亚基)保持稳定。一旦 PKA 被上游信号激活,α 调节亚基与环磷腺苷(cyclic adenosine monophosphate,cAMP)结合,并从催化亚基解离,使后者发挥催化活性激活下游 cAMP 应答元件结合蛋白(response element binding protein,CREB)信号系统,促进 DNA 复制、细胞生长和增殖。这两个 α 调节亚基分别有两条染色体编码,因此当一条染色体上的基因发生突变使蛋白合成异常时,缺少一个 α 调节亚基的 PKA 将无法保持其四聚体的稳定结构,引起 PKA 处于失抑制状态,下游信号被持续激活,最终导致细胞的异常生长增殖。

临床研究提示,PRKAR1A 基因变异仅表现在 FCM,而与散发的心脏黏液瘤无关。动物模型研究发现,去除 PRKAR1A 的小鼠心脏胚胎成纤维细胞,造成 D 型细胞周期蛋白的上升和这些细胞的无限增殖。

五、病理

(一)病理解剖

1.形态改变 心脏黏液瘤绝大多数是原发性良性心脏肿瘤,极少数患者可发生恶性病变,成为黏液肉瘤。黏液瘤的大小差异较大,多数为 4.0～6.0cm,表面光滑、有光泽、实性或局灶囊性;易碎、无柄或有蒂出血,粉红至灰褐色,可能有多个易碎的乳头状突起,易栓塞。切面凹凸不平,呈纤维化、凝胶状、黏液样和出血区等。

瘤体底部有蒂与心内膜相连,使黏液瘤突出至心腔内并随体位变化和血流冲击具有一定的活动度。黏液瘤心脏 4 个腔室均可发生,其中左心房约占 75%,右心房约占 23%,左、右心室约占 2.0%。

(1)左心房黏液瘤:多数左心房黏液瘤通过一个粗而短的瘤蒂附着于房间隔左心房面的卵圆窝缘,少数则附着于左心房后壁、左心房顶部、房间隔下部、二尖瓣后瓣环或瓣叶上,附着于房间隔以外区域的黏液瘤,其基底较宽,常无瘤蒂存在。

(2)右心房黏液瘤:右心房黏液瘤一般较左心房黏液瘤小,基底较宽,多附着于房间隔、心房壁,也有极个别附着于三尖瓣处的心内膜上。

左右心房黏液瘤为两个瘤蒂附着于房间隔同一区域的相应两侧。

(3)左右心室黏液瘤:左右心室黏液瘤较为少见,黏液瘤多附着于心室游离壁或室间隔上。

2.显微镜下 黏液瘤由星状、梭形或多角形等细胞组成,细胞核呈圆形、椭圆形或细长状,胞质嗜酸性丰富,周围可有薄壁的毛细血管;其特征为基质是黏液样,富含黏多糖、Ⅳ 型胶原及弹力蛋白。由于黏液瘤向腔内生长,故很少有肿瘤组织浸润心内膜下,瘤蒂部分则为纤维血管组织,呈灰白,质韧,粗细不一。

3.超微结构 超微结构瘤细胞含有数量不等的线粒体,粗面内质网发达,胞质细丝丰富;少数黏液瘤可能存在腺体成分,腺体结构通常由柱状黏液细胞排列,散在于松散的黏液样基质中。

(二)病理生理

1.瓣膜功能障碍 随着肿瘤增大,肿瘤上游的血流受阻,其中左心房黏液瘤引起肺静脉淤血,右心房者导致体静脉淤血,并可影响正常瓣膜功能,表现瓣膜狭窄样的改变或关闭不全。瘤体对血流梗阻可为间歇性发生,但多呈进行性加重,梗阻的严重程度与体位改变及瘤体大小有关。

2.栓塞 黏液瘤瘤体易破裂,其中左心腔瘤体脱落的栓子或碎片常发生脑动脉、周围动脉或内脏动脉等栓塞;右心腔瘤体脱落的栓子或碎片多见肺栓塞。

六、临床表现

FCM 患者早期多无明显症状,且无特征性临床表现及个体间差异较大,临床症状、体征主要取决于黏液瘤的解剖部位、组织学类型、瘤体大小、活动度及有无碎片脱落等。

（一）症状

1. 发病率　心脏黏液瘤在普通人群发病率约为 7/10000,其中约有 10% 患者具有阳性家族史。

2. 年龄　FCM 患者随着年龄增长才会逐渐表现出临床症状及体征,发病年龄平均约为 25 岁。

3. 心脏症状　心脏黏液瘤在临床上可出现心律失常、传导障碍、心内血流阻塞等症状,小的黏液瘤可无症状,大的黏液瘤则可出现血流机械阻塞;黏液瘤的蒂长而活动度大患者易影响房室瓣功能。

（1）左心房黏液瘤:左心房黏液瘤多位于左心房房间隔的卵圆窝处,由于黏液瘤大小、活动度不同,可引起不同程度的血流机械性阻碍和影响房室瓣功能。黏液瘤致使左心房扩大压迫食管时则进食受阻;若黏液瘤堵塞肺静脉可引起反复咯血。

（2）右心房黏液瘤:右心房黏液瘤常因瘤体阻塞三尖瓣血流或引起三尖瓣反流,临床表现胸闷、气喘等并呈进行性加重。

（3）右心室黏液瘤:右心室黏液瘤少见,可引起右心室充盈或血液输出障碍,表现为右心功能不全。

（4）左心室黏液瘤:左心室黏液瘤最为少见,早期常无症状或只表现为心律失常,当黏液瘤占有一定的腔室位置影响左心功能时,则可出现乏力、气促、胸痛、晕厥、心功能不全等症状。

4. 全身症状　由于黏液瘤体的出血、变性、坏死等可引起发热、乏力、关节痛、荨麻疹、食欲减退、体重下降,甚至呈恶病质等。

（二）体征

黏液瘤引起心脏杂音可随体位或呼吸的改变而变化,被认为是黏液瘤特征性体征。

1. 左心房黏液瘤　左心房黏液瘤在舒张期瘤体阻塞二尖瓣口,可闻及隆隆样杂音,酷似二尖瓣狭窄;当瘤体引起二尖瓣脱垂为主时,则在收缩期可闻及吹风样杂音、肿瘤扑落音等。

2. 右心房黏液瘤　右心房黏液瘤可引起上腔静脉回流阻塞,查体发绀、颈静脉怒张、肝大、腹水、杵状指/趾、双下肢水肿等;当瘤体部分性阻塞三尖瓣血流或引起三尖瓣反流时,可闻及舒张早期隆隆样杂音及收缩期吹风样杂音。

3. 右心室黏液瘤　右心室黏液瘤可引起颈静脉怒张、肝大、下肢水肿、腹水等;在胸骨左缘 3~4 肋间闻及收缩期杂音或舒张期杂音;当瘤体波及肺动脉瓣口,可出现酷似肺动脉狭窄或关闭不全的体征。

4. 左心室黏液瘤　左心室黏液瘤在心尖区可闻及收缩期杂音。

（三）并发症

心脏黏液瘤患者常合并短暂性脑缺血发作、心律失常、心功能不全及栓塞等并发症。

1. 短暂性脑缺血发作　心脏黏液瘤瘤体疏松、脆弱,一旦瘤体组织阻塞心腔血流或形成的栓子脱落后,随血流进入脑血管可引起短暂性脑缺血发作,患者表现为头晕、晕厥或癫痫样发作,大多数持续数分钟至数小时,可反复发作。

2. 心律失常　心脏黏液瘤浸润心肌组织引起心肌缺血、缺氧,以及低钾、低镁等电解质紊乱等,均可诱发心律失常的发生发展。

3. 心力衰竭　心脏黏液瘤常影响心脏功能,临床可表现为不同程度的心功能不全,严重可发生晕厥或心脏性猝死。

4. 栓塞　黏液瘤组织疏松、脆弱易脱落而引起栓塞征,其中左心腔瘤体脱落的碎片或栓子,可导致脑栓塞而引起晕厥、昏迷及偏瘫等;肠系膜动脉栓塞表现为突发性剧烈腹部绞痛、恶心、频繁呕吐、腹泻等急腹症表现,晚期可呕吐暗红色血性液体或出现血便;肢体周围动脉栓塞引起缺血性剧痛、青紫、感觉异常及麻痹等。右心腔瘤体脱落的碎片或栓子可引起肺栓塞、肺动脉高压等,临床表现为胸闷、气短、胸痛、呼吸困难、咯血等症状。

七、辅助检查

（一）实验室检测

1. 全血细胞计数　检测红细胞数、血红蛋白含量、血小板计数、白细胞数及分类等,FCM 患者白细胞增高、血红蛋白降低等。

2. 血清蛋白电泳　白蛋白降低及球蛋白增高等。

3. 炎性反应指标　①红细胞沉降率(erythrocyte sedimentation rate,ESR);②血清 C-反应蛋白(C-reactive protein,CRP)、淀粉样蛋白 A(serum amyloid A,SAA)、纤维蛋白原(fibrinogen,Fg)、α_2-巨球蛋白(α_2-macroglobulin,α_2-MG)、抗心肌抗体(anti-myocardial antibody,AMA)、白介素-6(interleukin-6,IL-6)等。

4. 免疫组化　FCM 患者的细胞中染色体均存在异常(单倍体),表明细胞内脱氧核糖核酸含量不正常。

5. 基因检测　发现先证者相关基因突变,应对其亲属成员进行特定位点级联筛查,并根据病史、症状及体征等综合分析,以明确家族成员的致病基因突变携带情况及患病风险。

（二）心电检查

1. 心电图　心电图可出现非特异性 ST-T 改变、心房扩大及 QRS 波群低电压等。

2. 动态心电图　心房黏液瘤患者可记录到房性期前收缩、短阵房性心律失常、心房颤动等;心室黏液瘤患者可记录到室性期前收缩、短阵室性心律失常等。

（三）超声心动图

超声心动图检查是确诊心脏黏液瘤敏感而特异的无创性指标,具有较好的时间和空间分辨率,有助于鉴别诊断心腔内的血栓、赘生物及肿瘤等。

1. M 型超声心动图　M 型超声心动图检查显示,黏液瘤的征象为心腔内透声差,存在云雾状的异常回声区。

2. 经胸超声心动图　经胸超声心动图检查可确定黏液瘤的大小、有无蒂或广基、附着部位、质地及有无液化区存在等征象。

3. 多普勒超声心动图　多普勒超声心动图检查可发现黏液瘤梗阻血流所引起血流的变化、引发心脏瓣膜关闭不全或狭窄等征象,并可对梗阻的程度进行定量分析。

4. 经食管超声心动图　经食管超声心动图检查不受胸壁、肋间及肺的阻隔,清晰显示黏液瘤的形态,可探测到很小的黏液瘤和赘生物,提高了诊断心脏黏液瘤的准确率,与经胸超声心动图相比可获得更多的信息。其中动态三维经食管超声心动图可动态观察跳动的心脏,获得所需的任意平面的二维图像,模拟外科手术中所见的情况显示心脏的解剖结构,更能清楚地观察黏液瘤的大小、附着点等空间信息及是否累及瓣膜等,为外科医生确定手术路径提供依据。

（四）影像学检查

1. 胸部 X 线　①左心房黏液瘤可见左心房增大、肺动脉高压、瓣膜关闭不全及二尖瓣狭窄等征象;②右心房黏液瘤可见右心房扩大,X 线透视下可见右心房壁反常运动;③胸片中如见钙化团块具有诊断意义,尤其是青少年患者,因青少年的二尖瓣狭窄中钙化很少见。

2. 计算机断层扫描术(computed tomography,CT)　胸部 CT 是诊断心脏黏液瘤重要检查方法,并有助于对心包囊肿、间皮瘤、淋巴瘤及脂肪瘤等疾病的鉴别诊断，在确定黏液瘤向心肌组织、心包及纵隔等部位浸润时其诊断价值优于超声心动图。

3. 磁共振成像（magnetic resonance imaging，MRI）　MRI时间和空间分辨率高，能清晰显示心脏黏液瘤的位置、大小和范围，及其与邻近器官的关系，其优势在于对软组织对比度，可以更好地评估广泛的非移动性黏液瘤，并且可以排除心脏壁的肿瘤浸润，为临床制定手术治疗方案及预测预后等提供量化指标。

（五）组织活检

在瘀斑、瘀点等处活检进行病理组织学检查，可显示心脏黏液瘤的碎片或栓子，是诊断心脏黏液瘤的金指标。

八、诊断

1. 初步诊断　①心尖区舒张期杂音和/或收缩期杂音，随呼吸或体位改变而有明显的变化；②窦性心律时出现反复的动脉栓塞症；③与体位变化相关的晕厥或猝死；④长期低热、贫血、ESR增快及CRP升高，而无风湿热、感染性心内膜炎的证据；⑤难治性心力衰竭。

2. 明确诊断　①超声心动图、CT、MRI等检查；②皮肤瘀点处取碎片或栓子进行病理检查；③PRKAR1A基因突变；④家族史。

九、鉴别诊断

1. 心脏瓣膜病（valvular heart disease，VHD）VHD在临床上常见风湿性二尖瓣狭窄，风湿性二尖瓣狭窄特征性表现为二尖瓣狭窄面容，即颧部潮红、口唇发绀等。查体可发现心前区隆起，胸骨左缘可打到右心室收缩期抬举性搏动，心浊音界向左扩大。听诊可在心尖区闻及第一心音亢进、开放拍击声和舒张期隆隆样杂音；肺动脉瓣区第二心音亢进等，症状、体征及心脏听诊与FCM鉴别诊断并

不难。

2. 亚急性细菌性心内膜炎（subacute bacterial endocarditis，SBE）　FCM可长期低热、贫血，ESR增快、CRP升高、关节痛及栓塞等，酷似SBE，且有时FCM可合并SBE，在临床进行血培养，皮肤、黏膜瘀点瘀斑处取活检进行病理检查，有助于鉴别诊断。

3. 肺动脉高压（pulmonary arterial hypertension，PAH）　PAH为肺血管阻力不可逆性升高，在静息状态下肺动脉平均压力＞25mmHg及肺毛细血管楔压＜15mmHg，病理特征性改变为进行性肺动脉内膜增生、平滑肌细胞肥大及外膜增厚，并导致血管重构和小肺动脉闭塞；临床主要表现为活动后胸痛、胸闷、呼吸困难、晕厥、下肢水肿等症状。超声心动图、CT及MRI等检查有助于与FCM引起PAH的鉴别诊断。

十、治疗

（一）对症治疗

1. 患者应尽量减少活动，以防肿瘤脱落引起栓塞，睡眠时应采取自己感觉减轻的体位，以防瘤体嵌顿而致急性心力衰竭或猝死。

2. 如患者合并感染、心力衰竭、心律失常或栓塞等并发症时应及时精准治疗，其中对于栓塞的治疗目前有开放性手术、血管内弹簧圈闭塞术、放化疗或保守治疗等措施；对脑栓塞多采用保守治疗，因为大多数患者病情稳定或自发性消退。

（二）手术治疗

手术治疗心脏黏液瘤是唯一根治的方法，因此患者确诊后应尽早进行手术治疗。

心脏黏液瘤手术多采用低温体外循环下阻断心脏循环的方法，在直视下切除瘤体，手术成功率高、并发症发生率低及预后较好。术后主要死亡原因为体循环栓塞，因此手术阻断循环前，不要搬动、挤压患者心脏，更不宜进行心内探查。

插管建立体外循环时操作宜轻巧、仔细,手术时瘤体力争完整取出,如发现有破损应彻底冲洗心腔,并吸除所有残存的碎片。为防止复发,必须切除瘤蒂附着处部分房间隔或房壁组织,然后进行补片重建术。

FCM 患者具有多发趋势,且术后易复发,其中左心房黏液瘤术后复发生长速度约为 14g/年。

参考文献

1. 黑飞龙,龙村. 心脏黏液瘤研究进展. 心血管病进展,2003,24(5):351-353.
2. 张晓燕,张圳,李玉梅. Carney 综合征一例报道及文献复习. 中国小儿急救医学,2020,27(2):153-157.
3. 刘颖,孔祥泉. 心脏黏液瘤影像学即病理学研究进展. 国际医学放射学杂志,2009,32(1):22-24.
4. 洪英,刘胜中,罗蓉,等. 心脏黏液瘤的遗传学研究进展. 中国分子心脏病学杂志,2020,20(2):3345-3348.
5. MABUCHI T,SHIMIZU M,INO H,et al. PRKAR1A gene mutation in patients with eardiac myxoma. International Journal of Cardiology,2005,102:273-277.
6. 孙洋,周洲. 心脏黏液瘤分子遗传学研究进展. 临床与实验病理学杂志,2018,34(11):1239-1242.
7. 唐颖. 心脏黏液瘤的发生、特征和分子生物学机制. 中国循环杂志,2017,32(7):719-720.
8. BOLOURIAN A A,KARIMI M,MIRXSIE A. Myxoma of the tricuspid valve [J]. Heart Valve Dis,2000,9:288-290.
9. 郭宏伟. 家族性心脏黏液瘤家系中 PRKAR1A 基因变异的研究. 中国循环杂志,2015,21:35-36.
10. 贾立群,杨玲. 心脏黏液瘤的研究和诊疗进展. 癌症杂志,2021,40(3):91-97.
11. 李德云. 心脏黏液瘤的临床及超声特点探讨. 影像研究与医学应用,2018,2(15):109-110.
12. 王海曙,王莉枝,王学斌. 心脏黏液瘤临床分析及围手术期管理. 中国药物与临床,2021,21(7):1187-1189.

第七章
遗传性易栓症

第一节　概述

1965 年，Egeberg 等报道 1 例遗传性抗凝血酶 - Ⅲ 缺乏症（hereditary antithrombin Ⅲ deficiency）伴血栓栓塞时首先提出易栓症（tromobophilia）一词，意为血栓形成的倾向性增高。近年来，易栓症的含义扩大到其他有血栓栓塞的遗传性抗凝血蛋白缺陷、凝血因子缺陷、纤溶成分缺陷及代谢障碍等疾病。

易栓症可分为遗传性易栓症（inherited thrombophilia）和获得性易栓症（acquired thrombophilia），易栓症是由于抗凝血成分（抗凝血酶、蛋白 C、蛋白 S 等）减少或者凝血因子（纤维蛋白原、凝血酶原、因子 V 等）增多，诱发血液有形成分在血管内形成栓子，造成血管部分或完全堵塞，引起相应部位血流障碍的病理过程，在临床上易栓症可分为静脉血栓栓塞性疾病（venous thromboembolism，VTE）和动脉血栓性疾病（atheroangitisdiseases，AAD）。

易栓症在临床上主要以 VTE 为主，且发病年龄较轻（< 45 岁），可自发或诱发形成。VTE 主要为深静脉血栓形成（deep vein thrombosis，DVT）和肺血栓栓塞症（pulmonary thromboembolism，PTE），它们是同一种疾病的不同临床过程，为同一疾病的不同临床表现。DVT 常发生于下肢，临床表现为不对称肿胀、疼痛和浅静脉曲张是下肢 DVT 的三大症状。PTE 主要表现为咯血、胸痛及呼吸困难三联征，PTE 多来自静脉系统或右心腔的血栓，阻塞肺动脉或其分支导致的肺循环、呼吸功能障碍等。AAD 多见于急性冠状动脉综合征、心房颤动、动脉缺血发作及脑卒中等。

一、国内外指南

（一）国外指南

美国胸科医师学会（American College of Chest Physicians，ACCP）自 1986 年发布了第 1 版抗血栓和溶栓指南以来，已成为目前国际公认的血栓栓塞性疾病防治指南，此后随着血栓与溶栓的循证医学研究进展，ACCP 一般每 3~4 年更新 1 次抗血栓与溶栓指南，至 2004 年 ACCP 已发布了抗血栓治疗和血栓预防指南第 7 版。

2008 年，ACCP 发布了抗血栓治疗和血栓预防指南第 8 版，该版涵盖了血栓栓塞性疾病的预防和治疗，其中 VTE 的预防是该版的重点。

2012 年，ACCP 发布了抗血栓治疗和血栓预防指南第 9 版，该版增加了血栓防治领域研究的新成果。

2016 年，ACCP 发布了抗血栓治疗和血栓预防指南第 10 版，该版修订更新了近年抗血栓的诊断和治疗新进展。

2018 年，美国妇产科医师学会（American College of Obstetriciansand Gynecologists, ACOG）发布了妊娠期遗传性易栓症的管理指南，该指南指出遗传性易栓症与静脉血栓栓塞风险增加相关，并在妊娠期可引起不良妊娠结局（复发性流产、妊娠期高血压、胎儿生长受限、死胎等），提出在妊娠期间筛查适应证及管理建议等。

2021 年，ACCP 发布了《2021 CHEST 指南：VTE 抗栓治疗（第 2 次更新）》。CHEST 对 VTE 抗栓治疗指南的制定和不断更新，其中 2016 年第 10 版对 2012 年第 9 版进行了第 1 次更新，解决了 12 个 PICO（适应人群 Patients，P、干预措施 Intervention，I、对照研究 Comparision，C、临床结局 Outcome，O）问题，并添加了 3 个既往未解决的 PICO 问题。自 2016 年更新以来，又出现了许多新的证据，进一步为 VTE 患者的护理提供了依据，该更新就 17 个 PICO 问题提供了指导，其中 4 项是既往指南中未解决的 PICO 问题。专家组提出了 29 条指导建议，包括 13 条 I 级推荐，涵盖了 VTE 抗栓治疗的各个方面，包括二级预防管理以及降低 PTE 风险。

（二）国内指南

2012 年，中华医学会血液学分会血栓与止血学组为规范易栓症的检测，参考国内外近年易栓症研究的新进展，首次制定发布了《易栓症诊断中国专家共识（2012 年版）》。

2018 年，中国血栓性疾病防治指南专家委员会、中华医学会和中国健康促进基金会，参考近年国外血栓防治指南的推荐意见及最新循证医学证据，尤其是中国研究结果进行综合评估，发布了《中国血栓性疾病防治指南》。

2019 年，中华医学会急诊医学分会、中国医药教育协会急诊医学分会制定发布了《中国急性血栓性疾病抗栓治疗共识》，旨在规范、提升临床医师对急性血栓疾病的诊断和抗栓治疗的实践能力，为临床实践和相关研究提供指导意见。

2020 年，中国健康促进基金会血栓与血管专项基金专家委员会，制定了《静脉血栓栓塞症机械预防中国专家共识》，VTE 的预防措施包括基本预防、机械预防和药物预防，三者相辅相成，合理应用，可以有效预防 VTE 的发生发展。该共识为临床医师、护士等专业人员提供 VTE 机械预防的决策依据、规范医疗及护理行为等。

2021 年，为规范我国易栓症的诊断与治疗，经中华医学会血液学分会血栓与止血学组组织有关专家讨论，结合 GRADE（Grade of Recommendations Assessment Development and Evaluation）分级系统，即证据等级和推荐程度的评估而制定易栓症诊断与防治中国指南（2021 年版）。

二、凝血与抗凝血系统

（一）凝血系统

血液在局部由液体状态转变为成凝胶状态称为血液凝固或凝血。凝血是由一系列活化凝血因子的酶促反应过程，每个凝血因子都被其前因子所激活，最后形成纤维蛋白，凝血机制较为复杂，可分为三个途径。

1. 内源性凝血途径 内源性凝血途径是由因子Ⅶ被激活到因子Ⅸa-Ⅶa-Ca^{2+}-PF_3 复合物形成过程：①因子Ⅶ激活：因子Ⅶ与带负电荷的物质接触后，或者在激肽释放酶的作用下，成为活化因子Ⅶ（Ⅶa），因子Ⅶa 主要作用是激活因子Ⅺ、因子Ⅻ、激肽释放酶原和纤溶酶原；②因子Ⅺ激活：在因子Ⅻa 的作用下，因子Ⅺ被激活，Ⅺa 的作用是激活因子Ⅸ；③激肽释放酶原：在因子Ⅻa 的作用下，激肽释放酶原被激活成为激肽释放酶，激肽释放酶的作用是激活因子Ⅻ、因子Ⅺ及因子Ⅶ，使激肽原、纤溶酶原分别转变成激肽、纤溶酶；④激肽原的作用：激肽原参与因子Ⅻ、因子Ⅺ的激活，激肽具有扩张血管、增加血管通透性和降压等作用；⑤因子Ⅷ：C

作用:因子Ⅷ:C被凝血酶激活成为活化因子Ⅷa,后者与因子Ⅸa、Ca^{2+}和PF_3结合,形成因子Ⅸa-Ⅷa-Ca^{2+}-PF_3复合物,具有激活因子Ⅹ的作用;⑥凝血酶生成:因子Ⅹa和因子Ⅴa使凝血酶原释放出片段$_{1+2}$(F_{1+2}),F_{1+2}受凝血酶自身水解而裂解为片段1(F_1)、片段(F_2)形成凝血酶。

2.外源性凝血途径　外源性凝血途径是因子Ⅲ释放至因子Ⅲ-Ⅷa-Ca^{2+}复合物的形成过程。

3.共同凝血系统　因子Ⅹ激活是纤维蛋白形成过程,它是内源性、外源性凝血途径的共同凝血阶段。

(二)抗凝血系统

生理性抗凝血系统包括细胞、体液、蛋白C系统及组织因子途径抑制物等。

1.细胞抗凝血作用　进入血液循环中的组织因子、免疫复合物等促进凝血的物质可被单核吞噬细胞系统所吞噬和清除,被激活的凝血因子等可被肝脏细胞摄取和灭活。

2.体液抗凝血作用　有抗凝血酶Ⅲ、肝素辅因子Ⅱ等作用。

3.蛋白C系统　包括蛋白C、蛋白S、血栓调节蛋白及活化蛋白C抑制物。

4.组织因子途径抑制物　由血管内皮细胞、单核细胞和肝细胞合成,是因子Ⅲa-Ⅷa复合物的抑制物。

(三)纤维蛋白溶解系统

纤维蛋白溶解系统是清除血管壁的纤维蛋白,是防止血栓形成和出血性疾病的发生重要调节系统,纤维蛋白溶解是从纤溶酶原活化到纤维蛋白(原)降解产物形成的过程。

1.纤维蛋白溶解系统组成　①纤溶酶原激活物:内源性有因子Ⅻa、激肽释放酶原、高分子量激肽原、尿激酶原等;外源性有组织型纤溶酶原激活物、尿激酶、链激酶等;②纤溶酶:纤溶酶可使纤维蛋白(原)成为纤维蛋白(原)降解产物;③纤溶酶

抑制物:有纤溶酶原激活物抑制因子1、$α_2$-纤溶酶抑制物,其中纤溶酶原激活物抑制因子1主要抑制组织型纤溶酶原激活物和尿激酶的活化作用,而$α_2$-纤溶酶抑制物抑制纤溶酶水解纤维蛋白;④纤维蛋白(原)降解产物:具有抗血小板聚集和抗血液凝固的作用。

2.激活途径　①内源性激活途径:是由因子Ⅻa和激肽释放酶激活纤溶酶原形成纤溶酶的途径;②外源性激活途径:是由组织型纤溶酶原激活物等激活纤溶酶原形成纤溶酶的途径,其中应用药物(如组织型纤溶酶原激活物、尿激酶、链激酶等)可使纤溶酶原激活形成纤溶酶。

(四)血小板

血小板具有黏附、释放、聚集、促进凝血、血块收缩及维护内皮细胞完整性等功能。

1.黏附　血小板表面有许多不同受体,这些受体与相应的配体结合时即可被激活。当血管内皮细胞受损时,内皮下组织中的Ⅰ型和Ⅲ型胶原暴露,两者中有一个9肽结构的活性部位。从这一活性部位通过血管性假血友病因子(von Willebrand factor,vWF)与血小板膜上的受体糖蛋白Ⅰb连接,实现了血小板与损伤部位的黏附。

2.释放　黏附的血小板开始释放其内容物,随着血小板形态的变化,血小板细胞膜的脂质双分子层的磷脂分子中的花生四烯酸游离出来,进而受血小板膜上酶的作用,形成血栓素A2(thromboxaneA2,TXA2)等。血小板颗粒内含物(致密颗粒、α颗粒)的释放不是同时进行的,由致密颗粒释放二磷酸腺苷(adenosine diphosphate,ADP)、5-羟色胺的反应出现得快;α颗粒则随其内含物不同,释放迟早不同,含血小板第4因子、β血栓球蛋白等成分的α颗粒先释放,含酸性水解酶的颗粒(相当于溶酶体)后释放。释放是需能过程,膜上的钙泵将Ca^{2+}泵入血小板内,激活三磷酸腺苷(adenosine diphosphate,ATP)酶,最后引起血小板

收缩,导致血小板内颗粒的释放。

3.聚集　血小板之间的相互黏附称为聚集,其中 ADP、肾上腺素、凝血酶及胶原等为血小板的致聚剂,不同的致聚剂引起聚集过程的表现有所不同,如加入 ADP 可直接引起血小板聚集,而聚集的血小板释放的 ADP 可以再次引起新的血小板聚集,从而可以出现两个聚集波。胶原本身不能直接引起血小板聚集,只能在诱导血小板释放 ADP 后引起。

4.凝血与血块收缩　血小板 3 因子提供磷脂表面吸附大部分凝血因子,增加凝血反应速度。受损伤的血管或组织处于产生一些因子,启动内源性和外源性血凝系统,在血小板所释放的不同因子的综合作用下,数分钟内完成了一系列酶促生化连锁反应,最终导致血浆内可溶性的纤维蛋白原转变成不溶性的纤维蛋白。纤维蛋白相互交织成网,将血细胞网罗起来,形成冻胶状的血凝块。

5.维护内皮细胞完整性　血液在血管中迅速流动有时会损伤血管壁,血小板可从流动状态转而附在内皮细胞表面,二者之间的细胞膜消失,细胞质相互融合,参与血管内皮细胞的再生和修复,从而维护血管内皮的完整性。

(五)促凝血物质

促凝血物质包括:因子Ⅴ、因子Ⅶ、因子Ⅷ、因子Ⅸ、因子Ⅺ、因子Ⅹ、组织因子(tissue factor,TF)、vWF、纤维蛋白原(fibrinogen,FIB)、凝血酶原、血小板活化因子(platelet activating factor,PAF)等。

1.因子Ⅴ　因子Ⅴa 可与因子Ⅹa 结合,其与因子Ⅹa 和膜形成的复合物称为凝血酶原酶,是凝血酶原的生理活化物,起着核心酶的调节作用,是通过两条途径进行:①通过 AT-Ⅲ 中和因子Ⅹa 的蛋白溶解活性;②通过活化的蛋白 C 的蛋白溶解性切断来中和因子Ⅴa 的结合功能。

2.因子Ⅶ　因子Ⅶ是凝血过程中的一个重要辅助因子,是参与因子Ⅹ外源性激活途径中唯一的

凝血因子。因子Ⅶ是维生素 K 依赖性蛋白,由肝细胞分泌,凝血因子Ⅶ活化前以单链形式存在,因子Ⅶ成熟的蛋白主要以无活性的单链酶原形式存在于血液中。

3.因子Ⅷ　因子Ⅷ是内源性凝血系统中重要的凝血因子,它与激活的因子Ⅸ(Ⅸa)、Ca^{2+} 结合在血小板磷脂上形成复合物,Ⅸa 以其丝氨酸酯酶的作用切断因子Ⅹ肽链上的精氨酸-异亮氨酸的联结而形成Ⅹa,因子Ⅷ在此过程中是起着辅助因子的作用。

4.因子Ⅸ　因子Ⅸ是内源性凝血系统中必需的凝血因子,在临床测定因子Ⅸ水平可作为研究血栓形成及高血压等疾病发病机制的一项生化指标。

5.因子Ⅹ　因子Ⅹ轻链的 γ-羧基谷氨酸结构区域,通过切断重链上的一个肽链,因子Ⅹ转变为其活性形式即有凝血活性和脂酶活性的因子Ⅹa,重链的切断由因子Ⅸa-因子Ⅷa 复合物或由因子Ⅶa-组织因子复合物催化进行。

6.因子Ⅺ　因子Ⅺ在其活化过程中,先转变成无活性的中间体因子Ⅺa,然后转变为有活性的因子Ⅸαβ。

7.TF　TF 是血液中的第Ⅲ因子,生理状态下血浆中并无 TF 的存在,所以对 TF 血浆水平的测定可作为一种凝血标志物。

8.vWF　vWF 是血管内皮细胞膜表面的特征性抗原,当内皮细胞受损造成内皮下组织暴露时,vWF 合成、释放迅速增加,具有在血管损伤处介导血小板黏附、聚集和血栓形成,是血小板黏附在皮下组织所必需的因子,缺乏 vWF 时患者可有出血表现。

9.凝血酶原　凝血酶原在血液中以无活性的形式存在,被激活后即为有活性的凝血酶,测定血浆凝血酶原可作为外源性凝血系统的筛选试验,在临床上可作为血栓性疾病和出血性疾病的参考指标。凝血酶原在凝血过程中被激活后转变成有活

性的凝血酶,凝血酶作用于纤维蛋白原使之转变为纤维蛋白。

10. FIB　FIB 在凝血酶的作用下,被水解为纤维蛋白单体,纤维蛋白单体可以自动聚合成一疏松的纤维蛋白聚合体,后者在 XⅢa 及 Ca^{2+} 的作用下,交联成为牢固的纤维蛋白,临床研究表明,FIB 水平增高被认为是缺血性心血管疾病发病的危险因素之一,并且与急性动脉血栓发生和复发有着密切的关系。在许多与血栓有关的基因突变中,基因突变的纤维蛋白原表现为纤溶酶原激活障碍-纤溶障碍,从而导致血栓形成,血浆纤维蛋白原浓度升高被认为动脉血栓的高危因素,编码 β 链的基因多态性常与血浆纤维蛋白原水平升高及动脉血栓危险增加有关。

11. PAF　PAF 是一种具有生物活性的脂质递质 PAF,是迄今为止发现的一种最强活性的脂类介质,作为一种特殊类型的细胞因子,参与多种生理及病理效应,在体内发挥着类似于激素的生物学活性。

三、病因

血栓形成的发病机制为凝血机制异常、血管壁受损、血液成分改变及血流动力学变化等。血栓形成属于复杂的多基因—环境因素共同作用导致的多因素性疾病,其中遗传因素约占 60% 以上,能够破坏血液凝血与抗凝平衡的因素均可诱发血栓性疾病的发生发展。临床研究显示,遗传背景和生活方式的不同,血栓性疾病的发病率、致病基因突变、发病机制、病情严重程度及治疗反应等在不同人群、种族中存在着明显的差异,其中在欧美国家凝血酶原基因 G20210A 突变和因子 V Leiden 基因突变是白人最常见的 VTE 遗传性因素,而亚洲人群则以抗凝蛋白(蛋白 C、蛋白 S、抗凝血酶、血栓调节蛋白等)基因的功能缺失性突变为主。在我国汉族人群中蛋白 C 缺乏症、蛋白 S 缺乏症、抗凝血酶缺

乏症等检出率较高,而凝血酶原基因 G20210A 突变和因子 V Leiden 基因变异极为罕见。

天然抗凝蛋白具有抑制炎症和抗动脉粥样硬化的作用,因此遗传性抗凝蛋白缺乏也是动脉血栓性疾病的高危因素之一。

四、筛查

1. 发病率　临床研究表明,近年在全世界范围 VTE 发病率有逐年增长的趋势,我国对 2007—2016 年 90 家医院住院患者研究发现,近 10 年来 VTE 住院率从 3.2/100000 上升到 17.5/100000,其中 DVT 住院率从 2.0/100000 上升到 10.5/100000;PTE 住院率从 1.2/100000 上升到 7.1/100000。

经流行病学研究显示,在西方发达国家 VTE 年发生率约为 1.0%,相关病死率约为 12.0%,但在临床上 VTE、DVT 患者发生时往往没有任何征兆,或者首发症状即表现为心功能不全、休克甚至死亡等。

2. 筛查　由于遗传研究技术的进步,VTE 相关的基因突变不断被发现,这些技术包括全基因组关联研究(genome wide association studies,GWAS)和用于大规模 DNA 测序和鉴定的新技术等。下一代测序(next-generation sequencing,NGS)技术能同时对几十万至几亿的 DNA 分子进行平行测定,具有高通量、高敏感度等优势,NGS 技术的应用按复杂度从低到高分为疾病靶向的基因检测芯片、外显子测序(exome sequencing)和基因组测序(genome sequencing)等。其中基因检测芯片即某疾病已知相关基因的组合,测序的敏感性和特异性较高;NGS 的测序范围涵盖全基因组,因此所得数据庞大;外显子测序技术能够快速地确定致病基因及突变位点,有助于加速筛查出单基因疾病的致病基因和易感基因等。

在临床上有以下指征应进行易栓症的致病基因突变筛查:①发病年龄较轻(<45 岁);②有明确

VTE;③复发性 VTE;④少见部位 VTE(如下腔静脉、肠系膜静脉、脑静脉、肝静脉、肾静脉等);⑤特发性 VTE(无明显诱因的 VTE);⑥女性口服避孕药或绝经后接受雌激素替代治疗的 VTE;⑦复发性不良妊娠(流产、胎儿发育停滞、死胎等);⑧华法林抗凝治疗中发生双香豆素性皮肤坏死者;⑨新生儿暴发性紫癜等。

五、辅助检查

(一)实验室检测

1. 血液指标　全血细胞计数、肝功能、肾功能、凝血功能、抗凝血酶活性、半胱氨酸、抗磷脂抗体、蛋白 C、蛋白 S、纤维蛋白原、凝血酶原时间(prothrombin time,PT)、活化部分凝血活酶时间(activated partial thromboplastin time,aPTT)、纤维蛋白单体(fibrin monomer,FM)、凝血酶-抗凝血酶复合物(thrombin antithrombin complex,TAT)、因子Ⅷ(factor Ⅷ,FⅧ)、D-二聚体(D-dimer)、因子 V Leiden、凝血酶原 G20210A、vWF 等。

2. 分子生物学指标　聚合酶链式反应(polymerase chain reaction,PCR)、限制性片段长度多态性(restriction fragment length polymorphism,RFLP)、PCR 产物进行直接测序等可以确定其遗传缺陷存在。

3. 基因突变　随着基因检测技术的发展,遗传背景在静脉血栓形成与发病风险明显相关。在汉族人群中应进行蛋白 C 基因(protein C gene,PROC)、蛋白 S 基因(protein S gene,PROS1)、抗凝血酶 Ⅲ 基因(serpinc1gene,SERPINC1)的突变筛查;而少数民族患者中尤其是具有高加索血统如维吾尔族、哈萨克族等应进行凝血酶原基因 G20210A 突变位点和因子 V Leiden 基因突变位点的检测。

(二)影像学检查

近年由于影像学的新技术和新方法快速发展及临床应用的普及,易栓症的早期准确诊断率显著提高,而误诊率、漏诊率明显降低。

1. 心血管超声检查　心血管超声检查显示正常静脉管壁呈连续平滑的管线状结构,管壁厚薄均匀回声较强易于识别。心血管超声检查诊断静脉血栓形成是一项敏感而特异性首选方法,是通过超声探头加压技术可发现静脉腔内异常回声、静脉不能被压陷及静脉腔内无血流信号等特定性征象,其中对中央型深静脉血栓形成早期诊断的准确性优于周围型。常用超声检查有彩色多普勒超声心动图、实时三维超声心动图、血管内超声心动图等,其中以彩色多普勒超声心动图应用最为广泛。

2. 计算机断层扫描静脉造影(computed tomographyveuography,CTV)　CTV 检查可同时显示下腔静脉、盆腔静脉及下肢静脉等血流状态,对深静脉病变的性质、程度及范围的评估具有整体性。

3. 计算机断层扫描肺血管造影(computed tomography pulmonary angiography,CTPA)　CTPA 检查已成为诊断 PTE 的首选影像学检查方法,尤其是对肺动脉主干、左右肺动脉及其主要分支内的血栓显示准确性高,可对其范围、程度作出定量分析。

4. 磁共振静脉造影(magnetic resonanceveuography,MRV)　MRV 检查具有鉴别新旧血栓的功能,对 DVT 诊断的敏感性和特异性较高,尤其对无症状 DVT 具有明确诊断意义。

5. 下肢静脉顺行造影(ascending phlebography of the lower limbs,APG)　APG 检查可使下肢深静脉直接显影,可准确的判断有无血栓形成,显示血栓的位置、形态及侧支循环等情况,被公认为是诊断 DVT 的金指标。但由于是有创性检查方法,且费用较高,难以在各级医院常规应用,目前在临床上多用于无创性检查方法不能确诊,或者取栓前需要明确诊断的患者。

6. 放射性核素(radioactive nuclide)　放射性核

素检查利用核素在血流或血块中的浓度改变进行扫描显像,常用的放射性核素有:碘125（^{125}I）和^{99}锝^{m} - 大颗粒聚合白蛋白（^{99}Tc^{m} - labelled macroaggregated albumin,^{99}Tc^{m} - MAA）。放射性核素检查适用于怀疑 PTE,但无下肢 DVT 症状和体征的患者,其诊断符合率可达90%以上。

六、诊断

VTE 发病后早期确诊需要结合症状、全面详细查体、详细了解个人病史、家族史、家系系谱分析、影像学检查、血液生化标志物、凝血功能指标及相关致病基因突变的检测等进行综合分析判断。

临床上对 VTE 诊断常用的量化评估表有 Caprini 评估量表、Rogers 评估量表、Padua 评估量表等,其中 Caprini 评估是 1991 年制定发布并应用于临床,随着对 VTE 致病病因和发病机制的深入研究,该评估量表经近 20 年不断修订更新,至 2010 年已形成了较为成熟的风险评估量表,但 Caprini 评估量表主要适用于外科住院的患者。Rogers 评估量表于 2007 年制定发布的,但经临床应用表明,该评估量化表不能简便快速,临床实用性低,并且在临床没有经过充分的验证。Padua 评估量表于 2010 年制定发布,该评估量化表主要用于评估内科住院患者的 VTE 风险评估,2015 年我国更新发布的《内科住院患者 VTE 预防的中国专家建议》也采用了 Padua 评估量表。

在临床上常用的量化指标为 Wells 评分系统,Wells 评分是根据患者的病史、临床表现、体征和危险因素等综合评估罹患 DVT、PTE 的可能性,见表7.1,7.2。

表 7.1 DVT 的 Wells 评分

病史及临床表现	评分
肿瘤	1
瘫痪或近期下肢石膏固定	1
近期卧床 > 3 天或近 12 周内大手术	1

（续表）

病史及临床表现	评分
沿深静脉走行的局部压痛	1
全下肢水肿	1
与健侧相比,小腿肿胀周径 > 3cm	1
既往有下肢 DVT 的病史	1
凹陷性水肿（症状侧下肢）	1
有浅静脉的侧支循环（非静脉曲张）	1
类似或与下肢 DVT 相近的诊断	-2

注:临床可能性:低度 ≤ 0 分;中度 1 ~ 2 分;高度 ≥ 3 分。如双侧下肢均有症状,以症状严重的一侧为准

表 7.2 PTE 的 Wells 评分

病史及临床表现	评分
PTE 或 DVT 的病史	1
4 周内制动或手术	1
活动性肿瘤	1
心率 ≥ 100 次/分	1
咯血	1
DVT 症状或体征	1
其他鉴别诊断的可能性低于 PTE	1

注:临床可能性:低度 0 ~ 1 分;高度 ≥ 2 分

七、治疗

易栓症的治疗主要是口服或静脉给予抗凝物质,近年由于新的抗凝药物研发上市,临床应用的适应证扩大和禁忌证减少,患者依从性及有效性明显提高,而并发症的发生率显著降低。

（一）抗凝治疗

1. 肝素类　肝素类有普通肝素和低分子肝素:①普通肝素可根据病情应用小剂量、中剂量及大剂量,在临床应用中剂量和大剂量时须监测活化部分凝血活酶时间（activated partial thromboplastin time,aPTT）和肝素浓度,其中 aPTT 较正常对照值延长 1.5 ~ 2.5 倍,血浆肝素浓度为 0.2 ~ 0.5U/mL,是最佳抗凝效果,又无发生严重出血的风险,另外有严

重肾功能不全的患者初始抗凝时选用普通肝素,因普通肝素不经肾脏代谢;②低分子肝素具有注射吸收好、半衰期长、生物利用度高、出血副作用少及无须实验室监测等优点,是预防和治疗 DVT 的常用药物。

2.维生素 K 拮抗剂　常用药物为华法林钠片,其作用靶点为凝血因子Ⅱ、Ⅶ、Ⅸ、Ⅹ,蛋白 C 及蛋白 S。基因组学研究发现:①编码 CYP2C9(cytochrome P4502C9)基因的单核苷酸多态性可显著改变华法林钠片的代谢,从而影响药物发挥初始效应的速度和国际标准化比值(international normalized ratio,INR)达到治疗范围所用的维持量;②编码维生素 K 环氧化物还原酶复合体亚单位 1(Vitamin K epoxide reductase complex subunit 1,VKORC1)酶的不同基因突变也与华法林钠片的敏感性有关;③种族因素是导致华法林钠片维持剂量差异的决定因素,这可解释国人用较小的起始剂量和较小的 INR 治疗范围就可达到一定抗凝、抗栓作用的原因。

3.非维生素 K 拮抗剂口服抗凝药(non-vitamin K antagonist oral anticoagulants,NOAC)　患者如出现心房颤动、心室扩大、室壁瘤形成或血栓栓塞症等应选用 NOAC,NOAC 包括直接Ⅹa 因子抑制剂(如利伐沙班、阿哌沙班、艾多沙班等)和直接凝血酶抑制剂(如达比加群等)。较华法林钠片 NOAC 具有药物相互作用少、半衰期短及起效快等优点,已广泛应用于预防心房颤动患者的卒中和全身血栓栓塞。由于 NOAC 在肝脏代谢,对于伴有凝血障碍、重度肝损害的患者禁用 NOAC。另外 NOAC 经肾脏代谢,长期使用 NOAC 时应定期监测肾功能,并根据肾功能的变化进行相应剂量调整,其中:

(1)达比加群酯胶囊 110mg/次或 150mg/次,2 次/天,用水送服,餐时或餐后服用均可。注意事项:①口服时请勿打开胶囊;②年龄≥75 岁、血肌酐清除率 30~50mL/min 有增加出血的风险;③长

期口服时需定期检测活化部分凝血活酶时间(activated partial thromboplastin time,aPTT);④当患者出现无法控制的出血或需要接受紧急手术治疗时,则需要逆转剂抵消抗凝剂的作用。依达赛珠单抗(idarucizumab)为特异性逆转剂,其治疗剂量为5.0g,分 2 次给药,每次经静脉弹丸式注射或快速输注 2.5g,2 次间隔时间不超过 15min。

(2)利伐沙班 10~20mg/次,1 次/天,用水送服。注意事项:①利伐沙班的特异性逆转剂为And-α,And-α 是人源化重组Ⅹa 因子诱导蛋白,与Ⅹa 因子竞争结合利伐沙班;②And-α400mg,静脉弹丸式给药,随后以 4mg/min 输注 120min(总共880mg);③利伐沙班禁用于中度、重度肝损害的患者,因为在这类患者中利伐沙班的药物暴露量增加>2 倍。

(3)阿哌沙班 5.0mg/次,2 次/天;如患者符合以下条件中的 2 条,剂量减为 2.5mg/次,2 次/天:①体重≤60kg;②年龄≥80 岁;③血肌酐≥133μmol/L(1.5mg/dL);④肌酐清除率(creatinine clearance,CrCl)15~29mL/min。

(4)艾多沙班 60mg/次,1 次/天;如患者符合以下条件:①体重≤60kg;②CrCl 15~49μmol/L;③使用 P 糖蛋白(P-glycoprotein,P-gp)抑制剂等治疗时,其剂量减为 30mg/次,1 次/天。

(二)溶栓治疗

1.方法　①静脉溶栓:静脉溶栓为全身给药,是通过外周末梢静脉泵入,其操作简单、溶栓疗效好等;②导管溶栓:导管溶栓为局部给药,置管溶栓的优点为溶栓导管直接插入血栓部位,持续注入药物,使之有较高的浓度,血栓可迅速溶解,有助于保护患者肢体近端的深静脉瓣膜,主静脉通畅,改善静脉回流,降低静脉压,缓解患者胀痛及消除水肿等症状。

2.药物　溶栓治疗药物有尿激酶(urokinase,UK)、链激酶(streptokinase,SK)、重组组织型纤溶

酶原激活物(recombinant tissue plasminogen activator, rt-PA)等。①注射用 UK:UK 4400 单位/kg,缓慢 10min 静脉注射,随后以 4400 单位/kg/h 速度维持;②注射用重组 SK:SK25 万单位 30min 内静脉注射,然后再以 10 万单位/60min 速度维持;③rt-PA:rt-PA40~50mg/次,然后再以 1 次/2h 静脉注射,直至症状缓解。

（三）手术治疗

一般溶栓治疗最长可持续 7 天,如经规范、及时溶栓药物治疗后,血栓溶解不完全时,可考虑采用手术治疗。

1. 手术取栓　较严重的髂股静脉血栓形成,机体功能状态良好的患者,如条件允许可行手术取栓,以减少急性期症状并降低血栓后的致残率、病死率等。

2. 滤器置入　早期中央型 DVT 患者如选择静脉取栓术时需放置滤器,其中下腔静脉滤器可以预防和减少 PTE 的发生。

易栓症的治疗重点在于早期诊断及靶向干预,由于遗传因素决定了不同个体对血栓形成有着不同的易感性,全面研究易栓症的遗传因素则有望实现对血栓性疾病的早期诊断和风险预测,从而实现精准治疗。

八、遗传性易栓症

遗传性易栓症在临床上特征性表现为静脉血栓反复形成、家族史阳性、发病年龄较轻;部分患者也可表现为动脉血栓,少数女性患者可出现产科并发症等。遗传性易栓症是由抗凝血蛋白、凝血因子、纤溶蛋白的缺陷及代谢异常等病因所致。本章著述为致病基因突变引起的遗传性易栓症,其主要疾病包括遗传性蛋白 C 缺乏症(hereditary protein C deficiency,HPCD)、遗传性蛋白 S 缺乏症(hereditary protein S deficiency,HPSD)、活化蛋白 C 抵抗症(activated protein C resistance,APCR)、遗传性异常纤维蛋白原血症(congenital dysfibrinogenemia,CD)、遗传性抗凝血酶-Ⅲ 缺乏症(hereditary antithrombin Ⅲ deficiency)、凝血酶原基因 20210A(prothrombinfactor Ⅱ G20210A,F Ⅱ G20210A)突变、遗传性高同型半胱氨酸血症(hereditary hyperhomocysteinemia,HHcy)、血栓调节蛋白缺陷症(thrombo modulin deficiency,TMD)、遗传性富组氨酸糖蛋白增多症(hereditary histidine-rich glycoprotein hyperemia)、遗传性异常纤溶酶原缺陷症(hereditary abnormal plasminogen deficiency)等。

参考文献

1. 邹虹,漆洪波.遗传性易栓症的研究进展.中华产科急救电子杂志,2014,3(2):136-139.
2. 郭伟,许永乐,贾鑫.规范静脉血栓栓塞性疾病抗栓治疗—第 8 版美国胸科医师学会抗栓治疗指南解读.中国实用外科杂志,2010,30(10):1031-1032.
3. GUYATT G H, AKL E A, CROWTHER M, et al. Introduction to the Ninth Edition: Antithrombotic Therapy and Prevention of Thrombosis, 9th ed: American College of Chest Physicians Evidencebased Clinical Practice Guidelines[J]. Chest, 2012, 141(2 Suppl): 48S-52S.
4. KEARON C, AKL E A, ORNELAS J, et al. Antithrombotic Therapy for VTE Disease: CHEST Guideline and Expert Panel Report[J]. Chest, 2016, 149(2): 315-352.
5. 董艳玲,漆洪波.ACOG 妊娠期遗传性易栓症指南(2018)解读.中国实用妇科与产科杂志,2019,35(3):298-303.
6. STEVENS S, WOLLER S, KREUZIGER L, et al. Antithrombotic Therapy for VTE Disease: Second Update of the CHEST Guideline and Expert Panel Report. CHEST, 2021, 160(6): 2247-2259.
7. 中华医学会学学会血栓与止血组.易栓症诊断中国专家共识(2012 年版).中华血液学杂志,2012,33(11):982.
8. 中国血栓性疾病防治指南专家委员会,中华医学会,中国健康促进基金会.中国血栓性疾病防治指南.中华医学杂志,2018,98(36):2861-2888.

9.中华医学会急诊医学分会,中国医药教育协会急诊医学分会.中国急性血栓性疾病抗栓治疗共识.中国急救医学杂志,2019,39(6):501-532.

10.2020年中国健康促进基金会血栓与血管专项基金.静脉血栓栓塞症机械预防中国专家共识.中华医学杂志,2020,100(7):484-492.

11.胡豫,赵永强,等.易栓症诊断与防治中国指南(2021年版).中华血液学杂志,2021,42(11):881-888.

12.宋雷,惠汝太.单基因遗传性心血管疾病基因诊断指南.中华心血管病杂志,2019,47(3):175-196.

13.BEYE A, PINDUR G. Clinical significance of factor V leiden and prothrombin G20210Amutations in cerebral venous thrombosis – comparison with arterial ischemic stroke[J]. Clin Hemorheol Microcirc, 2017, 67(3/4): 261-266.

14.JORDAN F L, NANDORFF A. The familial tendency in thrombo-embolic disease[J]. Acta Med Scand, 2010, 156(4):267-275.

15. CANERO A, PARMEGGIANI D, AVENIA N, et al. Thromboembolic tendency (TE) in IBD(infl-amematory bowel disease) patients[J]. Ann Ital Chir, 2012, 83(4):313-317.

16.张宇,翟振国,王辰.全外显子测序在静脉血栓栓塞症的研究现状和展望.中华结核和呼吸杂志,2018,41(12):974-978.

17.唐亮,胡豫.中国血栓性疾病的研究与诊治现状.中华检验医学杂志,2016,39(10):729-732.

18.WELLS P S, ANDERSON D R, RODGER M, et al. Evaluation of D-dimer in the diagnosis of suspected deep-vein thrombosis[J]. N Engl J Med, 2003, 349(13): 1227-1235.

19.WEITZ J I, JAFFER I H. Optimizing the safety of treatment for venous thromboembolism in the era of direct oral anticoagulants[J]. Pol Arch Med Wewn, 2016, 126(9):688-696.

20.赵淑娟,孙俊,高传玉,等.非维生素K拮抗剂口服抗凝药特异性逆转剂的研究进展.中华心血管病杂志,2019,47(8):657-659.

21.胡子旋,曾勉.遗传性易栓症致静脉血栓栓塞症的口服抗凝药物治疗现状.新医学,2020,51(8):569-575.

22.HINDRICKS G, POTPARA T, DAGRES N, et al. 2020 ESC guidelinesfor the diagnosis and management of atrial fibrillation developed incollaboration with the European Association of Cardio-Thoracic Surgery (EACTS). Eur Heart J,2021,42(5):373-498.

第二节 遗传性蛋白 C 缺乏症

遗传性蛋白 C 缺乏症（hereditary protein C deficiency，HPCD）是由于蛋白 C 基因（protein C gene，PROC）突变，引起蛋白 C 含量、活性明显减低或缺乏，诱发静脉血栓形成，其中纯合子型患者临床症状明显，病情危重；主要治疗措施是以提高血浆蛋白 C 浓度，防治静脉血栓栓塞性疾病（venous thromboembolism，VTE）发生发展。

一、概述

1960 年，发现一种来自凝血酶原复合物的蛋白，可通过内外凝血系统抑制凝血酶原的激活，当时称为自身凝血酶原 I-A，嗣后，研究证实该物质即为蛋白 C。

1976 年，Steflo 首先从牛血浆中分离出蛋白 C。

1981 年，Griffin 等报道一个杂合子型蛋白 C 缺乏家系，该家系家庭成员中有多例为 VTE 患者。

2008 年，由中华医学会外科学分会血管外科学组，发布我国第 1 版《深静脉血栓形成的诊断和治疗指南》，对规范我国深静脉血栓形成的诊断和治疗起到了积极的推动作用。

2012 年，中华医学会外科学分会血管外科学组对第 1 版《深静脉血栓形成的诊断和治疗指南》进行了更新和修订，发布了第 2 版《深静脉血栓形成的诊断和治疗指南》，以期进一步提高我国深静脉血栓形成诊治水平。

2017 年，中华医学会外科分会血管外科学组参考国内外静脉血栓形成的诊断和治疗新进展，发布了第 3 版《深静脉血栓形成的诊断和治疗指南》。

二、病因

HPCD 为常染色体显性遗传病或不完全显性遗传病，具有高度的异质性，经基因组筛选定位，目前仅确定 PROC 基因突变为其致病病因。

三、分子遗传学

PROC 基因

1. 结构 PROC 基因定位于第 2 号染色体长臂 13 区到 14 区（2q13~14），长 10802bp，由 9 个外显子和 8 个内含子组成，编码 405 个氨基酸，相对分子质量约为 62kD。

蛋白 C 包括 1 条重链和 1 条轻链，其中重链编码 250 个氨基酸，相对分子质量约为 41kD；轻链编码 155 个氨基酸，相对分子质量约为 21kD。

2. 功能 PROC 有 5 个功能区，1 个 γ-羧基谷氨酸结构区域（γ-carboxyl glutamic acid domain，Gla）、2 个表皮生长因子（epidermal growth factor，EGF）结构域、1 个连接区域和 1 个含有催化活性中心的丝氨酸蛋白酶（serine protease，SP）结构域。蛋白 C 是一种维生素 K 依赖性糖蛋白，由轻链和重链以单一的二硫键相连而成，在凝血酶或凝血酶-血栓调节蛋白复合物的作用下，转变为活化蛋白 C（activated protein C，APC）有灭活 Va、Ⅷa 及增加纤溶的活性，因此具有抗凝作用。

3. 突变 PROC 基因突变类型有启动密码突变、剪拼位点突变、移码缺失/前移缺失、移码插入/前移插入、无义突变、错义突变、终止突变、隐伏突变或阅读框架偏移突变等，已报道突变位点有 355 个。其中 I 型蛋白 C 缺陷患者突变位点有第 197 位甘氨酸（Gly）被谷氨酸（Glu）所置换（Gly197→Glu）、第 201 位异亮氨酸（Ile）被苏氨酸（Thr）所置换（Ile201→Thr）、第 279 位脯氨酸（Pro）被亮氨酸（Leu）所置换（Pro279→Leu）、第 335 位甲硫氨酸

（Met）被苏氨酸（Thr）所置换（Met335→Thr）、第376 位甘氨酸（Gly）被天冬氨酸（Asp）所置换（Gly376→Asp）等；Ⅱ型蛋白 C 缺陷患者突变位点有第 20 位谷氨酸（Glu）被丙氨酸（Ala）所置换（Glu20→Ala）、第 26 位谷氨酸（Glu）被赖氨酸（Lys）所置换（Glu26→Lys）等。

国内研究发现，PROC 基因第 147 位精氨酸（Arg）被色氨酸（Trp）所置换（Arg147→Trp）在中国人群中较为常见。

四、发病机制

（一）生理功能

蛋白 C 是体内一种重要的抗凝蛋白，主要功能是对凝血因子Ⅴa 和因子Ⅷa 的有限水解作用而起抗凝血效应，并通过中和纤溶酶原活化剂抑制物（fibrinolytic enzyme activator inhibitor，PAI）的作用而增强纤溶的作用。蛋白 C 由肝细胞合成，当凝血酶与内皮细胞的血栓调节蛋白结合形成复合物后，能激活与内皮细胞表面结合的蛋白 C，使之成为 APC。APC 通过蛋白分解作用，抑制激活的因子Ⅷ和因子Ⅹ活性，从而减慢凝血过程。

（二）遗传学机制

HPCD 为常染色体显性遗传病或不完全显性遗传病，患者可分为纯合子型和杂合子型，其中杂合子型发生率较高。PROC 基因突变引起蛋白 C 含量、活性明显减低或缺乏，根据蛋白 C 抗凝活性和含量的关系，蛋白 C 缺陷可分为Ⅰ型和Ⅱ型，其中Ⅰ型约占 HPCD 患者的 76.0%，Ⅱ型约占 HPCD 患者的 11.4%。

Ⅰ型蛋白 C 缺陷　Ⅰ型蛋白 C 缺陷是由于蛋白 C 表达量减少，引起蛋白 C 抗凝活性和含量均降低，降低约为 50%。大多数Ⅰ型蛋白 C 缺陷都是由碱基缺失突变或无义突变引起，如①疏水区 Gly197→Glu、Ile201→THR 突变；②Pro279→Leu 突变时可改变 β 转角的角度；③Met335→Thr 突变时可破坏 α 螺旋；④Gly376→Asp 突变时可阻碍蛋白分泌，突变后生成的蛋白质不能从粗面内质网转运到高尔基器。

Ⅱ型蛋白 C 缺陷　Ⅱ型蛋白 C 缺陷是由于产生了功能异常蛋白 C，造成抗凝血活性下降，但含量正常。Ⅱ型蛋白 C 缺陷均为错义突变，突变位点主要集中在 Gla 区及其丝氨酸蛋白酶区，其中：①Gla 区 Glu20→Ala 突变时磷脂不能增高凝血酶及其调节因子的活性，且对钙离子的依赖性也有变化；②Glu26→Lys 突变时降低了抗凝活性和凝血酶活性时间，也降低了磷脂作用下的 FⅤa 失活率。

蛋白 C 系统的作用部位主要在微循环，当血液淤滞而将凝血酶进入微循环延迟时，可因 APC 受抑制及凝血酶清除延迟，易诱发腹腔及下肢的深静脉形成血栓。

五、临床表现

（一）症状

1. 发病率　HPCD 在普通人群发病率为 0.2%~0.5%，占血栓形成症的 5.0%~15.0%。大多数 HPCD 患者无明显的临床症状，约有 20% 患者可有不同程度的临床症状。在 HPCD 家庭成员中，可由于合并其他抗凝因子缺陷，从而进一步加重血栓形成的风险。

2. 年龄　①杂合子型多数患者在 20 岁以后发病，其中半数患者在 30~40 岁以前发病，血栓形成的发生率随年龄增加而升高；②纯合子型患者血栓形成的发病年龄多发生在 11~45 岁。

3. 杂合子型　杂合子型患者蛋白 C 含量为正常人的 30%~60%，特征性临床表现为血栓性静脉炎、肋静脉或皮肤微血管栓塞出现皮肤坏死。HPCD 患者虽有较高血栓形成倾向，但在妊娠、外科手术或外伤后不一定有血栓形成。

4. 纯合子型　纯合子型患者蛋白 C 含量为正常人的 5.0%~20%，蛋白 C 活性仅为正常值的

1.0%。患者临床症状明显且严重,常见于婴儿时期表现为出血性皮肤坏死、弥漫性血管内凝血、血栓形成、皮肤及指趾坏死等。组织学检查可见小血管及毛细血管内有微血栓形成和纤维蛋白沉着,患儿死亡率较高,预后不良。

5.诱发因素　HPCD诱发因素多为外伤、手术或分娩等,主要表现为静脉血栓形成。

(二)体征

1.静脉血栓形成　蛋白C缺乏引起的静脉血栓形成约占原因不明的静脉血栓的10%。常见部位为下腔静脉、盆腔静脉及双下肢静脉的深静脉血栓形成。

2.动脉血栓形成　蛋白C缺乏也可诱发动脉血栓形成或心肌梗死,发生率约为20%。

(三)并发症

1.暴发性紫癜(purpura fulminans,PF)　多发生于纯合子型或复合杂合子型的新生儿,血液中蛋白C含量几乎为零。发病于出生后第1天或数天内,在头部、躯干及肢体出现淤斑,互相融合并有溃疡和坏死,主要为广泛血管内血栓形成,临床表现酷似弥漫性血管内凝血,系儿科危重症。急症主要治疗措施是输入新鲜血浆或浓缩的蛋白C制剂,方可有效的挽救生命。

2.双香豆素皮肤坏死(double coumarin skin necrosis)　双香豆素诱发皮肤坏死的发生率约为1/5000,其中杂合子型患者在服用大剂量双香豆素后数天内,于肢体和躯干等处出现红斑,并发展为水肿、紫癜和坏死。活检组织学检查显示,皮肤血管纤维蛋白栓塞和间质性出血,与PF临床表现相似。

六、辅助检查

(一)实验室检测

1.血液生化　全血细胞计数、肝功能及肾功能等。

2.凝血指标　凝血酶原时间(prothrombin time,PT)、活化部分凝血活酶时间(activated partial thromboplastin time,aPTT)、凝血酶时间(thrombin time,TT)、纤维蛋白原(fibrinogen,FIB)、D-二聚体(D-dimer)、纤维蛋白(原)降解产物(fibrinogen degradation products,FDP)等指标。

3.蛋白C　蛋白C的测定有血凝测定和合成显色底物测定,其中Ⅱ型蛋白C缺陷患者中部分病例表现为蛋白C活性的血凝测定正常,但合成显色底物测定异常。

(1)蛋白C含量:主要采用酶联免疫吸附法(enzyme-linked immunosorbent assay,ELISA),血浆蛋白C正常值为3.0~5.0mg/L,其中杂合子型患者蛋白C含量常降至正常值的50%;而纯合子型患者蛋白C含量可降至正常值的20%,甚至测不到。

(2)蛋白C活性:实验室常用发色底物法(chromogenic peptide substrate method)测定,正常值为70%~140%(100%约等于4.0mg/L)。

(3)蛋白C功能:实验室常用血液凝固法测定,需要有蛋白C的激活剂,即来自蛇毒及蛋白C的免疫吸附血浆作为血浆稀释底物,用凝固时间或合成显色底物作为终点来判断蛋白C的含量。

(4)蛋白C系统筛选试验(Pro C global):该试验是通过检测血浆蛋白C系统的整体抗凝血能力,可较为敏感地检测蛋白C活性缺陷。

4.PROC基因　PROC基因突变是明确诊断HPCD的金标准,根据先证者的PROC基因检测结果,对其亲属成员进行PROC基因突变位点筛查,并根据家族史、临床病史及体格检查等综合分析,以明确亲属成员的致病基因突变携带情况及患病风险。

(二)心电检查

1.心电图　冠状动脉受损时心电图可显示ST段压低、T波低平或倒置等改变。

2.动态心电图　动态心电图监测可记录患者

在静息、运动及睡眠状态下,ST 段及 T 波动态演变及各种心律失常的发生。

(三)超声检查

多普勒超声心动图检查能早期发现下肢深静脉血栓,并且对血栓部位及栓塞的程度作出准确判断,同时可显示治疗后管腔再通及侧支循环的血流速度、方向及性质等,是检查下肢深静脉血栓的首选方法。

(四)影像学检查

1. 计算机断层扫描静脉造影(computed tomography venography,CTV) CTV 检查可同时显示下腔静脉、盆腔静脉及双下肢静脉的血流状态,对深静脉血栓形成的评估具有整体性,是诊断深静脉血栓形成的敏感而特异性指标。

2. 磁共振静脉造影(magnetic resonance venography,MRV) MRV 检查可同时显示下腔静脉、盆腔静脉及双下肢静脉的血栓,对静脉血栓具有敏感性高,特异性强,诊断效率高,且无电离辐射损害,尤其对新旧血栓、无症状深静脉血栓具有鉴别诊断价值。

七、诊断

1. 初步诊断 根据症状、体征、家族史和实验室检测综合判断:①静脉血栓形成或无症状;②常染色体显性;③纯合子或杂合子或双重杂合子型;④血浆蛋白 C 含量降低或正常;⑤血浆蛋白 C 活性减低;⑥蛋白 C 系统筛选试验(Pro C Global)阳性。

2. 明确诊断 Ⅰ型:在临床上较为常见,血浆蛋白 C 抗凝活性和含量均下降,由于蛋白 C 合成减少或具有正常功能的蛋白 C 分子减少之故,患者的蛋白 C 活性与含量的比率正常(>0.75)。Ⅱ型:血浆蛋白 C 含量正常,但活性明显减低,Ⅱ型又可分两个亚型:Ⅱa 型:抗凝活性与蛋白酶活性均降低;Ⅱb 型:抗凝活性降低而蛋白酶活性正常。

八、鉴别诊断

1. 蛋白 C 减少 ①获得性:获得性蛋白 C 减少的原因有肝脏疾病、严重感染、感染性休克、弥漫性血管内凝血、成人呼吸窘迫综合征及手术后等;②药物:乳腺癌患者应用环磷酰胺、氨甲喋啶及 5-氟尿嘧啶等化疗药物时,双香豆素可使蛋白 C 的含量明显减低,需要做蛋白 C 测定的患者,至少应停药 1 周以上才能进行;③生理因素:新生儿的蛋白 C 水平仅为成人的 20%~40%。

2. 蛋白 C 增加 引起 C 蛋白高的疾病有肝炎、重症肺结核、胆系、肾病变、再生障碍性贫血等均可导致 C 蛋白升高;但与 HPCD 患者应用合成代谢类固醇激素引起的蛋白 C 升高不同,HPCD 患者不能防止或减少静脉血栓的形成,并且以上疾病均具有各自临床症状、体征的表现,以及实验室检测指标异常。

九、治疗

(一)预防措施

1. 对于 HPCD 无症状的杂合子型患者无须做预防性治疗,但应避免由于外伤、手术及口服避孕药诱发的血栓形成。

2. 压力治疗措施是通过压力器具在局部躯体产生持续或间断的压迫或吸引作用,促进局部血液循环、减轻组织间隙水肿及临床症状等,防治深静脉血栓引起致命性肺栓塞。2021 年中国微循环学会发布了《血管压力治疗中国专家共识(2021版)》,为临床压力治疗的规范化提供参考。

(二)药物治疗

1. PF PF 主要治疗措施是输入新鲜血浆或蛋白 C 浓缩制剂,方可有效的挽救生命,应用方法:蛋白 C 浓缩剂 39U/kg,静脉点滴,每 18h 应用 2 次,使蛋白 C 活性达到 50%以上。蛋白 C 浓缩制剂是用抗蛋白 C 的单克隆抗体制成亲和柱层,从人血浆提纯蛋白 C,并对病毒进行灭活处理。

2.双香豆素致皮肤坏死 主要治疗措施为立即停药,并给予维生素K、肝素、输入新鲜血浆或蛋白C浓缩制剂等。

3.急性血栓形成 对于杂合子型有急性血栓形成征象的患者,可应用肝素治疗:①低分子肝素5000U/次,1次/天,或者依诺肝素钠注射液40mg/次,1次/天,应用时监测活化部分凝血活酶时间(activated partial thromboplastin time,aPTT)指标;②华法林钠片0.25mg/次,1次/天,口服,监测凝血指标国际标准化比值(international normalized ratio,INR)使其达标。

4.提高血浆蛋白C水平 口服抗凝剂可能引起血液呈高凝状态,诱发血栓形成的风险,因此在临床上纯合子型或杂合子型HPCD的患者,均应在抗凝治疗前48h输注蛋白C浓缩剂、新鲜血浆、凝血酶原复合物或因子Ⅺ浓缩剂等,以提高血浆蛋白C水平。

5.纯合子型患者治疗 ①蛋白C浓缩剂:蛋白C浓缩剂39U/kg,静脉点滴,每18h应用2次,使蛋白C活性达到50%以上;②溶栓治疗:对于纯合子型有血栓形成风险的患者,除上述治疗外还可应采用溶栓药物:生理盐水100mL加尿激酶20万单位从患肢足背静脉滴入。

参考文献

1.中华医学会外科学分会血管外科学组.深静脉血栓形成的诊断和治疗指南.中华普通外科杂志,2008,23(3):235-238.

2.中华医学会外科学分会血管外科学组.深静脉血栓形成的诊断和治疗指南(第二版).中华外科杂志,2012,50(7):611-614.

3.中华医学会外科学分会血管外科学组.深静脉血栓形成的诊断和治疗指南(第三版).中华普通外科杂志,2017,32(9):807-812.

4.高波,周荣富,徐勇.遗传性蛋白C缺乏症的研究进展.现代生物医学进展,2015,15(2):362-364.

5.鞠彦秀,赵凤芹,胡娟.蛋白C、蛋白S缺乏与肺血栓栓塞症的相关性研究进展.国际呼吸杂志,2017,37(18):1437-1440.

6.高丽霞,吴克雄,张益枝.蛋白C和蛋白S及活化蛋白C抵抗在易栓症中联合缺陷的研究进展.医学综述,2015,21(11):1940-1942.

7.沈薇,顾怡,张岚,等.20例蛋白C缺陷静脉血栓患者的PROC基因调查.中华医学杂志,2012,92(23):1603-1606.

8.陆松松,吴迪,贾玫.蛋白C的检测方法及研究进展.实验与检验医学,2013,31(4):297-305.

9.杨凤丽,李浩,陈琴.新生儿遗传性蛋白C缺乏症所致爆发性紫癜一例.中国新生儿科杂志,2015,30(3):230-231.

10.中国微循环学会周围血管疾病专业委员会压力学组.血管压力治疗中国专家共识(2021版).中华医学杂志,2021,101(17):1214-1225.

第三节　遗传性蛋白S缺乏症

遗传性蛋白 S 缺乏症（hereditary protein S deficiency，HPSD）是由于蛋白 S 基因（protein S gene，PROS1）突变，引起蛋白 S 缺乏或明显降低，是静脉血栓栓塞性疾病（venous thromboembolism，VTE）高危因素之一。患者主要表现为自发性、反复性下肢静脉血栓及肺栓塞，其中纯合子型患者病情危重，预后不良，治疗措施分为抗凝用药和溶栓用药。

一、概述

1977 年，Discipio 等研究发现蛋白 S 是一种维生素 K 依赖性糖蛋白，主要通过辅助活化蛋白 C 发挥抗凝作用。

1984 年，Comp 等首次报道了 HPSD 引起 VTE。

2008 年，中华医学会外科学分会血管外科学组发布我国第 1 版《深静脉血栓形成的诊断和治疗指南》，对规范我国深静脉血栓形成的诊断和治疗起到了积极的推动作用。

2012 年，中华医学会外科学分会血管外科学组对第 1 版《深静脉血栓形成的诊断和治疗指南》进行了更新和修订，发布了第 2 版《深静脉血栓形成的诊断和治疗指南》，以期进一步提高我国深静脉血栓形成诊治水平。

2017 年，中华医学会外科分会血管外科学组参考国内外静脉血栓形成的诊断和治疗新进展，发布了第 3 版《深静脉血栓形成的诊断和治疗指南》。

二、病因

HPSD 为常染色体显性遗传病或不完全显性遗传病，经基因组筛选定位，目前仅确定 PROS1 基因突变为其致病病因。

三、分子遗传学

人类蛋白 S 基因有两个高度同源的基因组，分别为有活性的 PROS1 基因和无活性的 PROS2 基因，其中 PROS2 基因定位于第 3 号染色体长臂 11 区 2 带（3q11.2），PROS2 基因由于缺少第 1 外显子而无法表达蛋白 S，所以没有活性。

PROS1 基因

1.结构　PROS1 基因定位于第 3 号染色体长臂 11 区 1 带（3q11.1），长约 80kb，由 15 个外显子和 14 个内含子组成，编码 676 个氨基酸组成的单链血浆糖蛋白，相对分子质量约为 89kD。

蛋白 S 含有糖基化位点、功能性及结构性区域，成熟的蛋白 S 从 N 端至 C 端的结构分别为：γ-羧基谷氨酸结构域（γ-carboxyglutamic acid，Gla）区域、凝血酶敏感区域（thrombin sensitive region，TSR）区域、串联的表皮生长因子样结构域（epidermal growth factor，EGF）区域及串联的层粘连蛋白 G 区域（laminin，LamG）区域。Gla 区域可与负电荷磷脂结合，从而协助活化蛋白 C 灭活活化的 V 因子和 Ⅷ 因子，该结构域包含许多谷氨酸残基，通过维生素 K 依赖性羧化作用形成 γ-羧基谷氨酸，完成翻译后的修饰，从而发挥抗凝血作用。

2.功能　蛋白 S 主要由肝细胞、巨核细胞及血管内皮细胞等合成。蛋白 S 在凝血瀑布中起重要的调节作用，主要通过作为活化蛋白 C 的辅因子及作为组织因子途径抑制物的辅因子两个途径发挥抗凝作用。蛋白 S 浓度为 20~50mg/L，半衰期约为 42h。

3.突变　PROS1 基因突变类型有点突变、移码突变及大范围基因缺失等，突变分布于 PROS1 基因各区域,常见突变位点有第 9 位赖氨酸(Lys)被谷氨酸(Glu)所置换(Lys9→Glu)、第 46 位缬氨酸(Val)被苯丙氨酸(Phe)所置换(Val46→Phe)、第 46 位缬氨酸(Val)被亮氨酸(Leu)所置换(Val46→Leu)、第 67 位谷氨酸(Glu)被丙氨酸(Ala)所置换(Glu67→Ala)、第 103 位苏氨酸(Thr)被天冬酰胺(Asn)所置换(Thr103→Asn)、第 155 位赖氨酸(Lys)被谷氨酸(Glu)所置换(Lys155→Glu)等。

国内研究表明,PROS1 基因 Glu67→Ala 突变时无法进行羧化对蛋白质修饰,从而引起蛋白 S 缺陷。

四、发病机制

(一)生理功能

1.活化蛋白 C(activated protein C,APC)具有多方面抗凝血、抗血栓的功能,主要功能有:①灭活凝血因子 V 和Ⅷ,这种灭活也是一种酶解过程,即将因子 V 和Ⅷ的重链进行水解,使其与磷脂的结合力降低,这种灭活反应需要有 Ca^{2+} 的存在,反应速度很快;②限制因子 Xa 与血小板结合,存在于血小板表面的因子 Va 是因子 Xa 的受体,当因子 Xa 与这种受体结合后,可使因子 Xa 的活性大为增强,由于 APC 能使因子 Va 灭活,使因子 Xa 与血小板的结合受到阻碍,结果减弱因子 Xa 激活凝血酶原的作用;③增强纤维蛋白的溶解,APC 能刺激溶酶原激活物的释放,从而增强纤溶活性,APC 这一作用只有在内皮细胞存在的情况下才能实现。

2.蛋白 S 作用是促进 APC 结合于磷脂,加速 APC 灭活 Va 因子。在血液中蛋白 S 以游离型和结合型两种形式存在,其中游离于血液中称为游离型蛋白 S,约占 40%;与补体 C_4b 结合称为结合型蛋白 S,约占 60%。只有游离型蛋白 S 具有活性,生理功能是作为 APC 的辅因子,在灭活因子 Va 和因子Ⅷa 中起着重要作用,也可直接抑制凝血酶原复合物和因子 X 酶复合物的生成。结合型蛋白 S

参与补体调节功能,以及与血液中具有 β-链的补体 C_4b 结合蛋白(C_4b-binding protein,C_4bBP)结合形成 $C_4bBPβ^+$-蛋白 S 复合物,$C_4bBPβ^+$ 与蛋白 S 结合后,抑制了蛋白 S 作为 APC 辅因子的抗凝作用,但 $C_4bBPβ^+$ 与蛋白 S-Ⅷ复合物具有抑制 Xa 的功能,因此蛋白 S 两型均可通过作用不同的环节,抑制凝血酶产生。

(二)遗传学机制

在蛋白 S 基因的编码区,第 13 内含子上第 626 位的脯氨酸既可由 CCA 编码,也可由 CCG 编码,研究发现,此位点可发生从腺嘌呤(A)到鸟嘌呤(G)的点突变,造成 I 型蛋白 S 缺乏。PROS1 基因突变及多态性的重要临床意义是导致蛋白 S 缺乏,而蛋白 S 缺乏的患者引起肺血栓栓塞的危险性明显增加。根据总蛋白 S 含量、游离型蛋白 S 含量及蛋白 S 活性的异常程度,可将 HPSD 分为 3 型。

I 型蛋白 S 缺乏:I 型蛋白 S 缺乏患者表现为总蛋白 S 含量和游离型蛋白 S 含量减少,蛋白 S 活性降低。

Ⅱ型蛋白 S 缺乏:Ⅱ型蛋白 S 缺乏患者总蛋白 S 含量及游离型蛋白 S 含量正常,蛋白 S 活性降低。

Ⅲ型蛋白 S 缺乏:Ⅲ型蛋白 S 缺乏患者总蛋白 S 含量正常,游离型蛋白 S 含量减少,蛋白 S 活性降低。

在临床上 I 型蛋白 S 缺乏患者较为常见,约占 85%,而Ⅱ型及Ⅲ型蛋白 S 缺乏患者较为少见,分别约占 5.0%、10%。

五、临床表现

HPSD 患者血液中蛋白 S 含量降低至正常的 50% 时可能出现深静脉血栓形成和肺栓塞的临床症状、体征等。

(一)症状

1.发病率 纯合子型 HPSD 患者难以存活,在临床上 HPSD 患者为杂合子型。研究表明,普通人群中 HPSD 发病率为 0.7%~2.3%,先天性易栓症患者中 HPSD 约占 10.0%,VTE 患者中 HPSD 占 13.9%~36.0%。

2. 年龄　HPSD 杂合子型发病较晚,首次发病 50% 在 25 岁以后;纯合子型或复合杂合子型发病多为新生儿,表现为暴发性紫癜,病情危重,死亡率高,预后不良。

(二)并发症

1. 静脉血栓　静脉血栓形成多见于下肢深静脉、肺血管,也可发生在表浅静脉、股静脉、腓静脉、脾静脉及肠系膜静脉等部位。其中下肢静脉血栓形成表现为不对称肿胀、疼痛及浅静脉曲张等症状及体征;脾肠静脉血栓栓塞出现腹部不适、腹胀及腹痛等症状;肺血管栓塞主要表现咯血、胸痛及呼吸困难等症状。

2. 动脉血栓　HPSD 患者动脉血栓形成较为少见,可发生部位可见于脑血管、肠系膜动脉或冠状动脉等,临床表现为短暂性脑缺血、持续性或进行性腹痛,或者急性心肌缺血、受损甚至心肌梗死等。

3. 不良妊娠结局　HPSD 患者与不良妊娠结局有着密切关联,如复发性流产、妊娠期高血压、胎儿生长受限或死胎等。

六、辅助检查

(一)实验室检测

1. 血液指标　全血细胞计数、肝功能及肾功能等。

2. 凝血指标　凝血酶原时间(prothrombin time,PT)、活化部分凝血活酶时间(activated partial thromboplastin time,aPTT)、凝血酶时间(thrombin time,TT)、纤维蛋白原(fibrinogen,FIB)、D-二聚体(D-dimer)、纤维蛋白(原)降解产物(fibrinogen degradation products,FDP)等指标。

3. 蛋白 S 活性和含量　①蛋白 S 活性测定常用凝固法(freezing method);②蛋白 S 含量常用酶联免疫吸附测定法(enzyme-linked immunosorbent assay,ELISA)或乳胶法(emulsion process)。

4. PROS1 基因　先证者发现 PROS1 基因突变时,应对其亲属成员进行 PROS1 基因突变位点筛查,并根据家族史、临床病史及体格检查等综合分析,以明确亲属成员的致病基因突变携带情况及患病风险。

(二)超声检查

多普勒超声心动图可显示血流的速度、方向及性质,在二维图像监视定位情况下,可发现静脉腔内异常回声、静脉不能被压陷及静脉腔内无血流的实时多普勒频谱图征象等。

(三)影像学检查

1. 计算机断层扫描静脉造影(computed tomography venography,CTV)　CTV 检查可同时使下腔静脉、盆腔静脉及双下肢静脉显像,其中慢性深静脉血栓表现为栓子及相应的血管壁钙化,静脉变细及侧支静脉血管形成等;急性深静脉血栓表现为相应的血管壁强化,血栓所在处可见血管扩张及静脉周围软组织肿胀、侧支循环形成等,可对深静脉血栓形成作出定量的诊断。

2. 放射性核素(radioactive nuclide)　利用核素在血流或血块中的浓度改变进行扫描显像。放射性核素检查适用于怀疑肺栓塞但无下肢深静脉血栓形成症状和体征的患者,其诊断符合率可达 90% 以上。

3. 下肢静脉顺行造影(ascending phlebography of the lower limbs,APG)　APG 检查可使下肢静脉直接显影,准确判断有无血栓、血栓的位置、形态及侧支循环等情况,被公认为深静脉血栓形成诊断的金标准。但由于本法为有创性检查方法,且费用较高,使其应用范围受到限制,在临床上多用于无创检查方法不能确诊的患者或取栓前的检查。

七、诊断

HPSD 诊断主要根据临床症状、体征、家族史、影像学检查及实验室检测综合判断。

诊断指标：①新生儿暴发性紫癜；②年轻患者没有明显传统的危险因素（如肥胖、妊娠、手术等）而血栓形成或发生血栓栓塞性疾病；③家族史阳性；④实验室检测及影像学检查异常；⑤PROS1 基因突变等。

八、鉴别诊断

1. 药物性蛋白 S 减少　①抗凝药：蛋白 S 是依赖维生素 K 的蛋白，因此在口服抗凝药 48h 后，蛋白 S 的含量可减少至正常的 40%～60%，停药后 2 周可恢复至正常的 70%，因此如对服用抗凝药的患者诊断为先天性蛋白 S 缺乏需慎重；②女性口服避孕药、雌激素（与剂量有关）和 L-天冬氨酸激酶等可导致蛋白 S 含量减少。

2. 疾病引起蛋白 S 异常　①妊娠期：总蛋白 S 和游离型蛋白 S 均可减少，在分娩时下降至最低水平，新生儿的蛋白 S 含量也低；②疾病：严重肝脏疾患、急性血栓栓塞、弥散性血管内凝血、I 型糖尿病及原发性血小板增多症等疾病均可引起蛋白 S 降低；③另外肾病综合征可引起蛋白 S 含量及活性呈不同程度升高。

九、治疗

（一）抗凝治疗

1. 肝素钠注射液　根据病情可采用小剂量（5000～10000U/24h）、中等剂量（10000～20000U/24h）、大剂量（20000～30000U/24h）。

（1）抗凝机制：肝素是一种酸性黏多糖，由体内肥大细胞合成并贮存，肥大细胞分布在血管壁，故所有组织和器官几乎均含有微量的肝素，正常人血液中肝素含量很低，仅为 9.0mg/L。

（2）并发症：肝素抗凝治疗中主要并发症为出血，发生率报道不一，平均为 7.0%～10.0%；其次是血小板减少，偶可见其他并发症如过敏反应等。

（3）监测指标：①血浆活化部分凝血活酶时间（activated partial thromboplastin time，aPTT）：aPTT 是监测肝素钠的首选指标，其中小剂量可不作监测，中等剂量和大剂量时须进行监测，使 aPTT 较正常对照值延长 1.5～2.0 倍，这样既可取得最佳抗凝疗效，又无发生严重出血的风险之忧；②血浆肝素浓度：测定血浆肝素浓度为 0.2～0.5U/mL 时表示为疗效最佳指标。

2. 非维生素 K 拮抗剂口服抗凝药（non-vitamin K antagonist oral anticoagulants，NOAC）　包括直接 Xa 因子抑制剂（如利伐沙班、阿哌沙班、艾多沙班）和直接凝血酶抑制剂（如达比加群酯胶囊），较维生素 K 拮抗剂等传统抗凝药，NOAC 具有药物相互作用少、半衰期短、起效快等优点，已广泛应用于预防心房颤动患者的卒中和全身血栓栓塞。由于 NOAC 在肝脏代谢，对于伴有凝血障碍、重度肝损害的患者禁用 NOAC。另外 NOAC 均经肾脏排泄，在长期使用 NOAC 时应定期监测肾功能，并根据肾功能的变化进行相应剂量调整。

（1）达比加群酯胶囊 150mg/次，2 次/天，用水送服，餐时或餐后服用均可。注意事项：①口服时请勿打开胶囊；②年龄≥75 岁、血肌酐清除率 30～50mL/min 有增加出血的风险；③长期口服时需定期复查 aPTT；④当患者出现无法控制的出血或需要接受紧急手术治疗时，则需要逆转剂抵消抗凝剂的作用，依达赛珠单抗（idarucizumab）为特异性逆转剂，其治疗剂量为 5.0g，分 2 次给药，每次经静脉弹丸式注射或快速输注 2.5g，2 次间隔时间不超过 15min。

（2）利伐沙班 15mg/次，2 次/天，用水送服，3 周后继以 20mg/次，1 次/天。注意事项：①利伐沙班的特异性逆转剂为 And-α，And-α 是人源化重组Ⅹa因子诱导蛋白,与Ⅹa因子竞争结合利伐沙班;②And-α400mg,静脉弹丸式给药,随后以4mg/min输注120min(总共880mg);③利伐沙班禁用于中度肝损害的患者,因为在这类患者中利伐沙班的药物暴露量增加＞2倍。

（二）溶栓治疗

1.注射用尿激酶　生理盐水100mL加入注射用尿激酶20万单位,用输液泵恒定泵入30min内滴完,1次/天,疗程为10~14天。

2.方法　①静脉给药:从患肢足背静脉滴入,穿刺成功后用弹力绷带加压包扎踝关节上方5.0cm处,松紧度以使患肢血液循环无障碍、皮肤无发红、青紫,以及大隐静脉压闭为宜;②置管溶栓:置管溶栓的优点为溶栓导管直接插入血栓部位,持续注入药物,使之有较高的药物浓度,血栓可迅速溶解,保护患者肢体近端的深静脉瓣膜、主静脉通畅,改善静脉回流,降低静脉压,以及缓解患者胀痛、水肿等症状。

参考文献

1. 中华医学会外科学分会血管外科学组.深静脉血栓形成的诊断和治疗指南.中华普通外科杂志,2008,23(3):235-238.

2. 中华医学会外科学分会血管外科学组.深静脉血栓形成的诊断和治疗指南(第二版).中华外科杂志,2012,50(7):611-614.

3. 中华医学会外科学分会血管外科学组.深静脉血栓形成的诊断和治疗指南(第三版).中华普通外科杂志,2017,32(9):807-812.

4. ten Kate MK, van der Meer J. Protein S deficiency:a clinical perspective[J]. Haemoph-ilia, 2008, 14(6):1222-1228.

5. 李泽亚,张丽萍,李博,等.遗传性蛋白S缺陷症一家系调查.中华心血管病杂志,2020,48(10):831-836.

6. Tang L, Jian XR, Hamasaki N, et al. Molecular basis of protein S deficiency in China[J]. Am J Hematol,2013,88(10):899-905.

7. 高丽霞,吴克雄,张益枝.蛋白C和蛋白S及活化蛋白C抵抗在易栓症中联合缺陷的研究进展.医学综述,2015,21(11):1940-1942.

8. TSIMPERIDIS A G, KAPSORITAKIS A N, LINARDOU I A,et al. The role of hypercoagulability in ischemic colitis[J]. Scand J Gastroenterol,2015,50(7):848-855.

9. JI M,YOON S N,LEE W,et al. Protein S deficiency with a PROS1 gene mutation in a patient presenting with mesenteric venous thrombosis following total colectomy[J]. Blood Coagul Fibrinolysis,2011,22(7):619-621.

10. 黄恺悦,孔令秋,伍州,等.遗传性蛋白S缺乏症一家系调查.中华心血管病杂志,2016,44(9):782-785.

11. 唐亮,胡豫.中国血栓性疾病的研究与诊治现状.中华检验医学杂志,2016,39(10):729-732.

12. 鞠彦秀,赵凤芹,胡娟.蛋白C、蛋白S缺乏与肺血栓栓塞症的相关性研究进展.国际呼吸杂志,2017,37(18):1437-1440.

13. 王楠,王妍,赵扬玉.蛋白S缺乏症与产科并发症研究现状.中国妇产科临床杂志,2018,19(3):280-281.

14. 赵淑娟,孙俊,高传玉,等.非维生素K拮抗剂口服抗凝药特异性逆转剂的研究进展.中华心血管病杂志,2019,47(8):657-659.

第四节 活化蛋白 C 抵抗症

活化蛋白 C 抵抗症（activated protein C resistance，APCR）是由于凝血因子 Ⅴ（factor Ⅴ，F Ⅴ）基因突变，抵抗了活化蛋白 C（activated protein C，APC）的降解作用，引起凝血酶生成增加，引发体内的高凝状态，易诱发静脉血栓形成，但在临床上患者表现差异较大，多数患者症状不明显，少数患者可有反复发生血栓形成的病史；其主要防治措施是预防性用药和抗凝用药。

一、概述

1978 年，Stenflo 等从吸附过牛血浆的枸橼酸钡上洗脱下一些蛋白质，通过葡聚糖凝胶（deae-sephadex）柱层析，可在第三蛋白峰中分离出一种无促凝活性、依赖维生素 K 的蛋白质，因在第三峰故称为蛋白 C。激活的蛋白 C 称为 APC，具有明显的抗凝血功能。

1993 年，Dahlback 等对 1 例 19 岁的家族性静脉血栓研究发现，在患者血浆中加 APC 后，凝血酶原时间（prothrombin time，PT）和活化部分凝血活酶时间（activated partial thromboplastin time，aPTT）并不具有明显的增强抗凝作用，认为可能存在 APC 作用时的辅助因子，并将本项缺陷命名为 APCR。

2012 年，中华医学会血液学分会血栓与止血学组，发布了易栓症诊断中国专家共识（2012 年版），该共识指出 APCR 是由于凝血因子缺陷引起遗传性易栓症。

二、病因

APCR 为常染色体显性遗传病，经基因组筛选定位，目前仅确定 F Ⅴ 基因点突变为其致病病因。

三、分子遗传学

F Ⅴ 基因

1. 结构　F Ⅴ 基因定位于第 1 号染色体长臂 23 区（1q23），长约 80kb，由 25 个外显子和 24 个内含子组成，编码 2224 个氨基酸的前凝血因子 Ⅴ（包括 28 个氨基酸残基的信号肽），相对分子质量约为 330kD。

2. 功能　F Ⅴ 主要结构与因子 Ⅷ 有高度同源性，即有 A、B、C 三个结构区域，F Ⅴ 呈不规则圆形或椭圆形，在血液循环中以游离的单链形式存在。F Ⅴ 在凝血酶或因子 Ⅹa 的作用下，形成重链和轻链组成由 Ca^{2+} 连接的双链，即 F Ⅴa，其重链相对分子质量约为 94kD，轻链相对分子质量约为 74kD。F Ⅴa 嵌入血小板磷脂膜表层，重链、轻链分别与凝血酶原、因子 Ⅹa 结合。

3. 突变　F Ⅴ 基因第 10 外显子 1691 位鸟嘌呤突变为腺嘌呤（G→A），导致第 506 位精氨酸（Arg）被谷氨酰胺（Gln）所置换（Arg506→Gln），称为 F Ⅴ Leiden（F Ⅴ L）或 F Ⅴ R506Q。正常 F Ⅴa 分子的第 506 位精氨酸处为 APC 的断裂点，起到灭活作用。

四、发病机制

（一）生理功能

F Ⅴ 在生理条件下具有促凝、抗凝双重作用，在凝血过程中其活化形式与钙离子、磷脂和凝血酶原复合物是凝血酶原最主要的激活物，是凝血过程中十分重要的辅因子。F Ⅴ 是由肝脏和巨核细胞合成的单链糖蛋白，血浆浓度约为 7.0μg/mL，半衰期约为 12~15h。F Ⅴ 主要存在血浆、巨核细胞及血小板 α-颗粒中，其中血小板 F Ⅴ 约占血液中 F Ⅴ 的

20%,而血小板型FV是血小板活化时分泌的片段,尚未完全活化。FV结构与因子Ⅷ相似,排列方式也是A1-A2-6B-A3-C1-C2。A区和C区氨基酸顺序约有40%与因子Ⅷ相应的区同源;B区与因子Ⅷ的B区不同源,在FV激活过程中B区丢失。

(二)遗传学机制

分子生物学研究显示,APCR主要是由于FVL突变而导致APC无法正常水解FVa、Ⅷa,引起凝血酶生成增加,造成体内的高凝状态。APCR现象主要是由于FV基因Arg506→Gln时引起,突变后活化的FV(FVa:Q506)与正常的FVa相比,被APC降解的速度减慢,从而易引发静脉血栓形成。FVL突变不改变血浆的凝血活性,只是增加了其抵抗裂解灭活的稳定性。

1.APCR原因　①体内存在对激活蛋白C的抗体;②体内存在对APC的一种抑制物;③蛋白S缺乏;④FV或因子Ⅷ的基因突变,其部位可能位于或接近APC的作用位点;⑤某种尚不了解的发病机制。

APCR是由于FV异常引起,FV为单链蛋白,在细胞膜表面被激活的因子X激活,成为由1条重链和1条轻链组成激活的FV。APC以蛋白分解的方式作用于激活的FV的4个位点而抑制其效应,这4个位点分别为精氨酸(Arg)506、精氨酸(Arg)306、精氨酸(Arg)678、赖氨酸(Lys)994。

2.FVL突变　对APCR患者的FV基因进行研究发现,大多数APCR发生机制是由于FVL突变所致。正常FVa分子的精氨酸506处为APC断裂之一,因而使FVa活性显著降低。研究表明,人FVa的APC断裂点可以位于FVa重链的精氨酸306、精氨酸506、精氨酸679处,如没有精氨酸506断裂,精氨酸306断裂也可以使FVa灭活,而精氨酸679处断裂时对FVa灭活不太重要。正常FVa灭活通过快反应和慢反应同时进行:①快反应:通过先断裂精氨酸506,再断裂精氨酸306,而

使FVa灭活;②慢反应:通过精氨酸306断裂而实现,FVQ506灭活过程类似于正常FVa浓度灭活的慢反应;③由于FV突变后,APC对其灭活很慢,且FVQ506凝血活性并未改变,但作为APC辅助因子的活性降低,因而导致血液高凝状态和血栓形成。研究还发现,约有5.0%APCR的家族成员中并未发现FV基因突变,所以可能存在着导致APCR的其他原因。

3.APCR与静脉血栓形成　近年来对静脉血栓形成分子机制的研究,发现了一些先天性血栓素质或先天性血栓倾向的患者,同时已观察到40%的静脉血栓形成患者中有家族史,但促使血栓发生的遗传性因素仍未完全清楚。目前已报道APCR与静脉血栓形成的危险因素较多,其中由于FVL突变引发的遗传性APCR是静脉血栓形成的高危因素,是目前静脉血栓形成最常见的遗传诱因,占易栓症的33%~64%。

FVL突变的人群分布存在着地域和种族的差异,杂合子型在欧洲人群发生率较高,而在非洲和亚洲人群中少见。在我国对东北地区、北京、上海、广东及新疆等地研究表明,均未检出该基因突变。临床研究显示,FVL杂合子患者静脉血栓形成的发生率较正常人高5.0~10倍,纯合子型患者静脉血栓形成的发生率较正常人高50~100倍。若杂合子型妇女口服避孕药其静脉血栓形成的风险可增加35~50倍,纯合子型妇女口服避孕药其静脉血栓形成的风险将增加逾百倍。

五、临床表现

遗传性APCR的临床表现与其他抗凝因子的缺乏相似,静脉血栓是最常见,临床表现个体差异较大,有的患者可能是终身不发生血栓,而有的患者则自幼反复发生血栓形成,其病因可能与基因类型、其他遗传缺陷共存及环境危险因素等有关。

(一)症状

1.发病率　欧美国家研究报道,APCR在普通

人群中发病率为 2.0%~5.0%,其中高加索人群发病率为 4.0%~7.0%。亚洲地区研究认为,ARCR 在普通人群中则发病率较低,但其发病率尚不清楚。

2. 种族　在欧美国家的白人多见,并具有明显的家族聚集性。

3. 地域　APCR 有明显地域差异性,其中在瑞典南部普通人群中发病率可达 10%。

4. 年龄　发病年龄为 18~53 岁,平均年龄约为 28 岁;APCR 可使患者终生伴有高风险的血栓形成,并随年龄的增长而增加。

(二)体征

1. 下肢查体　可发现患者发热,下肢肿胀、局部压痛、皮温升高,浅表静脉扩张及踝关节过度背屈试验阳性等,为下肢深静脉血栓形成。

2. 腹部查体　可发现腹肌紧张、肠鸣音活跃、移动性浊音阳性等,提示可能为肠系膜静脉血栓形成。

3. 听诊　听诊可闻及哮鸣音、细湿啰音、心率增快及收缩期杂音等,提示可能为肺栓塞。

(三)并发症

1. 血栓形成　临床上常见是深静脉血栓,而肺栓塞较为少见,其中:①卒中患者约有 20% 存在 APCR;②在非选择静脉血栓患者中 APCR 阳性率为 15.0%~17.6%;③在有静脉血栓病史的家族中可有 50% 表现为 APCR;④原因不明的静脉血栓形成中有 20%~30% 患者与 APCR 有关。

2. 妊娠并发症　在妊娠合并血栓形成的女性中可有 60% 表现为 APCR,妊娠期间可能合并反复流产、宫内死胎或先兆子痫等。

六、辅助检查

(一)实验室检测

1. 血液生化　全血细胞计数、肝功能及肾功能等。

2. 凝血指标　PT、aPTT、凝血酶时间(thrombin time,TT)、纤维蛋白原(fibrinogen,FIB)、D-二聚体(D-dimer)、纤维蛋白(原)降解产物(fibrinogen degradation products,FDP)等指标。

3. APCR 筛查　常用 APC-aPTT 法作为筛查 APCR 方法学,在受检血浆中加入 FⅫ激活剂和部分凝血活酶,启动凝血途径,再加入 APC 测定 aPTT 延长。

4. 功能性测定　常用是基于 aPTT 法,也可用基于激活 FV 法。

(1)基于 aPTT 法:基于 aPTT 法是在测定的血浆样品中加入定量的 aPTT 试剂,温孵数分钟,再加入一定量的 APC 和氯化钙,开始测定凝固时间;在另一份等量的血浆中,作同样的测试,但不加 APC。对于正常血浆,因受 APC 的抑制作用,aPTT 明显延长,加 APC 和不加 APC 的 aPTT 的比例一般 >2.0。而 APCR 的血浆不受 APC 的抑制,aPTT 延长不明显,加 APC 和不加 APC 的 aPTT 的比例<2.0。

APCR 的比例 = aPTT(加 APC)/aPTT(不加 APC)。

(2)校正 APCR 比例:有的实验室用校正 APCR 比例来判断测定的结果,在相同的实验条件和仪器情况下,测定一定数量的正常血浆或者正常的混合血浆以得到正常的 APCR 比例,再计算测定血样的 APCR 比例与正常血浆的 APCR 比例的比例,此数值如<0.75,可考虑为 APCR。

5. 聚合酶链式反应(potgnerasechain reation,PCR)　基因的检测应用 PCR-限制性片段长度多态性(PCR-restriction fragment length polymorphism,PCR-RFLP)技术分析、PCR 产物测序等,发现先证者 FV 基因突变时应对其亲属成员进行 FV 基因突变的级联基因检测,并根据家族史、临床病史及体格检查等综合分析,以明确亲属成员的致病基因突变携带情况及患病风险。

6. APCR 试验

（1）第一代检测 APCR：第一代检测 APCR 方法采用活化蛋白 C 敏感比值（activated protein C sensitivity ratio，APC:SR）判断，血浆标本采用缓冲液稀释，正常人 APC:SR＞0.84，杂合子型 APCR 患者 APC:SR 为 0.45～0.70，纯合子型 APCR 患者 APC:SR＜0.45。

（2）第二代检测 APCR：第二代改良法检测 APCR 法采用缺 FV 血浆，将患者血浆作 1:4 稀释后再进行 APCR 检测，此法敏感性和特异性几乎达到 100%，但在非 FVL 中也可呈 APCR 阳性，所以在 APC:SR 阳性者应进行致病基因突变分析，予以确定是否为 FVL 突变所致。

（二）超声检查

多普勒超声心动图是诊断深静脉血栓形成的一项敏感而特异性首选检查方法，可对静脉血栓形成的性质、大小、形态及栓塞部位等做出定性、定量分析，其中对中央型深静脉血栓形成早期诊断的准确性优于周围型。

（三）影像学检查

1. 计算机断层扫描静脉造影（computed tomography venography，CTV）　CTV 检查可同时显示下腔静脉、盆腔静脉及双下肢静脉的图像，并对深静脉血栓形成具有早期明确诊断和鉴别诊断的价值。

2. 磁共振静脉造影（magnetic resonance venography，MRV）　MRV 检查对深静脉血栓形成具有敏感性高、特异性强及无电离辐射损害，尤其对新旧血栓、无症状的深静脉血栓形成具有鉴别诊断价值。

七、诊断

目前临床上诊断 APCR 主要依据有反复静脉血栓形成史、阳性家族史、实验室检测异常、影像学具有特征性征象及 FVL 突变等指标综合判断。

八、鉴别诊断

1. 获得性 APCR　APCR 的病因除了遗传缺陷，还有获得性因素，获得性因素如抗心磷脂抗体、狼疮抗凝物等也可引起 APCR，其中抗心磷脂抗体并不直接作用于磷脂，而是作用于细胞表面与磷脂结合着的蛋白或凝血因子，如蛋白 C，使蛋白 C 不能灭活 FVa，从而形成获得性 APCR，引起动脉、静脉及微循环的血栓形成，但其血栓形成的发病机制尚不清楚。

2. 遗传性蛋白 S 缺乏症（hereditary protein S deficiency，HPSD）　HPSD 是由于蛋白 S 基因突变导致蛋白 S 活性、总量缺乏或降低，临床主要表现为年轻患者有自发性、反复性血栓形成病史，以下肢深静脉血栓及肺栓塞为主，家族史阳性等；实验室检测有助于鉴别诊断。

九、治疗

（一）预防

1. 杂合子型无血栓史的 APCR 阳性的患者不需要抗凝治疗，但应避免由于外伤、手术及口服避孕药等因素而诱发静脉血栓形成。

2. 杂合子型无血栓史 APCR 阳性患者需要急诊手术时，应在手术前输注新鲜血浆以预防手术时出血。

3. 对有血栓形成史的 APCR 阳性、纯合子型或同时存在两种遗传缺陷的患者，应考虑进行预防性抗凝治疗。

（二）抗凝治疗

1. 肝素钠注射液：根据病情严重程度可采取用小剂量（5000～10000U/24h）、中等剂量（10000～20000U/24h）或大剂量（20000～30000U/24h），应用中等剂量或大剂量时须监测凝血指标，其中血浆肝素浓度 0.2～0.5U/mL 为疗效的最佳指标。

2. 达比加群酯胶囊 150mg/次，2 次/天，用水送服,餐时或餐后服用均可。注意事项:①口服时请勿打开胶囊;②年龄≥75岁、血肌酐清除率30~50mL/min有增加出血的风险;③长期口服时需定期复查活化部分凝血活酶时间(activated partial thromboplastin time,aPTT)。

3. 利伐沙班15mg/次,2次/天,用水送服,3周后继以20mg/次,1次/天。利伐沙班禁用于中度肝损害的患者,因为在这类患者中利伐沙班的药物暴露量增加>2倍。

（三）并发症的治疗

肠系膜静脉血栓形成引起急性或亚急性肠系膜缺血的患者,一经明确诊断即应开始给予肝素治疗。肝素钠注射液5000U静脉注射,随后持续输注,保持aPTT为正常的2倍以上。如患者有明确腹膜炎体征时须外科医师会诊,制定外科治疗措施。

参考文献

1. 中华医学会学学会血栓与止血组.易栓症诊断中国专家共识(2012年版).中华血液学杂志,2012,33(11):982.

2. 高丽霞,吴克雄,张益枝.蛋白C和蛋白S及活化蛋白C抵抗在易栓症中联合缺陷的研究进展.医学综述,2015,21(11):1940-1942.

3. 余孝君,李国良.中国汉族人群的遗传性活化蛋白C抵抗症遗传特点观察.湖南师范大学学报:医学版,2010,7(4):40-42.

4. JUN Z J, PING T, LEI Y, et al. Prevalence of factor V Leiden and prothrombin G20210A mutations in Chinese patients with deep venous thrombosis and pulmonary embolism[J]. Clin Lab Haemat,2006,28(2):111-116.

5. 张佳,赵凤芹,赵建军,等.FVLeiden和FIIG20210A与中国人群肺血栓栓塞症的相关性.中国免疫学杂志,2014,30(3):396-399.

6. BOURDEAUX C, BRUNATI A, JANSSEN M, et al. Liverretransplantation in children. A 21-year single-center experience[J]. Transpl Int, 2009, 22(4):416-422.

7. 胡乔飞,李坚.遗传性血栓形成倾向与反复自然流产的研究进展.生殖与避孕,2006,26(10):610-617.

8. 曹辉,胡新华,何家安,等.急性肠系膜静脉血栓形成的活化蛋白C抵抗研究.中国医科大学学报,2010,39(10):845-847.

第五节 遗传性异常纤维蛋白原血症

遗传性异常纤维蛋白原血症（congenital dysfibrinogenemia，CD）是由于纤维蛋白原（fibrinogen，FG）基因突变，导致纤维蛋白结构和功能的异常，引起 FG 活性明显降低，而抗原含量正常；在临床上多数患者无明显症状，少数患者可表现血栓形成和/或出血。

一、概述

1956 年，DiImperato 和 Dettori 首先报道 CD 患者的临床症状、体征及实验室检测结果。

但 CD 大多数患者在临床上无明显的症状和体征，常是在手术常规筛查试验异常而被发现。

近年由于健康查体的普及和临床医师对本病的认识提高，防止了 CD 漏诊或误诊，患者得到早期诊断及治疗。

二、病因

CD 患者绝大多数为常染色体显性遗传病，极少数患者为常染色体隐性遗传病，经基因组筛选定位，已确定纤维蛋白原 α 链（fibrinogen alpha chain，FGA）基因、纤维蛋白原 β 链（fibrinogen beta chain，FGB）基因、纤维蛋白原 γ 链（fibrinogen gamma chain，FGG）基因的突变。

三、分子遗传学

（一）FGA 基因

1. 结构　FGA 基因定位于第 4 号染色体长臂 23 区到 32 区（4q23~32），长约 5.4kb，由 6 个外显子和 5 个内含子组成，编码 629 个氨基酸组成的成熟 Aα 链（包括 19 个信号肽），相对分子质量约为 67kD。

2. 功能　成熟 Aα 链包括 3 个部分：①参与构成 FG 分子 N 端二硫键的部分；②螺旋卷曲的部分（第 45~165 位氨基酸）；③延伸的 C 末端。FGA 是编码 FGAα 肽链的基因，在生理情况下，由于 3′端的不同剪接可产生 2 个不同的转录版本，其中 98%~99%剪接成含 5 个外显子，只有 1.0%~2.0%含 6 个外显子的 αE 转录版本。

3. 突变　FGA 基因突变类型有替换突变、剪接位点突变、调控区突变、大片段缺失、小片段缺失/插入等，常见突变位点有第 16 位精氨酸（Arg）被组氨酸（His）所置换（Arg16→His）、第 16 位精氨酸（Arg）被半胱氨酸（Cys）所置换（Arg16→Cys）、第 17 位甘氨酸（Gly）被缬氨酸（Val）所置换（Gly17→Val）、第 17 位甘氨酸（Gly）被天冬氨酸（Asp）所置换（Gly17→Asp）、第 18 位脯氨酸（Pro）被亮氨酸（Leu）所置换（Pro18→Leu）、第 19 位精氨酸（Arg）被甘氨酸（Gly）所置换（Arg19→Gly）、第 19 位精氨酸（Arg）被丝氨酸（Ser）所置换（Arg19→Ser）、第 20 位缬氨酸（Val）被天冬氨酸（Asp）所置换（Val20→Asp）、第 35 位精氨酸（Arg）被组氨酸（His）所置换（Arg35→His）、第 532 位丝氨酸（Ser）被半胱氨酸（Cys）所置换（Ser532→Cys）、第 554 位精氨酸（Arg）被半胱氨酸（Cys）所置换（Arg554→Cys）等。

（二）FGB 基因

1. 结构　FGB 基因定位于第 4 号染色体长臂 23 区到 32 区（4q23~32），长约 8.2kb，由 8 个外显子和 7 个内含子组成，编码 437 个氨基酸残基（包括 26 个信号肽），相对分子质量约为 47kD。

2. 功能　Bβ 链的合成被认为是 FG 合成的限速步骤，编码 β 链的基因被认为影响血液中 FG 水平的大部分变化，故目前的研究大多集中于 FGB

基因的多态性分析上。

3. 突变 FGB 基因突变谱分布不均匀,其中突变在最末端的两个外显子中多见,常见突变位点有第 68 位丙氨酸(Ala)被酪氨酸(Tyr)所置换(Ala68→Thr)、第 190 位天冬氨酸(Asn)被丝氨酸(Ser)所置换(Asn190→Ser)、第 478 位精氨酸(Arg)被赖氨酸(Lys)所置换(Arg478→Lys)等。

(三)FGG 基因

1. 结构 FGG 基因定位于第 4 号染色体长臂 23 区到 32 区(4q23~32),长约 8.4kb,由 10 个外显子和 9 个内含子组成,编码 491 个氨基酸残基(包括 30 个信号肽),相对分子质量约为 57kD。

2. 功能 FGG 结构域有多个配体的结合位点,包括凝血酶作用位点、凝血因子 X Ⅲ 结合位点、血小板糖蛋白 Ⅱ b/ Ⅲ α 结合位点及钙离子结合位点等,因此 FGG 结构域对其正常功能的发挥至关重要。

3. 突变 FGG 基因常见突变位点有第 234 位色氨酸(Trp)被亮氨酸(Leu)所置换(Trp234→Leu)、第 275 位精氨酸(Arg)被组氨酸(His)所置换(Arg275→His)、第 301 位精氨酸(Arg)被组氨酸(His)所置换(Arg301 → His)、第 327 位丙氨酸(Ala)被缬氨酸(Val)所置换(Ala327→Val)、第 364 位天冬氨酸(Asp)被缬氨酸(Val)所置换(Asp364→Val)、第 378 位甘氨酸(Gly)被天冬氨酸(Asp)所置换(Gly378→Asp)等。

四、发病机制

(一)致病病因

FG 相对分子质量约为 340kD 的糖蛋白,是血液凝血重要因子之一。在血液循环系统经凝血酶催化作用转变为纤维蛋白网,从而为发挥其凝血和生理止血的功能。血浆 FG 正常值为 2.0~4.0g/L,半衰期为 3~4d。FG 由 3 对肽链(Aα_2、Bβ_2、γ_2)构成,其对应的编码基因分别为 FGA 基因、FGB 基因、

FGG 基因,由于编码基因的碱基替换或缺失,造成 FG 分子结构与功能的障碍,从而引起 FG 质量或数量的异常。

1. FG 质量异常 FG 质量异常是 FG 结构异常所致,可分为 CD 和遗传性低异常纤维蛋白原血症(hereditary low abnormal fibrinogen),其中 CD 为 FG 质量异常;而遗传性低异常纤维蛋白原血症为 FG 数量和质量均异常。FG 突变肽链能够折叠形成异常结构的 FG 分子并分泌到血液循环中,患者血液中同时存在正常肽链和突变肽链。

2. FG 数量异常 根据 FG 水平高低可分为遗传性无纤维蛋白原血症(congenital afibringenemia)和遗传性低纤维蛋白原血症(hereditary hypofibrinogenemia)。FG 数量异常是由于基因突变使 FG 分子肽链中氨基酸发生替换,造成该区域结构不稳定,突变肽链不能正常折叠形成 FG 分子,引起无法分泌到血液循环中,患者血浆中缺乏突变肽链的表达。

FG 分子的功能异常涉及纤维蛋白形成和稳定的所有重要步骤,将 FG 转化为不可溶的纤维蛋白多肽首先需要凝血酶将 FG 裂解,释放出纤维蛋白多肽 A 和纤维蛋白多肽 B,产生纤维蛋白单体,纤维蛋白单体再进行多聚化,因子ⅩⅢa 为稳定多聚化的纤维蛋白,CD 患者由可溶性 FG 向不可溶性纤维蛋白转化的过程发生障碍。

(二)遗传学机制

FGA 基因、FGB 基因或 FGG 基因中任何 1 个基因突变均可导致 FG 数量和/或功能的异常,在临床上 FGA 基因突变占多数,FGB 基因和 FGG 基因的突变占少数。FG 异常可影响:①纤维蛋白肽释放障碍或延迟;②纤维蛋白聚集和稳定性的改变;③影响纤维蛋白的交联及纤维蛋白凝块的纤维蛋白溶解。

1. FG 质量异常 FG 质量异常引起 CD 和遗传性低异常纤维蛋白原血症,其中 CD 具有较高的外

显率,绝大多数患者是杂合子型,极少数患者为纯合子型或复合杂合子型。CD 常见缺乏是由于纤维蛋白多聚化的缺乏,也可由于纤维蛋白原多肽裂解缺乏引起;有的患者所产生的纤维蛋白不能被纤维蛋白溶解过程所溶解,这部分患者具有发生血栓性疾病的倾向,因此本症患者既可发生血栓形成,也可发生出血。许多 CD 患者可能同时有伤口愈合不良的表现,杂合子型患者一般含有 50% 的正常 FG 足以满足机体凝血的需要,但是异常的 FG 可能影响正常的 FG 向纤维蛋白的转化,因此多数患者出血倾向要比估计的严重,当 FG 异常引起 FG 分泌减少或清除加速时,则形成所谓遗传性低异常纤维蛋白原血症。

2.FG 数量异常　FG 数量异常引起遗传性无纤维蛋白原血症和遗传性低纤维蛋白原血症,其中遗传性无纤维蛋白原血症为常染色体隐性遗传病,男女均可累及,多数患者有近亲婚配的家族史。遗传性低纤维蛋白原血症呈常染色体显性遗传病或常染色体隐性遗传病,目前研究已发现其突变有 70 余种,其中 α 链 14 种,β 链 22 种,γ 链 34 种。

五、临床表现

（一）CD

1.发病率　CD 在普通人群发病率约为 1/1000000,由于目前尚无公认统一的诊断标准,其确切发病率尚不清楚。

2.家族史　父母只要一方携带突变的 FGA 基因、FGB 基因或 FGG 基因,即可遗传给子代而引起发病。

3.异质性　CD 患者有明显异质性,在临床上无症状患者约占 55%;有症状患者约占 45%。其中有症状患者表现为出血约占 25%,血栓形成约占 20%;少数患者可同时表现出血及血栓形成。

4.血栓形成　血栓形成的部位多为下肢深静脉、肺血管及脑血管等;临床研究发现在肺动脉高压伴慢性栓塞的患者中往往高发 CD。

5.轻度出血　大多数患者出血轻微,可表现为:①软组织皮下发生瘀斑;②月经血量过多或周期延长;③鼻衄、牙龈出血等。

6.严重出血　少数患者出血严重,可表现为:①消化道出血;②脑出血;③泌尿系统出血;④自发性流产;⑤伤口愈合不良;⑥轻度外伤难以止血等。

7.基因型—表型

（1）FGA 基因突变:其中 Gly17→Val、Gly17→Asp、Pro18→Leu、Arg19→Ser 或 Val20→Asp 突变时表现牙龈出血、鼻衄或月经血量增多等;而 Arg16→Cys、Ser532→Cys、Arg554→Cys 突变是血栓形成高危因素。

（2）FGB 基因突变:其中 Ala68→Thr 突变是诱发血栓形成高危因素。

（3）FGG 基因突变:其中 Asp364→Val 突变是引发血栓形成高危因素。

（二）遗传性无纤维蛋白原血症

1.发病率　遗传性无纤维蛋白原血症欧美国家报道发病率约为 1/1000000。

2.症状及体征　遗传性无纤维蛋白原血症血液中 FG 缺失或者极低（<0.2g/L）,在婴儿期可因脐带根部出血不止而得以确诊,患者终身任何组织器官均可发生不同程度的出血,预后不良,主要死因为颅内出血;在临床上应用 FG 替代治疗具有潜在发生血栓性疾病的可能,但其机制尚不清楚。

（三）遗传性低纤维蛋白原血症

1.发病率　遗传性低纤维蛋白原血症人群中发生率尚不清楚。

2.症状及体征　遗传性低纤维蛋白原血症血液中 FG 多在 0.2～1.0g/L,在临床上通常血液中 FG 水平低于 0.5g/L 时才会发生出血,所以本症多数患者通常无临床出血症状。但也见于新生儿脐带出血、皮下紫癜或鼻出血等,严重出血多由于外伤和手术中,临床明确诊断需要实验室生化指标、质谱(mass spectrum,MS)及致病基因突变的检测。

六、辅助检查

(一)实验室检测

1.凝血指标 ①凝血酶时间(thromi time,TT)明显延长,且不能被硫酸鱼精蛋白校正;②定标自动的凝血酶生成曲线(calibrated automated thrombogram,CAT)可直观提供凝血酶生成的能力;③凝血酶原时间(prothrombin time,PT)和活化部分凝血活酶时间(activated partial thromboplastin time,aPTT)可正常或轻度延长;④血浆 FG 抗原含量正常,但其活性降低,抗原含量与活性的比值>2.0。

2.血液生化 ①纤维蛋白(原)降解产物(fibrin degradation products,FDP)、D-二聚体、肝功能及肾功能等均为正常;②CD 糖基化异常,主要为六碳糖(hexose)、氨基己糖(aminohexose)降低,涎酸(sialic acid)升高等。

3.MS MS 分析具有敏感度高、准确度高、分辨率高、成本低及检测快速等优点。检测 FG 缺陷症的原理是将 FG 蛋白质分子 3 条肽链裂解为许多小肽段,根据裂解肽段的质量与飞行时间成正比,MS 分析仪通过飞行时间换算出这些小肽段的质量,经计算机软件构建蛋白质一级结构信息,获得 FG 肽链氨基酸序列的特征图谱。通过比对标准 FG 肽链氨基酸序列指纹图谱数据库,可检测血浆中有无 FG 突变肽链的表达,因此 MS 分析能快速鉴别 CD 患者 FG 缺陷的类型。

4.基因突变 以酚—氯仿法抽提患者外周血基因组 DNA,用聚合酶链式反应(polymerase chain reaction,PCR)扩增 FGA 基因、FGB 基因和 FGG 基因的所有外显子及其侧翼序列,所得产物经琼脂糖凝胶电泳分离出不同的 PCR 产物,再用琼脂糖 DNA 纯化试剂盒回收并纯化,最后用末端标记双脱氧法进行 DNA 测序,检测出基因突变位点的部位。通过直接测序法可找出基因突变位点,是明确

诊断、优生优育及产前基因诊断的金指标,并且对患者血栓形成或出血风险的评估具有重要的临床意义。根据先证者的基因检测结果,对亲属成员进行特定基因突变位点筛查,并根据家族史、临床病史及体格检查等综合分析,以明确亲属成员的致病基因突变携带情况及患病风险。

(二)超声检查

多普勒超声心动图是检查深静脉血栓形成首选的无创性方法学,其中血栓形成为急性期时可呈极低回声甚至无回声,血管腔增大及管壁不能被压陷等特征性改变。

(三)影像学检查

1.磁共振静脉造影(magnetic resonance venography,MRV) MRV 检查对深静脉血栓形成具有既敏感又特异,诊断效率高,且无电离辐射损害,尤其对新旧血栓、无症状深静脉血栓具有鉴别诊断价值。

2.放射性核素扫描 放射性核素常用碘 125(^{125}I)和 ^{99} 锝^m—大颗粒聚合白蛋白(^{99}Tc^m-labeled macroaggregated albumin,^{99}Tc^m-MAA),利用核素在血流或血块中的浓度改变进行扫描显像。主要方法有放射性纤维蛋白原实验和核素静脉造影,该检查适用于怀疑肺栓塞但无下肢深静脉血栓形成症状和体征的患者,其诊断符合率可达 90%以上。

(四)病理组织检查

病理组织纤维蛋白凝块检测可发现,异常纤维蛋白原的血栓弹力图异常;电子显微镜检查显示,由异常纤维蛋白原构成的纤维蛋白凝块有形态学的异常。

七、诊断

1.初步诊断 ①血栓形成和/或出血;②阳性家族史(新发病例除外);③TT 延长;④FG 抗原含量正常;⑤FG 活性显著降低;⑥FG 抗原含量与活性的比值>2.0。

2. 明确诊断 ①影像学检查异常;②病理检查显示 CD 特征;③MS 分析确定 FG 缺陷;④DNA 测序。

八、鉴别诊断

1. 先天性纤维蛋白原缺乏症(congenital abnormalities of fibrinogen,CAOF) CAOF 是一种常染色体隐性遗传病或不完全隐性遗传病,半数以上患者为父母为近亲婚配。CAOF 患者由于血液纤维蛋白原缺乏,血液长期不凝固,加入凝血酶仍不凝固,其中纯合子型患者临床表现为自幼轻微外伤后出血不止,也可表现为自发性鼻出血、黏膜下出血、皮下出血及关节腔出血等,甚至消化道或颅内出血,预后不良。

2. 获得性纤维蛋白原缺乏(acquired fibrinogen deficiency) 本病多见于肝脏疾病或应用门冬酰胺酶制剂等引起的,其中肝脏疾病可引起 FG 结构改变,临床主要表现唾液酸(sialic acid)升高、FG 寿命缩短;应用门冬酰胺酶制剂后可能出现 FG 减少,是由于门冬酰胺酶阻碍肝脏对 FG 的合成所致。

九、治疗

CD 患者无临床症状一般不需要治疗,但需要密切临床观察及长期随访。

(一)血栓形成治疗

1. 传统抗凝药 ①低分子肝素注射液:低分子肝素钙注射液 6150 单位,腹部皮下注射,1～2 次/天;或根据体重给药,100 单位/kg/次,腹部皮下注射,1～2 次/天;②华法林钠片 0.25mg/次,1 次/天口服;监测凝血指标国际标准化比值(international normalized ratio,INR)使其达标。

2. 非维生素 K 拮抗剂口服抗凝药(non-vitamin K antagonist oral anticoagulants,NOAC) NOAC 包括直接 X a 因子抑制剂(如利伐沙班、阿哌沙班、依度沙班)和直接凝血酶抑制剂(如达比加群酯胶囊),较维生素 K 拮抗剂传统抗凝药,NOAC 具有药物相互作用少、半衰期短、起效快等优点,已广泛应用于预防心房颤动患者的卒中和全身血栓栓塞。由于 NOAC 在肝脏代谢,对于伴有凝血障碍、重度肝损害的患者禁用 NOAC。另外 NOAC 均经肾脏排泄,在长期使用 NOAC 时应定期监测肾功能,并根据肾功能的变化进行相应剂量调整。

(1)利伐沙班 10mg/次,1 次/天,用水送服。应用预防静脉血栓形成、肺栓塞、非心脏瓣膜性心房颤动患者卒中、全身性栓塞等。注意事项:①利伐沙班禁用于中度肝损害的患者,因为在这类患者中利伐沙班的药物暴露量增加>2.0 倍;②利伐沙班的特异性逆转剂为 And-α,And-α 是人源化重组 X a 因子诱导蛋白,与 X a 因子竞争结合利伐沙班;③And-α400mg,静脉弹丸式给药,随后以 4mg/min 输注 120min(总共 880mg)。

(2)阿哌沙班片 2.5mg/次,2 次/天;应用阿哌沙班片可预防手术时血栓形成。

(3)依度沙班片 30mg/次,1 次/天;应用依度沙班片可降低非心脏瓣膜性心房颤动患者卒中及血栓形成的风险。

(4)达比加群酯胶囊 150mg/次,2 次/天,用水送服,餐时或餐后服用均可。注意事项:①口服时请勿打开胶囊;②年龄≥75 岁、血肌酐清除率 30～50mL/min 有增加出血的风险;③长期口服时需定期检测 aPTT;④当患者出现无法控制的出血或需要接受紧急手术治疗时,则需要逆转剂抵消抗凝剂的作用,依达赛珠单抗(idarucizumab)为特异性逆转剂,其治疗剂量为 5.0g,分 2 次给药,每次经静脉弹丸式注射或快速输注 2.5g,2 次间隔时间不超过 15min。

(二)出血治疗

在临床上因急性出血或需要急诊手术的患者,应首先输注新鲜血浆;为防止出血时可应用 6-氨基己酸。

1.新鲜血浆　新鲜血浆或全血采集后6~8h内在4℃离心制备的血浆迅速在-30℃以下冰冻成块即制成,冰冻状态一直持续到应用之前,使用时融化后等于新鲜液体血浆,用量应根据病情而定。

2.6-氨基己酸　①口服:成人2.0g/次,3~4/天,小儿0.1g/kg;②静脉:初用量为4.0~6.0g加入5%~10%葡萄糖液或生理盐水100mL稀释,维持量为1.0g/h,维持时间依据病情而定。

参考文献

1. 周伟杰,闫婕,邓东红,等.遗传性异常纤维蛋白原血症的诊断.中华检验医学杂志,2020,43(4):406-410.

2. 毕晓洁,苏正仙,张慧斐,等.一例Aα链Arg16His突变引起的遗传性异常纤维蛋白原血症家系表型和基因型分析.中国优生与遗传杂志,2017,25(7):33-37.

3. 黄丹丹,蔡挺,张顺.1例遗传性异常纤维蛋白原血症的鉴定及分子发病机制研究.临床检验杂志,2019,37(9):675-679.

4. 欧宁江,汤敏中.遗传性纤维蛋白原缺陷症的研究进展.中国实验血液学杂志,2014,22(4):1118-1192.

5. 罗灵玲,闫婕,林发全.遗传性异常纤维蛋白原血症及其实验室检查.广东医学,2015,36(17):2764-2766.

6. 欧阳琦,丁秋兰,黄丹丹,等.三个遗传性异常纤维蛋白原血症家系的表型和基因型分析.中华血液学杂志,2011,32(3):153-157.

7. 赵小娟,王兆钺,江明华,等.纤维蛋白原α链Arg16His突变导致遗传性异常纤维蛋白原血症.中华血液学杂志,2010,31(3):154-156.

8. MORRIS T A, MARSH J J, CHILES P G, et al. Highprevalence of dysfibrinogenemia among patlents with chronis thromboernbolic pulmonary hypertension. Blood, 2009,114(9):1929-1936.

9. 戴婷婷,尹桃,胡林,等.2018年欧洲心律协会关于心房颤动患者应用非维生素K拮抗剂口服抗凝药物指南解读.中华心血管病杂志,2019,47(8):669-672.

10. WANG K L, LIP G Y, LIN S J, et al. Non-vitamin K antagonst oral anticoagulants for stroke prevention in asian patients with nonvalvular atrial fibrillation:meta-analysis[J]. Stroke,2015,46(9):2555-2561.

11. CHAN Y H, YEN K C, SEE L C, et al. Cardiovascular, bleeding, and mortality risks of dabigatran in Asians with nonvalvular atrial fibrillation[J]. Stroke,2016,47(2):441-449.

第六节　遗传性抗凝血酶-Ⅲ缺乏症

遗传性抗凝血酶-Ⅲ缺乏症（hereditary antithrombin Ⅲ deficiency）是由于抗凝血酶-Ⅲ（antithrombin-Ⅲ，AT-Ⅲ）基因突变，引起 AT-Ⅲ 含量或功能降低，是潜在形成血栓高风险因素，多数患者无明显临床症状，少数患者可出现静脉血栓形成、肺栓塞等严重并发症，其治疗措施分为预防性用药、抗凝用药及长期用药等。

一、概述

1965 年，Egeberg 等首先报道 1 例遗传性抗凝血酶-Ⅲ缺乏症，经家系调查显示，家族成员中有多名患有静脉血栓栓塞性疾病（venous thromboembolism，VTE）。

1974 年，Sas 等首次报道了具有自发性血栓栓塞的 AT-Ⅲ 质量缺陷的病例，患者肝素辅因子活性减低而抗原含量正常。

1993 年，Olds 等报道 AT-Ⅲ 基因全序列以来，目前在 AT-Ⅲ 基因突变数据库中登记及 Medline 中查询的 AT-Ⅲ 基因突变位点已达几百余种。

二、病因

遗传性抗凝血酶-Ⅲ缺乏症为常染色体显性遗传病，经基因组筛选定位，目前仅确定 AT-Ⅲ 基因突变为其致病病因。

三、分子遗传学

AT-Ⅲ基因

1. 结构　AT-Ⅲ 基因定位于第 1 号染色体长臂 23 区到 25 区（1q23~25），长 14206bp，由 7 个外显子和 6 个内含子组成，编码 464 个氨基酸，相对分子质量约为 58.2kD。

2. 功能　AT-Ⅲ 的蛋白结构较为复杂，有 9 个 α-螺旋、3 个 β-折叠（包括 A、B、C）和 1 个反应中心环（reaction center ring，RCL），包含了 3 个二硫键和 4 种糖基化位点。AT-Ⅲ 在肝脏和内皮细胞中合成，AT-Ⅲ 转录起始于 5′端距 ATG 启动编码子 72 碱基对（base pair，bp）处；3′端距终末编码子 49bp 处，含 AATKAA 序列。该序列下游 224bp 处为酶解或多聚腺苷酸作用位点，基因表达有组织特异性，但对其调控机制为顺式调控序列或逆式调控序列，目前尚不了解。

AT-Ⅲ 是体内主要的抗凝血因子之一，属于丝氨酸蛋白酶抑制物超家族成员，主要功能是抑制凝血酶和因子Ⅻa、Ⅺa、Ⅸa、Ⅹa 等的活性。

3. 突变　AT-Ⅲ 基因突变类型有大片段缺失、小缺失和插入或点突变（错义突变、无义突变、剪切位点突变及重组突变）等，常见突变位点有第 7 位异亮氨酸（Ile）被天冬酰胺（Asn）所置换（Ile7→Asn）、第 41 位脯氨酸（Pro）被亮氨酸（Leu）所置换（Pro41→Leu）、第 47 位精氨酸（Arg）被组氨酸（His）所置换（Arg47→His）、第 47 位精氨酸（Arg）被半胱氨酸（Cys）所置换（Arg47→Cys）、第 47 位精氨酸（Arg）被丝氨酸（Ser）所置换（Arg47→Ser）、第 382 位丙氨酸（Ala）被苏氨酸（Thr）所置换（Ala382→Thr）、第 384 位丙氨酸（Ala）被脯氨酸（Pro）所置换（Ala384→Pro）、第 393 位精氨酸（Arg）被组氨酸（His）所置换（Arg393→His）、第 393 位精氨酸（Arg）被半胱氨酸（Cys）所置换（Arg393→Cys）、第 393 位精氨酸（Arg）被脯氨酸（Pro）所置换（Arg393→Pro）、第 394 位丝氨酸（Ser）被亮氨酸（Leu）所置换（Ser394→Leu）、第 404 位丙氨酸（Ala）被苏氨酸（Thr）所置换

（Ala404→Thr）、第 407 位脯氨酸（Pro）被亮氨酸（Leu）所置换（Pro407→Leu）等。

四、发病机制

（一）生理功能

正常人血液中 AT-Ⅲ 半衰期约为 61～92h；AT-Ⅲ活性为 84%～116%；AT-Ⅲ抗原为 230～350mg/L。新生儿、妊娠及服雌激素避孕药时 AT-Ⅲ活性较正常低。AT-Ⅲ-凝血酶复合物清除的组织器官为网状内皮系统。

抗凝血酶（antithrombin，AT）有 AT-Ⅰ、AT-Ⅱ、AT-Ⅲ、AT-Ⅳ，其中 AT-Ⅰ 在凝血酶激活纤维蛋白原转化为纤维蛋白后使之附着于新形成的纤维蛋白上（理论上可中和过量凝血酶，缓解血管内凝血）；AT-Ⅱ是一种血浆中的辅助因子，辅助肝素共同作用，干扰凝血酶与纤维蛋白原的相互作用；AT-Ⅳ是一种在凝血过程中和之后短暂时间内被激活的一种 AT。

AT-Ⅲ是凝血酶和因子Ⅻa、Ⅺa、Ⅸa、Ⅹa 等含丝氨酸的蛋白抑制剂。AT-Ⅲ与凝血酶通过精氨酸-丝氨酸肽键相结合，形成 AT-Ⅲ-凝血酶复合物而使酶灭活，肝素可加速这一反应达 1000 倍以上。肝素与 AT-Ⅲ所含的赖氨酸结合后引起 AT-Ⅲ构象改变，使 AT-Ⅲ所含的赖氨酸残基更易与凝血酶的丝氨酸残基结合，一旦肝素-AT-Ⅲ-凝血酶复合物形成，肝素就从复合物上解离，再次与另一分子 AT-Ⅲ结合而被反复利用。抑制凝血酶活性的作用与肝素分子长度有关，分子越长则酶抑制作用越大。

（二）遗传学机制

AT-Ⅲ基因突变引起 AT-Ⅲ分子的合成减少、不稳定或不完全，而不能被免疫学测定所发现。另一种情况是 AT-Ⅲ的分子抗原性正常，但由于基因突变而引起精氨酸组成的改变，一般以单一氨基酸改变为主。AT-Ⅲ基因突变引起 AT-Ⅲ含量或功能降低至正常值 50% 以下时，具有潜在形成血栓的风险。由于 AT-Ⅲ变异的部位不同，引起 AT-Ⅲ功能改变也不同，如一部分影响 AT-Ⅲ与凝血酶的结合，另一部分影响与肝素的结合。

遗传性抗凝血酶-Ⅲ缺乏症可分为 2 型，Ⅰ型：Ⅰ型患者不能合成 AT-Ⅲ，故血浆 AT-Ⅲ抗原和活性均降低，Ⅰ型又分Ⅰa型、Ⅰb型。多数Ⅰ型患者为外显子区的点状改变如单个碱基替代、插入或缺失而引起：①翻译框架迁移；②过早生成终止编码子；③产生不稳定蛋白；④影响 RNA 加工过程等机制参与分子疾病的形成过程。Ⅰb型伴少量变异蛋白，故抗原性与活性的减少不成比例，抗原水平高于活性水平。

Ⅱ型：Ⅱ型血浆中半数 AT-Ⅲ为变异蛋白，故抗原量正常，但活性减弱。根据 AT-Ⅲ蛋白变异部位不同，Ⅱ型可分为 3 个亚型：Ⅱa型：试验显示 AT-Ⅲ-肝素结合部位及 AT-Ⅲ反应部位均有异常；Ⅱb型：仅 AT-Ⅲ反应部位异常；Ⅱc型：仅 AT-Ⅲ肝素结合部位异常。

五、临床表现

（一）症状

1. 发病率　本症发病率在不同种族有显著差异，在普通人群中发病率为 1/2000～1/5000，其中美国麻省发病率约为 1/2000，英国发病率为 10/2500～10/5000；苏格兰对献血者的调查发病率约为 10/3500。我国 2006 年流行病学调查显示，正常人群中发病率约为 22.6/1000，中国香港报道约为 96/1000，中国台湾报道约为 23/1000。

2. 年龄　初次发病年龄为 10～35 岁，男女比例为 1.16：1.00；家族史阳性。

3. 诱因　静脉血栓形成约有 1/3 患者无明显诱因，其中因妊娠、创伤、手术、感染或长期卧床患者引起约占 50%；另外约有 50% 患者为自发性血栓形成。女性在妊娠期间血栓形成发生率约为 18%，产后发生率约为33%。

（二）体征

1. 血栓形成 遗传性抗凝血酶-Ⅲ缺乏症约占静脉血栓形成的4.0%,血栓发生部位多见于下肢深静脉、浅表静脉;也可发生肺动脉、脑血管;少见肠系膜静脉、上腔静脉、肝静脉及肾静脉等。

2. 复发性血栓形成 在临床上约有50%患者有1次以上血栓形成史,可有血栓性静脉炎史。

3. 不良妊娠结局 在妊娠期间可发生习惯性流产、先兆子痫等。

（三）分型

1. Ⅰ型 Ⅰa型测不到变异蛋白,交叉免疫电泳泳动及峰形正常,但峰值减低。Ⅰb型交叉免疫电泳出现慢峰,这些变异蛋白与肝素的亲和力减低,与凝血酶无反应。

2. Ⅱ型 Ⅱ型交叉免疫电泳中见慢峰,与肝素形成的复合物无活性。其中Ⅱa型及Ⅱb型变异体都产生无功能蛋白,主要是由于单个碱基替代,使反应部位功能异常;Ⅱc型AT-Ⅲ仅活性下降故发生血栓形成的危险性降低。

六、辅助检查

（一）实验室检测

1. 血液指标 全血细胞计数、肝功能及肾功能等。

2. 凝血指标 凝血酶原时间（prothrombin time,PT）、活化部分凝血活酶时间（activated partial thromboplastin time,aPTT）、凝血酶时间（thrombin time,TT）、纤维蛋白原（fibrinogen,FIB）、D-二聚体（D-dimer）、纤维蛋白（原）降解产物（fibrinogen degradation products,FDP）等指标。

3. AT-Ⅲ 检测AT-Ⅲ水平方法有免疫学试验、功能性试验、AT-Ⅲ肝素辅因子活性试验及渐进性AT-Ⅲ抑制试验等。

（1）免疫学试验:免疫学试验检测血浆AT-Ⅲ抗原,交叉免疫电泳试验测定异常分子,在存在肝素下出现慢峰则提示AT-Ⅲ-肝素结合部位异常。

（2）功能性试验:功能性试验原理是在肝素存在下,血浆内加入过量的凝血酶,当血浆内的AT-Ⅲ与凝血酶结合后,再测定剩余的凝血酶含量。本方法是在反应系统中加入一种与凝血酶反应可显色的化学底物,因此显色的程度与AT-Ⅲ的含量成反比。

（3）AT-Ⅲ肝素辅因子活性试验:由于血浆中还存在能与凝血酶结合的肝素辅因子Ⅱ（heparin cofactor Ⅱ）,因此可能高估AT-Ⅲ的实际含量。为避免这种干扰的方法是减少肝素的浓度,或用牛凝血酶或激活的因子Ⅹ来代替人凝血酶,因为在低浓度（0.01~5.0U/mL）肝素存在下,AT-Ⅲ主要与凝血酶结合,而牛凝血酶与激活的因子Ⅹ结合不与肝素辅因子Ⅱ结合。由于目前有些测定试剂盒仍使用人凝血酶作为试剂,在判断结果时应加以注意。本症杂合子型患者的AT-Ⅲ水平为25%~60%。

（4）渐进性AT-Ⅲ抑制试验:本实验是基于缺乏肝素加速条件下AT-Ⅲ的蛋白酶抑制活性与靶物蛋白酶之间的互相反应。该试验能筛选出AT-Ⅲ-肝素亲和力受损的患者,表现为AT-Ⅲ渐进性抑制活性正常,但肝素辅因子活性低下。

4. AT-Ⅲ基因突变 根据先证者的基因检测结果,对其亲属成员进行单倍体分析法检测其等位基因的变异,同时做家系系谱分析,以便对来自同一祖先的变异抑或基因突变,为临床诊断、鉴别诊断及危险分层等提供依据。

（二）超声检查

多普勒超声心动图检查是一项诊断血栓形成敏感而特异的无创性首选指标。多普勒超声心动图可准确显示深静脉血栓形成的部位、形态及程度等,表现为静脉腔内有异常回声、静脉不能被压陷及静脉腔内无血流信号等特定的征象。

（三）影像学检查

1. 磁 共 振 静 脉 造 影（magnetic resonance

venography, MRV） MRV 检查对深静脉血栓形成具有既敏感又特异,诊断效率高,尤其对新旧血栓、无症状深静脉血栓形成具有鉴别诊断价值。

2. 下肢静脉顺行造影（ascending phlebography of the lower limbs, APG） APG 检查可使下肢静脉直接显影,准确判断有无血栓及血栓的位置、形态和侧支循环等情况,被公认诊断深静脉血栓形成的金标准。但由于本法为有创性检查,且费用较高,使其在临床上应用范围受到一定的限制,目前在临床上多用于无创性检查方法不能确诊的患者或取栓前的检查。

3. 计算机断层扫描肺血管造影（computed tomography pulmonary angiography, CTPA） CTPA 检查已成为诊断肺栓塞的首选影像学检查方法,其中:①对肺动脉主干、左右肺动脉及其主要分支内的血栓显示准确性高;②能够准确显示栓子的性质,为临床制定治疗方案提供参考;③可推测血栓形成的时间,其中急性肺栓塞的 CTPA 征象为肺动脉血管内充盈缺损,以及血管部分或完全闭塞血管管腔扩大;特异性征象为充盈缺损与血管壁形成锐角。

七、诊断

1. 排除诊断 诊断 AT-Ⅲ缺乏症时首先要排除继发原因:①引起 AT-Ⅲ减少疾病有肝脏疾患、肾病综合征、弥散性血管内凝血等;②引起 AT-Ⅲ减少药物有肝素、化疗药物 L-天冬氨酸激酶及口服避孕药等;③新生儿时期等。

2. 明确诊断 如下指标综合判断:①有三代（本人、父母、祖父母）家族患病详细临床资料及家系系谱分析,家族史阳性;②特征性临床症状及体征;③影像学检查异常;④实验室检测结果异常;⑤AT-Ⅲ基因突变。

八、鉴别诊断

1. 维生素 K 缺乏症（Vitamin K deficiency） 肝脏疾病、双香豆素类药物及长期使用抗生素的患者,可引起维生素 K 缺乏而导致维生素 K 依赖凝血因子活性低下,并能被维生素 K 所纠正的出血;其中继发性凝血酶原缺乏的患者可有典型临床症状、体征及实验室检测异常等,鉴别诊断并不难。

2. 系统性红斑狼疮（systemic lupus erythematosus, SLE） SLE 引起的获得性抗凝血酶原抗体需要与遗传性抗凝血酶-Ⅲ缺乏症鉴别诊断,此种抗体和凝血酶原形成的复合物从血液中清除快速,可导致获得性低凝血酶原血症,但 SLE 的临床症状、体征及实验室检测有助于鉴别诊断。

九、治疗

（一）预防

1. AT-Ⅲ缺乏症女性在妊娠、分娩及产后应严密监测,预防血栓形成。

2. 孕妇口服抗凝药可能对胎儿有不良的影响,可应用肝素皮下注射,治疗持续至产后 6 周。

（二）抗凝治疗

1. 肝素钠注射液 5000U/次,2 次/天,抗凝治疗应立即输入,持续 5～10 天,而且在 24h 内开始口服抗凝药物,使凝血指标国际标准化比值（international normalized ratio, INR）达标。肝素钠注射液是治疗静脉血栓形成急性期的主要措施,某些大面积血栓栓塞也要考虑溶栓治疗,其中肝素的有效抗凝需维持活化部分凝血活酶时间（activated partial thromboplastin time, aPTT）延长 1.5～2.0 倍;无血栓并发症的 AT-Ⅲ缺乏症的妇女、妊娠早期或分娩时,肝素钠注射液应用量使 aPTT 延长达标。

2. 低分子肝素钙注射液 6250U/次,1 次/天,皮下注射。怀孕分娩日停用,在产后 48～72h 恢复应用,之后改为口服抗凝并维持 3 个月。

3. 华法林钠片 0.25mg/次,1 次/天,口服。与肝素同时给药或后期给药,以抵消华法林钠片治疗初 1 周内诱发的短暂高凝期。华法林钠片治疗诱发短暂高凝的原因为依赖维生素 K 的抗凝蛋白（蛋白 C），因其半衰期最短而最先被华法林钠片抑制，之后才发生其他促凝蛋白活性被抑制。华法林钠片可通过胎盘，故妊娠早期（6 周内）及分娩期妇女禁用，以避免致畸或分娩期出血。

华法林钠片抗凝的作用需定期监测 INR，使其达标，尤其对首次发生、妊娠后血栓及复发性血栓的患者，治疗至少 3~6 个月。

4. 浓缩 AT-Ⅲ 制剂　从人血浆中提取的浓缩 AT-Ⅲ 制剂，纯度已达 95%，并经病毒灭活处理，静脉输入能立即补充浓缩 AT-Ⅲ 制剂，首次可用较大剂量，使体内 AT-Ⅲ 水平迅速恢复正常，以后监测并维持 AT-Ⅲ 水平在 80% 左右。临床上多应用于：①在抗凝治疗下仍有血栓形成或需要进行手术的患者，应用浓缩 AT-Ⅲ 制剂以预防血栓形成；②AT-Ⅲ 缺乏女性一般输注量 1000~1500U，1 次/周，同时应用肝素 12500~15000 单位可增强其抗血栓的疗效，但肝素可使 AT-Ⅲ 生物半衰期缩短，女性分娩期可增至 AT-Ⅲ 制剂 1000 单位，每天或隔天输注 1 次。

5. 雄激素　达那唑司坦唑（康力龙）、羟甲烯龙（康复龙）等雄激素制剂可能有助于升高血液中 AT-Ⅲ 水平，其中：①达那唑司坦唑 2.0mg/d；②羟甲烯龙：成人 5.0~10mg/d，儿童 1.25~5.0mg/d。

（三）长期用药

1. 由于长期抗凝治疗有一定的副作用，患者在权衡是否需要接受长期抗凝治疗时，应考虑以下一些因素　①血栓形成的次数、部位及病情严重程度；②血栓形成为自发性，且有诱因；③性别和工作习惯，特别是孕妇和工作时的活动情况；④家族史，如家庭成员中有血栓形成的患者。

2. 根据病情危险的程度选择长期抗凝，其治疗原则：

（1）高度危险：①有 2 次或 2 次以上自发性血栓形成病史；②有 1 次自发性严重血栓形成病史；③在不常见的部位有 1 次自发性血栓形成病史，如肠系膜静脉、脑静脉等；④有 1 次自发性血栓形成伴有两种遗传性缺陷，如遗传性蛋白 C 缺乏症、遗传性蛋白 S 缺乏症等。

（2）中度危险：1 次有诱因的血栓形成，如有导致血栓形成的因素（如手术、创伤等）存在时，应进行预防性抗凝治疗。

十、遗传咨询

遗传性抗凝血酶-Ⅲ缺乏症男女患病的机会相等，父母患病则子女发病的可能性约为 50%。遗传性抗凝血酶-Ⅲ缺乏症在临床上仅见于杂合子型患者，尚无纯合子型患者的研究报道，纯合子型患者被认为是不能存活的。

参考文献

1. 邹虹，漆洪波. 遗传性易栓症的研究进展. 中华产科急救电子杂志，2014，3（2）：136-139.

2. 刘娜娜，王树玉. 遗传性易栓症与妊娠相关疾病. 中国优生与遗传杂志，2006，14（7）：123-124.

3. 张付华，丁秋兰，吴竞生，等. 一种新的抗凝血酶基因突变导致遗传性抗凝血酶缺陷症. 中华血液学杂志，2006，27（9）：598-601.

4. 李正民，宫瑾催，方盼盼，等. 遗传性抗凝血酶缺陷症基因突变的研究进展. 中国实验诊断学，2014，18（4）：684-686.

5. 靳会敏，李方超. 中国静脉血栓栓塞症患者抗凝血酶-Ⅲ基因单核苷酸多态性的研究进展. 中国免疫学杂志，2014，30（4）：570-571.

6. 李洪军. 血栓栓塞疾病患者抗凝血酶-Ⅲ的水平测定及意义. 继续医学教育，2010，24（6）：82-83.

7. 杨志强，熊吉信. 深静脉血栓的诊断治疗进展. 实用临床医学，2011，12（5）：134-148.

8. 朱锋. 遗传性易栓症相关抗凝因子的研究进展. 医学综述，2013，19（2）：213-215.

第七节 凝血酶原基因 G20210A 突变

凝血酶原基因 G20210A（prothrombinfactor Ⅱ G20210A，F Ⅱ G20210A）突变可引起血液中凝血酶原水平升高，是静脉血栓形成的独立高危因素，血栓形成的部位多见于下肢深静脉。患者主要表现为下肢不对称肿胀、疼痛及浅静脉曲张等症状，主要治疗措施分为对因性治疗、抗凝治疗等。

一、概述

1996 年，Poort 等对有静脉血栓形成家族史的患者，将凝血酶原基因作为候选基因，寻找与静脉血栓形成相应新的遗传危险因素。研究发现，F Ⅱ G20210A 突变与血液中凝血酶原水平增高有关。

1997 年，Rosendaal 等首先报道了 F Ⅱ G20210A 突变，研究认为 F Ⅱ G20210A 突变可能是潜在引发心肌梗死高危因素。

1999 年，Gorral 等研究发现，在 F Ⅱ G20210A 突变的不同基因型中显著增加凝血酶原的水平不同。

二、病因

F Ⅱ G20210A 突变为常染色体显性遗传病，经基因组筛选定位，仅确定 F Ⅱ G20210A 突变为其致病病因。

三、分子遗传学

凝血酶原基因

1. 结构 凝血酶原基因定位于第 11 号染色体短臂 11 区到 12 区（11p11~12），长约 21kb，由 14 个外显子和 13 个内含子组成，编码 579 个氨基酸，相对分子质量约为 71.6kD。

第 1~14 外显子长 25~315bp，其中第 1、2 外显子编码前导肽，第 2、3 外显子编码 γ-羧基谷氨酸结构区域（γ-carboxyglutamic acid domain，Gla），第 3~7 外显子编码 K1 区，第 7、8 外显子编码 K2 区，第 8、9 外显子编码凝血酶的 A 链，第 9~14 外显子编码近羧基末端的丝氨酸蛋白酶催化区。

内含子 A~M 长 84~9447bp，内含子序列所占比例较高，在 5'-端上游区及 3'-端下游区为非编码区，对基因的表达可能起调控作用。

凝血酶原基因中还包括 30 个拷贝的 Alu 重复序列和 2 个拷贝的部分 Kpn Ⅰ 重复序列，这些重复序列约占整个基因长度的 40%。

2. 功能 凝血酶原是属于维生素 K 依赖因子，分子中含有特殊的氨基酸残基-γ 羟基谷氨酸，这种氨基酸残基可以与钙离子结合而发生因子结构上的改变，其目的是与磷脂膜的结合，进而参与凝血过程。凝血酶原在凝血过程中被激活后转变成有活性的凝血酶，凝血酶作用于纤维蛋白原使之转变为纤维蛋白。在凝血酶原激活过程中有 F Ⅶ、F Ⅴ、F Ⅹ 及 F Ⅺ 参与，因此凝血酶原的异常，提示血液上述因子中的一种或几种。凝血酶原半衰期约为 60h，正常血浆浓度为 150~200mg/L。

3. 突变 研究表明，凝血酶原基因 mRNA 前体 3'端未翻译区第 20210 位核苷酸发生 G-A 突变（其中 70% 为纯合子突变，30% 为杂合子突变），称为凝血酶原 G20210A 突变，突变后使基因合成增多，或转录的 mRNA 破坏减少，进而使凝血酶原水平升高，从而引起血液呈高凝状态。

四、发病机制

（一）生理功能

凝血酶原（prothrombin）又称为凝血因子 Ⅱ

(blood coagulation factor Ⅱ），是在肝脏中合成的一种单链糖蛋白。凝血酶原由几个功能区所组成，在凝血因子Ⅴa、磷脂和钙离子的存在情况下，凝血因子Ⅹa 在 2 个位置切断凝血酶原，产生 α-凝血酶。在精氨酸 320 切断时生成一个有酶活性的中间体，称为中间凝血酶，中间凝血酶相对分子质量约为 72kD；在精氨酸 284 进一步切断中间凝血酶就产生了 α-凝血酶（相对分子质量约为 37kD）和活化肽凝血酶原 $F_{1,2}$，后者可进一步被 α-凝血酶切断形成凝血酶原 F_1+凝血酶 F_2。α-凝血酶是由 A 链（相对分子质量约为 6.0kD）和 B 链（相对分子质量约为 31kD）组成的双链的酶，二条链通过一个二硫链共价连接，进一步切断产生活性较小的 β-和 γ-凝血酶。凝血酶的水解物对合成的小底物仍保持活性，而对天然大底物活性较小。

凝血酶原在凝血机制中起着中心的作用，在激活的因子Ⅴ和由血小板或其他细胞提供的磷脂表面存在的条件下，被激活的因子Ⅹ激活形成凝血酶。凝血酶是一种蛋白水解酶，对多种凝血因子具有水解作用，凝血酶作用有：①使纤维蛋白原转变成纤维蛋白；②诱导血小板聚集；③激活ⅩⅢ因子；④使纤溶酶原转变成纤溶酶，从而激活纤溶系统；⑤激活由凝血酶激活的纤溶抑制物；⑥激活因子Ⅴ、Ⅷ、Ⅺ，生成更多的凝血酶；⑦激活蛋白 C 系统；⑧刺激伤口愈合。

（二）遗传学机制

近年研究认为，FⅡG20210A 突变是静脉血栓栓塞性疾病（venous thromboembolism, VTE）的重要遗传因子，发病机制可能是：突变型并不影响凝血酶原的蛋白分子结构，而是影响 mRNA 前体中三个序列被嘌呤化或者裂解，增强了 mRNA 稳定性和/或翻译速率，可使凝血酶原基因合成增加，或者转录的 mRNA 破坏减少，从而引起凝血酶原水平升高，进而导致血液呈高凝状态而易于诱发血栓形成。在对 VTE 病例组和健康对照组进行凝血酶原

基因的外显子和 5′-及 3′-非翻译区（untranslated region, UTR）检测中发现，VTE 病例组中 FⅡG20210A 突变的发生率约为 18.0%，而健康对照组中 FⅡG20210A 突变的发生率仅为 1.0%。临床研究发现，FⅡG20210A 突变脑静脉系统血栓形成发病风险增加 4.56 倍，且 FⅡG20210A 突变携带者发生 VTE 的风险比未携带者高出 3.0 倍。

五、临床表现

（一）症状

1. 发病率　FⅡG20210A 突变发病率与地理区域等因素有关，在欧美国家普通人群中尤其是白人中发病率较高，其中非西班牙人和墨西哥裔美国人中发病率约为 1.1%，美国黑人中发病率约为 0.3%；而在中东及非洲较为少见。在亚洲泰国发病率约为 0.2%，中国东北地区、维吾尔族地区及山东地区的研究均没有检出；研究表明，FⅡG20210A 突变可能在中国人群中罕见。

2. 诱发因素　FⅡG20210A 突变合并其他遗传性易栓症或存在诱发血栓形成的因素，如外伤、手术、妊娠及口服抗凝药时则其危险性显著增加，表明后天获得因素也可能起一定作用。

（二）并发症

FⅡG20210A 突变是诱发静脉血栓形成高危因素，血栓形成常见的部位有下肢深静脉、肺栓塞、下腔静脉及肠系膜静脉等。

1. 下肢深静脉血栓形成　双下肢不对称性肿胀、疼痛和浅静脉曲张是下肢深静脉血栓形成的三大症状，其中浅静脉曲张为静脉压升高和侧支循环建立的表现。

2. 肺栓塞　肺栓塞是由于血栓阻塞肺动脉或其分支引起的肺循环和/或右心功能障碍严重并发症，咯血、胸痛及呼吸困难三联征是诊断肺栓塞的主要临床线索，但临床上多数患者症状不典型，有的患者可表现为肺炎、胸腔积液、酷似心绞痛甚至

心肌梗死等。

3. 下腔静脉血栓 下腔静脉血栓形成表现为双下肢对称性肿胀、坠痛或钝痛,查体可发现双下肢水肿。

4. 肠系膜静脉血栓 肠系膜静脉血栓形成可呈类似急腹症的临床表现,如阵发性腹部绞痛、恶心、呕吐及腹泻等。

六、辅助检查

(一)实验室检测

1. 凝血指标 ①凝血酶原时间(prothrombin time,PT)正常值为 12~14s,正常活动度为 75%~100%;②凝血酶原在血液中以无活性的形式存在,被激活后即为有活性的凝血酶,测定血浆凝血酶原可作为外源性凝血系统的筛选试验,在临床上可作为血栓形成、出血性疾病诊断的参考指标。

2. FⅡ G20210A 突变 ①分子生物学检测:采用聚合酶链式反应(polymerase chain reaction,PCR)、限制性片段长度多态性(restriction fragment length polymorphism,RFLP)、PCR 产物进行直接测序等可以确定其遗传缺陷是否存在;②FⅡ G20210A 突变是本病确诊的金标准,也是 VTE 高危人群筛查的指标。先证者 FⅡ G20210A 突变时,应对其亲属成员进行 FⅡ G20210A 突变的级联基因检测,并根据家族史、临床症状及体征等综合分析,以明确亲属成员的致病基因突变携带情况及患病风险。

(二)超声检查

多普勒超声心动图是诊断血栓形成首选无创性检查方法,深静脉血栓形成检查可显示,静脉腔内异常回声、静脉不能被压陷及静脉腔内无血流信号等特定的征象,尤其有助于中央型深静脉血栓形成的早期诊断,并可动态观察病情变化倾向、判断治疗效果及预测预后等。

(三)影像学检查

1. 计算机断层扫描静脉造影(computed tomography venography,CTV) CTV 检查可同时使下腔静脉、盆腔静脉及双下肢静脉显像,其中慢性深静脉血栓表现为栓子及相应的血管壁钙化,静脉变细及侧支静脉血管形成等;急性深静脉血栓表现为相应的血管壁强化,血栓所在处可见血管扩张及静脉周围软组织肿胀、侧支循环形成等,可对深静脉血栓作出定量的诊断。

2. 计算机断层扫描肺血管造影(computed tomography pulmonary angiography,CTPA) CTPA 检查已成为诊断肺栓塞的首选影像学检查方法,其中:①对肺动脉主干、左右肺动脉及其主要分支内的血栓显示准确性高;②能够准确显示栓子的性质,为临床制定治疗方案提供参考;③可推测血栓形成时间,其中急性肺栓塞的 CTPA 征象为肺动脉血管内充盈缺损,血管部分或完全闭塞血管管腔扩大,特异性征象为充盈缺损与血管壁形成锐角。

3. 磁共振静脉造影(magnetic resonance venography,MRV) MRV 检查对深静脉血栓形成的诊断既敏感又特异,诊断效率高,且无电离辐射损害,尤其对新旧血栓、无症状深静脉血栓形成等具有鉴别诊断价值。

4. 放射性核素扫描显像(radionuclide cardiac angiography) 利用核素在血流或血块中的浓度改变进行扫描显像,该检查适用于怀疑肺栓塞但无下肢深静脉血栓形成症状和体征的患者,具有较高的敏感性、特异性,其诊断符合率可达 90% 以上。

5. 下肢静脉顺行造影(ascending phlebography of the lower limbs,APG) APG 检查可使下肢静脉直接显影,可有效地判断有无血栓,以及血栓的位置、形态和侧支循环等情况,是被公认为下肢深静脉血栓形成诊断的金标准之一。但其检查属于有创性检查,且费用较高,难以常规在各级医院应用,因此本项检查多用于无创性检查方法不能确诊的患者或取栓前的检查。

七、诊断

临床主要依据症状、体征、实验室检测、多普勒超声心动图、影像学特征性征象综合判断,其中:①症状及体征主要表现下肢深静脉、肺栓塞、下腔静脉及肠系膜静脉等;②家族史阳性;③实验室检测FⅡG20210A突变为明确诊断指标。

八、鉴别诊断

1. 遗传性抗凝血酶-Ⅲ缺乏症(hereditary antithrombin Ⅲ deficiency)　本症是由于抗凝血酶-Ⅲ基因突变引起抗凝血酶-Ⅲ含量或功能降低而引起静脉血栓形成、肺栓塞等;明确诊断及鉴别诊断主要依据实验室检测及抗凝血酶-Ⅲ基因突变。

2. 活化蛋白C抵抗症(activated protein C resistance,APCR)　APCR是由于凝血因子Ⅴ基因突变抵抗了活化蛋白C的降解作用,在临床上常表现为深静脉血栓形成,而肺栓塞较为少见;实验室活化蛋白C、活化部分凝血活酶时间(activated partial thromboplastin time,aPTT)的检测可作为筛查指标,而凝血因子Ⅴ基因突变的检测可明确诊断。

九、治疗

(一)预防

1. FⅡG20210A突变无临床症状的患者,可不常规口服抗凝剂进行预防性治疗,但需进行定期复查及长期随访。

2. 对于在手术、创伤或长期卧床等有诱发静脉血栓形成风险的患者,可短期给予预防性抗凝治疗。

(二)抗凝治疗

1. 低分子肝素钙注射液　低分子肝素钙注射液5000U/次,1次/天,或依诺肝素钠注射液40mg/次,1次/天。低分子肝素钙注射液具有半衰期较长,其药代动力学可进行监测。

2. 华法林钠片0.25mg/次,1次/天,口服。长期应用华法林钠片的患者,应定期检测凝血指标国际标准化比值(international normalized ratio,INR)使其达标,并监测其不良反应。

3. 达比加群酯胶囊150mg/次,2次/天,用水送服,餐时或餐后服用均可。注意事项:①口服时请勿打开胶囊;②年龄≥75岁、血肌酐清除率30~50mL/min有增加出血的风险;③长期口服时需定期复查aPTT;④当患者出现无法控制的出血或需要接受紧急手术治疗时,则需要逆转剂抵消抗凝剂的作用,依达赛珠单抗(idarucizumab)为特异性逆转剂,其治疗剂量为5.0g,分2次给药,每次经静脉弹丸式注射或快速输注2.5g,2次间隔时间不超过15min。

参考文献

1. 朱峰,戈小虎.遗传性易栓症中凝血酶原基因G20210A突变研究进展.中华实用诊断与治疗杂志,2013,27(9):833-834.

2. SILVER R M,SAADE G R,THORSTEN V,et al. Factor V Leiden, prothrombin G20210A, and methylene tetrahydrofolate reductase mutations and stillbirth:the Stillbirth Collaborative Research Network[J]. Am J Obstet Gynecol,2016,215(4):468.

3. 封红亮,刘煜敏,王美瑶,等.凝血酶原基因与脑静脉系统血栓发病风险关系的Meta分析.中国循证医学杂志,2017,17(3):276-282.

4. 赵永娟,赵凤芹,谭平,等.凝血因子ⅤLeiden突变检测对肺血栓栓塞症的预测价值.中国老年学,2014,34(17):4747-4748.

5. ATTIA F M, MIKHAILIDIS D P, REFFAT S A. Prothrombin Gene G20210A Mutation in Acute Deep Venous Thrombosis Patients with Poor Response to Warfarin Therapy[J]. Open Cardiovascular Medicine Journal,2009,3(1):147-151.

6. MARCHIORI A,MOSENA L,PRINS M H,et al. The risk of recurrent venous thromboembolism among heterozygous carriers of factor V Leiden or prothrombin G20210A mutation. A systematic review of prospective studies[J]. Haematologica,2007,92(8):1107-1114.

7. 褚国芳,赵凤芹,石少敏. 临床高危因素及凝血酶原基因 G20210A 突变和 F V L 突变对肺栓塞的诊断预测价值. 中国老年学,2016,36(5):1136-1139.

8. 胡雪梅,艾力曼·马合木提,夏玉宁,等. 维吾尔族静脉血栓栓塞症与凝血酶原 G20210A 和凝血因子 V Leiden 突变的相关性研究. 新疆医科大学学报,2015,38(1):38-43.

9. 胡子旋,曾勉. 遗传性易栓症致静脉血栓栓塞症的口服抗凝药物治疗现状. 新医学,2020,51(8):569-575.

第八节　遗传性高同型半胱氨酸血症

遗传性高同型半胱氨酸血症（hereditary hyperhomocysteinemia，HHcy）是由于基因突变，致使血液中同型半胱氨酸代谢障碍而异常堆积，引起心脑血管等组织器官病变，患者主要表现缺血性心肌组织损害、血栓形成、脑血管意外及老年性痴呆等。

一、概述

1970 年，Mccully 等利用高同型半胱氨酸饮食制作小鼠动物模型研究发现，高同型半胱氨酸饮食的小鼠可导致全身动脉粥样硬化、血栓形成等，主要累及大动脉、中动脉及小动脉，表现为心脏、脑、肺脏、脾脏及肾脏等组织器官病变。

1976 年，Wilcken 等首先报道同型半胱氨酸升高是心脑血管疾病的独立高危因素，且同型半胱氨酸升高水平与心脏、脑及血管等疾病的严重程度相关。

2020 年，中国营养学会骨健康与营养专业委员会，中华医学会肠外肠内营养学会和中国老年医学学会北方慢性病防治分会，制定了《高同型半胱氨酸血症诊疗专家共识》。

二、病因

HHcy 为常染色体隐性遗传病，经基因组筛选定位，已确定甲烯四氢叶酸还原酶（methylenetetrahydrofolate reductase，MTHFR）基因、胱硫醚 β-合成酶（cystathionine β-synthase，CBS）基因、甲硫氨酸合成酶（methioninesynthase，MS）基因的突变。

三、分子遗传学

（一）MTHFR 基因

1. 结构　MTHFR 基因定位于第 1 号染色体短臂 36 区 3 带（1p36.3），长 1980bp，由 11 个外显子和 10 个内含子组成，编码 656 个氨基酸残基，相对分子质量约为 150kD。

MTHFR 基因第 1~11 外显子长度分别为 99~252bp；第 1~10 内含子长度分别为 192~981bp。MTHFR 基因存在表达上的复杂性，研究还发现了一个相对分子质量约为 77kD 的亚基，表明 MTHFR 存在着同工酶。

2. 功能　MTHFR 能够催化将 5,10-甲烯四氢叶酸转换成 5-甲基四氢叶酸，是将同型半胱氨酸再甲基化转换成蛋氨酸的辅助底物，所以 MTHFR 是同型半胱氨酸代谢过程中的关键酶，这对于防止同型半胱氨酸在血液中积聚具有重要的作用。

3. 突变　MTHFR 基因突变类型有错义突变、无义突变及剪接位点处突变等。

（二）CBS 基因

1. 结构　CBS 基因定位于第 21 号染色体长臂 22 区 3 带（21q22.3），长约 23kb，由 17 个外显子和 16 个内含子组成，编码 551 个氨基酸，相对分子质量约为 252kD。

2. 功能　CBS 基因编码的胱硫醚-β-合成酶是一种磷酸吡哆醛酶（pyridoxal phosphate，PLP）依赖性酶，由 4 个相同的 63kD 亚单位组成，包含一个血红素结合结构域和一个 S-腺苷蛋氨酸调节位点，以维生素 B_6 作为辅酶，在维生素 B_6 作用下，催化丝氨酸和同型半胱氨酸合成胱硫醚，进一步分解为半胱氨酸和 α-酮丁酸。

研究表明,在胚胎发育早期阶段 CBS 基因仅在肝脏、骨骼、心血管及神经系统中表达,后期在神经系统中表达下降。出生后在大脑中表达增加,并随大脑发育成熟而达到高峰,成年大脑中在 Purkinje 细胞层和海马中表达量最多。

3. 突变　CBS 基因突变均位于第 8 外显子,常见突变位点为第 278 位异亮氨酸(Ile)被苏氨酸(Thr)所置换(Ile278→Thr)、第 307 位甘氨酸(Gly)被丝氨酸(Ser)所置换(Gly307→Ser)等。

(三) MS 基因

1. 结构　MS 基因定位于第 1 号染色体长臂42 区 3 带到 43 区(1q42.3~43),cDNA 长约 7.2kb,由 33 个外显子和 32 个内含子组成,编码 1265 个氨基酸残基,相对分子质量约为 140.3kD。

2. 功能　MS 是同型半胱氨酸代谢途径中的关键酶之一,可催化同型半胱氨酸再甲基化合成甲硫氨酸。

3. 突变　MS 基因常见突变位点有第 919 位天冬氨酸(Asp)被甘氨酸(Gly)所置换(Asp919→Gly)、第 1173 位脯氨酸(Pro)被亮氨酸(Leu)所置换(Pro1173→Leu)、第 1195 位异亮氨酸(Ile)被缬氨酸(Val)所置换(Ile1195→Val)等。

四、发病机制

(一)致病病因

目前研究认为,HHcy 主要致病病因为 MTHFR 基因、CBS 基因及 MS 基因发生碱基突变、插入或缺失等,引起 MTHFR、CBS、MS 的活性显著降低,造成血液中同型半胱氨酸明显升高。

1. MTHFR 基因　在同型半胱氨酸再甲基化形成蛋氨酸这一过程中,MTHFR 是一个关键酶,MTHFR 基因突变致使其酶耐热性及活性下降,从而导致同型半胱氨酸转变为蛋氨酸(甲硫氨酸)的过程出现障碍,造成血中同型半胱氨酸水平升高。

2. CBS 基因　CBS 基因突变其酶活性中心空

间构象发生改变,导致酶功能的降低,影响同型半胱氨酸的转硫途径,使其在转化为胱硫醚及半胱氨酸的过程中出现障碍,造成同型半胱氨酸在体内的异常堆积。

3. MS 基因　其中 Asp919→Gly 突变时由于该密码子编码的氨基酸位于酶活性功能域,因此推测该突变位点可能通过改变蛋白质的二级结构使 MS 活性降低,从而引起同型半胱氨酸升高。

(二)遗传学机制

1. 维生素 B_1 和维生素 B_{12} 是蛋白的辅酶,叶酸是亚甲基四氢叶酸还原酶的底物,它们均在同型半胱氨酸代谢过程中起着重要的作用。如果体内叶酸、维生素 B_1 及维生素 B_{12} 降低时,同型半胱氨酸的代谢过程受阻蓄积体内,引起高同型半胱氨酸血症。正常人血液中同型半胱氨酸水平为 5~15μmol/L,蛋氨酸水平约为 30μmol/L。

2. 在血液中同型半胱氨酸存在形式有结合型和还原型　①结合型有 80%~90% 以二硫键的形式与血浆白蛋白结合,有 10%~20% 以同型半胱氨酸二聚体或同型半胱氨酸—半胱氨酸二硫化物的形式存在;②还原型约有 1.0% 以游离巯基存在。同型半胱氨酸在体内的生成、代谢处于动态平衡状态,其中代谢主要器官为肝脏和肾脏,代谢途径为再甲基化途径和转硫化途径。

3. 同型半胱氨酸升高通过以下机制引起动脉粥样硬化性心血管疾病(atherosclerotic cardiovascular disease,ASCVD)　①同型半胱氨酸代谢过程中产生的过氧化氢损伤心脑血管的内皮细胞;②内皮细胞丢失和平滑肌细胞增生;③抑制 CBS 的活性,阻止半胱氨酸转化为胱硫醚;④增强内皮细胞表面因子 V 的活性;⑤降低蛋白 C、纤维蛋白溶解的活性。

五、临床表现

(一)症状

1. 发病率　国外报道 HHcy 在普通人群中发

病率约为 1/344000,爱尔兰发病率约为 1/64000。根据新生儿筛查报告,其中因 CBS 基因突变导致其酶活性缺乏,引起 HHcy 在活产新生儿中为 1/200000～1/300000。

2. 高血压 临床研究发现,同型半胱氨酸 >18μmol/L 者患高血压的概率可增加 3 倍,高血压伴有同型半胱氨酸升高的患者被称为 H 型高血压。H 型高血压患者引发心脏、脑及血管事件的概率是血压正常者的 12～15 倍;是不伴有同型半胱氨酸升高的单纯性高血压患者的 5～10 倍。

（二）并发症

1. 血栓形成 血液中同型半胱氨酸水平升高是初发和反复发生静脉血栓栓塞的独立危险因素,在血栓形成中占 2.0%～3.0%。

2. 动脉粥样硬化 研究显示,血液中同型半胱氨酸每升高 5.0μmol/L,缺血性心脏病的风险增加 36%,脑卒中的风险增加 59%,尤其 H 型高血压致 ASCVD 进展高危因素。

3. 糖尿病 血液中同型半胱氨酸升高可引起胰岛素抵抗,致使糖尿病患者血糖难以控制,并可增加糖尿病并发症的发生率、致残率及死亡率等。

4. 不良妊娠结局 MTHFR 基因突变引起同型半胱氨酸升高、叶酸代谢障碍,进而损伤血管内皮细胞影响胎盘血管网络的形成,产生血栓或者子宫肌壁间动脉内血栓形成,造成局部供血不足引发女性初次或反复流产。

六、辅助检查

（一）实验室检测

1. 血液指标 全血细胞计数、肝功能及肾功能等。

2. 凝血指标 凝血酶原时间（prothrombin time,PT）、活化部分凝血活酶时间（activated partial thromboplastin time,aPTT）、凝血酶时间（thrombin time,TT）、纤维蛋白原（fibrinogen,FIB）、D-二聚体

（D-dimer）、纤维蛋白（原）降解产物（fibrinogen degradation products,FDP）等指标。

3. 同型半胱氨酸 ①血浆检测:血液离体后红细胞仍可不断地释放同型半胱氨酸到细胞外液中,因此临床实验室及科研检测均以血浆标本为主,并且采血后应及时分离测定或冰冻,采用氨基酸分析、放射免疫、免疫荧光偏振及循环酶法等技术可发现同型半胱氨酸、蛋氨酸升高,而胱氨酸降低甚至测不出;②尿液检测:由于蛋氨酸、同型半胱氨酸及胱氨酸等在尿液中不稳定易于分解,所以应取新鲜尿液样本及时检测。

4. 甲硫氨酸负荷试验（methionine loading test,MLT） MLT 可发现隐匿性高同型半胱氨酸血症患者。

5. 血浆 CBS 活性 液相色谱—质谱联用仪（liquid chromatograph mass spectrometer,LC-MS/MS）是一种分离分析复杂有机混合物的有效手段,可对不同基因型患者 CBS 活性进行检测,是一项敏感而快速的方法学。

6. 基因突变 根据先证者基因检测结果,对其亲属成员进行特定突变位点筛查,并根据家族史、症状、体征、实验室检测及影像学检查等综合分析,以明确亲属成员的致病基因突变携带情况及患病风险。

（二）超声检查

1. 经胸超声心动图 经胸超声心动图检查可发现高血压引起的左心房增大、室间隔肥厚、左心室后壁肥厚及左心室舒张功能减退等。

2. 多普勒超声心动图 多普勒超声心动图对动脉血栓和静脉血栓的诊断是一项敏感而特异性的首选检查方法,有助于早期明确血栓形成的部位、大小及侧支循环等。

（三）影像学检查

1. 计算机断层扫描血管成像（computed tomography angiography,CTA） CTA 检查可显示冠

状动脉有无钙化灶,并可对钙化灶进行量化分析。

2. 磁共振成像(magnetic resonance imaging, MRI) 常规 MRI 结合液体衰减抑制反转恢复序列(fluid attenuation inversion recovery,FLAIR)和弥散加权成像(diffusion weighted image,DWI)扫描可早期诊断缺血性脑血管疾病,有助于及时准确制定溶栓治疗措施,防止并发症的发生。

3. 冠状动脉造影(coronary arteriography, CAG) CAG 检查可对冠状动脉粥样硬化引起的狭窄形态、性质及程度等进行定量分析,有助于明确诊断、制定治疗措施、风险分层及预后判断等。

七、诊断

1. 初步诊断 ①血浆同型半胱氨酸升高,并根据其升高水平可分为轻度升高 $15 \sim 30 \mu mol/L$,中度升高 $30 \sim 100 \mu mol/L$,重度升高 $> 100 \mu mol/L$;②血浆胱氨酸降低;③尿液检测同型半胱氨酸升高。

2. 明确诊断 ①MTHFR 基因、CBS 基因、MS 基因的突变;②MTHFR、CBS、MS 的活性缺乏或明显降低。

在临床上重度升高的患者比较少见,重度升高多见于叶酸和维生素 B_{12} 代谢的酶遗传缺陷疾病。

八、鉴别诊断

1. 获得性高同型半胱氨酸血症(acquired hyperhomocysteinemia) 本症常见的原因是食物中缺乏同型半胱氨酸代谢中必需的叶酸、维生素 B_6 或维生素 B_{12},补充叶酸和维生素 B_{12} 可以降低血浆同型半胱氨酸水平。

2. 高尿酸血症(hyperuricemia) 本症是一组嘌呤代谢紊乱所致的疾病,其临床特点为高尿酸血症及由此而引起的痛风性急性、慢性关节炎反复发作,以及痛风石沉积等,常累及肾脏引起慢性间质性肾炎、尿酸肾结石形成。高尿酸血症可分原发性

和继发性,其中原发性病因少数患者为酶缺陷引起,常伴高脂血症、肥胖、糖尿病、高血压病、动脉硬化即冠心病等属遗传性疾病;继发性患者可由肾脏病、血液病及药物等原因所致。

3. 高甲硫氨酸血症(hypermethioninemia) 本症是一种先天性氨基酸代谢异常疾病,是由于基因突变造成将甲硫氨酸转化成 S-腺苷甲硫氨酸所需的甲硫氨酸腺苷基转移酶功能缺乏,而导致血液中甲硫氨酸的浓度因甲硫氨酸的堆积而升高。

九、治疗

(一)预防

1. 饮食 由于肉类、豆类及海产品等富含蛋氨酸,进入人体后可转化为同型半胱氨酸,过多摄入这类食物和缺少绿色蔬菜、叶酸饮食者易发生半胱氨酸代谢障碍,进而引起高同型半胱氨酸血症。预防主要是多食糙米、全麦食物、甜菜碱,限制氯化钠摄入量(每日不超 6.0g)、戒烟限酒等。

2. 新生儿时期 对于新生儿进行筛查,有助于早期发现同型半胱氨酸代谢是否异常,只要血液中同型半胱氨酸控制 $< 11 \mu mol/L$,即可预防智力障碍及严重后遗症的发生。

3. 产前 孕妇在产前进行相关致病基因检测,如明确诊断后在知情同意下告知,阻止患儿出生的原则,使其做出明智、自愿的选择。

(二)药物治疗

1. 维生素 ①大剂量维生素 B_6 片 $20 \sim 30mg/$次,3 次/天;②维生素 B_{12} 片 $0.5mg/$次,3 次/天;③维生素 C $100mg/d$,有助于改善内皮细胞功能。

2. 叶酸 ①治疗剂量:叶酸片 $0.8mg/$次,1 次/天;②预防用药:叶酸片 $0.4mg/$次,1 次/天;③女性从怀孕 3 个月前开始预防用药至哺乳期或哺乳期结束。

3. 甜菜碱片 甜菜碱片 $100mg/kg/d$,可将同型半胱氨酸甲基化形成蛋氨酸,降低血液中同型半

胱氨酸的水平。

4. 牛磺酸片　牛磺酸片 0.25g/次,2 次/天。

5. 马来酸依那普利叶酸片　马来酸依那普利叶酸片 5mg/0.4mg/次,1 次/天。

（三）精准治疗

1. CBS 基因突变　目前对于 HHcy 精准治疗,主要为 CBS 基因突变引起同型半胱氨酸升高治疗的研究,其主要措施是降低单个代谢物和同型半胱氨酸的浓度,而不影响下游代谢产物的进一步变化,其中 CBS 基因 Gly307→Ser 突变时对维生素 B_6 治疗无效;而 Ile278→Thr 突变时对维生素 B_6 治疗有效。

2. 酶替代治疗　国外已开发酶替代疗法恢复机体正常的蛋氨酸代谢,避免有毒代谢产物的积聚,防止病情的发生发展,消除饮食的限制,以期含硫氨基酸代谢恢复正常。

参考文献

1. 中国营养学会骨健康与营养专业委员会,中华医学会肠外肠内营养学分会,中国老年医学学会北方慢性病防治分会. 高同型半胱氨酸血症诊疗专家共识. 肿瘤代谢与营养电子杂志,2020,7(3):283-288.

2. DE MATTIA E, TOFFOLI G. C677T and A1298C MTHFR pol'ymorphisms,a challenge for antifolate and fluoropyrimidine-based therapy personalisation [J]. Eur J Cancer,2009,45(8):1333-1351.

3. VAN Z N,MILFORD E M,DIAB S,et al. Activation of the protein C pathway and endothelial glycocalyx shedding is ass ociated with coagulopathy in an ovine model of trauma and hemorrhage[J]. J Trauma Acute Care Surg,2016,81(4):674-684.

4. 徐琳,张永青,产芳晓,等. 高同型半胱氨酸血症的研究进展. 中华保健医学杂志,2017,19(6):540-542.

5. LY L, CHAN D, AARABI M, et al. Intergenerational impact of paternal lifetime exposures to both folic acid deficiency and supplementation on reproductive outcomes and imprinted gene methylation[J]. MHR:Basic science of reproductive medicine,2017,23(7):461-477.

6. 李歌,沈健,刘震杰,等. 亚甲基四氢叶酸还原酶基因 C677T 突变与山东汉族人群深静脉血栓形成的相关性. 浙江大学学报(医学版),2018,47(6):606-611.

7. 杨期明,廖远高,刘陵志,等. 胱硫醚 β-合成酶基因突变与有家族聚集现象脑血管病关系探讨. 脑与神经疾病杂志,2007,15(2):109-112.

8. 胡乔飞,李坚. 遗传性血栓形成倾向与反复自然流产的研究进展. 生殖与避孕,2006,26(10):610-617.

9. ALCAIDE P, KRIJT J, RUIZ-SALA P, et al. Enzymatic diagnosis of homocystinuriaby determination of cystathionine-β-synthaseactivity in plasmausing LC-MS/MS. Clinica Chimica Acta,2015,438,261-265.

10. 罗淦,骆云鹏. 同型半胱氨酸尿症临床与实验室诊断. 医学诊断,2015,5(3):54-60.

第九节　血栓调节蛋白缺陷症

血栓调节蛋白缺陷症（thrombo modulin deficiency，TMD）是由于血栓调节蛋白（thro-mbomodulin，TM）基因突变，致使 TM 明显升高引发血管内皮细胞受损，临床表现为动脉粥样硬化、高血压、冠心病及川崎病等。

一、概述

1982 年，Esmon 等首先报道从兔肺脏中提取一种具有抗凝作用的细胞膜蛋白，这种跨膜糖蛋白被命名为 TM。

1984 年，Salem 等从人体胎盘组织中分离出 TM。

1987 年，Jackman 将人 TM 的 cDNA 分离、测序，并进行重组人 TM 合成。

2008 年，日本应用重组人可溶性血栓调节蛋白（soluble thrombomodulin，sTM）制剂治疗弥散性血管内凝血（disseminated intravascular coagulation，DIC），患者病情改善，病死率降低。

二、病因

TMD 为常染色体显性遗传病，经基因组筛选定位，目前仅确定 TM 基因突变为其致病病因。

三、分子遗传学

TM 基因

1.结构　TM 基因定位于第 20 号染色体短臂 12 区（20p12），长约 6.1kb，含有 18 个外显子，无内含子，能转录碱基 1725bp，编码 575 个氨基酸，相对分子质量约为 75kD。

TM 基因分为编码基因和调控基因，能转录碱基 1725bp，在 18 个氨基酸信号肽之后，为成熟的 TM 蛋白分子。

2.功能　TM 编码 5 个结构区的碱基序列为：①氨基端区：序列 55-732 编码了氨基端含有 226 个氨基酸的植物血凝素样片段，在其片段中含有 TM 分子中的全部色氨酸残基和含无唾液糖蛋白的受体；②6 个内皮生长因子（epithelial growth factor，EGF）样重复结构区：序列 733-1440 编码了含有 236 个氨基酸的 6 个 EGF 样重复结构区，其中最后 3 个 EGF 样结构是凝血酶结合及蛋白 C 激活所必需的；③丝氨酸区：序列 1441-1542 编码了含有 34 个氨基酸的丝氨酸区，该区富含丝氨酸及苏氨酸，是糖基结合区；④疏水区：序列 1543-1611 编码了含有 23 个氨基酸的疏水区，此区又称跨膜区，高度保守；⑤羧基末端区：序列 1612-1725 编码了羧基末端含有 38 个氨基酸的胞浆区。

3.突变　经对 TM 编码基因、启动子及其近侧、远侧调控序列的突变分析发现，常见突变位点有第 25 位丙氨酸（Ala）被苏氨酸（Thr）所置换（Ala25→Thr）、第 25 位丙氨酸（Ala）被缬氨酸（Val）所置换（Ala25→Val）、第 61 位甘氨酸（Gly）被丙氨酸（Ala）所置换（Gly61→Ala）、第 455 位丙氨酸（Ala）被缬氨酸（Val）所置换（Ala455→Val）、第 468 位天冬氨酸（Asp）被酪氨酸（Tyr）所置换（Asp468→Tyr）、第 477 位脯氨酸（Pro）被丝氨酸（Ser）所置换（Pro477→Ser）、第 483 位脯氨酸（Pro）被亮氨酸（Leu）所置换（Pro483→Leu）等。

四、发病机制

（一）生理功能

1.TM 为单链的跨膜糖蛋白，降解二硫键后相对分子质量约为 105kD。免疫组织化学染色显示，约有99%的血管内皮细胞表达TM,每个内皮细胞有(0.3~1.0)×10⁵个TM分子。TM主要表达于血管内皮细胞,近年研究发现TM也存在于血小板、单核细胞、中性粒细胞、平滑肌细胞、胎盘滋养层细胞、巨核细胞、滑液层细胞、角化细胞、脑膜细胞、肿瘤细胞等。TM有两种存在形式:固定型(膜型)和溶解型(血液型),正常生理情况下固定型TM分布于细胞膜表面;溶解型游离于血浆及尿液中。

2. TM与凝血酶以1:1结合成复合物,使凝血酶与游离凝血酶相比活化蛋白C(activated protein C,APC)的效率增加1000倍,凝血酶不再具有促凝活性,活化的蛋白C可使凝血因子Ⅴa、Ⅷa失去活性发挥抗凝、抑制凝血功能,该复合物使得催化凝血反应及凝血酶原的能力减弱,活化的蛋白C可与Ⅹa因子结合从而抑制内外源性凝血反应。

3. TM具有抑制纤溶酶原激活,称为抗活化素,血中的活化素可使纤溶酶原变为纤溶酶而致纤维蛋白溶解。

4. 内皮细胞与TM结合后形成TM-凝血酶-蛋白C复合物后,在相应的内皮细胞膜上形成被膜凹陷被细胞内吞,溶酶体可以降解被吞噬的凝血酶,进而促进抗凝血酶Ⅲ灭活凝血酶。

5. 结合后使凝血酶底物发生特异性构象改变,导致TM与凝血酶的亲和力增加,引起TM发挥潜在的凝血抑制功能。

(二)遗传学机制

1. TM水解释放产生具有不同长度的血栓调节蛋白胞外部分的sTM,与凝血酶结合后可降低凝血酶的凝血活性,而加强其激活蛋白C的活性,由于被激活的蛋白C具有抗凝作用,因此TM可使凝血酶由促凝转向抗凝的重要血管内凝血抑制因子。

2. TM为内皮细胞表面一种具有很强抗凝活性的糖蛋白,其凝血功能主要通过两个方面发挥作用:①促进蛋白C的活化,形成活化后的APC;②与凝血酶形成复合物,使凝血酶促凝性质改变。TM

是在体内细胞膜表面和血浆中稳定表达,当人体内正常内皮细胞发生病变或损伤时,常发生TM在细胞膜表面和血浆中表达水平的变化,引起TM的分泌异常和释放入血。

3. 研究发现,经血管内皮生长因子(vascular endothelial growth factor,VEGF)处理后的细胞TM抗原及TM mRNA水平能增加约2.5倍,并将蛋白C激活的效率提高50%~80%。TM水平可作为评价血管内皮细胞功能的标志物,而sTM水平是反应血管内皮细胞受损伤程度的一项敏感而特异性指标。

五、临床表现

(一)症状

1. 发病率　TM基因突变引起血栓形成在血栓栓塞性疾病中所占的比例<1.0%。

2. 年龄　男性多见,发病年龄<50岁。

(二)基因型—表型

TM基因Ala25→Thr突变是引起男性早发(<50岁)冠心病、心肌梗死的高危因素;而Ala455→Val突变为诱发静脉血栓形成及脑血管疾病的高危因素。

(三)并发症

1. 高血压　临床研究显示,Ⅱ期及Ⅲ期高血压患者血浆TM明显升高,且血压升高的程度与TM水平呈正相关。

2. 动脉粥样硬化　血管平滑肌细胞的迁移和增殖是动脉粥样硬化发生过程的关键步骤,研究表明,TM的富含丝氨酸/苏氨酸结构域的硫酸软骨素部分通过激活β₁整合素和黏着斑激酶途径,介导TM增强血管平滑肌细胞的黏附,诱发动脉血管内膜增厚及损伤。

3. 冠心病　冠心病患者血浆TM水平呈动态变化时反映冠状动脉内皮细胞受损的状态,可作为诊断急性冠状动脉疾病新的实验室生物标志物。

4.脑血管疾病 研究显示,TM基因位点变异与脑血管疾病存在关联,可能为脑血管疾病发病的易感基因,检测sTM片段动态变化可反映脑血管内皮细胞受损的程度。

5.川崎病 川崎病是以全身性血管炎为主要病理改变的发热性出疹性疾病,患儿急性期时检测血浆TM水平可明显升高。本病呈自限性病程,多数预后良好,少数患儿可有冠状动脉病变等后遗症,冠状动脉造影(coronary arteriography,CAG)检查是诊断川崎病金标准。

六、辅助检查

(一)实验室

1.全血细胞计数 红细胞数、血红蛋白含量、血小板计数、白细胞数及其分类等。

2.凝血指标 凝血酶原时间(prothrombin time,PT)、活化部分凝血活酶时间(activated partial thromboplastin time,aPTT)、凝血酶时间(thrombin time,TT)、纤维蛋白原(fibrinogen,FIB)、D-二聚体(D-dimer)、纤维蛋白(原)降解产物(fibrinogen degradation products,FDP)等指标。

3.TM检测 ①发色底物法血浆正常值为87%~113%;②放射免疫法血浆正常值为20~35μg/L;③酶联免疫分析双抗夹心法正常值为25~52μg/L。

4.基因突变 ①基因免疫(gene immunization)技术为已知基因序列的基因检测提供了简便而快速的方法;②根据先证者的基因检测结果,对家系成员进行特定位点筛查,并根据家族史、临床病史及体格检查等综合分析,以明确家族成员的致病基因突变携带情况及患病风险。

(二)心电检查

1.心电图 常规心电图检查可发现不典型心肌缺血改变,而动态心电图检查可记录在运动、工作及休息等状态下心肌缺血及心律失常的动态演变。

2.运动负荷试验 心电图运动负荷试验有助于判断在应激状态下ST段及T波的动态变化,以及发生心律失常的性质、程度及评估预后等。

(三)超声检查

1.经胸超声心动图 经胸超声心动图检查可发现高血压引起的左心房增大、室间隔肥厚、心室后壁肥厚及左心室舒张功能减退等。

2.多普勒超声心动图 多普勒超声心动图是一项早期诊断血管内皮细胞抗栓功能的无创性首选检查方法。

(四)影像学检查

1.磁共振成像(magnetic resonance imaging,MRI) MRI检查脑组织的图像清晰、分辨率高及信息量大,可显著提高了对脑血管疾病的诊断效率。

2.计算机断层扫描血管成像(computed tomography angiography,CTA) CTA检查可显示冠状动脉有无粥样硬化斑块钙化灶,并可对斑块钙化灶、冠状动脉及静脉发育等作出定性分析。

3.CAG CAG检查可判断冠状动脉、静脉发育有无畸形,是否存在冠状动脉扩张、冠状动脉瘤等病变,有助于早期诊断川崎病。

七、诊断

目前TMD诊断主要根据临床表现、体征、实验室检测及影像学检查等综合分析做出初步诊断;家族史阳性、TM基因突变及血液中TM水平明显升高等可明确诊断。

八、鉴别诊断

1.糖尿病酮症酸中毒(diabetic keto acidosis,DKA) DKA患者血浆TM水平也可明显升高,是由于血管内皮细胞损伤、肾功能异常、中性粒细胞增高及其释放产物影响内皮细胞所致;实验室检测血糖、血酮体升高，尿糖、尿酮体呈阳性等，在临床上鉴别诊断并不难。

2. 过敏性紫癜（henoch-schonlein purpura, HSP）　HSP 患者血浆 TM 水平可升高，尤其在急性期、合并肾脏损害时可显著升高，但 HSP 患者的症状、体征及实验室检测等有其特征性变化，在临床上有助于鉴别诊断。

九、治疗

（一）对症治疗

1. 动脉粥样硬化性心血管疾病（atherosclerotic cardiovascular disease, ASCVD）　TM 基因突变引起早发冠心病、高血压及脑卒中等 ASCVD，应采取个体化治疗措施。

2. 川崎病　①阿司匹林片口服，持续应用 3 个月，根据病情是否停药；②免疫球蛋白静脉用药 7～10 天；与阿司匹林联用可降低冠状动脉瘤发生风险。

（二）抗凝治疗

1. 预防静脉血栓形成　sTM 制剂 0.06mg/kg/d，1 次/天，最大剂量为 6mg/d。临床应用表明，sTM 制剂具有抗凝、抗炎、保护内皮细胞及防止毛细血管渗漏等作用，安全性高，且未发现肝脏、肾脏及血液等不良反应。

2. 预防术后静脉血栓形成　常用药物有低分子量肝素钙注射液、磺达肝癸钠注射液、华法林钠片、达比加群酯胶囊等。

（1）低分子肝素钙注射液 5000U/次，1 次/天；磺达肝癸钠注射液 2.5mg/次，1 次/天。注意事项：低分子肝素钙注射液和磺达肝癸钠注射液半衰期较长，应用时进行药代动力学监测。

（2）华法林钠片 0.25mg/次，1 次/天，口服。注意事项：长期应用华法林钠片的患者，应定期检测凝血指标国际标准化比值（international normalized ratio, INR）使其达标，并监测其不良反应。

（3）达比加群酯胶囊 150mg/次，2 次/天，用水送服，餐时或餐后服用均可。注意事项：①口服时请勿打开胶囊；②年龄≥75 岁、血肌酐清除率 30～50mL/min 有增加出血的风险；③长期口服时需定期复查 aPTT；④当患者出现无法控制的出血或需要接受紧急手术治疗时，则需要逆转剂抵消抗凝剂的作用，依达赛珠单抗（idarucizumab）为特异性逆转剂，其治疗剂量为 5.0g，分 2 次给药，每次经静脉弹丸式注射或快速输注 2.5g，2 次间隔时间不超过 15min。

参考文献

1. 陈秋晨,孟繁浩,王琳. 血栓调节蛋白基因结构及突变研究进展. 心血管病学进展,2011,32(3):409-410.

2. CONWAY E M. Thrombomodulin and its role ininflammation[J]. Semin Immun opathol,2012,34(1):107-125.

3. 宋立成,孟激光,韩志海. 血栓调节蛋白在凝血功能调节及炎症反应中作用的研究进展. 解放军医学院学报,2017,38(10):984-986.

4. 董炤,刘秀珍,刘从彬,等. 血栓调节蛋白的临床研究进展. 安徽医学,2010,14(4):383-384.

5. 牛小芸,谢喜秀. 血栓调节蛋白在疾病中的作用. 中国生物化学与分子生物学报,2021,37(8):998-1004.

6. CHAO T H, TSAI W C, CHEN J Y, et al. Soluble thrombomodulin is aparacrine antiapoptotic factor for vascular endothelial protection[J]. International journal of cardiology, 2014,172(2):340-349.

7. 丁蓉蓉,赵国峰,许荣睿,等. 携人血栓调节蛋白基因内皮祖细胞预防动脉成形术后再狭窄. 中华实验外科杂志,2017,34(5):740-743.

8. 苑姗姗,荣瑗瑗. 血栓调节蛋白与冠心病的研究进展. 中国循证心血管医学杂志,2015,7(4):568-571.

9. 吴永忠,常履,任惠. 血栓调节蛋白与脑血管病的关系. 国际神经病学神经外科学杂志,2008,35(5):462-465.

10. 尤其泰,杨秋玲,窦汝香. 血栓调节蛋白基因甲基化修饰与脑梗死发病关系的研究. 精准医学杂志,2018,33(6):512-515.

11. 赖斌,魏玉杰,刘惠亮. 血栓调节蛋白的功能及临床治疗研究进展. 临床药物治疗杂志,2015,13(1):8-12.

12. CHEN P S,WANG K C,CHAO T H, et al. Recombinant Thrombomodulin Exerts Antiautoph－agic Action in Endothelial Cells and Provides Antiatherosclerosis Effect in Apolipoprotein E Deficient Mice［J］. Scentifici Reports,2017,7(1):3284.

第十节　遗传性富组氨酸糖蛋白增多症

遗传性富组氨酸糖蛋白增多症（hereditary histidine-rich glycoprotein hyperemia）是由于富组氨酸糖蛋白（histidine-rich glycoprotein，HRG）基因突变，引起 HRG 增多而抑制纤维蛋白溶解活性，降低抗凝功能而诱发血栓形成。

一、概述

1972 年，Heimburger 等首先从人血清中分离得到 HRG，随后又在其他脊椎动物血浆中发现 HRG 的存在。

1987 年，Engesser 等研究发现 HRG 主要为调节纤维蛋白溶解系统活性，它与肝素结合后可影响肝素与抗凝血酶Ⅲ（antithrombin，AT-Ⅲ）的作用，同时可与纤溶酶原形成复合物而影响纤维蛋白溶解活性。

二、病因

遗传性富组氨酸糖蛋白增多症为常染色体显性遗传病，经基因组筛选定位，目前仅确定 HRG 基因突变为其致病病因。

三、分子遗传学

HRG 基因

1. 结构　HRG 基因定位于第 3 号染色体长臂 27 区（3q27），长约 12kb，由 9 个外显子和 8 个内含子组成，编码 507 个氨基酸，相对分子质量约为 75kD。

HRG 主要由 3 个结构域组成：即 N-端半胱氨酸蛋白酶抑制剂结构域、中心富含组氨酸和脯氨酸残基的结构域及 C-端结构域。

2. 功能　HRG 的氨基端序列与 AT-Ⅲ具有同源性，与肝素结合，中和其抗凝作用，与纤溶酶原结合，使游离纤溶酶原减少，从而抑制纤维蛋白溶解以外，还与纤维溶酶原、凝血酶敏感蛋白形成复合物；对血小板与血管壁的相互作用，以及血小板表面的凝血与纤维蛋白溶解具有调节作用。

3. 突变　HRG 基因突变致使半胱氨酸酶抑制剂样结构域中 1 个甘氨酸（Gly）替代谷氨酸（Glu）。

四、发病机制

（一）生理功能

HRG 主要在肝脏中合成，含糖 14.0%，等电点为 5.8%，储存于血小板的颗粒中，血小板中 HRG 为 $231 \sim 486ng/10^9$，受凝血酶激活而释放，正常人血浆 HRG 为 $100 \sim 150mg/L$。组成 HRG 的 507 个氨基酸中有 66 个组氨酸残基，65 个脯氨酸残基，分别约占 12.0% 以上。大多数组氨酸残基位于羟基端，组氨酸残基主要集中在残基 $330 \sim 389$ 区域，故该区域称为富组氨酸区。脯氨酸残基则分布较广，但主要位于富组氨酸区前后，分别称为富脯氨酸区 1（残基 $255 \sim 314$）和富脯氨酸区 2（残基 $398 \sim 439$）。

（二）遗传学机制

HRG 可以调节不同的凝血连锁反应，HRG 结合肝素，而使宿主细胞释放的肝素不能在炎症位点和血栓形成时抑制单核细胞的促凝血活性。临床研究发现，体内 HRG 与肝素的结合阻断了肝素与 AT-Ⅲ的相互作用，因此可以通过 HRG 与肝素的结合来阻断肝素对 AT-Ⅲ的抗凝效应，从而显示促凝活性。

HRG 可抑制纤溶酶原与纤维蛋白凝块的相互作用，从而间接抑制纤溶酶引起的促纤维蛋白溶解效应。HRG 这一抗纤维蛋白溶解作用可使血块形成,并使其在脉管系统和组织中持续存在,近年研究还发现,HRG 在调控肿瘤血管生成、调节肿瘤免疫及预测肿瘤预后等具有一定的意义。

五、临床表现

(一)症状

1.发病率　HRG 基因突变引起血栓形成占血栓栓塞性疾病的 5.0%～11.0%。

2.年龄　发病年龄较早,有报道 2 岁发病。临床研究表明,儿童遗传性易栓症多表现为静脉血栓形成,早期识别和预防有助于提高患儿的生存率,降低死亡率。

3.家族史　具有明显家族聚集性,家族中常有多人同时患病。

(二)并发症

1.静脉血栓形成　常见部位为下肢深静脉血栓形成,查体可发现双下肢不对称肿胀、疼痛和浅静脉曲张等。

2.肺栓塞　肺栓塞典型表现为突发性呼吸困难、剧烈胸痛,随着呼吸或咳嗽而加重;少量咯血等,多来自静脉系统的血栓,阻塞肺动脉或其分支影响肺循环,严重可发生呼吸功能衰竭。

六、辅助检查

(一)实验室检测

1.血液指标　全血细胞计数、肝功能及肾功能等。

2.凝血指标　凝血酶原时间(prothrombin time,PT)、活化部分凝血活酶时间(activated partial thromboplastin time,aPTT)、凝血酶时间(thrombin time,TT)、纤维蛋白原(fibrinogen,FIB)、D-二聚体(D-dimer)、纤维蛋白(原)降解产物(fibrinogen degradation products,FDP)、血浆 HRG 抗原、纤溶酶原活化剂抑制物活性(plasminogen activator inhibitor activity,PAI:A)、血浆组织纤溶酶原活化剂(tissue plasminogen activator,t-PA)等指标。

3.基因突变　根据先证者 HRG 基因突变检测结果,对家系成员进行特定突变位点筛查,并根据家族史、临床病史及体格检查等综合分析,以明确家族成员的致病基因突变携带情况及患病风险。

(二)超声检查

颈动脉超声检查可清晰显示颈动脉的形态、结构,正常人颈动脉内膜—中膜的厚度＜0.8mm,颈动脉超声检查可显示其粥样硬化病变的性质、程度及范围等。

(三)影像学检查

1.计算机断层扫描静脉造影(computed tomography venography,CTV)　①慢性深静脉血栓:慢性深静脉血栓 CTV 检查表现为栓子及相应的血管壁钙化,静脉变细及侧支静脉血管形成等;②急性深静脉血栓:急性深静脉血栓表现为相应的血管壁强化,血栓所在处可见血管扩张及静脉周围软组织肿胀、侧支循环形成等,对深静脉血栓形成的诊断具有敏感性高,特异性强。

2.磁共振静脉造影(magnetic resonance venography,MRV)　MRV 检查对深静脉血栓形成的诊断既敏感又特异,诊断效率高,且无电离辐射损害,尤其对新旧血栓、无症状的深静脉血栓形成等具有鉴别诊断价值。

3.计算机断层扫描肺血管造影(computed tomography pulmonary angiography,CTPA)　CTPA 检查是显示肺动脉主干、左右肺动脉及其主要分支内的血栓形成的首选影像学检查方法,是一项敏感、特异和诊断效率高的指标。

七、诊断

临床初步诊断主要依据:儿童时期静脉血栓形成,影像学检查具有特征性征象及家族中有多名患者;明确诊断为 HRG 基因突变及血液中 HRG

增多。

八、鉴别诊断

1. 血栓调节蛋白缺陷症（thrombomodulin deficiency） 本症是由于血栓调节蛋白基因突变引起其表达数量、结构或功能的异常，从而导致血管内皮细胞抗栓功能障碍，引起血栓栓塞性疾病，患者伴有高血压、冠心病、脑血管病时血栓调节蛋白水平可明显升高，血栓调节蛋白缺陷症具有影像学特征性表现；血栓调节蛋白功能检测异常及血栓调节蛋白基因突变可明确诊断。

2. 遗传性蛋白 C 缺乏症（hereditary protein C deficiency, HPCD） HPCD 是由于蛋白 C 基因突变，使体内蛋白 C 的含量或活性减低或缺乏，导致深静脉血栓形成，约有 20% 患者可发生动脉血栓形成或心肌梗死。实验室检测蛋白 C 基因突变，以及蛋白 C 含量明显降低、活性缺乏有助于鉴别诊断。

九、治疗

（一）预防

1. 无症状的治疗 对于无症状的 HRG 基因突变的患者无须进行治疗，但应密切监测血栓形成的早期表现，尤其具有家族史的患儿。

2. 静脉血栓形成 ①卧床休息；②避免过度劳累和暴力活动；③患肢抬高以促进下肢静脉回流。

（二）药物治疗

1. 下肢静脉血栓形成 尤其儿童静脉血栓形成应早期治疗，常用低分子肝素、华法林治疗。

（1）低分子肝素钙注射液 5000U/次，1 次/天。注意事项：低分子肝素钙注射液在血液中半衰期时间较长，应用时进行药代动力学监测。

（2）华法林钠片 0.25mg/次，1 次/天，口服。注意事项：长期应用华法林钠片的患者，应定期检测凝血指标国际标准化比值（international normalized ratio, INR）使其达标，并监测其不良反应。

2. 移植物抗宿主 移植物抗宿主时血浆 HRG 明显下降，因此检测 HRG 水平可作为监测移植物抗宿主病的生物标志物指标。

参考文献

1. SHANNON O, RYDENGARD V, SCHMIDTCHEN A, et al. Histidine-rich glycoprotein promotes bacterial entrapment in clots and decreases mortality in a mousel of sepsis. Diood, 2010, 116 (13): 2365-2372.

2. 武彩萍, 刘欣, 李庆伟, 等. 富组氨酸糖蛋白（HRG）的结构与功能. 中国生物化学与分子生物学报, 2012, 28 (1): 1-8.

3. MACQUARRIE J L, STAFFORD A R, YAU J W, et al. Histidine-rich glycoprotein binds factor XIIa with high affinity and inhibits contact-initiated coagulation [J]. Blood, 2011, 117 (15): 4134-4141.

4. 张方圆, 刘连胜, 李胜文. 富组氨酸糖蛋白在肿瘤中的作用研究进展. 肿瘤学杂志, 2021, 27 (2): 142-147.

5. 王化彬, 朱艳萍. 儿童遗传性易栓症的研究进展. 中国医药导报, 2016, 13 (21): 78-81.

第十一节　遗传性异常纤溶酶原缺陷症

遗传性异常纤溶酶原缺陷症（hereditary abnormal plasminogen deficiency）是由于纤溶酶原（plasminogen,PLG）基因突变,引起LPG蛋白结构和功能的异常,致使机体内凝血机制障碍,是潜在诱发血栓栓塞性疾病高危因素。

一、概述

1978年,Aoki报道1例31岁日本男性患者,从15岁因脚部挫伤后开始反复发生血栓栓塞症,实验室检测血浆PLG活性仅为正常人的40%,而PLG抗原含量正常。

1985年,Lottenberg等报道1例24岁美国男性患者,复发性肺动脉高压和深静脉血栓,实验室检测血浆PLG活性和PLG抗原含量均降低,其活性及抗原含量约为正常值的30%。

二、病因

遗传性异常纤溶酶原缺陷症为常染色体显性遗传病或常染色体隐性遗传病,经基因组筛选定位,目前仅确定PLG基因突变为其致病病因。

三、分子遗传学

PLG基因

1.结构　PLG基因定位于第6号染色体长臂26区到27区（6q26~27）,长约52.5kb,由19个外显子和18个内含子组成,编码791个氨基酸的单链糖蛋白,相对分子质量约为93kD。

2.功能　PLG基因第1外显子编码信号肽;第2外显子编码前激肽和每个K区;第3~19外显子编码蛋白酶部分。

3.突变　PLG基因突变类型有错义突变、无义突变、剪切位点突变、小片段缺失突变和小片段插入突变等,常见突变位点有第19位赖氨酸（Lys）被谷氨酸（Glu）所置换（Lys19→Glu）、第128位亮氨酸（Leu）被脯氨酸（Pro）所置换（Leu128→Pro）、第134位精氨酸（Arg）被赖氨酸（Lys）所置换（Arg134→Lys）、第166位半胱氨酸（Cys）被酪氨酸（Tyr）所置换（Cys166→Tyr）、第216位精氨酸（Arg）被组氨酸（His）所置换（Arg216→His）、第285位脯氨酸（Pro）被丙氨酸（Ala）所置换（Pro285→Ala）、第285位脯氨酸（Pro）被苏氨酸（Thr）所置换（Pro285→Thr）、第355位缬氨酸（Val）被苯丙氨酸（Phe）所置换（Val355→Phe）、第513位精氨酸（Arg）被组氨酸（His）所置换（Arg513→His）、第572位丝氨酸（Ser）被脯氨酸（Pro）所置换（Ser572→Pro）、第601位丙氨酸（Ala）被苏氨酸（Thr）所置换（Ala601→Thr）、第676位天冬氨酸（Asp）被天冬酰胺（Asn）所置换（Asp676→Asn）、第732位甘氨酸（Gly）被精氨酸（Arg）所置换（Gly732→Arg）、第776位精氨酸（Arg）被组氨酸（His）所置换（Arg776→His）等。

四、发病机制

（一）生理功能

人PLG有两种不同类型,即谷氨酸（Glu）-PLG（Glu-PLG）及赖氨酸（Lys）-PLG（Lys-PLG）。单链PLG在组织型纤溶酶原激活物（tissue-type plasminogenactivator,t-PA）或尿激酶型纤溶酶原激活剂（urokinase-type plasminogen activator,u-PA）的作用下,裂解精氨酸（Arg）560-缬氨酸（Val）561之间肽链,形成双链纤溶酶,即活化的纤溶酶。其中一条为重链,包含561个氨基酸残基;另一条为轻链,包含 230 个氨基酸残基。当血液凝固时,PLG 大量吸附于纤维蛋白网上,在 PLG 激活物的作用下,激活成纤溶酶,致使纤维蛋白溶解。纤溶酶在血液循环中半衰期极短,仅约为 100ms。

PLG 是一种天然存在的蛋白质,主要由肝脏合成,其次为肾脏、骨髓及嗜酸粒细胞等,PLG 合成后以酶原的形式入血液循环。血液循环中 PLG 被激活后变成纤溶酶,纤溶酶是一种丝氨酸蛋白酶,可以降解纤维蛋白原和纤维蛋白;水解凝血因子 V、Ⅷ、X、Ⅶ、Ⅺ、Ⅱ等,起着对抗凝血和溶栓的生理作用,因此 PLG 在伤口愈合、细胞迁移、组织重建、血管再生及胚胎发育中起着重要作用。

（二）遗传学机制

PLG 基因突变引起 LPG 蛋白结构和功能异常,依据血液中 PLG 活性水平和/或抗原含量的降低程度,可分为遗传性异常纤溶酶原缺陷症、遗传性低纤溶酶原缺陷症。

遗传性异常纤溶酶原缺陷症:又称 Ⅱ 型遗传性纤溶酶原缺陷症,表现为 PLG 活性明显降低,而 PLG 抗原含量正常,患者易于血栓形成而发生血栓栓塞性疾病。其中 PLG 基因 Ala601→Thr 突变由于其靠近酶活性中心,可引起 PLG 激活后产生的纤溶酶能力下降;Ser572→Pro 突变可引起 PLG 蛋白构象改变,从而影响其分泌导致活性降低;而 Val355→Phe 突变时 PLG 蛋白结构的稳定性异常。

遗传性低纤溶酶原缺陷症:又称 Ⅰ 型遗传性纤溶酶原缺陷症,为常染色体隐性遗传病,可分纯合子型、复合杂合子型及杂合子型。血液中 PLG 活性和 PLG 抗原含量均明显降低,其中纯合子型、复合杂合子型在临床上多有明显症状,患者在眼部及身体黏膜处出现伪膜;而杂合子型患者在临床上一般无症状。

五、临床表现

（一）症状

1.发病率 PLG 基因突变引起血栓形成在血栓栓塞性疾病中占 1.0%～2.0%。其中临床对 752 名健康献血者检测 PLG 发现 20 例 PLG 缺乏,发生率约为 2.7%,但这 20 例患者均无血栓形成的临床症状、体征,影像学检查也无异常,仅在实验室健康检测血液生化时发现。

2.诱发因素 有的患者在轻度挫伤后可能反复发生血栓栓塞症,或者肺动脉压呈不同程度升高等。

（二）并发症

1.血栓形成 本症患者血栓形成的风险高于正常健康人群,尤其在合并其他易栓基因缺陷(如抗凝血酶、蛋白 C、蛋白 S 等),或者存在血栓形成高风险因素(如长期制动、口服避孕药、怀孕、创伤及手术等)时可明显增加血栓形成的风险。转基因小鼠实验研究发现,PLG 缺乏有血栓形成的表现。

2.遗传性低纤溶酶原缺陷症表现为眼睛慢性结膜炎和身体黏膜处(如牙龈、咽喉、舌头、鼻、中耳、气管、胃肠道、肾、女性阴道等)出现伪膜。

六、辅助检查

（一）实验室检测

1.凝血指标 凝血酶原时间(prothrombin time,PT)、活化部分凝血活酶时间(activated partial thromboplastin time, aPTT)、凝血酶时间(thrombin time,TT)、纤维蛋白原(fibrinogen,FIB)、纤维蛋白(原)降解产物(fibrinogen degradation products, FDP)、D-二聚体(D-dimer)等指标。

2.PLG 检测 血浆 PLG 测定有助于判断纤溶系统活性,其中 PLG 活性正常值为 75%～140%;PLG 抗原正常值为 190～250mg/L。

3.基因突变 用 DNA 直接测序法分析先证者 PLG 基因的所有外显子及侧翼序列,5′及 3′非翻译区,根据先证者的基因检测结果,对家系成员相应的突变位点区域,用反向测序予以证实,并根据家族史、临床病史及体格检查等综合分析,以明确家族成员的致病基因突变携带情况及患病风险。

（二）超声检查

多普勒超声心动图是诊断血栓形成敏感而特异性首选检查方法，可准确判断是否存在血栓形成，由于为无创性方法学可定期或不定期追踪检查，分析其血栓动态变化。

（三）影像学检查

1. 计算机断层扫描静脉造影（computed tomographyveuography，CTV） CTV检查可同时使下腔静脉、盆腔静脉及双下肢静脉显像，有助于深静脉血栓形成的早期明确诊断、制定治疗措施及风险分层的判断，是一项敏感而特异性指标。

2. 磁共振静脉造影（magnetic resonance venography，MRV） MRV检查对深静脉血栓形成的诊断既敏感又特异，诊断效率高，且无电离辐射损害，尤其对新旧血栓、无症状深静脉血栓形成等具有早期明确诊断、病情严重程度的判断及预测预后等。

（四）病理检查

活检组织对病灶进行组织病理学检查可发现透明样嗜酸性沉积物，同时伴有大量炎性细胞浸润等改变。

七、诊断

遗传性异常纤溶酶原缺陷症的诊断主要依据：①血栓形成的症状或体征；②家族史阳性；③实验室及影像学检查；④PLG活性明显降低，而PLG抗原含量正常；⑤PLG基因突变。

八、鉴别诊断

1. 获得性PLG活性降低 获得性PLG活性降低常见于肝脏疾病引起PLG活性降低，从而有可能诱发血栓形成的风险，肝脏影像学检查及实验室肝功能生物标志物检测可明确诊断，并有助于鉴别诊断。

2. 遗传性纤维蛋白原血症（hereditary fibrinogen） 本症是由于纤维蛋白原基因突变而导致纤维蛋白的结构异常，从而引起机体凝血功能异常，根据血浆纤维蛋白原抗原和/或活性的水平，可分为遗传性异常纤维蛋白原血症、遗传性无纤维蛋白原血症、遗传性低纤维蛋白原血症。其中遗传性异常纤维蛋白原血症一般临床症状及体征不典型，少数患者可有血栓形成或出血的表现；而遗传性无纤维蛋白原血症和遗传性低纤维蛋白原血症在临床上可表现不同程度出血症状，实验室纤维蛋白原活性和/或抗原的水平检测有助于明确诊断和鉴别诊断。

九、治疗

（一）预防

1. 预防措施 ①对于有症状患者应避免长期制动，活动量的大小应咨询血液、遗传及血管的专业医师；②预防跌倒、外伤等；③避免有创检查及手术等；④女性患者应禁忌口服避孕药，怀孕时咨询产科医师。

2. 无症状患者 对于无症状的携带者可不常规进行治疗，但应密切随诊观察患者的临床症状及体征，定期或不定期全面身体查体，并检测血栓形成的实验室生物标志物及凝血指标等。

（二）药物治疗

1. 血栓形成 遗传性异常纤溶酶原缺陷症患者发现深静脉血栓形成，应根据病情严重程度制定个体化治疗措施，常用抗凝药物为低分子肝素钙注射液、华法林治疗等。

（1）低分子肝素钙注射液5000U/次，1次/天。注意事项：低分子肝素钙注射液在血液中半衰期时间较长，应用时进行药代动力学监测。

（2）华法林钠片0.25mg/次，1次/天，口服。注意事项：长期应用华法林钠片的患者，应定期检测凝血指标国际标准化比值（international normalized ratio,INR)使其达标,并监测其不良反应。

2.慢性结膜炎　眼睛慢性结膜炎可用生理盐水清除分泌物,酌情使用氧氟沙星眼药水或氯霉素眼药水等,保持眼睛清洁卫生等。

3.黏膜处伪膜　增加果蔬数量、质量,及时补充维生素 C、维生素 B_2,平时应保持大便通畅,充足睡眠等。

参考文献

1. SCHUSTER V, HUGLE B, TEFS K. Plasminogen deficiency. J Throb Haemost. 2007,5(12):2315-2322.

2. Meshta R, Shapiro AD. Plasminogen deficiency. Haemophilia,2008,14(6):1261-1268.

3. 夏虹,张海月,刘媚娜,等.一个遗传性纤溶酶原缺陷症家系的表型与基因突变分析.温州医科大学学报,2019,49(6):432-436.

4. 程晓丽,杨丽红,黄国咏,等.纤溶酶原 Ala601Thr 突变导致的遗传性异常纤溶酶原血症表型与基因型分析.中华检验医学杂志,2016,39(5):366-371.

5. 欧阳琦,丁秋兰,黄丹丹,等.三个遗传性异常纤溶酶原血症家系的表型和基因型分析.中华血液学杂志,2011,32(3):153-157.